Kaplan
Manual de Anestesia
Cardíaca

Kaplan Manual de Anestesia Cardíaca

2ª Edição

Editor
Joel A. Kaplan, MD, CPE, FACC
Professor of Anesthesiology
University of California, San Diego
La Jolla, California
Dean Emeritus
School of Medicine
Former Chancellor
Health Sciences Center
University of Louisville
Louisville, Kentucky

Editores Associados
Brett Cronin, MD
Assistant Clinical Professor
Department of Anesthesiology
University of California, San Diego
La Jolla, California

Timothy Maus, MD, FASE
Associate Clinical Professor
Director of Perioperative Echocardiography
Department of Anesthesiology
University of California, San Diego
La Jolla, California

© 2019 Elsevier Editora Ltda.
Todos os direitos reservados e protegidos pela Lei 9.610 de 19/02/1998.
Nenhuma parte deste livro, sem autorização prévia por escrito da editora, poderá ser reproduzida ou transmitida sejam quais forem os meios empregados: eletrônicos, mecânicos, fotográficos, gravação ou quaisquer outros.

ISBN: 978-85-352-9200-8
ISBN versão eletrônica: 978-85-352-9201-5

KAPLAN'S ESSENTIALS OF CARDIAC ANESTHESIA FOR CARDIAC SURGERY, SECOND EDITION

Copyright © 2018 by Elsevier, Inc. All rights reserved.

This translation of Kaplan's Essentials of Cardiac Anesthesia for Cardiac Surgery, Second Edition, by Joel A. Kaplan, Brett Cronin and Timothy Maus was undertaken by Elsevier Editora Ltda. and is published by arrangement with Elsevier Inc.

Esta tradução de Kaplan's Essentials of Cardiac Anesthesia for Cardiac Surgery, Second Edition, de Joel A. Kaplan, Brett Cronin e Timothy Maus foi produzida por Elsevier Editora Ltda. e publicada em conjunto com Elsevier Inc.

ISBN: 978-0-323-49798-5

Capa
Vinícius Dias

Editoração Eletrônica
Thomson Digital

Elsevier Editora Ltda.
Conhecimento sem Fronteiras

Rua da Assembleia, nº 100 – 6º andar – Sala 601
20011-904 – Centro – Rio de Janeiro – RJ

Av. Doutor Chucri Zaidan, nº 296 – 23º andar
04583-110 – Brooklin Novo – São Paulo – SP

Serviço de Atendimento ao Cliente
0800 026 53 40
atendimento1@elsevier.com

Consulte nosso catálogo completo, os últimos lançamentos e os serviços exclusivos no site www.elsevier.com.br

---

Nota
Esta obra foi produzida por Elsevier Brasil Ltda. sob sua exclusiva responsabilidade. Médicos e pesquisadores devem sempre fundamentar-se em sua experiência e no próprio conhecimento para avaliar e empregar quaisquer informações, métodos, substâncias ou experimentos descritos nesta publicação. Devido ao rápido avanço nas ciências médicas, particularmente, os diagnósticos e a posologia de medicamentos precisam ser verificados de maneira independente. Para todos os efeitos legais, a Editora, os autores, os editores ou colaboradores relacionados a esta obra não assumem responsabilidade por qualquer dano e/ou prejuízo causado a pessoas ou propriedades envolvendo responsabilidade pelo produto, negligência ou outros, ou advindos de qualquer uso ou aplicação de quaisquer métodos, produtos, instruções ou ideias contidos no conteúdo aqui publicado.

CIP-BRASIL. CATALOGAÇÃO NA PUBLICAÇÃO
SINDICATO NACIONAL DOS EDITORES DE LIVROS, RJ

K26
2. ed.

Kaplan manual de anestesia cardíaca / editor Joel A. Kaplan ; editores associados Brett Cronin, Timothy Maus ; [tradução Denise Costa Rodrigues ... [et al.]]. - 2. ed. - Rio de Janeiro : Elsevier, 2019.
    : il. ; 23 cm.

Tradução de: Kaplan's essentials of cardiac anesthesia for cardiac sugery
Inclui bibliografia e índice
ISBN 978-85-352-9200-8

1. Anestesia. 2. Cardiologia. I. Kaplan, Joel A. II. Cronin, Brett. III. Maus, Timothy. IV. Rodrigues, Denise Costa.

19-56331　　CDD:　　　　　　　　CDU: 617.96712
　　　　　　　　　　　　　　　　　CDU: 616.12-089.5

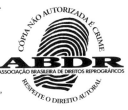

Leandra Felix da Cruz - Bibliotecária - CRB-7/6135
03/04/2019   04/04/2019

Revisão Científica e Tradução

REVISÃO CIENTÍFICA

Carlos Galhardo Júnior, MD
Título Superior em Anestesiologia - TSA/SBA
Anestesiologista do Instituto Nacional de Cardiologia - MS/RJ
Ex-fellow em Anestesia Cardíaca no Toronto General Hospital - Canadá
Fellow da American Society of Echocardiography - FASE

TRADUÇÃO

Andrea Favano
Cirurgiã-dentista pela Faculdade de Odontologia da Universidade de São Paulo - USP
Certificado de Proficiência em Inglês pela Universidade de Cambridge - Reino Unido
Tradutora-Intérprete pelo Centro Universitário Ibero-Americano - UNIBERO
Especialista em Tradução Inglês-Português pela Universidade Gama Filho - UGF

Denise Costa Rodrigues
Bacharel em Tradução pela Universidade de Brasília - UnB
Pós-graduada em Tradução pela Universidade de Franca - UNIFRAN

Edianez V. Dias
Tradutora São Paulo

Vilma varga
Tradutora e Médica Neurologista

Dedicatórias

A todos os residentes e especialistas em anestesia cardíaca com os quais tivemos a felicidade de trabalhar nas últimas décadas e à Norma, minha amada esposa por mais de 50 anos.

JAK

Às minhas garotas, Hayley e Berkeley.

BC

À minha esposa, Molly, e aos meus filhos, William, Owen e Winston, por todo o seu amor e apoio.

TM

Colaboradores

Shamsuddin Akhtar, MBBS

Associate Professor
Department of Anesthesiology and
Pharmacology
Yale University School of Medicine
New Haven, Connecticut

Sarah Armour, MD

Instructor
Anesthesiology
Mayo Clinic
Rochester, Minnesota

William R. Auger, MD

Professor of Clinical Medicine
Division of Pulmonary and Critical
Care Medicine
University of California, San Diego
La Jolla, California

John G.T. Augoustides, MD, FASE, FAHA

Professor of Anesthesiology and
Critical Care
Perelman School of Medicine
Hospital of the University of
Pennsylvania
Philadelphia, Pennsylvania

Gina C. Badescu, MD

Attending Anesthesiologist
Bridgeport Hospital
Stratford, Connecticut

James M. Bailey, MD

Medical Director
Critical Care
Northeast Georgia Health System
Gainesville, Georgia

Daniel Bainbridge, MD

Associate Professor
Department of Anesthesia and
Perioperative Medicine
Western University
London, Ontario, Canada

Dalia A. Banks, MD, FASE

Clinical Professor of Anesthesiology
Director, Cardiac Anesthesia
University of California, San Diego
La Jolla, California

Manish Bansal, MD, DNB CARDIOLOGY, FACC, FASE

Senior Consultant
Department of Cardiology
Medanta—The Medicity
Gurgaon, Haryana, India

Paul G. Barash, MD

Professor
Department of Anesthesiology
Yale University School of Medicine
New Haven, Connecticut

Victor C. Baum, MD

US Food and Drug Administration
Silver Spring, Maryland
Departments of Anesthesiology and
Critical Care Medicine and Pediatrics
George Washington University
Washington, District of Columbia

Elliott Bennett-Guerrero, MD

Professor and Vice Chair
Clinical Research and Innovation
Department of Anesthesiology
Stony Brook University School
of Medicine
Stony Brook, New York

vii

Dan E. Berkowitz, MD

Professor
Anesthesiology and Critical Care
Medicine
Division of Cardiothoracic Anesthesia
Johns Hopkins University School of
Medicine
Baltimore, Maryland

Martin Birch, MD

Anesthesiologist and Critical Care
Physician
Hennepin County Medical Center
Minneapolis, Minnesota

Simon C. Body, MD

Associate Professor of Anesthesia
Harvard Medical School
Brigham and Women's Hospital
Boston, Massachusetts

T. Andrew Bowdle, MD, PhD, FASE

Professor of Anesthesiology and
Pharmaceutics
University of Washington
Seattle, Washington

Charles E. Chambers, MD

Professor of Medicine and Radiology
Heart and Vascular Institute
Penn State Hershey Medical Center
Hershey, Pennsylvania

Mark A. Chaney, MD

Professor and Director of Cardiac
Anesthesia
Anesthesia and Critical Care
The University of Chicago
Chicago, Illinois

Alan Cheng, MD

Adjunct Associate Professor
Johns Hopkins University School of
Medicine
Baltimore, Maryland

Davy C.H. Cheng, MD, MSC

Distinguished University Professor and
Chair
Department of Anesthesia and
Perioperative Medicine
Western University
London, Ontario, Canada

Albert T. Cheung, MD

Professor
Department of Anesthesiology
Stanford University School of
Medicine
Stanford, California

Joanna Chikwe, MD

Professor of Surgery
Co-Director, Heart Institute
Chief, Cardiothoracic Surgery Division
Stony Brook University School of
Medicine
Stony Brook, New York

David J. Cook, MD

Emeritus Professor of Anesthesiology
Mayo Clinic
Rochester, Minnesota
Chief Clinical and Operating Officer
Jiahui Health
Shanghai, China

Ryan C. Craner, MD

Senior Associate Consultant
Anesthesiology
Mayo Clinic
Phoenix, Arizona

Duncan G. de Souza, MD, FRCPC

Clinical Assistant Professor
Department of Anesthesiology
University of British Columbia
Vancouver, British Columbia, Canada
Director
Cardiac Anesthesia
Kelowna General Hospital
Kelowna, British Columbia, Canada

Patrick A. Devaleria, MD

Consultant
Cardiac Surgery
Mayo Clinic
Phoenix, Arizona

Marcel E. Durieux, MD, PhD

Professor
Departments of Anesthesiology and
Neurosurgery
University of Virginia
Charlottesville, Virginia

Harvey L. Edmonds, Jr., PhD

Professor Emeritus
Department of Anesthesia and
Perioperative Medicine
University of Louisville
Louisville, Kentucky

Joerg Karl Ender, MD

Director
Department of Anesthesiology
Intensive Care Medicine Heart Center
Leipzig, Germany

Daniel T. Engelman, MD

Inpatient Medical Director
Heart and Vascular Center
Baystate Medical Center
Springfield, Massachusetts
Assistant Professor
Department of Surgery
Tufts University School of Medicine
Boston, Massachusetts

Liza J. Enriquez, MD

Anesthesiology Attending
St. Joseph's Regional Medical Center
Paterson, New Jersey

Jared W. Feinman, MD

Assistant Professor
Department of Anesthesiology and
Critical Care
Hospital of the University of
Pennsylvania
Philadelphia, Pennsylvania

David Fitzgerald, MPH, CCP

Clinical Coordinator
Division of Cardiovascular Perfusion
College of Health Professions
Medical University of South Carolina
Charleston, South Carolina

Suzanne Flier, MD, MSC

Assistant Professor
Schulich School of Medicine
University of Western Ontario
London, Ontario, Canada

Amanda A. Fox, MD, MPH

Vice Chair of Clinical and
Translational Research
Associate Professor
Department of Anesthesiology and
Pain Management
Associate Professor
McDermott Center for Human
Growth and Development
University of Texas Southwestern
Medical Center
Dallas, Texas

Jonathan F. Fox, MD

Instructor
Anesthesiology
Mayo Clinic
Rochester, Minnesota

Julie K. Freed, MD, PhD

Assistant Professor of Anesthesiology
Medical College of Wisconsin
Milwaukee, Wisconsin

Leon Freudzon, MD

Assistant Professor
Department of Anesthesiology
Yale University School of Medicine
New Haven, Connecticut

COLABORADORES

ix

Valentin Fuster, MD, PhD, MACC

Physician-in-Chief
The Mount Sinai Medical Center
Director
Zena and Michael A. Wiener
Cardiovascular Institute and Marie-Josee and Henry Kravis Center for Cardiovascular Health
New York, New York
Director
Centro Nacional de Investigaciones Cardiovasculare
Madrid, Spain

Theresa A. Gelzinis, MD

Associate Professor of Anesthesiology
Department of Anesthesiology
University of Pittsburgh
Pittsburgh, Pennsylvania

Kamrouz Ghadimi, MD

Assistant Professor
Cardiothoracic Anesthesiology and Critical Care Medicine
Department of Anesthesiology
Duke University School of Medicine
Durham, North Carolina

Emily K. Gordon, MD

Assistant Professor
Department of Anesthesiology and Critical Care
Perelman School of Medicine
Hospital of the University of Pennsylvania
Philadelphia, Pennsylvania

Leanne Groban, MD

Professor
Director, Cardiac Aging Lab
Department of Anesthesiology
Wake Forest School of Medicine
Winston-Salem, North Carolina

Hilary P. Grocott, MD, FRCPC, FASE

Professor
Departments of Anesthesia and Surgery
University of Manitoba
Winnipeg, Manitoba, Canada

Robert C. Groom, MS, CCP, FPP

Director of Cardiovascular Perfusion
Cardiovascular Services
Maine Medical Center
Portland, Maine

Jacob T. Gutsche, MD

Assistant Professor
Cardiothoracic and Vascular Section
Anesthesiology and Critical Care
Perelman School of Medicine
University of Pennsylvania
Philadelphia, Pennsylvania

Nadia Hensley, MD

Assistant Professor
Department of Anesthesiology and Critical Care Medicine
Johns Hopkins University School of Medicine
Baltimore, Maryland

Benjamin Hibbert, MD, PhD

Assistant Professor
CAPITAL Research Group
Department of Cardiology
University of Ottawa Heart Institute
Ottawa, Ontario, Canada

Thomas L. Higgins, MD, MBA

Chief Medical Officer
Baystate Franklin Medical Center
Greenfield, Massachusetts
Chief Medical Officer
Baystate Noble Hospital
Westfield, Massachusetts
Professor
Department of Medicine, Anesthesia, and Surgery
Tufts University School of Medicine
Boston, Massachusetts

Joseph Hinchey, MD, PhD

Cardiac Anesthesia Fellow
Anesthesiology
The Mount Sinai Hospital
New York, New York

Charles W. Hogue, MD

James E. Eckenhoff Professor of
Anesthesiology
Northwestern University
Feinberg School of Medicine
Bluhm Cardiovascular Institute
Chicago, Illinois

Jay Horrow, MD, FAHA

Professor of Anesthesiology,
Physiology, and Pharmacology
Drexel University College of Medicine
Philadelphia, Pennsylvania

Philippe R. Housmans, MD, PhD

Professor
Anesthesiology
Mayo Clinic
Rochester, Minnesota

Ronald A. Kahn, MD

Professor
Department of Anesthesiology and
Surgery
Icahn School of Medicine at Mount
Sinai
New York, New York

Joel A. Kaplan, MD, CPE, FACC

Professor of Anesthesiology
University of California, San Diego
La Jolla, California
Dean Emeritus
School of Medicine
Former Chancellor
Health Sciences Center
University of Louisville
Louisville, Kentucky

Keyvan Karkouti, MD, FRCPC, MSC

Professor
Department of Anesthesia
Assistant Professor
Department of Health Policy,
Management, and Evaluation
University of Toronto
Scientist
Toronto General Research Institute
Deputy Anesthesiologist-in-Chief
Anesthesia
Toronto General Hospital
Toronto, Ontario, Canada

Colleen G. Koch, MD, MS, MBA

Mark C. Rogers Professor and Chair
Department of Anesthesiology and
Critical Care Medicine
Johns Hopkins University School of
Medicine
Baltimore, Maryland

Mark Kozak, MD

Associate Professor of Medicine
Heart and Vascular Institute
Penn State Hershey Medical Center
Hershey, Pennsylvania

Laeben Lester, MD

Assistant Professor
Anesthesiology and Critical Care
Medicine
Division of Cardiothoracic
Anesthesiology
Johns Hopkins University School of
Medicine
Baltimore, Maryland

Jerrold H. Levy, MD, FAHA, FCCM

Professor and Co-Director
Cardiothoracic Intensive Care Unit
Department of Anesthesiology,
Critical Care, and Surgery
Duke University School of Medicine
Durham, North Carolina

Warren J. Levy, MD

Associate Professor
Department of Anesthesiology and
Critical Care
Perelman School of Medicine
Hospital of the University of
Pennsylvania
Philadelphia, Pennsylvania

Adair Q. Locke, MD

Assistant Professor
Department of Anesthesiology
Wake Forest School of Medicine
Winston-Salem, North Carolina

Martin J. London, MD

Professor of Clinical Anesthesia
University of California, San Francisco
Veterans Affairs Medical Center
San Francisco, California

Monica I. Lupei, MD

Assistant Professor of Anesthesiology
and Critical Care Medicine
Department of Anesthesiology
University of Minnesota
Minneapolis, Minnesota

Michael M. Madani, MD

Professor of Cardiovascular and
Thoracic Surgery
University of California, San Diego
La Jolla, California

Timothy Maus, MD, FASE

Associate Clinical Professor
Director of Perioperative
Echocardiography
Department of Anesthesiology
University of California, San Diego
La Jolla, California

Nanhi Mitter, MD

Physician Specialist in Anesthesia
Clinical Anesthesiologist
Emory St. Joseph's Hospital of Atlanta
Atlanta, Georgia

Alexander J.C. Mittnacht, MD

Professor of Anesthesiology
Icahn School of Medicine at Mount
Sinai
Director, Pediatric Cardiac Anesthesia
Department of Anesthesiology
The Mount Sinai Medical Center
New York, New York

Christina T. Mora-Mangano, MD

Professor
Department of Anesthesiology,
Perioperative, and Pain Medicine
(Cardiac)
Stanford University Medical Center
Stanford, California

Benjamin N. Morris, MD

Assistant Professor
Department of Anesthesiology
Wake Forest School of Medicine
Winston-Salem, North Carolina

J. Paul Mounsey, BM BCH, PhD, FRCP, FACC

Sewell Family/McAllister Distinguished
Professor
Director, Electrophysiology
Department of Cardiology
University of North Carolina
Chapel Hill, North Carolina

John M. Murkin, MD, FRCPC

Professor of Anesthesiology (Senate)
Schulich School of Medicine
University of Western Ontario
London, Ontario, Canada

Andrew W. Murray, MBCHB

Assistant Professor
Anesthesiology and Perioperative
Medicine
Mayo Clinic
Phoenix, Arizona

Jagat Narula, MD, PhD, MACC

Philip J. and Harriet L. Goodhart
Chair in Cardiology
Chief of the Divisions of Cardiology
Mount Sinai West and St. Luke's
Hospitals
Associate Dean
Arnhold Institute for Global Health at
Mount Sinai
Professor of Medicine and Radiology
Icahn School of Medicine at Mount
Sinai
Director, Cardiovascular Imaging
Mount Sinai Health System
New York, New York

Howard J. Nathan, MD

Professor
Department of Anesthesiology
University of Ottawa
Ottawa, Ontario, Canada

Liem Nguyen, MD

Associate Clinic Professor
Department of Anesthesiology
UC San Diego Medical Center
La Jolla, California

Nancy A. Nussmeier, MD, FAHA

Physician
Department of Anesthesia, Critical
Care, and Pain Medicine
Massachusetts General Hospital
Boston, Massachusetts

Gregory A. Nuttall, MD

Professor
Anesthesiology
Mayo Clinic
Rochester, Minnesota

Daniel Nyhan, MD

Professor
Anesthesiology and Critical Care
Medicine
Division of Cardiothoracic Anesthesia
Johns Hopkins University School of
Medicine
Baltimore, Maryland

Edward R. O'Brien, MD

Professor
Department of Cardiology
Libin Cardiovascular Institute
University of Calgary
Calgary, Alberta, Canada

William C. Oliver, Jr., MD

Professor
Anesthesiology
Mayo Clinic
Rochester, Minnesota

Paul S. Pagel, MD, PhD

Professor of Anesthesiology
Medical College of Wisconsin
Clement J. Zablocki VA Medical
Center
Milwaukee, Wisconsin

Enrique J. Pantin, MD

Associate Professor
Department of Anesthesiology
Robert Wood Johnson University
Hospital
New Brunswick, New Jersey

Prakash A. Patel, MD

Assistant Professor
Department of Anesthesiology and
Critical Care
University of Pennsylvania
Philadelphia, Pennsylvania

John D. Puskas, MD

Professor of Cardiothoracic Surgery
Icahn School of Medicine at Mt. Sinai
New York, New York

Joseph J. Quinlan, MD

Professor
Department of Anesthesiology
University of Pittsburgh
Pittsburgh, Pennsylvania

Harish Ramakrishna, MD, FASE, FACC

Professor of Anesthesiology
Vice Chair-Research and Chair
Division of Cardiovascular and
Thoracic Anesthesiology
Department of Anesthesiology
Mayo Clinic
Phoenix, Arizona

James G. Ramsay, MD, PhD

Professor of Anesthesiology
Medical Director
CT Surgery ICU
Department of Anesthesiology and
Perioperative Care
University of California, San Francisco
San Francisco, California

Kent H. Rehfeldt, MD, FASE

Associate Professor of Anesthesiology
Fellowship Director
Adult Cardiothoracic Anesthesiology
Mayo Clinic
Rochester, Minnesota

David L. Reich, MD

President and Chief Operating Officer
The Mount Sinai Hospital
Horace W. Goldsmith Professor of
Anesthesiology
Icahn School of Medicine at Mount
Sinai
New York, New York

Amanda J. Rhee, MD

Associate Professor
Department of Anesthesiology,
Perioperative and Pain Medicine
Medical Director of Patient Safety
Office for Excellence in Patient Care
Icahn School of Medicine at Mount
Sinai
New York, New York

David M. Roth, MD, PhD

Professor
Department of Anesthesiology
University of California, San Diego
San Diego, California

Roger L. Royster, MD

Professor and Executive Vice-Chair
Department of Anesthesiology
Wake Forest School of Medicine
Winston-Salem, North Carolina

Marc A. Rozner, PhD, MD

Professor
Anesthesiology and Perioperative
Medicine and Cardiology
University of Texas MD Anderson
Cancer Center
Houston, Texas

Ivan Salgo, MD, MBA

Senior Director
Global Cardiology
Philips Ultrasound
Andover, Massachusetts

Michael Sander, MD

Professor
Department of Anesthesiology
Director
Anesthesiology and Intensive Care
Medicine Clinic
Charite Campus Mitte
Universitätsmedizin Berlin
Berlin, Germany

Joseph S. Savino, MD

Professor
Department of Anesthesiology and
Critical Care
Hospital of the University of
Pennsylvania
Philadelphia, Pennsylvania

John Schindler, MD

Assistant Professor of Medicine
Cardiology
University of Pittsburgh Medical
Center
Pittsburgh, Pennsylvania

xiv

Partho P. Sengupta, MD, DM, FACC, FASE

Professor of Medicine
Director of Interventional
Echocardiography
Cardiac Ultrasound Research and Core
Lab
The Zena and Michael A. Weiner
Cardiovascular Institute
Icahn School of Medicine at Mount
Sinai
New York, New York

Ashish Shah, MD

Professor of Surgery
Department of Cardiac Surgery
Vanderbilt University Medical Centerv
Nashville, Tennessee

Jack S. Shanewise, MD

Professor
Department of Anesthesiology
Columbia University College of
Physicians and Surgeons
New York, New York

Sonal Sharma, MD

Attending Anesthesiologist
Department of Anesthesiology
St. Elizabeth Medical Center
Utica, New York

Benjamin Sherman, MD

Staff Cardiothoracic Anesthesiologist
TeamHealth Anesthesia
Portland, Oregon

Stanton K. Shernan, MD

Head, Cardiac Anesthesia
Brigham & Women's Hospital
Boston, Massachusetts

Linda Shore-Lesserson, MD

Professor
Department of Anesthesiology
Hofstra Northwell School of Medicine
Hempstead, New York

Trevor Simard, MD

Clinical Research Fellow
CAPITAL Research Group
Department of Cardiology
University of Ottawa Heart Institute
Ottawa, Ontario, Canada

Thomas F. Slaughter, MD

Professor and Section Head
Cardiothoracic Anesthesiology
Department of Anesthesiology
Wake Forest School of Medicine
Winston-Salem, North Carolina

Mark M. Smith, MD

Assistant Professor
Anesthesiology
Mayo Clinic
Rochester, Minnesota

Bruce D. Spiess, MD, FAHA

Professor and Associate Chair for
Research Anesthesiology
University of Florida College of
Medicine
Gainesville, Florida

Mark Stafford-Smith, MD, CM, FRCPC, FASE

Professor
Director of Fellowship Education and
Adult Cardiothoracic Anesthesia
Department of Anesthesiology
Duke University Medical Center
Durham, North Carolina

Marc E. Stone, MD

Professor and Program Director
Fellowship in Cardiothoracic
Anesthesiology
Department of Anesthesiology
Icahn School of Medicine at Mount
Sinai
New York, New York

Joyce A. Wahr, MD, FAHA

Professor of Anesthesiology
University of Minnesota
Minneapolis, Minnesota

Michael Wall, MD, FCCM

JJ Buckley Professor and Chair
Department of Anesthesiology
University of Minnesota
Minneapolis, Minnesota

Menachem M. Weiner, MD

Associate Professor
Department of Anesthesiology
Director of Cardiac Anesthesiology
Icahn School of Medicine at Mount
Sinai
New York, New York

Julia Weinkauf, MD

Assistant Professor
Department of Anesthesiology
University of Minnesota
Minneapolis, Minnesota

Stuart J. Weiss, MD, PhD

Associate Professor
Department of Anesthesiology and
Critical Care
Hospital of the University of
Pennsylvania
Philadelphia, Pennsylvania

Nathaen Weitzel, MD

Associate Professor
Department of Anesthesiology
University of Colorado School of
Medicine
Aurora, Colorado

Richard Whitlock, MD, PhD

Associate Professor
Department of Surgery
McMaster University/Population
Health Research Institute
Hamilton, Ontario, Canada

James R. Zaidan, MD, MBA

Associate Dean
Graduate Medical Education
Emory University School of Medicine
Atlanta, Georgia

Waseem Zakaria Aziz Zakhary, MD

Senior Consultant
Department of Anesthesiology and
Intensive Care Medicine
Heart Center
Leipzig, Germany

Prefácio

Esta 2ª edição de *Kaplan – Manual de Anestesia Cardíaca* foi elaborada para melhorar ainda mais o tratamento anestésico do paciente com doença cardíaca submetido a uma cirurgia cardíaca. Este livro incorpora grande parte do material clinicamente relevante do texto-padrão de referência nessa área, *Kaplan's Cardiac Anesthesia,* 7ª edição, publicado em 2017. *Kaplan – Manual de Anestesia Cardíaca* destina-se primariamente a residentes, enfermeiros anestesiologistas registrados e certificados e anestesiologistas que participam em anestesia cardíaca em bases limitadas, em oposição ao livro maior, destinado ao praticante, especialista clínico, professor e pesquisador em anestesia cardíaca.

Os capítulos desta obra foram escritos por especialistas renomados em cada área específica e o material foi coordenado para maximizar seu valor clínico. Informações recentes foram integradas dos campos de anestesiologia, cardiologia, cirurgia cardíaca, medicina de cuidados críticos e farmacologia clínica, para apresentar um cenário clínico completo. Essas informações "essenciais" capacitarão o médico a compreender os princípios básicos de cada assunto e facilitarão sua aplicação na prática. Em função do grande volume de material apresentado, vários recursos de ensino foram incluídos para ajudar a destacar as informações clínicas mais importantes. Quadros de ensino que incluem muitas "mensagens para levar para casa". Os pontos-chave destacam as principais áreas abordadas no capítulo. E uma lista de referência para cada capítulo foi substituída por um pequeno número de artigos-chave, dos quais mais informações podem ser obtidas. Uma lista completa de referências para cada capítulo pode ser obtida no livro maior, *Kaplan's Cardiac Anesthesia,* 7ª edição, junto com os dados experimentais básicos e a medicina de translação subjacente às abordagens clínicas de *Kaplan – Manual de Anestesia Cardíaca.*

Este livro foi organizado em seis seções:

Seção I: Avaliação e Conduta Pré-operatórias; inclui procedimentos diagnósticos e intervenções terapêuticas nos laboratórios de cateterização cardíaca e eletrofisiologia.

Seção II: Fisiologia Cardiovascular, Farmacologia, Biologia Molecular e Genética; inclui o material mais atualizado sobre novos fármacos cardiovasculares.

Seção III: Monitorização; enfatiza a ecocardiografia transesofágica 2D (ETE).

Seção IV: Anestesia para Procedimentos Cirúrgicos Cardíacos; aborda os cuidados da maioria dos pacientes cirúrgicos cardíacos.

Seção V: Circulação Extracorpórea; enfatiza a proteção dos órgãos.

Seção VI: Cuidados Pós-operatórios; também envolve o tratamento da dor no paciente cardíaco pós-operatório.

Kaplan – Manual de Anestesia Cardíaca deverá promover os cuidados de numerosos pacientes cardiopatas submetidos à cirurgia não cardíaca. Muito do que se aprende com o paciente cirúrgico cardiopata se aplica a pacientes similares submetidos a procedimentos cirúrgicos não cardíacos de grande porte ou mesmo de menor porte. Algumas das mesmas

xvii

técnicas anestésicas e de monitoramento podem ser usadas em outros procedimentos cirúrgicos de alto risco. Novas modalidades que se iniciam na cirurgia cardíaca, tais como a ETE, terão por fim aplicação mais ampla durante a cirurgia não cardíaca. Portanto, os autores acreditam que esta obra deverá ser lida e usada por todos os praticantes de cuidados perioperatórios.

Reconhecemos com gratidão as contribuições dos autores de cada um dos capítulos. Eles são os especialistas clínicos que conduziram o campo da anestesia cardíaca para ocupar o lugar altamente respeitado no momento. Além disso, são os professores de nossos residentes e estudantes, que levarão a subespecialidade para frente e aperfeiçoarão ainda mais os cuidados dos nossos pacientes progressivamente mais velhos e mais doentes.

Joel A. Kaplan, MD, CPE, FACC
Brett Cronin, MD
Timothy Maus, MD, FASE

Sumário

Seção I
Avaliação e Conduta Pré-Operatórias

Capítulo 1 **Risco Cardíaco, Exames de Imagem e Consulta Cardiológica, 2**
Manish Bansal, MD, DNB Cardiology, FACC, FASE •
Valentin Fuster, MD, PhD, MACC • Jagat Narula, MD, PhD, MACC •
Partho P. Sengupta, MD, DM, FACC, FASE

Capítulo 2 **Laboratório de Cateterização Cardíaca: Diagnóstico e Procedimentos Terapêuticos no Paciente Adulto, 18**
Theresa A. Gelzinis, MD • Mark Kozak, MD •
Charles E. Chambers, MD • John Schindler, MD

Capítulo 3 **Eletrofisiologia Cardíaca: Diagnóstico e Tratamento, 40**
Nadia Hensley, MD • Alan Cheng, MG • Ashish Shah, MD •
Charles W. Hogue, MD • Marc A. Rozner, PhD, MD

Seção II
Fisiologia Cardiovascular, Farmacologia, Biologia Molecular e Genética

Capítulo 4 **Fisiologia Cardíaca, 62**
Paul S. Pagel, MD, PhD • Julie K. Freed, MD, PhD

Capítulo 5 **Fisiologia Coronária e Aterosclerose, 80**
Benjamin Hibbert, MD, PhD • Howard J. Nathan, MD •
Trevor Simard, MD • Edward R. O'Brien, MD

Capítulo 6 **Medicina Cardiovascular Molecular e Genética e Inflamação Sistêmica, 94**
Amanda A. Fox, MD, MPH • Sonal Sharma, MD •
J. Paul Mounsey, BM BCh, PhD, FRCP, FACC •
Marcel E. Durieux, MD, PhD • Richard Whitlock, MD, PhD •
Elliott Bennett-Guerrero, MD

Capítulo 7 **Farmacologia de Medicamentos Anestésicos, 112**
Laeben Lester, MD • Nanhi Mitter, MD • Dan E. Berkowitz, MD •
Daniel Nyhan, MD

xix

Capítulo 8 Farmacologia Cardiovascular, 132
Roger L. Royster, MD • Leanne Groban, MD • Adair Q. Locke, MD •
Benjamin N. Morris, MD • Thomas F. Slaughter, MD

Seção III
Monitorização

Capítulo 9 Monitorização Eletrocardiográfica, 168
Leon Freudzon, MD • Shamsuddin Akhtar, MBBS •
Martin J. London, MD • Paul G. Barash, MD

Capítulo 10 Monitorização do Coração e do Sistema Vascular, 203
Alexander J.C. Mittnacht, MD • David L. Reich, MD •
Michael Sander, MD • Joel A. Kaplan, MD, CPE, FACC

**Capítulo 11 Ecocardiografia Transesofágica Intraoperatória
Básica, 226**
Ronald A. Kahn, MD • Timothy Maus, MD, FASE •
Ivan Salgo, MD, MBA • Menachem M. Weiner, MD •
Stanton K. Sherman, MD • Stuart J. Weiss, MD, PhD • J
oseph S. Savino, MD • Jared W. Feinman, MD

Capítulo 12 Monitorização do Sistema Nervoso Central, 277
Harvey L. Edmonds, PhD, Jr. • Emily K. Gordon, MD •
Warren J. Levy, MD

Capítulo 13 Monitorização da Coagulação, 299
Linda Shore-Lesserson, MD • Liza J. Enriquez, MD •
Nathaen Weitzel, MD

Seção IV
Anestesia para Procedimentos Cirúrgicos Cardíacos

**Capítulo 14 Anestesia para Revascularização
do Miocárdio, 322**
Dr. Alexander J.C. Mittnacht • Dr. Martin J. Londres •
Dr. John D. Puskas • Dr. Joel A. Kaplan, CPE, FACC

**Capítulo 15 Doença Cardiovascular: Reposição
e Reparo, 352**
Harish Ramakrishna, MD, FASE, FACC • Ryan C. Craner, MD •
Patrick A. Devaleria, MD • David J. Cook, MD •
Philippe R. Housmans, MD, PhD • Kent H. Rehfeldt, MD, FASE

Capítulo 16 Cardiopatia Congênita em Adultos, 385
Victor C. Baum, MD • Duncan G. de Souza, MD, FRCPC

Capítulo 17 Aorta Torácica, 402
Prakash A. Patel, MD • John G.T. Augoustides, MD, FASE, FAHA •
Enrique J. Pantin, MD • Albert T. Cheung, MD

Capítulo 18 Doenças Cardíacas Incomuns, 426
Jonathan F. Fox, MD • Mark M. Smith, MD •
Gregory A. Nuttall, MD • William C. Oliver, MD, Jr.

**Capítulo 19 Anestesia para Transplante de Coração, Pulmão
e Coração-Pulmão, 473**
Andrew W. Murray, MBChB • Joseph J. Quinlan, MD

**Capítulo 20 Tromboendarterectomia Pulmonar para Hipertensão
Pulmonar Tromboembólica Crônica, 504**
Dalia A. Banks, MD, FASE • William R. Auger, MD
• Michael M. Madani, MD

Capítulo 21 Procedimentos na Sala de Cirurgia Híbrida, 534
Waseem Zakaria Aziz Zakhary, MD • Joerg Karl Ender, MD

**Capítulo 22 Dispositivos de Assistência Mecânica para Insuficiência
Cardíaca, 551**
Marc E. Stone, MD • Joseph Hinchey, MD, PhD

Capítulo 23 Reoperação em Cirurgia Cardíaca, 584
Amanda J. Rhee, MD • Joanna Chikwe, MD

Capítulo 24 Segurança do Paciente na Sala de Cirurgia Cardíaca, 594
Joyce A. Wahr, MD, FAHA • T. Andrew Bowdle, MD, PhD, FASE •
Nancy A. Nussmeier, MD, FAHA

Seção V
Circulação Extracorpórea

**Capítulo 25 Manejo da Circulação Extracorpórea e Proteção
de Órgãos, 608**
Hilary P. Grocott, MD, FRCPC, FASE •
Mark Stafford-Smith, MD, CM, FRCPC, FASE •
Christina T. Mora-Mangano, MD

**Capítulo 26 Dispositivos Extracorpóreos, Incluindo Oxigenação
por Membrana Extracorpórea, 664**
Robert C. Groom, MS, CCP, FPP • David Fitzgerald, MPH, CCP •
Jacob T. Gutsche, MD • Harish Ramakrishna, MD, FASE, FACC

**Capítulo 27 Medicina de Transfusão e Transtornos
da Coagulação, 685**
Bruce D. Spiess, MD, FAHA • Sarah Armour, MD • Jay Horrow, MD, FAHA •
Joel A. Kaplan, MD, CPE, FACC • Colleen G. Koch, MD, MS, MBA •
Keyvan Karkouti, MD, FRCPC, MSc • Simon C. Body, MD

Capítulo 28 Descontinuação da Circulação Extracorpórea, 715
Lyem Nguyen, MD • David M. Roth, MD, PhD • Jack S. Shanewise, MD •
Joel A. Kaplan, MD, CPE, FACC

Seção VI
Cuidados Pós-operatórios

Capítulo 29 Cuidados Respiratórios Pós-operatórios, 742
Daniel Bainbridge, MD • Davy C.H. Cheng, MD, MSC •
Thomas L. Higgins, MD, MBA • Daniel T. Engelman, MD

Capítulo 30 Tratamento Cardiovascular Pós-operatório, 758
Jerrold H. Levy, MD, FAHA, FCCM • Kamrouz Ghadimi, MD •
James M. Bailey, MD • James G. Ramsay, MD, PhD

**Capítulo 31 Disfunção do Sistema Nervoso Central
após Circulação Extracorpórea, 786**
Suzanne Flier, MD, MSc • John M. Murkin, MD, FRCPC

Capítulo 32 Complicações e Tratamento de Longo Prazo, 804
Martin Birch, MD • Monica I. Lupei, MD •
Michael Wall, MD, FCCM • Julia Weinkauf, MD

**Capítulo 33 Tratamento da Dor Pós-operatória
para o Paciente Cardíaco, 821**
Mark A. Chaney, MD

Seção I

Avaliação e Conduta Pré-operatórias

Capítulo 1

Risco Cardíaco, Exames de Imagem e Consulta Cardiológica

Manish Bansal, MD, DNB Cardiology, FACC, FASE • Valentin Fuster, MD, PhD, MACC • Jagat Narula, MD, PhD, MACC • Partho P. Sengupta, MD, DM, FACC, FASE

Pontos-chave

1. A modelagem multivariada tem sido utilizada para desenvolver os índices de risco que se concentram em variáveis pré-operatórias, variáveis intraoperatórias ou em ambas.
2. Os principais preditores de risco perioperatório dependem do tipo de operação cardíaca e do resultado de interesse.
3. Novos modelos de risco tornaram-se disponíveis para a cirurgia cardíaca valvular e para procedimentos coronários e valvulares cardíacos combinados.
4. A morbidade cardíaca perioperatória é multifatorial e a compreensão dos fatores de risco preditivos ajuda a definir o risco para pacientes individuais.
5. A avaliação da lesão miocárdica baseia-se na integração de informações de imagem do miocárdio (p. ex., ecocardiografia), eletrocardiografia (ECG) e biomarcadores séricos, com variabilidade significativa no diagnóstico, dependendo dos critérios selecionados.
6. A ecocardiografia é a modalidade mais amplamente utilizada para imagens cardíacas em quase qualquer forma de doença cardíaca.
7. O ecocardiograma de estresse é útil para avaliação de isquemia miocárdica induzível, viabilidade miocárdica e certos distúrbios valvulares.
8. A imagem de perfusão miocárdica pode ser realizada por meio da tomografia computadorizada por emissão de fóton único (SPECT – single-photon emission computed tomography) ou da tomografia por emissão de pósitron (PET – positron emission tomography) e é útil na avaliação da isquemia miocárdica e da viabilidade.
9. A tomografia computadorizada cardíaca e a ressonância magnética cardíaca são cada vez mais utilizadas quando há resultados conflitantes ou quando são necessárias mais informações na fase pré-operatória do tratamento.
10. A ressonância magnética cardíaca é o padrão-ouro para avaliação quantitativa de volumes ventriculares, fração de ejeção e massa. Ela também é capaz de avaliar as funções ventricular e valvular, a aterosclerose e a composição da placa.
11. A aortografia por tomografia computadorizada é a melhor modalidade para avaliação de aneurismas aórticos e dissecções. Além disso, a angiografia coronária por tomografia computadorizada oferece uma alternativa à angiografia coronariana invasiva para exclusão de doença arterial coronariana significativa em pacientes submetidos à cirurgia não coronária.

O primeiro esquema de escore de risco para a cirurgia cardíaca foi introduzido por Paiement et al. no Montreal Heart Institute em 1983. Desde então, muitos índices de risco de cirurgia cardíaca pré-operatórios foram desenvolvidos. As características do paciente que afetavam a probabilidade de resultados adversos específicos foram identificadas e ponderadas e os índices de risco resultantes foram utilizados para ajustar as diferenças de casos entre os cirurgiões e os centros onde os perfis de desempenho foram compilados. Além das comparações entre os centros, os índices de risco cardíaco pré-operatório foram usados para aconselhar os pacientes e suas famílias no planejamento de recursos, identificar grupos de alto risco para cuidados especiais, determinar a relação custo-eficácia, estabelecer a efetividade das intervenções, melhorar a prática do provedor e avaliar os custos relacionados à gravidade da doença.

MODELOS DE AVALIAÇÃO DE RISCO CARDÍACO E ESTRATIFICAÇÃO DE RISCO CARDÍACO EM PACIENTES SUBMETIDOS À CIRURGIA CARDÍACA

Ao definir fatores de risco importantes e desenvolver índices de risco, cada um dos estudos usou diferentes resultados primários. A mortalidade pós-operatória continua sendo o resultado mais definitivo que reflete a lesão do paciente no período perioperatório. A morte pode ser relacionada a doenças cardíacas e não cardíacas e, se associada à doença cardíaca, pode ser de origem isquêmica ou não isquêmica. A taxa de mortalidade pós-operatória é relatada como = a taxa de mortalidade intra-hospitalar ou a taxa de mortalidade em 30 dias. A última representa uma definição mais padronizada, embora seja mais difícil de ser captada em razão da dificuldade inerente à avaliação das taxas de mortalidade de pacientes que receberam alta e que podem morrer em casa ou em outro local. Os modelos de mortalidade pós-operatória ajustados ao risco permitem a avaliação da eficácia comparativa de várias técnicas na prevenção de danos no miocárdio, mas não fornecem informações úteis na prevenção da lesão em tempo real. A taxa de mortalidade pós-operatória também é utilizada como medida comparativa de igualdade de assistência cirúrgica cardíaca.

A morbidade pós-operatória inclui infarto agudo do miocárdio (IAM) e eventos reversíveis, tais como insuficiência cardíaca congestiva (ICC) e necessidade de suporte inotrópico. Como a utilização de recursos tornou-se uma consideração financeira muito importante para os hospitais, a duração da permanência na unidade de terapia intensiva (UTI) é cada vez mais utilizada como um fator no desenvolvimento de índices de risco.

Preditores da Morbidade e da Mortalidade Perioperatórias e Pós-Operatórias

O esquema original de pontuação de risco para cirurgia cardíaca (revascularização da artéria coronária [CABG – coronary artery bypass graft] e cirurgia valvular) identificou oito fatores de risco: (1) função precária do ventrículo esquerdo (VE), (2) ICC, (3) angina instável ou infarto do miocárdio recente (IAM) (dentro de 6 semanas), (4) idade superior a 65 anos, (5) obesidade severa (índice de massa corporal > 30 kg/m^2), (6) reoperação, (7) cirurgia de emergência e (8) outros distúrbios sistêmicos significativos ou não controlados. Os investigadores identificaram três tipos de pacientes: aqueles com nenhum dos fatores listados (normais), aqueles com um fator (risco aumentado) e aqueles com mais de um fator (alto risco). Em um estudo com 500 pacientes consecutivos submetidos à cirurgia cardíaca, verificou-se que a mortalidade operatória aumentou com o aumento do escore de risco (confirmando o sistema de pontuação).

Um dos sistemas de pontuação mais utilizados para CABG foi desenvolvido por Parsonnet et al. (Tabela 1.1). Foram identificados 14 fatores de risco para mortalidade hospitalar ou

Tabela 1.1 Componentes do Modelo Aditivo

Fator de Risco	Peso Atribuído
Sexo feminino	1
Obesidade mórbida (≥ 1,5 × peso ideal)	3
Diabetes (tipo não especificado)	3
Hipertensão (PA sistólica > 140 mmHg)	3
Fração de ejeção (%):	
Bom (> 50)	0
Regular (30-49)	2
Ruim (< 30)	4
Idade (a):	
70-74	7
75-79	12
≥ 80	20
Reoperação	
Primeira	5
Segunda	10
BBIA pré-operatória	2
Aneurisma ventricular esquerdo	5
Cirurgia de emergência após ACTP ou complicações de cateterização	10
Dependência de diálise (DP ou Hemo)	10
Estados catastróficos (p. ex., defeito estrutural agudo, choque cardiogênico, insuficiência renal aguda)[a]	10-50[b]
Outras circunstâncias raras (p. ex., paraplegia, dependência de marca-passo, DC congênita em adulto, asma severa)[a]	2-10[b]
Cirurgia de válvula	
Mitral	5
Pressão AP ≥ 60 mmHg	8
Aórtica	5
Gradiente de pressão > 120 mmHg	7
CABG no momento da cirurgia de válvula	2

[a]Na planilha real, esses fatores de risco necessitam de justificativa.
[b]Os valores foram preditivos do risco aumentado para mortalidade operatória em análise univariada.

ACTP, angioplastia coronária transluminal percutânea; *AP*, artéria pulmonar; *BBIA*, bomba de balão intra-aórtico; *CABG*, revascularização da artéria coronária; *DC*, doença cardíaca; *DP*, diálise peritoneal; *Hemo*, hemodiálise; *PA*, pressão arterial.

De Parsonnet V, Dean D, Bernstein A. A method of uniform stratification of risk for evaluating the results of surgery in acquired adult heart disease. *Circulation.* 1989;79:13, com permissão.

para regressão univariada após 30 dias na análise de 3.500 operações consecutivas. Um modelo aditivo foi construído e prospectivamente avaliado em 1.332 procedimentos cardíacos. Cinco categorias de risco foram identificadas com o aumento das taxas de mortalidade, das taxas de complicações e da duração da permanência. O Parsonnet Index frequentemente é usado como referência para comparação entre instituições. Desde a publicação do modelo de Parsonnet, inúmeros avanços técnicos agora em uso rotineiro diminuíram as taxas de mortalidade por CABG.

A Society of Thoracic Surgeons (STS) National Adult Cardiac Surgery Database (NCD) (Tabela 1.2) representa a fonte de dados mais robusta para o cálculo de sistemas de escores ajustados ao risco. Fundada em 1989, a base de dados incluiu 892 hospitais participantes em 2008 e continuou a crescer. Essa base de dados suportada por provedores, uma das maiores do mundo, permite que os participantes avaliem seus resultados ajustados ao risco em relação aos padrões regionais e nacionais. Os dados de novos pacientes são trazidos para o banco de dados da STS semestralmente.

Tabela 1.2 Resultados de Modelo de Risco

Variável	Odds Ratio
Idade (em incrementos de 10 anos)	1,640
Sexo feminino	1,157
Raça que não a branca	1,249
Fração de ejeção	0,988
Diabetes	1,188
Insuficiência renal	1,533
Creatinina sérica (se estiver presente insuficiência renal)	1,080
Dependência de diálise (se estiver presente insuficiência renal)	1,381
Hipertensão pulmonar	1,185
Momento do acidente cerebrovascular	1,198
Doença pulmonar obstrutiva crônica	1,296
Doença vascular periférica	1,487
Doença cerebrovascular	1,244
Infarto do miocárdio que se estende, evolução aguda	1,282
Momento do infarto do miocárdio	1,117
Choque cardiogênico	2,211
Uso de diuréticos	1,122
Instabilidade hemodinâmica	1,747
Doença de três vasos	1,155
Doença da artéria coronária esquerda principal > 50%	1,119
Bomba de balão intra-aórtico pré-operatória	1,480
Estado	
Urgente ou emergente	1,189
Salvamento emergente	3,654
Primeira reoperação	2,738
Reoperações múltiplas	4,282
Arritmias	1,099
Área de superfície corporal	0,488
Obesidade	1,242
Classe IV da New York Heart Association	1,098
Uso de esteroides	1,214
Insuficiência cardíaca congestiva	1,191
ACTP dentro de 6 horas da cirurgia	1,332
Acidente angiográfico com instabilidade hemodinâmica	1,203
Uso de digitálicos	1,168
Uso de nitratos intravenosos	1,088

ACTP, Angioplastia coronária transluminal percutânea.
De Shroyer AL, Plomondon ME, Grover FL, et al. The 1996 coronary artery bypass risk model: the Society of Thoracic Surgeons Adult Cardiac National Database. *Ann Thorac Surg*. 1999;67:1205, com permissão da Society of Thoracic Surgeons.

Atualmente, existem três modelos de risco STS gerais: CABG, válvula (aórtica ou mitral) e válvula mais CABG. Esses três modelos compreendem sete procedimentos específicos e precisamente definidos: o modelo CABG refere-se a um CABG isolado; o modelo de válvula inclui a reposição da válvula aórtica ou mitral isolada e o reparo da válvula mitral; o modelo válvula mais CABG inclui a substituição de válvula aórtica com CABG, a reposição de válvula mitral com CABG e a reparação de válvula mitral com CABG. Além da mortalidade operatória, esses modelos foram desenvolvidos para oito pontos finais adicionais: reoperação, acidente vascular cerebral permanente, insuficiência renal, infecção profunda da ferida esternal, ventilação prolongada (> 24 horas), morbidade importante, morte cirúrgica e, finalmente, duração de permanência pós-operatória curta (< 6 dias) e longa (14 dias). Esses modelos são atualizados a cada poucos anos, são calibrados anualmente para fornecer uma ferramenta imediata e precisa para referência regional e nacional e foram propostos para relatórios públicos. A calibração dos fatores de risco baseia-se na relação entre o resultado observado e o esperado (razão O/E) e os fatores de calibração são atualizados trimestralmente. A mortalidade esperada (E) é calibrada para obter uma relação O/E nacional.

O European System for Cardiac Operative Risk Evaluation (EuroSCORE) é outro modelo amplamente utilizado para a avaliação do risco operatório cardíaco. Ele foi construído a partir de uma análise de 19.030 pacientes submetidos a um grupo diversificado de procedimentos cirúrgicos cardíacos de 128 centros em toda a Europa (Tabelas 1.3 e 1.4).

Tabela 1.3 Fatores de Risco, Definições e Pesos (Escore)

Fatores de Risco	Definição	Escore
Fatores Relacionados ao Paciente		
Idade	Por 5 anos ou parte disso acima de 60 anos	1
Sexo	Feminino	1
Doença pulmonar crônica	Uso em longo prazo de broncodilatadores ou esteroides para doença pulmonar	1
Arteriopatia extracardíaca	Um ou mais dos seguintes: claudicação; oclusão de carótida ou > 50% de estenose; intervenção prévia ou planejada na aorta abdominal, nas artérias dos membros ou nas carótidas	2
Disfunção neurológica	Doença que afeta severamente a deambulação ou o funcionamento diário	2
Cirurgia cardíaca prévia	Necessitando de abertura do pericárdio	3
Creatinina sérica	> 200 µmol/L antes da cirurgia	2
Endocardite ativa	Paciente ainda sob tratamento antibiótico para endocardite no momento da cirurgia	3
Estado pré-operatório crítico	Um ou mais dos seguintes: taquicardia ventricular ou fibrilação ou morte súbita abortada, massagem cardíaca pré-operatória, ventilação pré-operatória antes da chegada na sala de anestesia, suporte inotrópico pré-operatório, contrapulsação de balão intra-aórtico ou insuficiência renal aguda pré-operatória (anúria ou oligúria < 10 mL/h)	3
Fatores Cardíacos Relacionados		
Angina instável	Angina de repouso necessitando de nitratos IV até a chegada na sala de anestesia	2
Disfunção ventricular esquerda	Moderada ou FEVE de 30% a 50%	1
	Ruim ou FEVE < 30%	3
	Infarto do miocárdio recente (< 90 dias)	2
Hipertensão pulmonar	Pressão de artéria pulmonar sistólica > 60 mmHg	2
Fatores Relacionados à Cirurgia		
Emergência	Realizada no encaminhamento antes do início do próximo dia de trabalho	2
Diferente de CABG isolado	Procedimento cardíaco maior diferente de ou em adição a CABG	2
Cirurgia na aorta torácica	Para distúrbio da aorta ascendente, de arco ou da aorta descendente	3
Ruptura septal pós-infarto		4

CABG, revascularização da artéria coronária; _FEVE_, fração de ejeção do ventrículo esquerdo. De Nashef SA, Roques F, Michel P, et al. European system for cardiac operative risk evaluation (EuroSCORE). _Eur J Cardiothorac Surg._ 1999;16:9.

Tabela 1.4 Aplicação do EuroSCORE Scoring System

EuroSCORE	Pacientes (N)	Mortes (N)	Limites de Confiança de 95% para Mortalidade Observado	Esperado
0-2 (baixo risco)	4.529	36 (0,8%)	0,56-1,10	1,27-1,29
3-5 (médio risco)	5.977	182 (3,0%)	2,62-3,51	2,90-2,94
≥ 6 (alto risco)	4.293	480 (11,2%)	10,25-12,16	10,93-11,54
Total	14.799	698 (4,7%)	4,37-5,06	4,72-4,95

EuroSCORE, European System for Cardiac Operative Risk Evaluation.
De Nashef SA, Roques F, Michel P, et al. European system for cardiac operative risk evaluation (EuroSCORE). *Eur J Cardiothorac Surg.* 1999;16:9, com permissão.

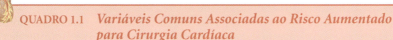

QUADRO 1.1 *Variáveis Comuns Associadas ao Risco Aumentado para Cirurgia Cardíaca*

Idade	Reoperação
Sexo feminino	Tipo de cirurgia
Função ventricular esquerda	Urgência de cirurgia
Constituição corporal	

Os seguintes fatores de risco foram associados à mortalidade aumentada: idade, sexo feminino, nível elevado de creatinina sérica, arteriopatia extracardíaca, doença crônica das vias aéreas, disfunção neurológica grave, cirurgia cardíaca prévia, IM recente, fração de ejeção do ventrículo esquerdo (FEVE) reduzida, ICC crônica, hipertensão pulmonar, endocardite ativa, angina instável, urgência de procedimento, condição pré-operatória crítica, ruptura septal ventricular, cirurgia não coronariana e cirurgia aórtica torácica. Para determinado indivíduo, a cada um desses fatores de risco é atribuída uma pontuação e a soma dessas pontuações é usada para prever o risco cirúrgico. Em 2003, uma versão logística mais sofisticada do EuroSCORE foi lançada para permitir uma avaliação de risco mais precisa em indivíduos considerados de alto risco.

Em 2011, o EuroSCORE foi recalibrado para acompanhar as novas evidências. O EuroSCORE revisado, conhecido como *EuroSCORE II*, permite uma estimativa de risco mais precisa, mas preservando a poderosa discriminação do modelo original. O EuroSCORE II é atualmente o modelo recomendado para avaliação do risco cirúrgico cardíaco. Pode ser acessado em www.euroscore.org/calc.html ou baixado como um aplicativo de smartphone.

Consistência entre Índices de Risco

Descobriu-se que muitas variáveis diferentes estavam associadas ao risco aumentado durante a cirurgia cardíaca, mas encontrou-se que apenas algumas eram consistentemente fatores de risco principais em configurações de estudo múltiplas e muito diversas. A idade, o sexo feminino, a função do VE, a constituição corporal, a reoperação, o tipo de cirurgia e a urgência da cirurgia estavam entre as variáveis consistentemente presentes na maioria dos modelos (Quadro 1.1).

QUADRO 1.2 Condições Médicas Associadas ao Risco Aumentado
Disfunção renal Diabetes (inconsistente) Síndrome coronária aguda recente

QUADRO 1.3 Determinações de Lesão Miocárdica Perioperatória
Ruptura do fluxo sanguíneo Reperfusão de miocárdio isquêmico Efeitos sistêmicos adversos de desvio cardiopulmonar

Embora uma variedade de pesquisadores tenha encontrado várias doenças comórbidas como fatores de risco significativos, nenhuma doença demonstrou ser um fator de risco consistente, com a possível exceção de disfunção renal e diabetes. Essas duas comorbidades mostraram ser fatores de risco importantes na maioria dos estudos (Quadro 1.2).

FONTES DE LESÃO MIOCÁRDICA PERIOPERATÓRIA EM CIRURGIA CARDÍACA

A lesão miocárdica, que se manifesta como disfunção contrátil cardíaca transitória ("atordoamento"), como IAM ou como ambas as manifestações é a complicação mais frequente após a cirurgia cardíaca e a causa mais importante de complicações hospitalares e morte. Além disso, os pacientes que passam por um IAM perioperatório têm um prognóstico ruim em longo prazo; apenas 51% desses pacientes permanecem livres de eventos cardíacos adversos após 2 anos, em comparação com 96% dos pacientes sem IAM perioperatório.

A necrose miocárdica é o resultado de alterações isquêmicas patológicas progressivas que começam a ocorrer no miocárdio poucos minutos após a interrupção do seu fluxo sanguíneo (p. ex., durante a cirurgia cardíaca) (Quadro 1.3). A duração da interrupção do fluxo sanguíneo, parcial ou total, determina a extensão da necrose miocárdica e tanto a duração do período de clampeamento aórtico (AXC – aortic cross-clamping) quanto a duração da circulação extracorpórea (CEC) mostraram consistentemente ser os principais determinantes dos resultados pós-operatórios.

Reperfusão de Miocárdio Isquêmico

As intervenções cirúrgicas que requerem interrupção do fluxo sanguíneo para o coração devem ser seguidas pela restauração da perfusão. A reperfusão, apesar de ser essencial para a sobrevivência de tecidos e órgãos, não é isenta de risco em razão da extensão potencial do dano celular como resultado da reperfusão em si. A isquemia miocárdica de duração limitada (< 20 minutos) que é seguida pela reperfusão leva à recuperação funcional sem evidência de lesão estrutural ou evidência bioquímica de lesão tecidual. Entretanto, a reperfusão de tecido cardíaco que foi submetido a um longo período de isquemia resulta em um fenômeno conhecido como *lesão de reperfusão miocárdica*.

A lesão de reperfusão miocárdica é definida como a morte de miócitos, que estavam vivos no momento da reperfusão, como resultado direto de um ou mais eventos iniciados por reperfusão. O dano das células do miocárdio resulta da restauração do fluxo sanguíneo para o coração previamente isquêmico e estende a região da lesão irreversível além daquela causada pela lesão isquêmica apenas. O dano celular que resulta da reperfusão pode ser reversível ou irreversível, dependendo da duração da lesão isquêmica. Se a reperfusão for iniciada dentro de 20 minutos após o início da isquemia, a lesão miocárdica resultante é reversível e é caracterizada funcionalmente pela contratilidade miocárdica deprimida, que em geral se recupera completamente. A necrose do tecido miocárdico não é detectável na região previamente isquêmica, embora o comprometimento funcional da contratilidade possa persistir por um período variável, um fenômeno conhecido como *atordoamento do miocárdio*. O início da reperfusão após mais de 20 minutos, todavia, resulta em graus crescentes de lesão miocárdica irreversível ou necrose celular. A extensão da necrose tecidual que se desenvolve durante a reperfusão está diretamente relacionada à duração do evento isquêmico. A necrose tecidual origina-se na região subendocárdica do miocárdio isquêmico e se estende até a região subepicárdica da área em risco; isso é com frequência chamado *fenômeno frente de onda*. A morte celular que ocorre durante a reperfusão pode ser caracterizada microscopicamente por inchaço explosivo, que inclui ruptura da rede tecidual, bandas de contração, inchaço mitocondrial e deposição de fosfato de cálcio nas mitocôndrias.

Efeitos Sistêmicos Adversos da Circulação Extracorpórea

Além dos efeitos de ruptura e restauração do fluxo sanguíneo do miocárdio, a morbidade cardíaca pode resultar de insultos sistêmicos em função da ativação de contato induzida por circuito de CEC. A inflamação em pacientes cirúrgicos cardíacos é produzida por interações complexas humorais e celulares, incluindo ativação, geração ou expressão de trombina, complemento, citocinas, neutrófilos, moléculas de adesão, mastócitos e múltiplos mediadores inflamatórios. Em razão da redundância das cascatas inflamatórias, ocorre amplificação profunda para produzir disfunção do sistema multiorgânico, que pode se manifestar como coagulopatia, insuficiência respiratória, disfunção miocárdica, insuficiência renal e defeitos neurocognitivos. A coagulação e a inflamação também estão intimamente associadas por meio de redes de ambos os componentes, humorais e celulares, incluindo fator tecidual e proteases das cascatas de coagulação e fibrinolíticas.

AVALIAÇÃO DA INJÚRIA MIOCÁRDICA PERIOPERATÓRIA NA CIRURGIA CARDÍACA

Existe uma falta de consenso sobre como medir a lesão miocárdica em cirurgia cardíaca em razão da continuidade da lesão cardíaca. Foram utilizadas as alterações eletrocardiográficas, as elevações de biomarcadores e as medidas da função cardíaca (Quadro 1.4), mas todas as modalidades de avaliação são afetadas pelo trauma direto do miocárdio da cirurgia. Em 2000, o American College of Cardiology e a European Society of Cardiology (ACC/ESC) publicaram uma definição de IAM que incluiu aumento e queda característicos nas concentrações sanguíneas de troponinas cardíacas, na concentração de creatina quinase de ligação miocárdica (CKMB) ou em ambas, no contexto de uma intervenção coronária; outras modalidades são menos sensíveis e específicas (Fig. 1.1).

De acordo com essa versão mais recente, o IAM pode ser diagnosticado com base na detecção de um aumento e de uma queda de biomarcadores cardíacos (de preferência troponina) com pelo menos um valor acima do percentil 99 do limite de referência superior, além

QUADRO 1.4 *Avaliação de Lesão Miocárdica Perioperatória*

Avaliação da função cardíaca
Ecocardiografia
Imagem nuclear
Eletrocardiografia
Ondas Q
Alterações de onda ST-T
Biomarcadores séricos
Mioglobina
Creatina quinase
Creatina quinase, isoenzima de ligação miocárdica
Troponina
Lactato desidrogenase

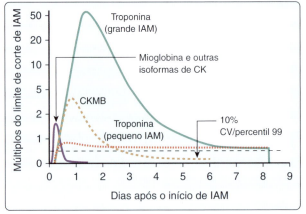

Fig. 1.1 Curso do tempo do aparecimento de vários marcadores no sangue após infarto agudo do miocárdio (*IAM*). São mostradas as curvas de concentração/atividade em função do tempo para a mioglobina e as isoformas de creatina quinase (*CK*), troponina após infartos grandes e pequenos e CKMB. Note que, com a troponina cardíaca, alguns pacientes têm um segundo pico em adição. *CKMB,* Creatina quinase de ligação miocárdica; *CV,* coeficiente de variação; *IAM,* infarto do miocárdio. (De Jaffe AS, Babuin L, Apple FS: Biomarkers in acute cardiac disease: the present and the future. *J Am Coll Cardiol.* 2006;48:1-11.)

de evidências de isquemia miocárdica na forma de qualquer um dos seguintes: sintomas de isquemia, alterações de eletrocardiografia (ECG) indicativas de nova isquemia (novas alterações de ST-T ou novo bloqueio de ramo esquerdo), desenvolvimento de ondas Q patológicas em ECG ou evidência de imagem de nova perda de miocárdio viável ou nova anormalidade do movimento de parede regional (RWMA). Como o próprio CABG está associado a trauma cardíaco, resultando em um aumento nos níveis séricos de enzimas cardíacas, um nível de corte arbitrário para a elevação de valores de biomarcador cardíaco de mais de 10 vezes o percentil 99 do limite de referência superior foi recomendado para o diagnóstico de IAM durante o período imediato após a cirurgia cardíaca. Todavia, esse limiar é mais robusto para o diagnóstico de IAM após um CABG isolado com CEC; a liberação do biomarcador cardíaco é consideravelmente maior após a reposição da válvula combinada com CABG e consideravelmente menor após um CABG sem CEC.

IMAGEM CARDIOVASCULAR

A imagem é fundamental para avaliação perioperatória e conduta em pacientes submetidos à cirurgia cardíaca. Durante muitos anos, o cateterismo cardíaco e a imagem nuclear eram as únicas modalidades disponíveis para uso clínico. A introdução da ecocardiografia no início da década de 1970 iniciou uma revolução no campo da imagem cardiovascular e a ecocardiografia logo superou todas as outras modalidades para se tornar a pedra angular da imagem cardíaca. Em razão de sua natureza não invasiva, de sua segurança, da facilidade de disponibilidade, da portabilidade, da repetibilidade e da capacidade para fornecer grande quantidade de informações clinicamente relevantes, a ecocardiografia permaneceu como a modalidade mais útil para imagens cardíacas.

As várias últimas décadas testemunharam mais uma variedade de técnicas de imagem com a evolução da tomografia computadorizada cardíaca (TCC), da ressonância magnética cardíaca (RMC) e da tomografia a por emissão de pósitron (PET) como ferramentas rotineiras de avaliação clínica. No campo da avaliação perioperatória, essas modalidades de imagem alternativas complementaram mais do que suplementaram a imagem tradicional.

ECOCARDIOGRAFIA

A ecocardiografia transtorácica (ETT) é necessária em todos os pacientes agendados para cirurgia cardíaca e com frequência é a base para a tomada de decisão cirúrgica. Em contraste com o cenário não cirúrgico, em que a ETT geralmente é suficiente para fornecer a maior parte das informações necessárias para atingir os objetivos clínicos, a ecocardiografia transesofágica (ETE) também é frequentemente requerida para os pacientes nos quais está sendo considerada a cirurgia. De forma pré-operatória, a ETE ajuda a fornecer informações que são críticas para o planejamento cirúrgico (p. ex., reparação de válvula *versus* substituição de válvula, cirurgia de desvio de artéria coronária apenas ou com reparo concomitante da válvula mitral). Durante o período intraoperatório, a ETE é a única modalidade disponível para imagens cardíacas. No período pós-operatório imediato, a ETE é frequentemente necessária, pois a presença de edema tecidual, curativos cirúrgicos e drenos, bem como a capacidade reduzida de mudar a posição do paciente, torna a imagem transtorácica extremamente desafiadora.

Avaliação da Função Sistólica Ventricular Esquerda

A função sistólica do VE é um dos preditores mais importantes do prognóstico em todas as condições cardíacas e quase todas as decisões terapêuticas nesses pacientes são influenciadas pela condição da função sistólica do VE. Para os anestesiologistas cardíacos, o conhecimento pré-operatório da disfunção sistólica do VE é crucial para antecipar e se preparar para complicações perioperatórias, enquanto as avaliações subsequentes são necessárias para diagnosticar e lidar com a causa da instabilidade hemodinâmica. Sabe-se que os pacientes com disfunção sistólica do VE que são submetidos a CABG requerem mais suporte inotrópico após a CEC. Além disso, a disfunção sistólica é um prognosticador confiável para mortalidade cirúrgica.

A FEVE é a medida mais simples e amplamente utilizada da função sistólica global do VE. Uma série de métodos ecocardiográficos está atualmente disponível para estimativa da FEVE, mas o método Simpson modificado biplano é o mais preciso e é também o método recomendado pela American Society of Echocardiography (ASE) (Fig. 1.2). Contudo, na prática, a FEVE com frequência é estimada de modo semiquantitativo por inspeção visual apenas e essa técnica mostrou ter um grau de precisão razoavelmente alto quando realizada por um ecocardiógrafo experiente.

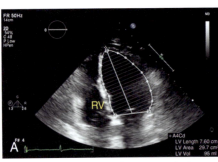 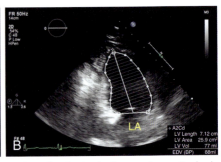

Fig. 1.2 Medidas dos volumes ventriculares esquerdos e fração de ejeção usando o método de somação dos discos de Simpson. (A) Vista apical de quatro câmaras no final da diástole. (B) Mesma visão no final da sístole. *LA,* Átrio esquerdo (AE); *RV,* ventrículo direito (VD).

Função Sistólica Ventricular Esquerda Regional

Nos pacientes cardíacos, a avaliação da função sistólica do VE regional tem relevância clínica considerável. A doença da artéria coronária (DAC) é o protótipo de doença cardíaca que afeta regionalmente o ventrículo esquerdo e a presença de disfunção sistólica regional do VE é virtualmente diagnóstica de DAC subjacente. A avaliação regional da função sistólica do VE também fornece uma estimativa da extensão geral do dano miocárdico, permite o reconhecimento das artérias coronárias afetadas e facilita a avaliação da viabilidade miocárdica e da isquemia miocárdica induzível.

Avaliação da Função Diastólica Ventricular Esquerda

As anormalidades da função diastólica do VE são comuns em pacientes submetidos à cirurgia cardíaca e têm relevância diagnóstica e prognóstica. A disfunção diastólica durante e após o CABG está associada a maior tempo em CEC e com maior suporte inotrópico até 12 horas de pós-operatório. Isso pode ser devido à deterioração da função diastólica após CABG, que pode persistir por várias horas. A disfunção diastólica aumenta o risco de morbidade e mortalidade perioperatórias.

A ecocardiografia é atualmente a melhor modalidade para avaliar a função diastólica do VE na prática clínica. Várias medidas ecocardiográficas da função diastólica do VE estão disponíveis. O exame geralmente começa com a interrogação do padrão de influxo mitral. As medidas específicas de influxo mitral incluem as velocidades de influxo mitral diastólico inicial (E) e de influxo mitral diastólico tardio (A), a proporção das duas (E/A) e o tempo de desaceleração da onda E (dtE).

A velocidade diastólica inicial anular mitral (e') é medida usando-se imagem de Doppler tecidual. A proporção de E mitral para e' (E/e') fornece uma medida precisa e relativamente independente da carga da pressão de enchimento do VE (PEVE). O volume do átrio esquerdo (AE) e a velocidade do jato de regurgitação tricúspide (RT) (um substituto para a pressão sistólica da artéria pulmonar) são outras medidas úteis. Integrar toda essa informação fornece uma avaliação rápida da função diastólica do VE na maioria dos pacientes. Quando necessário, informações adicionais podem ser obtidas por meio da avaliação de padrões de fluxo de veia pulmonar, velocidade de propagação de influxo mitral, tempo de relaxamento isovolúmico e pressões pulmonares. A ASE publicou recentemente diretrizes que descrevem uma abordagem gradual para avaliação da função diastólica do VE e estimativa da pressão de PEVE ou AE em pacientes com e sem disfunção sistólica do VE. Utilizando essa abordagem algorítmica, a disfunção diastólica do VE pode ser classificada como normal ou anormal e, quando anormal, pode ser grau 1 (relaxamento prejudicado), grau 2 (padrão pseudonormal) ou grau 3 (padrão restritivo) (Fig. 1.3).

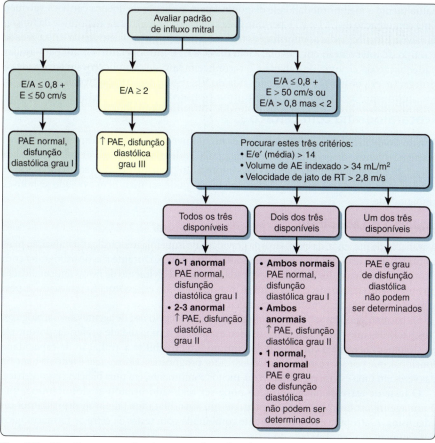

Fig. 1.3 Algoritmo para estimativa ecocardiográfica de pressão atrial esquerda e graduação da função diastólica ventricular esquerda em pacientes com doença miocárdica, mas com ou sem disfunção sistólica do ventrículo esquerdo. A, Velocidade diastólica tardia de influxo mitral; E, velocidade diastólica inicial do influxo mitral; e', velocidade diastólica inicial anular mitral; AE, atrial esquerdo; APAE, pressão atrial esquerda; RT, regurgitação tricúspide. (Modificada de: Nagueh SF, Smiseth OA, Appleton CP, et al. Recommendations for the evaluation of left ventricular diastolic function by echocardiography: an update from the American Society of Echocardiography and the European Association of Cardiovascular Imaging. *J Am Soc Echocardiogr.* 2016;29:277-314.)

Avaliação do Coração Direito

A disfunção do lado direito do coração, na ausência de cardiopatia congênita, é com maior frequência secundária às patologias do coração esquerdo, especialmente a doença de válvula mitral e a disfunção sistólica grave do VE. Além disso, a doença obstrutiva das vias aéreas e o tromboembolismo pulmonar são comuns em pacientes cirúrgicos cardíacos. A patologia primária do coração direito é encontrada com menos frequência e inclui IAM do ventrículo direito (VD) e doença orgânica da válvula tricúspide.

Avaliação das Lesões Valvulares

A doença cardíaca valvular é a segunda indicação primária mais comum, após DAC, para a cirurgia cardíaca. As lesões valvulares também coexistem frequentemente em pacientes submetidos a cirurgia para outras indicações cardíacas e não cardíacas. A ecocardiografia é atualmente a melhor modalidade disponível para avaliação da doença cardíaca valvular. Uma combinação de ETT e ETE permite uma avaliação abrangente da anatomia e da função da válvula e fornece todas as informações relevantes necessárias para determinar a necessidade e o tipo de intervenção em válvula. Além disso, a ETE intraoperatória é útil para avaliar a adequação da cirurgia de válvula e o reconhecimento de complicações relacionadas à cirurgia (p. ex., obstrução do trato de saída do VE, regurgitação paravalvular).

Ecocardiografia com Esforço

A inclusão de um estressor hemodinâmico no momento da imagem aumenta consideravelmente o campo diagnóstico da ecocardiografia. Podem-se avaliar a isquemia miocárdica induzível e a viabilidade miocárdica, os sintomas do paciente podem ser corroborados e o significado hemodinâmico das lesões valvulares pode ser mais bem avaliado se houver ambiguidade.

Isquemia do Miocárdio

A avaliação da presença, da extensão e da gravidade da isquemia miocárdica é a indicação mais comum para a realização de ecocardiografia com esforço. Durante a ecocardiografia com esforço, a isquemia induzível é diagnosticada pelo desenvolvimento de novas anormalidades no movimento da parede, que podem se manifestar como espessamento retardado, espessamento reduzido ou nenhum espessamento.

Os pacientes podem ser estressados pelo exercício ou pelo uso de agentes farmacológicos. Nos pacientes que são fisicamente ativos, o exercício é a modalidade preferida, porque ele é fisiológico, permite a correlação dos sintomas e possibilita a avaliação da capacidade funcional, que por si só é um poderoso marcador prognóstico. O exercício é feito na maioria das vezes em uma esteira ergométrica ou, menos comumente, em uma bicicleta ergométrica.

O teste de estresse farmacológico pode ser realizado usando-se dobutamina, que é um agente cronotrópico/inotrópico, ou um vasodilatador tal como dipiridamol ou adenosina. A atropina é frequentemente combinada com testes de estresse farmacológico para aumentar a sensibilidade do teste.

A precisão da ecocardiografia com esforço para detecção de isquemia induzível foi examinada em numerosos estudos. Em uma grande metanálise, a sensibilidade e a especificidade médias da ecocardiografia de exercícios foram de 83% e 84%, respectivamente. Esses valores foram de 80% e 85%, respectivamente, para ecocardiografia com dobutamina; de 71% e 92% para ecocardiografia com dipiridamol; e de 68% e 81% para ecocardiografia com esforço de adenosina.

CINTILOGRAFIA NUCLEAR DO MIOCÁRDIO

A cintilografia nuclear do miocárdio é a modalidade mais amplamente utilizada para avaliação da isquemia e da viabilidade miocárdicas, pelo menos na configuração pré-operatória. Existem duas formas principais de imagem nuclear miocárdica: tomografia computadorizada por emissão de fóton único (SPECT) e PET. Ambas usam os princípios da decomposição radioativa para avaliar o miocárdio e seu suprimento de sangue. Os radionuclídeos que são utilizados na SPECT são tecnécio 99m (^{99m}Tc) e tálio 201 (^{201}Tl). Embora a PET também use radioisótopos para produzir imagens, o processo real de formação de imagem é bastante distinto daquele da SPECT. Os radioisótopos mais comumente utilizados para avaliação cardíaca por imagem de PET são rubídio 82, amônia-13N e flúor 18 (^{18}F).

A detecção da isquemia miocárdica é a indicação mais comum para a realização de imagens de perfusão miocárdica. Tanto a SPECT quanto a PET podem ser usadas para esse propósito, que se baseia em avaliações da absorção do miocárdio do VE do radioisótopo em repouso e após o estresse. A absorção miocárdica é reduzida após o estresse nas regiões miocárdicas onde está presente uma estenose significativa da artéria coronária.

Os métodos de cintilografia nuclear, incluindo a imagem de perfusão miocárdica tanto por SPECT quanto por PET, também podem ser usados para avaliar a função sistólica global e segmentar do VE. Isso é conseguido por meio da implementação do *gating* ecocardiográfico durante a aquisição de dados.

TOMOGRAFIA COMPUTADORIZADA CARDÍACA

A TCC cresceu significativamente em uso clínico desde o advento, no início dos anos 2000, de scanners multidetectores de TC (MDTC) com resolução submilimétrica que permite a avaliação da anatomia coronariana. O tubo de raios X produz feixes que atravessam o paciente e são recebidos por uma matriz de detectores no lado oposto do scanner. O tubo e as matrizes dos detectores são acoplados entre si e rodam em torno do paciente em uma velocidade de 250 microssegundos a 500 microssegundos por rotação. Com a tecnologia avançada de hoje, os sistemas de 256 fatias (*slices*) são o padrão e os sistemas de 320 fatias com 16 cm de cobertura são capazes de capturar todo o coração em um batimento cardíaco e em uma rotação.

A TCC usa radiação ionizante para a produção de imagens. A preocupação com a exposição excessiva à radiação médica aumentou. Embora várias técnicas, tais como a aquisição prospectiva de ECG-*gated*, possam ser implementadas para reduzir a dose de radiação, uma avaliação de risco-benefício deve ser feita para a seleção de pacientes que tenham indicações apropriadas para TCC.

A angiografia coronária é atualmente uma das indicações mais comuns para a realização de TCC. A frequência cardíaca do paciente deve ser reduzida a menos de 65 batimentos/minuto para obter resultados adequados quando se fazem imagens das artérias coronárias. Isso geralmente requer a administração de β-bloqueadores orais ou intravenosos. Após a varredura ter sido completada, as imagens são reconstruídas em vários pontos do ciclo cardíaco e analisadas em uma estação de trabalho de computador. A angiografia por TC coronariana (ATCC) foi bem estudada para o diagnóstico de DAC em pacientes sem cardiopatia isquêmica conhecida, demonstrando sensibilidade de 94% e valor preditivo negativo de 99%. Ela está sendo cada vez mais empregada para excluir DAC obstrutiva antes da cirurgia de válvula em pacientes com probabilidade pré-teste baixa a intermediária, para evitar testes invasivos.

A aortografia por TC é a modalidade de imagem de escolha para avaliação de patologias aórticas, tais como aneurismas aórticos e dissecções não emergenciais. Os protocolos de imagem utilizados para avaliação da aorta são semelhantes aos utilizados para ATCC. É importante ter a varredura-*gated* para a ECG do paciente, porque a aorta ascendente se move significativamente durante o ciclo cardíaco. As varreduras não *gated* possuem artefatos de movimento inerentes que podem ser confundidos com uma dissecção. O uso de ECG-*gated* prospectivo também minimiza a exposição à radiação. A visualização da raiz da aorta e das artérias coronárias é crucial porque as dissecções ascendentes da aorta podem envolver os óstios das artérias coronárias.

Embora a ecocardiografia seja o padrão-ouro para a imagem de doença valvular, a imagem avançada com TCC ou RMC pode ser necessária se ETT e ETE forem tecnicamente difíceis ou se houver discrepâncias nos achados. A RMC oferece mais dados funcionais do que a TCC, mas esta pode ser usada se forem necessárias mais informações anatômicas sobre uma válvula. Para avaliar as válvulas protéticas, a TCC geralmente é superior à RMC em razão do artefato metálico da válvula, que é visualizado na RMC.

A TCC, com suas excelentes resoluções espacial e temporal, também pode facilitar uma avaliação precisa da função do VE. A TCC usa volumes 3D reais para calcular a função sistólica do VE. A varredura retrospectiva é utilizada para análise funcional porque deve ser obtido o ciclo cardíaco inteiro (tanto a sístole quanto a diástole). O conjunto de dados brutos é então reconstruído em intervalos de fase cardíaca de 10%, de 0% (sístole precoce) a 90% (diástole tardia), para obter informações funcionais. As estações de trabalho de computador avançadas permitem que as imagens em movimento sejam reconstruídas e exibidas em múltiplos planos. A análise do movimento da parede segmentar também pode ser realizada usando o modelo de 17 segmentos.

IMAGEM DE RESSONÂNCIA MAGNÉTICA CARDIOVASCULAR

A RMC é uma modalidade de imagem robusta e versátil. Ela possui a capacidade de avaliar múltiplos elementos do estado cardíaco, incluindo função, morfologia, fluxo, características do tecido, perfusão, angiografia e metabolismo. Ela pode fazê-lo em virtude de sua capacidade única de distinguir a morfologia sem o uso de qualquer radiação ionizante, aproveitando-se da influência de campos magnéticos sobre a abundância de átomos de hidrogênio no corpo humano. A RMC com multicontraste usa as propriedades moleculares intrínsecas dos tecidos e três tipos de contraste.

A RMC é considerada o padrão-ouro para a avaliação quantitativa de volumes biventriculares, fração de ejeção e massa, ao mesmo tempo que oferece excelente reprodutibilidade. A RMC possui boas resoluções espacial e temporal, permitindo imagens em movimento.

A RMC também pode ser usada para imagens de perfusão, avaliando a primeira passagem de contraste de gadolínio através do miocárdio. As imagens com ECG-gated são adquiridas usando três fatias de eixo curto de VE. À medida que o agente de contraste é injetado, ele é rastreado pelo lado direito do coração e, posteriormente, através da cavidade do VE e do miocárdio do VE. A avaliação da perfusão requer a realização de imagem em vários batimentos cardíacos consecutivos, período durante o qual o bolus de contraste completa sua primeira passagem pelo miocárdio. A imagem deve ser completada dentro de uma única respiração.

A RMC emergiu como padrão-ouro para avaliação de cicatrizes miocárdicas. A intensificação tardia do gadolínio é utilizada como marcador dessas cicatrizes. O contraste de gadolínio é injetado por via intravenosa e a imagem é realizada 5 a 10 minutos depois. O gadolínio tende a se acumular extracelularmente; no entanto, no miocárdio normal, não há espaço suficiente para a deposição de gadolínio. No quadro de cicatriz crônica, o volume de distribuição de gadolínio aumenta em função do aumento do interstício na presença de fibrose extensa. Assim, o miocárdio normal ou viável aparece como nulo ou escuro, enquanto a cicatriz aparece brilhante. A vantagem da imagem intensificada tardia é que ela permite a avaliação da extensão transmural da cicatriz. As imagens são analisadas visualmente e a espessura da cicatriz comparada à espessura da parede é quantificada por porcentagem (i.e., nenhuma, 1% a 25%, 26% a 50%, 51% a 75% ou 75% a 100%). Um segmento de parede é considerado viável e tem alta probabilidade de recuperação funcional se a espessura da cicatriz não for superior a 50% da espessura da parede.

LEITURAS SUGERIDAS

Allman KC, Shaw LJ, Hachamovitch R, et al. Myocardial viability testing and impact of revascularization of prognosis in patients with coronary artery disease and left ventricular dysfunction: a meta-analysis. *J Am Coll Cardiol*. 2002;39:1151-1158.

Bernard F, Denault A, Babin D, et al. Diastolic dysfunction is predictive of difficult weaning from cardiopulmonary bypass. *Anesth Analg*. 2001;92:291-298.

Budoff MJ, Dowe D, Jollis JG, et al. Diagnostic performance of 64-multidetector row coronary computed tomographic angiography for evaluation of coronary artery stenosis in individuals without known coronary artery disease: results from the prospective multicenter ACCURACY (Assessment by Coronary Computed Tomographic Angiography of Individuals Undergoing Invasive Coronary Angiography) trial. *J Am Coll Cardiol*. 2008;52:1724-1732.

Fellahi JL, Gue X, Richomme X, et al. Short- and long-term prognostic value of postoperative cardiac troponin I concentration in patients undergoing coronary artery bypass grafting. *Anesthesiology*. 2003;99:270-274.

Gardner SC, Grunwald GK, Rumsfeld JS, et al. Comparison of short-term mortality risk factors for valve replacement versus coronary artery bypass graft surgery. *Ann Thorac Surg*. 2004;77:549-556.

Gibbons RJ, Balady GJ, Bricker JT, et al. ACC/AHA 2002 guideline update for exercise testing summary article. A report of the American College of Cardiology/American Heart Association Task Force on Practice Guidelines (Committee to Update the 1997 Exercise Testing Guidelines). *J Am Coll Cardiol*. 2002;40:1531-1540.

Greenson N, Macoviak J, Krishnaswamy P, et al. Usefulness of cardiac troponin I in patients undergoing open heart surgery. *Am Heart J*. 2001;141:447-455.

Gudmundsson P, Rydberg E, Winter R, et al. Visually estimated left ventricular ejection fraction by echocardiography is closely correlated with formal quantitative methods. *Int J Cardiol*. 2005;101:209-212.

Hillis LD, Smith PK, Anderson JL, et al. 2011 ACCF/AHA guideline for coronary artery bypass graft surgery: a report of the American College of Cardiology Foundation/American Heart Association Task Force on Practice Guidelines. Developed in collaboration with the American Association for Thoracic Surgery, Society of Cardiovascular Anesthesiologists, and Society of Thoracic Surgeons. *J Am Coll Cardiol*. 2011;58:e123-e210.

Khuri SF. Evidence, sources, and assessment of injury during and following cardiac surgery. *Ann Thorac Surg*. 2001;72:S2205-S2207:discussion S2267–S2270.

Lang RM, Badano LP, Mor-Avi V, et al. Recommendations for cardiac chamber quantification by echocardiography in adults: an update from the American Society of Echocardiography and the European Association of Cardiovascular Imaging. *J Am Soc Echocardiogr*. 2015; 28:1–39 el 4.

Levy JH, Tanaka KA. Inflammatory response to cardiopulmonary bypass. *Ann Thorac Surg*. 2003;75:S71 5-S720.

Meijboom WB, Mollet NR, Van Mieghem CA, et al. Pre-operative computed tomography coronary angiography to detect significant coronary artery disease in patients referred for cardiac valve surgery. *J Am Coll Cardiol*. 2006;48:1658-1665.

Nashef SA, Roques F, Sharples LD, et al. EuroSCORE II. *Eur J Cardiothorac Surg*. 2012;41:734-744:discussion 744–745.

Nilsson J, Algotsson L, Hoglund P, et al. Early mortality in coronary bypass surgery: the EuroSCORE versus the Society of Thoracic Surgeons risk algorithm. *Ann Thorac Surg*. 2004;77:1235-1239:discussion 1239–240.

Paiement B, Pelletier C, Dyrda I, et al. A simple classification of the risk in cardiac surgery. *Can Anaesth Soc J*. 1983;30:61-68.

Patel MR, Dehmer GJ, Hirshfeld JW, et al. ACCF/SCAI/STS/AATS/AHA/ASNC/HFSA/SCCT 2012 appropriate use criteria for coronary revascularization: focused update. A report of the American College of Cardiology Foundation Appropriate Use Criteria Task Force, Society for Cardiovascular Angiography and Interventions, Society of Thoracic Surgeons, American Association for Thoracic Surgery, American Heart Association, American Society of Nuclear Cardiology, and the Society of Cardiovascular Computed Tomography. *J Am Coll Cardiol*. 2012;59:857-881.

Rudski LG, Lai WW, Afilalo J, et al. Guidelines for the Echocardiography endorsed by the European Association of Echocardiography, a registered branch of the European Society of Cardiology, and the Canadian Society of Echocardiography. *J Am Soc Echocardiogr*. 2010;23:685-713:quiz 786–788.

Thygesen K, Alpert JS, Jaffe AS, et al. Third universal definition of myocardial infarction. *Eur Heart J*. 2012;33:2551-2567.

Vahanian A, Alfieri O, Andreotti F, et al. Guidelines on the management of valvular heart disease (version 2012). *Eur Heart J*. 2012;33:2451-2496.

Capítulo 2

Laboratório de Cateterização Cardíaca: Diagnóstico e Procedimentos Terapêuticos no Paciente Adulto

Theresa A. Gelzinis, MD • Mark Kozak, MD • Charles E. Chambers, MD • John Schindler, MD

Pontos-chave

1. O laboratório de cateterismo cardíaco evoluiu de uma instalação puramente diagnóstica para uma terapêutica, na qual muitas facetas da doença cardiovascular podem ser efetivamente modificadas ou tratadas.
2. As diretrizes para o cateterismo cardíaco diagnóstico estabeleceram indicações, contraindicações e critérios para identificar os pacientes de alto risco.
3. A cardiologia intervencionista começou no final da década de 1970 como angioplastia com balão, com uma taxa de sucesso de 80% e taxas emergentes de cirurgia de revascularização da artéria coronária (CABG – coronary artery bypass graft) de 3% a 5%. Embora as taxas de sucesso atuais excedam 95%, com taxas de CABG inferiores a 1%, a falha na intervenção coronária percutânea (ICP) representa um desafio para o anesthesiologista em função de problemas hemodinâmicos, medicações concomitantes e doença cardíaca subjacente.
4. Desde a introdução dos stents farmacológicos (DES – drug-eluting stents), o fechamento agudo em função da dissecção coronariana diminuiu significativamente e as taxas de reestenose caíram abruptamente.
5. Os DES de primeira geração foram extremamente eficazes na redução da reestenose intrastent quando comparados aos stents convencionais (BMS – bare metal stents). Entretanto, os DES demonstraram taxas mais altas de trombose tardia do stent (TTS), especialmente no cenário de interrupção prematura da terapia antiplaquetária dupla. Os DES de segunda geração têm taxas TTS comparáveis às dos BMS, de modo que são o tipo de stent preferido.
6. Nos Estados Unidos, um número crescente de angiogramas coronarianos diagnósticos e ICP é realizado a partir de uma abordagem transradial em função das taxas de complicação vascular menores e em virtude da preferência do paciente por essa abordagem, em comparação com a abordagem transfemoral mais tradicional.
7. Na doença arterial coronariana multiarterial, uma sinergia angiográfica entre a intervenção coronária percutânea com Taxus® e um escore angiográfico (SYNTAX) deve ser calculada para auxiliar na tomada de decisão em relação à revascularização percutânea *versus* cirúrgica. Uma reunião da equipe cardíaca multidisciplinar (incluindo um cardiologista, um cirurgião cardiovascular e, ocasionalmente, um anesthesiologista) deve então ocorrer para discutir e otimizar o atendimento ao paciente, fornecendo uma recomendação de tratamento individualizada.
8. Complicações de ICP trombótica aguda podem geralmente ser superadas com farmacoterapia antitrombótica e antiplaquetária mais agressiva. Esses medicamentos podem complicar o cuidado de um paciente em uma condição instável que necessite de transferência para um CABG de resgate.

O laboratório de cateterismo cardíaco (LCC) começou como uma unidade de diagnóstico. Na década de 1980, a angioplastia coronariana transluminal percutânea (ACTP) iniciou a mudança gradual para procedimentos terapêuticos. Concomitantemente, modalidades não invasivas de ecocardiografia, tomografia computadorizada (TC) e ressonância magnética (RM) melhoraram e, em alguns casos, tornaram óbvia a necessidade de estudos diagnósticos de cateterismo. A promessa da ACTP levou a vários dispositivos de aterectomia e de aspiração e stents, com ou sem eluição de medicamentos. A evolução do LCC continuou, com muitos laboratórios realizando comumente procedimentos para o diagnóstico e o tratamento de doença vascular cerebral e periférica. Além disso, houve uma expansão do tratamento de formas não coronárias de doença cardíaca no LCC. Dispositivos de fechamento para forame oval patente (FOP), defeito do septo interatrial (DSA) e defeito do septo ventricular (DSV) estão surgindo como alternativas à cirurgia cardíaca. Muitos pacientes de alto risco com doença valvular estão agora sendo tratados com reparo de válvula percutânea e substituição, diminuindo a incidência de valvuloplastia por balão.

Esse breve histórico serve como uma introdução para a discussão de procedimentos diagnósticos e terapêuticos no LCC adulto. O leitor deve perceber a natureza dinâmica desse campo. No passado, até 5% das ICP falharam, mas a maioria dos centros agora relata taxas de falhas de procedimento de menos de 1%. Simultaneamente, o impacto sobre o anestesiologista mudou. As altas taxas de complicações de anos anteriores exigiam a realização de procedimento em um centro cirúrgico (CC) aberto para todas as ICP, mas as taxas de complicações agora são tão baixas que alguns procedimentos são realizados em hospitais sem apoio cirúrgico no local. Apesar da menor taxa de eventos adversos, o anestesiologista ocasionalmente confronta-se com um paciente com necessidade de revascularização cirúrgica emergente. O anestesiologista pode considerar as informações deste capítulo úteis no planejamento do cuidado pré-operatório desses procedimentos cirúrgicos cardíacos ou não cardíacos com base nas informações diagnósticas obtidas no LCC. Quando a anestesia for necessária para procedimentos no laboratório híbrido ou no LCC, este capítulo ajudará o anestesiologista, em colaboração com a equipe de cardiologia e cirurgia cardíaca, a fornecer cuidado anestésico seguro para esses pacientes desafiadores.

SELEÇÃO DE PACIENTE PARA CATETERISMO

Indicações para Cateterismo Cardíaco no Paciente Adulto

O Quadro 2.1 lista as indicações para o cateterismo cardíaco. A principal indicação é para a detecção de doença arterial coronariana (DAC); as demais indicações concentram-se

QUADRO 2.1	*Indicações para Cateterismo Diagnóstico no Paciente Adulto*

Doença de Artéria Coronária

Sintomas

Angina instável
Angina pós-infarto
Angina refratária a medicamentos

(Continua)

> **QUADRO 2.1** *Indicações para Cateterismo Diagnóstico no Paciente Adulto (Cont.)*
>
> Dor torácica típica com teste diagnóstico negativo
> História familiar de morte súbita
>
> *Teste de Diagnóstico*
>
> Teste de tolerância ao exercício fortemente positivo
> Inicialmente positivo, isquemia em $\geq$ 5 derivações, hipotensão, isquemia presente por $\geq$ 6 min de recuperação
> Teste de esforço positivo após infarto do miocárdio
> Teste de perfusão miocárdica nuclear fortemente positivo
> Aumento da captação pulmonar ou dilatação ventricular após estresse
> Grandes áreas únicas ou múltiplas de miocárdio isquêmico
> Estudo ecocardiográfico com esforço fortemente positivo
> Diminuição da fração de ejeção geral ou dilatação ventricular com estresse
> Grande área única ou múltiplas ou grandes áreas de anormalidades de movimento da nova parede
>
> **Doença Valvular**
>
> *Sintomas*
>
> Estenose aórtica com síncope, dor torácica ou insuficiência cardíaca congestiva
> Insuficiência aórtica com insuficiência cardíaca progressiva
> Insuficiência mitral ou estenose com sintomas de insuficiência cardíaca congestiva progressiva
> Ortopneia aguda/edema pulmonar após infarto com suspeita de insuficiência mitral aguda
>
> *Teste de Diagnóstico*
>
> Disfunção ventricular esquerda progressiva em repouso com lesão regurgitante
> Diminuição da função ventricular esquerda e/ou dilatação da câmara com exercício
>
> **Doença Cardíaca Congênita Adulta**
>
> *Defeito do Septo Atrial*
>
> Idade > 50 anos com evidência de doença arterial coronariana
> *Septum primum* ou defeito de seio venoso
>
> *Defeito do Septo Ventricular*
>
> Cateterismo para definição de anatomia coronariana
> Coarctação da aorta
> Detecção de colaterais
> Arteriografia coronária se houver aumento da idade e/ou fatores de risco
>
> **Outras**
>
> Terapia de infarto agudo do miocárdio – considerar intervenção coronariana percutânea primária
> Complicação mecânica após o infarto
> Arritmias cardíacas malignas
> Transplante cardíaco
> Avaliação do doador pré-transplante
> Avaliação de rejeição de enxerto de artéria coronária anual pós-transplante
> Insuficiência cardíaca congestiva inexplicada
> Estudos de pesquisa com revisão do conselho de revisão institucional e consentimento do paciente

na análise hemodinâmica para avaliar doença cardíaca valvular, hipertensão pulmonar e cardiomiopatias. Com relação à DAC, aproximadamente 20% da população adulta estudada apresentará artérias coronárias normais. Apesar das melhorias contínuas na avaliação não invasiva, a angiografia coronariana é atualmente considerada o padrão-ouro para diagnosticar e definir a extensão da DAC. Com os avanços na RM e na TC *multislice*, a próxima década poderá ver uma nova evolução do LCC para um conjunto de intervenção com menos responsabilidades de diagnóstico.

Avaliação do Paciente antes do Cateterismo Cardíaco

O cateterismo cardíaco diagnóstico no século XXI é universalmente considerado um procedimento ambulatorial, exceto para o paciente de alto risco. Portanto, a avaliação pré-cateterismo é essencial para um atendimento de qualidade ao paciente. A avaliação antes do cateterismo cardíaco inclui testes diagnósticos que são necessários para identificar pacientes de alto risco. Um eletrocardiograma (ECG) deve ser obtido em todos os pacientes pouco antes do cateterismo. Os estudos laboratoriais necessários antes do cateterismo incluem um perfil de coagulação apropriado (tempo de protrombina [TP], tempo de tromboplastina parcial [TTP] e contagem de plaquetas), hemoglobina e hematócrito. Os eletrólitos são obtidos juntamente a valores basais de ureia sanguínea e creatinina (Cr) no sangue para avaliar a função renal. As diretrizes recentes expressam uma preferência pela estimativa da taxa de filtração glomerular (TFG) usando fórmulas aceitas e muitos laboratórios clínicos agora relatam esse valor rotineiramente. A urinálise e a radiografia de tórax podem fornecer informações úteis, mas não são mais rotineiramente obtidas por todos os operadores. Relatórios anteriores de cateterismo devem estar disponíveis. Se o paciente teve ICP prévia ou cirurgia de revascularização de artéria coronária (CABG), as informações anatômicas referentes à colocação de stent ou desvio também devem estar disponíveis.

Os medicamentos do paciente podem precisar ser alterados na preparação para um cateterismo cardíaco. Na manhã do cateterismo, os medicamentos antianginosos e anti-hipertensivos são rotineiramente continuados, enquanto a terapia diurética é suspensa. Pacientes com diabetes são programados logo cedo, se possível, porque o procedimento requer o estado de jejum (NPO). Nenhuma insulina de ação curta é administrada, mas metade da dose de insulina de ação prolongada é geralmente administrada. Pacientes em anticoagulação oral devem interromper a varfarina (Coumadin®) por 48 a 72 horas antes do cateterismo para atingir uma razão normalizada internacional (INR) de 1,8 ou menos se for utilizado o acesso da artéria femoral. O acesso da artéria radial é considerado uma opção sem descontinuação da varfarina. Para pacientes que são tratados com nova terapia anticoagulante oral (NOAC – novel oral anticoagulant) não antagonista da vitamina K, a dose pode precisar ser suspensa por 24 a 48 horas, dependendo da função renal e do risco de sangramento do procedimento. Em pacientes que são anticoagulados em função de válvulas protéticas mecânicas, o melhor tratamento pode ser a heparina intravenosa (IV) antes e após o procedimento, quando o efeito da varfarina não é terapêutico. A heparina IV é rotineiramente descontinuada 1 a 2 horas antes do cateterismo, exceto em pacientes com angina instável. A terapia com aspirina ou inibidores plaquetários de P2Y12 ou ambos é quase sempre continuada para pacientes com angina ou aqueles com CABG prévia.

PROCEDIMENTOS DE CATETERISMO CARDÍACO

Independentemente de o procedimento ser eletivo ou emergente, de diagnóstico ou intervencionista, coronariano ou periférico, certos componentes básicos são relativamente constantes em todas as circunstâncias.

Monitorização e Sedação do Paciente

As derivações de membros-padrão com uma derivação precordial são usadas para a monitorização do ECG durante o cateterismo cardíaco. Uma derivação de ECG inferior e uma anterior são monitorizadas durante o cateterismo de diagnóstico. Durante um procedimento intervencionista, duas derivações de ECG são monitorizadas na mesma distribuição de artéria coronária do vaso submetido à ICP. A derivação de ECG radiolúcida permite a monitorização sem interferir nos dados angiográficos.

A sedação no LCC, a partir de administração pré-procedimento ou de administração IV durante o procedimento, pode levar a hipoventilação e hipoxemia. A administração de midazolam, 1 mg a 5 mg por via intravenosa, com fentanila, 25 a 100 µg, é prática comum. As diretrizes institucionais para sedação consciente tipicamente governam essas práticas. A sedação leve a moderada é benéfica para o paciente, particularmente para imagens angiográficas e procedimentos intervencionistas. A sedação é crítica para pacientes que se submetem a uma abordagem de artéria radial; foi demonstrado que a sedação consciente reduz a incidência de espasmo da artéria radial, que, quando grave, pode forçar o operador a adotar uma abordagem transfemoral para completar o procedimento. A sedação profunda, além de seu potencial amplamente reconhecido para causar dificuldades respiratórias, apresenta problemas distintos no LCC. A sedação profunda com frequência requer oxigênio suplementar, o que dificulta a interpretação dos dados da oximetria e pode alterar a hemodinâmica.

Intervenções mais complexas resultaram em procedimentos mais longos. Embora os hospitais exijam políticas de sedação consciente, a variação individual no tipo e no grau de sedação é comum. A anestesia geral raramente é necessária para procedimentos coronarianos, mas é frequentemente usada para procedimentos de válvula percutâneos. Avanços na ecocardiografia intracardíaca diminuíram a necessidade de intubação e ecocardiografia transesofágica (ETE) em determinados pacientes e procedimentos. Os procedimentos pediátricos requerem anestesia geral mais comumente do que aqueles em adultos. À medida que a quantidade de procedimentos não coronarianos aumenta, a presença de um anestesiologista no LCC será necessária com maior frequência.

Cateterismo Cardíaco Esquerdo

Local de Cateterismo e Anticoagulação

O cateterismo cardíaco esquerdo (CCE) tradicionalmente é realizado por meio de uma abordagem da artéria braquial ou femoral. A abordagem femoral tornou-se quase universalmente aceita. A abordagem da artéria radial percutânea foi posteriormente desenvolvida para melhorar o conforto do paciente e reduzir as complicações vasculares, mas seu uso permaneceu relativamente estagnado por mais de 10 anos. Atualmente, apenas uma pequena porcentagem dos procedimentos é realizada por meio da abordagem radial nos Estados Unidos, mas esse número está aumentando rapidamente. Durante o período dos últimos 6 anos mais recentemente relatado, houve um aumento de 13 vezes em ICP da artéria radial, com ampla variação geográfica.

Cateterismo Cardíaco Direito

Indicações

No LCC, o cateterismo cardíaco direito (CCD) é realizado para fins de diagnóstico. O CCD de rotina não pode ser recomendado. O Quadro 2.2 descreve as indicações aceitáveis para o CCD durante CCE. As medidas do débito cardíaco (DC) durante CCD usando a técnica de termodiluição permitem uma avaliação adicional da função ventricular.

> **QUADRO 2.2** *Indicações para Cateterismo do Coração Direito Diagnóstico Durante Cateterismo do Coração Esquerdo*

Patologia valvular significativa
Suspeita de desvio intracardíaco
Infarto agudo – diferenciação de parede livre *versus* ruptura septal
Avaliação da insuficiência cardíaca direita e/ou esquerda
Avaliação da hipertensão pulmonar
Doença pulmonar grave
Avaliação da doença pericárdica
Pericardite constritiva
Cardiomiopatia restritiva
Derrame pericárdico
Avaliação pré-transplante da resistência vascular pulmonar e resposta a vasodilatadores

Complicações do Cateterismo Diagnóstico

As complicações estão relacionadas a múltiplos fatores, mas a gravidade da doença é importante. As taxas de mortalidade são baixas. As complicações são específicas para CCD e CCE (Quadro 2.3). O registro relatou incidências de complicações maiores da seguinte forma: morte, 0,1%; infarto do miocárdio (IM), 0,06%; acidente vascular cerebral, 0,07%; arritmia, 0,47%; reação ao contraste, 0,23%; e complicações vasculares, 0,46%. As complicações infecciosas são raras, embora possam ser subnotificadas.

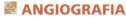 PATOLOGIA VALVULAR

O número de pacientes que apresentam doença cardíaca valvular (DCV) em países desenvolvidos está crescendo, principalmente em função do aumento da idade da população. Em 2014, o American College of Cardiology/American Heart Association (ACC/AHA) publicou diretrizes práticas atualizadas para o tratamento da DCV. Essas diretrizes abrangem a avaliação invasiva a avaliação não invasiva dos problemas valvulares e das abordagens terapêuticas (Capítulo 15).

ANGIOGRAFIA

Ventriculografia

Determinação da Fração de Ejeção

A ventriculografia rotineiramente é realizada nas projeções oblíqua anterior direita (OAD) de 30 graus em plano único ou oblíqua anterior esquerda (OAE) de 60 graus em dois planos e OAD de 30 graus usando 20 a 45 mL de contraste com taxas de injeção de 10 a 15 mL/segundo (Quadro 2.4). A opacificação completa do ventrículo sem induzir extrassístoles ventriculares é necessária para uma avaliação precisa durante a ventriculografia. As contrações prematuras não apenas alteram a interpretação da regurgitação mitral (MR – mitral regurgitation), como também resultam em falso aumento da fração de ejeção (FE).

23

QUADRO 2.3 *Complicações de Cateterismo Diagnóstico*

Cateterismo do Coração Esquerdo

Complicações Cardíacas

Morte
Infarto do miocárdio
Fibrilação ventricular
Taquicardia ventricular
Perfuração cardíaca

Complicações Não Cardíacas

Acidente vascular cerebral
Embolização periférica
Ar
Trombo
Colesterol
Reparo cirúrgico vascular
Pseudoaneurisma
Fístula arteriovenosa
Embolectomia
Reparo de arteriotomia braquial
Evacuação de hematomas
Complicações relacionadas ao contraste
Insuficiência renal
Anafilaxia

Cateterismo do Coração Direito

Complicações Cardíacas

Anormalidade de condução
BRD
Bloqueio cardíaco completo (BRD sobreposto a BRE)
Arritmias
Dano valvular
Perfuração

Complicações Não Cardíacas

Ruptura da artéria pulmonar
Infarto pulmonar
Ruptura do balão
Embolia de ar paradoxal (sistêmica)

BRD, bloqueio de ramo direito; *BRE*, bloqueio de ramo esquerdo.

A FE é uma avaliação global da função ventricular. Ela é calculada por meio da fórmula:

$$FE = [VDF - VSF]/VDF = VS/VDF,$$

em que VDF é o volume diastólico final, VSF é o volume sistólico final e VS é o volume sistólico.

Existem problemas com o uso da FE como uma medida da função ventricular. As FE calculadas por várias técnicas (p. ex., ecocardiografia, ventriculografia, varredura de acúmulo de sangue *gated*) podem não ser idênticas em razão do modelo matemático envolvido.

> **QUADRO 2.4** *Angiografia*
>
> Anatomia coronariana
> - Artéria coronária descendente anterior esquerda com ramos diagonais e septais
> - Artéria circunflexa com ramos marginais
> - Artéria coronária direita com cone, nodal sinoatrial, nodal atrioventricular e ramos do ventrículo direito
> - Circulação dominante (descendente posterior): 10% artéria circunflexa; 90% artéria coronariana direita
>
> Colaterais coronarianos
> Anomalia coronariana
> Ventriculografia/aortografia
> Cálculo da fração de ejeção
> Regurgitação valvular

Quando a ventriculografia de plano único é usada para calcular a FE, a disfunção de um segmento não visualizado (p. ex., a parede lateral em um ventriculograma de OAD) e a função global podem ser superestimadas. Mais importante, a FE é uma medida da função ventricular dependente da carga. Alterações em pré-carga, pós-carga e contratilidade podem alterar significativamente a determinação da FE.

Anormalidades no Movimento da Parede Regional

As anormalidades na movimentação da parede segmentar são definidas em ambas as projeções, OAD e OAE. Uma escala de classificação de 0 a 5 pode ser usada para identificar hipocinesia (diminuição do movimento), acinesia (sem movimento) e discinesia (movimento paradoxal ou aneurismático). Os valores são os seguintes: 0 = normal; 1 = hipocinesia leve; 2 = hipocinesia moderada; 3 = hipocinesia grave; 4 = acinesia; 5 = discinesia (aneurismático).

Avaliação da Regurgitação Mitral

Uma avaliação qualitativa do grau de MR pode ser feita com angiografia do ventrículo esquerdo (VE). A avaliação é, por convenção, feita em uma escala de 1+ a 4+, com 1+ sendo MR leve e 4+ sendo MR grave. Como definido pela ventriculografia, regurgitação 1+ é aquela em que o material de contraste se desprende do átrio esquerdo (AE) com cada batida, nunca causando opacificação completa do AE. MR moderada ou 2+ está presente quando a opacificação não clareia com uma batida, levando à completa opacificação do AE após várias batidas. Em MR 3+ (moderadamente grave), o AE torna-se completamente opaco e igual em opacificação ao ventrículo esquerdo após várias batidas. Em MR 4+, o AE opacifica densamente com uma batida e o contraste reflui para as veias pulmonares.

Combinando-se os dados da ventriculografia esquerda e de CCD, uma avaliação mais quantitativa de MR pode ser feita pelo cálculo da fração de regurgitação (FR). O VDF e o VSF são medidos e a diferença entre eles é o volume sistólico de VE total. O volume sistólico total calculado a partir da angiografia pode ser bastante alto, mas, no cenário de MR significativa, uma porção importante desse volume é ejetada de volta no AE. O volume sistólico que sai (FSV – forward stroke volume) deve ser calculado a partir de uma medição de DC direto pelo método de Fick ou de termodiluição:

$$FSV = DC/FC$$

em que FC é a frequência cardíaca. O volume de regurgitação sistólico (VRS) pode então ser calculado subtraindo-se o FSV do volume sistólico total (VST):

$$VRS = VST - FSV$$

A FR é o VRS dividido pelo VST:

$$FR = VRS/VST$$

Uma FR menor que 20% é considerada leve, de 20% a 40% é considerada moderada, de 40% a 60% é considerada moderadamente grave e maior que 60% é considerada grave.

Aortografia

A principal indicação para aortografia realizada no LCC é delinear a extensão da regurgitação aórtica (RA). Semelhantemente à MR, a RA é graduada de 1+ a 4+ com base no grau de corante de contraste presente na câmara do VE durante a aortografia. Na RA leve (1+), há preenchimento transitório da cavidade do VE pelo corante de contraste que é eliminado após cada batimento sistólico; na RA moderada (2+), uma pequena quantidade de corante de contraste é regurgitada no ventrículo esquerdo e está presente durante todo o batimento sistólico subsequente; na RA moderadamente grave (3+), uma quantidade significativa de corante de contraste está presente no ventrículo esquerdo durante toda a sístole, mas não na intensidade daquele na aorta; na RA grave (4+), o corante de contraste está presente no ventrículo esquerdo consistente com a intensidade daquele na aorta, com opacificação ventricular rápida e retardo na depuração após a injeção aórtica.

Arteriografia Coronária

Descrição da Anatomia Coronária

O tronco da artéria coronária esquerda (TACE) bifurca-se nas artérias circunflexa (Cx) e descendente anterior esquerda (DAE) e é variável em comprimento (Fig. 2.1). Ocasionalmente, as artérias Cx e DAE surgem de óstios separados ou dos TACE trifurcados, criando um ramo intermediário, o ramo intermédio, que abastece a parede lateral alta do ventrículo esquerdo. Tanto os vasos perfurantes septais quanto os ramos diagonais derivam da DAE, que é descrita como tendo porções proximal, média e distal com base na localização desses vasos. A DAE proximal é a porção localizada antes do primeiro ramo septal e primeiro ramo diagonal; a DAE média está entre o primeiro e o segundo ramo septal e do diagonal; e a DAE distal está além dos principais vasos septais e grandes diagonais. A DAE distal fornece o suprimento sanguíneo apical em dois terços dos pacientes, enquanto a artéria coronária direita distal (ACD) supre o ápice no terço restante.

A artéria Cx está localizada no sulco atrioventricular (AV) e é angiograficamente identificada por sua localização próxima ao seio coronariano. Este é visto como uma grande estrutura que é opacificada durante o enchimento venoso atrasado após injeções coronárias esquerdas. Ramos marginais surgem da artéria Cx e os vasos nesse sistema de artéria coronária geralmente são desviados. A Cx no sulco AV com frequência não é cirurgicamente acessível.

A dominância de um sistema coronário é definida pela origem da artéria descendente posterior (ADP), por meio da qual as perfurantes septais suprem o terço inferior do septo ventricular. A origem da artéria nodal AV frequentemente está próxima da origem da ADP. Em 85% a 90% dos pacientes, a ADP origina-se de ACD. Nos 10% a 15% restantes, a ADP surge da artéria Cx. A codominância, ou uma contribuição de ambas, Cx e ACD, pode ocorrer

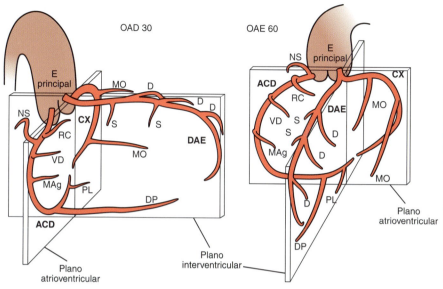

Fig. 2.1 Representação da anatomia coronária relativa aos planos de válvulas interventriculares e atrioventriculares. Os ramos coronários estão indicados da seguinte maneira: *RC,* ramo conal; *ACD,* coronário direito; *CX,* circunflexo; *D,* diagonal; *DAE,* descendente anterior esquerdo; *DP,* descendente posterior; *E principal,* esquerdo principal; *MAg,* marginal agudo; *MO,* marginal obtuso; *NS,* ramo do nodo sinusal; *PL,* ventricular esquerdo posterolateral; *S,* perfurador septal; *VD,* ventricular direito. *OAD,* oblíquo anterior direito; *OAE,* oblíquo anterior esquerdo. (De Baim DS, Grossman W. Coronary angiography. In: Grossman W, Baim DS, eds. *Cardiac Catheterization, Angiography, and Intervention* [4th ed.]. Philadelphia: Lea & Febiger; 1991:200.)

e é definida quando surgem perfuradores septais de ambos os vasos e suprem o aspecto posteroinferior do ventrículo esquerdo.

Avaliando o Grau de Estenose

Por convenção, a gravidade de uma estenose coronária é quantificada como *redução do diâmetro percentual.* Múltiplas visões de cada vaso são registradas e o pior estreitamento é usado para tomar decisões clínicas. As reduções de diâmetro podem ser usadas para estimar reduções de área; por exemplo, se o estreitamento fosse circunferencial, reduções de diâmetro de 50% e 70% resultariam em reduções de área transversal de 75% e 91%, respectivamente. Usar a redução do diâmetro como medida da gravidade da lesão é difícil se a DAC difusa criar dificuldade para definir o diâmetro coronariano "normal". Isso é particularmente verdadeiro em pacientes com diabetes melito (DM) dependente de insulina e em indivíduos com distúrbios lipídicos graves. Além disso, o uso de redução do diâmetro percentual não leva em consideração a extensão da estenose.

CARDIOLOGIA INTERVENCIONISTA: INTERVENÇÃO CORONÁRIA PERCUTÂNEA

Uma linha do tempo de eventos importantes na história da ICP é apresentada no Quadro 2.5. As intervenções fundamentadas em cateter foram primeiramente iniciadas por Andreas Gruentzig em 1977 como ACTP e expandiram-se drasticamente além do balão para incluir uma variedade de ICP. O uso de ICP nos Estados Unidos cresceu consideravelmente desde

QUADRO 2.5 *Linha do Tempo da Cardiologia de Intervenção*

1977 Angioplastia coronariana transluminal percutânea (ACTP)
1991 Aterectomia direcional
1993 Aterectomia rotacional
1994 Stents com extenso regime antitrombótico
1995 Abciximab aprovado
1996 Regime antiplaquetário simplificado após implante de stent
2001 Proteção distal
2003 Stents farmacológicos (DES)
2008 DES de segunda geração
2010 Válvula pulmonar percutânea aprovada
2011 Substituição da válvula aórtica transcateter (TAVR) aprovada
2012 MitraClip® aprovado
2015 Impella® aprovado

o início dos anos 1980; todavia, o volume anual de procedimentos de ICP atingiu o pico em 2006 e tem diminuído de forma constante desde então.

Tópicos Gerais para Todos os Dispositivos Intervencionistas

Indicações

Ao longo da história da ICP, a tecnologia e a experiência dos operadores avançaram continuamente. O intervencionista agora tem a capacidade de abordar lugares na árvore coronária que antes eram inacessíveis. Isso se reflete na função expandida de ICP. Embora a ICP fosse primeiramente restrita a pacientes que tinham doença uniarterial e função ventricular normal e que apresentavam discreta lesão não calcificada no vaso proximal, ela agora é realizada como terapia preferencial em muitos grupos de pacientes, incluindo pacientes selecionados com estenose de TACE desprotegida (i.e., sem enxertos de desvio). As diretrizes publicadas mais recentemente afirmam que a TACE ICP é uma alternativa razoável para a CABG em pacientes que apresentam condições anatômicas associadas a bons resultados de procedimento e de longo prazo e que estão em risco aumentado de cirurgia. No entanto, a CABG continua sendo a terapia preferida para muitos pacientes, particularmente aqueles com DM.

O Quadro 2.6 apresenta um resumo das indicações clínicas atuais para a ICP. A ICP primária é o padrão de cuidado para pacientes com infarto do miocárdio com elevação de ST (STEMI – ST-elevation myocardial infarction), com ou sem choque cardiogênico. Embora a ICP tenha sido inicialmente reservada para pacientes que foram considerados candidatos adequados para CABG, ela agora é rotineiramente realizada em pacientes que não são candidatos à CABG em ambientes emergentes e não emergentes.

Equipamentos e Procedimentos

Embora a artéria femoral ainda seja o local de acesso mais comumente utilizado, a artéria radial apresenta adoção aumentada. Apesar dos inúmeros avanços, todas as ICP ainda envolvem a colocação sequencial do seguinte: um cateter-guia no óstio do vaso, um fio-guia através da lesão e no vaso distal e um ou mais dispositivos de escolha no local da lesão.

Enquanto um dispositivo estiver presente em uma artéria coronária, o fluxo sanguíneo é dificultado em um grau variável. Em vasos que suprem grandes quantidades do miocárdio

QUADRO 2.6 *Indicações Clínicas para Procedimentos Intervencionistas Coronários Transluminais Percutâneos*

Sintomas Cardíacos

- Angina de peito instável ou infarto do miocárdio sem elevação do segmento ST (NSTEMI)
- Angina refratária aos medicamentos antianginosos
- Angina após infarto do miocárdio
- Morte cardíaca súbita

Teste de Diagnóstico

- Teste de tolerância ao exercício inicial positivo
- Teste de tolerância ao exercício positivo apesar da terapia antianginosa máxima
- Grandes áreas de miocárdio isquêmico em perfusão ou estudos de movimento da parede
- Estudo de dipiridamol pré-operatório ou de perfusão de adenosina positivo
- Estudos eletrofisiológicos sugestivos de arritmias relacionadas à isquemia

Infarto Agudo do Miocárdio

- Choque cardiogênico
- Terapêutica trombolítica malsucedida em paciente instável com grandes áreas de miocárdio em risco
- Contraindicação para terapia trombolítica
- Evento vascular cerebral
- Neoplasia intracraniana
- Hipertensão incontrolável
- Cirurgia de grande porte < 14 dias antes
- Potencial para hemorragia não controlada
- Provavelmente preferível para todos os casos de elevação do segmento ST do infarto do miocárdio (STEMI)

(p. ex., DAE proximal), a obstrução prolongada do fluxo é mal tolerada. Todavia, quando apenas áreas menores do miocárdio são comprometidas ou o vaso distal é bem colateralizado, tempos de oclusão mais longos são possíveis.

Medicamentos anti-isquêmicos podem permitir períodos mais longos de oclusão do vaso antes que sinais e sintomas de isquemia se tornem limitantes. Esse tempo adicional poderia permitir a conclusão de um caso complexo ou possibilitar o uso de dispositivos de proteção distal. A maioria dos centros usa nitroglicerina (NTG) intracoronária ou IV em algum momento durante o procedimento para tratar ou prevenir o espasmo coronariano. Os bloqueadores dos canais de cálcio intracoronariano frequentemente são usados para tratar o vasoespasmo e o fenômeno do "não refluxo". Esse último termo descreve uma ausência de fluxo em um vaso coronário quando não há obstrução epicárdica. O não refluxo está associado a uma variedade de resultados adversos; ele é observado quando vasos ocluídos de forma aguda são abertos durante um IAM ou quando a ICP é realizada em enxertos de veias safenas antigas (EVS). Acredita-se que as causas sejam obstrução microvascular de detritos embólicos, espasmo microvascular ou ambos. Os antagonistas do cálcio intracoronário podem ajudar a restaurar o fluxo normal e a nicardipina é preferida por sua relativa falta de efeitos hemodinâmicos e de condução. Infusões de NTG contínuas raramente são necessárias após a ICP, a menos que sejam detectados sintomas ou sinais de isquemia em andamento.

Reestenose

À medida que ACTP/ICP se tornou uma opção terapêutica estabelecida para o tratamento de DAC, duas grandes limitações foram percebidas: fechamento agudo e reestenose. O uso de stents e terapia antiplaquetária diminuiu significativamente a incidência de fechamento agudo. Antes de os stents estarem disponíveis, a reestenose ocorria em 30% a 40% dos procedimentos de ACTP. Com o uso de stents, esse número diminuiu para aproximadamente 20%. Entretanto, a reestenose permaneceu como o calcanhar de aquiles da intervenção intracoronária até o advento do stent farmacológico (DES).

A reestenose geralmente ocorre nos primeiros 6 meses após a intervenção e possui três mecanismos principais: recuo do vaso, remodelamento negativo e hiperplasia neointimal. O recuo do vaso é causado pelo tecido elástico no vaso e ocorre logo após a dilatação do balão. Ele não é mais um contribuinte significativo para a reestenose porque os stents metálicos são quase 100% eficazes na prevenção do recuo. O remodelamento negativo refere-se ao estreitamento tardio da lâmina elástica externa e do tecido adjacente, o que representou até 75% de perda de lúmen no passado. Esse processo também é prevenido por stents metálicos e não contribui mais para a reestenose. A hiperplasia neointimal é o principal componente da reestenose intrastent (ISR – in-stent restenosis) na era atual. A hiperplasia neointimal é mais pronunciada no paciente com DM, o que explica o aumento da incidência de reestenose nessa população. Os DES limitam a hiperplasia neointimal e reduzem drasticamente a frequência de ISR.

Os principais ganhos no combate à reestenose foram na área do implante de stent. Os stents intracoronários maximizam o aumento da área do lúmen durante o procedimento de ICP e diminuem a perda de lúmen tardia, evitando o recuo e o remodelamento negativo. Entretanto, a hiperplasia neointimal é intensificada em função de uma reação do tipo corpo estranho ao stent. Diferentes desenhos de stents e espessuras de suportes levam a diferentes taxas de reestenose.

Anticoagulação

A trombose é um componente importante da síndrome coronariana aguda (SCA) e das complicações agudas durante a ICP; seu tratamento está em constante evolução. Esquemas de anticoagulação adequados são essenciais para limitar as complicações de sangramento e complicações trombóticas e ambas têm um impacto negativo sobre o prognóstico. Isso é mais importante nos procedimentos intervencionistas, nos quais o cateter-guia, o fio e o dispositivo na artéria coronária servem como nichos para o trombo. Além disso, as intervenções fundamentadas em cateter rompem a parede do vaso, expondo substâncias trombogênicas para o sangue. A Tabela 2.1 resume os regimes antiplaquetários atuais em pacientes que recebem stents.

A via primária para a formação de coágulos durante a ICP comprovou ser mediada por plaquetas. Isso levou ao enfoque na terapia antiplaquetária agressiva. A aspirina continua sendo a base da terapia antiplaquetária para pacientes com ICP.

O clopidogrel, o prasugrel, o ticagrelor e o cangrelor bloqueiam o receptor P2Y12 da adenosina difosfato (ADP) nas plaquetas. O cangrelor é um inibidor de ADP que é único na sua forma de administração como um agente IV. As vantagens do cangrelor, que pode melhorar os prognósticos clínicos em relação a outros agentes antiplaquetários, são seu rápido início de ação e o rápido retorno da função plaquetária após a cessação.

A heparina tem sido utilizada desde o início da ACTP, com o regime de dose sendo submetido a uma evolução significativa ao longo do tempo. Inicialmente, altas doses eram usadas para prevenir o fechamento abrupto do vaso. Com a experiência e a introdução de stents, a dosagem evoluiu para um regime fundamentado em peso (70 a 100 U/kg) que é rotineiro e endossado pelas diretrizes. O tempo de coagulação ativado (TCA) é monitorizado para orientar a terapia adicional com heparina. A protamina não é usada rotineiramente e as bainhas femorais são removidas uma vez que o TCA é de 150 segundos ou menos. Se uma abordagem radial for utilizada, a bainha é removida imediatamente após o procedimento

Tabela 2.1 Anticoagulação no Laboratório de Cateterismo

Medicamento	Dose	Mecanismo de Ação	Meia-vida	Monitorização
Medicamentos Antiplaquetários				
Aspirina	75 a 325 mg	Acetila a cicloxigenase	3 h	Teste de função plaquetária
Clopidogrel	300 a 600 mg de dose de ataque 75 mg diariamente	Liga-se irreversivelmente ao receptor de plaqueta P2Y12	6 h	Teste de função plaquetária
Prasugrel	300 mg de dose de ataque 5 a 10 mg diariamente	Liga-se irreversivelmente ao receptor de plaqueta P2Y12	7 h	Teste de função plaquetária
Ticagrelor	300 mg de dose de ataque 90 mg duas vezes ao dia diariamente	Liga-se irreversivelmente ao receptor de plaqueta P2Y12	7 h	Teste de função plaquetária
Inibidores de Glicoproteína (GP) IIb/IIIa				
Abciximab	0,25 mg/kg bolus 0,125 µg/kg por minuto de infusão	Inibição do receptor de plaqueta GPIIb/IIIa anticorpo monoclonal	30 min	Teste de função plaquetária
Eptifibatide	180 µg/kg bolus 2 µg/kg por minuto de infusão	Inibição do receptor de plaqueta GPIIb/IIIa heptapeptídeo cíclico	2,5 h	Teste de função plaquetária
Tirofibana	25 µg/kg bolus 0,15 µg/kg por minuto de infusão	Inibição do receptor de plaqueta GPIIb/IIIa não peptídeo	2 h	Teste de função plaquetária
Anticoagulantes				
Heparina	70 a 100 U/kg bolus	Inibidor indireto de trombina	Dependente da dose, ~1 h	Tempo de coagulação ativada (TCA), tempo de tromboplastina parcial (TTP)
Enoxaparina	0,5 a 0,75 mg/kg bolus	Inibidor de fator Xa	4 h	Níveis anti-Xa
Bivalirudina	0,75 mg/kg bolus 1,75 mg/kg por hora de infusão	Inibidor direto de trombina	25 min	TCA

e uma banda transradial é colocada para aplicar pressão hemostática, enquanto permite a perfusão adequada para a mão afetada (hemostasia patente). Como alternativa à heparina, os inibidores diretos da trombina foram investigados no contexto da ICP. O composto sintético bivalirudina (Angiomax®; The Medicines Company, Parsippany, NJ) é o mais bem estudado desses agentes. As vantagens dos inibidores diretos da trombina são a resposta direta à dose e a meia-vida mais curta, o que leva a uma menor incidência de complicações hemorrágicas.

Apoio do Centro Cirúrgico

Quando a ACTP foi introduzida, todos os pacientes eram considerados candidatos a CABG. A curva de aprendizado do médico no início dos anos 1980 foi considerada de 25 a 50 casos; complicações aumentadas foram observadas durante esses casos iniciais. Todos os procedimentos de ICP tinham disponibilidade imediata de CC e, com frequência, o anestesiologista estava presente no LCC. Nos anos 1990, o apoio do CC era necessário com menos frequência. A tecnologia de cateter de perfusão foi desenvolvida para permitir tempos de inflação mais longos, com menos isquemia. Com o passar do tempo, a necessidade de cirurgia de emergência diminuiu drasticamente como resultado de operadores mais experientes, técnicas melhoradas, stents melhores e melhores regimes antiplaquetários e de anticoagulação. Como a incidência de CABG emergente foi reduzida para 0,2% dos procedimentos de ICP, mais instituições estão começando a realizar a ICP, apesar da falta de instalações de cirurgia cardíaca no local. As principais razões são fornecer acesso oportuno para ICP primária em pacientes com STEMI e prestar assistência a pacientes que não desejam viajar. Em 1911, a AHA, a American College of Cardiology Foundation (ACCF) e a Society for Cardiovascular Angiography and Interventions (SCAI) atualizaram suas recomendações para ICP sem apoio cirúrgico (Tabela 2.2). Embora muitas lesões coronarianas possam ser tratadas em centros de ICP isolados, as diretrizes de 2014 de SCAI/ACC/AHA afirmam que a intervenção deve ser evitada em pacientes com lesões coronárias específicas (Quadro 2.7) e que a transferência para CABG de emergência deve ocorrer quando houver TACE de alto grau ou doença de três vasos com instabilidade clínica ou hemodinâmica após uma tentativa de ICP bem-sucedida ou malsucedida em um vaso ocluído, bem como se houver um resultado de ICP com falha ou instável e isquemia em andamento com suporte de balão intra-aórtico (IABP – intraaortic balloon pump). São necessários acordos de transferência com hospitais de supervisão estabelecidos com capacidade de

Tabela 2.2	Recomendações para Intervenção Coronária Percutânea (ICP) sem Apoio Cirúrgico	
A ICP primária é razoável em hospitais sem cirurgia no local, uma vez que o planejamento adequado para o desenvolvimento do programa tenha sido realizado.		Classe IIa Nível de Evidência B
A ICP eletiva deve ser considerada em hospitais sem cirurgia cardíaca no local, uma vez que o planejamento adequado para o desenvolvimento do programa tenha sido realizado e que sejam utilizados rigorosos critérios clínicos e angiográficos para a adequada seleção do paciente.		Classe IIb Nível de Evidência B
A ICP primária ou eletiva não deve ser realizada em hospitais sem instalações para cirurgia cardíaca no local, sem um plano comprovado para transporte rápido para um centro de cirurgia cardíaca em um hospital próximo ou sem instalações de suporte hemodinâmico adequado para transferência.		Classe III Nível de Evidência C

De Levine GN, Piates ER, Blankenship JC, et al. ACCF/AHA/SCAI guideline for percutaneous coronary intervention. *J Am Coll Cardiol.* 2011;58:e44.

> **QUADRO 2.7** *Características que Tornam Inadequada a Intervenção Coronária Percutânea em Centros Autônomos*

Evitar Tratamento

- \> 50% de estenose de TACE proximal à lesão relacionada ao infarto, especialmente se a área em risco for pequena e a função geral do VE não estiver gravemente comprometida
- Lesões-alvo longas, calcificadas ou severamente anguladas com alto risco de falha de ICP
- Lesões em outras áreas que não a artéria infartada, a menos que pareçam ser limitantes de fluxo em pacientes com instabilidade hemodinâmica ou sintomas contínuos
- Lesões com fluxo TIMI grau 3 em pacientes com TACE ou doença de três vasos, se a CABG for mais provável de ser uma estratégia de revascularização superior
- Lesões culpadas em ramos mais distais que comprometem apenas uma quantidade modesta de miocárdio se houver doença mais proximal que poderia ser agravada por tentativa de intervenção
- Oclusão total crônica

Transferência para CABG de Emergência

- TACE de alto grau ou doença de três vasos com instabilidade clínica ou hemodinâmica após tentativa de ICP bem-sucedida ou malsucedida em um vaso ocluído, preferencialmente com suporte de IABP
- Resultado de ICP com falha ou instável e isquemia contínua, com suporte de IABP

CABG, revascularização de artéria coronária; *IABP*, bomba de balão intra-aórtico; *ICP*, intervenção coronária percutânea; *TACE*, tronco da artéria coronária esquerda; *TIMI*, trombólise no sistema de graduação do infarto do miocárdio; *VE*, ventrículo esquerdo.
Modificado de Dehmer GJ, Blakenship JC, Cilingiroglu M, et al. SCAI/ACC/AHA expert consensus document: 2014 Update on percutaneous coronary intervention without on-site baxkup. *Catheter Cardiovasc Interv.* 2014;84:169.

cirurgia cardíaca no local; os requisitos mínimos para operadores e instituições devem ser atendidos e um programa abrangente de garantia de qualidade deve ser implementado.

Ocasionalmente, os casos intervencionistas de alto risco ainda podem requerer um CC cardíaco em prontidão imediata. Isso pode ocorrer em uma situação emergente na qual um paciente com STEMI necessite de suporte auxiliar durante a ICP primária ou, de modo mais eletivo, quando um paciente é identificado como de alto risco, mas não é candidato a um laboratório híbrido ou essa instalação não está disponível. Uma avaliação anestésica pré-operatória que permita verificar a condição médica geral, o histórico anestésico, a terapia medicamentosa atual e o histórico alérgico, bem como um exame físico concentrado em considerações sobre o manejo das vias aéreas, é reservada para esses casos de alto risco.

Independentemente da localização do procedimento intervencionista, quando é necessário uma CABG de emergência, é essencial ter um CC com uma configuração cardíaca básica pronta para funcionar ou que as equipes de cardiologia e cirurgia forneçam tempo suficiente para preparar adequadamente um CC. Uma configuração cardíaca básica inclui o equipamento essencial para realizar uma CABG e uma configuração de anestesia com medicamentos de emergência tais como heparina, epinefrina, vasopressina e norepinefrina disponíveis para apoiar a circulação até que o paciente seja colocado em circulação extracorpórea (CEC), bem como monitores invasivos tais como ETE e transdutores para medir a pressão arterial, a pressão venosa central e as pressões arteriais pulmonares, além de dispositivos de ressuscitação, incluindo desfibriladores e marca-passos. Em geral, esses pacientes estão criticamente doentes, com lesão miocárdica contínua e colapso circulatório.

> **QUADRO 2.8** *Preparação do Paciente para Cirurgia após Intervenção que Falhou*
>
> Realizar avaliação pré-operatória usual para um procedimento emergente
> Fazer o inventário dos locais de acesso vascular (p. ex., cateter de artéria pulmonar, bomba de balão intra-arterial)
> Adiar a remoção das bainhas
> Revisar os medicamentos administrados:
> - Os bolus podem permanecer mesmo se a infusão for interrompida (p. ex., abciximab)
> - Verificar os medicamentos que foram administrados antes da chegada ao laboratório de cateterismo (p. ex., enoxaparina, clopidogrel)
>
> Confirmar a disponibilidade de hemoderivados

O tempo é crítico para limitar os danos e prevenir a morte. Portanto, quanto mais cedo o anestesiologista, a equipe e o pessoal da CC estiverem cientes de um paciente chegando a essa condição perigosa, melhor para todos os envolvidos. Além disso, como essa situação ocorre com pouca frequência, a cooperação entre o intervencionista, o cirurgião e o anestesiologista é essencial para o cuidado ideal ao paciente nessa população gravemente doente.

Na preparação para o CC, cateter de perfusão, marca-passo e/ou cateter de artéria pulmonar (CAP) pode ser inserido no LCC, dependendo da estabilidade do paciente, da disponibilidade de CC e da avaliação do paciente por cardiologista, cirurgião cardiotorácico e anestesiologista. Embora esses procedimentos se destinem a estabilizar melhor o paciente, isso é alcançado por meio do tempo isquêmico. Um IABP ou um dos dispositivos de suporte mais recentes pode ser colocado. Embora esses dispositivos possam reduzir as necessidades de oxigênio do miocárdio, a necrose miocárdica ainda ocorrerá na ausência de fluxo sanguíneo coronariano ou colateral. O anestesiologista deve examinar as bainhas vasculares que estão no lugar e determinar quais são venosas e quais são arteriais. Ele também deve revisar quaisquer medicamentos inotrópicos, vasoativos e anticoagulantes foram administrados e determinar se os hemoderivados estão ou não disponíveis (Quadro 2.8).

No CC, o manejo anestésico depende da instabilidade hemodinâmica do paciente. Pacientes hemodinamicamente estáveis podem ter indução controlada e intubação com colocação de monitores invasivos, incluindo cateteres intra-arteriais e venosos centrais. Se a insuficiência cardíaca for antecipada após a CEC, a colocação de um CAP com SVO_2 e medições contínuas de CO será benéfica, especialmente se a colocação do dispositivo de assistência ventricular for antecipada. Um ETE também é benéfico nesses pacientes. *Como esses pacientes geralmente receberam anticoagulação significativa com heparina e medicamentos antiplaquetários, as tentativas de colocação do cateter não devem ser realizadas quando a pressão direta não puder ser aplicada a um vaso.* O indivíduo mais experiente deve realizar esses procedimentos.

Os pacientes que chegam em choque cardiogênico podem necessitar de suporte inotrópico de pré-indução para evitar o colapso cardiovascular durante a indução e a intubação. Como em todos os pacientes com insuficiência cardíaca, é importante lembrar que esses pacientes têm um tempo circulatório mais lento e que as induções IV serão mais lentas; eles também são mais suscetíveis aos efeitos hemodinâmicos dos agentes inalatórios. Para indução, os medicamentos que fornecem a hemodinâmica mais estável devem ser usados.

O pior cenário é o paciente que chega ao centro cirúrgico em choque circulatório profundo ou em parada cardiopulmonar completa. Nesses pacientes, a CEC deve ser estabelecida o mais rapidamente possível e é importante ter a heparina IV preparada para anticoagular o paciente antes da derivação. Nenhuma tentativa de estabelecer acesso para monitorização deve ser feita se isso puder atrasar o início da cirurgia. O único requisito real para iniciar um caso como este é ter bom acesso IV, ECG de cinco derivações, controle de via aérea, manguito de pressão arterial em funcionamento, acesso arterial do procedimento de ICP e, se disponível, ETE. O suporte inotrópico de pré-indução é necessário para esses pacientes. Se grandes doses de medicamentos vasoativos foram administradas durante o período pré-desvio, o paciente pode ficar severamente hipertenso uma vez em CEC, exigindo o uso de vasodilatadores.

Em muitos casos de cirurgia de emergência, o cardiologista colocou bainhas da artéria femoral para acesso durante a ICP. *Elas não devem ser removidas*, novamente em função da heparina (ou bivalirudina) e da terapia antiplaquetária durante a ICP. A bainha da artéria femoral fornece medidas de pressão extremamente precisas que refletem rigorosamente a pressão aórtica central. Além disso, um CAP pode ter sido colocado no LCC, o qual pode ser adaptado para uso no centro cirúrgico.

Várias séries cirúrgicas procuram associações com a mortalidade em pacientes que se apresentam para CABG de emergência após falha na ICP. A oclusão completa, a ICP urgente e a doença multiarterial foram associadas a um aumento da mortalidade. Além disso, longos atrasos levam ao aumento da morbidade e da mortalidade. A mudança de paradigma na medicina cardiovascular em relação à ICP será negativamente afetada se ocorrer um número significativo de complicações sérias em função de atrasos prolongados na organização do atendimento cirúrgico cardíaco emergente em virtude da rara ocorrência de ICP com falha. Como a frequência de ICP em instituições sem instalação de cirurgia cardíaca no local aumenta, a cooperação entre especialidades e instalações será necessária para garantir que a transferência oportuna possa ser organizada após uma ICP com falha. Um tempo importante será perdido, a menos que acordos formais estejam em vigor antes do tempo.

Dispositivos de Suporte para Angioplastia de Alto Risco

À medida que dispositivos e técnicas do LCC tornam-se mais sofisticados, os cardiologistas intervencionistas estão expandindo seu exercício profissional para tratar lesões mais complexas e mais pacientes de alto risco que são considerados candidatos inadequados para o reparo cirúrgico. Embora não haja consenso sobre a definição de uma ICP de alto risco, um paciente é considerado de alto risco quando há uma combinação de fatores clínicos, anatômicos e hemodinâmicos adversos que, quando associados, aumentarão significativamente o risco de eventos adversos cardíacos e cerebrais importantes peri-procedimento (MACCE – major adverse cardiac and cerebral events) (Quadro 2.9). Esses pacientes apresentam maior risco de comprometimento hemodinâmico por insuficiência do VE, arritmias, lesão de isquemia/reperfusão ou embolização distal de material aterogênico levando a choque cardiogênico ou arritmias malignas.

Os sistemas circulatórios mecânicos (SCM) percutâneos podem fornecer uma ponte mantendo a pressão de perfusão coronária, apoiando o ventrículo direito ou esquerdo e reduzindo a carga de trabalho miocárdica, permitindo que o cardiologista tenha tempo para concluir a intervenção. Outro efeito benéfico dos SCM é aumentar a pressão arterial média e o CO, permitindo que o suporte vasopressor e inotrópico seja diminuído ou descontinuado. Os quatro dispositivos circulatórios mecânicos que podem ser colocados percutaneamente no LCC são o IABP, o Impella® (Abiomed, Danvers, MA), o TandemHeart® (CardiacAssist, Pittsburgh, PA) e a oxigenação por membrana extracorpórea (ECMO).

Controvérsias na Cardiologia Intervencionista

Intervenção Coronária Percutânea versus Revascularização Cirúrgica na Doença Arterial Coronariana Complexa

Para abordar as mudanças na terapia com ICP e CABG, quatro ensaios clínicos randomiza-dos foram realizados, os quais estão descritos na Figura 2.2. Os resultados dos estudos mais recentes foram semelhantes aos resultados dos anteriores. No Arterial Revascularization

> **QUADRO 2.9** *Critérios Clínicos, Anatômicos e Hemodinâmicos Utilizados para Identificar Intervenções Coronárias Percutâneas de Alto Risco*

1. Clínicos
   a. Choque cardiogênico dentro de 12 horas ou no início da intervenção coronariana
   b. Disfunção sistólica ventricular esquerda em apresentação com FE < 30% a 40%
   c. Killip classe II-IV na apresentação ou insuficiência cardíaca congestiva
   d. Intervenção coronariana após parada cardíaca ressuscitada dentro de 24 horas
   e. STEMI
   f. Síndrome coronariana aguda complicada por hemodinâmica instável, arritmia ou angina refratária
   g. Complicações mecânicas do infarto agudo do miocárdio
   h. Idade > 70 a 80 anos
   i. História de doença cerebrovascular, diabetes, disfunção renal ou doença pulmonar crônica
2. Anatômicos
   a. Intervenção em uma artéria coronária principal esquerda desprotegida ou equivalente principal esquerda
   b. Doença multiarterial
   c. Intervenção da bifurcação principal esquerda distal
   d. CABG anterior, incluindo intervenção em um enxerto, particularmente um enxerto degenerado
   e. Último conduto coronário remanescente
   f. Pontuação de Duke Myocardial Jeopardy > 8/12
   g. Vaso-alvo fornecendo um suprimento colateral para um segundo vaso ocluído que supre > 40% do miocárdio ventricular esquerdo
   h. Pontuação SYNTAX > 33
3. Hemodinâmicos
   a. Índice cardíaco < 2,2 L/min por metro quadrado
   b. PCWP > 15 mmHg
   c. Pressão arterial pulmonar média > 50 mmHg

CABG, revascularização arterial coronariana; *FE*, fração de ejeção; *PCWP*, pressão de encunhamento capilar pulmonar; *STEMI*, infarto do miocárdio com elevação do segmento ST.
De Myat A, Patel N, Tehrani S, et al. Percutaneous circulatory assist devices for high-risk coronary intervention. *J Am Coll Cardiol Cardiovasc Interv.* 2015;8:229.

Therapy Study (ARTS), os pacientes com DM tiveram pior prognóstico com ICP, com taxas de MACCE maiores que 50% em 5 anos. No geral, não houve diferença nas taxas de mortalidade, acidente cerebrovascular ou IM entre os grupos em 5 anos, mas houve uma taxa mais alta de MACCE no braço do stent, que foi impulsionada por uma taxa mais alta de revascularização repetida porque os stents metálicos (BMS) foram utilizados.

O conhecido ensaio clínico Synergy Between Percutaneous Coronary Intervention with Taxus and Cardiac Surgery (SYNTAX) distribuiu ao acaso 1.800 pacientes com DAC de três vasos e/ou estenose de TACE para CABG ou para ICP com stents com liberação de paclitaxel com a intenção de obter revascularização completa. Os pacientes foram elegíveis, independentemente da apresentação clínica, na condição de que as angiografias tivessem sido revisadas por um cardiologista e por um cirurgião cardíaco e de que a revascularização completa fosse considerada viável por ambas as técnicas. Após 1 ano, 17,8% dos pacientes com ICP e 12,4% dos pacientes com CABG sofreram um MACCE ($P = 0,002$). Embora essa diferença tenha sido impulsionada principalmente por uma maior necessidade de revascularização repetida no grupo de ICP, a taxa de morte não foi significativamente maior no grupo de ICP, 4,4%, em comparação com 3,5% no grupo de CABG. A taxa de acidente vascular

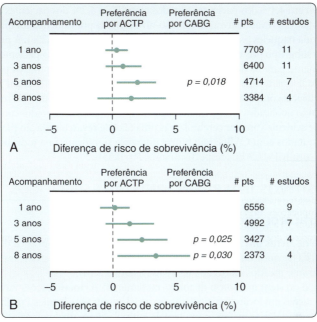

Fig. 2.2 Ensaios clínicos randomizados de cirurgia de enxerto para revascularização coronária (CABG) versus angioplastia coronariana percutânea (ACTP) em pacientes com doença coronariana multiarterial mostram diferenças de risco para mortalidade por todas as causas nos anos 1, 3, 5 e 8 após a revascularização inicial. (A) Todos os ensaios clínicos. (B) Ensaios clínicos multiarteriais. (Redesenhada de Hoffman SN, TenBrook JA, Wolf MP, et al. A meta-analysis of randomized controlled trials comparing coronary artery bypass graft with percutaneous transluminal coronary angioplasty: one- to eight-year outcomes.) *J Am Coll Cardiol.* 2003;41:1293. Copyright 2003, com permissão da American College of Cardiology Foundation.)

cerebral foi significativamente maior no grupo de CABG, 2,2%, contra 0,6% no grupo de ICP ($P = 0{,}003$). Os dados publicados de 5 anos mostraram que os resultados foram estratificados com base no cálculo de um escore SYNTAX, que é um escore calculado angiograficamente e que leva em consideração a carga e a localização da DAC. Para pacientes com baixos escores SYNTAX, incluindo aqueles com doença de TACE isolada, a ICP pareceu ser uma alternativa aceitável para CABG. Contudo, naqueles com escores SYNTAX de risco intermediário a alto, o CABG pareceu superior principalmente em razão das menores taxas de MACCE e menores taxas de repetição de revascularização.

Uma metanálise de seis grandes ensaios clínicos que compararam a ICP à CABG para DAC multiarterial revelou uma redução inequívoca da mortalidade em longo prazo e de IM, além de reduções nas revascularizações repetidas, favorecendo a CABG. Esses achados foram consistentes em pacientes com e sem DM.

Intervenção Coronária Percutânea versus *Cirurgia de Revascularização Coronária para Doença no Tronco da Artéria Coronária Esquerda*

De todos os pacientes submetidos à angiografia coronariana, encontram-se aproximadamente 4% com TACE DAC. A CABG é considerado há muito tempo o método de revascularização padrão-ouro para pacientes com doença de TACE porque confere um benefício de sobrevida quando comparado à terapia medicamentosa. Uma metanálise desses ensaios clínicos demonstrou uma redução de 66% no risco relativo e na mortalidade com CABG, com o benefício chegando a 10 anos.

Mais recentemente, em um ensaio controlado randomizado (ECR) significativamente maior usando DES, o ponto final composto de morte, IM ou acidente vascular cerebral aos

2 anos ocorreu em 4,4% dos pacientes tratados com IPC e 4,7% dos pacientes tratados com CABG. No entanto, a revascularização do vaso-alvo dirigida por isquemia foi mais frequentemente requerida naqueles pacientes tratados com ICP (9,0% *versus* 4,2%). A publicação dos resultados do subgrupo pré-especificado SYNTAX LM, que incluiu 705 pacientes, contribuiu significativamente para os dados. Esse estudo de referência concluiu que os pacientes com doença de TACE que foram submetidos à revascularização com ICP tiveram resultados de segurança e eficácia comparáveis àqueles atingidos com CABG em 1 ano. Os resultados de 5 anos desse estudo publicados recentemente sugerem que os pacientes tratados com ICP tiveram menor taxa de acidente vascular cerebral, mas uma taxa de revascularização mais alta do que os pacientes tratados com CABG; não houve diferença significativa na mortalidade (12,8% *versus* 14,6% com ICP e CABG, respectivamente, $P = 0,53$).

DISPOSITIVOS INTERVENCIONISTAS ESPECÍFICOS

Stents Intracoronários

A introdução de stents intracoronários teve um impacto maior na prática da cardiologia intervencionista do que qualquer outro desenvolvimento. O uso de stents intracoronários iniciou-se durante meados da década de 1990 (Quadro 2.10).

A tecnologia do stent melhorou de forma incremental. As modificações na geometria da bobina, as alterações nos locais de articulação e o uso de stents semelhantes à malha ofereceram pequenas vantagens. Vários metais (p. ex., tântalo, nitinol) foram usados e vários revestimentos (p. ex., heparina, polímeros e até mesmo células humanas) foram aplicados. Além disso, os sistemas de liberação usados para implantar stents foram reduzidos em tamanho.

O entusiasmo inicial por DES de primeira geração foi atenuado após preocupações generalizadas sobre o aumento dos riscos de trombose tardia do stent e trombose em longo prazo do stent. Além do desenvolvimento de stents de segunda geração, a pesquisa também foi aplicada para produzir uma estrutura totalmente biodegradável. Essa nova tecnologia oferece a possibilidade de estruturas transitórias do vaso prevenirem o fechamento agudo do vaso e a retração durante a eluição de um medicamento antiproliferativo para neutralizar a remodelagem constritiva e a hiperplasia neointimal excessiva. Atualmente, os stents são colocados no momento da maioria dos procedimentos de ICP se o tamanho e a anatomia do vaso permitirem. Vários estudos foram realizados comparando BMS com DES em vários

QUADRO 2.10 *Stents*

Terapia antiplaquetária após colocação de stent: terapia com aspirina indefinida mais:
- BMS: clopidogrel 4 semanas para pacientes sem ACS, 12 meses com ACS
- DES: clopidogrel 12 meses.

Com o BMS, as tienopiridinas reduzem a trombose subaguda de 3% para < 1%. DES nunca foi testado sem clopidogrel.

Uma preocupação com DES de primeira geração é o atraso na cobertura endotelial do stent. Com clopidogrel, as taxas de trombose subaguda e tardia para DES e BMS são idênticas. As taxas de trombose muito tardias são maiores com DES de primeira geração. As taxas de trombose tardia de stent com DES de segunda geração são semelhantes àquelas com BMS.

Opções para cirurgia eletiva em pacientes com stents:
- Atrasar a cirurgia até que o regime de clopidogrel esteja completo: recomendado
- Realizar a cirurgia durante o tratamento com clopidogrel: aceitar o risco de hemorragia.

BMS, stents de metal; *DES*, stents farmacológicos; *SCA*, síndromes coronarianas agudas.

cenários clínicos. Existem várias razões para não usar um DES em todos os procedimentos. Primeiro: os DES não são fabricados em tamanhos maiores do que 4,0 mm, o que os torna inúteis em vasos grandes. Segundo: um curso mais longo de tienopiridina é requerido e isso pode não ser desejável se um procedimento cirúrgico for urgentemente necessário, porque ele requer uma escolha incômoda entre o sangramento e o aumento do risco de eventos cardíacos. Tromboses de stent, IAM e mortes foram relatados quando a terapia antiplaquetária é interrompida. Terceiro: há considerações de custo – o DES é duas a três vezes mais caro do que um BMS. Finalmente, um DES pode não ser a escolha ideal em um paciente que requer anticoagulação em longo prazo porque as taxas de sangramento são aumentadas.

LEITURAS SUGERIDAS

Baratke MS, Bannon PG, Hughes CF, et al. Emergency surgery after unsuccessful coronary angioplasty: a review of 15 years of experience. *Ann Thorac Surg*. 2003;75:1400.

Dehmer GJ, Blankenship JC, Cilingiroglu M, et al. SCAI/ACC/AHA expert consensus document: 2014 Update on percutaneous coronary intervention without on-site backup. *Catheter Cardiovasc Interv*. 2014;84:169.

Dehmer GJ, Blankenship JC, Cilingiroglu M, et al. Update on percutaneous coronary intervention without on-site surgical backup. *J Am Coll Cardiol*. 2014;63:2624.

Elli S, Tendera M, de Belder MA, et al. Facilitated PCI in patients with ST-elevation myocardial infarction. *N Engl J Med*. 2008;358:2205.

Feldman DN, Swamanathan RV, Kaltenback LA, et al. Adoption of radial access and comparison of outcomes to femoral access in percutaneous coronary intervention: an updated report from the National Cardiovascular Data Registry (2007-2012). *Circulation*. 2013;127:2295.

Hamid M. Anesthesia for cardiac catheterization procedures. *Heart Lung Vessel*. 2014;6:225.

Hanna EB, Rao SV, Manoukian SV, et al. The evolving role of glycoprotein IIb/IIIa inhibitors in the setting of percutaneous coronary intervention strategies to minimize bleeding risk and optimize outcomes. *JACC Cardiovasc Interv*. 2010;3:1209.

King S, Aversano T, Ballard W, et al. ACCF/AHA/SCAI 2007 update of the clinical competence statement on cardiac interventional procedures. *J Am Coll Cardiol*. 2007;50:82.

Kukreja N, Onuma Y, Garcia-Garcia HM, et al. The risk of stent thrombosis in patients with acute coronary syndromes treated with bare-metal and drug-eluting stents. *JACC Cardiovasc Interv*. 2009;2:533.

Mauri L, Kereiakes DJ, Yeh RW, et al. Twelve or 30 months of dual antiplatelet therapy after drug-eluting stents. *N Engl J Med*. 2014;371:2155.

Mohr FW, Morice MC, Kappetein AP, et al. Coronary artery bypass graft surgery versus percutaneous coronary intervention in patients with three-vessel disease and left main coronary disease: 5-year follow-up of the randomised, clinical SYNTAX trial. *Lancet*. 2013;381:629.

Morice MC, Serruys PW, Kappetein AP, et al. Outcomes in patients with de novo left main disease treated with either percutaneous coronary intervention using paclitaxel-eluting stents or coronary artery bypass graft treatment in the Synergy between Percutaneous Coronary Intervention with TAXUS and Cardiac Surgery (SYNTAX) trial. *Circulation*. 2010;121:2645.

Myat A, Patel N, Tehrani S, et al. Percutaneous circulatory assist devices for high-risk coronary intervention. *JACC Cardiovasc Interv*. 2015;8:229.

Nishimura RA, Otto CM, Bonow RO, et al. AHA/ACC guideline for the management of patients with valvular heart disease. *J Am Coll Cardiol*. 2014;63:e57.

Pursnani S, Korley F, Gopaul R, et al. Percutaneous coronary intervention versus optimal medical therapy in stable coronary artery disease. *Circ Cardiovasc Interv*. 2012;5:476.

Serruys PW, Chevalier B, Dudek D, et al. A bioresorbable everolimus-eluting scaffold versus a metallic everolimus-eluting stent for ischaemic heart disease caused by de-novo native coronary artery lesions (ABSORB II): an interim 1-year analysis of clinical and procedural secondary outcomes from a randomised controlled trial. *Lancet*. 2015;385:43.

Serruys P, Daemen J. Are drug-eluting stents associated with a higher rate of late thrombosis than bare metal stents?. *Circulation*. 2007;115:1433.

Serruys PW, Ong AT, van Herwerden LA, et al. Five-year outcomes after coronary stenting versus bypass surgery for the treatment of multivessel disease: the final analysis of the Arterial Revascularization Therapies Study (ARTS) randomized trial. *J Am Coll Cardiol*. 2005;46:575.

Shahzad A, Kemp I, Mars C, et al. Unfractionated heparin versus bivalirudin in primary percutaneous coronary intervention (HEAT-PPCI): an open-label, single centre, randomised controlled trial. *Lancet*. 2014;384:1849.

Sipahi I, Hakan Akay M, Dagdelen S, et al. Coronary artery bypass grafting vs percutaneous coronary intervention and long-term mortality and morbidity in multivessel disease: meta-analysis of randomized clinical trials of the arterial grafting and stenting era. *JAMA Intern Med*. 2014;174:223.

Capítulo 3

Eletrofisiologia Cardíaca: Diagnóstico e Tratamento

Nadia Hensley, MD • Alan Cheng, MG • Ashish Shah, MD • Charles W. Hogue, MD • Marc A. Rozner, PhD, MD

Pontos-chave

1. Arritmias cardíacas são comuns e resultam de um foco ectópico ou de um circuito de reentrada.
2. As terapias ablativas cirúrgicas e baseadas em cateter podem abolir as origens das arritmias por interposição de tecido cicatricial ao longo da via reentrante ou pelo isolamento de uma área ectópica.
3. As arritmias supraventriculares podem ser hemodinamicamente instáveis, especialmente no quadro de doença cardíaca estrutural. Em alguns casos, a taquicardia persistente pode levar a cardiomiopatia induzida por taquicardia.
4. O tratamento cirúrgico da fibrilação atrial (i.e., procedimento de Maze) é empregado com bastante sucesso e foi modificado para evitar o nodo (ou nó) sinusal em um esforço para minimizar ocorrências de incompetência cronotrópica.
5. Em adultos, a maioria dos episódios de morte súbita cardíaca é resultante de taquiarritmias ventriculares em função de cardiomiopatia isquêmica e não isquêmica.
6. No período pré-operatório, deve-se identificar o tipo de dispositivo cardíaco eletrônico implantável (DCEI) (p. ex., marca-passo implantável transvenoso, marca-passo intracardíaco, cardioversor-desfibrilador implantável transvenoso, cardioversor-desfibrilador implantável subcutâneo) e o fabricante do gerador.
7. Estabelecer contato com o médico ou com a clínica do DCEI do paciente para obter registros e recomendações perioperatórias (Heart Rhythm Society [HRS]). Ter o DCEI interrogado por um profissional competente pouco antes do procedimento (American Society of Anesthesiologists – ASA).
8. Determinar a frequência basal do paciente, o ritmo e a dependência de estimulação para estabelecer a necessidade de suporte de marca-passo externo ou modo assíncrono.
9. Se o uso de ímã for planejado, certificar-se de que o comportamento do ímã (modo de estimulação, taxa, atraso atrioventricular, suspensão da terapia de choque) seja apropriado para o paciente.
10. Se a interferência eletromagnética for provável ou se um fio-guia de cateter venoso central precisar de ser colocado no tórax, considerar então a estimulação assíncrona para o paciente dependente de estimulação e a suspensão da terapia antitaquicardia para qualquer paciente com cardioversor-desfibrilador implantável (CDI). A aplicação de ímãs pode ser eficaz, embora o seu uso tenha sido associado à descarga inadequada de CDI. O aplicativo magnético nunca criará um ritmo assíncrono em qualquer tipo de CDI.
11. Monitorizar o ritmo cardíaco/pulso periférico com oxímetro de pulso (pletismografia) ou forma de onda arterial.
12. Pedir ao cirurgião para evitar o uso da unidade eletrocirúrgica (UEC) monopolar ou limitar os impulsos da UEC para menos de 4 segundos separados por pelo menos 2 segundos. Usar a UEC bipolar, se for possível; caso não seja, então o corte puro (UEC monopolar) é melhor do que "mistura" ou "coag".

13. Colocar o eletrodo dispersivo de UEC de tal modo a evitar que a eletricidade atravesse o circuito gerador-coração, mesmo se o eletrodo precisar de ser colocado no antebraço distal e o fio, coberto com um lençol estéril.
14. A estimulação temporária pode ser necessária e deve-se considerar a possibilidade de falha do DCEI.
15. Ter o DCEI interrogado por um profissional competente no pós-operatório. Alguma otimização de frequência pode ser reiniciada e a frequência cardíaca ideal e os parâmetros de estimulação devem ser determinados. O paciente com CDI deve ser monitorizado até que a terapia antitaquicardia seja restaurada.

Os distúrbios do ritmo cardíaco são comuns e constituem uma importante fonte de morbidade e mortalidade. A fibrilação atrial é a arritmia cardíaca sustentada mais comum na população geral. A prevalência está fortemente associada à idade, ocorrendo em menos de 1% dos indivíduos com menos de 55 anos de idade, mas em quase 10% daqueles com mais de 80 anos de idade.

O tratamento das arritmias cardíacas mudou nas últimas duas décadas da terapia farmacológica para a ablação cirúrgica e por cateter, devido à eficácia limitada dos medicamentos e do risco aumentado de morte em função de seus efeitos inotrópicos e pró-arrítmicos negativos. Dados de ensaios clínicos prospectivos randomizados mostrando melhora da sobrevida para pacientes com cardioversores-desfibriladores implantáveis (CDI), comparados àqueles que receberam medicamentos antiarrítmicos, reforçaram a mudança para tratamentos não farmacológicos.

As atuais opções de tratamento para arritmias cardíacas incluem técnicas cirúrgicas e ablativas por cateter usando várias fontes de energia. O princípio em todos os casos é a identificação do mecanismo eletrofisiológico da arritmia, seguida pela ablação do miocárdio envolvido usando incisões cirúrgicas, criotermia ou corrente de radiofrequência (RF). Conforme as técnicas se tornaram mais complexas e demoradas, a necessidade de suporte anestésico aumentou. Os anestesiologistas que cuidam de pacientes submetidos a esses procedimentos devem estar familiarizados com a anatomia do sistema de condução cardíaco normal, a base eletrofisiológica dos distúrbios comuns do ritmo cardíaco e as várias abordagens do tratamento ablativo.

PRINCÍPIOS ELETROFISIOLÓGICOS

Anatomia e Fisiologia do Marca-passo Cardíaco e Sistemas de Condução

Nodo Sinoatrial

O nó sinoatrial (SA) (Fig. 3.1) é uma estrutura em forma de fuso, composta de células altamente especializadas, localizadas no sulco terminal do coração, que é lateral à junção da veia cava superior (VCS) e do átrio direito. O Quadro 3.1 resume a anatomia do marca-passo cardíaco e do sistema de condução.

Condução Internodal

Apesar da controvérsia anterior sobre a existência de vias de condução especializadas conectando o nodo SA ao nodo atrioventricular (AV), os eletrofisiologistas concordam que a condução preferencial existe inequivocamente e que a disseminação da ativação a partir do nodo SA para o nodo AV segue rotas distintas por necessidade em razão da geometria

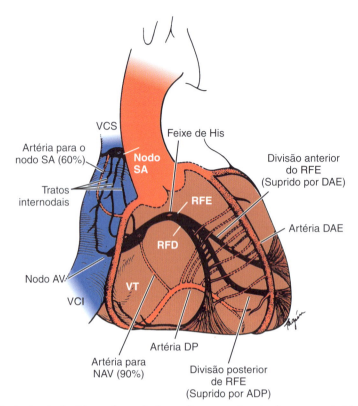

Fig. 3.1 Anatomia do sistema de condução cardíaco e suprimento de sangue arterial. Em 60% dos pacientes, a artéria nodal sinoatrial *(SA)* é um ramo da artéria coronária direita e, no restante, ela surge da artéria circunflexa. O nodo atrioventricular *(AV)* é suprido por um ramo da artéria coronária direita ou da artéria descendente posterior *(artéria DP)*. *DAE,* artéria coronária descendente anterior esquerda; *RFD,* ramo do feixe direito; *RFE,* ramo do feixe esquerdo; *VCI,* veia cava inferior; *VCS,* veia cava superior; *VT,* válvula tricúspide. (De Harthorne JW, Pohost GM. Electrical therapy of cardiac arrhythmias. In Levine HJ, ed. *Clinical Cardiovascular Physiology.* New York: Grune & Stratton; 1976:854.)

QUADRO 3.1 *Anatomia do Marca-passo Cardíaco e Sistema de Condução*

Nodo sinusal
Condução intermodal
Junção atrioventricular
Sistema de condução intraventricular
- Ramo esquerdo
  - Fascículo anterior
  - Fascículo posterior

Ramo direito
Fibras de Purkinje

peculiar do átrio direito. Os orifícios da veia cava superior e da veia cava inferior, da fossa oval e do óstio do seio coronariano dividem o átrio direito em faixas musculares, limitando o número de vias disponíveis para a condução internodal. Todavia, essas rotas não representam feixes discretos de tratos internodais histologicamente especializados, comparáveis aos ramos do feixe ventricular.

Junção Atrioventricular e Sistema de Condução Intraventricular

A junção AV corresponde anatomicamente a um grupo de células discretas e especializadas que são morfologicamente distintas do miocárdio em funcionamento e divididas em uma zona de células transicionais, porção compacta e feixe AV penetrante (i.e., feixe de His).

Mecanismos de Arritmia Básicos

Os mecanismos das arritmias cardíacas são amplamente classificados como mecanismos focais que incluem arritmias automáticas, desencadeadas, ou arritmias reentrantes (Quadro 3.2). As células que exibem automaticidade não possuem um verdadeiro potencial de membrana de repouso e, em vez disso, passam por uma despolarização lenta durante a diástole. A despolarização diastólica faz com que o potencial transmembrana torne-se mais positivo entre potenciais de ação sucessivos até que o potencial limiar seja alcançado, produzindo excitação celular. As células que possuem a automaticidade normal podem ser encontradas no nodo SA, nos focos atriais subsidiários, no nodo AV e no sistema His-Purkinje.

Avaliação Diagnóstica

O diagnóstico dos mecanismos subjacentes da arritmia pode requerer testes eletrofisiológicos invasivos. Os estudos envolvem a introdução percutânea de cateteres que fornecem estimulação elétrica e registram eletrogramas a partir de vários locais intracardíacos. Os locais de registro inicial com frequência incluem o átrio direito alto, o feixe de His, o seio coronário e o ventrículo direito. Os cateteres são mais frequentemente introduzidos por meio dos vasos femorais sob anestesia local. A heparinização sistêmica é necessária, particularmente quando os cateteres são introduzidos no átrio esquerdo ou no ventrículo esquerdo. As complicações mais comuns dos testes eletrofisiológicos são aquelas associadas ao cateterismo vascular. Outras complicações incluem hipotensão (1% dos pacientes),

QUADRO 3.2 *Mecanismos de Arritmia*

Mecanismos focais
- Automático
- Desencadeado

Arritmias reentrantes

Automatismo normal
- Nodo sinoatrial
- Focos atriais subsidiários
- Nodo atrioventricular
- Sistema His-Purkinje

Mecanismos desencadeados ocorrem a partir de atrasos repetitivos ou logo após despolarizações

Reentrada
- Bloqueio unidirecional é necessário
- Condução retardada na via alternativa excede o período refratário das células no local do bloqueio unidirecional

hemorragia, trombose venosa profunda (0,4%), fenômenos embólicos (0,4%), infecção (0,2%) e perfuração cardíaca (0,1%). A aplicação adequada dos eletrodos de cardioversão adesivos antes do procedimento facilita a rápida cardioversão-desfibrilação no caso de taquiarritmias persistentes ou hemodinamicamente instáveis, resultantes de protocolos de estimulação.

Considerações Anestésicas para Cirurgia de Arritmia Supraventricular e Procedimentos de Ablação

A abordagem para o atendimento de pacientes submetidos a terapias percutâneas para arritmias supraventriculares envolve princípios semelhantes (Quadro 3.3). Os anestesiologistas devem estar familiarizados com os resultados do estudo eletrofisiológico (EEF) pré-operatório e as características de arritmias supraventriculares associadas (p. ex., frequência, distúrbios hemodinâmicos associados, síncope), incluindo os tratamentos. As taquiarritmias podem recorrer a qualquer momento durante os tratamentos cirúrgico e percutâneo. Os adesivos transcutâneos de cardioversão-desfibrilação são colocados antes da indução da anestesia e conectados a um desfibrilador-cardioversor. O desenvolvimento de taquiarritmias periprocedimentos não está relacionado a anestésico isolado ou medicamento adjuvante.

O tratamento de taquiarritmias hemodinamicamente toleradas destina-se a retardar a condução através da via acessória em vez do nodo AV. A terapia direcionada para desacelerar a condução através do nodo AV (p. ex., medicamentos bloqueadores β-adrenérgicos, verapamil, digoxina) pode melhorar a condução através das vias acessórias e deve ser usada somente se for comprovada segura por um EEF prévio. Os medicamentos recomendados incluem amiodarona e procainamida. Uma consideração é que os medicamentos antiarrítmicos podem interferir no mapeamento eletrofisiológico. As taquiarritmias hemodinamicamente significativas que se desenvolvem antes do mapeamento são geralmente tratadas com cardioversão.

A ablação da via acessória é tipicamente realizada sob sedação consciente e a anestesia geral é reservada para pacientes selecionados, tais como aqueles incapazes de tolerar a posição supina.

O droperidol deprime a condução da via acessória, mas o significado clínico de pequenas doses antieméticas é provavelmente mínimo. Opioides e barbitúricos não têm efeito eletrofisiológico comprovado em vias acessórias e são seguros em pacientes com síndrome de Wolff-Parkinson-White (WPW). A condução AV normal é deprimida por halotano, isoflurano e enflurano e as evidências preliminares sugerem que esses anestésicos voláteis também podem deprimir a condução da via acessória. O principal objetivo do manejo de procedimentos ablativos supraventriculares é evitar a estimulação simpática e

QUADRO 3.3 *Considerações sobre Anestesia para Cirurgia de Arritmia Supraventricular e Procedimentos de Ablação*

Familiaridade com resultados do estudo eletrofisiológico e de tratamentos associados
Adesivos de cardioversão-desfibrilação transcutânea colocados antes da indução
    Taquiarritmias hemodinamicamente estáveis tratadas pela diminuição da condução através da via acessória, em vez do nodo atrioventricular
Taquiarritmias hemodinamicamente instáveis tratadas com cardioversão
Evitar estimulação simpática

o desenvolvimento de taquiarritmias. Uma técnica anestésica fundamentada em opioides com anestésicos voláteis suplementares é tipicamente usada.

As equipes de anestesiologia são cada vez mais solicitadas para cuidar de pacientes submetidos a procedimentos ablativos fundamentados em cateter para fibrilação atrial. Os cuidados de anestesia monitorizada podem ser possíveis em algumas situações, mas a anestesia geral é tipicamente escolhida em função da duração do procedimento e da demanda por nenhum movimento do paciente durante o posicionamento crítico da lesão.

A escolha da anestesia depende do estado físico do paciente, incluindo comorbidades e disfunção ventricular. A anestesia geral com ventilação de alta frequência a jato (VAFJ) pode minimizar a excursão torácica durante as respirações, o que aumenta o contato entre cateter e tecido. A VAFJ exige o uso de anestesia intravenosa, que geralmente consiste em uma infusão de propofol combinada com uma infusão de narcótico de ação curta, tal como o remifentanil. Os riscos da VAFJ incluem pneumotórax, barotrauma, ventilação ou oxigenação inadequadas, acidose respiratória, pneumomediastino, distensão gástrica e aspiração.

O trombo do apêndice atrial esquerdo (AAE) deve ser excluído com ecocardiografia transesofágica (ETE) antes de se proceder à ablação por cateter. Durante a ablação por cateter da fibrilação atrial, os pacientes são submetidos à pressão arterial direta e à monitorização da temperatura esofágica. Aumentos agudos na temperatura esofágica de apenas 0,1°C são comunicados ao eletrofisiologista. O término imediato da energia de RF e o resfriamento da ponta do cateter com solução salina dentro do *probe* à temperatura ambiente limitam a propagação do aquecimento miocárdico.

Como a heparina é administrada durante o procedimento, o tempo de coagulação ativado é monitorizado. A vigilância constante é necessária para o tamponamento pericárdico e a ecocardiografia transtorácica imediata deve ser realizada quando ocorre hipotensão abrupta. A drenagem pericárdica percutânea é realizada de forma emergente, o que tipicamente restaura a pressão arterial. A coleta continuada de sangue pericárdico após a reversão com protamina da anticoagulação com heparina pode exigir a transferência do paciente para o centro cirúrgico a fim de realizar esternotomia e reparo do defeito atrial.

ARRITMIAS VENTRICULARES

Assim como nas arritmias supraventriculares, o tratamento da fibrilação ventricular (FV) e da taquicardia ventricular (TV) tem como objetivo abordar os mecanismos subjacentes (p. ex., isquemia miocárdica; anormalidades induzidas por medicamentos, eletrólitos ou anormalidades metabólicas). Na maioria dos pacientes com arritmias ventriculares que ameaçam a vida e doença cardíaca estrutural, a colocação do CDI é o padrão de tratamento com ou sem terapia medicamentosa antiarrítmica concomitante. Em pacientes com doença cardíaca estrutural significativa, a ablação por cateter é considerada uma terapia adjuvante para TV monomórfica refratária a medicamentos.

Raramente, a TV ocorre no contexto de um coração estruturalmente normal. Essa síndrome de um distúrbio elétrico primário geralmente é causada por um mecanismo focal, desencadeado, que ocorre principalmente em pacientes mais jovens e tem origem no trato de saída do ventrículo direito (VD) ou no septo apical (Quadro 3.4).

Considerações Anestésicas

O tratamento anestésico de pacientes submetidos a procedimentos fundamentados em cateter para melhorar as arritmias ventriculares baseia-se principalmente na doença cardíaca subjacente do paciente e em outras comorbidades. Os candidatos geralmente apresentam doença arterial coronariana, função ventricular esquerda gravemente comprometida

> **QUADRO 3.4** *Arritmias Ventriculares*
>
> A maioria dos episódios de taquicardia ventricular ou fibrilação resulta de doença arterial coronariana e cardiomiopatia hipertrófica ou dilatada.
> A colocação do cardioversor-desfibrilador implantável é o padrão de tratamento com ou sem medicamentos para arritmias ventriculares que ameaçam a vida e doença cardíaca estrutural.
> A ablação por cateter é uma terapia adjuvante para taquicardia ventricular monomórfica refratária a medicamentos.
> A terapia cirúrgica inclui ressecção endocárdica com crioablação.
> Considerações anestésicas focam em cateterismo pré-operatório, ecocardiograma e teste eletrofisiológico.
> A monitorização de pacientes cirúrgicos é ditada pela doença cardíaca subjacente.

e disfunção de outros órgãos (p. ex., fígado, rim). Como eles estão recebendo vários medicamentos que podem interagir com anestésicos (p. ex., vasodilatação por inibidores da enzima conversora de angiotensina), uma revisão completa das condições subjacentes do paciente e de seus tratamentos é obrigatória. Uma atenção especial é dada aos resultados do cateterismo cardíaco e aos achados do ecocardiograma no pré-operatório. As informações sobre características da arritmia do paciente, tais como frequência ventricular, tolerância hemodinâmica e método de terminação da arritmia, devem ser procuradas.

O tratamento prévio ou atual com a amiodarona é uma preocupação particular. A longa meia-vida de eliminação (aproximadamente 60 dias) da amiodarona requer que efeitos colaterais potenciais, tais como o hipotireoidismo, sejam considerados no período perioperatório. As propriedades α-adrenérgicas e β-adrenérgicas da amiodarona podem levar à hipotensão durante a anestesia. Muita atenção é dada à bradicardia associada à amiodarona durante a anestesia, que pode ser resistente à atropina. Métodos para estimulação cardíaca temporária devem estar prontamente disponíveis para cuidar de pacientes que recebem amiodarona em longo prazo. Relatos retrospectivos sugerem maior necessidade de suporte inotrópico para pacientes que recebem terapia com amiodarona pré-operatória, porque foi observada baixa resistência vascular sistêmica.

A monitorização inclui controle direto da pressão arterial e o acesso venoso central é necessário para a administração de medicamentos vasoativos, se necessário. Os meios para a cardioversão-desfibrilação rápida devem estar prontamente disponíveis quando se insere qualquer cateter venoso central. Os eletrodos autoadesivos são usados com mais frequência e conectados a um cardioversor-desfibrilador antes da indução da anestesia. Batimentos ventriculares prematuros induzidos durante esses procedimentos podem facilmente precipitar a arritmia ventricular subjacente do paciente, que pode ser difícil de ser convertida em ritmo sinusal. A seleção de anestésicos para a ablação da arritmia é ditada principalmente pelo estado físico do paciente. A anestesia geral com intubação endotraqueal é tipicamente escolhida em função da duração dos procedimentos, mas a sedação profunda também é empregada.

Como os anestésicos podem influenciar a condução cardíaca e a arritmogênese, existe uma preocupação sobre sua capacidade de alterar os resultados do mapeamento eletrofisiológico. Os efeitos dos anestésicos voláteis sobre as arritmias ventriculares variam de acordo com o mecanismo da arritmia. Dados que mostram efeitos pró-arrítmicos, antiarrítmicos e nenhum efeito de anestésicos voláteis sobre as arritmias foram relatados. Não obstante, as pequenas doses administradas durante procedimentos ablativos podem ter efeitos mínimos sobre o mapeamento eletrofisiológico. Os opioides não tiveram efeito sobre a indutibilidade de TV.

DISPOSITIVOS CARDÍACOS ELETRÔNICOS IMPLANTÁVEIS

Dispositivos de estimulação implantáveis, movidos a bateria (coletivamente, dispositivos cardíacos eletrônicos implantáveis [DCEI]) foram introduzidos pela primeira vez em 1958, 4 anos após a invenção do transistor. Embora várias gerações de médicos tenham sido treinadas desde então, esses dispositivos continuam sendo um dos aspectos mais mal compreendidos dos cuidados médicos em todo o mundo. Frequentemente, esses dispositivos são ignorados no cuidado geral de um paciente com a crença errônea (e possivelmente fatal) de que a mera aplicação de um ímã impedirá qualquer problema perioperatório, bem como de que tratará qualquer situação que surja. Frequentemente, os CDI são rotulados como um marca-passo simples, uma situação na qual a terapia antitaquicardia ou a incapacidade de administrar estimulação assíncrona impulsionada por ímã em um paciente dependente de estimulação podem ser negligenciadas. No entanto, a presença de um DCEI com capacidade terapêutica pode complicar significativamente a vida do paciente.

A progressão natural do desenvolvimento do marca-passo levou à invenção do cardioversor-desfibrilador implantável transvenoso (CDI-TV) por volta de 1980. Conforme essa tecnologia avançou, as linhas entre geradores de estimulação simples e desfibriladores ficaram menos claras. Por exemplo, cada CDI-TV implantado atualmente tem capacidade robusta de estimulação antibradicardia. A consequência de confundir qualquer CDI-TV com um marca-passo convencional pode causar danos ao paciente, principalmente atribuíveis à interferência eletromagnética (IEM), resultando em uma terapia inapropriada do CDI. A Figura 3.2 mostra um sistema de desfibrilação de três derivações e identifica a bobina de choque de VR, que diferencia um sistema de CDI-TV de um sistema de marca-passo convencional.

O desenvolvimento do CDI subcutâneo (CDI-SC) (Fig. 3.3), bem como do marca-passo intracardíaco (MP-IC) sem eletrodos implantado por cateter (Fig. 3.4), complica ainda mais essa questão. Os CDI-SC são maiores do que suas contrapartes transvenosas, não conseguem fornecer antitaquicardia ou estimulação antibradicardia sustentada e geralmente têm limiares de desfibrilação (DFT – defibrillation thresholds) mais altos do que os de CDI-TV. Os MP-IC provavelmente comportam-se de maneira diferente de suas coortes implantadas transvenosas, especialmente no que diz respeito a características gerais e posicionamento de ímãs.

A diversidade e a complexidade dos geradores de pulsos cardíacos, assim como a multiplicidade de parâmetros programáveis, limitam o número de generalizações extensas que podem ser feitas sobre o cuidado perioperatório do paciente com um gerador de pulsos implantado. O envelhecimento da população, os aprimoramentos contínuos na tecnologia implantável e as novas indicações de implantação levarão a números crescentes de pacientes com esses dispositivos no novo milênio. Atualmente, quatro orientações ou diretrizes foram publicadas em três países e endossadas por diversas sociedades em relação ao atendimento do paciente perioperatório com um dispositivo. A Tabela 3.1 compara e contrasta essas declarações. O trabalho da Association for the Advancement of Medical Instrumentation para padronizar as respostas magnéticas está em andamento desde 2000, mas sem muito sucesso (cf. https://standards.aami.org/kws/public/projects/project/details?project_id = 53).

MARCA-PASSOS

É provável que mais de três milhões de pacientes nos Estados Unidos tenham marca-passos atualmente. Muitos fatores levam à confusão sobre o comportamento de um dispositivo e o cuidado perioperatório de um paciente com um dispositivo.

Nenhuma discussão sobre marca-passos pode ocorrer sem a compreensão do código genérico do marca-passo (North American Society of Pacing and Electrophysiology [NASPE]/British Pacing and Electrophysiology Group [BPEG], código genérico [BPG]),

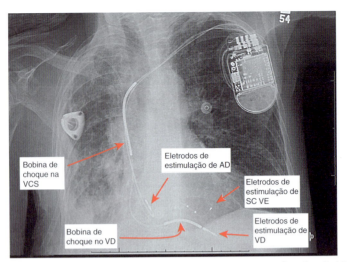

Fig. 3.2 Sistema de desfibrilador com capacidade de marca-passo antibradicardia biventricular (BiV). Observe que são colocados três eletrodos: um eletrodo convencional bipolar para o átrio direito; uma derivação bipolar verdadeira do ventrículo direito *(VD)* com bobinas de choque no ventrículo direito e na veia cava superior *(VCS)* e uma derivação quadripolar para o seio coronariano *(SC)*. Esse sistema é projetado para fornecer "terapia de ressincronização (antibradicardia)" no contexto de uma cardiomiopatia dilatada com um complexo QRS prolongado (e frequentemente com um intervalo P-R prolongado também). O eletrodo bipolar no átrio direito realizará ambas as funções: detecção e estimulação. Os verdadeiros eletrodos bipolares (ponta e anel discretos) no ventrículo direito fornecem função de estimulação e detecção. A presença de um condutor de "choque" (denominado *bobina de choque*) na derivação do VD no ventrículo direito distingue um sistema de desfibrilação de um sistema de marca-passo convencional. O eletrodo no SC despolariza o ventrículo esquerdo e esse cateter em particular possui quatro eletrodos no SC para permitir a otimização da estimulação ventricular esquerda *(VE)*. Em função do complexo QRS nativo tipicamente amplo em um padrão de ramo esquerdo, a falha em capturar o ventrículo esquerdo pode levar à dupla contagem ventricular (e terapia antitaquicardia inapropriada) em um sistema CDI transvenoso BiV. Muitos sistemas de desfibrilação também têm uma bobina de choque na VCS, que na maioria das vezes é eletricamente idêntica ao caso do desfibrilador (chamado *lata*). Quando o circuito de desfibrilação inclui o caso de CDI, ele é chamado *configuração de lata ativa*. Achados incidentais nessa radiografia de tórax incluem presença de cateter venoso central implantado no lado direito, derrame pleural à direita e escoliose.

atualizado pela última vez em 2002. Mostrado na Tabela 3.2, o código descreve o comportamento básico do dispositivo de estimulação.

Indicações de Marca-passo

Indicações comuns para estimulação permanente são mostradas no Quadro 3.5.

Ímãs de Marca-passo

Apesar do folclore repetido com frequência, a maioria dos fabricantes de marca-passos adverte que os ímãs nunca foram destinados a tratar emergências de marca-passo ou a impedir efeitos de IEM. Em vez disso, os interruptores ativados por ímã foram incorporados para produzir um comportamento de estimulação que demonstra a vida útil restante da bateria e, às vezes, fatores de segurança de limiar de estimulação.

A colocação de um ímã sobre um gerador pode não produzir mudanças no ritmo, porque *nem todos os marca-passos mudam para um modo assíncrono contínuo quando um ímã é colocado*. O MP-IC sem eletrodo "Micra®", da Medtronic, não possui um sensor magnético. Os marca-passos também podem não responder ao posicionamento do ímã em razão do modo de

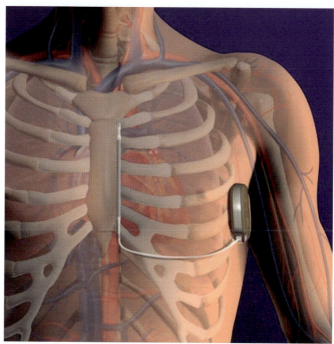

Fig. 3.3 O cardioversor-desfibrilador implantável subcutâneo da Boston Scientific (CDI-SC). A ilustração demonstra um CDI-SC (marca CE 2009; aprovação da US Food and Drug Administration 2012), que consiste em um gerador implantado ao longo da parede torácica lateral com um cabo subcutâneo tunelado em posição sobre o coração. (De Hauser RG: The subcutaneous implantable cardioverter-defibrillator: should patients want one? *J Am Coll Cardiol*. 2013;61:20-22.)

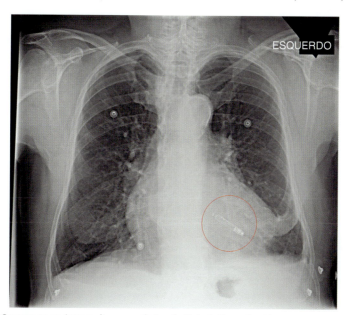

Fig. 3.4 O marca-passo intracardíaco sem derivação St. Jude Nanostim. Um marca-passo sem eletrodo é mostrado no ventrículo direito (*círculo*) nessa radiografia de tórax posteroanterior. Os marca-passos sem eletrodo estão atualmente aprovados para implante em vários países fora dos Estados Unidos. (Imagem de raio X cortesia de Vivek Reddy, MD, Icahn School of medicine at Mount Sinai, New York, NY.)

Tabela 3.1 Comparações sobre Recomendações Perioperatórias de Dispositivo Cardíaco Eletrônico Implantável

	Recomendação Pré-operatória	Uso de Magneto Intraoperatório	Colocação de Eletrodo Dispersivo UEC	Recomendações Pós-operatórias	Procedimentos de Emergência	
					MP	CDI
ASA Periop	"Interrogação recomendável" antes de cirurgia eletiva.	Evitar o uso de ímãs em favor da reprogramação.	Evitar que o caminho da corrente presumida atravesse o peito e o sistema DCEI.	A avaliação é recomendada. Rodapés adicionados à revisão de 2011 sugerem que a reavaliação de DCEI não é necessária se não for usada UEC monopolar.	(silencioso)	
HRS/ASA	Avaliação de PM dentro de 12 meses. Avaliação de CDI dentro de 6 meses. Avaliação de TRC dentro de 3 a 6 meses. Médico de DCEI deve fornecer prescrição para cuidado pré-operatório.	O uso de ímã é sugerido para estimulação assíncrona (quando necessário em pacientes com MP) e a desativação da terapia com alta energia do CDI, desde que a posição do paciente não interfira no acesso ao ímã ou na observação.	Evita que o caminho da corrente presumida atravesse o peito e o sistema DCEI.	Para a maioria dos casos envolvendo IEM (especialmente aqueles inferiores ao umbigo e quando nenhuma reprogramação pré-operatória foi realizada), a avaliação pode ocorrer dentro de 1 mês como um procedimento ambulatorial. Para DCEI reprogramados, casos hemodinamicamente desafiadores, cirurgia cardiotorácica, ARF e cardioversão externa, a avaliação pode ocorrer antes da transferência da telemetria cardíaca.	Usar o ECG de 12 derivações para identificar a necessidade de marca-passo, presumindo dependência com 100% de estimulação. Usar o magneto para mitigar a inibição da estimulação. Manter a monitorização cardíaca até a avaliação pós-operatória	Usar o magneto para suspender a terapia de taquiarritmia de CDI.

CAS-CCS	A avaliação *de novo* não é provavelmente necessária, mas o médico do DCEI deve fornecer uma prescrição para cuidados perioperatórios.	Onde for razoável, recomenda-se o uso de ímã para estimulação assíncrona (quando necessário em pacientes com MP) e a desativação da terapia com alta energia do CDI.	Sem menção.	Plano claro para cuidados pós-operatórios é estabelecido antes do caso eletivo.	Usar ECG de 12 derivações para identificar a necessidade de estimulação, presumir a dependência se 100% de estimulação; manter uma monitorização cuidadosa para determinar a ação do ímã, pausas de > 5 segundos se a UEC interferir com o DCEI.
MRHA[a]	Contato pré-operatório com o marca-passo. Acompanhamento de CDI clínico para avaliação e recomendações perioperatórias.	Cuidado é recomendado, pois a programação pode afetar o comportamento do ímã.	"... assegurar-se de que o eletrodo de retorno esteja anatomicamente posicionado de modo que o caminho de corrente entre o eletrodo de diatermia e o eletrodo de retorno fique o mais longe possível do marca-passo/ desfibrilador (e eletrodos)".	Clínica de acompanhamento prescreve acompanhamento pós-operatório.	Tentar seguir os passos de rotina; avaliação pós-operatória é necessária o mais rápido possível. Ímã pode criar um ritmo assíncrono. Ímã pode impedir a descarga inadequada.

Nenhuma recomendação foi publicada para o marca-passo intracardíaco sem eletrodo ou o CDI subcutâneo.

ARF, ablação por radiofrequência; *ASA,* American Society of Anesthesiologists; *CAS,* Canadian Anesthesiologists Society; *CCS,* Canadian Cardiovascular Society; *CDI,* cardioversor-desfibrilador implantável; *DCEI,* dispositivo cardíaco eletrônico implantável; *ECG,* eletrocardiografia; *HRS,* Heart Rhythm Society; *IEM,* interferência eletromagnética; *MHRA,* Medicines and Healthcare Products Regulatory Agency; *MP,* marca-passo; *TRC,* terapia de ressincronização cardíaca (qualquer DCEI que tenha ambas as capacidades de estimulação, ventricular direita e ventricular esquerda); *UEC,* unidade eletrocirúrgica *(Bovie).*
[a]Recomendações parecem relevantes somente se IEM estiver presente.

Tabela 3.2 Código Genérico de Desfibrilador (NBG) NASPE/BPEG

Posição I: Câmara(s) Estimulada(s)	Posição II: Câmara(s) Sentida(s)	Posição III: Resposta(s) à Sensibilidade	Posição IV: Capacidade de Programação	Posição V: Estimulação Multissítio
O = Nenhuma A = Átrio V = Ventrículo D = Dupla (A + V)	O = Nenhuma A = Átrio V = Ventrículo D = Dupla (A + V)	O = Nenhuma I = Inibido T = Deflagrado D = Dupla (T + I)	O = Nenhuma R = Modulação de frequência	O = Nenhuma A = Átrio V = Ventrículo D = Dupla (A + V)

BPEG, British Pacing and Electrophysiology Group; *NASPE*, North American Society of Pacing and Electrophysiology.

QUADRO 3.5 *Indicações para Marca-passo*

Bradicardia sintomática da doença do nodo sinusal
Bradicardia sintomática da doença do nodo atrioventricular
Síndrome do QT longo
Cardiomiopatia obstrutiva hipertrófica (CMOH)[a]
Cardiomiopatia dilatada (CMD)[a]

[a]Ver texto e Programação de Marca-passo para precauções especiais.

programação (incluindo o modo padrão) ou do modo de segurança após uma reinicialização elétrica de IEM ou falha do componente. Embora mais de 90% dos marca-passos tenham ritmo assíncrono de alta frequência (85 a 100 bpm) com aplicação magnética, alguns marca-passos respondem apenas com um breve evento de estimulação assíncrona (10 a 100 bpm), revertendo para o modo de estimulação original e frequência depois disso. O Quadro 3.6 fornece um comportamento comum dos magnetos para os marca-passos convencionais.

Avaliação Pré-anestésica e Reprogramação de Marca-passo

Para dispositivos programáveis, uma consulta com um programador continua sendo o único método confiável para avaliar o desempenho do eletrodo e obter informações atuais do programa.

O momento de qualquer interrogatório pré-operatório depende da prática local e da seleção de uma diretriz de marca-passo. A American Society of Anesthesiologists (ASA) recomenda o interrogatório dentro de 3 meses do procedimento. A Heart Rhythm Society (HRS)/ASA, a Canadian Anesthesiologists Society (CAS)/Canadian Cardiovascular Society (CCS) e a Medicines and Healthcare Products Regulatory Agency (MHRA) recomendam a revisão dos registros do DCEI e a comunicação com o médico do DCEI do paciente e com a clínica. Para marca-passos convencionais, a HRS/ASA também recomenda interrogatório dentro de 12 meses do procedimento.

Características importantes da avaliação do dispositivo pré-anestésico são mostradas no Quadro 3.7. Determinar a dependência do ritmo pode requerer uma reprogramação temporária para um modo VVI com uma frequência baixa. Em pacientes de países onde os marca-passos podem ser reutilizados, o desempenho da bateria pode não estar relacionado ao tempo de implantação no paciente atual.

QUADRO 3.6 *Comportamento do Magneto de Marca-passo*[a]

Estimulação assíncrona sem capacidade de resposta da frequência usando parâmetros que possivelmente não atendem ao melhor interesse do paciente entre 85 e 100 bpm. O ritmo assíncrono é o comportamento mais comum, exceto para os marca-passos da Biotronik. Todos os marca-passos fabricados por Biotronik, Boston Scientific e St. Jude Medical possuem um comportamento magnético programável.

Comportamento inesperado (p. ex., estimulação VOO no Medtronic ou estimulação VDD no marca-passo Biotronik de câmara dupla), sugerindo substituição eletiva e exame imediato do marca-passo.

Nenhuma mudança aparente de ritmo ou frequência.

Modo magnético desativado permanentemente por programação (possível com Biotronik, Boston Scientific, St. Jude Medical) ou temporariamente suspenso (Medtronic).

Programar a frequência de estimulação no paciente que já está sendo estimulado (muitos marca-passos mais antigos).

Configurações incorretas do monitor com estimulação próxima à frequência cardíaca atual (filtro de ritmo ativado).

Nenhum sensor magnético (marca-passos sem eletrodo da Medtronic Micra, algum anterior a Cordis 1985, modelos da Telectronics).

Ritmo assíncrono breve (10 a 100 bpm), retornando então aos valores da programação (a maioria dos marca-passos de Biotronik e Intermedics).

Perda contínua ou transitória de estimulação.

Margem de segurança na geração de estímulo inadequada, com falha na despolarização do miocárdio.

O marca-passo entra no "Modo Teste de Limiar" de diagnóstico (alguns dispositivos de Intermedics, Medtronic, St. Jude Medical, dependendo do modelo e da programação).

Bateria descarregada (alguns dispositivos anteriores a 1990).

Cardiomiopatia obstrutiva hipertrófica (CMOH).[a]

Cardiomiopatia dilatada (CMD).[a]

[a]Ver texto e Programação de Marca-passo para precauções especiais.

QUADRO 3.7 *Avaliação Pré-anestésica de Gerador de Pulso (Marca-passo, Cardioversor-Desfibrilador Implantável)*

Determinar a indicação e a data do posicionamento inicial do dispositivo
Identificar o número e os tipos de eletrodos
Determinar a data do último teste do gerador e a condição da bateria
Obter um histórico de eventos do gerador (se houver)
Obter as informações do programa atual (avaliação do dispositivo)
Garantir que as descargas do gerador se tornem sístoles mecânicas com margens de segurança adequadas
Assegurar que a detecção de ímã esteja ativada
Determinar se o modo de estimulação deve ser reprogramado

A reprogramação apropriada (Quadro 3.8) pode ser a maneira mais segura de evitar problemas intraoperatórios, especialmente se o eletrocautério monopolar for usado. Se os fabricantes de DCEI estão prontos para ajudar nessa tarefa ou se essa tarefa deve ou não ser executada por pessoal afiliado ao setor ainda são assuntos controversos. Reprogramar um marca-passo para uma estimulação assíncrona a uma taxa maior que a frequência basal do paciente geralmente garante que a IEM não afete o ritmo. A reprogramação para o ritmo assíncrono não o protegerá de danos internos ou redefinições causadas por IEM.

> **QUADRO 3.8** *Reprogramação de Marca-passo Provavelmente Necessária*
>
> Qualquer dispositivo responsivo à frequência (problemas são bem conhecidos, problemas foram mal interpretados com potencial de lesão ao paciente e a Food and Drug Administration [FDA] dos EUA emitiu um alerta em relação a dispositivos com sensores de ventilação-minuto [VM])
> Indicação de estimulação especial (cardiomiopatia obstrutiva hipertrófica [CMOH], cardiomiopatia dilatada [CMD], paciente pediátrico)
> Paciente dependente de estimulação
> Procedimento maior no tórax ou no abdome

Em geral, a capacidade de resposta pela frequência a alguns outros aprimoramentos (p. ex., histerese, taxa de inatividade, pesquisa AV) devem ser desativados pela programação, pois muitos deles podem imitar o mau funcionamento do sistema de estimulação.

Manejo (ou Procedimento) Intraoperatório

Nenhuma monitorização especial ou técnica anestésica são necessárias para o paciente com um marca-passo. No entanto, a monitorização do paciente deve incluir a capacidade de detectar sístoles mecânicas, já que a IEM, assim como dispositivos tais como o estimulador de nervos, pode interferir no complexo QRS e nas espículas do marca-passo no ECG. Para demonstrar os pulsos de estimulação, a maior parte da filtragem do monitor de ECG deve ser alterada para eliminar ou reduzir a filtragem de alta frequência. As sístoles mecânicas são mais bem avaliadas por oximetria de pulso, pletismografia ou exibição de forma de onda arterial; pelo menos uma dessas modalidades de monitorização é recomendada.

O uso da UEC monopolar permanece como a principal questão intraoperatória para o paciente com um marca-passo. É mais provável que a UEC monopolar cause problemas do que a bipolar e os pacientes com configuração de eletrodo unipolar são mais sensíveis à IEM do que aqueles com configurações bipolares. A UEC no modo de coagulação provavelmente causará mais problemas do que a UEC no modo "de corte" não uniforme. Além disso, o eletrodo dispersivo deve ser colocado de forma que o presumido caminho da corrente entre o bisturi e o eletrodo não cruze o tórax.

O uso de um dispositivo de corte ultrassônico, comumente chamado *bisturi harmônico*, tem sido defendido para impedir a IEM, enquanto fornece ao cirurgião a capacidade de cortar e coagular o tecido. Vários relatos de casos demonstraram uma cirurgia bem-sucedida sem problemas de IEM nesses pacientes.

Marca-passos Temporários

Diversas técnicas estão disponíveis para o anestesiologista estabelecer uma estimulação temporária confiável durante o período perioperatório ou na unidade de terapia intensiva. Os anestesiologistas cardiovasculares são mais propensos do que os generalistas a usar rotineiramente a estimulação temporária transvenosa ou epicárdica em seu trabalho. A estimulação cardíaca temporária pode servir como terapia definitiva para bradiarritmias transitórias ou como uma ponte para a colocação permanente do gerador. As várias formas de estimulação temporária incluem muitos sistemas de cateteres transvenosos, eletrodos transcutâneos, fios transtorácicos e técnicas de estimulação esofágica.

Tabela 3.3 — Indicações de Estimulação Temporária

Condição do Paciente	Evento que Necessita de Estimulação Temporária
Infarto agudo do miocárdio (IAM)	Bradicardia sintomática, refratária a medicamento Novo bloqueio de ramo com bloqueio cardíaco completo transitório Bloqueio cardíaco completo Bloqueio cardíaco completo pós-operatório Bloqueio cardíaco congênito sintomático Mobitz II com IAM Novo bloqueio bifascicular Bloqueio bilateral de ramo e bloqueio AV de primeiro grau Bloqueio sintomático alternado de Wenckebach Bloco de ramo alternado sintomático
Tratamento ou prevenção de taquicardia	TV dependente de bradicardia *Torsade de pointes* Síndrome do QT longo Tratamento de taquicardia supraventricular recorrente ou TV
Profilático	Posicionamento do cateter de artéria pulmonar com o bloqueio do ramo do feixe esquerdo (controverso) Novo bloqueio AV ou bloqueio de ramo na endocardite aguda Cardioversão com síndrome do nó sinoatrial Bradicardia pós-desfibrilação Neutralização do tratamento farmacológico perioperatório que causa bradicardia hemodinamicamente significativa Profilaxia de FA pós-cirurgia cardíaca Pós-transplante cardíaco ortotópico

AV, atrioventricular; *FA,* fibrilação atrial; *TV,* taquicardia ventricular.

Indicações para Estimulação Temporária

Marca-passos temporários são comumente usados após cirurgia cardíaca no tratamento de toxicidade medicamentosa que resulta em arritmias, com certas arritmias complicando o infarto do miocárdio, e para bradicardia intraoperatória atribuível ao β-bloqueio. Na ocasião, a colocação de um sistema de estimulação temporário pode auxiliar no manejo hemodinâmico no período perioperatório. Eletrólitos anormais, uso de β-bloqueador no pré-operatório e muitos dos medicamentos intraoperatórios têm o potencial de agravar bradicardia e arritmias dependentes de bradicardia. Como os medicamentos usados para tratar as bradiarritmias apresentam várias desvantagens importantes em comparação à estimulação temporária, as bradiarritmias perioperatórias hemodinamicamente instáveis devem ser consideradas uma indicação para estimulação temporária (Tabela 3.3). Se o paciente já possui fios epicárdicos ou um cateter ou fios de estimulação, ou a estimulação transesofágica é viável, então a estimulação é preferível à terapia farmacológica. Contudo, a estimulação transcutânea e a transvenosa apenas ventricular, mesmo se possível, podem exacerbar os problemas hemodinâmicos em pacientes com doença cardíaca, porque essas modalidades de estimulação não preservam a sincronia AV (i.e., produzem ativação ventricular ou global).

Estimulação Temporária Transvenosa

A estimulação cardíaca transvenosa fornece o meio mais confiável de estimulação temporária. A estimulação temporária transvenosa é confiável e bem tolerada pelos pacientes. Com um dispositivo que pode fornecer tanto estimulação atrial quanto estimulação ventricular, a estimulação transvenosa pode manter a sincronia AV e melhorar o débito cardíaco. As desvantagens incluem a necessidade de experiência do profissional, o tempo para colocar o(s) fio(s) adequadamente para fornecer a captura, as complicações potenciais de colocação e manipulação do cateter e a necessidade de fluoroscopia em muitos casos.

O posicionamento rápido do cateter é mais facilmente obtido usando-se a veia jugular interna direita, mesmo sem fluoroscopia, embora um praticante prudente deseje documentar claramente a(s) posição(ões) final(is) dos cateteres. A veia subclávia esquerda também é facilmente usada em situações emergentes.

Uma vez que os cateteres estejam posicionados, a estimulação é iniciada usando o eletrodo distal como o cátodo (terminal negativo) e o eletrodo proximal como o ânodo (terminal positivo). Idealmente, os limiares de captura devem ser inferiores a 1 mA e a estimulação do gerador deve ser mantida em três vezes o limiar de captura como margem de segurança. Na estimulação de dupla câmara, os atrasos de AV entre 100 e 200 ms são usados. Muitos pacientes são sensíveis a esse parâmetro. A otimização do débito cardíaco com ecocardiograma e/ou saturação venosa mista de oxigênio pode ser usada para maximizar a hemodinâmica ao ajustar o retardo AV. A estimulação sequencial AV é claramente benéfica em muitos pacientes, mas o início da estimulação de emergência apenas com a captura *ventricular* deve ser lembrado.

Cateteres de Artéria Pulmonar com Capacidade de Estimulação

O cateter de termodiluição da artéria pulmonar com estimulação AV permite a estimulação sequencial AV por meio de eletrodos fixados na parte externa do cateter, bem como as funções rotineiras do cateter de artéria pulmonar (CAP). A combinação das duas funções em um cateter elimina a necessidade de inserção separada de eletrodos de estimulação transvenosa temporários. Entretanto, existem várias desvantagens potenciais com esse cateter, incluindo (1) sucesso variável no início e na manutenção da captura; (2) deslocamento externo do eletrodo do cateter; e (3) custo relativamente alto em comparação com os CAP padrão. O Paceport PAC fornece estimulação ventricular com um eletrodo de estimulação bipolar separado (sonda Chandler), que permite estimulação ventricular mais estável e medições hemodinâmicas. Esse cateter tem sido utilizado com sucesso para reanimação após parada cardíaca durante a massagem cardíaca fechada, quando tentativas de captura com cateteres de estimulação bipolar dirigidos por fluxos transcutâneos ou transvenosos falharam. No entanto, essa unidade não fornece as vantagens potenciais associadas à capacidade de estimulação auricular. O Paceport AV de artéria pulmonar acrescenta um sexto lúmen para permitir a colocação de uma derivação de estimulação atrial com uma guia em J de ponta flexível. Ambos os cateteres de Paceport são colocados através da transdução da porta VD para garantir o posicionamento correto do orifício 1 a 2 cm distal à válvula tricúspide. Essa posição geralmente guia o fio ventricular (sonda Chandler) até o ápice, onde a captura adequada deve ocorrer com as correntes mínimas necessárias. Embora a captação ventricular seja facilmente obtida, a captura atrial pode ser mais difícil e menos confiável. Esse cateter foi utilizado com sucesso após cirurgia cardíaca.

Estimulação Transcutânea

A estimulação transcutânea está prontamente disponível e pode ser rapidamente implementada em situações de emergência. A taxa de captura é variável e a técnica pode causar dor em pacientes acordados, mas geralmente é tolerada até que a estimulação transvenosa temporária possa ser instituída. Ela pode ser eficaz mesmo quando a estimulação endocárdica falha. A estimulação transcutânea continua sendo o método de escolha para aplicações profiláticas e emergentes.

Tipicamente, grandes adesivos são colocados anteriormente (eletrodo negativo ou cátodo) sobre o ápice cardíaco palpável (ou localização do eletrodo V_3) e posteriormente (eletrodo positivo ou ânodo) no aspecto inferior da escápula. Os limiares típicos são de 20 a 120 mA, mas a estimulação pode exigir até 200 mA em durações longas de pulso de 20 a 40 ms.

A estimulação transcutânea parece capturar o ventrículo direito, seguido pela ativação quase simultânea de todo o ventrículo esquerdo. A resposta hemodinâmica é semelhante àquela da estimulação endocárdica do VD. Ambos os métodos podem causar uma redução na pressão sistólica ventricular esquerda, uma diminuição no volume sistólico e um aumento nas pressões do lado direito atribuíveis à dessincronia AV. A palpação ou a exibição de um pulso periférico deve confirmar a captura. A corrente de manutenção deve ser definida em pelo menos 5 a 10 mA acima do limite. As taxas de sucesso parecem ser mais altas quando o sistema é usado profilaticamente ou logo após a parada – mais de 90%. Quando usado em situações emergentes, as taxas de captura bem-sucedidas são geralmente mais baixas, mas variam de 10% a 93%. A técnica não representa uma ameaça elétrica para o pessoal médico e as complicações são raras. Não houve relatos de danos significativos a miocárdio, músculo esquelético, pele ou pulmões em seres humanos, apesar de estimulação contínua até 108 horas e estimulação intermitente até 17 dias. Vários desfibriladores comercialmente disponíveis incluem geradores de estimulação transcutânea como equipamento padrão.

Avaliação do Marca-passo Pós-anestesia

Qualquer marca-passo que tenha sido reprogramado para o período perioperatório deve ser reavaliado e programado adequadamente. Para dispositivos não reprogramados, a maioria dos fabricantes recomenda a consulta para garantir o funcionamento adequado e a vida útil restante da bateria, se qualquer UEC monopolar for usada. A diretriz da ASA recomenda a interrogação antes de dar alta ao paciente de cuidados monitorizados, enquanto a declaração da HRS/ASA sugere que a interrogação pós-operatória imediata é necessária apenas para casos hemodinamicamente desafiadores ou quando ocorre IEM significativa em operações localizadas acima do umbigo.

CARDIOVERSORES-DESFIBRILADORES IMPLANTÁVEIS

O desenvolvimento de um dispositivo implantável alimentado por bateria capaz de fornecer energia suficiente para terminar TV ou FV representou um grande avanço médico para pacientes com história de taquiarritmias ventriculares. Esses dispositivos previnem a morte no quadro de taquiarritmias ventriculares malignas e permanecem claramente superiores à terapia com medicamentos antiarrítmicos. Inicialmente aprovada pela FDA em 1985, a taxa de implantação atualmente excede 12.000 ICDI-TV por mês nos Estados Unidos. Fontes da indústria relatam que mais de 300.000 pacientes têm esses dispositivos atualmente.

Semelhantes aos marca-passos, os CDI têm um código genérico para indicar a colocação e a função do eletrodo, que é mostrado na Tabela 3.4.

Tabela 3.4	Código Genérico de Desfibrilador (NBG) NASPE/BPEG		
Posição I: Câmara(s) de Choque	Posição II: Câmara(s) de Estimulação Antitaquicardia	Posição III: Detecção de Taquicardia	Posição IV: Câmara(s) de Estimulação Antibradicardia
O = Nenhum	O = Nenhum	E = Eletrograma	O = Nenhum
A = Átrio	A = Átrio	H = Hemodinâmica	A = Átrio
V = Ventrículo	V = Ventrículo		V = Ventrículo
D = Dupla (A + V)	D = Dupla (A + V)		D = Dupla (A + V)

BPEG, British Pacing and Electrophysiology Group; *NASPE,* North American Society of Pacing and Electrophysiology

QUADRO 3.9	Indicações para Cardioversor-Desfibrilador Implantável

Uso profilático para pacientes com:
- Cardiomiopatia isquêmica sobrevivendo a 40 dias ou mais com FE de 30% ou menos e Classe I de NYHA ou FE de 35% ou menos e Classe II/III de NYHA
- Cardiomiopatia não isquêmica com FE de 35% ou menos e Classe II/III de NYHA

Fibrilação ventricular ou taquicardia ventricular de causa não reversível
Cardiomiopatia isquêmica, FE de 40% ou menos, TVNS, indutível no estudo eletrofisiológico
Síndrome de Brugada (bloqueio de ramo direito, elevação de S-T em V_1-V_3)[a]
Displasia ventricular direita arritmogênica
Síndrome do QT longo
Cardiomiopatia hipertrófica[a]
Cardiomiopatia infiltrativa

[a]Requer um ou mais fatores de risco para parada cardíaca súbita. *FE*, Fração de ejeção; *NYHA*, New York Heart Association; *TVNS*, taquicardia ventricular não sustentada.

Indicações para Cardioversores-Desfibriladores Implantáveis

Inicialmente, os CDI eram colocados para TV ou FV hemodinamicamente significativas. As indicações mais recentes associadas à morte súbita incluem: síndrome do QT longo, síndrome de Brugada (bloqueio do ramo direito, elevação do segmento S-T nas derivações V_1-V_3) e displasia arritmogênica do VD. Os estudos recentes sugerem que os CDI podem ser usados para prevenção primária de morte súbita (i.e., antes do primeiro episódio de TV ou FV) em pacientes jovens com cardiomiopatia hipertrófica e os dados do segundo Multicenter Automatic Defibrillator Intervention Trial (MADIT II) sugerem que qualquer paciente pós-IAM com fração de ejeção (FE) menor do que 30% deve ser submetido a implante profilático de um CDI. No presente momento, todavia, os Centers para Medicare e Medicaid exigem um intervalo QRS prolongado (maior do que 120 ms) para qualificar a colocação do CDI nesse grupo. Uma revisão de 318.000 implantes em pacientes com mais de 65 anos de idade no período de 2006 a 2010 demonstrou melhorias na taxa de mortalidade por todas as causas em 6 meses, taxa de reinternação em 6 meses e complicações do dispositivo, quando comparados a indivíduos-controle correspondentes (Quadro 3.9).

Cardioversor-Desfibrilador Implantável e Ímãs

Semelhante aos marca-passos, o comportamento do ímã em alguns CDI pode ser alterado pela programação. A maioria dos dispositivos suspenderá a detecção de taquiarritmia (e, portanto, a terapia) quando um ímã for colocado adequadamente para ativar o sensor magnético. Alguns dispositivos podem ser programados para ignorar o posicionamento do ímã. Se o modo magnético estiver desligado, é provável que a IEM intraoperatória produza choques repetidos. Em geral, a aplicação do ímã não afetará a taxa de estimulação antibradicardia ou o modo de estimulação. Examinar o dispositivo e contactar o fabricante continuam sendo o método mais confiável para determinar a resposta do ímã.

Avaliação Pré-anestésica e Reprogramação de Cardioversor-Desfibrilador Implantável

Em geral, *todos* os pacientes com um CDI devem ser avaliados quanto à necessidade de desabilitar a terapia de alta voltagem antes do início de qualquer procedimento, embora essa ação possa ser desnecessária em um cenário sem IEM ou colocação de um guia metálico no tórax. Os comentários na seção de estimulação aplicam-se aqui a qualquer CDI com estimulação antibradicardia. As diretrizes da HRS/NASPE sugerem que todos os pacientes com CDI sejam submetidos a uma avaliação abrangente no consultório a cada 3 a 6 meses.

Manejo (ou Procedimento) Intraoperatório

Neste momento, nenhuma monitorização especial (atribuível ao CDI) é necessária para o paciente com qualquer CDI. A monitorização do ECG e a capacidade de administrar cardioversão ou desfibrilação externa devem estar presentes durante o tempo em que o CDI estiver inativo.

Avaliação de Cardioversor-Desfibrilador Implantável no Pós-anestésico

Qualquer CDI que tenha sido suspenso por terapia de alta voltagem deve ser reavaliado e reativado. Todos os eventos armazenados devem ser revisados e os contadores devem ser zerados, pois o próximo avaliador do dispositivo pode não receber informações sobre a experiência de IEM do paciente e chegar a conclusões errôneas com relação aos eventos de arritmia do paciente.

LEITURAS SUGERIDAS

Atlee JL, Bernstein AD. Cardiac rhythm management devices (part I): indications, device selection, and function. *Anesthesiology*. 2001;95:1265-1280.

Blomstrom-Lundqvist C, Scheinman MM, Aliot EM, et al. ACC/AHA/ESC guidelines for the management of patients with supraventricular arrhythmias—executive summary. A report of the American College of Cardiology/American Heart Association Task Force on practice guidelines and the European Society of Cardiology Committee for practice guidelines (writing committee to develop guidelines for the management of patients with supraventricular arrhythmias) developed in collaboration with NASPE-Heart Rhythm Society. *J Am Coll Cardiol*. 2003;42:1493-1531.

Connolly SJ, Gent M, Roberts RS, et al. Canadian implantable defibrillator study (CIDS): a randomized trial of the implantable cardioverter defibrillator against amiodarone. *Circulation*. 2000;101:1297-1302.

Crossley GH, Poole JE, Rozner MA, et al. The Heart Rhythm Society Expert Consensus Statement on the perioperative management of patients with implantable defibrillators, pacemakers and arrhythmia monitors: Facilities and patient management. *Heart Rhythm*. 2011. Available at: http://www.hrsonline.org/content/download/1432/20125/file/2011-HRS_ASA. Published.

Di Biase L, Conti S, Mohanty P, et al. General anesthesia reduces the prevalence of pulmonary vein reconnection during repeat ablation when compared with conscious sedation: results from a randomized study. *Heart Rhythm*. 2011;8:368-372.

Doll N, Borger MA, Fabricius A et al. . *Esophageal perforation during left atrial radiofrequency ablation: is the risk too high? J Thorac Cardiovasc Surg*. 2003;125:836-842.

Epstein AE. An update on implantable cardioverter-defibrillator guidelines. *Curr Opin Cardiol*. 2004;19:23-25.

Epstein AE, DiMarco JP, Ellenbogen KA, et al. 2012 ACCF/AHA/HRS focused update incorporated into the ACCF/AHA/HRS 2008 Guidelines for device-based therapy of cardiac rhythm abnormalities: a report of the American College of Cardiology Foundation/American Heart Association Task Force on Practice Guidelines and the Heart Rhythm Society. *J Am Coll Cardiol*. 2013;61:e6-e75.

Goode Jr JS, Taylor RL, Buffington CW, et al. High-frequency jet ventilation: utility in posterior left atrial catheter ablation. *Heart Rhythm*. 2006;3:13-19.

Guidelines for the perioperative management of patients with implantable pacemakers or implantable cardioverter defibrillators, where the use of surgical diathermy/electrocautery is anticipated. Medicines and Health Care products Regulatory Agency. Available at: http://heartrhythmuk.org.uk/files/file/Docs/Guidelines/MHRA; Published 2006.

Natale A, Newby KH, Pisano E, et al. Prospective randomized comparison of antiarrhythmic therapy versus first-line radiofrequency ablation in patients with atrial flutter. *J Am Coll Cardiol.* 2000;35:1898-1904.

Practice advisory for the perioperative management of patients with cardiac implantable electronic devices:pacemakers and implantable cardioverter-defibrillators: an updated report by the American Society of Anesthesiologists task force on perioperative management of patients with cardiac implantable electronic devices. *Anesthesiology.* 2011;114:247-261.

Preliminary report:effect of encainide and flecainide on mortality in a randomized trial of arrhythmia suppression after myocardial infarction. *N Engl J Med.* 1989;321:406-412.

Rozner MA, Roberson JC, Nguyen AD. Unexpected high incidence of serious pacemaker problems detected by pre-and postoperative interrogations: a two-year experience. *J Am Coll Cardiol.* 2004;43:113A.

Squara F, Chik WW, Benhayon D, et al. Development and validation of a novel algorithm based on the ECG magnet response for rapid identification of any unknown pacemaker. *Heart Rhythm.* 2014;11:1367-1376.

The Antiarrhythmics versus Implantable Defibrillators (AVID) investigators.A comparison of antiarrhythmic-drug therapy with implantable defibrillators in patients resuscitated from near-fatal ventricular arrhythmias. *N Engl J Med.* 1997;337:1576-1583.

The CAST, investigators, Wyse DG, Waldo AL, et al. A comparison of rate control and rhythm control in patients with atrial fibrillation. *N Engl J Med.* 2002;347:1825-1833.

Zipes DP. Implantable cardioverter-defibrillator: a Volkswagen or a Rolls Royce: how much will we pay to save a life?. *Circulation.* 2001;103:1372-1374.

Seção II

Fisiologia Cardiovascular, Farmacologia, Biologia Molecular e Genética

Capítulo 4

Fisiologia Cardíaca

Paul S. Pagel, MD, PhD • Julie K. Freed, MD, PhD

Pontos-chave

1. O esqueleto cartilaginoso, a orientação das fibras miocárdicas, as válvulas, o suprimento sanguíneo e o sistema de condução do coração determinam suas capacidades e suas limitações mecânicas.
2. O miócito cardíaco é projetado para contração e relaxamento, não para a síntese de proteínas.
3. O ciclo cardíaco é uma série altamente coordenada e temporalmente relacionada de eventos elétricos, mecânicos e valvulares.
4. Uma projeção bidimensional contínua ao longo do tempo, da pressão e do volume durante o ciclo cardíaco cria um diagrama de intervalo de fases que é útil para a análise de função sistólica e diastólica de cada câmara cardíaca *in vivo*.
5. Cada câmara cardíaca é obrigada a operar dentro das suas relações de pressão e volume sistólica final e diastólica final quando o estado contrátil e a complacência são constantes.
6. Frequência cardíaca, pré-carga, pós-carga e contratilidade miocárdica são os principais determinantes do desempenho da bomba.
7. Pré-carga é a quantidade de sangue que uma câmara cardíaca contém imediatamente antes de a contração começar e pós-carga é a resistência externa ao esvaziamento com o qual a câmara é confrontada após o início da contração.
8. A contratilidade miocárdica é quantificada usando-se índices derivados de relações de pressão e volume, contração isovolumétrica e fase de ejeção.
9. A função diastólica é a capacidade de uma câmara cardíaca coletar sangue de forma efetiva em uma pressão de enchimento normal.
10. A diástole ventricular esquerda é uma sequência complicada de eventos heterogêneos relacionados de modo temporal; nenhum índice único de função diastólica descreve completamente esse período do ciclo cardíaco.
11. A disfunção diastólica ventricular esquerda é uma causa primária de insuficiência cardíaca em até 50% dos pacientes.
12. O pericárdio exerce importantes forças restritivas sobre o enchimento da câmara e é um importante determinante da interdependência ventricular.

O coração é uma bomba hidráulica de velocidade variável, fásica e de autoatuação elétrica, composta por duas câmaras musculares elásticas de dois componentes, cada uma consistindo em um átrio e um ventrículo conectados em série que simultaneamente fornecem uma quantidade igual de sangue para as circulações pulmonares e sistêmicas. Todas as quatro câmaras do coração respondem à taxa de estimulação, ao estiramento muscular imediatamente antes da contração (i.e., pré-carga) e às forças que resistem ao encurtamento muscular adicional após o início da contração (i.e., pós-carga). O coração fornece eficientemente o próprio suprimento de energia através de uma extensa circulação coronária.

O coração adapta-se rapidamente às mudanças nas condições fisiológicas, alterando suas propriedades mecânicas inerentes (i.e., mecanismo de Frank-Starling) e respondendo à sinalização neuro-hormonal e mediada por reflexos. O desempenho geral é determinado pelas características contráteis dos átrios e dos ventrículos (i.e., função sistólica) e pela capacidade de suas câmaras de coletar efetivamente o sangue com pressões de enchimento normais antes da ejeção subsequente (i.e., função diastólica). Essa dualidade inata implica que a insuficiência cardíaca pode ocorrer como consequência de anormalidades na função sistólica na função diastólica.

IMPLICAÇÕES FUNCIONAIS DA ANATOMIA MACROSCÓPICA

Estrutura

A anatomia do coração determina muitas de suas principais capacidades e limitações mecânicas. Os anéis das válvulas, as raízes arteriais aórticas e pulmonares, o corpo fibroso central e os trígonos fibrosos esquerdo e direito formam a base esquelética do coração. Essa estrutura cartilaginosa, flexível e forte localiza-se no aspecto superior (i.e., base) do coração. Ela fornece suporte para as válvulas translúcidas, macroscopicamente avasculares, resiste às forças de pressão desenvolvidas e ao fluxo sanguíneo dentro das câmaras e fornece um local de inserção para o músculo subepicárdico superficial.

O átrio esquerdo (AE) e o átrio direito (AD) são compostos por duas camadas de miocárdio relativamente finas e orientadas ortogonalmente. As paredes do ventrículo direito (VD) e do ventrículo esquerdo (VE) são mais espessas (aproximadamente 5 e 10 mm, respectivamente) do que aquelas dos átrios e consistem em três camadas musculares: sinoespiral profunda interdigitante, sinoespiral superficial e bulboespiral superficial.

O VD está localizado em uma posição anterior mais direita do que o VE dentro do mediastino. Ao contrário do VE elipsoidal de parede mais espessa, que impulsiona o sangue oxigenado a partir da circulação venosa pulmonar para a vasculatura arterial sistêmica de alta pressão, o VD crescêntico de parede mais fina bombeia o sangue venoso desoxigenado em uma arvore arterial pulmonar mais complacente, de pressão substancialmente inferior.

Válvulas

Dois pares de válvulas garantem o fluxo sanguíneo unidirecional através dos lados direito e esquerdo do coração. As válvulas pulmonares e aórticas são estruturas de três folhetos localizadas nas saídas do VD e do VE, respectivamente, e operam passivamente com mudanças na pressão hidráulica. Os folhetos da válvula pulmonar são identificados por suas posições anatômicas (i.e., direita, esquerda e anterior), enquanto o nome de cada folheto da válvula aórtica é derivado da presença ou da ausência de um óstio coronariano adjacente. As válvulas pulmonares e aórticas abrem como consequência da ejeção de VD e VE, respectivamente.

A válvula mitral fina, flexível e muito forte, separa o AE do VE. A válvula mitral é um paraboloide hiperbólico oval (i.e., estrutura em forma de sela) que contém dois folhetos, identificados como anterior e posterior com base em suas localizações anatômicas. Os folhetos de válvula coaptam em uma curva central, com o folheto mitral anterior formando a borda convexa.

A integridade funcional do aparelho da válvula mitral é crucial para o desempenho cardíaco geral. O aparato garante o fluxo sanguíneo unidirecional do AE para o VE, impedindo o fluxo regurgitante para o AE e a circulação venosa pulmonar proximal.

Suprimento Sanguíneo

O fluxo sanguíneo para o coração é fornecido pela artéria coronária descendente anterior esquerda (ADE), pela artéria coronária circunflexa esquerda (ACCE) e pela artéria coronária direita (ACD). A maior parte do fluxo sanguíneo para o VE ocorre durante a diástole, quando a pressão arterial aórtica excede a pressão do VE, estabelecendo um gradiente de pressão positiva nas artérias coronárias, todas as três contribuindo para o suprimento de sangue do VE. A isquemia miocárdica aguda resultante de uma estenose crítica da artéria coronária ou da oclusão abrupta causa um padrão previsível de lesão do VE com base na distribuição conhecida do suprimento sanguíneo. A ADE e os seus ramos (incluindo as perfurantes septais e diagonais) suprem a metade medial da parede anterior do VE, o ápice e os dois terços anteriores do septo interventricular. A ACCE e os seus ramos marginais obtusos suprem os aspectos anteriores e posteriores da parede lateral, enquanto a ACD e os seus ramos distais suprem as porções mediais da parede posterior e um terço posterior do septo interventricular.

A artéria coronária que fornece sangue à artéria descendente posterior (ADP) define a dominância direita ou esquerda da circulação coronariana. A dominância direita (i.e., ADP suprida pela ACD) é observada em aproximadamente 80% dos pacientes, enquanto a dominância esquerda (i.e., ADP suprida pela ACCE) ocorre no restante.

Em contraste com o VE, o fluxo sanguíneo coronário para AD, AE e VD ocorre ao longo do ciclo cardíaco porque as pressões arteriais sistólica e diastólica excedem as pressões dentro dessas câmaras. A ACD e os seus ramos suprem a maior parte do VD, mas a parede anterior do VD também pode receber sangue de ramos da ADE. A disfunção do VD pode ocorrer em função da isquemia de ACD ou ADE.

Condução

O mecanismo pelo qual o coração é eletricamente ativado tem um papel crucial em seu desempenho mecânico. O nodo sinoatrial (SA) é o marca-passo cardíaco primário se não ocorrerem reduções acentuadas na taxa de disparo, atrasos de condução ou bloqueios ou disparo acelerado de marca-passos secundários (p. ex., nodo atrioventricular (AV), feixe de His). As vias internodal anterior, média e posterior transmitem rapidamente a despolarização inicial do nodo SA através do miocárdio do AD para o nodo AV (Tabela 4.1). Um ramo (i.e., feixe de Bachmann) da via internodal anterior também transmite a despolarização do nodo SA do AD para o AE através do septo atrial.

O feixe de His perfura o tecido conjuntivo isolante do esqueleto cardíaco cartilaginoso e transmite o sinal de despolarização AV através dos ramos direito e esquerdo para o miocárdio do VD e do VE, respectivamente, por uma extensa rede de Purkinje localizada dentro do terço interior das paredes ventriculares. O feixe de His, os ramos do feixe e a rede de Purkinje são compostos de fibras His-Purkinje, que asseguram uma distribuição rápida

Tabela 4.1	**Sequência de Ativação Elétrica Cardíaca**	
Estrutura	Velocidade de Condução (m/s)	Ritmo do Marca-passo (batidas/min)
Nodo SA	< 0,01	60 a 100
Miocárdio atrial	1,0 a 1,2	Nenhum
Nodo AV	0,02 a 0,05	40 a 55
Feixe de His	1,2 a 2,0	25 a 40
Ramos do feixe	2,0 a 4,0	25 a 40
Rede de Purkinje	2,0 a 4,0	25 a 40
Miocárdio ventricular	0,3 a 1,0	Nenhum

AV, atrioventricular; *SA,* sinoatrial.
De Katz AM. *Physiology of the Heart.* 3rd ed. Philadelphia: Lippincott Williams & Wilkins; 2001.

e coordenada da despolarização. Essa configuração elétrica facilita a contração ventricular síncrona e a ejeção coordenada.

A estimulação cardíaca artificial (p. ex., estimulação do VD epicárdico) contorna o sistema de condução normal e produz ativação do VE dessincronizada. Essa dessincronia provoca contração descoordenada que pode reduzir a função sistólica global do VE e é causa frequente de uma nova anormalidade de movimento de parede regional após a circulação extracorpórea em pacientes cirúrgicos cardíacos. Esse tipo de dessincronia contrátil também está associada à estimulação apical crônica do VD (p. ex., para tratamento da síndrome do nó sinoatrial ou do distúrbio da condução AV) e é conhecido por causar efeitos prejudiciais na geometria e na função da câmara do VE. O reconhecimento da relação-chave entre uma sequência de ativação elétrica normal e a sincronia contrátil do VE forma a base para o uso bem-sucedido da terapia de ressincronização cardíaca em alguns pacientes com insuficiência cardíaca.

ANATOMIA E FUNÇÃO DE MIÓCITOS CARDÍACOS

Ultraestrutura

O miócito contém numerosas mitocôndrias responsáveis pela geração de fosfatos de alta energia (p. ex., trifosfato de adenosina [ATP], fosfato de creatina) e necessárias para a contração e o relaxamento (Fig. 4.1). O sarcômero é a unidade contrátil do miócito cardíaco. Seus miofilamentos estão dispostos em feixes paralelos e transversais de fibras finas, que contêm actina, tropomiosina e complexo de troponina, e fibras espessas, que são principalmente compostas de miosina e de suas proteínas de suporte. Os sarcômeros são conectados em série e os longos e curtos eixos de cada miócito simultaneamente encurtam-se e engrossam, respectivamente, durante a contração.

Cada miócito cardíaco contém uma rede de retículo sarcoplasmático (RS) denso que envolve as proteínas contráteis. O RS é o principal reservatório de íon cálcio (Ca^{2+}) do miócito cardíaco e sua extensa distribuição garante uma dispersão quase homogênea

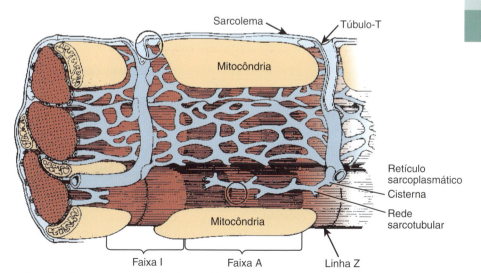

Fig. 4.1 Ilustração esquemática de Arnold Katz da ultraestrutura do miócito cardíaco. (De Katz AM. *Physiology of the Heart.* 3rd ed. Philadelphia: Lippincott Williams & Wilkins, 2001.)

e o reacúmulo do ativador Ca^{2+} ao longo dos miofilamentos durante a contração e o relaxamento, respectivamente.

Proteínas do Aparelho Contrátil

O aparato contrátil tem seis componentes principais: miosina, actina, tropomiosina e o complexo de três proteínas troponina. A ligação da cabeça da miosina à molécula de actina estimula uma cascata de eventos iniciados pela ativação de uma ATPase de miosina que medeia a rotação da dobradiça e a liberação de actina durante a contração e o relaxamento, respectivamente. A actina é o principal componente do filamento fino. A tropomiosina é um importante inibidor da interação entre actina e miosina no sarcômero de miócitos. O complexo troponina consiste em três proteínas que regulam o aparato contrátil.

Interação Cálcio-Miofilamento

A ligação de Ca^{2+} e troponina C produz uma sequência de alterações conformacionais no complexo troponina-tropomiosina, que expõe o local específico de ligação da miosina à actina (Fig. 4.2). Pequenas quantidades de Ca^{2+} estão ligadas à troponina C quando a concentração de Ca^{2+} intracelular é baixa durante a diástole (10^{-7} M). Sob essas condições, o complexo de troponina confina cada molécula de tropomiosina à região externa do sulco entre os filamentos de actina F e previne a interação de miosina e actina inibindo a formação de pontes cruzadas entre essas proteínas. O estado inibitório de repouso é rapidamente transformado pelo aumento de 100 vezes na concentração de Ca^{2+} intracelular (para 10^{-5} M) que ocorre como consequência da despolarização sarcolemal, que abre canais de Ca^{2+} tipo L e T, permite o influxo de Ca^{2+} do espaço extracelular e estimula a liberação de Ca^{2+} do RS.

A ligação do Ca^{2+} à troponina C estimula várias mudanças na conformação química das proteínas reguladoras, que resultam na exposição do sítio de ligação da miosina na molécula de actina. A abertura do local de ligação à miosina permite que ocorram a formação de ponte cruzada e a contração.

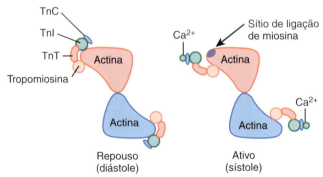

Fig. 4.2 A ilustração esquemática transversal demonstra a relação estrutural entre o complexo troponina-tropomiosina e o filamento de actina em condições de repouso (i.e., diástole) e após ligação de Ca^{2+} (i.e., sístole). A ligação de Ca^{2+} produz um deslocamento conformacional no complexo troponina-tropomiosina em direção ao sulco entre as moléculas de actina, expondo o sítio de ligação da miosina à actina. *TnC*, troponina C; *TnI*, troponina I; *TnT*, troponina T. (De Katz AM. *Physiology of the Heart*. 3rd ed. Philadelphia: Lippincott Williams & Wilkins, 2001.)

O CICLO CARDÍACO

Uma ilustração esquemática do ciclo cardíaco é útil para demonstrar as séries altamente coordenadas e temporalmente relacionadas de eventos elétricos, mecânicos e valvulares que ocorrem com a contração e o relaxamento das câmaras cardíacas (Fig. 4.3). Um único ciclo cardíaco ocorre em 0,8 s em uma frequência cardíaca de 75 batimentos/minuto. A despolarização síncrona do miocárdio de VD e VE (como indicado pelo complexo QRS do eletrocardiograma) inicia a contração e produz um rápido aumento da pressão nessas câmaras (i.e., sístole). O fechamento das valvas tricúspide e mitral ocorre quando as pressões de VD e VE excedem as pressões atriais correspondentes e causam a primeira bulha cardíaca (S_1).

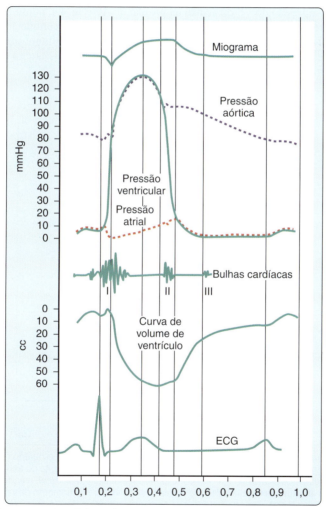

Fig. 4.3 Ilustração original de Carl Wiggers, representando os eventos elétricos, mecânicos e audíveis do ciclo cardíaco, incluindo eletrocardiograma; formas de onda das pressões aórtica, ventricular esquerda e atrial esquerda; forma de onda do volume ventricular esquerdo; e bulhas cardíacas associadas ao fechamento da válvula mitral e aórtica. (De Wiggers CJ: The Henry Jackson Memorial Lecture. Dynamics of ventricular contraction under abnormal conditions. *Circulation*. 1952;5:321-348.)

Diagramas de Pressão e Volume

Um gráfico bidimensional, dependente do tempo, da pressão e do volume contínuos do VE ao longo de um único ciclo cardíaco, cria um diagrama de espaço de fase, que é útil para a análise da função sistólica e da função diastólica do VE no coração em ejeção (Fig. 4.4).

O ciclo cardíaco começa no final da diástole (Fig. 4.4, ponto A). Um aumento abrupto da pressão do VE em volume constante do VE ocorre durante a contração isovolumétrica. A abertura da válvula aórtica ocorre quando a pressão do VE excede a pressão da aorta (Fig. 4.4, ponto B) e a ejeção começa. O volume do VE diminui rapidamente conforme o sangue é ejetado do VE para a aorta e para os grandes vasos proximais. Quando a pressão do VE declina abaixo da pressão aórtica no final da ejeção, a válvula aórtica fecha (Fig. 4.4, ponto C). Esse evento é imediatamente seguido por um rápido declínio na pressão do VE na ausência de alterações no volume de VE (i.e., relaxamento isovolumétrico). A válvula mitral abre quando a pressão do VE cai abaixo da pressão do AE (Fig. 4.4, ponto D), iniciando o enchimento do VE. O diagrama de pressão e volume do VE é completado conforme o VE reabastece seu volume para a próxima contração concomitante com aumentos relativamente pequenos na pressão durante o enchimento inicial, a diástase e a sístole do AE.

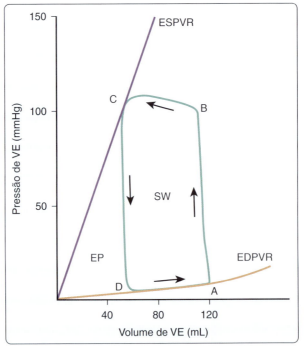

Fig. 4.4 Como mostrado no diagrama de pressão-volume do ventrículo esquerdo *(VE)* em estado de equilíbrio dinâmico, o ciclo cardíaco prossegue em uma direção dependente do tempo, no sentido anti-horário *(setas)*. Os pontos A, B, C e D correspondem à diástole final do VE (i.e., fechamento da valva mitral), à abertura da válvula aórtica, à sístole final do VE (i.e., fechamento da válvula aórtica) e à abertura da valva mitral, respectivamente. Os segmentos AB, BC, CD e DA representam contração isovolumétrica, ejeção, relaxamento isovolumétrico e enchimento, respectivamente. O ventrículo esquerdo é obrigado a operar dentro dos limites das relações de pressão e volume sistólica final e diastólica final (ESPVR e EDPVR, respectivamente). A área inscrita pelo diagrama de pressão e volume do VE representa o impulso apical *(SW)* (i.e., energia cinética) realizado durante o ciclo cardíaco. A área à esquerda do diagrama de pressão e volume do VE entre a ESPVR e a EDPVR é a energia potencial restante *(EP)* do sistema. A soma de SW e EP é a área de pressão e volume.

O diagrama de pressão e volume de VE no estado de equilíbrio fornece vantagens sobre os gráficos temporais das formas de onda individuais de pressão e volume do VE ao identificar eventos cardíacos maiores sem correlação eletrocardiográfica (p. ex., abertura ou fechamento da válvula aórtica ou mitral) ou ao avaliar alterações agudas nas condições de carga do VE. Por exemplo, os volumes diastólico final e sistólico final podem ser imediatamente reconhecidos como os cantos inferior direito (ponto A) e superior esquerdo (ponto C) do diagrama, respectivamente, permitindo o cálculo rápido do volume sistólico (VS) e da fração de ejeção (FE). O movimento do lado direito do diagrama de pressão e volume para a direita é característico de um aumento na pré-carga concomitante com um VS maior, enquanto um aumento na pós-carga faz com que o diagrama de pressão e volume fique mais alto (i.e., maior pressão de VE) e mais estreito (i.e., diminuição de VS). A área do diagrama define precisamente o trabalho de volume e pressão do VE (i.e., energia cinética) para um único ciclo cardíaco.

Tão ilustrativo quanto um único diagrama de volume e pressão de VE pode ser para obter informações fisiológicas básicas, as mudanças dinâmicas de uma série desses diagramas de pressão e volume do VE ocorrendo durante uma alteração aguda na carga do VE ao longo de vários ciclos cardíacos consecutivos fornecem informações únicas sobre a função sistólica e a função diastólica do VE.

A análise de pressão e volume fornece uma ilustração útil da fisiopatologia da disfunção sistólica ou da disfunção diastólica de VE como causas subjacentes da insuficiência cardíaca. Por exemplo, uma diminuição na inclinação da relação de pressão e volume sistólico final (ESPVR – end-systolic pressure-volume relationship) indica que ocorreu uma redução na contratilidade miocárdica. Essa observação é consistente com a disfunção sistólica de VE pura. O evento com frequência é acompanhado por uma dilatação compensatória do VE (i.e., movimento do diagrama de pressão e volume para a direita) ao longo de uma relação de pressão e volume diastólica final normal (EDPVR – end-diastolic pressure-volume relationship) (Fig. 4.5). O aumento da pré-carga pode preservar VS e débito cardíaco (DC), mas ocorre ao custo de maior enchimento do VE e de pressões venosas pulmonares. Em contraste, um aumento na EDPVR denota uma redução na complacência do VE, de tal forma que a pressão diastólica do VE é maior em cada volume do VE. Nessas circunstâncias,

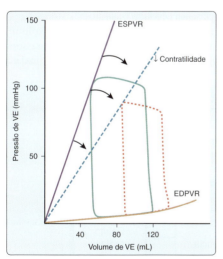 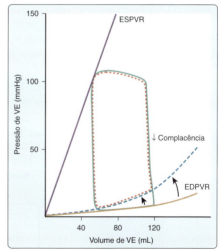

Fig. 4.5 Ilustrações esquemáticas das alterações no diagrama de pressão e volume do VE em estado de equilíbrio dinâmico produzidas por uma redução na contratilidade miocárdica, como indicado por uma diminuição na inclinação da ESPVR (à esquerda), e uma diminuição na complacência do VE, como indicado por um aumento na posição da EDPVR (à direita). Os diagramas enfatizam que a insuficiência cardíaca pode resultar de disfunção sistólica de disfunção diastólica do VE independentemente. EDPVR, relação de pressão e volume diastólica final; ESPVR, relação de pressão e volume sistólica final; VE, ventricular esquerdo.

a contratilidade miocárdica pode permanecer relativamente normal (i.e., a ESPVR não muda), mas as pressões de enchimento do VE estão elevadas, produzindo congestão venosa pulmonar e sintomas clínicos (Fig. 4.5). A depressão simultânea da ESPVR e a elevação da EDPVR indicam disfunções sistólica e diastólica do VE.

DETERMINANTES DO DESEMPENHO DA BOMBA

Do ponto de vista clínico, a função sistólica do VE é mais frequentemente quantificada usando-se o DC (i.e., produto de frequência cardíaca e VS) e a FE. Essas variáveis dependem das propriedades contráteis intrínsecas do miocárdio do VE, da quantidade de sangue que a câmara contém imediatamente antes do início da contração (i.e., pré-carga) e da resistência externa ao esvaziamento com o qual ela é confrontada (i.e., pós-carga). As interações entre pré-carga, pós-carga e contratilidade miocárdica estabelecem o VS gerado durante cada ciclo cardíaco (Fig. 4.6). Quando combinadas com a frequência cardíaca e o ritmo, a pré-carga, a pós-carga e a contratilidade miocárdica determinam o volume de sangue que o VE pode bombear por minuto (i.e., DC), assumindo retorno venoso adequado.

Pré-carga

A pré-carga é mais frequentemente definida como o volume de sangue contido dentro de cada câmara na sua diástole final. Esse volume sanguíneo estabelece efetivamente o comprimento de cada miócito imediatamente antes da contração isovolumétrica e está relacionado ao estresse da parede diastólico final do VE.

A pré-carga do VE pode ser estimada usando-se uma variedade de outros métodos, cada um dos quais tendo limitações inerentes (Fig. 4.7). A pressão diastólica final do VE pode ser medida invasivamente no laboratório de cateterismo cardíaco ou durante a cirurgia avançando-se um cateter preenchido por fluido ou com ponta de transdutor de pressão a partir da aorta através da válvula aórtica ou através do AE e da válvula mitral para a câmara do VE. A pressão diastólica final do VE está relacionada ao volume diastólico final com base em EDPVR não linear e pode não quantificar com precisão o volume diastólico final.

Os anestesiologistas cardíacos comumente usam várias outras estimativas do volume diastólico final do VE que dependem de medidas obtidas acima do VE, incluindo pressões de AE média, oclusão capilar pulmonar (em cunha), diastólica pulmonar, diastólica final do

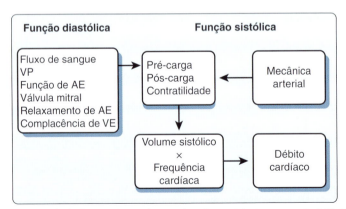

Fig. 4.6 Fatores principais que determinam a função ventricular esquerda *(VE)* diastólica *(à esquerda)* e sistólica *(à direita)*. Fluxo de sangue venoso pulmonar *(VP)*, função atrial esquerda *(AE)*, integridade da válvula mitral, relaxamento de AE e complacência de VE combinam-se para determinar a pré-carga do VE.

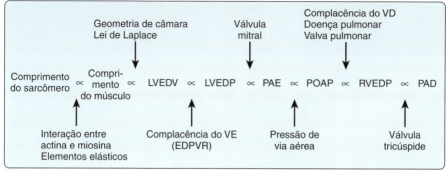

Fig. 4.7 Vários fatores influenciam as estimativas experimentais e clínicas de comprimento de sarcômero como um índice puro de pré-carga do miócito ventricular esquerdo *(VE)* contraindo. *EDPVR*, relação de pressão e volume diastólica final; *LVEDP*, pressão diastólica final ventricular esquerda; *LVEDV*, volume diastólico final ventricular esquerdo; *PAD*, pressão atrial direita; *PAE*, pressão atrial esquerda; *POAP*, pressão de oclusão de artéria pulmonar; *RVEDP*, pressão diastólica final ventricular direita; *VD*, ventricular direito.

QUADRO 4.1 Índices de Pós-carga Ventricular Esquerda

Impedância de influxo aórtico (magnitude e espectros de fase)
Parâmetros de Windkessel
    Impedância aórtica característica (Z_c)
    Complacência arterial total (C)
    Resistência arterial total (R)
Pressão sistólica final
Estresse da parede sistólica final
Elastância arterial efetiva (E_a)
Resistência vascular sistêmica

VD e AD (venosa central). Essas estimativas do volume diastólico final do VE são afetadas pela integridade funcional das estruturas que separam cada local de medida do VE.

A correlação entre volume diastólico final do VE, pressão de oclusão da artéria pulmonar e pressão de AD é notoriamente baixa em pacientes com comprometimento da função sistólica do VE e a medição de pressões a montante do VE pode ter utilidade clínica limitada na avaliação da pré-carga do VE nessas circunstâncias.

Pós-carga

A pós-carga é a carga adicional à qual o músculo cardíaco é submetido imediatamente após o início de uma contração (Quadro 4.1). A impedância à ejeção do VE ou do VD pelas propriedades mecânicas da vasculatura arterial sistêmica ou pulmonar fornece a base para a definição de pós-carga *in vivo*.

As forças mecânicas às quais o VE é submetido durante a ejeção podem ser usadas para definir a sua pós-carga. Aumentos na pressão do VE e na espessura da parede ocorrem durante a contração isovolumétrica e são acompanhados por grande redução no volume de VE (i.e., raio) após a abertura da válvula aórtica.

Quatro componentes principais medeiam a pós-carga do VE no sistema cardiovascular intacto:

1. Propriedades físicas de vasos sanguíneos arteriais (p. ex., diâmetro, comprimento, elasticidade, número de ramos).
2. Estresse da parede do VE, que é determinado pelo desenvolvimento de pressão do VE e pelas mudanças geométricas em sua câmara necessárias para produzi-lo.
3. Resistência arterial total, que é determinada principalmente pelo tônus do músculo liso arteriolar.
4. Volume e propriedades físicas do sangue (p. ex., reologia, viscosidade, densidade).

Contratilidade Miocárdica

Quantificar a contratilidade miocárdica no coração intacto é um problema desafiador. A quantificação da contratilidade do VE permitiria que os anestesiologistas cardíacos avaliassem de forma confiável os efeitos de intervenções farmacológicas ou processos patológicos na função sistólica do VE.

Relações de Pressão e Volume Sistólico Final

Como o VE é uma câmara elástica, a relação entre sua pressão e seu volume pode ser descrita em termos de elastância variável no tempo (i.e., relação entre pressão e volume) durante o ciclo cardíaco (Quadro 4.2). A elastância do VE aumenta durante a sístole à medida que

QUADRO 4.2 Índices de Contratilidade Ventricular Esquerda

Análise de Pressão e Volume

Relação de pressão e volume sistólica final (E_{es})
Relação de volume diastólico final e impulso apical (M_{SW})

Contração Isovolumétrica

dP/dt_{max}
$dP/dt_{max}/50$
$dP/dt_{max}/P$
Relação de volume diastólico final e dP/dt_{max} (dE/dt_{max})

Fase de Ejeção

Volume sistólico
Débito cardíaco
Fração de ejeção
Alteração de área fracional
Encurtamento fracional
Espessamento da parede
Velocidade de encurtamento

Poder Ventricular

PWR_{max}
PWR_{max}/EDV^2

dE/dt_{max}, inclinação da relação entre volume diastólico final e dP/dt_{max}; dP/dt_{max}, taxa máxima de aumento da pressão ventricular esquerda; E_{es}, elastância sistólica final; M_{SW}, inclinação da relação entre volume diastólico final e impulso apical; P, pressão ventricular esquerda de pico; PWR_{max}, poder ventricular esquerdo máximo (produto de pressão aórtica e fluxo de sangue); VDF, volume diastólico final.

a sua pressão aumenta e o seu volume diminui. A elastância máxima do VE (E_{max}) ocorre no final da sístole ou muito próximo dele, na maioria das vezes correspondendo ao canto superior esquerdo do diagrama de pressão e volume do VE em estado de equilíbrio dinâmico. Analogamente, a elastância mínima do VE é observada no final da diástole (ver Fig. 4.4).

A inclinação (i.e., E_{es}) da ESPVR é um índice quantitativo do estado contrátil do VE que incorpora a pós-carga porque a análise é conduzida no final da sístole (Fig. 4.8). Um aumento ou uma diminuição na magnitude de E_{es} produzidos por um medicamento ino-

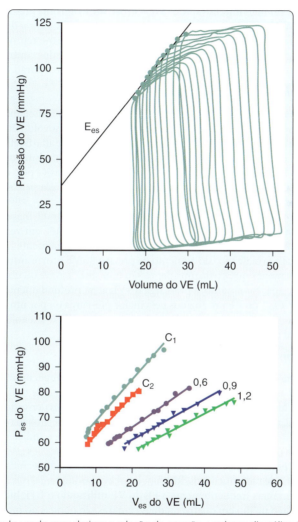

Fig. 4.8 Método usado para derivar a relação de pressão e volume diastólico final ventricular esquerdo *(VE)* (ESPVR) a partir de uma série de diagramas de pressão e volume de VE, carregados diferencialmente e gerados por oclusão abrupta da veia cava inferior em um coração canino *in vivo*. *Painel superior:* A proporção de pressão e volume de elastância máxima (E_{max}) para cada diagrama de pressão e volume é identificada *(canto superior esquerdo)* e uma análise de regressão linear é usada para definir a inclinação ou elastância sistólica final (E_{es}) e o volume interceptado de ESPVR. *Painel inferior:* Os efeitos do isoflurano (0,6, 0,9 e 1,2: concentrações alveolares mínimas) em ESPVR são exibidos. C_1, Controle 1 (antes de isoflurano); C_2, controle 2 (após isoflurano); P_{es}, pressão sistólica final do VE; V_{es}, volume sistólico final de VE. (Modificada de Hettrick DA, Pagel PS, Warltier DC. Desflurane, sevoflurane, and isoflurane impair canine left ventricular-arterial coupling and mechanical efficiency, *Anesthesiology.* 1996;85:403-413.)

trópico positivo ou negativo (p. ex., dobutamina ou esmolol), respectivamente, quantificam a mudança correspondente na contratilidade que ocorreu no VE.

Relações de Volume Diastólico Final e Impulso Apical

Estudos iniciais definiram uma relação fundamental entre o desempenho da bomba do VE (p. ex., DC) e a pré-carga determinada usando índices indiretos de preenchimento do VE (p. ex., pressão venosa central). Nessa estrutura familiar, o movimento de uma curva de função do VE para cima ou para a esquerda indicava que um aumento no estado contrátil ocorrerá porque o VE foi capaz de gerar mais impulso apical (SW – stroke work) em uma pré-carga equivalente.

A relação SW-V_{ed} oferece várias vantagens sobre a ESPVR para a determinação da contratilidade de VE ou VD. A relação SW-V_{ed} é altamente linear e reprodutível em uma ampla variedade de condições de carga, pressões arteriais e estados contráteis, porque os dados de pressão e volume do VE de todo o ciclo cardíaco são incorporados ao seu cálculo.

Índices Isovolumétricos de Contratilidade

A taxa máxima de aumento da pressão do VE (dP/dt_{max}) é o índice mais comumente derivado do estado contrátil global do VE durante a contração isovolumétrica. A determinação precisa de dP/dt_{max} do VE requer uma medição invasiva de alta-fidelidade da pressão contínua do VE e geralmente é realizada no laboratório de cateterismo cardíaco. O valor de dP/dt_{max} do VE também pode ser estimado de forma não invasiva pelo ecocardiograma transesofágico (ETE) em pacientes submetidos a cirurgia cardíaca pela análise da forma de onda de regurgitação mitral por Doppler em onda contínua.

A dP/dt_{max} do VE é sensível a alterações agudas no estado contrátil, mas é provavelmente mais útil ao quantificar alterações direcionais na contratilidade em vez de estabelecer um valor absoluto de linha de base. A dP/dt_{max} do VE é essencialmente independente da pós-carga porque a taxa de pico do aumento da pressão do VE ocorre antes da abertura da válvula aórtica, a menos que exista uma depressão miocárdica grave ou uma vasodilatação arterial pronunciada. No entanto, a pré-carga do VE afeta profundamente a dP/dt_{max} e os aumentos na dP/dt_{max} do VE produzidos pela maior pré-carga ou por um estado contrátil intensificado são virtualmente indistinguíveis. A massa do VE, o tamanho da câmara e a valvopatia mitral ou aórtica também afetam a dP/dt_{max} do VE.

Índices de Contratilidade da Fase de Ejeção

A avaliação do grau (p. ex., FE, VS) ou da taxa (p. ex., velocidade de encurtamento) da ejeção do VE forma a base de todos os índices de fase de ejeção atualmente utilizados do estado contrátil do VE, incluindo os novos parâmetros ecocardiográficos derivados de imagem de Doppler tecidual, relações de estresse e deformação miocárdica, tecnologia de rastreamento de pontos e colorcinese endocárdica. Do ponto de vista clínico, o índice mais comum de fase de ejeção da contratilidade do VE é a FE, para o qual FE = $V_{ed} – V_{es}/V_{ed}$.

A FE do VE pode ser calculada usando-se uma variedade de técnicas não invasivas (p. ex., angiografia de radionuclídeos, RM funcional, ecocardiograma). Os anestesiologistas cardíacos medem mais frequentemente a FE do VE utilizando o ETE bidimensional. As imagens do esôfago médio em quatro ou duas câmaras são obtidas no final da sístole e na diástole final do VE. Elas são subsequentemente analisadas aplicando-se a regra de discos de Simpson, que define o volume como a soma de uma série finita de cilindros de vários diâmetros e de várias espessuras (Fig. 4.9).

Dois parâmetros intimamente relacionados, encurtamento fracional (EF) e alteração na área fracional (AAF), são frequentemente calculados como medidas substitutas da FE do VE no plano do eixo curto mesopapilar usando imagens obtidas no final da sístole e no final da diástole. O EF é calculado a partir de medidas endocárdicas do diâmetro da parede anteroposterior (ou septolateral) como EF = $D_{ed} – D_{es}/D_{ed}$, em que D_{ed} e D_{es} são os diâmetros do endocárdio diastólico final e do endocárdio sistólico final, respectivamente (Fig. 4.10).

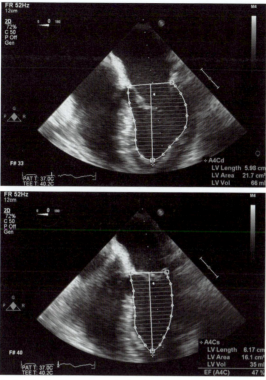

Fig. 4.9 Cálculo da fração de ejeção a partir das imagens de quatro câmaras no esôfago médio obtidas em diástole final *(à esquerda)* ventricular esquerda (VE) e sístole final *(à direita)* usando a regra de Simpson. Após a borda endocárdica do VE ser identificada em cada imagem, o programa gera uma série de finos discos cilíndricos *(linhas brancas paralelas)* e determina o volume com base na sua soma. A fração de ejeção do VE é então calculada usando a fórmula-padrão. Nesse exemplo, a fração de ejeção do VE é 47%.

A AAF pode ser determinada pelas mesmas imagens de eixo curto mesopapilares, traçando-se manualmente as bordas endocárdicas (com os músculos papilares mais frequentemente excluídos) no final da sístole e no final da diástole. O programa de computador integra automaticamente as áreas sistólica final e diastólica final e a AAF é calculada.

AVALIAÇÃO DA FUNÇÃO DIASTÓLICA

A diástole do VE engloba uma sequência complicada de eventos heterogêneos temporalmente relacionados (Fig. 4.6) e nenhum índice único de função diastólica do VE pode descrever de modo abrangente esse período do ciclo cardíaco ou identificar seletivamente pacientes com maior risco de desenvolver sinais e sintomas clínicos de insuficiência cardíaca resultante de anormalidades no preenchimento. A maioria dos índices de função diastólica do VE depende da frequência cardíaca, das condições de carga e da contratilidade miocárdica.

Apesar das dificuldades inerentes, a natureza crucial da função diastólica do VE é enfatizada pela observação impressionante de que até 50% dos pacientes com insuficiência cardíaca não apresentam uma redução substancial na FE do VE. Esta *insuficiência cardíaca com fração de ejeção normal* (IC_nFE), anteriormente denominada *insuficiência cardíaca diastólica*, ocorre mais frequentemente em mulheres idosas com hipertensão essencial mal controlada, obesidade, insuficiência renal, anemia, desconcicionamento geral ou fibrilação

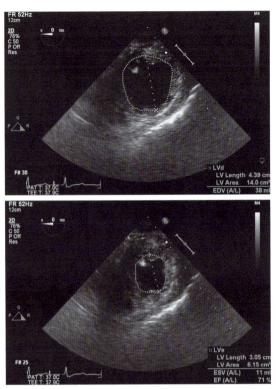

Fig. 4.10 Cálculo da alteração da área fracional (AAF) e do encurtamento fracional (EF) a partir das imagens do eixo curto mesopapilar ventricular esquerdo (VE), obtidas em diástole final (à esquerda) e sístole final (à direita). A borda endocárdica do VE é manualmente traçada (excluindo os músculos papilares). O programa integra a área inscrita e determina o diâmetro da câmara do VE. Neste exemplo, a AAF é 69% e a EF é 59%.

atrial. Muitos desses fatores de risco contribuem para o desenvolvimento progressivo de hipertrofia do VE e fibrose que afeta adversamente as características de enchimento do VE, aumentando o risco de insuficiência cardíaca.

A fisiopatologia da IC_nFE parece ser multifatorial e envolve relaxamento tardio do VE, redução da complacência e rigidez ventricular-arterial anormal. Independentemente da causa subjacente (Quadro 4.3), a disfunção diastólica é uma característica onipresente da IC_nFE. A disfunção diastólica é identificada uniformemente em todos os pacientes com insuficiência cardíaca resultante da disfunção sistólica do VE. A gravidade da disfunção diastólica do VE e sua resposta à terapia médica são importantes determinantes da tolerância ao exercício e da mortalidade em pacientes com insuficiência cardíaca, independentemente da disfunção sistólica concomitante do VE.

Do ponto de vista do anestesiologista cardíaco, a disfunção diastólica do VE tem implicações significativas na determinação da resposta do VE às alterações agudas nas condições de carga que ocorrem durante e após a cirurgia. Por exemplo, a circulação extracorpórea exacerba temporariamente a disfunção diastólica do VE preexistente em pacientes cirúrgicos cardíacos. Os anestésicos voláteis e intravenosos alteram as propriedades de relaxamento e preenchimento do VE no coração normal e com insuficiência cardíaca. A avaliação da existência e da gravidade da disfunção diastólica do VE permanece um objetivo importante no manejo de pacientes submetidos à cirurgia cardíaca.

QUADRO 4.3	*Causas Comuns de Disfunção Diastólica Ventricular Esquerda*

Idade > 60 anos
Isquemia miocárdica aguda (suprimento ou demanda)
Atordoamento do miocárdio, hibernação ou infarto
Remodelagem ventricular após infarto
Hipertrofia por sobrecarga de pressão (p. ex., estenose aórtica, hipertensão)
Hipertrofia por sobrecarga de volume (p. ex., regurgitação aórtica ou mitral)
Cardiomiopatia obstrutiva hipertrófica
Cardiomiopatia dilatada
Cardiomiopatia restritiva (p. ex., amiloidose, hemocromatose)
Doenças pericárdicas (p. ex., tamponamento, pericardite constritiva)

FORÇAS PERICÁRDICAS

O pericárdio é um saco que envolve o coração, os grandes vasos proximais, as veias cavas distais e as veias pulmonares. A superfície lisa do pericárdio visceral, combinada com a lubrificação fornecida por 15 a 35 mL de líquido pericárdico (i.e., ultrafiltrado de plasma, fluido intersticial miocárdico e uma pequena quantidade de linfa) e fosfolipídeos surfactantes, reduz o atrito e facilita o movimento cardíaco normal durante a sístole e a diástole.

O pericárdio também atua como uma barreira mecânica que separa o coração de outras estruturas mediastinais e limita o deslocamento anormal do coração através de seus anexos inferiores (i.e., diafragmáticos) e superiores (i.e., grandes vasos). A camada fibrosa do pericárdio parietal determina a relação de pressão e volume pericárdico em forma de J (Fig. 4.11), que indica que o pericárdio é substancialmente menos complacente do que o miocárdio do VE. Como resultado dessa falta de elasticidade, o pericárdio tem reserva de volume muito limitada e é capaz de acomodar apenas um pequeno aumento no volume antes que um grande aumento na pressão ocorra.

A pressão pericárdica é geralmente subatmosférica (variação de −5 a 0 mmHg), varia com as alterações da pressão intratorácica e produz pouco ou nenhum efeito mecânico em um coração normal em condições euvolêmicas. Em vez disso, o pericárdio exerce uma força restritiva crítica sobre o enchimento de todas as quatro câmaras cardíacas, sendo o efeito exagerado durante a compressão pericárdica (p. ex., tamponamento, pericardite constritiva) ou durante aumentos agudos na dimensão da câmara (p. ex., carga de volume).

A contenção pericárdica é mais aparente nos átrios de paredes mais finas e no VD e é o principal determinante da pressão diastólica e do volume dessas câmaras. O pericárdio resiste a novos aumentos no tamanho atrial e da câmara do VD durante a reposição de volume e a pressão dentro dessas câmaras aumenta mais rapidamente do que o previsto com base apenas na elasticidade miocárdica.

O pericárdio desempenha um papel essencial na interdependência ventricular (i.e., influência da pressão e do volume de um ventrículo sobre o comportamento mecânico do outro). O pericárdio restringe o VE e o VD da mesma forma, apesar das diferenças inerentes à complacência entre as câmaras. Um aumento no tamanho do VD (p. ex., isquemia, sobrecarga de volume) faz com que a pressão pericárdica aumente, reduzindo a complacência do VE e restringindo o seu enchimento. Da mesma forma, a distensão aguda do VE (p. ex., a aplicação de uma pinça de oclusão da aorta) invade o VD e limita o preenchimento do VD.

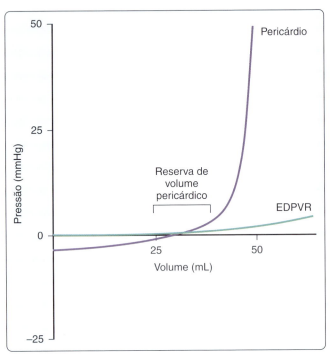

Fig. 4.11 A relação de pressão e volume do pericárdio comparada com a relação de pressão e volume diastólico final ventricular esquerdo *(EDPVR)*. Grandes aumentos na pressão pericárdica ocorrem após o volume de reserva ser excedido.

A evidência da interação ventricular diastólica é prontamente aparente utilizando a ecocardiografia com onda pulsada para determinar as mudanças no enchimento do VD e do VE durante a ventilação espontânea. A inspiração diminui a pressão intratorácica, aumenta o retorno venoso e causa modesta distensão do VD. Esses efeitos reduzem levemente o enchimento do VE pela diminuição da complacência da câmara, resultando em pequenos declínios na pressão arterial média e no DC. Durante a expiração, o enchimento do VD é atenuado e o enchimento do VE é aumentado. A compressão das câmaras ventriculares durante o tamponamento pericárdico ou a pericardite constritiva exacerba acentuadamente essas alterações respiratórias no enchimento do VD e do VE. A manutenção da ventilação espontânea é crucial nessas circunstâncias, pois a pressão intratorácica negativa preserva o retorno venoso em algum grau, enquanto a instituição de ventilação com pressão positiva pode causar rapidamente um colapso cardiovascular, limitando profundamente o retorno venoso.

LEITURAS SUGERIDAS

Borlaug BA, Kass DA. Ventricular-vascular interaction in heart failure. *Heart Fail Clin.* 2008;4:23-26.
Burkhoff D, Mirsky I, Suga H. Assessment of systolic and diastolic ventricular properties via pressure-volume analysis: a guide for clinical, translational, and basic researchers. *Am J Physiol Heart Circ Physiol.* 2005;289:H501-H512.
Cowie B, Kluger R, Kalpokas M. Left ventricular volume and ejection fraction assessment with transoesphageal echocardiography: 2D vs 3D imaging. *Br J Anaesth.* 2013;110:201-206.
Dorosz JL, Lezotte DC, Weitzenkamp DA, et al. Performance of 3-dimensional echocardiography in measuring left ventricular volumes and ejection fraction: a systematic review and meta-analysis. *J Am Coll Cardiol.* 2012;59:1799-1808.

Gaasch WH, Zile MR. Left ventricular diastolic dysfunction and diastolic heart failure. *Annu Rev Med.* 2004;55:373-394.

Grossman W. Diastolic dysfunction and congestive heart failure. *Circulation.* 1990;81(2 suppl):III1-III7.

Katz AM. Influence of altered inotropy and lusitropy on ventricular pressure-volume loops. *J Am Coll Cardiol.* 1988;11:438-445.

Kitzman DW, Little WC, Brubaker PH, et al. Pathophysiological characterization of isolated diastolic heart failure in comparison to systolic heart failure. *JAMA.* 2002;288:2144-2150.

Little WC, Downes TR. Clinical evaluation of left ventricular diastolic performance. *Prog Cardiovasc Dis.* 1990;32:273-290.

Maeder MT, Kaye DM. Heart failure with normal left ventricular ejection fraction. *J Am Coll Cardiol.* 2009;53:905-918.

Meris A, Santambrogio L, Casso G, et al. Intraoperative three-dimensional versus two-dimensional echocardiography for left ventricular assessment. *Anesth Analg.* 2014;118:711-720.

Sagawa K. The end-systolic pressure-volume relation of the ventricle: definition, modifications and clinical use. *Circulation.* 1981;63:1223-1227.

Sidebotham DA, Allen SJ, Gerber IL, et al. Intraoperative transesophageal echocardiography for surgical repair of mitral regurgitation. *J Am Soc Echocardiogr.* 2014;27:345-366.

Solaro RJ, Rarick HM, Troponin tropomyosin. Proteins that switch on and tune in the activity of cardiac myofilaments. *Circ Res.* 1998;83:471-480.

Pagel PS, Kehl F, Gare M, et al. Mechanical function of the left atrium: new insights based on analysis of pressure-volume relations and Doppler echocardiography. *Anesthesiology.* 2003;98:975-994.

Pagel PS, Nijhawan N, Warltier DC. Quantitation of volatile anesthetic-induced depression of myocardial contractility using a single beat index derived from maximal ventricular power. *J Cardiothorac Vasc Anesth.* 1993;7:688-695.

Paulus WJ, Tschope C, Sanderson JE, et al. How to diagnose diastolic heart failure: a consensus statement on the diagnosis of heart failure with normal left ventricular ejection fraction by the Heart Failure and Echocardiography Associations of the European Society of Cardiology. *Eur Heart J.* 2007;28:2539-2550.

Rakowski H, Appleton C, Chan KL, et al. Canadian consensus recommendations for the measurement and reporting of diastolic dysfunction by echocardiography: from the Investigators of Consensus on Diastolic Dysfunction by Echocardiography. *J Am Soc Echocardiogr.* 1996;9:736-760.

Rayment I, Holden HM, Whittaker M. Structure of the actin-myosin complex and its implications for muscle contraction. *Science.* 1993;261:58-65.

Zile MR, Baicu CF, Gaasch WH. Diastolic heart failure—abnormalities in active relaxation and passive stiffness of the left ventricle. *N Engl J Med.* 2004;350:1953-1959.

Capítulo 5

Fisiologia Coronária e Aterosclerose

Benjamin Hibbert, MD, PhD • Howard J. Nathan, MD • Trevor Simard, MD • Edward R. O'Brien, MD

Pontos-chave

1. Para cuidar de pacientes com doença arterial coronariana no perioperatório com segurança, o clínico deve entender como funciona a circulação coronariana na saúde e na doença.
2. O endotélio coronário modula o fluxo sanguíneo miocárdico, produzindo fatores que relaxam ou contraem a musculatura lisa vascular subjacente.
3. As células endoteliais vasculares ajudam a manter a fluidez do sangue elaborando substâncias anticoagulantes, fibrinolíticas e antiplaquetárias.
4. Uma das primeiras alterações na doença arterial coronariana, precedendo o aparecimento de estenoses, é a perda das funções vasorreguladoras e antitrombóticas do endotélio.
5. Embora a ativação simpática aumente a demanda miocárdica de oxigênio, a ativação dos receptores α-adrenérgicos causa vasoconstrição coronária.
6. É improvável que uma substância sozinha (p. ex., adenosina) forneça a associação entre o metabolismo do miocárdio e o fluxo sanguíneo do miocárdio sob uma variedade de condições.
7. À medida que a pressão de perfusão coronária diminui, as camadas internas do miocárdio mais próximas da cavidade ventricular esquerda são as primeiras a se tornarem isquêmicas e apresentarem comprometimento do relaxamento e da contração.
8. A progressão de uma lesão aterosclerótica é semelhante ao processo de cicatrização de feridas.
9. A terapia de diminuição de lipídeos pode ajudar a restaurar a função endotelial e a prevenir eventos coronarianos.

Ao cuidar de pacientes com doença arterial coronariana (ADAC), o anestesiologista deve prevenir ou minimizar a isquemia miocárdica mantendo condições ótimas para a perfusão do coração. Esse objetivo pode ser alcançado apenas com a compreensão dos muitos fatores que determinam o fluxo sanguíneo miocárdico, tanto na saúde quanto na doença.

⊞ ANATOMIA E FISIOLOGIA DOS VASOS SANGUÍNEOS

A vasculatura coronariana é tradicionalmente dividida em três grupos funcionais: (1) vasos de grande condutância visíveis na angiografia coronária, que oferecem pouca resistência ao fluxo sanguíneo; (2) vasos de pequena resistência, variando em tamanho de aproximadamente 250 nm a 10 μm de diâmetro; e (3) veias. Embora se ensinasse que as arteríolas (vasos pré-capilares < 50 μm de tamanho) são responsáveis pela maior parte da resistência coronária, estudos indicam que, sob condições de repouso, 45% a 50% da resistência vascular coronariana total reside em vasos maiores que 100 µm de diâmetro. A razão pode ser, em parte, o comprimento relativamente grande das pequenas artérias.

Parede de Artéria Normal

O lúmen arterial é revestido por uma monocamada de células endoteliais que recobre as células musculares lisas. A camada interna das células musculares lisas, conhecida como a íntima, é circunscrita pela lâmina elástica interna. Entre a lâmina elástica interna e a lâmina elástica externa há outra camada de células musculares lisas, a média. Fora da lâmina elástica externa há uma adventícia esparsamente povoada por células, mas que consiste em matriz extracelular complexa (principalmente fibras de colágeno e elastina) e em microvasos que compõem os vasos dos vasos.

Endotélio

Embora o endotélio vascular já tenha sido considerado um revestimento inerte para os vasos sanguíneos, ele é mais precisamente caracterizado como um órgão de distribuição muito ativo e com muitas funções biológicas. Ele tem capacidades sintéticas e metabólicas e contém receptores para uma variedade de substâncias vasoativas.

Fatores Relaxantes Derivados do Endotélio

A primeira substância endotelial vasoativa a ser descoberta foi a prostaciclina (PGI_2), um produto da via da cicloxigenase do metabolismo do ácido araquidônico (Fig. 5.1 e Quadro 5.1). A produção de PGI_2 é ativada por força de cisalhamento, pulsatilidade do fluxo, hipoxia e uma variedade de mediadores vasoativos. Na produção, ela deixa a célula endotelial e age no ambiente local para causar relaxamento do músculo liso subjacente ou inibir a agregação plaquetária. Ambas as ações são mediadas pela estimulação da adenililciclase na célula-alvo para produzir monofosfato cíclico de adenosina (cAMP).

Foi demonstrado que muitos estímulos fisiológicos causam vasodilatação por meio do estímulo da liberação de uma molécula não prostanoide, difusível, lábil, denominada *fator relaxante derivado do endotélio* (EDRF – endothelium-derived relaxing factor), agora conhecida como óxido nítrico (NO – nitric oxide). O NO é uma molécula lipofílica muito pequena, que pode facilmente se difundir por meio das membranas biológicas e para o citosol das células vizinhas. A meia-vida da molécula é inferior a 5 segundos, de modo que apenas o ambiente local pode ser afetado. O NO é sintetizado a partir do aminoácido L-arginina pela NO sintase (NOS). Quando o NO difunde-se no citosol da célula-alvo, ele se liga ao grupo heme da guanilato ciclase solúvel; o resultado é um aumento de 50 a 200 vezes na produção de monofosfato cíclico de guanosina (cGMP), seu mensageiro secundário. Se as células-alvo forem células musculares lisas vasculares, ocorre vasodilatação; se as células-alvo forem plaquetas, a adesão e a agregação são inibidas. O NO é provavelmente a molécula efetora final comum dos nitrovasodilatadores. O sistema cardiovascular está em um estado constante de vasodilatação ativa que depende da geração de NO. A molécula é mais importante no controle do tônus vascular nas veias e nas artérias, em comparação com as arteríolas. As anormalidades na habilidade do endotélio em produzir NO provavel- mente têm um papel em doenças como diabetes, aterosclerose e hipertensão. A circulação venosa dos seres humanos parece ter menor liberação basal de NO e um aumento da sensibilidade aos nitrovasodilatadores, em comparação com o lado arterial da circulação.

Fatores de Contração Derivados do Endotélio

Os fatores de contração produzidos pelo endotélio incluem a prostaglandina H_2, o tromboxano A_2 (gerado pela cicloxigenase) e o peptídeo endotelina. A endotelina é um potente peptídeo vasoconstritor (100 vezes mais potente do que a norepinefrina). Nas células da musculatura

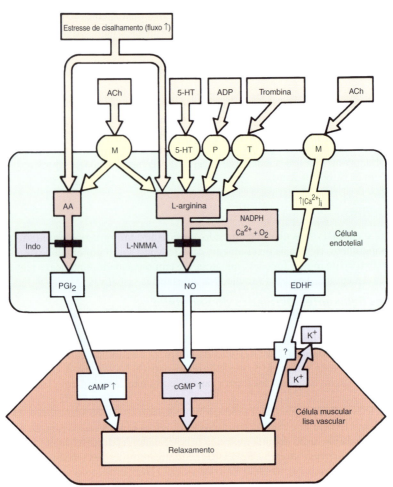

Fig. 5.1 A produção de substâncias vasodilatadoras derivadas do endotélio. A prostaciclina *(PGI₂)* é produzida pela via da cicloxigenase do metabolismo do ácido araquidônico *(AA)*, que pode ser bloqueada pela indometacina *(Indo)* e pela aspirina. A PGI₂ estimula a adenilil-ciclase do músculo liso e aumenta a produção de monofosfato cíclico de adenosina (cAMP), ações que causam relaxamento. O fator relaxante derivado do endotélio *(EDRF)*, agora conhecido como óxido nítrico *(NO)*, é produzido pela ação da NO sintase na L-arginina na presença de nicotinamida adenina dinucleotídeo fosfato *(NADPH)*, oxigênio *(O₂)* e cálcio *(Ca²⁺)* e calmodulina. Esse processo pode ser bloqueado por análogos de arginina tais como N^G-monometil-L-arginina *(LNMMA)*. NO combina-se com a guanilato-ciclase na célula muscular lisa para estimular a produção de monofosfato cíclico de guanosina *(cGMP)*, que resulta em relaxamento. Menos bem caracterizado é um fator hiperpolarizante derivado do endotélio *(EDHF)*, que hiperpolariza a membrana do músculo liso e provavelmente atua pela ativação dos canais de potássio *(K⁺)*. *ACh*, acetilcolina; *ADP*, adenosina difosfato; *[Ca²⁺]ᵢ*, cálcio intracelular; *5-HT*, serotonina; *M*, receptor muscarínico; *P*, receptor purinérgico; *T*, receptor de trombina. (De Rubanyi GM. Endothelium, platelets, and coronary vasospasm. *Coron Artery Dis.* 1990;1:645.)

lisa vascular, a endotelina 1 (ET-1) liga-se a receptores de membrana específicos (ET$_A$) e, por meio da fosfolipase C, induz um aumento no cálcio intracelular resultando em contrações de longa duração. Ela também está ligada por uma proteína ligante de trifosfato de guanosina (GTP) (G$_i$) a canais de cálcio sensíveis a voltagem. Esse peptídeo tem maior potência vasoconstritora do que qualquer outro hormônio cardiovascular e, em doses farmacológicas, pode abolir o fluxo coronário, levando, dessa forma, a fibrilação ventricular e morte.

> **QUADRO 5.1** *Fatores de Contração e Relaxamento Derivados do Endotélio*
>
> Células endoteliais saudáveis têm um papel importante na modulação do tônus coronariano, produzindo:
> - fatores vasculares de relaxamento muscular
>   - prostaciclina
>   - óxido nítrico
>   - fator hiperpolarizante
> - fatores vasculares de contração muscular
>   - prostaglandina H_2
>   - tromboxano A_2
>   - endotelina

> **QUADRO 5.2** *Inibição Endotelial de Plaquetas*
>
> As células endoteliais saudáveis têm um papel na manutenção da fluidez do sangue, produzindo:
> - fatores anticoagulantes: proteína C e trombomodulina
> - fator fibrinolítico: ativador de plasminogênio tipo tecidual
> - substâncias inibidoras de plaquetas: prostaciclina e óxido nítrico

Inibição Endotelial de Plaquetas

Uma função primária do endotélio é manter a fluidez do sangue. Isso é obtido pela síntese e pela liberação de substâncias anticoagulantes (p. ex., trombomodulina, proteína C), fibrinolíticas (p. ex., ativador de plasminogênio tipo tecidual) e inibidoras de plaquetas (p. ex., PGI_2, NO) (Quadro 5.2). Os mediadores liberados das plaquetas em agregação estimulam a liberação do endotélio intacto de NO e PGI_2, que agem em conjunto para aumentar o fluxo sanguíneo e diminuir a adesão e a agregação de plaquetas (Fig. 5.2).

DETERMINANTES DO FLUXO DE SANGUE CORONÁRIO

Sob condições normais, o fluxo sanguíneo coronariano tem quatro determinantes principais: (1) pressão de perfusão; (2) compressão extravascular miocárdica; (3) metabolismo miocárdico; e (4) controle neuro-humoral.

Pressão de Perfusão e Compressão Miocárdica

O fluxo sanguíneo coronário é proporcional ao gradiente de pressão ao longo da circulação coronária (Quadro 5.3). Esse gradiente é calculado subtraindo-se a pressão coronária a jusante da pressão na raiz da aorta.

Durante a sístole, o coração suprime o próprio suprimento de sangue. A força de compressão miocárdica sistólica é maior nas camadas subendocárdicas, onde ela se aproxima da pressão intraventricular. A resistência resultante da compressão extravascular aumenta com pressão arterial, frequência cardíaca, contratilidade e pré-carga.

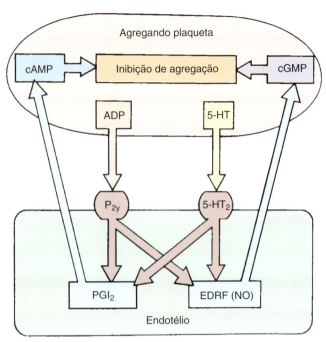

Fig. 5.2 Inibição da adesão e agregação de plaquetas pelo endotélio intacto. As plaquetas agregantes liberam difosfato de adenosina *(ADP)* e serotonina *(5-HT)*, que estimulam a síntese e a liberação de prostaciclina *(PGI₂)* e fator relaxante derivado do endotélio *(EDRF;* óxido nítrico *[NO])*, que se difundem de volta às plaquetas e inibem a adesão e a agregação adicionais, podendo causar desagregação. PGI₂ e EDRF atuam sinergicamente aumentando o monofosfato cíclico de adenosina *(cAMP)* e o monofosfato cíclico de guanosina *(cGMP)*, respectivamente. Ao inibir as plaquetas e também aumentar o fluxo sanguíneo causando vasodilatação, PGI₂ e EDRF podem eliminar microtrombos e prevenir a trombose dos vasos intactos. P_{2y}, receptor purinérgico. (De Rubanyi GM. Endothelium, platelets, and coronary vasospasm. *Coron Artery Dis.* 1990;1:645.)

> **QUADRO 5.3** *Determinantes do Fluxo Sanguíneo Coronário*
>
> Os principais determinantes do fluxo sanguíneo coronariano são:
> - pressão de perfusão
> - compressão extravascular miocárdica
> - metabolismo miocárdico
> - controle neuro-humoral

A medida mais apropriada da pressão de condução para o fluxo é a pressão média na raiz da aorta durante a diástole. Esse valor pode ser aproximado pela pressão aórtica diastólica ou média.

Embora a pressão real a jusante da circulação coronária seja provavelmente próxima à pressão do seio coronário, outras escolhas podem ser mais apropriadas em circunstâncias clínicas. A verdadeira pressão a jusante do subendocárdio do ventrículo esquerdo é a pressão diastólica final do ventrículo esquerdo, que pode ser estimada pela pressão de oclusão da artéria pulmonar. Quando o ventrículo direito está em risco de isquemia (p. ex., hipertensão pulmonar grave), a pressão diastólica do ventrículo direito ou a pressão venosa central pode ser uma opção mais apropriada para medir a pressão a jusante.

Metabolismo Miocárdico

O fluxo sanguíneo do miocárdio está principalmente sob controle metabólico. Mesmo quando o coração é cortado dos mecanismos de controle externos (fatores neurais e humorais), sua capacidade de adequar o fluxo sanguíneo às suas necessidades metabólicas quase não é afetada. Como a tensão do oxigênio venoso coronariano é normalmente de 15 mmHg a 20 mmHg, apenas uma pequena quantidade de oxigênio está disponível por meio do aumento da extração. Um aumento importante no consumo de oxigênio miocárdico (MvO_2), além do valor normal de repouso de 80 mL a 100 mL de O_2/100 g de miocárdio, pode ocorrer somente se a oferta de oxigênio for aumentada pelo aumento do fluxo sanguíneo coronariano. Em geral, o fluxo e o metabolismo são intimamente compatíveis, de modo que, ao longo de uma ampla faixa de consumo de oxigênio, a saturação de oxigênio no seio coronariano muda pouco. O fluxo e o metabolismo podem ser acoplados por meio de retroalimentação (*feedback*), controle de alimentação prospectiva ou por uma combinação de ambos. O controle de retroalimentação requer que a tensão do oxigênio miocárdico caia e forneça um sinal que possa então aumentar o fluxo. Isso exigiria que o tônus vascular estivesse ligado a um substrato que é depletado, como oxigênio ou trifosfato de adenosina (ATP), ou ao acúmulo de um metabólito tal como o dióxido de carbono ou o íon hidrogênio. O mediador ou os mediadores que ligam o metabolismo do miocárdio tão efetivamente ao fluxo sanguíneo miocárdico ainda são desconhecidos (Quadro 5.4).

Controle Neural e Humoral

Inervação Coronária

O coração é suprido por ramos das divisões simpática e parassimpática do sistema nervoso autônomo. As artérias e as veias coronarianas grandes e pequenas são ricamente inervadas. Os nervos simpáticos para o coração e para os vasos coronários surgem dos gânglios simpáticos cervicais superior, médio e inferior e dos quatro primeiros gânglios torácicos. O gânglio estrelado (formado quando o gânglio cervical inferior e o primeiro gânglio torácico se fundem) é uma importante fonte de inervação simpática cardíaca. O nervo vago fornece ao coração nervos colinérgicos eferentes.

Controle Parassimpático

A estimulação vagal causa bradicardia, diminuição da contratilidade e menor pressão arterial. A queda resultante em MvO_2 causa vasoconstrição coronária metabolicamente mediada. Estes efeitos podem ser abolidos pela atropina.

QUADRO 5.4 *Metabolismo Miocárdico*

Várias moléculas foram propostas como a ligação entre o metabolismo do miocárdio e o fluxo sanguíneo miocárdico, incluindo:
- oxigênio
- espécies reativas de oxigênio
- dióxido de carbono
- adenosina
  Evidências atuais sugerem que uma combinação de fatores locais, cada um com uma importância diferente durante o repouso, o exercício e a isquemia, atua em conjunto para emparelhar a oferta de oxigênio do miocárdio com a demanda.

Dilatação Coronária β-Adrenérgica

A ativação do β-receptor causa dilatação de vasos coronários grandes e pequenos, mesmo na ausência de alterações no fluxo sanguíneo.

Constrição Coronária α-adrenérgica

A ativação dos nervos simpáticos para o coração resulta em aumentos na frequência cardíaca, na contratilidade e na pressão sanguínea, que levam a um aumento marcado e metabolicamente mediado no fluxo sanguíneo coronariano. O efeito direto da estimulação simpática é a vasoconstrição coronariana, que está em competição com a dilatação metabolicamente mediada de exercício ou excitação. Ainda há controvérsias a respeito de se a constrição coronariana adrenérgica é poderosa o suficiente para diminuir ainda mais o fluxo sanguíneo no miocárdio isquêmico ou se pode ter algum efeito benéfico na distribuição do fluxo sanguíneo miocárdico.

▓ RELAÇÕES CORONÁRIAS DE PRESSÃO E FLUXO

Autorregulação

A autorregulação é a tendência de o fluxo sanguíneo dos órgãos permanecer constante apesar das alterações na pressão de perfusão arterial. A autorregulação pode manter o fluxo para o miocárdio suprido pelas artérias coronárias estenóticas, apesar da baixa pressão de perfusão distal à obstrução. Esse é um mecanismo local de controle e pode ser observado em corações isolados e desnervados. Se MvO_2 for fixo, o fluxo sanguíneo coronariano permanece relativamente constante entre as pressões arteriais médias de 60 mmHg e 140 mmHg.

Reserva Coronária

A isquemia miocárdica causa intensa vasodilatação coronariana. Após uma oclusão coronária de 10 a 30 segundos, a restauração da pressão de perfusão é acompanhada por um aumento acentuado do fluxo coronário. Esse grande aumento no fluxo, que pode ser cinco ou seis vezes o fluxo de repouso, é denominado *hiperemia reativa*. O volume de oferta é maior que o volume de débito. Contudo, não ocorre excesso do débito de oxigênio porque a extração de oxigênio cai durante a hiperemia. A presença de altos fluxos coronarianos quando o conteúdo de oxigênio venoso coronariano é alto sugere que outros mediadores além do oxigênio sejam responsáveis por essa vasodilatação induzida metabolicamente. A diferença entre o fluxo sanguíneo coronariano de repouso e o pico de fluxo durante a hiperemia reativa representa a reserva de fluxo coronariano autorregulatória – a capacidade adicional do leito arteriolar de se dilatar em resposta à isquemia.

Fluxo Sanguíneo Transmural

Quando a pressão de perfusão coronariana é inadequada, de um terço a um quarto interno da parede ventricular esquerda é a primeira região a se tornar isquêmica ou necrótica. Essa vulnerabilidade aumentada do subendocárdio pode refletir um aumento na demanda por perfusão ou uma diminuição do suprimento, em comparação com as camadas externas.

Se a pressão arterial coronariana for gradualmente reduzida, a autorregulação é exaurida e o fluxo diminui nas camadas internas do ventrículo esquerdo antes de começar a diminuir nas camadas externas (Fig. 5.3). Esse achado indica menor reserva de fluxo no subendocárdio do que no subepicárdio. Três mecanismos foram propostos para explicar a reserva coronariana diminuída no subendocárdio: (1) pressão intramiocárdica sistólica diferencial; (2) pressão intramiocárdica diastólica diferencial; e (3) interações entre a sístole e a diástole.

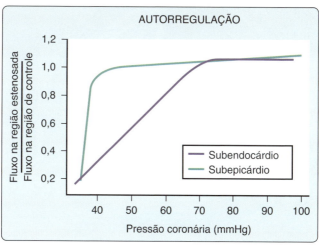

Fig. 5.3 Relações de pressão e fluxo dos terços subepicárdico e subendocárdico do ventrículo esquerdo em cães anestesiados. No subendocárdio, a autorregulação é exaurida e o fluxo torna-se dependente da pressão quando a pressão distal a uma estenose cai para menos de 70 mmHg. No subepicárdio, a autorregulação persiste até que a pressão de perfusão caia para menos de 40 mmHg. A reserva coronariana autorregulatória é menor no subendocárdio. (Redesenhada de Guyton RA, McClenathan JH, Newman GE, Michaelis LL. Significance of subendocardial ST segment elevation caused by coronary stenosis in the dog. *Am J Cardiol.* 1977;40:373.)

QUADRO 5.5 *Aterosclerose*

- O processo aterosclerótico começa na infância e na adolescência.
- A progressão de uma lesão aterosclerótica se assemelha ao processo de cicatrização de feridas.
- Inflamação, infiltração lipídica e proliferação de músculo liso têm papéis importantes na aterogênese.
- O comprometimento da função endotelial é uma consequência precoce da aterosclerose.
- Demonstrou-se que a terapia com estatina melhora a função endotelial, impede o desenvolvimento da aterosclerose e, em alguns casos, reverte a doença estabelecida.

ATEROSCLEROSE

A lesão aterosclerótica consiste em um acúmulo excessivo de células musculares lisas na íntima, com alterações quantitativas e qualitativas nos componentes do tecido conjuntivo não celulares da parede arterial e deposição intracelular e extracelular de lipoproteínas e componentes minerais (p. ex., cálcio) (Quadro 5.5). Por definição, a *aterosclerose* é uma combinação de "aterose" e "esclerose". O termo *esclerose* refere-se ao material duro e ao colágeno que se acumulam nas lesões e é geralmente mais volumoso que o "mingau" pultáceo do ateroma (Fig. 5.4).

A primeira alteração detectável na evolução da aterosclerose coronária é o acúmulo de lipídeos intracelulares na região subendotelial, que dá origem a macrófagos preenchidos com lipídeos ou "células espumosas". Grosseiramente, uma coleção de células espumosas pode dar à parede arterial a aparência de uma "estria gordurosa". Em geral, as estrias gordurosas são cobertas por uma camada de endotélio intacto e não são caracterizadas pelo acúmulo excessivo de células musculares lisas. Em fases posteriores da aterogênese,

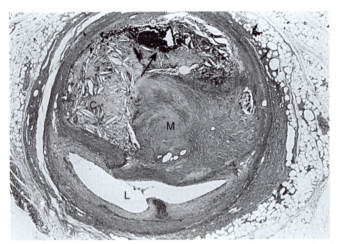

Fig. 5.4 Artéria coronária aterosclerótica humana de um homem de 80 anos de idade. Ele tem severo estreitamento do lúmen arterial central (L). A íntima consiste em uma coleção complexa de células, matriz extracelular (M) e um núcleo necrótico com depósitos de colesterol (C). A ruptura de microvasos de placa resultou em hemorragia intraplaca (seta) na base do núcleo necrótico (lâmina corada com pentacrômico de Movat; aumento original de 40 ×).

as lipoproteínas extracelulares se acumulam na camada musculoelástica da íntima e eventualmente formam um núcleo avascular de detritos ricos em lipídeos que é separado do lúmen arterial central por uma capa fibrosa de material colagenoso. As células espumosas geralmente não são vistas profundamente dentro do núcleo ateromatoso, mas são encontradas com frequência na periferia do núcleo lipídico.

Inflamação da Parede Arterial

Monócitos ou macrófagos e linfócitos T são encontrados nas artérias não apenas em lesões avançadas, mas também em artérias com lesões ateroscleróticas precoces em adultos jovens. Sabe-se que a infiltração de leucócitos na parede vascular precede a hiperplasia das células do músculo liso. Uma vez dentro da parede da artéria, as células mononucleares podem desempenhar vários papéis importantes no desenvolvimento da lesão. Por exemplo, os monócitos podem se transformar em macrófagos e se envolver na oxidação local de lipoproteínas de baixa densidade (LDL) e na acumulação de LDL oxidadas. Alternativamente, os macrófagos na parede da artéria podem atuar como uma rica fonte de fatores que promovem a proliferação celular, a migração ou a quebra das barreiras teciduais locais. O processo de degradação tecidual local pode ser importante para o início das síndromes das artérias coronárias agudas porque a perda da integridade da parede arterial pode levar a ruptura ou fissura da placa.

Papel das Lipoproteínas na Formação de Lesões

As evidências clínicas e experimentais que associam as dislipidemias à aterogênese estão bem estabelecidas. Todavia, os mecanismos exatos pelos quais as metades lipídicas contribuem para a patogênese da aterosclerose permanecem indefinidos. Embora o simples conceito de acumulação de colesterol nas paredes das artérias até o fluxo ser obstruído possa estar correto em certos modelos animais, essa teoria não está correta para as artérias humanas.

Acredita-se que uma das principais consequências do acúmulo de colesterol na parede arterial seja o comprometimento da função endotelial. O endotélio é mais do que uma barreira física entre a corrente sanguínea e a parede da artéria. Sob condições normais, o endotélio é capaz de modular o tônus vascular (p. ex., por meio de NO), a trombogenicidade, a fibrinólise, a função plaquetária e a inflamação. Na presença de fatores de risco tradicionais, particularmente dislipidemias, essas funções endoteliais protetoras são reduzidas ou perdidas. A perda dessas funções derivadas do endotélio pode ocorrer em presença ou ausência de uma placa aterosclerótica subjacente e pode simplesmente implicar que a aterogênese já começou. Tentativas agressivas de normalizar fatores de risco ateroscleróticos (p. ex., dieta e terapias de diminuição de lipídeos) podem atenuar a disfunção endotelial, mesmo na presença de aterosclerose extensa. Alguns estudos clínicos demonstraram melhoras dramáticas na função endotelial, bem como na morbidade e na mortalidade cardiovasculares, com o uso de inibidores da 3-hidroxi-3-metilglutaril coenzima A (HMG-CoA) redutase ou "estatinas".

FISIOPATOLOGIA DO FLUXO SANGUÍNEO CORONARIANO

Estenoses de Artéria Coronária e Ruptura de Placa

A aterosclerose coronariana é uma doença crônica que se desenvolve ao longo de décadas e permanece clinicamente silenciosa por períodos prolongados (Quadro 5.6). As manifestações clínicas da DAC ocorrem quando a massa da placa aterosclerótica invade a luz do vaso e obstrui o fluxo sanguíneo coronariano para causar angina. Alternativamente, rachaduras ou fissuras podem se desenvolver nas lesões ateroscleróticas e resultar em tromboses agudas que causam angina instável ou infarto do miocárdio.

Os pacientes com angina estável tipicamente apresentam lesões com bordas lisas na angiografia. Apenas algumas lesões coronárias são concêntricas; a maioria tem geometria complexa, variando de forma ao longo de seu comprimento. Estenoses excêntricas, com um arco musculoelástico flexível remanescente de parede normal, podem variar em diâmetro e resistência em resposta a mudanças no tônus vasomotor ou na pressão intraluminal. A maioria das estenoses das artérias coronárias humanas é complacente. A íntima da porção normal da parede do vaso com frequência é espessada, tornando provável, dessa forma, a disfunção endotelial. Em contraste, pacientes com angina instável geralmente apresentam lesões caracterizadas por bordas salientes, bordas recortadas, irregulares, ou múltiplas irregularidades. Essas estenoses complicadas provavelmente representam ruptura de placa, trombo parcialmente oclusivo ou ambos. Na angiografia, essas lesões podem parecer segmentares, confinadas a um segmento curto de uma artéria coronária proximal normal. Na autópsia, no entanto, o achado patológico mais comum é o envolvimento *difuso* dos vasos com obstrução segmentar sobreposta de maior gravidade. Em um vaso estreitamente difuso, mesmo uma modesta progressão do estreitamento luminal pode ser significativa. Nessa artéria, a classificação da significância da obstrução pela porcentagem de redução

QUADRO 5.6 *Fisiopatologia do Fluxo Sanguíneo Coronário*

- Na maioria dos pacientes que sofrem infarto do miocárdio, a oclusão coronariana ocorre no local de menos de 50% de estenose.
- A ruptura da placa leva ao crescimento incremental das estenoses coronarianas e pode causar eventos coronarianos.
- A ruptura da placa ocorre no ombro da placa, onde as células inflamatórias são encontradas.

de diâmetro em relação aos segmentos de vasos adjacentes subestima sua importância fisiológica. Portanto, compreender as características das placas ateroscleróticas é de importância central para o manejo das síndromes coronarianas agudas.

A noção intuitiva de que a gravidade das estenoses das artérias coronárias deve se correlacionar com o risco de complicações a partir de DAC foi refutada. Os angiogramas coronarianos de 38 pacientes que tiveram infarto do miocárdio com onda Q no intervalo entre os estudos seriados foram revisados. Nas angiografias pré-infarto, a porcentagem média de estenose no segmento coronariano que posteriormente foi responsável pelo infarto contabilizou apenas 34%. Portanto, embora a revascularização de artérias com estenoses críticas em lesões-alvo seja adequadamente indicada para reduzir os sintomas e a isquemia miocárdica, o risco de mais eventos cardíacos permanece porque a aterosclerose é um processo difuso e as estenoses angiográficas leves ou modestas são mais prováveis de resultar em subsequente infarto do miocárdio do que as estenoses graves.

Com esse contexto vem o problema de prever quais segmentos arteriais com doença angiográfica mínima desenvolverão mais tarde novas estenoses críticas. Lesões da íntima superficiais (erosões de placa) e lacerações da íntima de profundidade variável (fissuras de placa) com trombose mural microscópica sobrejacente são comumente encontradas em placas ateroscleróticas. Na ausência de trombose luminal obstrutiva, essas lesões íntimas não causam eventos clínicos. Entretanto, o rompimento da capa fibrosa, ou a ruptura da placa, é um evento mais grave que tipicamente resulta na formação de tromboses arteriais clinicamente significativas. A partir de estudos de autópsia, sabe-se que as placas propensas à ruptura tendem a ter uma capa fibrosa fina e friável. Acredita-se que o local de ruptura da placa seja o ombro da placa, onde são comumente encontrados números substanciais de células inflamatórias mononucleares. Os mecanismos responsáveis pelo acúmulo local dessas células nesse local da placa são desconhecidos; presumivelmente, estão envolvidos fatores quimiotáticos de monócitos, a expressão de moléculas de adesão de células de leucócitos e citocinas específicas. Atualmente, nenhuma estratégia eficaz foi projetada para limitar a possibilidade de ruptura da placa; entretanto, a terapia agressiva de diminuição de lipídeos pode ser uma medida preventiva útil.

Hemodinâmica

Se a avaliação angiográfica exata da geometria de uma estenose coronária for feita, os princípios hidrodinâmicos podem ser usados para estimar o significado fisiológico da obstrução.

O fluxo de repouso permanece constante à medida que o diâmetro do lúmen diminui porque as arteríolas coronarianas se dilatam progressivamente, reduzindo, dessa forma, a resistência do leito coronário distal o suficiente para compensar a resistência da estenose. À medida que a gravidade da estenose aumenta ainda mais, o leito arteriolar não consegue mais compensar e o fluxo começa a cair. À medida que a gravidade da estenose aumenta, a pressão de perfusão distal cai, as arteríolas dilatam-se para manter o fluxo até que a autorregulação se esgote (no subendocárdio primeiro) e o fluxo torna-se dependente da pressão.

O termo frequentemente usado *estenose crítica* em geral é definido como constrição coronariana suficiente para prevenir um aumento no fluxo sobre os valores de repouso em resposta ao aumento das demandas de oxigênio miocárdico. Esse é um grau maior de obstrução do que a estenose angiograficamente significativa, que é geralmente definida como uma redução na área de secção transversal de 75%, equivalente a uma redução de 50% no diâmetro de uma estenose concêntrica.

Colaterais Coronarianos

Os colaterais coronarianos são conexões anastomóticas, sem leito capilar interventivo, entre diferentes artérias coronárias ou entre ramos da mesma artéria. No coração humano normal, esses vasos são pequenos e têm pouco ou nenhum papel funcional. Em pacientes com DAC, os vasos colaterais coronarianos bem desenvolvidos podem desempenhar um papel crítico na prevenção de morte e infarto do miocárdio. Diferenças individuais na capacidade de desenvolver uma circulação colateral suficiente são determinantes da vulnerabilidade do miocárdio à doença oclusiva coronariana.

Em seres humanos, a perfusão por meio de colaterais pode ser igual à perfusão por meio de um vaso com obstrução de 90% de diâmetro. Embora o fluxo colateral coronariano possa ser suficiente para preservar a estrutura e a função miocárdica de repouso, o músculo dependente do fluxo colateral geralmente torna-se isquêmico quando a demanda de oxigênio aumenta para mais do que os níveis de repouso. Entre os pacientes com DAC estável, a presença de "alta colateralização" está associada a uma redução nas taxas de mortalidade de mais de 30%, em comparação com pacientes com baixa colateralização. É possível que evidências de pacientes com angina subestimem a função colateral da população de todos os pacientes com DAC. Talvez pessoas com obstruções coronárias, mas com excelente colateralização, permaneçam assintomáticas e não sejam estudadas.

PATOGÊNESE DA ISQUEMIA MIOCÁRDICA

A isquemia é a condição de privação de oxigênio acompanhada por remoção inadequada de metabólitos consequentes à redução da perfusão. Clinicamente, a isquemia miocárdica é uma diminuição na proporção de suprimento de fluxo sanguíneo e demanda, que resulta em comprometimento da função. Não existe padrão-ouro universalmente aceito para a presença de isquemia miocárdica. Na prática, os sintomas, as alterações no ECG, os achados anatômicos e as evidências de disfunção miocárdica devem ser combinados antes de se concluir que a isquemia miocárdica está presente.

Determinantes da Proporção de Suprimento e Demanda de Oxigênio Miocárdico

Um aumento na necessidade de oxigênio miocárdico além da capacidade da circulação coronariana de fornecer oxigênio resulta em isquemia miocárdica (Quadro 5.7). Esse é o mecanismo mais comum que leva a episódios isquêmicos na angina estável crônica e durante o teste do exercício. No intraoperatório, o anestesiologista deve medir e controlar os determinantes do MvO_2 e proteger o paciente da isquemia de "demanda". Os principais determinantes do MvO_2 são a frequência cardíaca, a contratilidade miocárdica e o teste de estresse da parede (pressão da câmara × raio/espessura da parede).

Um aumento na frequência cardíaca pode reduzir a perfusão subendocárdica pelo encurtamento da diástole. A pressão de perfusão coronária pode cair em resposta à pressão sistêmica reduzida ou à pressão diastólica final ventricular esquerda (PDFVE) aumentada. Com o início da isquemia, a perfusão pode ser ainda mais comprometida pelo relaxamento

QUADRO 5.7 *Determinantes da Proporção de Suprimento e Demanda de Oxigênio Miocárdico*

Os principais determinantes do consumo de oxigênio miocárdico são:
- frequência cardíaca
- contratilidade miocárdica
- estresse da parede (pressão da câmara × raio/espessura da parede)

ventricular retardado (tempo de perfusão subendocárdica diminuído) e pela diminuição da complacência diastólica (PDFVE aumentada). Anemia e hipoxia também podem comprometer a oferta de oxigênio ao miocárdio.

Estenose Dinâmica

Pacientes com DAC podem ter tolerância variável ao exercício durante o dia e entre os dias. A monitorização ambulatorial do eletrocardiograma demonstrou que as alterações do segmento ST indicativas de isquemia miocárdica, na ausência de alterações na demanda de oxigênio, são comuns. Esses achados são explicados pelas variações ao longo do tempo na gravidade da obstrução ao fluxo sanguíneo imposta pelas estenoses coronarianas.

Embora o termo *endurecimento das artérias* sugira vasos rígidos e estreitados, na verdade a maioria das estenoses é excêntrica e tem um arco remanescente de tecido complacente. Uma quantidade modesta (10%) de encurtamento do músculo na região complacente do vaso pode causar mudanças dramáticas no calibre do lúmen. O termo *espasmo* é reservado para "situações em que a constrição coronariana é tanto focal, suficientemente profunda para causar oclusão coronária transitória, quanto responsável por ataques reversíveis de angina em repouso" (i.e., angina variante). Embora essa síndrome seja rara, graus menores de obstrução em resposta a estímulos vasoconstritores são comuns entre pacientes com DAC.

Roubo Coronário

O roubo ocorre quando a pressão de perfusão para um leito vascular vasodilatado (no qual o fluxo é dependente da pressão) é diminuída pela vasodilatação em um leito vascular paralelo, com ambos os leitos geralmente distais a uma estenose. Dois tipos de roubo coronário são ilustrados: colateral e transmural (Fig. 5.5).

A Fig. 5.5A mostra um roubo colateral no qual um leito vascular (R_3), distal a um vaso ocluído, é dependente do fluxo colateral de um leito vascular (R_2) suprido por uma artéria estenótica. Como a resistência colateral é alta, as arteríolas R_3 são dilatadas para manter o fluxo na condição de repouso (autorregulação). A dilatação das arteríolas R_2 aumenta o fluxo pela estenose R_1 e diminui a pressão P_2. Se a resistência R_3 não puder diminuir ainda mais suficientemente, o fluxo diminui, dessa forma produzindo ou piorando a isquemia no leito dependente de colaterais.

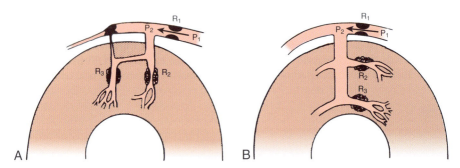

Fig. 5.5 Condições de roubo coronário em diferentes áreas do coração e entre as camadas subendocárdica e subepicárdica do ventrículo esquerdo. (A) Roubo colateral. (B) Roubo transmural. Consulte o texto para detalhes. P_1, pressão aórtica; P_2, pressão distal à estenose; R_1, resistência à estenose; R_2 e R_3, resistência dos leitos vasculares autorreguladores e dependentes da pressão, respectivamente. (De Epstein SE, Cannon RO, Talbot TL. Hemodynamic principles in the control of coronary blood flow. *Am J Cardiol.* 1985;56:4E.)

O roubo transmural é ilustrado na Fig. 5.5B. Em geral, a reserva vasodilatadora é menor no subendocárdio. Na presença de estenose, o fluxo pode se tornar dependente da pressão no subendocárdio, enquanto a autorregulação é mantida no subepicárdio.

LEITURAS SUGERIDAS

Ambrose JA. In search of the "vulnerable plaque": can it be localized and will focal regional therapy ever be an option for cardiac prevention?. *J Am Coll Cardiol.*. 2008;51:1539-1542.

Aude YW, Garza L. How to prevent unnecessary coronary interventions: identifying lesions responsible for ischemia in the cath lab. *Curr Opin Cardiol.*. 2003;18:394-399.

de Bruyne B, Pijls NHJ, Kalesan B, et al. Fractional flow reserve-guided PCI versus medical therapy in stable coronary disease. *N Engl J Med.*. 2012;367:991-1001.

Deussen A, Ohanyan V, Jannasch A, et al. Mechanisms of metabolic coronary flow regulation. *J Mol Cell Cardiol.*. 2012;52:794-801.

Dole WP. Autoregulation of the coronary circulation. *Prog Cardiovasc Dis.*. 1987;29:293-323.

Duncker DJ, Bache RJ. Regulation of coronary vasomotor tone under normal conditions and during acute myocardial hypoperfusion. *Pharmacol Ther.*. 2000;86:87-110.

Fujita M, Tambara K. Recent insights into human coronary collateral development. *Heart.*. 2004;90:246-250.

Goodwin AT, Yacoub MH. Role of endogenous endothelin on coronary flow in health and disease. *Coron Artery Dis.*. 2001;12:517-525.

Harrison DG, Cai H. Endothelial control of vasomotion and nitric oxide production. *Cardiol Clin.*. 2003;21:289-302.

Heusch G. Reprint of: the paradox of alpha-adrenergic coronary vasoconstriction revisited. *J Mol Cell Cardiol.*. 2012;52:832-839.

Hoffman JIE, Spaan JAE. Pressure-flow relations in coronary circulation. *Physiol Rev.*. 1990;70:331-390.

Koerselman J, Van der Graaf Y, De Jaegere PPT, et al. Coronary collaterals: an important and underexposed aspect of coronary artery disease. *Circulation.*. 2003;107:2507-2511.

Konidala S, Gutterman DD. Coronary vasospasm and the regulation of coronary blood flow. *Prog Cardiovasc Dis.*. 2004;46:349-373.

Maiellaro K, Taylor WR. The role of the adventitia in vascular inflammation. *Cardiovasc Res.*. 2007;75:640-648.

Meier P, Hemingway H, Lansky AJ, et al. The impact of the coronary collateral circulation on mortality: a meta-analysis. *Eur Heart J.*. 2012;33:614-621.

Pasterkamp G, de Kleijn D, Borst C. Arterial remodeling in atherosclerosis, restenosis and after alteration of blood flow: potential mechanisms and clinical implications. *Cardiovasc Res.*. 2000;45:843-852.

Tonino PA, De BB, Pijls NH, et al. Fractional flow reserve versus angiography for guiding percutaneous coronary intervention. *N Engl J Med.*. 2009;360:213-224.

Treasure CB, Klein JL, Weintraub WS. Beneficial effects of cholesterol-lowering therapy on the coronary endothelium in patients with coronary artery disease. *N Engl J Med.*. 1995;332:481-487.

Zaugg M, Lucchinetti E, Uecker M, et al. Anaesthetics and cardiac preconditioning, part I: signalling and cytoprotective mechanisms. *Br J Anaesth.* 2003;91:551-565.

Zimarino M, D'Andreamatteo M, Waksman R, et al. The dynamics of the coronary collateral circulation. *Nat Rev Cardiol.*. 2014;11:191-197.

Capítulo 6

Medicina Cardiovascular Molecular e Genética e Inflamação Sistêmica

Amanda A. Fox, MD, MPH • Sonal Sharma, MD •
J. Paul Mounsey, BM BCh, PhD, FRCP, FACC •
Marcel E. Durieux, MD, PhD • Richard Whitlock, MD, PhD •
Elliott Bennett-Guerrero, MD

Pontos-chave

1. O rápido desenvolvimento das técnicas de biologia molecular e genética expandiu enormemente a compreensão do funcionamento cardíaco e essas técnicas estão começando a ser aplicadas clinicamente.
2. Canais de íons cardíacos formam o maquinário por trás do ritmo cardíaco; os receptores de membrana cardíaca regulam a função cardíaca.
3. Os canais de sódio, potássio e cálcio são os principais tipos de canais de íons envolvidos no potencial de ação cardíaco. Existem muitos subtipos e sua estrutura molecular é conhecida em alguns detalhes, permitindo uma explicação molecular para fenômenos tais como sensibilidade de voltagem, seletividade de íons e inativação.
4. Os receptores muscarínicos e adrenérgicos, ambos da classe de receptores acoplados à proteína G, são os principais reguladores da função cardíaca.
5. Os agentes anestésicos voláteis afetam significativamente os canais de cálcio e os receptores muscarínicos.
6. Poderosas técnicas de análise genética estão sendo usadas para entender melhor os eventos cardiovasculares por meio de abordagens moleculares. Pesquisas utilizando essas técnicas começaram a explorar ligações entre a genômica e os eventos cardiovasculares adversos perioperatórios.
7. O tratamento por meio de terapia gênica está evoluindo na medicina cardiovascular, embora atualmente ele não tenha um papel proeminente no cenário perioperatório.
8. A inflamação sistêmica excessiva é proposta como uma causa de disfunção orgânica pós-operatória.
9. Nenhuma intervenção que atenue a inflamação sistêmica comprovou proteger os pacientes de morbidade e mortalidade em grandes ensaios clínicos randomizados.

As décadas passadas testemunharam o que pode ser chamado de revolução nas ciências biomédicas, à medida que metodologias moleculares e genéticas saltaram subitamente para o cenário clínico. O nascimento da biologia molecular é comumente identificado com a descrição da estrutura do ácido desoxirribonucleico (DNA) por Watson e Crick, na década de 1950. Agora, o genoma humano foi sequenciado completamente. O desenvolvimento da reação em cadeia da polimerase, uma técnica de notáveis simplicidade e flexibilidade, aumentou drasticamente a velocidade com que muitos procedimentos de biologia molecular podem ser realizados e permitiu a invenção de muitas novas técnicas. Anos mais recentes viram o desenvolvimento de abordagens que permitem a triagem de grandes quantidades de material genético para mudanças associadas a estados de doença.

A medicina cardiovascular beneficiou-se desses avanços. Não apenas as funções eletrofisiológicas e de bombeamento do coração foram colocadas em uma base molecular firme, como também os mecanismos moleculares subjacentes foram determinados para numerosos estados cardíacos patológicos, permitindo o progresso no desenvolvimento terapêutico. Nada indica que o ritmo do progresso na biologia molecular esteja diminuindo. Contrariamente, avanços mais dramáticos podem ser esperados nos próximos anos. Assim sendo, técnicas como terapia gênica podem se tornar opções terapêuticas efetivas na doença cardíaca.

MAQUINÁRIO POR TRÁS DO RITMO CARDÍACO: CANAIS IÔNICOS

O potencial de ação cardíaco resulta do fluxo de íons através dos canais iônicos, que são as proteínas ligadas à membrana que formam o maquinário estrutural por trás da excitabilidade elétrica cardíaca. Em resposta às mudanças no potencial elétrico por meio da membrana celular, os canais de íons se abrem e permitem o fluxo passivo de íons para dentro ou para fora da célula ao longo de seus gradientes eletroquímicos. Esse fluxo de íons carregados resulta em uma corrente, que altera o potencial da membrana celular em direção ao potencial de equilíbrio (E) para o íon, que é o potencial no qual o gradiente eletroquímico para o íon é zero. A despolarização da célula poderia, em princípio, resultar de uma corrente de cátion para dentro ou de uma corrente de ânions para fora; para a repolarização, o inverso é verdadeiro. Em células excitáveis, os potenciais de ação são causados principalmente pelo fluxo de correntes de cátions. A despolarização da membrana resulta principalmente do fluxo de sódio (Na^+) abaixo do seu gradiente eletroquímico (E_{Na} é aproximadamente +50 mV), enquanto a repolarização resulta do fluxo de potássio (K^+) para fora, abaixo do seu gradiente eletroquímico (E_K é aproximadamente −90 mV). A abertura e o fechamento de canais de íons seletivos para um único íon resultam em uma corrente iônica individual. A atividade integrada de muitas correntes iônicas diferentes, cada uma ativada por faixas de potencial reguladas com precisão e em diferentes momentos do ciclo cardíaco, resulta no potencial de ação cardíaco. Os canais de íons em geral são altamente (mas não exclusivamente) seletivos para um único íon, daí os termos canais de K^+, canais de Na^+ e assim por diante. Os canais podem retificar-se, isto é, passar corrente em uma direção através da membrana mais facilmente do que em outra. Estímulos elétricos e químicos, que levam à abertura e ao fechamento do canal, causam uma mudança conformacional na molécula do canal (*gating*) (Quadro 6.1).

QUADRO 6.1 *Propriedades dos Canais de Íons*

Seletividade de íon
Retificação (passando corrente mais facilmente em uma direção do que em outra)
Gating (mecanismo para abertura e fechamento do canal):
• ativação (abertura)
• inativação (fechamento)

> **QUADRO 6.2** *Potencial de Ação Cardíaca*
>
> Fase 0 (movimento ascendente rápido): primariamente abertura do canal de Na^+
> Fase 1 (repolarização de início rápido): inativação de corrente de Na^+, abertura de canais de K^+
> Fase 2 (fase de platô): equilíbrio entre correntes de K^+ e Ca^{2+}
> Fase 3 (repolarização rápida final): ativação de canais de Ca^{2+}
> Fase 4 (despolarização diastólica): equilíbrio entre correntes de Na^+ e K^+
>
> Ca^{2+}, cálcio; K^+, potássio; Na^+, sódio.

Fase 0: Movimento Ascendente Rápido do Potencial de Ação Cardíaca

O rápido movimento ascendente do potencial de ação cardíaco (fase 0) é causado pelo fluxo de uma grande corrente de Na^+ para dentro (I_{Na}) (Quadro 6.2). O I_{Na} é ativado pela despolarização do sarcolema a um potencial limiar de –65 mV a –70 mV. A ativação de I_{Na} e, portanto, do potencial de ação, é uma resposta tipo tudo ou nada. As despolarizações sublimiares têm apenas efeitos locais na membrana. Depois que o limiar para ativação dos canais rápidos de Na^+ é excedido, os canais de Na^+ se abrem (i.e., I_{Na} é ativado) e os íons Na^+ entram na célula pelo seu gradiente eletroquímico. Essa ação resulta no deslocamento do potencial de membrana em direção ao potencial de equilíbrio para os íons Na^+, aproximadamente +50 mV. A ativação de I_{Na} é transitória, durando no máximo 1 ms a 2 ms, porque, simultaneamente à ativação, ocorre uma segunda alteração conformacional mais lenta na molécula do canal: inativação, que fecha o poro do íon em face da despolarização contínua da membrana. O canal não pode se abrir novamente até que tenha se recuperado da inativação (i.e., recuperou sua conformação de repouso), um processo que requer repolarização para o potencial de repouso por um período definido. Assim sendo, os canais percorrem três estados: (1) repouso (e disponível para ativação), (2) aberto e (3) inativado. Enquanto o canal está inativado, ele é absolutamente refratário à estimulação repetida.

Fase 1: Repolarização Rápida Inicial

A fase de repolarização rápida inicial do potencial de ação, que se segue imediatamente após a fase 0, resulta tanto da rápida inativação da maioria da corrente de Na^+ como da ativação de uma corrente de saída transitória (ITO), transportada principalmente por íons K^+.

Fases 2 e 3: Fase de Platô e Repolarização Rápida Final

O platô do potencial de ação e a rápida repolarização final são mediados por um balanço entre a corrente lenta para dentro e para fora, predominantemente de K^+. Durante a fase de platô, a condutância da membrana para todos os íons cai e muito pouca corrente flui. A fase 3, repolarização rápida regenerativa, resulta da inativação dependente do tempo da corrente de Ca^{2+} tipo L e do aumento da corrente para fora por meio dos canais retificadores atrasados de K^+. O fluxo da membrana torna-se para fora e a célula se repolariza.

Fase 4: Despolarização Diastólica e Corrente do Marca-passo

A despolarização diastólica da fase 4, ou automaticidade normal, é uma característica normal das células cardíacas no nó sinusal e nos nodos sinusal e atrioventricular (NAV), mas também é observada atividade de marca-passo auxiliar no sistema de His-Purkinje e em algumas células miocárdicas atriais e ventriculares especializadas. A descarga do marca-passo do nodo sinusal normalmente predomina porque a taxa de despolarização diastólica no nodo sinoatrial é mais rápida do que em outros tecidos de marca-passo.

Biologia Molecular dos Canais de Íons

As seções anteriores enfocam os eventos elétricos que fundamentam a excitabilidade elétrica cardíaca e a identificação de correntes de íons cardíacas com base em suas propriedades biofísicas. Esta seção revisa as estruturas moleculares por trás desses fenômenos elétricos. O primeiro passo para entender a fisiologia molecular da excitabilidade elétrica cardíaca é identificar as proteínas do canal de íon responsáveis pelas correntes iônicas.

Poro do Canal de Íon e Filtro de Seletividade

A presença de quatro domínios homólogos nos canais Na^+ e Ca^{2+} controlados por voltagem sugere que a arquitetura básica do canal de íons consiste em um poro transmembrana circundado pelos quatro domínios homólogos dispostos simetricamente (Fig. 6.1).

Correlação Clínica

Canais de Íon e Medicamentos Antiarrítmicos

A terapia medicamentosa de arritmias cardíacas seria idealmente direcionada a uma corrente iônica individual, adaptando assim o potencial de ação cardíaco de tal forma que a excitabilidade anormal fosse reduzida, mas a ritmicidade normal não fosse afetada. Esse objetivo permanece não realizado. Os agentes antiarrítmicos protótipos (p. ex., disopiramida e quinidina) têm efeitos diversos sobre a excitabilidade cardíaca e, de modo semelhante ao dos agentes introduzidos mais recentemente, com frequência exibem atividade pró-arrítmica significativa com consequências potencialmente fatais. No Cardiac Arrhythmia Suppression Trial (CAST), a taxa de mortalidade entre pacientes assintomáticos após infarto do miocárdio (IAM) foi aproximadamente dobrada pelo tratamento com os potentes bloqueadores do canal de Na^+ encainida e flecainida, um efeito provavelmente atribuível à desaceleração da velocidade de condução com um consequente aumento de arritmias reentrantes fatais. Os medicamentos que prolongam a duração do potencial de ação bloqueiam o I_{Kr} e não está claro se esse objetivo terapêutico resultará em controle da arritmia sem indução de pró-arritmia clinicamente significativa. Os únicos medicamentos atualmente disponíveis que prolongam definitivamente a vida por meio da redução de arritmias fatais são os β-bloqueadores, os quais não têm efeitos de bloqueio de canal.

Canais de Íon na Doença

A elucidação dos mecanismos moleculares do potencial de ação cardíaco está começando a ter um impacto direto no manejo do paciente. Isso é mais óbvio em pacientes com anormalidades genéticas hereditárias de canais de íons que levam à morte súbita cardíaca. Dois grupos de doenças ilustram esse ponto: síndrome do QT longo (SQTL) e síndrome de Brugada. Uma compreensão do mecanismo molecular da excitabilidade elétrica cardíaca também está começando a levar ao surgimento de terapias gênicas e terapias com células-tronco que podem, no futuro, permitir a manipulação do ritmo e da função cardíacos.

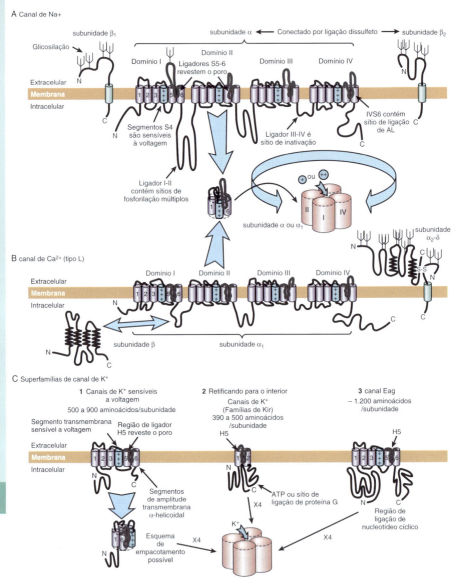

Fig. 6.1 Diagramas da estrutura molecular do canal de íon. (A) Canal de sódio *(Na⁺)*. (B) Canal de cálcio *(Ca²⁺)*. Canais de potássio *(K⁺)*. AL, anestésico local; ATP, trifosfato de adenosina.

CONTROLANDO O FUNCIONAMENTO CARDÍACO: RECEPTORES

Receptores são proteínas de membrana que transduzem sinais do exterior para o interior da célula. Quando um *ligante* – um hormônio transportado no sangue, um neurotransmissor liberado de uma terminação nervosa ou um mensageiro local liberado pelas células vizinhas – liga-se ao receptor, ele induz uma mudança conformacional na molécula receptora. Esse processo altera a configuração do segmento intracelular do receptor e resulta na ativação de sistemas intracelulares, com vários efeitos potenciais, variando desde fosforilação aumentada e alterações nas concentrações de mensageiros intracelulares (segundo) até a ativação de canais de íons.

Classes de Receptor

Os receptores são agrupados em várias classes abrangentes e os mais importantes são os *receptores da proteína tirosina quinase* e os *receptores acoplados à proteína G* (GPCR – G-protein-coupled receptors). Os receptores da proteína tirosina quinase são complexos moleculares grandes que incorporam a atividade da enzima fosforilante no segmento intracelular. A ligação do ligante induz a ativação dessa atividade enzimática. Como a fosforilação é um dos principais mecanismos de regulação celular, esses receptores podem ter numerosos efeitos celulares. Os GPCR são muito menores do que os receptores da proteína tirosina quinase. A ligação do ligante resulta na ativação de uma proteína associada *(proteína G)* que, subsequentemente, influencia os processos celulares (Quadro 6.3).

O coração e os vasos sanguíneos expressam vários GPCR. Os receptores β-adrenérgicos e muscarínicos da acetilcolina (ACh) são os mais importantes para a regulação do funcionamento cardíaco, mas vários outros desempenham papéis modulatórios relevantes. Eles incluem α-adrenérgicos, adenosina A_1, trifosfato de adenosina (ATP), histamina H_2, peptídeo intestinal vasoativo (VIP) e receptores de angiotensina II (Fig. 6.2).

Receptores Adrenérgicos e Vias de Sinalização

Receptores Adrenérgicos

O controle principal sobre a contratilidade cardíaca é proporcionado pelas vias de sinalização β-adrenérgicas, que podem ser ativadas pelas catecolaminas circulantes (derivadas das glândulas suprarrenais) ou por aquelas liberadas localmente a partir de terminações nervosas adrenérgicas no miocárdio.

Os dois principais subtipos de receptores β-adrenérgicos são as subclasses $β_1$ e $β_2$. Um subtipo $β_3$ também existe, mas seu papel no sistema cardiovascular não é claro; seu papel mais importante é nas células adiposas. Ambos os receptores, $β_1$ e $β_2$, estão presentes no coração e contribuem para o aumento da contratilidade induzida pela estimulação por catecolaminas (isso é diferente da situação no músculo vascular, em que a estimulação $β_2$-adrenérgica induz o relaxamento). Sob condições normais, a relação relativa de receptores $β_1$ para $β_2$ no coração é de aproximadamente 70:30, mas essa relação pode ser alterada drasticamente por doença cardíaca.

QUADRO 6.3   *Receptores Acoplados à Proteína G*

Receptores β-adrenérgicos
Receptores α-adrenérgicos
Receptores muscarínicos de acetilcolina
Receptores de adenosina A_1
Receptores de trifosfato de adenosina
Receptores H_2 de histamina
Receptores de peptídeos intestinais vasoativos
Receptores de angiotensina II

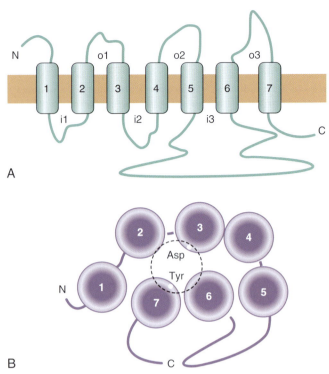

Fig. 6.2 Modelo de receptor acoplado à proteína G. (A) Modelo linear. Sete trechos hidrofóbicos de aproximadamente 20 aminoácidos estão presentes, presumivelmente formando α-hélices que passam através da membrana celular e formando, dessa forma, sete domínios transmembrana *(t1 até t7)*. Extracelularmente, o amino-terminal *(N)* e as três alças externas (*o1* até *o3*) são encontrados. Intracelularmente, há, de modo similar, três alças (*i1* até *i3*) e o terminal carboxi *(C)*. (B) Vista inferior. Apesar de em (A) a molécula estar representada como um complexo linear, acredita-se que os domínios transmembrana estejam em grande proximidade, formando uma elipse dentro da cavidade de ligação ligante central *(círculo tracejado)*. Asp e Tyr referem-se a dois aminoácidos importantes para interação de ligante. A ligação de proteína G ocorre na alça i3 e no terminal carboxi.

Os receptores β-adrenérgicos estão intimamente relacionados estrutural e funcionalmente. Ambos os receptores adrenérgicos, $β_1$ e $β_2$, acoplam-se a G_s (uma proteína de ligação ao trifosfato de guanosina [GTP]) e, desse modo, ativam a adenilato-ciclase, levando ao aumento dos níveis intracelulares de monofosfato cíclico de adenosina (cAMP). Além de seu efeito na sinalização de cAMP, os β-receptores podem se ligar aos canais de Ca^{2+} do miocárdio.

Os efeitos inotrópicos e eletrofisiológicos da sinalização β-adrenérgica são resultados indiretos do aumento dos níveis de cAMP intracelular. O cAMP ativa uma proteína quinase específica (PKA) que, por sua vez, é capaz de fosforilar vários canais de íons cardíacos importantes (incluindo canais de Ca^{2+} tipo L, canais de Na^+, canais de K^+ dependentes de voltagem e canais de Cl^-). A fosforilação altera o funcionamento do canal e as mudanças resultantes na eletrofisiologia da membrana modificam o comportamento miocárdico.

Os receptores α-adrenérgicos, como suas contrapartes β-receptoras, podem ser divididos em dois grupos: receptores $α_1$ e $α_2$. Ambos os grupos consistem em vários subtipos intimamente relacionados. Em geral, os $α_1$-receptores acoplam-se às proteínas G_q e, desse modo, ativam a fosfolipase C (PLC), um processo que resulta em aumentos nas concentrações de Ca^{2+} intracelular. Os $α_2$-receptores acoplam-se às proteínas G_i, que inibem a adenilato-ciclase e, consequentemente, reduzem as concentrações intracelulares de cAMP. No coração, o subtipo primário presente é α_1. A ativação desses receptores leva a um aumento modesto da contratilidade cardíaca.

O principal papel dos α-receptores está na vasculatura, onde os α_1-receptores no músculo liso vascular são os principais mediadores da vasoconstrição mediada pelos neurônios. Os α_2-receptores nos próprios neurônios funcionam em uma alça de retroalimentação negativa para controlar a vasoconstrição α-adrenérgica.

Regulação do Funcionamento do β-receptor

A estimulação do β-receptor permite os aumentos dramáticos do débito cardíaco de que o coração humano é capaz, mas esse efeito do β-receptor claramente se destina a ser uma medida temporária. A estimulação adrenérgica prolongada tem efeitos prejudiciais significativos sobre o miocárdio, com aumento pronunciado dos níveis de cAMP, resultando em aumento das concentrações intracelulares de Ca^{2+}, redução da síntese de ácido ribonucleico (RNA) e proteína e, finalmente, morte celular. Assim sendo, a modulação do β-receptor é mais bem vista como parte da resposta de "luta ou fuga": benéfica em curto prazo, mas prejudicial se depender de muito tempo. Mostrou-se que a insuficiência cardíaca, em particular, está associada a aumentos prolongados da estimulação adrenérgica, na medida em que o "transbordamento" de norepinefrina das terminações de nervo cardíaco pode ser detectado no sangue de pacientes com insuficiência cardíaca.

Um mecanismo para diminuir o funcionamento do β-receptor é a *diminuição da resposta* (i.e., diminuição da densidade) dos receptores. Na insuficiência cardíaca, os níveis de receptores são reduzidos em até 50%. Os β_1-receptores diminuem mais a resposta do que os β_2-receptores, resultando, dessa forma, em uma alteração na relação β_1/β_2; no coração com insuficiência, essa proporção é de aproximadamente 3:2. Existem vários mecanismos moleculares para essa diminuição da resposta. No longo prazo, os β_1-receptores são degradados e permanentemente removidos da superfície celular dos miócitos. Em curto prazo, os receptores podem ser temporariamente removidos da membrana celular e "armazenados" nas vesículas intracelulares, onde eles não são acessíveis por um agonista. Esses receptores são, no entanto, totalmente funcionais e podem ser reciclados para a membrana quando a superestimulação adrenérgica tiver cessado.

Receptores Muscarínicos e Vias de Sinalização

Receptores Muscarínicos de Acetilcolina

O segundo principal tipo de receptor na regulação cardíaca é o receptor muscarínico. Embora existam cinco subtipos de receptores muscarínicos, apenas um deles (M_2) está presente no tecido cardíaco. A maioria desses receptores muscarínicos está presente nos átrios. De fato, pensava-se anteriormente que os ventrículos não tinham inervação vagal, mas essa visão estava incorreta. Os ventrículos são inervados pelo nervo vago e os receptores muscarínicos estão de fato presentes nos ventrículos, embora em concentrações mais baixas do que nos átrios. A quantidade de proteína receptora muscarínica no átrio é aproximadamente duas vezes maior do que no ventrículo. Assim sendo, embora a função primária da sinalização muscarínica cardíaca seja o controle da frequência cardíaca por meio de ações no nível atrial, a estimulação vagal pode influenciar diretamente o funcionamento ventricular.

Correlação Clínica

A compreensão do papel da adenosina na regulação cardíaca expandiu-se significativamente nas últimas décadas. Seu uso estabelecido como um composto antiarrítmico e seu provável papel no pré-condicionamento cardíaco são dois exemplos de avanços clínicos resultantes desse aumento na compreensão. A adenosina age por meio de um GPCR, ativando vários sistemas de sinalização intracelular.

Sinalização da Adenosina

Embora a adenosina possa ser gerada por várias vias, no coração ela é usualmente encontrada como um produto de desfosforilação do AMP. Como o acúmulo de AMP é um sinal de baixa carga de energia celular, uma concentração de adenosina aumentada é um marcador de demanda e oferta de energia desequilibrada; assim sendo, isquemia, hipoxemia e concentrações aumentadas de catecolaminas estão todas associadas ao aumento da liberação de adenosina. A adenosina é rapidamente degradada por várias vias, tanto intracelular como extracelularmente. Como resultado, sua meia-vida é extremamente curta, da ordem de 1 segundo. Portanto, não apenas ela é um marcador de uma "crise de energia" cardíaca, como também suas concentrações flutuam instantaneamente com o equilíbrio energético do coração; ela fornece uma indicação em tempo real da situação de energia celular.

A adenosina sinaliza por meio de GPCR da família de receptores purinérgicos. Existem duas subclasses de purinoceptores: P_1 (alta afinidade por adenosina e AMP) e P_2 (alta afinidade por ATP e difosfato de adenosina [ADP]). A classe de receptores P_1 pode ser dividida em dois subtipos principais de receptores: A_1 e A_2. Os receptores A_1 estão presentes principalmente no coração e, quando ativados, inibem a adenilato-ciclase; os receptores A_2 estão presentes na vasculatura e, quando ativados, estimulam a adenilato-ciclase. Os receptores A_2 medeiam as ações vasodilatadoras da adenosina. Os receptores A_1 medeiam seus efeitos cardíacos complexos.

Ações Antiarrítmicas da Adenosina

As ações antiarrítmicas são, em grande parte, resultado de sua ativação de K_{ACh}. Lembrando a distribuição tecidual de K_{ACh}, pode-se prever que a adenosina seria muito mais efetiva no tratamento de arritmias supraventriculares do que de arritmias ventriculares e esse é realmente o caso. Em função de seus efeitos cronotrópicos negativos no sistema de condução atrial, o composto é mais eficaz no tratamento de taquicardias supraventriculares que contêm uma via reentrante que envolve NAV. A eficácia da adenosina na terminação dessas taquicardias foi relatada como superior a 90%. Em contraste, ela é consistentemente ineficaz em taquicardias que não envolvem NAV.

AÇÕES ANESTÉSICAS

Interações com Canais: Canais de Cálcio

Dos vários canais iônicos presentes no coração, os mais prováveis de serem significativamente afetados pelos agentes anestésicos no cenário clínico são os canais de Ca^{2+} dependentes de voltagem. Quase todos os agentes anestésicos voláteis inibem os canais de Ca^{2+} tipo L. A inibição é modesta, aproximadamente 25% a 30% em 1 concentração alveolar mínima (CAM), mas certamente suficiente para explicar as alterações fisiológicas induzidas pelos agentes anestésicos. Os agentes anestésicos voláteis diminuem a corrente de pico e tendem a aumentar a taxa de inativação. A corrente máxima de Ca^{2+} é, portanto, deprimida e a duração da corrente de Ca^{2+} é encurtada. Juntas, essas ações limitam significativamente o influxo de Ca^{2+} no miócito cardíaco.

MEDICINA CARDIOVASCULAR GENÉTICA

Um progresso considerável foi feito na identificação e na compreensão da base genética da doença cardiovascular. Esses distúrbios, abrangendo todos os aspectos da doença cardiovascular e afetando todas as partes do coração, podem ser divididos em dois

QUADRO 6.4 *Exemplos de Distúrbios Cardiovasculares Importantes com uma Base Genética*

Distúrbios monogênicos
- Hipercolesterolemia familiar
- Cardiomiopatia hipertrófica
- Cardiomiopatia dilatada
- Síndrome de QT longo

Distúrbios multigênicos
- Doença de artéria coronariana
- Hipertensão
- Aterosclerose

grupos (Quadro 6.4). Os *distúrbios monogênicos* são distúrbios mendelianos para os quais as alterações em um único gene estão implicadas no processo da doença e que geralmente exibem padrões de herança característicos (i.e., modelos genéticos aditivos, dominantes ou recessivos). Sabe-se que mais de 40 distúrbios cardiovasculares são causados diretamente por defeitos de um único gene. Os exemplos incluem hipercolesterolemia familiar e cardiomiopatias hipertróficas (CMH).

Mais comumente, todavia, múltiplos genes influenciam o processo da doença aumentando a suscetibilidade à doença ou o impacto dos fatores de risco ambientais. O componente genético nesses *distúrbios multigênicos* compreende uma coleção de variantes genéticas, tais como mutações de um único nucleotídeo, conhecidas como *polimorfismos de nucleotídeo único* (SNP – single nucleotide polymorphism). Cada SNP individual pode ter um efeito modesto sobre a quantidade ou a função de um produto proteico traduzido. Entretanto, quando os SNP individuais se agregam e interagem com os fatores de risco ambientais, eles podem ter grande impacto na biologia da doença. Doenças complexas comuns que parecem seguir esse paradigma incluem doença arterial coronariana (DAC), aterosclerose, hipertensão e fibrilação atrial.

Aplicações Clínicas

A capacidade de identificar as doenças antes de se manifestarem clinicamente permite o tratamento preventivo. Por exemplo, cardioversores-desfibriladores implantáveis (CDI) podem prevenir a morte súbita cardíaca em pacientes com certas cardiomiopatias genéticas e arritmias (Fig. 6.3). A terapia médica pode melhorar a progressão da cardiomiopatia dilatada (CMD) genética. A identificação prospectiva dos pacientes que são assintomáticos, mas que estão em maior risco de desenvolvimento da doença, permite uma vigilância mais próxima e uma intervenção precoce.

Transtornos Cardiovasculares Multigênicos Complexos Comuns

Identificar as variantes gênicas associadas ao desenvolvimento e à progressão de doenças cardiovasculares complexas comuns multigênicas fornece o potencial para que essas variantes sejam usadas para prever melhor quem desenvolverá certos distúrbios cardiovasculares, bem como direcionar estratégias preventivas e de tratamento com mais precisão e desenvolver novos tratamentos. Os desafios óbvios são identificar os genes e as variantes genéticas que contribuem coletivamente para uma doença cardiovascular como a DAC

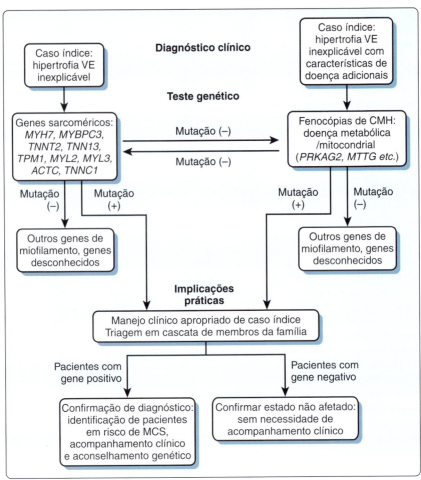

Fig. 6.3 Sequência proposta de teste genético para pacientes com cardiomiopatia hipertrófica *(CMH). MCS,* morte cardíaca súbita; *VE,* ventricular esquerda. (De Keren A, Syrris P, McKenna WJ. Hypertrophic cardiomyopathy: the genetic determinants of clinical disease expression. *Nat Clin Pract Cardiovasc Med.* 2008;5:158-168.)

e compreender como essas variantes genéticas interagem com insultos ambientais para perpetuar a doença cardiovascular.

Aplicações Clínicas

Uma maneira de traduzir a informação genética na prática de medicina cardiovascular clínica é por meio de melhor compreensão da capacidade de resposta genética dos pacientes aos medicamentos prescritos para tratar doenças cardiovasculares e suas sequelas. Esse conceito de que a seleção de medicamentos pode ser personalizada para a suscetibilidade genética de uma pessoa é uma ideia simples.

O conhecimento da variação genética levou à personalização farmacogenômica do tratamento em medicamentos cardiovasculares. A farmacogenômica da varfarina é um exemplo. A varfarina também tem uma janela terapêutica estreita, é metabolizada pelo citocromo P450 e apresenta grandes variações nas necessidades de dose entre os pacientes. Pacientes com as variantes alélicas CYP2C9*2 e CYP2C9*3 (enzima citocromo P450 2C9) e pacientes com o haplótipo A do gene *VKORC1* (subunidade 1 do complexo epóxido redutase da vitamina K) parecem requerer doses menores de varfarina para atingir um estado ótimo de anticoagulação. Em 2005, a Food and Drug Administration (FDA) dos Estados Unidos alterou o rótulo da varfarina para apontar a relevância potencial da informação genética para a prescrição de decisões. Contudo, os ensaios clínicos randomizados de algoritmos farmacogenéticos que usaram a genotipagem *CYP2C9* e *VKORC1* para orientar a dosagem da varfarina tiveram resultados mistos e estudos adicionais são necessários para determinar como esses genótipos podem orientar efetivamente a dosagem inicial da varfarina, bem como a monitorização de longo prazo da relação normalizada internacional (INR).

Genômica Perioperatória em Cirurgia Cardíaca

Apesar dos avanços nas estratégias cirúrgicas, anestésicas e cardioprotetoras, a incidência de eventos adversos perioperatórios em procedimentos cirúrgicos cardíacos continua sendo significativa e está associada à sobrevida reduzida em curto e longo prazos. Como todos os pacientes cirúrgicos são expostos a perturbações que ativam potencialmente a inflamação, a coagulação e outras vias relacionadas ao estresse, mas apenas um subconjunto de pacientes passa por eventos perioperatórios adversos, um componente genético é provável (Fig. 6.4).

Terapia Gênica

Embora as técnicas de diagnóstico molecular tenham avançado rapidamente, a terapia gênica ainda está fora do escopo da prática clínica de rotina para o tratamento de distúrbios

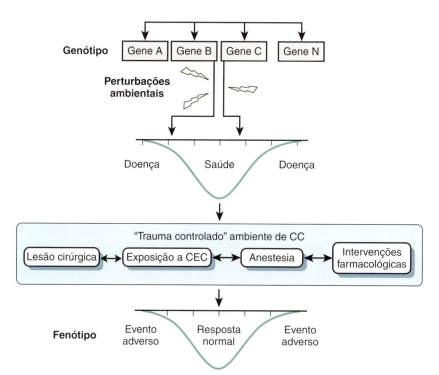

Fig. 6.4 O possível papel dos fatores genéticos combinados com lesões perioperatórias em prognósticos pós-operatórios adversos. *CC*, entro cirúrgico; *CEC*, circulação extracorpórea.

cardiovasculares. Um conceito predominante de terapia gênica é corrigir uma sequência genética defeituosa usando o funcionamento molecular de uma célula afetada. Outro objetivo da terapia gênica é o direcionamento da liberação de medicamentos para órgãos específicos usando técnicas moleculares. As terapias genéticas são projetadas para modificar a expressão de material genético. Embora miríades de abordagens tenham sido sugeridas, todas elas se encaixam em três estratégias básicas: (1) transferência gênica para restaurar ou aumentar a expressão gênica; (2) silenciamento gênico para inibir seletivamente a expressão gênica; e (3) edição genética para "corrigir" o DNA.

INFLAMAÇÃO SISTÊMICA

Uma resposta pró-inflamatória sistêmica exagerada ao trauma cirúrgico é uma causa proposta para muitas complicações pós-operatórias, variando de disfunção orgânica até morte. No entanto, a causa e a relevância clínica da inflamação sistêmica após operações cardíacas são pouco compreendidas. A inflamação sistêmica é um processo multifatorial e tem profundos efeitos secundários tanto sobre os tecidos lesionados quanto sobre os tecidos normais. Os mediadores pró-inflamatórios podem ter efeitos benéficos e deletérios sobre sistemas de múltiplos órgãos. De acordo com a maioria das teorias, lesão tecidual, endotoxemia e contato do sangue com a superfície externa do circuito da circulação extracorpórea (CEC) são alguns dos principais fatores postulados para iniciar uma resposta inflamatória sistêmica.

INFLAMAÇÃO SISTÊMICA E PROCEDIMENTOS CIRÚRGICOS CARDÍACOS

A resposta inflamatória sistêmica após operações cardíacas é multifatorial. Um esquema do processo inflamatório é mostrado na Figura 6.5. Os médicos geralmente concordam que todos esses processos podem acontecer e podem estar associados a complicações em pacientes cirúrgicos cardíacos. Acredita-se que a lesão tecidual, a endotoxemia e o contato do sangue com a superfície externa do circuito do CEC iniciem uma resposta inflamatória sistêmica após procedimentos cirúrgicos cardíacos. O que é menos compreendido e mais controverso é a questão de qual desses muitos processos é o mais clinicamente relevante.

Mecanismos de Lesão Mediada por Inflamação

Não está totalmente claro como a inflamação, por fim, causa danos às células e aos sistemas de órgãos. A ativação de neutrófilos e outros leucócitos é central para a maioria das teorias de lesão induzida por inflamação. A ativação de neutrófilos leva à liberação de radicais de oxigênio, proteases intracelulares e metabólitos de ácidos graxos (i.e., ácido araquidônico). Esses produtos, assim como aqueles de macrófagos ativados e plaquetas, podem causar ou agravar a lesão tecidual.

Outro mecanismo de lesão mediada por inflamação envolve a oclusão microvascular. A ativação de neutrófilos leva à adesão de leucócitos ao endotélio e à formação de aglomerados de células inflamatórias (i.e., microagregados). Os leucócitos ativados têm membranas celulares menos deformáveis, o que afeta sua capacidade de passar através dos capilares. Os microagregados podem causar disfunção orgânica por meio da oclusão microvascular e reduções no fluxo de sangue e de oxigênio no nível local. Após o desaparecimento desses microagregados e a restauração do fluxo microvascular, pode ocorrer lesão por reperfusão.

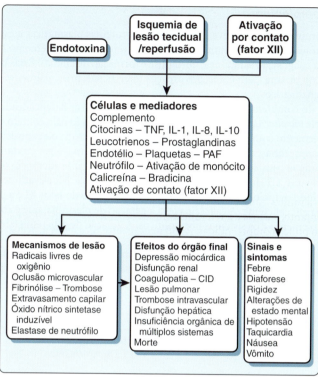

Fig. 6.5 Visão geral da inflamação. *CID*, coagulação intravascular disseminada; *IL*, interleucina; *PAF*, fator ativador de plaqueta; *TNF*, fator de necrose tumoral.

Mediadores Fisiológicos da Inflamação

Citocinas

Acredita-se que as citocinas desempenhem um papel fundamental na fisiopatologia da inflamação aguda associada a procedimentos cirúrgicos cardíacos. As citocinas são proteínas liberadas de macrófagos ativados, monócitos, fibroblastos e células endoteliais que têm efeitos reguladores de longo alcance nas células. Elas são pequenas proteínas que exercem seus efeitos ligando-se a receptores de superfície celular específicos. Muitas dessas proteínas são chamadas *interleucinas* porque elas auxiliam na comunicação entre os glóbulos brancos (leucócitos).

As citocinas medeiam essa atração de células do sistema imunológico por áreas locais de lesão ou infecção. Elas também ajudam o hospedeiro por meio da ativação do sistema imunológico, proporcionando melhor defesa contra patógenos. Por exemplo, as citocinas intensificam a função dos linfócitos B e T, melhorando tanto a imunidade humoral quanto a mediada por células. A maioria das citocinas é pró-inflamatória, enquanto outras parecem exercer um efeito anti-inflamatório, sugerindo um sistema complexo de retroalimentação projetado para limitar a quantidade de inflamação. Níveis excessivos de citocinas, entretanto, podem resultar em um grau exagerado de inflamação sistêmica que pode levar a uma lesão secundária maior. Numerosas citocinas (fator de necrose tumoral [TNF], interleucina-1 [IL-1] a IL-16), bem como outros mediadores proteicos (p. ex., fatores transformadores do crescimento, proteínas inflamatórias de macrófagos), são descritas e podem desempenhar um papel importante na patogênese da inflamação sistêmica pós-operatória.

Sistema Complemento

O sistema complemento descreve pelo menos 20 proteínas plasmáticas e está envolvido em quimioatração, ativação, opsonização e lise das células. O complemento também está envolvido em coagulação sanguínea, fibrinólise e formação de cininas. Essas proteínas são encontradas no plasma, bem como nos espaços intersticiais, principalmente na forma de precursores enzimáticos.

A cascata do complemento ilustrada na Figura 6.6 pode ser desencadeada ou pela *via clássica* ou pela *via alternativa*. Na via alternativa, o C3 é ativado pelo contato dos fatores B e D do complemento com polissacarídeos complexos, endotoxina ou exposição do sangue a substâncias estranhas, tal como o circuito da CEC. A *ativação por contato* descreve o contato do sangue com uma superfície estranha com resultante aderência das plaquetas e ativação do fator XII (fator de Hageman) (Fig. 6.7). O fator XII ativado tem inúmeros efeitos, incluindo o início da cascata de coagulação por meio do fator XI e a conversão da pré-calicreína em calicreína. A calicreína leva à geração de plasmina, que é conhecida por ativar o complemento e os sistemas fibrinolíticos. A geração de calicreína também ativa o sistema quinina-bradicinina.

A via clássica envolve a ativação de C1 por complexos antígeno-anticorpo. No caso de cirurgia cardíaca, dois mecanismos para a ativação da via clássica são prováveis. A

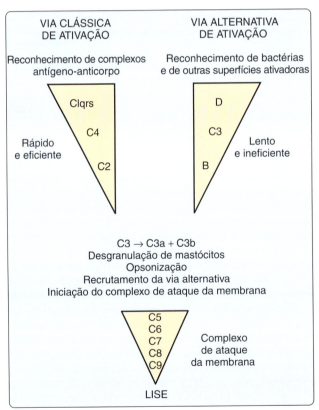

Fig. 6.6 Componentes simplificados do sistema complemento. (De Bennett-Guerrero E: Systemic inflammation. In: Kaplan J, Reich D, Savino J, eds. *Kaplan's Cardiac Anesthesia: The Echo Era.* 6th ed. Philadelphia: Saunders, *2011.)*

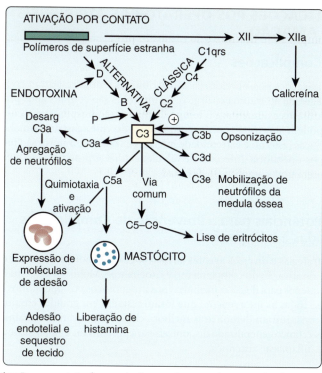

Fig. 6.7 Ativação por contato da cascata do complemento durante a circulação extracorpórea. A ativação do complemento ocorre principalmente através da via alternativa. (De Ohri SK. The effects of cardiopulmonar bypass on the imune system. *Perfusion*. 1993;8:121.)

endotoxina pode ser detectada no soro de quase todos os pacientes submetidos a procedimentos cirúrgicos cardíacos. A endotoxina forma um complexo antígeno-anticorpo com anticorpos antiendotoxina, normalmente encontrados no soro, que podem então ativar o C1. Foi relatado que a administração de protamina após a separação da CEC resulta em complexos heparina-protamina, que também podem ativar a via clássica.

O C3 ativado e outros fatores de complemento a jusante na cascata têm várias ações. Os efeitos dos fragmentos de complemento ativados nos mastócitos e em seus correspondentes circulantes, os basófilos, podem ser relevantes para o desenvolvimento de complicações pós-operatórias potencialmente atribuíveis à ativação do complemento. Os fragmentos C3a e C5a (também chamados *anafilatoxinas*) levam à liberação de numerosos mediadores, incluindo histamina, leucotrieno B_4, fator ativador de plaquetas, prostaglandinas, tromboxanos e TNF. Esses mediadores, quando liberados dos mastócitos, resultam em vazamento endotelial, edema intersticial e aumento do fluxo sanguíneo tecidual. Fatores complementares como C5a e C3b complexados a micróbios estimulam os macrófagos a secretarem mediadores inflamatórios tais como o TNF. O C3b ativa neutrófilos e macrófagos e aumenta sua capacidade de fagocitar bactérias. O complexo lítico, composto pelos fatores do complemento C5b, C6, C7, C8 e C9, é capaz de lisar diretamente as células. Os fatores de complemento ativados tornam as células invasoras "pegajosas", de forma que elas se ligam umas às outras (i.e., aglutinam-se). O processo de dilatação capilar mediado pelo complemento, o vazamento de proteínas e fluidos plasmáticos e o acúmulo e a ativação de neutrófilos fazem parte da resposta inflamatória aguda.

🔲 COMPLICAÇÕES PÓS-OPERATÓRIAS ATRIBUÍVEIS À INFLAMAÇÃO

Tipos de Complicações

Muitas complicações pós-operatórias são atribuídas a uma resposta pró-inflamatória sistêmica exagerada ao trauma cirúrgico. As infecções são comuns após procedimentos cirúrgicos cardíacos e aumentam o tempo de internação hospitalar e o custo. Bactérias infectantes podem surgir da translocação através do trato gastrintestinal do paciente. Feridas cirúrgicas (esterno e extremidade inferior) e trato respiratório são fontes comuns de infecção pós-operatória. Infecções de válvulas cardíacas protéticas são menos comuns, mas representam uma complicação devastadora.

Terapias Potenciais para a Prevenção de Complicações Relacionadas à Inflamação

Inúmeras estratégias e diversos agentes farmacológicos demonstraram reduzir os índices laboratoriais de ativação do complemento e citocinemia. Muitos desses estudos, contudo, são muito pequenos para detectar melhorias nos prognósticos pós-operatórios clinicamente significativos. Todas as intervenções que foram testadas em grandes ensaios clínicos de fase III não conseguiram demonstrar melhora clínica significativa. Atualmente, não há terapias de uso clínico generalizado disponíveis para prevenir ou tratar a disfunção orgânica resultante de inflamação sistêmica.

LEITURAS SUGERIDAS

Benito B, Brugada R, Brugada J, et al. Brugada syndrome. *Prog Cardiovasc Dis.*. 2008;51:1-22.

Dandona S. Cardiovascular drugs and the genetic response. *Methodist Debakey Cardiovasc J.*. 2014;10:13-17.

Dieleman JM, Nierich AP, Rosseel PM, et al. Intraoperative high-dose dexamethasone for cardiac surgery: a randomized controlled trial. *JAMA.*. 2012;308:1761-1767.

DiFrancesco D. The onset and autonomic regulation of cardiac pacemaker activity: relevance of the f current. *Cardiovasc Res.*. 1995;29:449-456.

Echt DS, Liebson PR, Mitchell LB, et al. Mortality and morbidity in patients receiving encainide, flecainide, or placebo: the Cardiac Arrhythmia Suppression Trial. *N Engl J Med.*. 1991;324:781-788.

Fox AA, Shernan SK, Body SC. Predictive genomics of adverse events after cardiac surgery. *Semin Cardiothorac Vasc Anesth.*. 2004;8:297-315.

Grocott HP, White WD, Morris RW, et al. Genetic polymorphisms and the risk of stroke after cardiac surgery. *Stroke.*. 2005;36:1854-1858.

Ho CY, Seidman CE. A contemporary approach to hypertrophic cardiomyopathy. *Circulation.* 2006;113:e85 8-e862.

Huneke R, Fassl J, Rossaint R, et al. Effects of volatile anesthetics on cardiac ion channels. *Acta Anaesthesiol Scand.* 2004;48:547-561.

Korn SJ, Trapani JG. Potassium channels. *IEEE Trans Nanobioscience.*. 2005;4:21-33.

Miller BE, Levy JH. The inflammatory response to cardiopulmonary bypass. *J Cardiothorac Vasc Anesth.* 1997;11:355-366.

Mythen MG, Purdy G, Mackie IJ, et al. Postoperative multiple organ dysfunction syndrome associated with gut mucosal hypoperfusion, increased neutrophil degranulation and C1-esterase inhibitor depletion. *Br J Anaesth.*. 1993;71:858-863.

Nishimura RA, Holmes Jr DR. Clinical practice: hypertrophic obstructive cardiomyopathy. *N Engl J Med.*. 2004;350:1320-1327.

Ragazzi E, Wu SN, Shryock J, et al. Electrophysiological and receptor binding studies to assess activation of the cardiac adenosine receptor by adenine nucleotides. *Circ Res.*. 1991;68:1035-1044.

Robin NH, Tabereaux PB, Benza R, et al. Genetic testing in cardiovascular disease. *J Am Coll Cardiol.*. 2007;50:727-737.

Rothenburger M, Soeparwata R, Deng MC, et al. Prediction of clinical outcome after cardiac surgery: the role of cytokines, endotoxin, and anti-endotoxin core antibodies. *Shock.*. 2001;16(suppl 1):44-50.

Schwarz UI, Ritchie MD, Bradford Y, et al. Genetic determinants of response to warfarin during initial anticoagulation. *N Engl J Med.*. 2008;358:999-1008.

Sigurdsson MI, Muehlschlegel JD, Fox AA, et al. Genetic variants associated with atrial fibrillation and PR interval following cardiac surgery. *J Cardiothorac Vasc Anesth.*. 2015;29:605-610.

Verrier ED, Shernan SK, Taylor KM, et al. Terminal complement blockade with pexelizumab during coronary artery bypass graft surgery requiring cardiopulmonary bypass: a randomized trial. *JAMA.*. 2004;291:2319-2327.

Welsby IJ, Podgoreanu MV, Phillips-Bute B, et al. Genetic factors contribute to bleeding after cardiac surgery. *J Thromb Haemost.*. 2005;3:1206-1212.

Capítulo 7

Farmacologia de Medicamentos Anestésicos

Laeben Lester, MD • Nanhi Mitter, MD •
Dan E. Berkowitz, MD • Daniel Nyhan, MD

Pontos-chave

1. Em pacientes, o efeito agudo observado de um agente anestésico específico no sistema cardiovascular representa o resultado do efeito sobre o miocárdio, o fluxo sanguíneo coronariano (FSC) e a vasculatura, o comportamento eletrofisiológico e a função reflexa neuro-hormonal. Agentes anestésicos dentro da mesma classe podem diferir um do outro quantitativa e qualitativamente. A resposta aguda a um agente anestésico pode ser modulada pela patologia subjacente do paciente, pelo tratamento farmacológico ou por ambos.

2. Os agentes voláteis causam reduções dependentes da dose na pressão arterial sistêmica. Para o halotano e o enflurano, isso resulta principalmente da depressão da função contrátil; para o isoflurano, o desflurano e o sevoflurano, as alterações de pressão resultam de reduções nas respostas vasculares sistêmicas. Os anestésicos voláteis causam uma depressão da função contrátil dependente da dose, que é mediada em um nível celular atenuando as correntes de cálcio e diminuindo a sensibilidade ao cálcio. As diminuições nas respostas vasculares sistêmicas refletem vários efeitos sobre os mecanismos dependentes do endotélio e independentes do endotélio.

3. Os agentes voláteis determinam o FSC pelo seu efeito sobre a hemodinâmica sistêmica, o metabolismo miocárdico e a vasculatura coronariana. Quando essas variáveis foram controladas em estudos, os anestésicos exerceram apenas efeitos vasodilatadores diretos leves sobre a vasculatura coronariana.

4. Além de causar síndromes coronarianas agudas, a isquemia miocárdica pode se manifestar como atordoamento miocárdico, pré-condicionamento ou miocárdio hibernante. Os anestésicos voláteis podem atenuar o desenvolvimento da isquemia miocárdica por meio de mecanismos que são independentes do suprimento e da demanda de oxigênio pelo miocárdio e podem facilitar a recuperação funcional do miocárdio atordoado. Agentes voláteis também podem simular o pré-condicionamento isquêmico, um fenômeno descrito como pré-condicionamento anestésico, cujos mecanismos são similares, mas não idênticos.

5. Os agentes de indução intravenosa (i.e., hipnóticos) pertencem a várias classes de medicamentos, incluindo barbitúricos, benzodiazepínicos, antagonistas dos receptores N-metil-D-aspartato e agonistas dos receptores α_2-adrenérgicos. Embora todos eles induzam a hipnose, seus locais de ação e seus alvos moleculares são diferentes e seus efeitos cardiovasculares dependem parcialmente da classe a que pertencem.

6. Estudos de miócitos cardíacos isolados, tecido muscular cardíaco e tecido vascular demonstraram que os agentes de indução inibem a contratilidade cardíaca e relaxam o tônus vascular pela inibição dos mecanismos que aumentam a concentração de íons cálcio (Ca^{2+}) intracelular. Isso pode ser compensado por mecanismos que aumentam a sensibilidade do Ca^{2+} ao miofilamento no miócito cardíaco e no músculo liso vascular, que podem modular as alterações cardiovasculares. No entanto, os efeitos cumulativos dos

agentes de indução sobre a contratilidade, a resistência vascular e a capacitância vascular são mediados predominantemente pelos seus efeitos simpatolíticos. Os agentes de indução devem ser usados com prudência e com extrema cautela em pacientes com acidente vascular cerebral, insuficiência cardíaca ou outras circunstâncias fisiopatológicas nas quais o sistema nervoso simpático é de suma importância para a manutenção da contratilidade miocárdica e do tônus arterial e venoso.

7. Os opioides possuem estruturas químicas diversas, mas todos retêm um componente essencial em forma de T necessário estereoquimicamente para a ativação dos receptores opioides μ, κ e δ. Esses receptores não estão confinados ao sistema nervoso e foram identificados no miocárdio e nos vasos sanguíneos, onde as proteínas opioides endógenas podem ser sintetizadas.

8. A administração aguda de opioides exógenos modula muitos determinantes da regulação cardiovascular central e periférica. Todavia, o efeito clínico predominante é mediado pela atenuação do fluxo simpático central.

9. A ativação do receptor opioide δ pode desencadear o pré-condicionamento, que é mediado por vias de sinalização que envolvem proteínas quinases acopladas à proteína G, caspases, óxido nítrico e outras substâncias químicas. Em contraste com a isquemia em homeotérmicos, a hibernação é bem tolerada em certas espécies. Esse fenômeno pode depender, em parte, de mecanismos que são ativados por opioides ou por moléculas semelhantes a opioides.

Uma enorme base de literatura descreveu os efeitos de diferentes agentes anestésicos sobre o coração e os leitos vasculares regionais sistêmicos e pulmonares. Mais publicações foram geradas pelo grande interesse no pré-condicionamento induzido pela anestesia (APC – anesthesia-induced preconditioning). Neste capítulo, agentes voláteis, anestésicos intravenosos e opioides são discutidos em termos de seus efeitos agudos e tardios no sistema cardiovascular (SCV). São descritos os efeitos agudos sobre a função miocárdica, a eletrofisiologia, a vasorregulação coronariana, a vasorregulação sistêmica e pulmonar e o reflexo barorreceptor. A discussão dos efeitos retardados concentra-se no APC.

AGENTES VOLÁTEIS

Efeitos Agudos

Função Miocárdica

A influência dos anestésicos voláteis sobre a função contrátil é investigada extensivamente em várias espécies de animais e em seres humanos, usando vários modelos *in vitro* e *in vivo*. É amplamente aceito que agentes voláteis causam depressão da função contrátil dependente da dose (Quadro 7.1). Diferentes agentes voláteis não são idênticos a esse respeito e a preponderância da informação indica que o halotano e o enflurano exercem depressão miocárdica igual, porém mais potente do que o isoflurano, o desflurano ou o sevoflurano, em parte devido à ativação simpática reflexa com os últimos agentes. No cenário de depressão miocárdica preexistente, os agentes voláteis têm um efeito maior do que no miocárdio normal. No nível celular, os anestésicos voláteis exercem seus efeitos inotrópicos negativos, principalmente pela modulação dos canais de Ca^{2+} tipo L sarcolêmicos, do retículo sarcoplasmático (RS) e das proteínas contráteis. Contudo, os mecanismos pelos quais os agentes anestésicos modificam os canais de íons não são bem compreendidos.

Eletrofisiologia Cardíaca

Os anestésicos voláteis reduzem o limiar arritmogênico da epinefrina. Para agentes voláteis, a ordem de sensibilização é halotano > enflurano > sevoflurano > isoflurano = desflurano. Os mecanismos moleculares subjacentes ao efeito dos anestésicos voláteis são pouco compreendidos.

> **QUADRO 7.1** *Agentes Anestésicos Voláteis*
>
> Todos os agentes anestésicos voláteis causam reduções dependentes da dose na pressão arterial sistêmica, as quais, para o halotano e o enflurano, resultam predominantemente da atenuação da função contrátil do miocárdio, mas, para o isoflurano, o desflurano e o sevoflurano, resultam predominantemente de reduções na resistência vascular sistêmica.
> Agentes voláteis obtundem todos os componentes do arco reflexo barorreceptor.
> Os efeitos de agentes voláteis sobre a função diastólica do miocárdio não são bem caracterizados e aguardam a aplicação de tecnologias emergentes que tenham sensibilidade para quantificar os índices de função diastólica.
> Anestésicos voláteis diminuem o limiar arritmogênico das catecolaminas. No entanto, os mecanismos moleculares subjacentes não são bem compreendidos.
> Quando as variáveis que confundem são controladas (p. ex., pressão arterial sistêmica), o isoflurano não causa roubo coronário por um efeito direto sobre a vasculatura coronariana.
> Os efeitos de agentes voláteis sobre os leitos vasculares regionais sistêmicos e sobre a vasculatura são complexos e dependem de muitas variáveis, incluindo a anestesia específica, o leito vascular preciso e o tamanho do vaso, bem como de mecanismos dependentes ou independentes do endotélio estarem sendo investigados.

Vasorregulação Coronária

Os anestésicos voláteis modulam vários determinantes da oferta e da demanda de oxigênio miocárdico e modulam diretamente a resposta do miócito à isquemia.

O efeito do isoflurano sobre os vasos coronários foi controverso e dominou grande parte da literatura relevante nos anos 1980 e no início dos anos 1990. Vários relatos indicaram que ele causou vasodilatação arteriolar coronariana direta em vasos com diâmetros de 100 µm ou menos e que o isoflurano poderia causar roubo coronariano em pacientes com anatomia coronariana propensa a roubo. Vários estudos em que as variáveis de confusão potenciais foram controladas descobriram que o isoflurano não causou roubo coronariano. Estudos com sevoflurano e desflurano mostraram resultados semelhantes, que foram consistentes com um leve efeito vasodilatador coronário direto desses agentes.

Efeitos Vasculares Sistêmicos

Todos os anestésicos voláteis diminuem a pressão arterial (PA) sistêmica de maneira dependente da dose. Com o halotano e o enflurano, a diminuição da PA sistêmica resulta principalmente de reduções no volume sistólico (VS) e no débito cardíaco (DC), enquanto o isoflurano, o sevoflurano e o desflurano diminuem a resistência vascular sistêmica (RVS) e mantêm o DC.

Reflexo Barorreceptor

Todos os agentes voláteis atenuam o reflexo barorreceptor. A inibição do reflexo barorreceptor pelo halotano e pelo enflurano é mais potente do que a observada com o isoflurano, o desflurano ou o sevoflurano, cada um com efeito semelhante. Cada componente do arco reflexo barorreceptor (p. ex., atividade nervosa aferente, processamento central, atividade do nervo eferente) é inibido por agentes voláteis.

Efeitos Tardios

Isquemia Miocárdica Reversível

A isquemia prolongada resulta em dano miocárdico irreversível e necrose (Quadro 7.2). Dependendo da duração e da sequência dos insultos isquêmicos, durações mais curtas da isquemia miocárdica podem levar ao pré-condicionamento ou ao atordoamento do

QUADRO 7.2 *Agentes Voláteis e Isquemia Miocárdica*

Os agentes anestésicos voláteis podem atenuar os efeitos da isquemia miocárdica (i.e., síndromes coronarianas agudas).
As manifestações não agudas de isquemia miocárdica incluem hibernação do miocárdio, atordoamento e pré-condicionamento.
O halotano e o isoflurano facilitam a recuperação do miocárdio atordoado.
O pré-condicionamento, um importante mecanismo adaptativo e protetor nos tecidos biológicos, pode ser provocado por estresses não letais multiformes, incluindo isquemia.
Os agentes anestésicos voláteis podem imitar o pré-condicionamento (i.e., pré-condicionamento anestésico), que pode ter importantes implicações clínicas e fornecer informações sobre os mecanismos celulares de ação desses agentes voláteis.

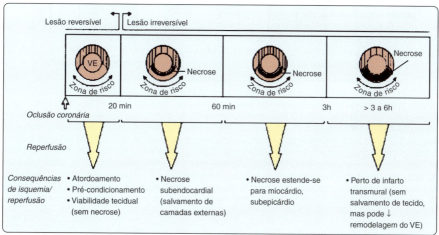

Fig. 7.1 Efeitos da isquemia e da reperfusão no coração com base em estudos usando um modelo canino anestesiado de oclusão da artéria coronária proximal. Períodos de isquemia de menos de 20 minutos seguidos de reperfusão não estão associados ao desenvolvimento de necrose (i.e., lesão reversível). Breve isquemia e reperfusão resultam em atordoamento e pré-condicionamento. Se a duração da oclusão coronária for prolongada além dos 20 minutos, a necrose desenvolve-se do subendocárdio para o subepicárdio ao longo do tempo. A reperfusão antes de 3 horas de isquemia recupera o tecido isquêmico, porém viável. O tecido recuperado pode demonstrar atordoamento. A reperfusão além de 3 a 6 horas neste modelo não reduz o tamanho do infarto do miocárdio. A reperfusão tardia pode ainda ter um efeito benéfico em reduzir ou prevenir a expansão do infarto do miocárdio e o remodelamento do ventrículo esquerdo (VE). (De Kloner RA, Jennings RB. Consequences of brief ischemia: stunning, preconditioning, and their clinical implications, part I. *Circulation*. 2001;104:2981.)

miocárdio (Fig. 7.1). O atordoamento, descrito pela primeira vez em 1975, ocorre após breve isquemia e é caracterizado por disfunção miocárdica no quadro de fluxo sanguíneo normal restaurado e por uma ausência de necrose miocárdica. O pré-condicionamento isquêmico (PCI) foi descrito pela primeira vez em 1986 e é caracterizado por uma atenuação do tamanho do infarto após isquemia sustentada se o período de isquemia sustentada for precedido por um período de isquemia breve (Fig. 7.2). Esse efeito é independente do fluxo colateral. Curtos períodos de isquemia seguidos de reperfusão podem levar a atordoamento ou pré-condicionamento com uma redução no tamanho do infarto.

Pré-condicionamento Anestésico

Os agentes voláteis podem provocar o pré-condicionamento atrasado (i.e., tardio) e o clássico (i.e., precoce). O APC é dependente da dose, exibe sinergia com isquemia ao proporcionar proteção e talvez, não surpreendentemente, em vista do diferencial de absorção e dis-

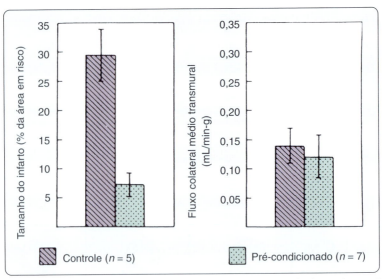

Fig. 7.2 Tamanho do infarto e do fluxo sanguíneo colateral em um estudo de 40 minutos. O tamanho do infarto como uma porcentagem da área anatômica em risco em corações de controle *(em roxo)* e pré-condicionados *(em verde)* *(à esquerda)*. O tamanho do infarto nos animais de controle tem em média 29,4% da área em risco. O tamanho do infarto em corações pré-condicionados tem em média apenas 7,3% da área em risco (pré-condicionado *versus* controle, $P < 0,001$). O fluxo sanguíneo colateral médio transmural *(à direita)* não foi significativamente diferente nos dois grupos. O efeito protetor do pré-condicionamento foi independente dos dois preditores de linha de base principais do tamanho do infarto: área em risco de pré-condicionamento e fluxo sanguíneo colateral. As barras representam a média do grupo ± erro padrão da média. (De Warltier DC, al-Wathiqui MH, Kampine JP et al. Recovery of contractile function of stunned myocardium in chronically instrumental dogs is enhaced by halothane or isoflurane. *Anesthesiology.* 1988;69:552.)

tribuição de agentes voláteis, requeira diferentes intervalos de tempo entre a exposição e a manutenção de um benefício subsequente que é dependente do agente.

Os agentes voláteis que exibem o APC ativam os canais mitocondriais de K^+_{ATP} e os antagonistas de canais de K^+_{ATP} mitocondriais específicos bloqueiam esse efeito. As contribuições precisas da ativação do canal de K^+_{ATP} sarcolemal *versus* mitocondrial para APC ainda precisam ser elucidadas (Fig. 7.3).

AGENTES DE INDUÇÃO INTRAVENOSOS

Os medicamentos discutidos nesta seção são agentes de indução e hipnóticos. Os medicamentos pertencem a classes diferentes (i.e., barbitúricos, benzodiazepínicos, antagonistas do receptor *N*-metil-D-aspartato [NMDA] e agonistas do receptor α_2-adrenérgico). Seus efeitos no SCV dependem da classe a que pertencem.

Efeitos Cardíacos Agudos

Contratilidade Miocárdica

Com relação ao propofol, os estudos permanecem controversos sobre o fato de haver ou não um efeito direto na função contrátil do miocárdio em concentrações clinicamente relevantes. O peso da evidência, no entanto, sugere que o fármaco tem um efeito inotrópico negativo modesto, que pode ser mediado pela inibição dos canais de Ca^{2+} tipo L ou pela modulação da liberação de Ca^{2+} do RS.

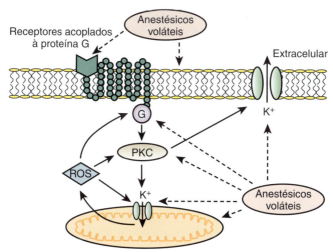

Fig. 7.3 Múltiplas vias endógenas de sinalização medeiam a ativação miocárdica induzida por anestésico volátil de um efetor final que promove a resistência à lesão isquêmica. Os canais mitocondriais de K^+_{ATP} foram implicados como efetores finais nesse esquema de proteção, mas os canais de K^+_{ATP} do sarcolema também podem estar envolvidos. Um gatilho inicia uma cascata de eventos de transdução de sinal, resultando em proteção. Anestésicos voláteis sinalizam por meio de receptores de adenosina e opioides, modulam proteínas G *(G)*, estimulam a proteína quinase C *(PKC)* e outras quinases intracelulares ou estimulam diretamente as mitocôndrias para gerar espécies reativas de oxigênio *(ROS)* que aumentam a atividade do canal K^+_{ATP}. Os anestésicos voláteis também podem facilitar diretamente a abertura do canal de K^+_{ATP}. *Setas tracejadas* delineiam os alvos intracelulares que podem ser regulados por anestésicos voláteis; *setas sólidas* representam cascatas de sinalização potenciais. (De Tanaka K, Ludwig LM, Kersten JR, et al. Mechanisms of cardioprotection by volatile anesthetics. *Anesthesiology.* 2004;100:707.)

Em um dos poucos estudos em seres humanos utilizando tecido muscular atrial isolado, não foi encontrada inibição da contratilidade miocárdica nas variações de concentração clínica de propofol, midazolam e etomidato. O tiopental mostrou fortes propriedades inotrópicas negativas, enquanto a cetamina mostrou propriedades inotrópicas negativas leves. Os efeitos inotrópicos negativos podem explicar parcialmente a depressão cardiovascular na indução anestésica com tiopental, mas não com propofol, midazolam e etomidato. A melhora da hemodinâmica após a indução da anestesia com cetamina não pode, portanto, ser explicada pela estimulação cardíaca intrínseca, mas é uma função da simpatoexcitação.

O efeito de medicamentos como o propofol pode ser afetado pela patologia miocárdica subjacente. Por exemplo, um estudo avaliou os efeitos diretos do propofol sobre a contratilidade de músculos atriais humanos sem insuficiência e músculos atriais e ventriculares humanos com insuficiência, obtidos de corações humanos com falha de receptores de transplante ou de corações sem falhas de pacientes submetidos a revascularização da artéria coronária (CABG – coronary artery bypass graft). Eles concluíram que o propofol exerceu um efeito inotrópico negativo direto sobre o miocárdio humano sem insuficiência e com insuficiência, mas apenas em concentrações maiores do que as concentrações clínicas típicas. Os efeitos inotrópicos negativos são reversíveis com a estimulação β-adrenérgica, sugerindo que o propofol não altera a reserva contrátil, mas pode alterar a resposta da dose para estimulação adrenérgica.

Vasculatura

Assim como no coração, as ações fisiológicas dos anestésicos na vasculatura representam uma soma de seus efeitos sobre o sistema nervoso autônomo central (SNA), efeitos diretos sobre o músculo liso vascular e modulação dos efeitos no endotélio subjacente.

O propofol diminui a RVS em seres humanos. Isso foi demonstrado em um paciente com um coração artificial em quem o DC permaneceu fixo. O efeito é predominantemente mediado por alterações no tônus simpático, mas, em artérias isoladas, o propofol diminui o tônus vascular e a contração induzida por agonista. O propofol medeia esses efeitos pela inibição do influxo de Ca^{2+} por meio dos canais de Ca^{2+} regulados por voltagem ou por receptor e inibição da liberação de Ca^{2+} dos estoques de Ca^{2+} intracelular.

Os efeitos dos agentes de indução sobre a vasorregulação pulmonar podem ter implicações importantes no manejo de pacientes cujas patologias primárias envolvem a circulação pulmonar quando eles são submetidos à cirurgia cardiotorácica (i.e., hipertensão pulmonar primária para transplante pulmonar e doença tromboembólica crônica para endarterectomia pulmonar). Os efeitos podem ser importantes para pacientes com insuficiência ventricular direita. Na modulação da vasoconstrição pulmonar hipóxica, os agentes de indução podem afetar os gradientes intraoperatórios alvéolo-arteriais (A-a), particularmente durante a ventilação monopulmonar.

O propofol atenua a vasodilatação dependente do endotélio por meio de um mecanismo envolvendo o óxido nítrico (NO – nitric oxide) e o fator hiperpolarizante dependente do endotélio.

AGENTES INDIVIDUAIS

Tiopental

Características Gerais

O tiopental sobreviveu ao teste do tempo como um medicamento anestésico intravenoso (Quadro 7.3). Desde que Lundy o introduziu em 1934, o tiopental permaneceu como o agente de indução mais amplamente usado por décadas em função do rápido efeito hipnótico (i.e., o tempo de circulação entre um braço e o cérebro), efeito altamente previsível, da falta de irritação vascular e da segurança total geral. A dose de indução de tiopental é menor para pacientes idosos do que para pacientes saudáveis mais jovens. As análises farmacocinéticas confirmam que o despertar de tiopental deve-se à rápida redistribuição. O tiopental tem uma meia-vida de distribuição ($t_{1/2}\alpha$) de 2,5 a 8,5 minutos e a eliminação corporal total varia de acordo com os tempos de amostragem e as técnicas de 0,15 a 0,26 L/kg por hora. A meia-vida de eliminação ($t_{1/2}\beta$) varia de 5 a 12 horas. Os barbitúricos e os medicamentos como o propofol têm volumes aumentados de distribuição (V_d) quando usados durante a circulação extracorpórea (CEC).

Efeitos Cardiovasculares

As alterações hemodinâmicas produzidas pelo tiopental foram estudadas em pacientes saudáveis e em pacientes com doença cardíaca (Tabela 7.1). O principal efeito é uma diminuição da contratilidade, que resulta da disponibilidade reduzida de cálcio para as miofibrilas. Há também um aumento na frequência cardíaca (FC). O índice cardíaco (IC) permanece inalterado ou reduzido e a pressão arterial média (PAM) é mantida ou ligeiramente reduzida. Na faixa de dose estudada, não foi encontrada qualquer relação entre o tiopental plasmático e o efeito hemodinâmico.

Os mecanismos para a diminuição do DC incluem ação inotrópica negativa direta; diminuição do enchimento ventricular, resultante do aumento da capacitância venosa; e fluxo simpático transitoriamente reduzido do sistema nervoso central (SNC). O aumento de 10% a 36% na FC que acompanha a administração de tiopental resulta provavelmente da estimulação reflexa simpática mediada por barorreceptores do coração. O tiopental produz efeitos inotrópicos negativos relacionados à dose, que parecem resultar de uma diminuição do influxo de cálcio para as células e de uma quantidade resultante diminuída de cálcio nos locais do sarcolema. Os pacientes com doenças cardíacas compensadas que receberam

QUADRO 7.3 — *Anestésicos Intravenosos*

Tiopental

- O tiopental diminui o débito cardíaco por:
  - uma ação inotrópica negativa direta;
  - diminuição do enchimento ventricular resultante do aumento da capacitância venosa;
  - diminuição transitória do fluxo simpático a partir do sistema nervoso central.
- Em função desses efeitos, recomenda-se precaução quando o tiopental é administrado em pacientes com insuficiência ventricular esquerda ou direita, tamponamento cardíaco ou hipovolemia.

Midazolam

- Pequenas alterações hemodinâmicas ocorrem após a administração intravenosa de midazolam.

Etomidato

- O etomidato é o medicamento que menos altera as variáveis hemodinâmicas. Estudos em pacientes não cardíacos e portadores de cardiopatia documentam notável estabilidade hemodinâmica após a administração de etomidato.
- Pacientes que apresentam hipovolemia, tamponamento cardíaco ou baixo débito cardíaco provavelmente representam a população para a qual o etomidato é melhor que outros medicamentos de indução, com a possível exceção da cetamina.

Cetamina

- Uma característica única da cetamina é a estimulação do sistema cardiovascular, com as alterações hemodinâmicas mais proeminentes, incluindo aumentos significativos de frequência cardíaca, índice cardíaco, resistência vascular sistêmica, pressão arterial pulmonar e pressão arterial sistêmica. Essas alterações circulatórias aumentam o consumo de oxigênio pelo miocárdio com um aumento apropriado no fluxo sanguíneo coronariano.
- Estudos demonstraram a segurança e a eficácia da indução com cetamina em pacientes hemodinamicamente instáveis e ela é o medicamento de indução de escolha para pacientes com fisiologia de tamponamento cardíaco.

Dexmedetomidina

- A dexmedetomidina é um agonista de adrenorreceptor altamente seletivo, específico e potente.
- Os agonistas α_2-adrenérgicos podem reduzir com segurança os requisitos anestésicos e melhorar a estabilidade hemodinâmica. Eles podem aumentar a sedação e a analgesia sem produzir depressão respiratória ou prolongar o período de recuperação.

---

4 mg/kg de tiopental tiveram um declínio maior (18%) da PA do que outros pacientes sem doença cardíaca. O aumento de 11% a 36% da FC encontrado em pacientes com doença arterial coronariana (DAC) que foram anestesiados com tiopental (1 mg/kg a 4 mg/kg) é potencialmente deletério em função do aumento obrigatório do consumo de oxigênio pelo miocárdio (MvO_2).

Apesar do bem conhecido potencial de depressão cardiovascular quando o tiopental é administrado rapidamente em grandes doses, o medicamento tem efeitos hemodinâmicos mínimos em pacientes saudáveis e naqueles que têm doença cardíaca quando é administrado lentamente ou por infusão. Reduções significativas nos parâmetros cardiovasculares ocorrem em pacientes com comprometimento da função ventricular. Quando o tiopental é administrado em pacientes com hipovolemia, há uma redução significativa no DC (69%) e grande diminuição na PA, o que indica que os pacientes sem mecanismos compensatórios adequados podem apresentar depressão hemodinâmica grave com indução de tiopental.

Tabela 7.1 Agentes de Indução e Alterações Hemodinâmicas

Parâmetro	Tiopental (%)	Midazolam (%)	Etomidato (%)	Propofol (%)	Cetamina (%)
Frequência cardíaca	0 a 36	−14 a +21	0 a +22	−6 a +12	0 a +59
PAM	−18 a +8	−12 a −26	0 a −20	0 a −47	0 a +40
Resistência vascular sistêmica	0 a +19	0 a −20	0 a −17	−9 a −25	0 a +33
Pressão de artéria pulmonar	Inalterada	Inalterada	0 a −17	−4 a +8	+44 a +47
Resistência vascular pulmonar	Inalterada	Inalterada	0 a +27	−	0 a +33
PAE ou POAP	Inalterada	0 a −25	−	−	−
Pressão diastólica final ventricular esquerda ou POAP	−	−	0 a −11	+13	Inalterada
Pressão atrial direita	0 a +33	Inalterada	Inalterada	−8 a −21	+15 a +33
Índice cardíaco	0 a +24	0 a −25	0 a +14	−6 a −26	0 a +42
Volume sistólico	−12 a −35	0 a −18	0 a −15	−8 a −18	0 a −21
Índice de impulso apical ventricular esquerdo	0 a −26	−28 a −42	0 a −27	−15 a −40	0 a +27
Índice de impulso apical ventricular direito	NR	−41 a −57	−	−	−
dP/dt	−14	0 a −12	0 a −18	−	Inalterada
$1/PEP^2$	−18 a −28	−	−	−	−
Intervalo de tempo sistólico	−	−	Inalterado	−	NR

dP/dt, taxa de elevação de pressão ventricular esquerda no início da sístole; *NR,* não relatado; *PAE,* pressão arterial esquerda; *PAM,* pressão arterial média; *PEP,* período pré-ejeção; *POAP,* pressão de oclusão de artéria pulmonar.

O tiopental produz maiores alterações na PA e na FC do que o midazolam, quando usado para indução de pacientes da classe III (i.e., doença sistêmica grave) e classe IV (i.e., doença sistêmica grave que ameaça a vida) da American Society of Anesthesiologists (ASA).

Usos na Anestesia Cardíaca

O tiopental pode ser usado com segurança para a indução da anestesia em pacientes saudáveis e naqueles que têm doença cardíaca compensada. Em função dos efeitos inotrópicos negativos, do aumento da capacitância venosa e da diminuição do DC relacionados à dose, deve-se ter cautela quando o tiopental é administrado em pacientes com insuficiência ventricular esquerda ou direita, tamponamento cardíaco ou hipovolemia. O desenvolvimento de taquicardia é um problema potencial em pacientes com cardiopatia isquêmica.

Um uso adicional controverso para a infusão de tiopental é a suposta proteção cerebral durante CEC em pacientes submetidos a operações cardíacas selecionadas. Entretanto, o efeito protetor cerebral do tiopental durante a CEC foi questionado. Foi demonstrado que não existe qualquer diferença no prognóstico entre os pacientes com tiopental e os pacientes de controle submetidos à CEC hipotérmica para CABG. Embora a administração de um barbitúrico durante a CEC possa resultar em depressão miocárdica necessitando de suporte inotrópico adicional, os efeitos benéficos sugeridos pela infusão de tiopental durante a CEC incluem a manutenção da perfusão periférica, que permitiu aquecimento mais uniforme, déficit de base reduzido e menor necessidade de suporte pressórico no pós-operatório.

Midazolam

Características Gerais

O midazolam, um benzodiazepínico solúvel em água, foi sintetizado nos Estados Unidos em 1975. Ele é único entre os benzodiazepínicos em função de seu rápido início de ação, de sua curta duração de ação e de sua depuração plasmática relativamente rápida. A dose para indução da anestesia geral é entre 0,05 mg/kg e 0,2 mg/kg, dependendo da pré-medicação e da velocidade de injeção.

As variáveis farmacocinéticas do midazolam revelam que ele é eliminado significativamente mais rápido do que o diazepam e o lorazepam. A rápida redistribuição do midazolam e a alta taxa de depuração hepática são responsáveis por seus efeitos hipnóticos e hemodinâmicos relativamente curtos. A $t_{1/2}\beta$ é de aproximadamente 2 horas, que é pelo menos 10 vezes menor do que para o diazepam.

Efeitos Cardiovasculares

Os efeitos hemodinâmicos do midazolam foram investigados em indivíduos saudáveis, em pacientes com classe III da ASA e em pacientes com doença cardíaca valvular (DCV) e isquêmica. A Tabela 7.1 resume as alterações hemodinâmicas após a indução da anestesia com midazolam. Apenas pequenas alterações hemodinâmicas ocorrem após a administração intravenosa de midazolam (0,2 mg/kg) em pacientes pré-medicados que apresentam DAC. Alterações potencialmente importantes incluem uma diminuição na PAM de 20% e um aumento na FC de 15%. O IC é mantido. As pressões de enchimento permanecem inalteradas ou diminuídas em pacientes que têm função ventricular normal, mas elas estão significativamente diminuídas em pacientes que apresentam aumento da pressão de encunhamento capilar pulmonar (PCWP = 18 mmHg).

O midazolam parece afetar mais os vasos de capacitância do que o diazepam, pelo menos durante a CEC, quando as diminuições no volume do reservatório venoso da bomba são maiores com o midazolam do que com o diazepam. O midazolam diminui a RVS mais do que o diazepam durante a CEC.

O midazolam (0,15 mg/kg) e a cetamina (1,5 mg/kg) provaram ser uma combinação segura e útil para a indução de sequência rápida para cirurgia de emergência. Essa combinação foi superior ao tiopental sozinho, pois causou menor depressão cardiovascular, mais amnésia e menos sonolência pós-operatória. Se o midazolam for administrado em pacientes que receberam fentanila, pode ocorrer hipotensão significativa, como observado com diazepam e fentanila. Todavia, o midazolam rotineiramente é combinado com fentanila para indução e manutenção da anestesia geral durante a cirurgia cardíaca, sem sequelas hemodinâmicas adversas.

Usos

O midazolam é diferente dos outros benzodiazepínicos em função de seu rápido início de ação, de sua curta duração, de sua solubilidade em água e de sua falha na produção de tromboflebite significativa. Ele é, portanto, um dos pilares da anestesia na sala de cirurgia cardíaca.

Etomidato

Características Gerais

O etomidato é um derivado de imidazol carboxilado. Descobriu-se que o etomidato tinha uma margem de segurança quatro vezes maior do que a do tiopental. A dose de indução recomendada de 0,3 mg/kg tem efeitos hipnóticos pronunciados. O etomidato é moderadamente lipossolúvel e tem um início rápido (i.e., 10 segundos a 12 segundos) e uma breve duração de ação. Ele é hidrolisado principalmente no fígado e no sangue.

A infusão de etomidato e as injeções únicas suprimem diretamente a função adrenocortical, o que interfere na resposta normal ao estresse. O bloqueio da 11β-hidroxilação mediada pelo radical imidazol do etomidato resulta em biossíntese diminuída de cortisol e aldosterona. O significado clínico da supressão adrenal induzida pelo etomidato permanece indeterminado.

Efeitos Cardiovasculares

Em estudos comparativos com outros medicamentos anestésicos, o etomidato é geralmente descrito como o fármaco que menos altera as variáveis hemodinâmicas. Estudos com pacientes não cardíacos e com aqueles portadores de doença cardíaca documentam a notável estabilidade hemodinâmica após a administração do etomidato (Tabela 7.1). Em comparação a outros anestésicos, o etomidato produz a menor alteração no equilíbrio da demanda e no suprimento de oxigênio no miocárdio. A PA sistêmica permanece inalterada na maioria das séries, mas pode ser diminuída de 10% a 19% nos pacientes com DCV.

O etomidato intravenoso (0,3 mg/kg), utilizado para induzir anestesia geral em pacientes com infarto agudo do miocárdio (IAM) submetidos à angioplastia coronariana percutânea, não alterou a FC, a PAM e o produto taxa-pressão, demonstrando a notável estabilidade hemodinâmica desse agente. Entretanto, a DCV pode influenciar as respostas hemodinâmicas ao etomidato. Considerando-se que a maioria dos pacientes consegue manter sua FC, os pacientes com DCV aórtica e mitral apresentaram reduções significativas de 17% a 19% nas FC sistólica e diastólica e tiveram quedas de 11% e 17% na pressão arterial pulmonar (PAP) e na PCWP, respectivamente. O IC em pacientes que tiveram DCV e receberam 0,3 mg/kg permaneceu inalterado ou diminuiu 13%. Não houve diferença na resposta ao etomidato entre os pacientes com doença valvar aórtica e aqueles com doença de válvula mitral.

Usos

Em certas situações, as vantagens do etomidato superam as desvantagens. Usos de emergência incluem situações em que a indução rápida é essencial. Pacientes que apresentam hipovolemia, tamponamento cardíaco ou baixo DC provavelmente representam a população para quem o etomidato é melhor do que outros medicamentos, com a possível exceção da cetamina. O breve efeito hipnótico significa que medicamentos analgésicos e/ou hipnóticos adicionais devem ser administrados. O etomidato não oferece vantagem real sobre a maioria dos outros medicamentos de indução para pacientes submetidos a procedimentos cirúrgicos eletivos.

Cetamina

Características Gerais

A cetamina é um derivado da fenilciclidina cujas ações anestésicas diferem tão acentuadamente dos barbitúricos e de outros depressores do SNC que o seu efeito foi rotulado como *anestesia dissociativa*. Embora a cetamina produza hipnose rápida e analgesia profunda, as funções cardiovasculares e respiratórias não são tão deprimidas quanto com a maioria dos outros agentes de indução. Perturbar a atividade psicotomimética (i.e., sonhos vívidos, alucinações ou fenômenos de emergência) continua sendo um problema.

Efeitos Cardiovasculares

Os efeitos hemodinâmicos da cetamina foram examinados em pacientes não cardíacos, pacientes criticamente doentes, pacientes geriátricos e pacientes com diversas doenças cardíacas. A Tabela 7.1 contém a gama de respostas hemodinâmicas à cetamina. Uma característica única da cetamina é a estimulação do SCV. As alterações hemodinâmicas mais proeminentes são aumentos significativos em FC, IC, RVS, PAP e pressão arterial sistêmica. Essas alterações circulatórias aumentam o MvO_2, com um aumento aparentemente apropriado no fluxo sanguíneo coronariano (FSC). Uma segunda dose de cetamina produz efeitos hemodinâmicos opostos aos da primeira. A estimulação cardiovascular observada após a indução da anestesia com cetamina (2 mg/kg) em um paciente com DCV não é observada na segunda administração, que é acompanhada por diminuições em FC, PCWP e IC.

A cetamina produz alterações hemodinâmicas semelhantes em pacientes saudáveis e naqueles com doença cardíaca isquêmica. Em pacientes com PAP aumentada (p. ex., doença de válvula mitral), a cetamina parece causar um aumento mais pronunciado na resistência vascular pulmonar (RVP) do que na RVS. A taquicardia acentuada após a administração de cetamina e pancurônio também pode complicar a indução anestésica em pacientes com DAC ou DCV com fibrilação atrial.

Uma das abordagens mais comuns e bem-sucedidas para bloquear a hipertensão e a taquicardia induzidas pela cetamina é a administração prévia de benzodiazepínicos. O diazepam, o flunitrazepam e o midazolam atenuam com sucesso os efeitos hemodinâmicos da cetamina. Por exemplo, com a DCV, a cetamina (2 mg/kg) não produz alterações hemodinâmicas significativas quando precedida pelo diazepam (0,4 mg/kg). A FC, a PAM e o produto de frequência-pressão permanecem inalterados, contudo, com uma diminuição significativa no IC.

A combinação de diazepam e cetamina equipara-se à técnica de alta dose de fentanila em relação à estabilidade hemodinâmica. Nenhum paciente teve alucinações, embora 2% tenham tido sonhos e 1% tenha evocado eventos na sala de cirurgia.

Estudos demonstraram a segurança e a eficácia da indução com cetamina (2 mg/kg) em pacientes hemodinamicamente instáveis que necessitaram de operações de emergência. A maioria dos pacientes era hipovolêmica em função de trauma ou hemorragia maciça. A indução com cetamina foi acompanhada na maioria dos pacientes pela manutenção da pressão arterial e presumivelmente de DC. Em pacientes com acúmulo de líquido pericárdico com ou sem pericardite constritiva, a indução com cetamina (2 mg/kg) mantém o IC e aumenta a PA, a RVS e a pressão atrial direita (PAD). A FC nesse grupo de pacientes permaneceu inalterada pela cetamina, provavelmente porque o tamponamento cardíaco já produzia uma taquicardia compensatória.

Usos

Em adultos, a cetamina é provavelmente o medicamento mais seguro e mais eficaz para pacientes com volume sanguíneo diminuído ou tamponamento cardíaco. A taquicardia, a hipertensão e o delírio de emergência indesejáveis podem ser atenuados com benzodiazepínicos.

Propofol

O propofol foi introduzido na prática clínica em 1986. É um alquilfenol com propriedades hipnóticas.

Efeitos Cardiovasculares

Os efeitos hemodinâmicos do propofol foram investigados em pacientes classe I e classe II da ASA, pacientes idosos, pacientes com DAC e boa função ventricular esquerda e pacientes com função ventricular esquerda prejudicada (Tabela 7.1). Numerosos estudos compararam os efeitos cardiovasculares do propofol aos dos medicamentos de indução mais comumente utilizados, incluindo os tiobarbitúricos e o etomidato. É claro que a pressão arterial sistólica declina de 15% a 40% após a indução intravenosa com 2 mg/kg e a infusão de manutenção com 100 µg/kg por minuto de propofol. Alterações semelhantes são observadas na pressão arterial diastólica e na PAM.

O efeito do propofol sobre a FC varia. A maioria dos estudos demonstrou reduções significativas em RVS (i.e., 9% a 30%), IC, VS e índice de trabalho sistólico ventricular esquerdo (LVSWI – left ventricular stroke work index) após o uso de propofol. Embora controversas, as evidências apontam uma diminuição da contratilidade miocárdica dependente da dose.

Usos

Quando administrado durante CEC não pulsátil, o propofol produz reduções estatisticamente significativas no fluxo sanguíneo cerebral e na taxa metabólica cerebral de maneira acoplada, sem efeitos adversos na diferença no conteúdo de oxigênio arteriovenoso cerebral ou na saturação venosa do bulbo jugular. As reduções acopladas no fluxo sanguíneo cerebral e na taxa metabólica cerebral sugerem o potencial para o propofol reduzir a exposição cerebral a êmbolos durante CEC.

O efeito do propofol sobre a vasoconstrição pulmonar hipóxica foi mínimo em pacientes cirúrgicos torácicos submetidos à ventilação monopulmonar. Em comparação ao isoflurano, a manutenção da anestesia com o propofol resultou em menor IC e fração de ejeção do ventrículo direito, mas evitou o aumento de três vezes na fração de shunt observada com o isoflurano no início da ventilação monopulmonar.

Dexmedetomidina

A dexmedetomidina, o isômero D farmacologicamente ativo da medetomidina, é um agonista adrenorreceptor altamente seletivo, específico e potente. A medetomidina possui uma taxa de seletividade de α_2/α_1 consideravelmente maior do que o clássico protótipo de agonista α_2-adrenérgico clonidina em experimentos de ligação ao receptor. Em comparação à clonidina, ela é mais eficaz como um agonista dos α_2-adrenorreceptores. Ela efetivamente reduziu as exigências de anestésico volátil conforme medido pela concentração alveolar mínima (CAM) e pode ser um anestésico completo em doses suficientemente altas. Os mecanismos exatos de função e necessidade anestésica reduzida são desconhecidos, mas acredita-se que envolvam ações em α_2-adrenorreceptores pré-sinápticos e pós-sinápticos no SNC.

Efeitos Cardiovasculares

Os efeitos cardiovasculares da dexmedetomidina estão relacionados à dose. Em estudos, mulheres classe I da ASA que receberam pré-medicação em baixas doses com 0,5 µg/kg de dexmedetomidina demonstraram reduções modestas na PA e na FC. O uso de infusões intravenosas perioperatórias de dexmedetomidina em baixas doses em pacientes vasculares com risco de DAC produziu menores FC e PA sistólica pré-operatórias e menos taquicardia pós-operatória, mas também resultou em maior necessidade intraoperatória de intervenção farmacológica para suporte de PA e FC. A causa precisa desse efeito é desconhecida, mas pode refletir a atenuação do fluxo simpático do SNC.

Existe alguma controvérsia sobre o fato de os efeitos hemodinâmicos da dexmedetomidina serem ou não influenciados pelo anestésico de base. Em animais conscientes, o efeito hipotensor do medicamento predomina, mas, com a adição de anestésicos inalatórios potentes, a PAM permanece inalterada ou aumentada, o que implica um mecanismo diferente de interação dos agentes inalatórios para essa classe de anestésicos. A dexmedetomidina tem pouco efeito sobre a respiração, com aumento mínimo na tensão arterial de dióxido de carbono ($PaCO_2$) após a administração em cães com ventilação espontânea. Ela tem uma vantagem potencial sobre outros anestésicos depressivos respiratórios. Os efeitos antinociceptivos da medetomidina são mediados pela supressão das respostas dos neurônios de retransmissão da dor no corno dorsal da medula espinal.

Usos

Estudos clínicos sugeriram que os agonistas α_2-adrenérgicos podem reduzir com segurança as exigências anestésicas e melhorar a estabilidade hemodinâmica. Esses agentes podem aumentar a sedação e a analgesia sem produzir depressão respiratória ou prolongar o período de recuperação.

O uso de dexmedetomidina como um sedativo adjunto no manejo de pacientes após a cirurgia na unidade de terapia intensiva está se tornando cada vez mais popular. A ideia de que o tipo e a quantidade de agente usado no intraoperatório podem influenciar o curso pós-operatório, especificamente eventos neuropsicológicos, está emergindo como um importante paradigma. Evidências farmacológicas sugerem que a dexmedetomidina pode ser útil como um adjuvante na anestesia cardíaca.

OPIOIDES NA ANESTESIA CARDÍACA

Terminologia e Classificação

Vários termos são comumente usados para descrever medicamentos semelhantes à morfina que são analgésicos potentes. A palavra *narcótico* é derivada da palavra grega para "estupor" e refere-se a qualquer medicamento que produza sono. Na terminologia jurídica, ela se refere a qualquer substância que produz vício e dependência física. Seu uso para descrever morfina ou medicamentos semelhantes à morfina é enganoso e deve ser desencorajado.

Os opioides referem-se a alcaloides e medicamentos sintéticos e semissintéticos relacionados que interagem estereoespecificamente com um ou mais dos receptores opioides para produzir um efeito farmacológico. O termo mais abrangente, *opioide*, também inclui os opioides endógenos e é usado neste capítulo. Os opioides podem ser agonistas, agonistas parciais ou antagonistas.

Receptores Opioides

A existência de receptores opioides separados foi demonstrada pela correlação da atividade analgésica com a estrutura química de muitos compostos opioides (Quadro 7.4). O conceito de múltiplos receptores opioides é aceito e vários subtipos de cada classe de receptores opioides foram identificados. Por meio de métodos bioquímicos e farmacológicos, os receptores μ, δ e κ foram caracterizados. Farmacologicamente, os receptores opioides δ consistem em dois subtipos: δ_1 e δ_2.

Os receptores opioides envolvidos na regulação do SCV são localizados centralmente aos centros cardiovascular e respiratório do hipotálamo e do tronco cerebral e perifericamente a miócitos cardíacos, vasos sanguíneos, terminais nervosos e medula adrenal. Os receptores opioides são distribuídos diferencialmente entre os átrios e os ventrículos. A densidade mais alta do receptor específico para ligação de agonistas opioides κ está no átrio

QUADRO 7.4 Opioides

Os receptores opioides μ, κ e δ e os precursores de opioides endógenos foram identificados no tecido cardíaco e no vascular.

Os papéis funcionais dos precursores e dos receptores opioides no sistema cardiovascular de pessoas com condições fisiopatológicas (p. ex., insuficiência cardíaca congestiva, arritmia) são áreas de investigação em andamento.

O efeito cardiovascular predominante dos opioides administrados exogenamente é a atenuação do fluxo simpático central.

Opioides endógenos e receptores de opioides (especialmente o receptor opioide $δ_1$) são provavelmente importantes contribuintes para o pré-condicionamento precoce e tardio no coração.

As concentrações plasmáticas dos medicamentos são profundamente alteradas pela circulação extracorpórea como resultado de hemodiluição, ligação alterada de proteínas plasmáticas, hipotermia, exclusão dos pulmões da circulação e hemodinâmica alterada, que provavelmente modulam o fluxo sanguíneo hepático e renal. Os efeitos específicos são dependentes de medicamentos.

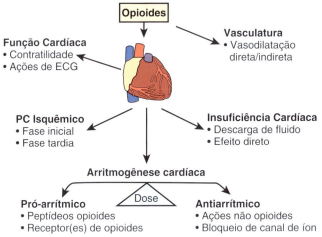

Fig. 7.4 Ações dos opioides sobre o coração e o sistema cardiovascular. As ações podem envolver as ações mediadas pelo receptor de opioide direto, tais como o envolvimento do receptor δ-opioide no pré-condicionamento *(PC)* isquêmico, ou ações mediadas por receptores não opioides, dependentes de dose, indiretos, tais como o bloqueio de canal de íon associado a ações antiarrítmicas dos opioides. *ECG*, eletrocardiograma.

direito e menos no ventrículo esquerdo. Assim como no receptor opioide κ, a distribuição do receptor δ-opioide tem preferência pelo tecido atrial e pelo lado direito do coração mais do que pelo esquerdo.

Efeitos Cardíacos dos Opioides

Em doses clinicamente relevantes, as ações cardiovasculares dos analgésicos opioides são limitadas. As ações que os opioides exibem são mediadas por receptores opioides localizados centralmente em áreas específicas do cérebro e em núcleos que regulam o controle da função cardiovascular e perifericamente por receptores opioides associados a tecidos. Os opioides exibem uma variedade de ações farmacológicas complexas no SCV (Fig. 7.4).

A maioria dos efeitos hemodinâmicos dos opioides em seres humanos pode estar relacionada à sua influência no fluxo simpático proveniente do SNC. A modulação farmacológica da atividade simpática por medicamentos de ação central ou periférica provoca efeitos cardioprotetores. Os agonistas dos receptores opioides, como a fentanila, exibem significativos efeitos simpáticos inibidores centrais.

Com exceção da meperidina, todos os opioides produzem bradicardia, embora a morfina dada a pessoas saudáveis e não pré-medicadas possa causar taquicardia. O mecanismo da bradicardia induzida por opioides é a estimulação vagal central. A pré-medicação com atropina pode minimizar, mas não eliminar totalmente, a bradicardia induzida por opioides, especialmente em pacientes que tomam antagonistas do β-adrenorreceptor. Embora a bradicardia grave deva ser evitada, a moderada desaceleração da FC pode ser benéfica em pacientes com DAC por diminuir o consumo de oxigênio pelo miocárdio.

A hipotensão pode ocorrer mesmo após pequenas doses de morfina e está relacionada principalmente à diminuição em RVS. O mecanismo mais importante responsável por essas mudanças é a liberação de histamina. A quantidade de libertação de histamina é reduzida por administração lenta (< 10 mg/min). O pré-tratamento com um antagonista da histamina H_1 ou H_2 não bloqueia essas reações, mas elas são significativamente atenuadas pelo pré-tratamento combinado de antagonistas H_1 e H_2. Os opioides podem atuar diretamente no músculo liso vascular, independentemente da liberação de histamina.

Efeitos Cardioprotetores de Agonistas Opioides Exógenos

Em 1996, foi demonstrado pela primeira vez que um opioide poderia atenuar os danos da isquemia-reperfusão no coração. A morfina na dose de 300 μg/kg foi administrada antes da oclusão da artéria coronária descendente anterior esquerda por 30 minutos em ratos *in vivo*. A área de infarto ou área de risco foi diminuída de 54% para 12% por esse tratamento. O efeito da morfina na redução do infarto foi demonstrado em corações *in situ*, corações isolados e cardiomiócitos. A morfina também melhorou a contratilidade pós-isquêmica. Agora aceita-se que a morfina forneça proteção contra lesão de isquemia-reperfusão.

A fentanila foi estudada de forma limitada e teve resultados mistos quanto à sua capacidade de proteger o miocárdio. Isso pode se dar em virtude das diferenças nas espécies estudadas, nas concentrações de fentanila ou em ambas.

Opioides na Anestesia Cardíaca

Uma técnica de anestesia para cirurgia cardíaca envolvendo altas doses de morfina foi desenvolvida no final dos anos 1960 e início dos anos 1970. A técnica baseou-se na observação de que os pacientes que necessitavam de ventilação mecânica após a cirurgia para a DCV em estágio terminal toleraram grandes doses de morfina para sedação sem efeitos circulatórios discerníveis. Quando tentaram administrar doses equivalentes de morfina como anestésico em pacientes submetidos a cirurgia cardíaca, descobriram sérias desvantagens, incluindo anestesia inadequada (mesmo em doses de 8 mg/kg a 11 mg/kg), episódios de hipotensão relacionados à liberação de histamina e aumento das necessidades intraoperatórias e pós-operatórias de sangue e fluido. As tentativas de superar esses problemas combinando doses menores de morfina com uma variedade de suplementos (p. ex., N_2O, halotano, diazepam) mostraram-se insatisfatórias, resultando em depressão miocárdica significativa, com diminuição do DC e hipotensão.

Em função dos problemas associados ao uso da morfina, outros opioides foram investigados em uma tentativa de encontrar uma alternativa adequada. O uso de fentanila na anestesia cardíaca foi relatado pela primeira vez em 1978. Desde então, houve extensas investigações de fentanila, sufentanila e alfentanila em cirurgia cardíaca. O grupo de fentanila dos opioides provou ser o mais confiável e eficaz para a produção de anestesia em pacientes com distúrbios valvulares e CABG.

Uma grande vantagem da fentanila e de seus análogos para pacientes submetidos à cirurgia cardíaca é a sua falta de depressão cardiovascular, que é importante durante a indução da anestesia, quando os episódios de hipotensão podem ser críticos. A estabilidade cardiovascular pode ser menos evidente durante a cirurgia; em particular, o período de esternotomia, pericardiectomia e dissecção da raiz da aorta pode estar associado a hipertensão e taquicardia significativas. Durante e após a esternotomia, a hipertensão arterial aumenta em RVS e a diminuição do DC ocorre com frequência. A variabilidade nas respostas hemodinâmicas à estimulação cirúrgica, mesmo com doses semelhantes de fentanila, provavelmente reflete diferenças nas populações de pacientes estudadas por diferentes pesquisadores. Um fator é a influência dos agentes β-bloqueadores. Em pacientes anestesiados com fentanila enquanto submetidos à revascularização do miocárdio, 86% daqueles que não tomavam β-bloqueadores se tornaram hipertensos durante a disseminação no esterno, em comparação com apenas 33% daqueles que estavam tomando β-bloqueadores.

O grau de comprometimento miocárdico influencia a resposta. Pacientes criticamente doentes ou pacientes com disfunção miocárdica significativa parecem requerer doses menores de opioides para anestesia. Isso pode refletir uma farmacocinética alterada nos pacientes. Uma diminuição no fluxo sanguíneo hepático resultante da diminuição do DC e da insuficiência cardíaca congestiva (ICC) reduz a depuração plasmática. Os pacientes com função ventricular esquerda deficiente podem desenvolver concentrações plasmáticas e cerebrais maiores para determinada dose de carga ou taxa de infusão do que os pacientes com boa função ventricular esquerda. Os pacientes com função miocárdica deprimida podem não ter a capacidade de responder ao estresse cirúrgico, aumentando o DC em face dos aumentos progressivos na RVS.

EFEITOS DA CIRCULAÇÃO EXTRACORPÓREA NA FARMACOCINÉTICA E NA FARMACODINÂMICA

A instituição da CEC tem efeitos profundos sobre a concentração plasmática, a distribuição e a eliminação de medicamentos administrados. Os principais fatores responsáveis são a hemodiluição e a ligação alterada de proteínas plasmáticas, a hipotensão, a hipotermia, o fluxo pulsátil *versus* o não pulsátil, o isolamento dos pulmões da circulação e a captura de medicamentos anestésicos pelo circuito da CEC. Essas modificações resultam em concentrações sanguíneas alteradas, que também dependem da farmacocinética particular do medicamento administrado.

Hemodiluição

No início da CEC, o fluido de preparação do circuito é misturado com o sangue do paciente. Em adultos, o volume inicial é de 1,5 L a 2 L e o fluido inicial pode ser cristaloide ou cristaloide combinado com sangue ou coloide. O resultado geral é uma redução no hematócrito do paciente para aproximadamente 25%, com um aumento no volume plasmático de 40% a 50%. Isso diminui a concentração total de sangue de qualquer medicamento livre no sangue. Quando a CEC é iniciada, há redução imediata nos níveis de proteínas circulantes, tais como a albumina e a α_1-glicoproteína ácida. Isso afeta a ligação de proteína aos medicamentos em função da alteração na proporção de medicamento ligado/livre na circulação.

No sangue, o medicamento livre (i.e., não ligado) existe em equilíbrio com o medicamento ligado (i.e., ligado a proteínas plasmáticas). O medicamento livre interage com o receptor para produzir o efeito do medicamento. Os medicamentos estão primariamente ligados à proteína plasmática albumina e à α_1-glicoproteína ácida. As alterações na ligação de proteínas são de importância clínica apenas para medicamentos que são altamente ligados a proteínas. O grau de ligação de medicamento à proteína depende da concentração total do medicamento, da afinidade da proteína pelo medicamento e de outras substâncias que possam competir com o medicamento ou alterar o local de ligação do medicamento. Se o medicamento tiver alto grau de ligação às proteínas plasmáticas, a hemodiluição resulta em aumento relativamente maior na fração livre do que em um medicamento com baixa afinidade pela ligação às proteínas plasmáticas.

Fluxo Sanguíneo

A perfusão hepática, renal, cerebral e esquelética é reduzida durante a CEC e o uso de agentes vasodilatadores e vasoconstritores para regular a pressão arterial pode alterar ainda mais o fluxo sanguíneo regional. As alterações na distribuição regional do fluxo sanguíneo têm implicações na distribuição e no metabolismo de medicamentos. A combinação de hipotensão, hipotermia e fluxo sanguíneo não pulsátil afeta significativamente a distribuição da circulação, com redução acentuada no fluxo periférico e relativa preservação da circulação central.

A CEC pode ser realizada com ou sem perfusão pulsátil. A perfusão não pulsátil está associada à perfusão tecidual alterada. O fluxo não pulsátil e a diminuição da perfusão periférica da CEC, a hipotermia e a administração de vasoconstritores podem resultar em hipoxia celular e provável acidose intracelular. Isso pode afetar a distribuição tecidual de medicamentos cuja ligação ao tecido é sensível ao pH. Na reperfusão, no reaquecimento e no restabelecimento da função cardíaca (pulsátil) normal, é provável que a redistribuição de medicamentos de tecido pouco perfundido seja adicionada à concentração plasmática sistêmica, porque os medicamentos básicos foram aprisionados em tecido ácido.

Hipotermia

A hipotermia é comumente usada e pode reduzir a função enzimática hepática e possivelmente renal. A hipotermia deprime o metabolismo pela inibição da função enzimática e reduz a perfusão tecidual aumentando a viscosidade do sangue e a ativação dos reflexos autonômicos e endócrinos para produzir vasoconstrição. A atividade enzimática hepática está diminuída durante a hipotermia e há marcada redistribuição intra-hepática do fluxo sanguíneo com o desenvolvimento de desvio intra-hepático significativo. A hipotermia reduz a depuração metabólica do medicamento e demonstrou reduzir o metabolismo do propranolol e do verapamil. A excreção renal alterada do medicamento ocorre como resultado da diminuição da perfusão renal, da taxa de filtração glomerular (TFG) e da secreção tubular. Em cães, a TFG é reduzida de 65°C a 25°C.

Sequestração

Quando a normotermia é restabelecida, a reperfusão do tecido pode levar à eliminação de medicamentos sequestrados durante o período hipotérmico da CEC, o que pode explicar o aumento dos níveis plasmáticos de opioides durante o período de reaquecimento.

Muitos medicamentos ligam-se a componentes do circuito da CEC e sua distribuição pode ser afetada por mudanças no projeto do circuito, tais como o uso de oxigenadores (i.e., dispositivos de troca gasosa) de diferentes fabricantes. *In vitro*, vários oxigenadores ligam-se a agentes lipofílicos, tais como agentes anestésicos voláteis, propofol, opioides e barbitúricos. Esse fenômeno nunca demonstrou ser importante *in vivo*, provavelmente porque qualquer medicamento removido pelo circuito é substituído por um reservatório tecidual muito maior.

Durante a CEC, os pulmões são isolados da circulação, com o fluxo sanguíneo da artéria pulmonar sendo interrompido. Medicamentos básicos (p. ex., lidocaína, propranolol, fentanila) que são capturados pelos pulmões são sequestrados durante a CEC e os pulmões podem servir como um reservatório para a liberação do medicamento quando a reperfusão sistêmica é estabelecida. Após o início da CEC, as concentrações plasmáticas de fentanila diminuem acentuadamente e depois estabilizam-se. No entanto, quando a ventilação mecânica dos pulmões é instituída antes da separação da CEC, as concentrações plasmáticas de fentanila aumentam. Durante a CEC, as concentrações de fentanila na artéria pulmonar excedem os níveis da artéria radial, mas, quando a ventilação mecânica é retomada, a proporção artéria pulmonar para radial é revertida, sugerindo que a fentanila está sendo removida dos pulmões.

Agentes Específicos

Opioides

A concentração total de todos os opioides diminui no início da CEC. O grau de diminuição é maior com a fentanila, porque uma proporção significativa do medicamento adere à superfície do circuito da CEC. A anestesia inadequada foi descrita quando a fentanila foi usada como o principal agente anestésico. Há alta absorção de fentanila pela primeira passagem pelos pulmões e a reperfusão dos pulmões no final da CEC resulta em aumento das concentrações de fentanila.

Benzodiazepínicos

A concentração total de benzodiazepínicos diminui no início da CEC. Como os medicamentos têm mais de 90% de ligação às proteínas, as alterações nas concentrações livres são muito influenciadas por alterações nas concentrações de proteínas ou em fatores como o equilíbrio acidobásico que influenciam a ligação às proteínas. Isso é particularmente pertinente no contexto de CEC, mas nenhum estudo comentou sobre as concentrações livres *versus* os totais de benzodiazepínicos.

Agentes Anestésicos Intravenosos

As concentrações totais de medicamentos como tiopental e metoexital diminuem no início da CEC, mas as concentrações livres ativas são notavelmente estáveis. Resultados conflitantes foram obtidos para o propofol. A concentração total de propofol pode diminuir ao iniciar a CEC com um aumento na fração livre ou a concentração total pode permanecer inalterada. As concentrações ativas livres desses medicamentos geralmente permanecem inalteradas, mas suas ações podem ser prolongadas.

Agentes Anestésicos Voláteis

O efeito da CEC sobre a CAM permanece incerto. Alguns pesquisadores mostraram que a CEC reduz a CAM do enflurano em até 30%, enquanto outros não conseguiram demonstrar qualquer redução. Vários grupos mostraram variações na CAM com a temperatura e encontraram que as concentrações necessárias dos agentes voláteis eram reduzidas em temperaturas mais baixas.

O efeito da CEC com resfriamento na absorção dos anestésicos voláteis administrados ao oxigenador depende de três fatores: a solubilidade sangue/gás do agente e os efeitos opostos do resfriamento no aumento da solubilidade sangue/gás do sangue em comparação com a hemodiluição, que diminui a solubilidade de anestésicos voláteis; o aumento da solubilidade tecidual de anestésicos voláteis em razão da hipotermia; e a absorção pelo oxigenador. A CEC produz alterações no coeficiente de partição sangue/gás que dependem do fluido inicial utilizado e da temperatura. Agentes voláteis podem se ligar a uma variedade de plásticos, o que pode explicar parte da diminuição das concentrações no início da CEC. Um agente volátil iniciado durante a CEC hipotérmica leva mais tempo para se equilibrar e os agentes já em uso precisam se equilibrar, alterando potencialmente a profundidade da anestesia, até que o equilíbrio esteja completo. Como esses agentes são metabolizados em um grau pequeno e a lavagem é rápida, a duração da ação não é prolongada após a CEC.

Bloqueadores Neuromusculares

A CEC influencia as concentrações e as relações de resposta dos bloqueadores neuromusculares durante a hipotermia. Os requisitos para o bloqueio neuromuscular são significativamente reduzidos como resultado de vários efeitos farmacocinéticos e farmacodinâmicos. O resfriamento afeta a atividade da enzima colinesterase, que é dependente da temperatura. O efeito mais importante do resfriamento é a diminuição da mobilização de acetilcolina. Durante a hipotermia, menos relaxante muscular é necessário para obter a mesma quantidade de relaxamento muscular obtido em condições normotérmicas. O resfriamento altera as propriedades mecânicas do músculo e tem efeitos potencialmente significativos sobre os eletrólitos, que modulam a resposta contrátil.

A CEC causa hemodiluição, o que pode resultar em uma diminuição inicial na concentração de medicamento livre. A concentração de albumina também é diminuída durante a CEC e, embora a concentração total de medicamento possa estar diminuída como resultado da hemodiluição, a concentração de medicamento livre pode ser aumentada se o medicamento estiver parcialmente ligado à albumina. Esse fenômeno pode ocorrer com bloqueadores neuromusculares como o rocurônio.

LEITURAS SUGERIDAS

Barletta JF, Miedema SL, Wiseman D, et al. Impact of dexmedetomidine on analgesic requirements in patients after cardiac surgery in a fast-track recovery room setting. *Pharmacotherapy.* 2009;29:1427-1432.

Bendel S, Ruokonen E, Polonen P, et al. Propofol causes more hypotension than etomidate in patients with severe aortic stenosis: a double-blind, randomized study comparing propofol and etomidate. *Acta Anaesthesiol Scand.* 2007;51:284-289.

Gerlach AT, Murphy C, Dasta JF. An updated focused review of dexmedetomidine in adults. *Ann Pharmacother.* 2009;43:2064-2074.

Healy DA, Kahn WA, Wong CS, et al. Remote preconditioning and major clinical complications following adult cardiovascular surgery: systematic review and meta-analysis. *Int J Cardiol.* 2014;176(1):20-31.

Hudetz JA, Patterson KM, Iqbal Z, et al. Ketamine attenuated delirium after cardiac surgery with cardiopulmonary bypass. *J Cardiothorac Vasc Anesth.* 2009;23:651-657.

Kloner RA, Jennings RB. Consequences of brief ischemia: stunning, preconditioning, and their clinical implications: part 2. *Circulation.* 2001;104(25):3158-3167.

Kondo U, Kim SO, Nakayama M, et al. Pulmonary vascular effects of propofol at baseline, during elevated vasomotor tone, and in response to sympathetic alpha- and beta-adrenoreceptor activation. *Anesthesiology.* 2001;94(5):815-823.

Landoni G, Biondi-Zoccai G, Zangrillo A, et al. Desflurane and sevoflurane in cardiac surgery: a meta-analysis of randomized clinical trials. *J Cardiothorac Vasc Anesth.* 2007;21:502-511.

Landoni G, Fochi O, Torri G. Cardiac protection by volatile anaesthetics: a review. *Curr Vasc Pharmacol.* 2008;6:108-111.

Neuhauser C, Preiss V, Feurer MK, et al. Comparison of S-(+)-ketamine with sufentanil-based anaesthesia for elective coronary artery bypass graft surgery: effect on troponin T levels. *Br J Anaesth.* 2008;100:765-771.

Sprung J, Ogletree-Hughes ML, McConnell BK, et al. The effects of propofol on the contractility of failing and nonfailing human heart muscles. *Anesth Analg.* 2001;93(3):550-559.

Tanaka K, Ludwig LM, Kersten JR, et al. Mechanisms of cardioprotection by volatile anesthetics. *Anesthesiology.* 2004;100(3):707-721.

Thielmann M, Kottenberg E, Kleinbongard P, et al. Cardioprotective and prognostic effects of remote ischaemic preconditioning, double-blind, controlled trial. *Lancet.* 2013;382(9892):597-604.

Warltier DC, Kersten JR, Pagel PS, et al. Editorial view: anesthetic preconditioning: serendipity and science. *Anesthesiology.* 2002;97(1):1-3.

Zangrillo A, Musu M, Greco T, et al. Additive effects on survival of anaesthetic cardiac protection and remote ischemic preconditioning in cardiac surgery: a Bayesian meta-analysis of randomized trials. *PLoS ONE.* 2015;10(7):e0134264.

Capítulo 8

Farmacologia Cardiovascular

Roger L. Royster, MD • Leanne Groban, MD •
Adair Q. Locke, MD • Benjamin N. Morris, MD •
Thomas F. Slaughter, MD

Pontos-chave

1. A isquemia durante o período perioperatório exige atenção imediata do anestesiologista.
2. A nitroglicerina está indicada na maioria dos casos de isquemia miocárdica perioperatória. Os mecanismos de ação incluem vasodilatação coronária e alterações favoráveis na pré-carga e na pós-carga. A nitroglicerina é contraindicada em casos de hipotensão.
3. O β-bloqueio perioperatório pode reduzir a incidência de isquemia miocárdica perioperatória por vários mecanismos, quando iniciado em um momento adequado no período pré-operatório. Alterações hemodinâmicas favoráveis associadas ao β-bloqueio incluem atenuação da resposta ao estresse e à redução de frequência cardíaca, pressão arterial e contratilidade. Todas essas condições melhoram as proporções de oferta e demanda de oxigênio miocárdico.
4. Os bloqueadores dos canais de cálcio reduzem a demanda miocárdica de oxigênio por depressão da contratilidade, redução da frequência cardíaca e diminuição da pressão arterial. Os bloqueadores dos canais de cálcio são frequentemente administrados no período perioperatório para controle sintomático antianginoso em longo prazo.
5. A hipertensão leve ou moderada não representa um fator de risco independente para complicações perioperatórias, mas um diagnóstico de hipertensão necessita de avaliação pré-operatória para danos em órgãos-alvo.
6. Pacientes com hipertensão pré-operatória mal controlada apresentam maior pressão sanguínea lábil no período perioperatório, com maior potencial para episódios hipertensos e hipotensos.
7. Os sinais, os sintomas e o tratamento da insuficiência cardíaca crônica estão relacionados à resposta neuro-hormonal e à disfunção ventricular subjacente.
8. Os tratamentos para insuficiência cardíaca crônica visam a prolongar a sobrevida e promover o alívio dos sintomas.
9. A fisiopatologia, o tratamento e o prognóstico da síndrome de baixo débito cardíaco observada após a cirurgia cardíaca são diferentes daqueles da insuficiência cardíaca crônica, com os quais ela é comparada algumas vezes.
10. Os médicos devem ser cautelosos na administração de medicamentos antiarrítmicos porque seus efeitos pró-arrítmicos podem aumentar a mortalidade de certos subgrupos de pacientes.
11. A amiodarona tornou-se um medicamento antiarrítmico intravenoso popular para uso na sala de operações e em áreas de cuidados intensivos porque ela tem ampla gama de efeitos para arritmias ventriculares e supraventriculares.
12. Os antagonistas do β-receptor são antiarrítmicos eficazes, mas subutilizados no período perioperatório porque muitas arritmias são mediadas adrenergicamente em razão do estresse da cirurgia e da enfermidade crítica.
13. O manejo de anormalidades eletrolíticas e o tratamento de processos de doenças subjacentes, tais como hipervolemia e isquemia miocárdica, são etapas críticas do tratamento antes da administração de qualquer agente antiarrítmico.

TERAPIA MEDICAMENTOSA ANTI-ISQUÊMICA

A isquemia miocárdica perioperatória é uma emergência anestésica que deve ser tratada prontamente com terapia apropriada. Todos os eventos de isquemia miocárdica envolvem uma alteração no equilíbrio entre oferta e demanda de oxigênio. Para o paciente anestesiado com evidência de isquemia miocárdica, o início da terapia medicamentosa anti-isquêmica é a intervenção primária.

Nitroglicerina

A nitroglicerina (NTG) é clinicamente indicada como terapia inicial para a maioria dos tipos de isquemia miocárdica. Durante a terapia com NTG intravenosa, se a pressão arterial (PA) cair e a isquemia não for aliviada, a adição de fenilefrina permite que a pressão de perfusão coronária seja mantida e que doses mais altas de NTG sejam usadas para alívio da isquemia. Se ocorrerem aumentos de reflexo na frequência cardíaca e na contratilidade, a terapia combinada com bloqueadores β-adrenérgicos pode ser indicada para atenuar o aumento indesejado da frequência cardíaca. A terapia combinada com nitratos e bloqueadores dos canais de cálcio pode ser um regime anti-isquêmico eficaz em pacientes selecionados.

Mecanismo de Ação

A NTG aumenta a oferta de oxigênio pelo miocárdio e reduz a demanda de oxigênio pelo miocárdio. A NTG é um relaxante da musculatura lisa que causa a dilatação da vasculatura. A vasodilatação mediada pelo nitrato ocorre com ou sem endotélio vascular intacto. Nitritos, nitritos orgânicos, compostos nitrosos e outras substâncias que contêm óxido de nitrogênio (p. ex., nitroprussiato) entram na célula do músculo liso e são convertidos em óxido nítrico (NO – nitric oxide) reativo ou S-nitrosotióis, que estimulam o metabolismo da guanilato-ciclase a produzir monofosfato cíclico de guanosina (cGMP – cyclic guanosine monophosphate) (Fig. 8.1). Uma proteína quinase dependente de cGMP é estimulada com fosforilação de proteína resultante no músculo liso. Isso leva à desfosforilação da cadeia leve da miosina e ao relaxamento do músculo liso. A vasodilatação também está associada a uma redução do cálcio intracelular. Grupos sulfidrila (SH) são necessários para a formação de NO e a estimulação da guanilato-ciclase. Quando quantidades excessivas de grupos SH são metabolizadas por exposição prolongada à NTG, ocorre tolerância vascular. A adição de N-acetilcisteína, um doador de SH, reverte a tolerância à NTG. O mecanismo pelo qual os compostos de NTG são excepcionalmente melhores venodilatadores, especialmente em concentrações séricas mais baixas, é desconhecido, mas pode estar relacionado ao aumento da captação de NTG pelas veias em comparação às artérias.

Efeitos Fisiológicos

Dois importantes efeitos fisiológicos da NTG são a dilatação venosa sistêmica e a regional. A venodilatação pode reduzir acentuadamente a pressão venosa, o retorno venoso ao coração e as pressões de enchimento cardíaco. A venodilatação proeminente ocorre em doses menores e não aumenta adicionalmente quando a dose de NTG aumenta. A venodilatação resulta principalmente do acúmulo de sangue no sistema de capacitância esplâncnica. O volume sanguíneo mesentérico aumenta à medida que o tamanho ventricular, as pressões ventriculares e a pressão intrapericárdica diminuem.

A NTG aumenta a distensibilidade e a condutância de grandes artérias sem alterar a resistência vascular sistêmica (RVS) em doses baixas. Em doses mais altas, a NTG dilata arteríolas menores e vasos de resistência, reduzindo a pós-carga e a PA. Reduções na dimensão e na pressão cardíacas diminuem o consumo de oxigênio miocárdico (MvO_2) e melhoram a isquemia miocárdica. A NTG pode preferencialmente reduzir a pré-carga cardíaca enquanto mantém a pressão sistêmica de perfusão, um importante efeito hemodinâmico na isquemia

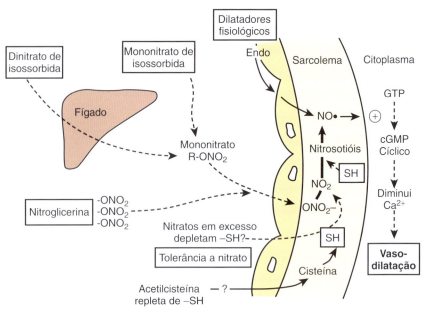

Fig. 8.1 Mecanismos de nitratos *(ONO₂)* na geração de óxido nítrico radical livre *(NO•)* e estimulação de monofosfato cíclico de guanosina guanilato-ciclase *(cGMP)*, que medeia a vasodilatação. Os grupos sulfidrila *(SH)* são necessários para a formação de NO• e a estimulação de guanilato-ciclase. O dinitrato de isossorbida é metabolizado pelo fígado, enquanto essa via de metabolismo é desviada pelos mononitratos. *Endo,* Endotélio; *GTP,* trifosfato de guanosina. (Modificada de Opie LH. *Drugs for the Heart.* 4th ed. Philadelphia: Saunders; 1995:33.)

miocárdica. No entanto, em estados hipovolêmicos, doses mais altas de NTG podem reduzir a PA sistêmica a níveis perigosos. Um aumento reflexo na frequência cardíaca pode ocorrer em doses vasodilatadoras arteriais.

A NTG causa vasodilatação das artérias e das veias pulmonares e, previsivelmente, diminui as pressões atrial direita, de artéria pulmonar e de encunhamento capilar pulmonar (PCWP – pulmonary capillary wedge pressure). A hipertensão da artéria pulmonar pode ser reduzida pela NTG em vários estados de doença e em cardiopatias congênitas. Artérias renais, artérias cerebrais e vasos cutâneos também se dilatam com NTG.

A NTG tem vários efeitos importantes na circulação coronariana (Quadro 8.1). Ela é um potente vasodilatador da artéria coronária epicárdica em vasos normais e doentes. As lesões estenóticas se dilatam com a NTG, reduzindo a resistência ao fluxo sanguíneo coronariano (FSC) e melhorando a isquemia miocárdica. Artérias coronárias menores podem se dilatar relativamente mais do que vasos coronários maiores, mas o grau de dilatação pode depender do tom basal do vaso. A NTG efetivamente reverte ou previne o vasoespasmo da artéria coronária.

Nitroglicerina Intravenosa

A NTG está disponível desde o início dos anos 1980 como um medicamento parenteral com meia-vida de prateleira estável em uma solução de 400 μg/mL de dextrose a 5% em água (D_5W). Os níveis sanguíneos são alcançados instantaneamente e as doses de dilatação arterial com hipotensão resultante podem ocorrer rapidamente. Se o estado volêmico do paciente for desconhecido, doses iniciais de 5 μg/min a 10 μg/min são recomendadas. A dose necessária para aliviar a isquemia miocárdica pode variar de paciente para paciente, mas o alívio geralmente é alcançado com 75 μg/min a 150 μg/min. A dilatação arterial torna-se clinicamente aparente em doses em torno de 150 μg/min. A remoção do fármaco após a descontinuação de uma infusão é rápida (2 a 5 minutos).

QUADRO 8.1 Efeitos da Nitroglicerina e de Nitratos Orgânicos sobre a Circulação Coronariana

Dilatação da artéria coronária epicárdica: pequenas artérias se dilatam proporcionalmente mais do que as artérias maiores
Aumento do diâmetro do vaso colateral coronário e aumento do fluxo colateral
Fluxo sanguíneo subendocárdico melhorado
Dilatação das estenoses ateroscleróticas coronarianas
Aumento inicial de curta duração no fluxo sanguíneo coronariano; posterior redução no fluxo sanguíneo coronariano conforme o consumo de oxigênio miocárdico diminui
Reversão e prevenção de vasoespasmo coronário e vasoconstrição

Modificado de Abrams J. Hemodynamic effects of nitrogycerin and long-acting nitrates. *Am Heart J.* 1985;110(pt 2):216.

QUADRO 8.2 Diretrizes de ACC/AHA para Uso Precoce de Nitroglicerina após STEMI

Classe I

1. Pacientes com desconforto isquêmico em andamento devem receber nitroglicerina sublingual (0,4 mg) a cada 5 minutos para um total de três doses, após o que deve ser feita uma avaliação sobre a necessidade de nitroglicerina intravenosa (nível de evidência [LOE – level of evidence] C).
2. A nitroglicerina intravenosa é indicada para aliviar o desconforto isquêmico, o controle da hipertensão ou o manejo da congestão pulmonar (LOE C).

Classe III

1. Os nitratos não devem ser administrados a pacientes com pressão arterial sistólica menor do que 90 mmHg ou maior ou igual a 30 mmHg abaixo do valor basal, bradicardia grave (< 50 batimentos/min), taquicardia (> 100 batimentos/min) ou suspeita de infarto do ventrículo direito (LOE C).
2. Os nitratos não devem ser administrados a pacientes que tenham recebido um inibidor da fosfodiesterase para a disfunção erétil nas últimas 24 horas (48 horas para tadalafila) (LOE B).

ACC, American College of Cardiology; *AHA*, American Heart Association; *STEMI*, infarto do miocárdio com elevação do segmento ST.

A NTG continua sendo um agente de primeira linha para o tratamento da isquemia miocárdica. Deve-se tomar cuidado especial em pacientes com sinais de hipovolemia ou hipotensão, pois os efeitos vasodilatadores do medicamento podem piorar a condição clínica (Quadro 8.2). As diretrizes do American College of Cardiology/American Heart Association (ACC/AHA) de 2014 abordam o uso intraoperatório profilático de NTG e afirmam que não há benefício na prevenção de isquemia miocárdica e de morbidade cardíaca em pacientes de alto risco submetidos à cirurgia não cardíaca e que o uso de NTG pode ser prejudicial.

Bloqueadores β-adrenérgicos

Os bloqueadores β-adrenérgicos têm múltiplos efeitos favoráveis no tratamento do coração isquêmico durante a anestesia (Quadro 8.3). Os bloqueadores β-adrenérgicos reduzem o

QUADRO 8.3 — Efeitos de Bloqueadores β-adrenérgicos sobre a Isquemia do Miocárdio

Reduções no consumo de oxigênio miocárdico
Melhorias no fluxo sanguíneo coronariano
Período de perfusão diastólica prolongado
Fluxo colateral melhorado
Aumento do fluxo para áreas isquêmicas
Melhora geral na relação de oferta e demanda
Estabilização de membranas celulares
Dissociação aprimorada do oxigênio da hemoglobina
Inibição da agregação plaquetária
Redução da taxa de mortalidade após infarto do miocárdio

consumo de oxigênio, diminuindo a frequência cardíaca, a PA e a contratilidade miocárdica. A redução da frequência cardíaca aumenta o FSC diastólico. O fluxo sanguíneo colateral aumentado e a redistribuição do sangue para áreas isquêmicas podem ocorrer com os β-bloqueadores. Os β-bloqueadores devem ser iniciados precocemente em pacientes isquêmicos na ausência de contraindicações. Se a hemodinâmica previne o uso concomitante de NTG e β-bloqueador, os β-bloqueadores devem ter prioridade. Muitos pacientes com alto risco de morbidade cardíaca perioperatória devem iniciar os β-bloqueadores antes da cirurgia e continuá-los por até 30 dias após a cirurgia. Deve-se permitir que o tempo adequado para iniciar a terapia com β-bloqueador ajuste a dosagem antes dos procedimentos cirúrgicos.

Muitos estudos demonstraram que a administração perioperatória de bloqueadores β-adrenérgicos reduz a mortalidade e a morbidade quando realizada em pacientes com alto risco de doença arterial coronariana (DAC) que devem ser submetidos à cirurgia não cardíaca. Esses dados sugerem que pacientes de risco intermediário e de alto risco submetidos à cirurgia não cardíaca devem receber um bloqueio β-adrenérgico no período perioperatório para reduzir a mortalidade e morbidade cardíacas no pós-operatório.

Farmacologia dos Bloqueadores β-adrenérgicos Intravenosos

PROPRANOLOL

O propranolol tem uma afinidade igual pelos β_1 e β_2-receptores, não possui atividade simpaticomética intrínseca (ASI) e tem ação direta no receptor β-adrenérgico (Tabela 8.1). Ele é o β-bloqueador mais lipossolúvel e apresenta a maioria dos efeitos colaterais do sistema nervoso central (SNC). Como a taxa de metabolismo hepático de primeira passagem é muito alta (90%), ele requer doses orais muito mais altas do que as doses intravenosas para efeito farmacodinâmico. A dose intravenosa usual de propranolol inicialmente é de 0,5 a 1,0 mg titulada para o efeito. Uma dose titulada que resulta em níveis séricos farmacológicos máximos é de 0,1 mg/kg.

METOPROLOL

O metoprolol foi o primeiro β-bloqueador cardiosseletivo usado clinicamente. Sua afinidade pelos β_1-receptores é 30 vezes maior do que pelos β_2-receptores. Como com qualquer β-bloqueador cardiosseletivo, níveis séricos mais altos podem resultar em maior incidência de efeitos de β_2-bloqueio. O metoprolol é administrado por via intravenosa em doses de 1 a 2 mg, tituladas para o efeito. A potência do metoprolol é de aproximadamente a metade daquela do propranolol. O efeito β-bloqueador máximo é alcançado com 0,2 mg/kg administrado por via intravenosa.

Tabela 8.1	Propriedades de β-bloqueadores no Uso Clínico		
Medicamento	Seletividade	Atividade de Agonista Parcial	Medicamento Usual para Angina
Propranolol	Nenhuma	Não	20 a 80 mg duas vezes ao dia
Metoprolol	β_1	Não	50 a 200 mg duas vezes ao dia
Atenolol	β_1	Não	50 a 200 mg/dia
Nadolol	Nenhuma	Não	40 a 80 mg/dia
Timolol	Nenhuma	Não	10 mg duas vezes ao dia
Acebutolol	β_1	Sim	200 a 600 mg duas vezes ao dia
Betaxolol	β_1	Não	10 a 20 mg/dia
Bisoprolol	β_1	Não	10 mg/dia
Esmolol (infusão)	β_1	Não	50 a 300 $\mu g \cdot kg^{-1} \cdot min^{-1}$
Labetalol[a]	Nenhuma	Sim	200 a 600 mg três vezes ao dia
Pindolol	Nenhuma	Sim	2,5 a 7,5 mg três vezes ao dia

[a]O labetalol é um α e β-bloqueador combinado.
Modificada de Gibbons RJ, Chatterjee K, Daley J, Douglas JS. ACC/AHA/ACP-ASIM guidelines for the management of patients with chronic stable angina: a report of the American College of Cardiology/American Heart Association Task Force on Practice Guidelines (Committee on Management of Patients with Chronic Stable Angina). *J Am Coll Cardiol.* 1999;33:2092-2197.

ESMOLOL

A estrutura química do esmolol é semelhante àquela do metoprolol e do propranolol, exceto pelo fato de ter um grupo metil éster na posição para do anel fenílico, tornando-o suscetível à rápida hidrólise pelas esterases das hemácias (i.e., meia-vida de 9 minutos). O esmolol não é metabolizado pela colinesterase plasmática. A hidrólise resulta em um metabólito ácido e metanol com níveis clinicamente insignificantes. E 90% do medicamento é eliminado na forma do metabólito ácido, normalmente dentro de 24 horas. Uma dose de ataque de 500 µg/kg administrada por via intravenosa e seguida por uma infusão de 50 µg/kg a 300 µg/kg por minuto atinge concentrações no estado de equilíbrio dinâmico dentro de 5 minutos. Sem a dose de ataque, as concentrações no estado de equilíbrio dinâmico são atingidas em 30 minutos.

O esmolol é cardiosseletivo, bloqueando principalmente os β_1-receptores. Faltam-lhe ASI e efeitos estabilizadores de membrana e ele é levemente lipossolúvel. O esmolol produziu reduções significativas em PA, frequência cardíaca e índice cardíaco após uma dose de ataque de 500 µg/kg e uma infusão de 300 µg/kg por minuto em pacientes com DAC, sendo os efeitos completamente revertidos 30 minutos após a descontinuação da infusão. A terapia inicial durante a anestesia pode exigir reduções significativas nas doses de ataque e infusão.

A hipotensão é um efeito colateral comum do esmolol intravenoso. A incidência de hipotensão foi maior com esmolol (36%) do que com propranolol (6%) em objetivos terapêuticos finais iguais. Os medicamentos cardiosseletivos podem causar mais hipotensão em razão da depressão miocárdica induzida por β_1 e pela falha em realizar a vasodilatação periférica por bloqueio de β_2. Portanto, a administração de uma dose-teste de 20 mg IV é uma boa prática clínica.

LABETALOL

O labetalol é uma mistura igual de quatro estereoisômeros com várias propriedades de α e β-bloqueio. O labetalol proporciona bloqueio seletivo de α_1-receptor e bloqueio não seletivo de β_1 e β_2. A potência do bloqueio β-adrenérgico é 5 a 10 vezes maior do que o bloqueio α_1-adrenérgico. O labetalol tem efeitos β_2-agonistas parciais que promovem a vasodilatação. Ele é moderadamente lipossolúvel e é completamente absorvido após a administração oral. O metabolismo hepático de primeira passagem é significativo, com produção de metabólitos inativos. A excreção renal do medicamento inalterado é mínima. A meia-vida de eliminação é de aproximadamente 6 horas.

Em contraste com outros β-bloqueadores, o labetalol deve ser considerado um vasodilatador periférico que não causa uma taquicardia reflexa. A PA e a resistência vascular sistólica diminuem após uma dose intravenosa. O volume sistólico (VS) e o débito cardíaco (DC) permanecem inalterados, com a frequência cardíaca diminuindo levemente. A redução na PA está relacionada à dose e os pacientes com hipertensão aguda geralmente respondem dentro de 3 a 5 minutos após uma dose em bolus de 100 µg/kg a 250 µg/kg. Contudo, os pacientes mais gravemente doentes ou anestesiados devem ter sua PA titulada, começando com incrementos intravenosos de 5 a 10 mg. A redução da PA pode durar até 6 horas após a administração intravenosa.

Resumo

Os bloqueadores β-adrenérgicos são agentes de primeira linha no tratamento da isquemia miocárdica. Esses agentes efetivamente reduzem o trabalho do miocárdio e a demanda de oxigênio. Embora os β-bloqueadores perioperatórios possam diminuir os eventos cardiovasculares perioperatórios em cirurgias não cardíacas, o benefício pode vir acompanhado de um risco aumentado em curto prazo para complicações graves, incluindo acidente vascular cerebral e morte, se iniciado muito próximo ao momento da cirurgia.

Bloqueadores dos Canais de Cálcio

Os bloqueadores dos canais de cálcio reduzem as demandas de oxigênio do miocárdio por depressão da contratilidade, frequência cardíaca e PA arterial. O suprimento de oxigênio miocárdico pode ser melhorado pela dilatação dos vasos coronários e colaterais. Em uma situação isquêmica aguda, os bloqueadores dos canais de cálcio (i.e., verapamil e diltiazem) podem ser úteis para controle de frequência quando os β-bloqueadores não podem ser usados.

Os efeitos mais importantes dos bloqueadores dos canais de cálcio podem ser o tratamento da angina variante. Esses medicamentos podem atenuar a vasoconstrição coronariana induzida pela ergonovina em pacientes com angina variante, sugerindo proteção por dilatação coronariana. A maioria dos episódios de isquemia miocárdica silenciosa, que pode responder por 70% de todos os episódios isquêmicos transitórios, não está relacionada ao aumento das demandas miocárdicas de oxigênio (i.e., frequência cardíaca e PA); em vez disso, a obstrução intermitente do fluxo coronariano é provavelmente causada por vasoconstrição ou espasmo coronariano. Todos os bloqueadores dos canais de cálcio são eficazes na reversão do espasmo coronariano, reduzindo os episódios isquêmicos e reduzindo o consumo de NTG em pacientes com angina variante ou angina de Prinzmetal.

As combinações de NTG e bloqueadores dos canais de cálcio, que também proporcionam alívio e possivelmente previnem o espasmo coronário, são uma terapia razoável para a angina variante. Os β-bloqueadores podem agravar os episódios de angina em alguns pacientes com angina vasoespástica e devem ser usados com cautela. A preservação do FSC com bloqueadores dos canais de cálcio é uma diferença significativa em relação aos efeitos anti-isquêmicos predominantes do β-bloqueador da redução de MvO_2.

Efeitos Fisiológicos

EFEITOS HEMODINÂMICOS

Os efeitos hemodinâmicos sistêmicos dos bloqueadores dos canais de cálcio *in vivo* representam uma interação complexa entre depressão miocárdica, vasodilatação e ativação reflexa do sistema nervoso autônomo (Tabela 8.2).

A nifedipina, como todas as di-hidropiridinas (DHP), é um potente dilatador arterial com poucos efeitos venodilatadores. A ativação reflexa do sistema nervoso simpático

Tabela 8.2 Potência de Vasodilatador Bloqueador de Canal de Cálcio e Efeitos Inotrópicos, Cronotrópicos e Dromotrópicos sobre o Coração

Característica	Anlodipina	Diltiazem	Nifedipina	Verapamil
Frequência cardíaca	↑/0	↓	↑/0	↓
Condução do nodo sinoatrial	0	↓↓	0	↓
Condução do nodo atrioventricular	0	↓	0	↓
Contratilidade miocárdica	↓/0	↓	↓/0	↓↓
Ativação neuro-hormonal	↑/0	↑	↑	↑
Dilatação vascular	↑↑	↑	↑↑	↑
Fluxo coronário	↑	↑	↑	↑

0, Sem efeito.
De Eisenberg MJ, Brox A, Bestawros AN. Calcium channel blockers: an update. *Am J Med.* 2004;116:35-43.

(SNS) pode aumentar a frequência cardíaca. O efeito inotrópico negativo intrínseco da nifedipina é compensado pela dilatação arterial potente, que diminui a PA e aumenta o DC nos pacientes. As DHP são excelentes agentes anti-hipertensivos em função de seus efeitos vasodilatadores arteriais. Os efeitos antianginosos resultam da redução das necessidades de oxigênio miocárdico em razão do efeito redutor da pós-carga e da dilatação vascular coronariana, resultando em melhora na oferta de oxigênio pelo miocárdio.

O verapamil é um dilatador arterial menos potente que as DHP e resulta em menor ativação simpática reflexa. *In vivo*, o verapamil geralmente resulta em vasodilatação moderada sem alterações significativas em frequência cardíaca, DC ou VS. O verapamil pode deprimir significativamente a função miocárdica em pacientes com disfunção ventricular preexistente.

O diltiazem é um vasodilatador menos potente e tem menos efeitos inotrópicos negativos em comparação ao verapamil. Estudos clínicos revelam reduções em RVS e PA, com aumentos no DC, na pressão de encunhamento arterial pulmonar e na fração de ejeção (FE).

FLUXO DE SANGUE CORONARIANO

A dilatação da artéria coronária ocorre com os bloqueadores dos canais de cálcio, juntamente a aumentos no FSC total. A nifedipina é o vasodilatador coronário mais potente, principalmente em vasos epicárdicos, que são propensos ao vasoespasmo coronariano. O diltiazem é eficaz no bloqueio da vasoconstrição da artéria coronária causada por uma variedade de agentes, incluindo α-agonistas, serotonina, prostaglandina e acetilcolina.

Farmacologia

NICARDIPINA

A nicardipina é um agente DHP com seletividade vascular para leitos coronários e cerebro-vasculares. A nicardipina pode ser o relaxante geral mais potente do músculo liso vascular entre as DHP. Os níveis plasmáticos máximos são atingidos 1 hora após a administração oral, com biodisponibilidade de 35%. A meia-vida plasmática é de aproximadamente 8 a 9 horas. Embora o medicamento sofra extenso metabolismo hepático, com menos de 1% do fármaco excretado por via renal, ocorre maior eliminação renal em alguns pacientes. Os níveis plasmáticos podem aumentar em pacientes com insuficiência renal e a redução da dose é recomendada nesses pacientes.

CLEVIDIPINA

A clevidipina é um agente DHP com uma estrutura química única que a torna inativa pela clivagem de uma ligação éster por esterases inespecíficas no sangue e nos tecidos. Essa propriedade única torna sua ação extremamente curta, semelhante a outros medicamentos (p. ex., esmolol) que são metabolizados por essa via. Sua meia-vida de fase inicial é de 1 minuto, com 90% do medicamento eliminado. Seus efeitos clínicos são totalmente revertidos em 5 a 15 minutos para a maioria dos pacientes após a interrupção da infusão.

A clevidipina é um potente vasodilatador arterial cujo uso primário é como agente anti-hipertensivo parenteral. Uma taquicardia reflexiva pode ser observada com o seu uso em voluntários saudáveis e em pacientes com hipertensão essencial que, combinada com hipotensão possível, limitaria seu papel no tratamento da isquemia miocárdica em curso. Em estudos que analisaram pacientes cirúrgicos cardíacos nos períodos periopera-tórios e pós-operatórios, a clevidipina foi eficaz na diminuição da pressão arterial média, mas não afetou a frequência cardíaca ou as pressões de enchimento.

VERAPAMIL

A estrutura do verapamil é semelhante à da papaverina. O verapamil exibe um metabolismo hepático de primeira passagem significativo, com uma biodisponibilidade de apenas 10% a 20%. Um metabólito hepático, o norverapamil, é ativo e tem uma potência de aproxi-madamente 20% daquela do verapamil. Os níveis plasmáticos máximos são atingidos em 30 minutos. A biodisponibilidade aumenta acentuadamente na insuficiência hepática, exigindo doses reduzidas. O verapamil intravenoso alcança os efeitos hemodinâmicos e dromotrópicos em minutos, com um pico em 15 minutos e duração de até 6 horas. O acúmulo do fármaco ocorre com meia-vida prolongada durante a administração oral em longo prazo.

DILTIAZEM

Após a administração oral, a biodisponibilidade do diltiazem é maior que aquela do verapamil, variando entre 25% e 50%. O pico da concentração plasmática é alcançado entre 30 e 60 minutos e a meia-vida de eliminação é de 2 a 6 horas. A ligação às proteínas é de aproximadamente 80%. Tal como com o verapamil, a depuração hepática é dependente do fluxo e ocorre um metabolismo hepático importante, com metabólitos tendo 40% da atividade clínica do diltiazem. A doença hepática pode exigir diminuição da dosagem, enquanto a insuficiência renal não afeta a dosagem.

TERAPIA MEDICAMENTOSA PARA HIPERTENSÃO SISTÊMICA

A hipertensão arterial sistêmica, há muito reconhecida como uma das principais causas de morbidade e mortalidade cardiovasculares, é responsável por enormes gastos relacionados à saúde. Quase um quarto da população dos Estados Unidos tem doença vascular hipertensiva, mas 30% desses indivíduos desconhecem sua condição e outros 30% a 50% são tratados inadequadamente. Em uma base mundial, quase 1 bilhão de indivíduos são hipertensos. O manejo da hipertensão compreende a razão mais comum subjacente às visitas de adultos aos médicos da atenção primária e os medicamentos anti-hipertensivos são a classe de medicamentos mais prescrita. Apesar da natureza assintomática da doença hipertensiva, com início tardio dos sintomas entre 20 e 30 anos após o desenvolvimento de hipertensão arterial sistêmica, evidências substanciais e incontroversas demonstram uma associação direta entre hipertensão arterial sistêmica e aumento de morbidade e mortalidade. A Organização Mundial da Saúde (OMS) estima que a hipertensão esteja na base de uma em oito mortes em todo o mundo, tornando a PA elevada a terceira principal causa de mortalidade.

A hipertensão é o fator de risco isolado mais tratável para infarto agudo do miocárdio (IAM), acidente vascular cerebral, doença vascular periférica, insuficiência cardíaca conges-tiva (ICC), insuficiência renal e dissecção da aorta. Em ensaios clínicos prospectivos, randomizados, ao longo da vida adulta, o tratamento bem-sucedido da hipertensão foi associado a redução de 35% a 40% na incidência de acidente vascular cerebral, redução de 50% na ICC e redução de 25% nos IAM. A melhoria do tratamento da hipertensão foi creditada às principais reduções em acidente vascular cerebral e mortalidade cardiovascular ocorrida nos Estados Unidos durante os últimos 30 anos.

O Eighth Report of the Joint National Committee on Prevention, Detection, Evaluation and Treatment of High Blood Pressure (JNC8) forneceu modificações significativas nas recomendações prévias para o manejo da PA elevada. Em contraste com as diretrizes anteriores, as recomendações do JNC8 são derivadas de diretrizes baseadas em evidências, extraídas apenas de ensaios clínicos randomizados e controlados (ECRC). As recomendações específicas que emanam das novas diretrizes incluem intervenções no estilo de vida e tratamento farmacológico, conforme necessário, para atingir níveis de pressão arterial sistólica inferiores a 150 mmHg e de pressão arterial diastólica inferiores a 90 mmHg para adultos com 60 anos de idade ou mais. Para pacientes mais jovens e aqueles com diabetes ou doença renal crônica, os objetivos do tratamento incluem PA sistólica menor que 140 mmHg e PA diastólica menor que 90 mmHg.

Embora a terapia medicamentosa anti-hipertensiva seja amplamente considerada essencial para PA maiores que 150/90 mmHg, as evidências sugerem benefícios para uma redução mais agressiva da PA em determinados subgrupos de pacientes. A associação entre a PA sistêmica e o risco cardiovascular foi descrita como uma curva J, com reduções progressivas do risco cardiovascular acompanhando as reduções da PA até um limiar crítico, após o qual aumenta o potencial para isquemia miocárdica e outras lesões orgânicas. O risco de doença cardiovascular parece aumentar em PA superiores a 115/75 mmHg, com uma duplicação do risco associado a cada incremento de 20/10 mmHg na pressão sistêmica.

Tratamento Médico para Hipertensão

Quase 80 medicamentos distintos são comercializados para o tratamento da hipertensão. A terapia combinada com duas ou mais classes de medicamentos anti-hipertensivos é muitas vezes necessária para atingir os objetivos do tratamento. Embora o medicamento específico selecionado para a terapia inicial seja considerado menos importante do que no passado, o reconhecimento de que classes específicas de medicamentos anti-hipertensivos aliviam os danos aos órgãos-alvo além daqueles associados a reduções na PA sistêmica levou à seleção direcionada de combinações de medicamentos anti-hipertensivos com base nos fatores de risco coexistentes, tais como IAM recente, insuficiência renal crônica ou diabetes.

Manejo da Hipertensão Severa

A hipertensão severa pode ser caracterizada como uma *emergência hipertensiva*, com lesão de órgão-alvo (p. ex., isquemia miocárdica, acidente vascular cerebral, edema pulmonar), ou como *urgência hipertensiva*, com elevações graves da PA ainda não associadas à lesão de órgão-alvo. As PA específicas associadas a essas condições mostram-se um tanto arbitrárias, mas as PA que excedem 220/125 mmHg representam um risco imediato de danos aos órgãos-alvo potencialmente fatais. Uma emergência hipertensiva necessita de intervenção terapêutica imediata, na maioria das vezes com terapia anti-hipertensiva intravenosa e monitorização invasiva da PA. Nos casos mais extremos de *hipertensão maligna*, elevações graves na PA podem estar associadas a hemorragias de retina, papiledema e evidências de encefalopatia, que podem incluir dor de cabeça, vômitos, convulsões e coma. Insuficiência renal progressiva e descompensação cardíaca podem caracterizar as urgências hipertensivas mais graves.

O nitroprussiato de sódio, há muito preferido como tratamento parenteral para urgências hipertensivas no intraoperatório (Tabela 8.3), atua como um doador de NO

Tabela 8.3 Medicamentos Parenterais para Tratar Emergências Hipertensivas[a]

Medicamento	Dose	Início de Ação	Duração de Ação	Efeitos Adversos[b]	Indicações Especiais
Cloridrato de nicardipina	5 a 15 mg/h IV	5 a 10 min	15 a 30 min, pode exceder 4h	Taquicardia, cefaleia, rubores, flebite local	Maioria das emergências hipertensivas, exceto insuficiência cardíaca aguda; cuidado com isquemia coronária
Clevidipina	1 a 2 mg/h IV	2 a 4 min	5 a 15 min	Cefaleia, náusea, vômito, reações cruzadas de alergia a ovo e soja	Maioria das emergências hipertensivas, exceto a estenose aórtica grave
Nitroprussiato de sódio	0,25 a 10 µg/kg por minuto como infusão IV[c]	Imediata	1 a 2 min	Náusea, vômito, espasmos musculares, sudorese, intoxicação por tiocianato e cianeto	Maioria das emergências hipertensivas; cuidado com pressão intracraniana elevada ou azotemia
Mesilato de fenoldopam	0,1 a 0,3 µg/kg por min de infusão IV	< 5 min	30 min	Taquicardia, cefaleia, náusea, rubores	Maioria das emergências hipertensivas; cuidado com glaucoma
Nitroglicerina	5 a 100 µg/min como infusão IV	2 a 5 min	5 a 10 min	Cefaleia, vômito, metemoglobinemia, tolerância com uso prolongado	Isquemia coronária
Enalaprilato	1,2 a 5 mg a cada 6h IV	15 a 30 min	6 a 12h	Queda acentuada na pressão em estados de renina variáveis; resposta variável	Insuficiência ventricular esquerda aguda; evitar em infarto agudo do miocárdio
Cloridrato de hidralazina	10 a 20 mg IV	10 a 20 min IV	1 a 4h IV	Taquicardia, rubores, cefaleia, vômito, agravamento de angina	Eclâmpsia
	10 a 40 mg IM	20 a 30 min IM	4 a 6h IM		

Inibidores Adrenérgicos

Cloridrato de labetalol	20 a 80 mg IV bolus a cada 10 min	5 a 10 min	3 a 6h	Vômito, formigamento do couro cabeludo, tontura, náusea, bloqueio atrioventricular, hipotensão ortostática, broncoconstrição	Maioria das emergências hipertensivas, exceto insuficiência cardíaca aguda
Cloridrato de esmolol	0,5 a 2,0 mg/min infusão IV 250 a 500 µg/kg por minuto bolus IV, então 50 a 100 µg/kg por minuto por infusão; pode repetir o bolus após 5 min ou aumentar a infusão para 300 µg/min	1 a 2 min	10 a 30 min	Hipotensão, náusea, asma, bloqueio atrioventricular de primeiro grau, insuficiência cardíaca	Dissecção aórtica, perioperatório
Fentolamina	5 a 15 mg bolus IV	1 a 2 min	10 a 30 min	Taquicardia, rubores, cefaleia	Excesso de catecolamina

IM, Via intramuscular; *IV,* via intravenosa.
[a]As doses podem ser diferentes daquelas no *Physicians Desk Reference* (PDR).
[b]A hipotensão pode ocorre com todos os agentes.
[c]Requer sistema de administração especial.
Modificada de Chobanian AV, Bakris GL, Black HR, et al. Seventh Report of the Joint National Committee on Prevention, Detection, Evaluation, and Treatment of High Blood Pressure. *Hypertension.* 2003;42:1206.

para induzir a dilatação arterial e a venosa. Uma resposta fisiológica rápida e um efeito titulável relativamente previsível são úteis para os quadros intraoperatórios. Todavia, a potência do nitroprussiato de sódio e o potencial de administração prolongada para estar associado à toxicidade do cianeto ou do tiocianato proporcionaram uma oportunidade para medicamentos anti-hipertensivos parenterais mais novos.

A nicardipina e a clevidipina, bloqueadores dos canais de cálcio parenterais da DHP, mostraram-se particularmente aplicáveis às urgências hipertensivas em ambientes perioperatórios. Embora menos potente e previsível do que o nitroprussiato de sódio, a NTG, outro doador de NO, pode ser preferível no cenário de isquemia miocárdica ou após cirurgia de revascularização da artéria coronária (CABG – coronary artery bypass graft).

FARMACOTERAPIA PARA INSUFICIÊNCIA CARDÍACA AGUDA E CRÔNICA

A insuficiência cardíaca crônica (ICC) é um importante distúrbio cardiovascular que continua a aumentar em incidência e prevalência nos Estados Unidos e em todo o mundo. Ela afeta quase 5,7 milhões de pessoas nos Estados Unidos, com 870.000 novos casos por ano entre aqueles com 55 anos de idade ou mais. Atualmente, 1% a 2% daqueles entre 40 e 59 anos de idade e 11% a 14% dos indivíduos com mais de 80 anos de idade apresentam ICC. Como a ICC é primariamente uma doença do idoso, sua prevalência é projetada para aumentar 46% de 2012 a 2030, resultando em mais de 8 milhões de pessoas com ICC, em paralelo ao aumento substancial no crescimento desse setor da população.

A sobrevida cada vez mais prolongada de pacientes com vários distúrbios cardiovasculares que culminam em disfunção ventricular (p. ex., pacientes com DAC vivem mais, em vez de morrerem agudamente com IAM) e a maior conscientização diagnóstica agravam a epidemia de ICC. Aos 40 anos de idade, o risco vitalício de desenvolver ICC para homens e mulheres é de um em cinco e esse risco permanece constante até os 80 anos, mesmo diante de uma expectativa de vida muito mais curta. Apesar das melhorias na compreensão dos mecanismos neuro-hormonais subjacentes à sua fisiopatologia e dos avanços notáveis feitos na terapia farmacológica, a ICC continua a custar aos Estados Unidos cerca de 31 bilhões de dólares anualmente em despesas médicas e está projetada para aumentar 127% (quase 70 milhões de dólares) em 2030.

O manejo farmacológico da ICC foi revisado nas diretrizes de 2013 publicadas pela American College of Cardiology Foundation e pela American Heart Association (ACCF/AHA). O foco é principalmente na ICC crônica com FE reduzida (ICCrFE) e na ICC com FE preservada (ICCpFE), embora a ICC aguda também seja discutida.

Classificação de Insuficiência Cardíaca

As diretrizes do ACCF/AHA para avaliar e controlar a ICC incluem o sistema de classificação de quatro estágios, que enfatiza a evolução e a progressão da doença, e a classificação da New York Heart Association (NYHA), que enfoca a capacidade de exercício e a gravidade sintomática da doença. O sistema de classificação de quatro estágios chama a atenção de pacientes com estágios pré-clínicos de ICC para se concentrar em interromper a progressão da doença. Reconhecendo seu curso progressivo e identificando aqueles que estão em risco, ele reforça a importância de se determinar a estratégia ideal para o antagonismo neuro-hormonal em uma tentativa de melhorar a história natural da síndrome.

Papel Fisiopatológico do Sistema Renina-Angiotensina na Insuficiência Cardíaca

O sistema renina-angiotensina (SRA) é um dos vários sistemas neuroendócrinos que são ativados em pacientes com ICC. O SRA também é um importante mediador na progressão da ICC. No curto prazo, as células justaglomerulares do rim liberam a enzima proteolítica renina em resposta a uma diminuição da PA ou da perfusão renal (p. ex., hemorragia), gerando angiotensina (Ang) I a partir do angiotensinogênio circulante. A clivagem da enzima conversora da angiotensina (ECA) de Ang II a partir da Ang I no pulmão produz Ang II circulante. Agudamente, a Ang II atua como um potente vasoconstritor arteriolar e venoso para retornar a PA e a pressão de enchimento até a linha de base, respectivamente. A Ang II também estimula a liberação de aldosterona do córtex adrenal e do hormônio antidiurético da hipófise posterior. Ambos contribuem para o aumento do volume sanguíneo por meio de seus efeitos nos rins, promovendo a reabsorção de sal e água, respectivamente. A longo prazo, as elevações na Ang II levam à retenção de sódio e fluido e a aumentos em RVS, que contribuem para sintomas de ICC, congestão pulmonar e descompensação hemodinâmica.

Além dos efeitos cardiorrenais e cardiocirculatórios, a maioria dos hormônios e dos receptores do SRA é expressa no miocárdio, onde eles contribuem para crescimento mal adaptativo ou remodelamento, um fator-chave na progressão da ICC. A expressão aumentada de mRNA para angiotensinogênio, ECA e Ang II foi identificada no coração humano com falha. Além disso, aumentos progressivos na produção de Ang II do seio coronariano correlacionaram-se a aumentos na classificação funcional da ICC da NYHA. Esses dados fornecem evidências de que o SRA intracardíaco está envolvido na evolução do processo da doença (Fig. 8.2).

A Ang II que se forma localmente no coração atua principalmente por meio dos receptores AT_1 localizados nos miócitos e nos fibroblastos, onde ela participa da regulação do remodelamento cardíaco. Os efeitos em longo prazo da Ang II intracardíaca no receptor AT_1 resultam em hipertrofia de cardiomiócitos, proliferação de fibroblastos e deposição de matriz extracelular (Fig. 8.2). Esses processos contribuem para o remodelamento progressivo do ventrículo esquerdo (VE) e para a disfunção do VE característica da ICC.

Inibidores da Enzima Conversora de Angiotensina

EVIDÊNCIAS CLÍNICAS

As evidências que apoiam o uso benéfico de inibidores da ECA em pacientes com ICC são provenientes de vários ensaios clínicos randomizados e controlados por placebo. Os pacientes com ICC classes II a IV da NYHA tratados com inibidores da ECA tiveram reduções na mortalidade variando de 16% a 31%. Também se encontrou que os inibidores da ECA melhoraram os prognósticos em pacientes assintomáticos com disfunção sistólica do VE nas seguintes categorias: pacientes com FE menor do que 35% em razão da cardiomiopatia, pacientes dentro de 2 semanas após IAM com FE menor do que 40% e pacientes dentro das primeiras 24 horas de IAM, independentemente da FE.

Os resultados do estudo Heart Outcomes Prevention Evaluation (HOPE) expandiram ainda mais as indicações para essa classe de agentes a fim de incluir pacientes assintomáticos e de alto risco para prevenir a ICC de início recente. Em pacientes com diabetes ou doença vascular periférica e um fator de risco aterosclerótico adicional, mas sem ICC clínica ou disfunção sistólica, o ramipril (10 mg/dia) reduziu o risco de ICC em 23%. Desde o início desses ensaios clínicos, a justificativa para o uso de inibidores da ECA expandiu-se de uma redução na progressão da ICC clínica por meio da ação vasodilatadora mediada por inibidores da ECA até o reconhecimento de que os inibidores da ECA também afetam diretamente os mecanismos celulares responsáveis pela patologia miocárdica progressiva.

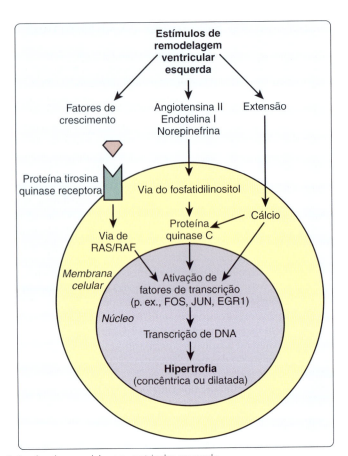

Fig. 8.2 Estímulos de remodelagem ventricular esquerda.

MECANISMOS DE AÇÃO

Os inibidores da ECA agem inibindo uma das várias proteases responsáveis por clivar o decapeptídeo Ang I para formar o octapeptídeo Ang II. Como a ECA também é a enzima que degrada a bradicinina, os inibidores da ECA aumentam os níveis de bradicinina circulantes e teciduais (Fig. 8.3). Os inibidores da ECA possuem vários efeitos úteis na ICC crônica. Eles são potentes vasodilatadores por meio da diminuição de Ang II e norepinefrina e do aumento de bradicinina, NO e prostaciclina. Ao reduzir a secreção de aldosterona e hormônio antidiurético, os inibidores da ECA também reduzem a reabsorção de sal e água do rim. Os inibidores da ECA reduzem a liberação de norepinefrina dos nervos simpáticos agindo nos receptores AT_1 no terminal nervoso. Nos tecidos, os inibidores da ECA inibem a produção de Ang II e atenuam a hipertrofia dos cardiomiócitos e a hiperplasia dos fibroblastos mediada por Ang II.

Bloqueadores dos Receptores da Angiotensina II para Insuficiência Cardíaca

FISIOPATOLOGIA E MECANISMO DE AÇÃO

Embora os inibidores da ECA reduzam a mortalidade, muitos pacientes não toleram seus efeitos colaterais. Os inibidores da ECA antagonizam de modo incompleto a Ang II. Esses fatores levaram ao desenvolvimento de bloqueadores específicos do receptor de

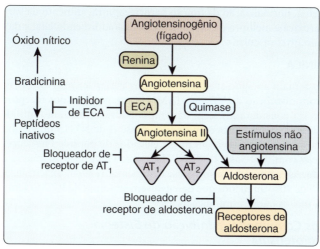

Fig. 8.3 Ativação do sistema renina-angiotensina-aldosterona (SRAA). AT_1, receptor de angiotensina I; AT_2, receptor de angiotensina II; ECA, enzima conversora de angiotensina. (Modificada de Mann DL. *Heart Therapy: A Companion to Braunwald's Heart Disease*. Philadelphia: Saunders; 2004.)

Ang II (ARB) para o tratamento farmacológico da ICC. A Ang II não gerada pela ECA no miocárdio contribui para o remodelamento do VE e para a progressão da ICC por meio dos efeitos do receptor AT_1. Os bloqueadores seletivos de AT_1 impedem que a Ang II atue sobre a célula, prevenindo a vasoconstrição, a retenção de sódio e a liberação de norepinefrina e retardando ou prevenindo a hipertrofia e a fibrose do VE. Os receptores AT_2 não são afetados e suas ações, incluindo a liberação de NO, permanecem intactas.

PRÁTICA CLÍNICA

Os ARB são usados como alternativas aos inibidores da ECA para o tratamento de pacientes com ICC sintomática se houver efeitos colaterais aos inibidores da ECA (p. ex., tosse persistente, angioedema, hipercalemia, piora da disfunção renal). Um ARB pode ser usado como uma alternativa a um inibidor da ECA em pacientes que já estão tomando um ARB por outro motivo, tal como hipertensão, e que subsequentemente desenvolvem ICC. Como os ARB não afetam os níveis de bradicinina, a tosse e o angioedema são efeitos colaterais raros.

Antagonistas dos Receptores de Aldosterona

A aldosterona, um mineralocorticoide, é outro importante componente da hipótese neuro-hormonal da ICC. Embora tenha sido previamente assumido que o tratamento com um inibidor da ECA (ou ARB) bloquearia a produção de aldosterona em pacientes com ICC, níveis elevados de aldosterona foram medidos apesar da inibição da Ang II.

Os efeitos adversos dos níveis elevados de aldosterona no sistema cardiovascular incluem retenção de sódio, perda de potássio e magnésio, remodelamento ventricular (p. ex., produção de colágeno, crescimento de miócitos, hipertrofia), liberação de norepinefrina miocárdica e disfunção endotelial.

Dadas as múltiplas contribuições endócrinas e autócrinas ou parácrinas da aldosterona para a hipótese neuro-hormonal da ICC, a possibilidade de que o antagonismo do receptor da aldosterona pudesse deter a progressão da doença tornou-se uma hipótese cada vez mais atraente. Além dos mecanismos tradicionais de bloqueio dos receptores mineralocorticoides, incluindo natriurese, diurese e caliurese, os efeitos não renais benéficos do antagonismo da aldosterona incluem diminuição da formação de colágeno miocárdico, aumento da captação de norepinefrina miocárdica e diminuição dos níveis circulantes de norepinefrina, normalização da função barorreceptora, aumento da variabilidade da frequência cardíaca e melhora da disfunção vasodilatadora endotelial e da bioatividade basal de NO no nível vascular.

PRÁTICA CLÍNICA

Evidências sustentam antagonistas da aldosterona para pacientes com ICC sintomática e pacientes com disfunção do VE após IAM. Os antagonistas dos receptores da aldosterona devem ser considerados além da terapia-padrão (incluindo inibidores da ECA e β-bloqueadores) em pacientes com doença classe II de NYHA que tenham tido hospitalização cardiovascular prévia ou níveis elevados de peptídeo natriurético cerebral (PNC) e aqueles com ICC classe IV da NYHA e uma FE de 35% ou menos, a não ser que contraindicado. As recomendações da classe I também se referem a pacientes após um IAM agudo com FE de 40% ou menos que desenvolvem sintomas de ICC ou têm uma história de diabetes, a menos que contraindicado.

Abordagens Combinadas à Inibição do Sistema Renina-Angiotensina

Os inibidores do receptor de neprilisina da angiotensina (IRNA) oferecem tratamento para a ICC que envolve a inibição da neprilisina e o bloqueio do receptor AT_1. Os IRNA podem modular dois sistemas neuro-hormonais contrarreguladores na ICC: o sistema renina-angiotensina-aldosterona (SRAA) e o sistema peptídeo natriurético (Fig. 8.4). Medicamentos que inibem o SRAA foram fundamentais para a terapia medicamentosa cardiovascular por quase três décadas. Os inibidores do SRAA moderam a vasoconstrição, a hipertrofia de miócitos e a fibrose miocárdica, um efeito que se traduziu em melhorias clinicamente significativas no estado funcional e na sobrevida. Os peptídeos natriuréticos,

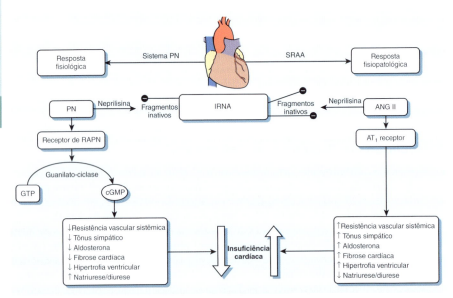

Fig. 8.4 Os inibidores de neprilisina e receptores de angiotensina *(IRNA)* podem modular dois sistemas neuro-hormonais contrarregulatórios na insuficiência cardíaca: o sistema renina-angiotensina-aldosterona *(SRAA)* e o sistema do peptídeo natriurético *(PN)* (p. ex., PN atrial, PN tipo B). *ANG,* angiotensina; AT_1, receptor de angiotensina I; *cGMPC,* monofosfato cíclico de guanosina; *GTP,* guanosina-5'-trifosfato; *RAPN,* receptor A do peptídeo natriurético; ↑, aumentado; ↓, diminuído. (De Langenickel TH. Angiotensin receptor-neprilysin inhibition with LCZ696: a novel approach for the treatment of heart failure. *Drug Discov Today Ther Strateg.* 2012;9:e131.)

que incluem peptídeo natriurético atrial, PNC e urodilatina, têm potentes propriedades natriuréticas e vasodilatadoras, inibem o SRAA, reduzem o impulso simpático e têm efeitos antiproliferativos e anti-hipertróficos. A inibição da neprilisina resulta em uma concentração aumentada de peptídeos natriuréticos. É provável que os efeitos benéficos da inibição do SRAA sejam aumentados pelo aumento da atividade do peptídeo natriurético.

O Entresto® (LCZ696) é o primeiro e clinicamente mais desenvolvido agente na nova classe de compostos de IRNA. A entidade química compreende porções aniônicas do pró-fármaco inibidor de neprilisina AHU377 e o ARB valsartana, em uma combinação de dose fixa com proporção de 1:1. Recentemente foi relatado que o LCZ696 foi mais eficaz do que o enalapril na redução dos riscos de morte cardiovascular (por um aumento de 20%), hospitalização por ICC (por um aumento de 21%) e mortalidade por todas as causas (por um aumento de 16%). Em 2015, a Food and Drug Administration (FDA) dos Estados Unidos aprovou a combinação do comprimido de valsartana/sacubritil para o tratamento de pacientes com ICC estágio C com FE reduzida (i.e., classe II ou IV da NYHA).

Antagonistas dos Receptores β-adrenérgicos

Ativação do Sistema Nervoso Simpático e seu Papel na Patogênese da Insuficiência Cardíaca

A ativação do SNS (p. ex., após IAM, para hipertensão de longa duração), bem como o aumento da atividade do SRA, contribui para a fisiopatologia da ICC. A ativação do SNS leva ao crescimento do LVE patológico e ao remodelamento. Os miócitos se espessam e se alongam, com hipertrofia excêntrica e aumento da esfericidade. O estresse da parede é aumentado por essa arquitetura, promovendo isquemia subendocárdica, morte celular e disfunção contrátil. O SNS ativado também pode danificar os miócitos diretamente por meio da morte celular programada. Como os miócitos são substituídos por fibroblastos, a função cardíaca se deteriora a partir dessa remodelagem. O limiar para arritmias também pode ser diminuído, contribuindo para um ciclo de deterioração.

Influência dos Bloqueadores dos Receptores β-adrenérgicos na Fisiopatologia da Insuficiência Cardíaca

Na ICC crônica, os efeitos benéficos do β-bloqueio em longo prazo incluem melhora da função sistólica e energética do miocárdio e reversão do remodelamento patológico. Uma mudança no uso do substrato dos ácidos graxos livres para a glicose, um combustível mais eficiente diante da isquemia miocárdica, pode explicar em parte a melhora energética e mecânica no coração com falha tratado com β-bloqueio. A frequência cardíaca, um dos principais determinantes do MvO_2, é reduzida pelo bloqueio dos β_1-receptores.

EVIDÊNCIAS CLÍNICAS

O uso de β-bloqueadores em pacientes com ICC foi inicialmente aceito com ceticismo em função do risco percebido de descompensação a partir de efeitos inotrópicos negativos transitórios. No entanto, dados de estudos em seres humanos mostraram que os β-bloqueadores melhoram a função energética e ventricular e revertem a remodelagem patológica da câmara. Os ensaios clínicos randomizados mostram que o metoprolol, o bisoprolol e o carvedilol (em conjunto com os inibidores da ECA) reduzem a morbidade em pacientes com ICC sintomática em estágios C e D.

PRÁTICA CLÍNICA

Evidências sugerem que os β-bloqueadores devem ser administrados a todos os pacientes com ICC que têm FE reduzida (< 0,40) e que estão usando inibidores da ECA ou ARB, a menos que haja uma contraindicação. Essa recomendação é endossada pelo ACC/AHA e pela European Society of Cardiology. Pacientes com descompensação em curso (i.e., que necessitam de terapia inotrópica ou vasodilatadora intravenosa), retenção de líquidos evidente ou hipotensão sintomática não devem receber β-bloqueadores.

Os três agentes com evidências de estudos clínicos para melhorar a morbidade e a mortalidade em pacientes com ICC são o carvedilol, o metoprolol e o bisoprolol. As doses iniciais de β-bloqueadores devem ser pequenas para minimizar o agravamento dos sintomas de ICC, hipotensão e bradicardia. A dose deve ser duplicada a cada 1 a 2 semanas, conforme tolerado, até que as doses-alvo demonstradas como eficazes em grandes ensaios clínicos sejam alcançadas. Embora seja recomendado que a terapia com β-bloqueadores seja continuada indefinidamente em pacientes com ICC, se ela tiver de ser interrompida de forma eletiva, um período de titulação lenta é o preferido. A suspensão aguda da terapia com β-bloqueadores em face do alto tônus adrenérgico pode resultar em morte cardíaca súbita.

Medicamentos Adjuvantes

Além dos inibidores da ECA e dos β-bloqueadores, os diuréticos e a digoxina são frequentemente prescritos para pacientes com disfunção sistólica do VE e ICC sintomática.

Diuréticos

Para a maioria dos pacientes, o estado do volume deve ser otimizado antes da introdução de β-bloqueadores e inibidores da ECA. Pacientes com congestão pulmonar geralmente necessitam de um diurético de alça além da terapia-padrão. Os diuréticos aliviam a dispneia, diminuem o tamanho do coração e o estresse da parede e corrigem a hiponatremia por sobrecarga de volume. Entretanto, uma terapia diurética excessivamente agressiva e especialmente não monitorizada pode levar a anormalidades metabólicas, depleção intravascular, hipotensão e ativação neuro-hormonal.

Digoxina

A digoxina continua a ser útil para pacientes com ICC sintomática e disfunção sistólica do VE, ainda que estejam recebendo inibidor da ECA, β-bloqueador e terapia diurética. A digoxina é o único medicamento inotrópico positivo aprovado para o tratamento da ICC crônica. Seu mecanismo indireto de inotropia positiva começa com a inibição da Na^+/K^+-ATPase sarcolemal do miocárdio, resultando em aumento de Na^+ intracelular. Isso faz com que o permutador de Na^+/Ca^{2+} expulse o Na^+ da célula, aumentando a concentração intracelular de Ca^{2+}. O aumento de Ca^{2+} disponível para as proteínas contráteis aumenta a função contrátil.

A eficácia da digoxina na ICC sintomática foi demonstrada nos ECRC. O ensaio clínico Digitalis Investigators Group (DIG), envolvendo mais de 6.500 pacientes com um acompanhamento médio de 37 meses, mostrou que a digoxina reduziu a incidência de exacerbações de ICC. Embora o estudo não tenha mostrado diferença na sobrevida em pacientes com FE de menos de 45% que receberam digoxina ou placebo, o ponto final combinado de morte ou hospitalização por ICC foi significativamente reduzido em pacientes que receberam digoxina (27% versus 35%; risco relativo = 0,72; intervalo de confiança [IC] de 95%, 0,66 a 0,79).

Anticoagulação

Pacientes com ICCrFE crônica estão sob risco aumentado de eventos tromboembólicos em razão da estase do sangue em câmaras cardíacas hipocinéticas dilatadas e em vasos sanguíneos periféricos e possivelmente em virtude do aumento da ativação de fatores pró-coagulantes. Mesmo assim, não há dados em larga escala para apoiar o uso rotineiro de anticoagulantes em pacientes com ICCrFE sem fibrilação atrial (FA), um evento tromboembólico prévio ou uma fonte cardioembólica (classe III). Todavia, existe uma recomendação de classe I para seu uso em pacientes com ICC que têm FA permanente, persistente ou paroxística e um fator de risco adicional para acidente vascular cerebral cardiometabólico, incluindo uma história de hipertensão, diabetes, acidente vascular cerebral prévio ou ataque isquêmico transitório ou idade de pelo menos 75 anos.

Inibidores da Corrente I_F

A corrente *funny* (corrente I_F) é a corrente mais importante para a despolarização do nodo SA. A corrente para dentro afeta os canais de Na^+ e K^+ e tem um efeito significativo sobre a frequência cardíaca. A ivabradina é o primeiro inibidor da corrente I_F disponível para uso oral (geralmente 5 mg por dia) nos Estados Unidos. Ela foi aprovada pela FDA para o tratamento da angina de peito como um adjuvante para outros medicamentos para pacientes com um aumento da frequência cardíaca, para aqueles que têm uma contraindicação aos bloqueadores dos β-receptores e para a ICC em pacientes com um aumento da frequência cardíaca.

A ivabradina parece ser muito eficaz em pacientes com ICC. Em um estudo com 6.558 pacientes com uma FE menor do que 35% e frequência cardíaca maior do que 70 batimentos/minuto, o medicamento, comparado ao placebo, reduziu significativamente a incidência de morte por ICC e a taxa de nova internação para o tratamento da ICC. Todos os pacientes também estavam recebendo tratamento com β-bloqueadores para a ICC. As respostas mais impressionantes foram em pacientes que tiveram os batimentos cardíacos mais rápidos. A frequência cardíaca é um marcador para um prognóstico ruim na ICC e a redução da frequência cardíaca parece melhorar os resultados, provavelmente pela redução das condições de carga ventricular.

Tratamento Farmacológico da Insuficiência Cardíaca com Fração de Ejeção Preservada ou Insuficiência Cardíaca Diastólica

A função ventricular diastólica anormal é uma causa comum de HF clínica. A incidência de ICC com FE normal ou próxima do normal ($\geq$ 50%) inclui até 50% da população geral de ICC. O risco de ICCpFE aumenta com a idade, aproximando-se de 50% entre os pacientes com mais de 70 anos de idade. A ICCpFE também é mais comum em mulheres e naquelas com múltiplas comorbidades, tais como hipertensão, diabetes, vasculopatia, doença renal, FA e síndrome metabólica.

Em termos de morbidade e mortalidade, o prognóstico associado ao diagnóstico de ICCpFE é semelhante ao da ICCrFE. Como essa síndrome carrega uma morbidade substancial (p. ex., intolerância ao exercício, baixa qualidade de vida, hospitalizações frequentes) e sobrevida reduzida e resulta em gastos substanciais anuais com a saúde, a farmacoterapia para ICCpFE representa uma das atuais fronteiras da medicina cardiovascular clínica.

Em contraste com os grandes ensaios clínicos randomizados que conduziram às diretrizes de tratamento da ICCrFE, os ensaios clínicos multicêntricos, randomizados, duplo-cegos e controlados por placebo, envolvendo pacientes com ICC diastólica, resultaram em resultados neutros para prognósticos primários. Consequentemente, o tratamento da ICCpFE permanece empírico.

A abordagem farmacológica geral para o tratamento da ICCpFE tem três componentes principais (Tabela 8.4). Primeiro, o tratamento deve reduzir os sintomas, principalmente diminuindo a pressão venosa pulmonar durante repouso e exercício, reduzindo cuidadosamente o volume do VE e mantendo o controle da sincronia atrial ventricular ou da taquicardia. Em segundo lugar, o tratamento deve visar as doenças subjacentes que causam ICCpFE. O remodelamento ventricular (p. ex., hipertrofia miocárdica, fibrose) deve ser revertido por controle da hipertensão, tratamento da isquemia e controle

Tabela 8.4	Tratamentos de Insuficiência Cardíaca Diastólica	
Meta	**Estratégia de Tratamento**	**Doses Recomendadas**
Reduzir o Estado Congestivo		
Prevenir a retenção de fluido e reduzir a pressão sanguínea	Restrição de sal Diuréticos (evitar reduções no débito cardíaco) Inibidores da ECA Bloqueadores do receptor de angiotensina II	Sódio, < 2 g/dia Furosemida, 10 a 120 mg Hidroclorotiazida, 12,5 a 25 mg Enalapril, 2,5 a 40 mg Lisinopril, 10 a 40 mg Candesartana, 4 a 32 mg Losartana, 25 a 100 mg
Causa-alvo Subjacente		
Controlar a hipertensão (< 130/80 mmHg)	Agentes anti-hipertensivos	β-bloqueadores, inibidores da ECA, todos os bloqueadores de receptores: dose de acordo com as diretrizes publicadas
Restaurar o ritmo do seio	Estimulação sequencial atrioventricular	–
Prevenir taquicardia	β-bloqueadores, bloqueadores de canal de cálcio	Atenolol, 12,5 a 100 mg Metoprolol, 25 a 100 mg Diltiazem, 120 a 540 mg
Tratar estenose aórtica	Substituição da válvula aórtica	–
Mecanismos-alvo Subjacentes		
Promover a regressão de hipertrofia e prevenir a fibrose miocárdica	Bloqueio do eixo renina-angiotensina (teórico)	Enalapril, 2,5 a 40 mg Lisinopril, 10 a 40 mg Captopril, 25 a 150 mg Candesartana, 4 a 32 mg Losartana, 50 a 100 mg Espironolactona, 25 a 75 mg Eplerenona, 25 a 50 mg

ECA, enzima conversora de angiotensina.

da glicemia em pacientes diabéticos. Terceiro, o tratamento deve tentar direcionar os mecanismos subjacentes que são alterados pelos processos da doença. No entanto, em razão de nossa falta de compreensão da patogênese da ICCpFE, a terceira meta permanece indefinida.

Muitos dos medicamentos usados para tratar ICCrFE também são usados para tratar a ICCpFE. Entretanto, a razão para seu uso e as doses utilizadas podem ser diferentes para a ICC diastólica. Por exemplo, na ICC diastólica, os β-bloqueadores podem ser usados para prevenir taquicardia e, dessa forma, prolongar o enchimento diastólico e reduzir a pressão atrial esquerda, enquanto, na ICC sistólica, os β-bloqueadores (p. ex., carvedilol) são usados para reverter o remodelamento cardíaco. O metoprolol pode ser uma melhor escolha de β-bloqueador do que o carvedilol para ICCpFE, porque uma PA excessivamente baixa (como consequência do carvedilol) pode ser prejudicial ao paciente com ICC diastólica.

As recomendações da classe I para pacientes com ICCpFE incluem o controle da PA sistólica e diastólica, de acordo com as diretrizes da prática clínica, e o uso de diuréticos para aliviar os sintomas da sobrecarga de pressão. Os β-bloqueadores e os inibidores de ECA ou ARB são considerados razoáveis para o controle da PA. A revascularização coronariana é considerada razoável em pacientes com DAC nos quais a angina ou a isquemia miocárdica demonstrável tem um efeito adverso sobre a ICCpFE sintomática, apesar da terapia médica ideal. A FA é controlada de acordo com as diretrizes da prática clínica. O uso de um ARB pode ser considerado para esses pacientes, a fim de diminuir as hospitalizações.

Manejo das Exacerbações Agudas da Insuficiência Cardíaca Crônica

Apesar do bom manejo clínico, os pacientes com ICC crônica podem apresentar episódios de edema pulmonar ou outros sinais de sobrecarga aguda de volume. Outros pacientes podem apresentar exacerbações de ICC associadas a isquemia miocárdica aguda ou infarto, hipertensão, arritmia, piora da disfunção valvular, infecções (incluindo miocardite) ou falha em manter um esquema estabelecido de medicamento ou dieta. Esses pacientes podem necessitar de hospitalização para tratamento intensivo se os tratamentos iniciais não aliviarem seus sintomas.

Vasodilatadores

Na ausência de hipotensão sistêmica, vasodilatadores intravenosos podem ser usados para tratar a dispneia em pacientes com ICC crônica descompensada. Os vasodilatadores reduzem as pressões de enchimento ventricular e a RVS, enquanto aumentam a VS e o DC. A NTG é comumente usada para essa finalidade e foi estudada em vários ensaios clínicos.

NESIRITIDA

A nesiritida, um PNC recombinante, foi aprovada em 2001 e é indicada para pacientes com ICC aguda e dispneia com atividade mínima. A nesiritida produz dilatação arterial e venosa por meio do aumento dos níveis de cGMP. A nesiritida não aumenta a frequência cardíaca e não tem efeito sobre a inotropia cardíaca. Ela tem um rápido início de ação e uma curta meia-vida de eliminação (i.e., 15 minutos). Os estudos iniciais mostraram que a nesiritida reduziu a dispneia associada à ICC descompensada, semelhante à NTG, mas sem desenvolvimento de tolerância aguda e com menos eventos adversos do que a NTG.

Inotrópicos

Os medicamentos inotrópicos positivos, principalmente a dobutamina ou a milrinona, são usados há muito tempo para tratar a descompensação da ICC, apesar da falta de dados que mostrem um benefício para seu uso. No passado, alguns pacientes com ICC crônica recebiam infusões intermitentes de medicamentos inotrópicos positivos como parte de sua terapia de manutenção. Estudos pequenos demonstram consistentemente valores hemodinâmicos melhorados e redução dos sintomas após a administração desses agentes a pacientes com ICC. Estudos comparando dobutamina com milrinona para ICC descompensada avançada mostraram grandes diferenças nos custos dos medicamentos, com preferência pela dobutamina, e apenas pequenas diferenças hemodinâmicas, com preferência pela milrinona.

Não obstante, estudos controlados por placebo sugerem que pode não haver papel para a administração discricionária de inotrópicos positivos em pacientes com ICC crônica. O suporte de medicamentos inotrópicos positivos pode ser recomendado somente quando não há alternativa. A dobutamina e a milrinona continuam sendo usadas no tratamento de baixo DC em pacientes selecionados com ICC descompensada.

Terapias Alternativas

Quando o tratamento medicamentoso não é bem-sucedido, os pacientes com ICC podem necessitar de terapia invasiva, incluindo ultrafiltração para diurese, dispositivos de assistência ventricular, estimulação biventricular, derivação coronariana com ou sem remodelação cirúrgica ou transplante ortotópico cardíaco.

Síndrome de Baixo Débito

A ICC aguda é uma preocupação frequente do anestesiologista cardíaco, particularmente no momento da separação da circulação extracorpórea (CEC). A disfunção ventricular de início recente com baixo nível de DC após clampeamento e reperfusão aórtica é uma condição com mais similaridade fisiopatológica ao choque cardiogênico do que à ICC crônica e é tipicamente tratada com medicamentos inotrópicos positivos, vasopressores (ou vasodilatadores), se necessário, ou assistência mecânica.

Causas

A maioria dos pacientes submetidos à cirurgia cardíaca com CEC experimenta um declínio temporário da função ventricular, com uma recuperação da função normal em aproximadamente 24 horas. Explicações fisiopatológicas reconhecem a natureza geralmente temporária da síndrome de baixo débito após a CEC. Ela provavelmente resulta de um dos três processos, todos relacionados à entrega inadequada de oxigênio ao miocárdio: isquemia aguda, hibernação ou atordoamento. Pode-se esperar que todos os três processos melhorem com revascularização adequada e doses moderadas de medicamentos inotrópicos positivos, consistentes com o progresso típico do paciente de cirurgia cardíaca. Todos os três processos podem ser mais problemáticos em pacientes com ICC crônica preexistente, hipertensão pulmonar ou arritmias.

Fatores de Risco para Síndrome de Baixo Débito após a Circulação Extracorpórea

A necessidade de suporte com medicamentos inotrópicos após a CEC frequentemente pode ser antecipada com base nos dados disponíveis em história médica pré-operatória, exame físico e exames de imagem pré-operatórios. Em uma série de pacientes consecutivos submetidos a CABG eletivo, observou-se que o aumento da idade, a diminuição da fração de ejeção do ventrículo esquerdo (FEVE), o sexo feminino, o aumento cardíaco na radiografia de tórax e a duração prolongada de CEC foram associados a uma probabilidade aumentada de que o paciente estaria recebendo medicamentos inotrópicos positivos na chegada à unidade de terapia intensiva. Da mesma forma, em um estudo de pacientes submetidos à cirurgia valvar mitral, preditores independentes de síndrome de baixo DC foram urgência do caso, FEVE menor do que 40%, classe IV da NYHA, área de superfície corporal de 1,7 m^2 ou menos, patologia da valva mitral isquêmica e tempo de CEC. Outro estudo de pacientes submetidos à cirurgia da válvula aórtica identificou insuficiência renal, FEVE menor do que 40%, choque, sexo feminino e aumento da idade como fatores de risco independentes. Dados de um exame ecocardiográfico transesofágico intraoperatório também podem ajudar a identificar os pacientes com maior probabilidade de necessitar de suporte inotrópico. Os pacientes com índice de escores de movimento da parede diminuído ou aqueles com regurgitação mitral moderada ou grave podem necessitar de suporte inotrópico.

Medicamentos para Tratamento da Síndrome de Baixo Débito

Embora todos os medicamentos inotrópicos positivos aumentem a força de contração no miocárdio não infartado, os mecanismos de ação são diferentes. Os medicamentos podem ser divididos entre aqueles que aumentam o monofosfato cíclico de adenosina (cAMP) (direta ou indiretamente) como seu mecanismo de ação e aqueles que não o fazem. Os agentes que não dependem do cAMP formam um grupo diverso, incluindo glicosídeos cardíacos, sais de cálcio, sensibilizadores de cálcio e hormônio da tireoide. Em contraste com a ICC crônica, os glicosídeos cardíacos não são usados para essa indicação em razão de sua eficácia limitada e da estreita margem de segurança. Os sais de cálcio continuam sendo administrados para hipocalcemia e hipercalemia ionizadas, ocorrências comuns durante e após a cirurgia cardíaca.

A levosimendana é um inodilatador que aumenta a contratilidade cardíaca pela sensibilização ao cálcio da troponina C. Como a levosimendana não aumenta a concentração de Ca^{2+} intracelular, ela não prejudica a função cardíaca diastólica. A vasodilatação periférica e coronariana, em função de seus efeitos nos canais de K^+ sensíveis ao ATP, proporciona redução da pós-carga e melhora da perfusão coronariana. Esses efeitos combinados resultam em melhora da contratilidade miocárdica sem aumento do MvO_2. Outra característica atrativa desse agente inotrópico é que seus efeitos não são diminuídos pelo β-bloqueio. Ela é indicada para o tratamento de curta duração da ICC crônica grave quando a terapia convencional não for suficiente, mas está sendo cada vez mais estudada em cenários cirúrgicos cardíacos com resultados favoráveis.

A levosimendana é uma escolha aceitável para pacientes com ICC agudamente descompensada após a correção da hipovolemia. A dosagem sugerida inclui uma infusão com ou sem uma dose de ataque de 6 a 12 μg/kg por 10 minutos, seguida de 0,005 a 2 μg/kg por minuto, por não mais do que 24 horas. As doses de ataque não são recomendadas para pacientes com PA normal a baixa (p. ex., pressão arterial sistólica [PAS] <100 mmHg). Sem uma dose de ataque, o efeito máximo do medicamento ocorre após 4 horas. As infusões não devem continuar por mais de 24 horas em razão dos metabólitos ativos da levosimendana, que podem se acumular e produzir hipotensão refratária e taquicardia.

O hormônio tireoidiano intravenoso (liotironina [T_3]) é estudado extensivamente como um inotrópico positivo em cirurgia cardíaca. Existem vários estudos que suportam a existência de Síndrome do doente eutireóideo com concentrações reduzidas persistentes de T_3 no sangue após cirurgia cardíaca em crianças e adultos. Os dados sugerem que, após isquemia e reperfusão, o T_3 aumenta a inotropia mais rapidamente do que e tão intensamente quanto o isoproterenol.

Agentes dependentes de cAMP são os pilares da terapia com medicamentos inotrópicos positivos após cirurgia cardíaca. Existem duas classes principais de agentes: inibidores da enzima fosfodiesterase (PDE – phosphodiesterase enzyme) e agonistas dos receptores β-adrenérgicos. As PDE em uso clínico em todo o mundo incluem enoximona, inamrinona, milrinona, olprinona e piroximona. Comparações entre os agentes não conseguiram demonstrar diferenças hemodinâmicas importantes.

Os inibidores de PDE produzem aumentos rápidos na função contrátil e no DC e diminuições em RVS. O efeito sobre a PA depende do estado de pré-tratamento da hidratação e da hemodinâmica, mas a resposta típica é uma pequena diminuição na PA. Não há efeito sobre a frequência cardíaca ou há apenas um pequeno aumento.

Entre os muitos agonistas dos receptores β-adrenérgicos, os agentes utilizados com maior frequência em pacientes em recuperação de cirurgia cardíaca são dopamina, dobutamina e epinefrina. A dopamina há muito tempo é considerada como tendo especificidade ao receptor definida pela dose. Isso torna improvável que a relação de dose e resposta seja tão consistente quanto foi descrito nos livros didáticos nos últimos 20 anos. Além disso, a dopamina é um inotrópico relativamente fraco que tem um efeito predominante na frequência cardíaca, não no VS.

A dobutamina é um agonista seletivo dos receptores β-adrenérgicos. A maioria dos estudos sugere que ela causa menos taquicardia e hipotensão do que o isoproterenol. Ela é frequentemente comparada à dopamina, na qual é evidente a maior tendência da dobutamina para vasodilatação pulmonar e sistêmica. A dobutamina tem um efeito predominante sobre a frequência cardíaca em comparação com o VS e, quando a dose é aumentada em mais de 10 μg/kg por minuto, há aumentos adicionais da frequência cardíaca sem alterações no VS.

A epinefrina é um potente agonista adrenérgico e, como a dopamina, demonstra diferentes efeitos dependendo da dose. Em pequenas doses (10-30 ng/kg por minuto), apesar de um estímulo de receptor β-adrenérgico quase puro, quase não há aumento na frequência cardíaca. Os médicos há muito presumiram que a epinefrina aumenta a frequência cardíaca mais do que a dobutamina administrada em doses comparáveis. Em pacientes em recuperação de cirurgia cardíaca, o oposto é verdadeiro; a dobutamina aumenta mais a frequência cardíaca do que a epinefrina.

Outros agonistas β-adrenérgicos são usados em circunstâncias específicas. Por exemplo, o isoproterenol é frequentemente usado após o transplante cardíaco para explorar sua poderosa cronotropia e após a correção de defeitos cardíacos congênitos para explorar seus efeitos vasodilatadores pulmonares. A norepinefrina é usada para neutralizar a vasodilatação profunda. Fora da América do Norte, a dopexamina, um dopaminérgico fraco e β-agonista com uma tendência pronunciada para taquicardia, é algumas vezes usada.

FARMACOTERAPIA PARA ARRITMIAS CARDÍACAS

A classificação eletrofisiológica e farmacológica mais amplamente utilizada dos medicamentos antiarrítmicos é a proposta por Vaughan Williams (Tabela 8.5). Todavia, existe substancial sobreposição de efeitos farmacológicos e eletrofisiológicos de agentes específicos entre as classes e a ligação entre os efeitos eletrofisiológicos observados e o efeito antiarrítmico clínico é frequentemente tênue. Da mesma forma, especialmente na classe I, pode haver considerável diversidade dentro de uma única classe. Outros medicamentos antiarrítmicos não são incluídos nessa classificação, como os digitálicos, o antiarrítmico clássico para a FA crônica ou a adenosina, um medicamento com potentes efeitos antiarrítmicos mediados por uma classe específica de receptores de membrana.

Embora os agentes classe I e especialmente subclasse IC sejam os mais comumente conhecidos por seus efeitos pró-arrítmicos, as outras classes não são desprovidas desse efeito colateral. Durante a primeira semana após o início do sotalol, um bloqueador β-adrenérgico não específico que é considerado um agente arrítmico classe III, existe um aumento da incidência de *torsades de pointes*. Os efeitos pró-arrítmicos parecem aumentar no quadro de hipocalemia, bradicardia, ICC e história de disfunção ventricular sustentada (Quadro 8.4).

A terapia antiarrítmica crônica deve ser iniciada somente após avaliação cuidadosa dos riscos e dos benefícios da intervenção. O uso apropriado de agentes antiarrítmicos intravenosos com arritmias de início súbito não é claro. Arritmias ventriculares com risco de morte devem ser tratadas. Pacientes de alto risco podem ser tratados com mais segurança em alguns casos por implante de cardioversor-desfibrilador interno.

Antiarrítmicos Classe I: Bloqueadores dos Canais de Sódio

Os fármacos da classe I inibem a corrente de despolarização rápida interna transportada pelos íons de sódio. Em função da diversidade de outros efeitos dos medicamentos de classe I, um subgrupo da classe foi proposto (Tabela 8.6). Ainda é controverso se a depressão da corrente de entrada rápida do canal de sódio produz o efeito antiarrítmico primário de todos os medicamentos de classe I.

Medicamentos Classe IA

PROCAINAMIDA

Os efeitos eletrofisiológicos da procainamida incluem diminuição da velocidade máxima (V_{max}) e da amplitude durante a fase 0, diminuição da taxa de despolarização da fase 4, período refratário efetivo (PRE) e duração do potencial de ação (DPA) prolongados. Clinicamente, a procainamida prolonga a condução e aumenta o PRE nas porções atrial e de His-Purkinje do sistema de condução, o que pode prolongar as durações do intervalo PR e do complexo QRS.

Tabela 8.5 Classificação de Medicamentos Antiarrítmicos

Efeitos	Tipo de Medicamento Antiarrítmico			
	I (Estabilizadores de Membrana)	II (Antagonistas de Receptores β-adrenérgicos)	III (Medicamentos que Prolongam a Repolarização)	IV (Antagonistas de Cálcio)
Farmacológicos	Bloqueio de canal (Na$^+$) rápido	Bloqueio de receptor β-adrenérgico	Incerto: possível interferência com troca de Na$^+$ e Ca^{2+}	Condutância de canal de cálcio lento diminuída
Eletrofisiológicos	Taxa diminuída de V$_{max}$	V$_{max}$ diminuída, DPA aumentada, PRE aumentado e proporção PRE/DPA diminuída	DPA aumentada, PRE aumentado, proporção PRE/DPA aumentada	Despolarização de canal lento diminuída; DPA diminuída

DPA, duração de potencial de ação; *PRE*, período refratário efetivo; *V$_{max}$*, taxa máxima de despolarização.

QUADRO 8.4 Medicamentos que Podem Produzir Torsades de Pointes

Amiodarona
Disopiramida
Dofetilida
Ibutilida
Procainamida
Quinidina
Sotalol

Tabela 8.6 Subgrupo de Medicamentos Antiarrítmicos Classe I

Atividade Eletrofisiológica	IA	IB	IC
Fase 0	Diminuída	Leve efeito	Diminuição marcante
Despolarização	Prolongada	Leve efeito	Leve efeito
Condução	Diminuída	Leve efeito	Marcadamente diminuída
PRE	Aumentado	Leve efeito	Leve prolongamento
DPA	Aumentada	Diminuída	Leve efeito
Proporção PRE: DPA	Aumentada	Diminuída	Leve efeito
Duração de QRS	Aumentada	Sem efeito durante o ritmo sinusal	Aumento marcante
Medicamentos prototípicos	Quinidina, procainamida, disopiramida, difenilidantoína	Lidocaína, mexiletina, tocainida	Lorcainida, encainida, flecainida, aprinidina

DPA, duração de potencial de ação; PRE, período refratário efetivo.

A procainamida é utilizada para tratar arritmias ventriculares e para suprimir batimentos prematuros atriais, bem como prevenir a ocorrência de FA e de *flutter* atrial. Ela é útil para a supressão crônica de contrações ventriculares prematuras (CVP). A procainamida reduz a frequência das PVC de intervalo de acoplamento curto (<400 ms) e, dessa forma, reduz a frequência de taquicardia ventricular (TV) ou fibrilação ventricular (FV) criada pelo fenômeno R sobre T.

Administrada por via intravenosa, a procainamida é um tratamento de emergência eficaz para arritmias ventriculares, especialmente após a falha da lidocaína, mas a amiodarona tornou-se um medicamento mais popular para a supressão intravenosa de arritmias ventriculares. A dosagem é de 100 mg, ou aproximadamente 1,5 mg/kg, administrada em intervalos de 5 minutos até se obter o efeito terapêutico ou ser administrada uma dose total de 1 g ou 15 mg/kg (Tabelas 8.7 e 8.8). A pressão arterial e o eletrocardiograma devem ser monitorizados continuamente durante a carga e a administração, suspensa, se ocorrer

Tabela 8.7	Terapia Antiarrítmica Supraventricular Intravenosa

Medicamentos Classe I

Procainamida (IA): converte fibrilação atrial aguda, suprime CAP e precipitação de fibrilação atrial ou *flutter*, converte a via acessória TSV; dose de ataque de 100 mg por via IV a cada 5 minutos até que a arritmia diminua ou dose total de 15 mg/kg (raramente necessária) com infusão contínua de 2 a 6 mg/min.

Medicamentos Classe II

Esmolol: converte ou mantém a resposta ventricular lenta na fibrilação atrial aguda; 0,5 a 1 mg/kg de dose de ataque com cada 50 µg/kg por minuto de aumento da infusão, com infusões de 50 a 300 µg/kg por minuto. Hipotensão e bradicardia são fatores limitantes.

Medicamentos Classe III

Amiodarona: converte fibrilação atrial aguda para ritmo sinusal; 5 mg/kg IV durante 15 minutos.

Ibutilida (Corvert®): converte fibrilação atrial aguda e *flutter*.
    Adultos (> 60 kg): 1 mg IV administrado durante 10 minutos; pode repetir uma vez.
    Adultos (<60 kg) e crianças: 0,01 mg/kg IV administrado durante 10 minutos; pode repetir uma vez.

Vernakalant: 3 mg/kg durante 10 minutos em fibrilação atrial de início agudo; se não houver conversão; aguardar 15 minutos e então repetir com 2 mg/kg durante 10 minutos. Hipotensão pode ocorrer em alguns pacientes.

Medicamentos Classe IV

Verapamil: resposta ventricular lenta à fibrilação atrial aguda; converte TSV de reentrada de nodo AV; 75 a 150 µg/kg em bolus IV.

Diltiazem: resposta ventricular lenta na fibrilação atrial aguda; converte TSV de reentrada de nodo AV; 0,25 µg/kg em bolus, então 100 a 300 µg/kg/h de infusão.

Outra Terapia

Adenosina: converte TSV de reentrada de linfonodos AV e TSV da via acessória; ajuda no diagnóstico de fibrilação atrial e *flutter*. Aumento da dosagem necessária com metilxantinas, uso diminuído necessário com dipiridamol.
    Adultos: 3 a 6 mg em bolus IV, repetir com bolus de 6 a 12 mg.
    Crianças: 100 µg/kg em bolus, repetir com 200 µg/kg em bolus.

Digoxina: terapia de manutenção IV para fibrilação atrial e *flutter*; retarda resposta ventricular.
    Adultos: 0,25 mg em bolus IV seguido de 0,125 mg a cada 1 a 2 horas até a taxa ser controlada; não exceder 10 µg/kg em 24 horas.
    Crianças (<10 anos): carga de 10 a 30 µg/kg administrada em doses divididas durante 24 horas.
    Manutenção: 25% da dose de carga.

AV, atrioventricular; *CAP,* contrações atriais prematuras; *IV,* intravenoso; *TSV,* taquicardia supraventricular.

hipotensão significativa ou se o complexo QRS for prolongado em 50% ou mais. As taxas de infusão de manutenção são de 2 a 6 mg/min para manter as concentrações plasmáticas terapêuticas de 4 a 8 µg/mL.

Medicamentos Classe IB

LIDOCAÍNA

Introduzida pela primeira vez como um medicamento antiarrítmico na década de 1950, a lidocaína tornou-se o padrão clínico para o tratamento intravenoso agudo de arritmias ventriculares, exceto aquelas precipitadas por um intervalo QT anormalmente prolongado. A lidocaína pode ser um dos medicamentos mais úteis na anestesia clínica, pois possui propriedades anestésicas locais e gerais, além de um efeito antiarrítmico.

Tabela 8.8 Terapia Antiarrítmica Ventricular Intravenosa

Medicamentos Classe I

Procainamida (IA): 100 mg de dose de ataque IV a cada 5 minutos até que a arritmia diminua ou dose total de 15 mg/kg (raramente necessária) com infusão contínua de 2 a 6 mg/min.

Lidocaína (IB): 1,5 mg em doses divididas, administradas duas vezes ao longo de 20 minutos, com infusão contínua de 1 a 4 mg/min.

Medicamentos Classe II

Propranolol: 0,5 a 1 mg administrado lentamente até uma dose total de β-bloqueio de 0,1 mg/kg; repetir o bolus conforme necessário.

Metoprolol: 2,5 mg administrados lentamente até uma dose total de β-bloqueio de 0,2 mg/kg; repetir o bolus conforme necessário.

Esmolol: 0,5 a 1,0 mg/kg de dose de ataque a cada 50 µg/kg/min de infusão, com infusões de 50 a 300 µg/kg/min. Hipotensão e bradicardia são fatores limitantes.

Medicamentos Classe III

Bretílio: 5 mg/kg de dose de ataque administrada lentamente com uma infusão contínua de 1 a 5 mg/min. A hipotensão pode ser um fator limitante.

Amiodarona: 150 mg durante 10 minutos IV; depois 1 mg/min durante 6 horas; então 0,5 mg/min durante as 18 horas seguintes. Repetir o bolus conforme necessário.

Outra Terapia

Magnésio: 2 g de $MgSO_4$ durante 5 minutos; depois infusão contínua de 1 g/h por 6 a 10 horas para restaurar os níveis de magnésio intracelular.

De Royster RL. *Diagnosis and Management of Cardiac Disorders*. ASA Refresher Course Lectures. Park Ridge, IL: American Society of Anesthesiologists; 1996.

Os efeitos eletrofisiológicos diretos da lidocaína produzem virtualmente toda a sua ação antiarrítmica. A lidocaína deprime a inclinação da despolarização diastólica da fase 4 nas fibras de Purkinje e aumenta o limiar de FV.

A farmacocinética clínica da lidocaína está bem descrita. As meias-vidas de distribuição e eliminação da lidocaína são curtas, de aproximadamente 60 segundos e 100 minutos, respectivamente. A extração hepática da lidocaína é de aproximadamente 60% a 70% e essencialmente toda a lidocaína é metabolizada porque a urina contém quantidades desprezíveis de lidocaína inalterada. Os níveis plasmáticos terapêuticos de lidocaína variam de 1,5 a 5 µg/mL; sinais de toxicidade são comuns com concentrações superiores a 9 µg/mL.

Uma dose inicial em bolus de 1 a 1,5 mg/kg deve ser seguida imediatamente por uma infusão contínua de 20 a 50 µg/kg por minuto para evitar o hiato terapêutico produzido pela meia-vida de redistribuição rápida da lidocaína.

Medicamentos Classe IC

PROPAFENONA

A propafenona bloqueia a corrente de sódio rápida de maneira dependente do uso. A propafenona bloqueia os β-receptores e é um bloqueador fraco do canal de potássio. Esse medicamento geralmente retarda a condução e prolonga a refratariedade da maioria dos tecidos do sistema de condução cardíaco. A propafenona é indicada para arritmias ventriculares com risco de morte, várias arritmias supraventriculares e FA. Em um estudo, uma única dose oral de 600 mg de propafenona converteu 76% dos pacientes em FA. A propafenona foi mais eficaz do que o placebo na prevenção de taquiarritmias atriais após cirurgia cardíaca com terapias intravenosa e oral combinadas.

A propafenona é bem absorvida por via oral e é altamente ligada a proteínas, com uma meia-vida de eliminação de 6 a 8 horas. Os níveis séricos terapêuticos são de 0,2 a 1,5 µg/mL. Os metabólitos da propafenona são ativos e demonstram significativo potencial de ação e efeitos de β-bloqueio. O medicamento tem poucos problemas pró-arrítmicos, provavelmente em função dos efeitos do β-bloqueio, que tendem a diminuir os traços arrítmicos dos medicamentos antiarrítmicos.

Medicamentos Classe II: Antagonistas dos Receptores β-Adrenérgicos

PROPRANOLOL

O propranolol foi o primeiro medicamento bloqueador do β-receptor a ser usado clinicamente. O propranolol é muito potente, mas não é seletivo para os subtipos de β_1 e β_2-receptores. Ele não possui essencialmente nenhum ASI. Por interferir nas ações broncodilatadoras da epinefrina e nos efeitos estimulantes simpáticos da hipoglicemia, o propranolol é menos útil em pacientes com diabetes ou broncoespasmo. Essas dificuldades com o propranolol estimularam a busca de medicamentos bloqueadores dos β-receptores com especificidade de subtipos de receptores, tais como metoprolol, esmolol e atenolol.

Os efeitos eletrofisiológicos do antagonismo dos β-receptores são diminuição da automaticidade, aumento de DPA (principalmente no músculo ventricular) e aumento substancial do PRE no nodo atrioventricular (AV). O β-bloqueio diminui a taxa de despolarização espontânea (fase 4) no nodo sinoatrial (SA); a magnitude desse efeito depende do tônus simpático de fundo. Embora a frequência cardíaca de repouso seja diminuída pelo β-bloqueio, a inibição do aumento da frequência cardíaca em resposta ao exercício ou ao estresse emocional é muito mais acentuada. A automaticidade no nodo AV e nas porções mais distais do sistema de condução também é deprimida. O β-bloqueio afeta variavelmente o limiar de FV, mas reverte consistentemente o efeito de redução do limiar de fibrilação das catecolaminas.

Uma dose intravenosa apropriada para o controle agudo de arritmias é de 0,5 a 1,0 mg titulada para o efeito terapêutico até um total de 0,1 a 0,15 mg/kg. As concentrações plasmáticas terapêuticas estáveis de propranolol podem ser obtidas com uma infusão intravenosa contínua. No entanto, com a disponibilidade de esmolol, uma infusão de propranolol não é mais necessária.

METOPROLOL

O metoprolol é um antagonista do β-receptor relativamente seletivo. A potência do metoprolol para o bloqueio do β_1-receptor é igual à do propranolol, mas o metoprolol exibe apenas 1% a 2% do efeito do propranolol nos β_2-receptores.

O metoprolol é útil para o tratamento de arritmias supraventriculares e ventriculares que são dirigidas adrenergicamente. A principal vantagem do metoprolol é a sua relativa ausência da maioria dos efeitos broncoconstritores em pacientes com doença pulmonar obstrutiva crônica. A dosagem intravenosa aguda é de 1,0 mg titulada para o efeito terapêutico até 0,1 a 0,2 mg/kg.

ESMOLOL

O esmolol é um antagonista do β_1-receptor cardiosseletivo com uma duração de ação extremamente curta. Os efeitos eletrofisiológicos do esmolol são aqueles do antagonismo do receptor β-adrenérgico. O esmolol é rapidamente metabolizado no sangue pela hidrólise de sua ligação metil éster. Sua meia-vida no sangue total é de 12,5 a 27,1 minutos em seres humanos. O metabólito ácido possui um grau leve (1.500 vezes menos do que o esmolol) do β-antagonismo. O esmolol não é afetado pela colinesterase plasmática; a esterase responsável está localizada nos eritrócitos e não é inibida pelos inibidores da colinesterase. De importância para a anestesia clínica, não são conhecidas interações metabólicas entre o esmolol e outras moléculas de éster.

Em um ensaio clínico multicêntrico que comparou o esmolol com o propranolol para o tratamento da taquiarritmia supraventricular paroxística (TSVP), o esmolol foi igualmente eficaz e teve a vantagem de um término muito mais rápida do β-bloqueio. O esmolol tornou-se um agente útil no controle da taquicardia sinusal no período perioperatório, época em que um β-bloqueio titulável e breve é altamente desejável. A dosagem começa em 25 µg/kg por minuto e é titulada para o efeito até 250 µg/kg por minuto. Doses maiores do que essa podem causar hipotensão significativa em função da redução do DC em pacientes. O esmolol é especialmente eficaz no tratamento da FA de início agudo ou *flutter* no perioperatório e resulta em controle agudo da resposta ventricular e em conversão da arritmia em ritmo sinusal.

Medicamentos Classe III: Bloqueadores de Canais de Potássio e Agentes que Prolongam a Repolarização

AMIODARONA

A amiodarona é um derivado de benzofurano que foi inicialmente introduzida como um medicamento antiangina e que posteriormente descobriu-se ter efeitos antiarrítmicos. O medicamento tem um amplo espectro de eficácia, incluindo arritmias supraventriculares, ventriculares e pré-excitação. Ela também pode ser eficaz contra TV e FV refratárias a outros tratamentos. A amiodarona foi aprovada pela AHA como o antiarrítmico de primeira linha na ressuscitação cardiopulmonar. A amiodarona pode ser profilaticamente eficaz na prevenção da FA após a cirurgia. Ela também pode diminuir o número de choques em pacientes com cardioversores-desfibriladores implantáveis, em comparação a outros medicamentos antiarrítmicos.

A amiodarona aumenta a quantidade de corrente elétrica necessária para induzir FV (i.e., aumento no limiar de FV). Na maioria dos pacientes, a TV refratária é suprimida pelo uso intravenoso agudo de amiodarona. Esse efeito foi atribuído a uma atividade seletivamente aumentada no tecido doente, como foi visto com a lidocaína.

Os efeitos hemodinâmicos da amiodarona intravenosa (10 mg/kg) incluem diminuição do dP/dt do VE, dP/dt negativo máximo, pressão média da aorta, frequência cardíaca e pico de pressão do VE após a oclusão da artéria coronária em cães. O DC foi aumentado apesar do efeito inotrópico negativo, como resultado da redução mais acentuada na pós-carga do VE. Uma dose intravenosa de 5 mg/kg durante o cateterismo cardíaco diminuiu a PA, a pressão diastólica final de VE e RVS e aumentou o DC, mas não afetou a frequência cardíaca. A terapia crônica com amiodarona não está associada à depressão clinicamente significativa da função ventricular em pacientes sem insuficiência do VE.

Em situações agudas com pacientes estáveis, um bolus intravenoso de 150 mg é seguido por uma infusão de 1,0 mg/min por 6 horas e depois 0,5 mg/min a partir de então. Na ressuscitação cardiopulmonar (RCP), um bolus intravenoso de 300 mg é administrado e repetido com múltiplos bolus, se necessário, se a desfibrilação não for bem-sucedida.

Apesar do uso relativamente difundido de amiodarona, complicações anestésicas raramente foram relatadas. Nos relatos de casos, bradicardia e hipotensão foram proeminentes. A lenta diminuição da amiodarona no plasma e no tecido torna essas reações adversas possíveis por muito tempo após a interrupção de sua administração. A epinefrina é mais eficaz do que a dobutamina ou o isoproterenol na reversão da depressão cardíaca induzida pela amiodarona.

Um ECRC de amiodarona administrado 6 dias antes e 6 dias após a cirurgia cardíaca demonstrou reduções significativas nas taquiarritmias atriais e nas arritmias ventriculares em pacientes de diferentes idades e em diferentes tipos de procedimentos cirúrgicos cardíacos. Não houve diferenças nas taxas de mortalidade hospitalar entre os grupos.

SOTALOL

O sotalol é classificado como agente classe III, mas também possui propriedades bloqueadoras β-adrenérgicas classe II. Ele prolonga a refratariedade nos tecidos atriais e ventriculares em função do bloqueio da corrente de potássio retificadora tardia. Os efeitos de β-bloqueio resultam em diminuição da frequência cardíaca e aumento dos períodos refratários nos níveis atrial e ventricular. Ele é indicado para arritmias ventriculares e FA com risco de morte.

O sotalol é usado para tratar taquiarritmias supraventriculares e ventriculares. Verificou-se que ele é superior aos agentes classe I na prevenção da recorrência de arritmias ventriculares.

A administração de sotalol está associada ao aumento do risco de *torsades de pointes* e prolongamento do intervalo QT. Pacientes do sexo feminino e pacientes com insuficiência renal estão em risco aumentado para os efeitos colaterais pró-arrítmicos.

Medicamentos Classe IV: Antagonistas do Canal de Cálcio

Embora os principais efeitos eletrofisiológicos diretos dos três principais grupos químicos de antagonistas do cálcio (i.e., verapamil, um benzoacetonitrito; nifedipina, uma DHP; e diltiazem, um benzodiazepínico) sejam semelhantes, verapamil e diltiazem são os anti-arrítmicos primários.

VERAPAMIL E DILTIAZEM

Verapamil e diltiazem são amplamente utilizados no tratamento de arritmias supraventriculares, FA e *flutter* atrial. Eles são especialmente eficazes na prevenção ou no término de TSVP por bloquearem a transmissão do impulso por meio do nodo AV e por prolongarem a condução nodal AV e a refratariedade. Eles também são úteis no tratamento da FA e do *flutter* atrial pela desaceleração da condução nodal AV e pela diminuição da resposta ventricular. O efeito sobre a resposta ventricular é semelhante ao dos glicosídeos cardíacos, embora o início seja mais rápido e agudamente eficaz para o controle da taquicardia em pacientes.

No período perioperatório, o verapamil é um agente antiarrítmico útil. Em um estudo de pacientes anestesiados, ele controlou com sucesso uma variedade de arritmias supraventriculares e ventriculares. Contudo, o verapamil deve ser usado com cautela no intraoperatório, pois pode ocorrer depressão cardíaca significativa em conjunto com anestésicos inalatórios.

A dosagem de verapamil para o tratamento intravenoso agudo de TSVP é de 0,07 a 0,15 mg/kg durante 1 minuto, com a mesma dose repetida após 30 minutos se a resposta inicial for inadequada (10 mg no máximo). Como os efeitos depressores cardiovasculares dos anestésicos inalatórios envolvem a inibição dos processos intracelulares relacionados ao cálcio, a interação entre o verapamil e esses anestésicos é sinérgica.

O diltiazem em doses de 0,25 a 0,30 mg/kg, administradas por via intravenosa e seguidas de uma infusão intravenosa titulável de 10 a 20 mg/h, é de ação rápida e eficaz no controle da taxa de resposta ventricular em FA de início recente e *flutter* atrial. O uso profilático de diltiazem intravenoso pode reduzir a incidência de arritmias supraventriculares pós-operatórias após pneumonectomia e cirurgia cardíaca. O diltiazem também pode ter um papel no tratamento de arritmias ventriculares.

Outros Agentes Antiarrítmicos

DIGOXINA

O uso terapêutico primário de medicamentos digitálicos é retardar a resposta ventricular durante a FA ou o *flutter* atrial, o que ocorre devido a uma combinação complexa de ações diretas e indiretas no nodo AV. O efeito farmacológico direto primário dos digitálicos é a inibição da Na^+/K^+-ATPase ligada à membrana. Essa enzima fornece a energia química necessária para o transporte de sódio (para fora) e potássio (para dentro) durante a repolarização. Os glicosídeos ligam-se à enzima de uma forma específica e saturável que inibe a atividade enzimática e prejudica o transporte ativo de sódio e potássio. O resultado líquido é um ligeiro aumento do sódio intracelular e uma diminuição correspondente na concentração de potássio intracelular. O sódio é trocado pelo cálcio, resultando em um efeito inotrópico relativamente fraco.

A preparação principal dos glicosídeos cardíacos disponíveis é a digoxina. A digoxina atinge os efeitos de pico em 1,5 a 2 horas, mas tem um efeito significativo dentro de 5 a 30 minutos. Para pacientes não digitalizados, a dose inicial é de 0,5 a 0,75 mg de digoxina, com doses subsequentes de 0,125 a 0,25 mg. A dose de digitalização total usual é de 0,75 a 1,0 mg administrada por via intravenosa.

ADENOSINA

Os importantes efeitos eletrofisiológicos cardíacos da adenosina são mediados pelo receptor A_1 e consistem em ações cronotrópicas, dromotrópicas e inotrópicas negativas. A adenosina diminui a atividade do nodo SA, a condutividade do nodo AV e a automaticidade ventricular. De muitas maneiras, esses efeitos imitam aqueles da acetilcolina.

Para uso clínico, a adenosina deve ser administrada por um bolus intravenoso rápido em uma dose de 100 a 200 µg/kg, embora infusões intravenosas contínuas de 150 a 300 µg/kg por minuto tenham sido usadas para produzir hipotensão controlada. Para fins práticos, em adultos, uma dose de 3 a 6 mg é administrada por bolus intravenoso seguida de uma segunda dose de 6 a 12 mg após 1 minuto, caso a primeira dose não tenha sido eficaz. Essa terapia interrompe rapidamente a taquicardia de complexo estreito causada pela reentrada nodal AV. A comparação com o verapamil mostrou que a adenosina é igualmente eficaz como antiarrítmico, mas com as vantagens de menos efeitos hemodinâmicos adversos, um início de ação mais rápido e uma eliminação mais rápida, de modo que os efeitos indesejáveis duram pouco.

POTÁSSIO

Em função da estreita relação entre o pH extracelular e o potássio, o mecanismo primário das arritmias induzidas pelo pH pode ser a alteração da concentração de potássio. Hipocalemia e hipercalemia estão associadas a arritmias cardíacas, mas a hipocalemia é mais comum no perioperatório em pacientes cirúrgicos cardíacos e está associada mais frequentemente a arritmias. A diminuição da concentração de potássio extracelular aumenta o pico de potencial diastólico negativo, o que parece diminuir a probabilidade de despolarização espontânea. Todavia, como a permeabilidade da membrana celular miocárdica ao potássio está diretamente relacionada à concentração extracelular de potássio, a hipocalemia diminui a permeabilidade celular ao potássio. Isso prolonga o potencial de ação ao retardar a repolarização, o que retarda a condução, aumenta a dispersão da recuperação da excitabilidade e predispõe ao desenvolvimento de arritmias. Os correlatos de ECG da hipocalemia incluem o surgimento de uma onda U e o aumento da amplitude da onda P. As arritmias mais comumente associadas à hipocalemia são contrações atriais prematuras, taquicardia atrial e taquicardia supraventricular. A hipocalemia também acentua a toxicidade dos glicosídeos cardíacos.

Com deficiência crônica de potássio, o nível plasmático reflete precariamente o déficit total do corpo. Como apenas 2% do potássio corporal total está no plasma e os estoques totais corporais de potássio podem ser de 2.000 a 3.000 mEq, um declínio de 25% no potássio sérico de 4 para 3 mEq/L indica uma deficiência corporal total de equilíbrio de 500 a 800 mEq, cuja reposição deve ser realizada lentamente.

A hipocalemia aguda frequentemente ocorre após CEC em decorrência de hemodiluição, perdas urinárias e desvios intracelulares, sendo que os últimos podem estar talvez relacionados a anormalidades do sistema glicose-insulina observado com CEC hipotérmica não pulsátil. Com a avaliação frequente das concentrações séricas de potássio e a monitorização contínua do ECG, a infusão de potássio em taxas de até 10 a 15 mEq/h pode ser administrada para tratar a hipocalemia grave.

MAGNÉSIO

A deficiência de magnésio é uma anormalidade eletrolítica relativamente comum em pacientes criticamente doentes, em especial em situações crônicas. A hipomagnesemia está associada a uma variedade de distúrbios cardiovasculares, incluindo arritmias. Funcionalmente, o magnésio é necessário para a Na^+/K^+-ATPase ligada à membrana, que é a principal enzima que mantém a concentração normal de potássio intracelular. Não surpreendentemente, os achados de ECG observados com deficiência de magnésio imitam aqueles vistos com hipocalemia: intervalos prolongados de PR e QT, aumento da duração do QRS e anormalidades do segmento ST. Tal como acontece com a hipocalemia, a deficiência de magnésio predispõe ao desenvolvimento das arritmias produzidas pelos glicosídeos cardíacos. O magnésio é eficaz como adjuvante no tratamento de pacientes com síndrome do QT prolongado e *torsades de pointes*.

As arritmias induzidas por deficiência de magnésio podem ser refratárias ao tratamento com medicamentos antiarrítmicos e cardioversão ou desfibrilação elétrica. O tratamento adjuvante de arritmias refratárias com magnésio é defendido mesmo quando a deficiência de magnésio não é documentada. A deficiência de magnésio é comum em pacientes de cirurgia cardíaca, devido aos agentes diuréticos que esses pacientes estão recebendo com frequência e porque os níveis de magnésio diminuem com CEC em função da hemodiluição da bomba. O magnésio não possui um hormônio contrarregulatório para aumentar seus níveis durante CEC, em contraste com a hipocalcemia, que é corrigida pelo hormônio da paratireoide. Os resultados dos ensaios clínicos de administração de magnésio envolvendo CABG são conflitantes. Alguns estudos mostraram um benefício, mas outros não, no que diz respeito à redução da incidência de arritmias no pós-operatório.

LEITURAS SUGERIDAS

Antman EM, Hand M, Armstrong PW, et al. 2007 Focused update of the ACC/AHA 2004 guidelines for the management of patients with ST-elevation myocardial infarction: a report of the American College of Cardiology/American Heart Association Task Force on Practice Guidelines: developed in collaboration with the Canadian Cardiovascular Society endorsed by the American Academy of Family Physicians: 2007 Writing Group to review new evidence and update the ACC/AHA 2004 guidelines for the management of patients with ST-elevation myocardial infarction, writing on behalf of the 2004 Writing Committee. *Circulation.* 2008;117:296.

Dabrowski W, Rzecki Z, Sztanke M, et al. The efficiency of magnesium supplementation in patients undergoing cardiopulmonary bypass: changes in serum magnesium concentrations and atrial fibrillation episodes. *Magnes Res.* 2008;21:205.

Eisenberg MJ, Brox A, Bestawros AN. Calcium channel blockers: an update. *Am J Med.* 2004;116:35.

Fleisher LA, Fleischmann KE, Auerbach AD, et al. 2014 ACC/AHA guideline on perioperative cardiovascular evaluation and management of patients undergoing noncardiac surgery: a report of the American College of Cardiology/American Heart Association Task Force on practice guidelines. *J Am Coll Cardiol.* 2014;64:e77.

Gupta A, Lawrence AT, Krishnan K, et al. Current concepts in the mechanisms and management of drug-induced QT prolongation and torsade de pointes. *Am Heart J.* 2007;153:891.

Harrison RW, Hasselblad V, Mehta RH, et al. Effect of levosimendan on survival and adverse events after cardiac surgery: a meta-analysis. *J Cardiothorac Vasc Anesth.* 2013;27:1224.

James PA, Oparil S, Carter BL, et al. 2014 Evidence-based guideline for the management of high blood pressure in adults: report from the panel members appointed to the Eighth Joint National Committee (JNC8). *JAMA*. 2014;311:507.

London MJ, Hur K, Schwartz GG, et al. Association of perioperative β-blockade with mortality and cardiovascular morbidity following major noncardiac surgery. *JAMA*. 2013;309:1704.

Lund LH, Benson L, Dahlström U, et al. Association between use of renin-angiotensin system antagonists and mortality in patients with heart failure and preserved ejection fraction. *JAMA*. 2012;308:2108.

McMurray JJ, Packer M, Desai AS, et al. Angiotensin-neprilysin inhibition versus enalapril in heart failure. *N Engl J Med*. 2014;371:993.

Mitchell LB, Exner DV, Wyse DG, et al. Prophylactic oral amiodarone for the prevention of arrhythmias that begin early after revascularization, valve replacement, or repair: PAPABEAR: a randomized controlled trial. *JAMA*. 2005;294:3093.

Mozaffarian D, Benjamin EJ, Go AS, et al. Executive summary: heart disease and stroke statistics—2015 update: a report from the American Heart Association. *Circulation*. 2015;131:434.

Nordlander M, Sjöquist PO, Ericsson H, et al. Pharmacodynamic, pharmacokinetic and clinical effects of clevidipine, an ultrashort-acting calcium antagonist for rapid blood pressure control. *Cardiovasc Drug Rev*. 2004;22:227.

O'Connor CM, Starling RC, Hernandez AF, et al. Effect of nesiritide in patients with acute decompensated heart failure. *N Engl J Med*. 2011;365:32.

Reil J-C, Tardif J-C, Ford I, et al. Selective heart rate reduction with ivabradine unloads the left ventricle in heart failure patients. *J Am Coll Cardiol*. 2013;62:1977.

Schroten NF, Gaillard CA, van Veldhuisen DJ, et al. New roles for renin and prorenin in heart failure and cardiorenal crosstalk. *Heart Fail Rev*. 2012;17:191.

Tiryakioglu O, Demirtas S, Ari H, et al. Magnesium sulphate and amiodarone prophylaxis for prevention of postoperative arrhythmia in coronary by-pass operations. *J Cardiothorac Surg*. 2009;4:8.

Wijeysundera DN, Duncan D, Nkonde-Price C, et al. Perioperative beta blockade in noncardiac surgery: a systematic review for the 2014 ACC/AHA guideline on perioperative cardiovascular evaluation and management of patients undergoing noncardiac surgery: a report of the American College of Cardiology/American Heart Association Task Force on Practice Guidelines. *J Am Coll Cardiol*. 2014;64:2406.

Yancy CW, Jessup M, Bozkurt B, et al. 2013 ACCF/AHA guideline for the management of heart failure: a report of the American College of Cardiology Foundation/American Heart Association Task Force on Practice Guidelines. *J Am Coll Cardiol*. 2013;62:e147.

Zimetbaum P. Antiarrhythmic drug therapy for atrial fibrillation. *Circulation*. 2012;125:381.

Seção III

Monitorização

Capítulo 9

Monitorização Eletrocardiográfica

Leon Freudzon, MD • Shamsuddin Akhtar, MBBS •
Martin J. London, MD • Paul G. Barash, MD

Pontos-chave

1. O eletrocardiograma reflete diferenças nas voltagens transmembrana nas células do miocárdio que ocorrem durante a despolarização e a repolarização em cada ciclo.
2. O processamento do eletrocardiograma ocorre em uma série de etapas.
3. Onde e como os eletrodos eletrocardiográficos são colocados no corpo são determinantes críticos da morfologia do sinal do ECG.
4. Os sinais do ECG precisam ser amplificados e filtrados antes da exibição.
5. Com que exatidão o clínico coloca as derivações do ECG no tronco do paciente provavelmente é o fator mais importante a influenciar a utilidade clínica do eletrocardiograma.
6. O segmento ST é a parte mais importante do complexo QRS para avaliar isquemia.
7. O uso de derivações inferiores (DII, DIII, aVF) permite discriminação superior da morfologia da onda P e facilita o diagnóstico visual de arritmias e transtornos de condução.
8. Anormalidades eletrolíticas tipicamente causam alterações de repolarização (ondas ST-T-U).

Apesar da introdução de monitores cardiovasculares mais sofisticados, como o cateter na artéria pulmonar e a ecocardiografia, o eletrocardiograma (acoplado à medida da pressão arterial) serve como base para orientar as intervenções terapêuticas cardiovasculares na maioria dos casos em anestesia. É indispensável para diagnosticar arritmias, síndromes coronarianas agudas e anormalidades eletrolíticas (particularmente do potássio e do cálcio séricos) e para detectar alguns tipos de anormalidades cardíacas elétricas ou estruturais geneticamente mediadas (síndrome de Brugada).

Uma das alterações mais importantes em eletrocardiografia é o uso generalizado de sistemas computadorizados para registro de eletrocardiogramas. Unidades para uso no leito são capazes de registrar eletrocardiogramas de 12 derivações, com qualidade para diagnóstico, que podem ser transmitidos por uma rede hospitalar para armazenamento e recuperação. A maioria dos eletrocardiogramas nos Estados Unidos é registrada por dispositivos digitais automatizados, equipados com software para medir amplitudes e intervalos eletrocardiográficos e para oferecer interpretação virtualmente instantânea.

O SISTEMA DE 12 DERIVAÇÕES

Onde e como os eletrodos do ECG são colocados no corpo são determinantes críticos da morfologia do sinal do ECG. Os sistemas de derivações foram desenvolvidos com base em considerações teóricas e referências, com pontos de referência anatômicos que facilitam a

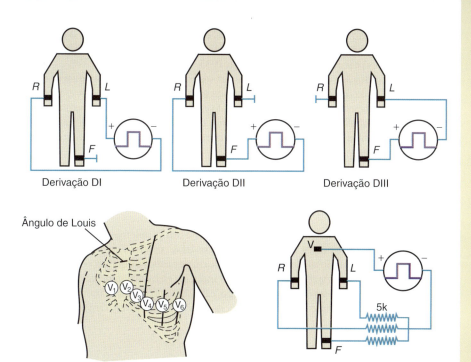

Fig. 9.1 *(Parte superior)* Conexões dos eletrodos para registro das três derivações padrão das extremidades DI, DII e DIII. aVR, aVL e aVF indicam localizações dos eletrodos no membro superior direito, no membro superior esquerdo e no pé esquerdo, respectivamente. *(Parte inferior)* Localizações dos eletrodos e conexões elétricas para registro de uma derivação precordial. *(À esquerda)* Posições do eletrodo explorador (V) para as seis derivações precordiais. *(À direita)* Conexões para formar o terminal central de Wilson para registro de uma derivação precordial (V). (De Mirvis DM, Goldberger AL. Electrocardiography. In: Bonow RO, Mann DL, Zipes DP, Libby P, eds. *Braunwald's Heart Disease: A Textbook of Cardiovascular Medicine.* 8th ed. Philadelphia: Saunders; 2008:153.)

consistência entre pacientes individuais (sistema-padrão com 12 derivações). Einthoven estabeleceu a eletrocardiografia usando três extremidades como referências: o braço esquerdo (LA – left arm), o braço direito (RA – right arm) e a perna esquerda (LL – left leg). Ele registrou a diferença de potenciais entre LA e RA (derivação DI), entre RA e LL (derivação DII) e entre LA e LL (derivação DIII) (Fig. 9.1). Como os sinais registrados eram diferenças entre os dois eletrodos, essas derivações foram chamadas bipolares. A perna direita (RL – right leg) servia apenas como eletrodo de referência. Como a equação de alças de Kirchhoff afirma que a soma dos três pares de diferenciais de voltagem precisa ser igual a zero, a soma das derivações DI e DIII precisa ser igual à derivação DII.

A polaridade positiva ou negativa de cada uma das extremidades foi escolhida por Einthoven para resultar em deflexões positivas da maioria das ondas e não tem significância fisiológica inata. Ele postulou que as três extremidades definiam um triângulo equilátero imaginário, tendo o coração no centro. Wilson refinou e introduziu as derivações precordiais à prática clínica. Para implementar essas derivações, ele postulou um mecanismo pelo qual o nível absoluto de potencial elétrico poderia ser medido no local do eletrodo precordial explorador (o eletrodo positivo). Formou-se um polo negativo com potencial zero pela união dos três eletrodos das extremidades em uma rede de resistência, na qual sinais igualmente ponderados se cancelam. Ele chamou isso de terminal central e, de maneira semelhante aos conceitos vetoriais de Einthoven, postulou que se localizava no centro elétrico do coração, representando o potencial elétrico médio do corpo durante todo o ciclo cardíaco. Ele descreveu três derivações adicionais nas extremidades (aVL, aVR e aVF). Essas derivações medeiam novos vetores de ativação e, desse modo, estabeleceu-se o sistema de referência hexaxial para determinação do eixo elétrico. Ele introduziu subsequentemente as seis derivações precordiais unipolares V em 1935.

Os seis eletrodos são colocados no tórax nas seguintes localizações: V_1, quarto espaço intercostal na borda direita do esterno; V_2, quarto espaço intercostal na borda esquerda do esterno; V_3, a meio caminho entre V_2 e V_4; V_4, quinto espaço intercostal na linha hemiclavicular; V_5 no plano horizontal de V_4 na linha axilar anterior ou, se a linha axilar anterior for ambígua, a meio caminho entre V_4 e V_6; e V_6, no plano horizontal de V_4 na linha axilar média (Fig. 9.1).

ARTEFATO ELETROCARDIOGRÁFICO

Interferência da Rede de Energia Elétrica

A interferência da rede de energia elétrica (60 Hz) é um problema ambiental comum. Linhas de eletricidade e outros dispositivos elétricos irradiam energia que pode entrar no monitor por um contato insatisfatório do eletrodo ou por cabos de derivações rachados ou mal protegidos. A interferência também pode ser induzida eletromagneticamente, pois esses sinais se irradiam pela alça formada por corpo, cabos de derivações e monitor. Costuma ser usado um filtro de "marcação" da frequência do fio para remover o ruído de 60 Hz.

Eletrocautério

As unidades de eletrocautério geram correntes de radiofrequência em frequências muito altas (800-2.000 kHz) e em altas voltagens (1 kV, que é 100 vezes maior do que o sinal do ECG). Unidades mais antigas usavam uma frequência de modulação de 60 Hz, o que propagava substancial ruído elétrico na faixa de frequência QRS do sinal do ECG. Unidades mais modernas usam uma frequência de modulação de 20 kHz, minimizando o problema; entretanto, ainda existem relatos sobre o eletrocautério como causa de alterações artificiais do segmento ST nos eletrocardiogramas intraoperatórios. Para minimizar o artefato do eletrocautério, o eletrodo de referência PD deve ser colocado o mais próximo possível da placa de retorno e o monitor do ECG deve ser ligado a uma tomada diferente daquela da unidade eletrocirúrgica.

Fontes Clínicas de Artefatos

Os dispositivos clínicos em contato físico com o paciente, particularmente por meio de tubos plásticos, por vezes podem causar artefatos eletrocardiográficos clinicamente significativos. Embora seja incerto o mecanismo exato, duas explicações principais são um efeito piezoelétrico secundário à deformação mecânica do plástico ou ao acúmulo de eletricidade estática entre dois materiais diferentes, especialmente aqueles materiais em movimento (como no caso dos tubos de circulação extracorpórea [CEC] e a cabeça da bomba de roletes). Nessa situação, a eletricidade gerada na bomba tem um fluxo para o paciente através dos tubos e é captada pelos eletrodos. Esse artefato não se relaciona à eletricidade usada para fazer funcionar a bomba da CEC porque tem sido reproduzido girando-se manualmente as cabeças da bomba.

A interferência no ECG durante a CEC é reconhecida há muitos anos. Manifesta-se por acentuada irregularidade da linha de base, semelhante a uma fibrilação ventricular, com frequência de 1 a 4 Hz e amplitude máxima de até 5 mV. Se não corrigida, pode tornar muito difícil um diagnóstico efetivo de arritmias e de distúrbios de condução (Fig. 9.2), especialmente durante o período crítico de desmame da CEC, bem como pode dificultar a determinação exata de parada assistólica por cardioplegia. Presume-se que o acúmulo de eletricidade estática seja o principal fator etiológico. Khambatta et al. recomendaram manter a temperatura do ambiente acima de 20°C.

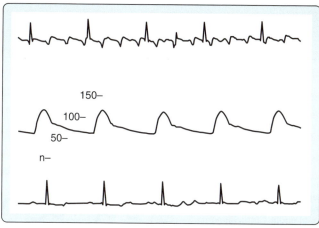

Fig. 9.2 *(Parte superior)* Artefato na linha de base simula *flutter* atrial em um paciente canulado. *(Parte média)* Este paciente tem pressão arterial estável pouco antes da instituição da circulação extracorpórea completa, semelhante ao que é descrito por Kleinman et al. *(Parte inferior)* As "pseudo-ondas de *flutter*" são corrigidas pela aplicação do cabo de aterramento. (De London MJ, Kaplan JÁ. Advances in electrocardiographic monitoring. In: Kaplan JA, Reich DL, Konstadt SN, eds. *Cardiac Anesthesia*. 4th ed. Philadelphia: Saunders; 1999.)

ALTERAÇÕES ELETROCARDIOGRÁFICAS COM ISQUEMIA DO MIOCÁRDIO

Detecção de Isquemia do Miocárdio

O segmento ST é a parte mais importante do complexo QRS para avaliar isquemia. Pode parecer surpreendente que não existam critérios padrão-ouro para o diagnóstico eletrocardiográfico de isquemia do miocárdio. Muitos anestesiologistas, ao pesquisarem sinais de isquemia em um ECG, procuram sinais de anormalidades de repolarização ou do segmento ST. Também podem ser vistos muitos outros sinais de isquemia do miocárdio no ECG, incluindo inversão de ondas T, alterações do eixo do QRS e da onda T, alterações das ondas R ou U ou desenvolvimento de arritmias previamente não documentadas ou de ectopia ventricular. Nenhuma dessas alterações é tão específica para isquemia como depressão ou elevação do segmento ST. Dependendo da localização do infarto e das derivações observadas, as alterações do segmento ST têm especificidade de 84% a 100% e sensibilidade de 12% a 66% para isquemia do miocárdio.

A origem do segmento ST, no ponto J, é fácil de localizar. No entanto, o término do ponto J, que geralmente é aceito como o começo de qualquer alteração de inclinação da onda T, é mais difícil de determinar. Pessoas fisiologicamente normais podem não ter segmento ST discernível porque a onda T começa com uma inclinação constante desde o ponto J, especialmente em frequências cardíacas rápidas. O segmento TP tem sido usado como linha de base isoelétrica da qual se avaliam as alterações do segmento ST, mas com taquicardia esse segmento é eliminado e, durante testes de esforço, usa-se o segmento PR. O segmento PR é usado em todos os analisadores do segmento ST.

A repolarização do ventrículo prossegue do epicárdio para o endocárdio, opostamente ao vetor de despolarização. O segmento ST reflete a parte média, ou fase 2, da repolarização durante pequena alteração do potencial elétrico. Geralmente é isoelétrico. A isquemia causa perda de potássio intracelular, resultando em uma corrente de lesão. Com lesão subendocárdica, o segmento ST fica deprimido (infradesnivelamento) nas derivações de superfície. Com lesão epicárdica ou transmural, o segmento ST se eleva (supradesnivelamento) (Figs. 9.3 e 9.4) ou a onda T se altera, sendo tipicamente os sinais mais precoces

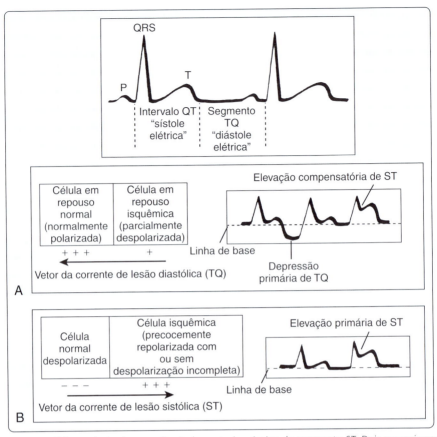

Fig. 9.3 Fisiopatologia do supradesnivelamento isquêmico do segmento ST. Dois mecanismos básicos foram desenvolvidos para explicar a elevação vista com a lesão aguda do miocárdio. (A) Corrente de lesão diastólica. Nesse caso (primeiro complexo QRS-T), o vetor do segmento ST se direciona para longe da região isquêmica relativamente negativa e parcialmente despolarizada durante a diástole elétrica (intervalo TQ) e o resultado é a depressão primária do intervalo TQ. Eletrocardiogramas de corrente alternante convencionais compensam o desvio da linha de base e como resultado há uma aparente elevação do segmento ST (segundo complexo QRS-T). (B) Corrente de lesão sistólica. Nesse caso, a zona isquêmica é relativamente positiva durante a sístole elétrica porque as células são repolarizadas precocemente e a amplitude, a velocidade e a curva de ascensão de seus potenciais de ação podem diminuir. Esse vetor de corrente de lesão é orientado para a zona eletropositiva e o resultado é a elevação primária do segmento ST. (De Mirvis DM, Goldberger AL. Electrocardiography. In: Bonow RO, Mann DL, Zipes DP, Libby P, eds. *Braunwald's Heart Disease: A Textbook of Cardiovascular Medicine*. 8th ed. Philadelphia: Saunders; 2008:174.)

de isquemia no ECG as alterações da onda T e do segmento ST. Com isquemia do miocárdio, a repolarização é afetada, resultando em declive ou depressão horizontal do segmento ST. Vários efeitos locais e várias diferenças de vetores durante a repolarização resultam em diferentes características morfológicas do segmento ST que são registradas pelas diferentes derivações. Em geral, aceita-se que as alterações do segmento ST em múltiplas derivações se associem a graus mais intensos de coronariopatia (doença das artérias coronárias – DAC).

Os critérios para infarto do miocárdio (IM) se dividem em duas categorias: IM com supradesnivelamento do segmento ST (STEMI – ST-elevation myocardial infarction) e IM com infradesnivelamento do segmento ST/alteração da onda T (NSTEMI – non-ST segment elevation myocardial infarction). O ponto J se localiza na junção do complexo QRS com o segmento ST e é usado para medir a magnitude da deflexão do segmento ST,

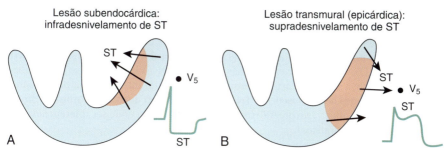

Fig. 9.4 Padrões de corrente de lesão com isquemia aguda. (A) Com isquemia subendocárdica predominante, o vetor resultante do segmento ST se direciona para a camada interna do ventrículo e a cavidade ventricular afetadas. As derivações sobrepostas, portanto, registram o infradesnivelamento do segmento ST. (B) Com isquemia envolvendo a camada ventricular externa (lesão transmural ou epicárdica), o vetor do segmento ST se dirige para fora. As derivações sobrepostas registram supradesnivelamento do segmento ST. Infradesnivelamento recíproco do segmento ST pode aparecer em derivações contralaterais. (De Mirvis DM, Goldberger AL. Electrocardiography. In; Bonow RO, Mann DL, Zipes DP, Libby P, eds. *Braunwald's Heart Disease: A Textbook of Cardiovascular Medicine.* 8th ed. Philadelphia: Saunders; 2008:174.)

em comparação com a linha de base do ECG. É necessária uma nova elevação do ponto J de 0,1 mV ou mais em todas as derivações, exceto em V_2 e V_3, para preencher os critérios para STEMI. Elevações do ponto J de até 0,25 mV podem ser vistas nas derivações V_2 e V_3 em homens saudáveis com menos de 40 anos de idade; entretanto, esse achado diminui com a idade e é menos proeminente em mulheres. As elevações do ponto J precisam ser vistas em duas ou mais derivações contíguas para atender aos critérios de elevação do segmento ST. Novas depressões do segmento ST horizontais ou em declive de 0,05 mV ou mais ou inversão da onda T de 0,1 mV ou mais em duas derivações contíguas com uma relação onda R para a onda S acima de 1 satisfazem os critérios para NSTEMI. No entanto, as elevações do segmento ST são mais específicas do que as depressões do segmento ST e/ou inversões da onda T para localizar o ponto de isquemia. A elevação do segmento ST em geral sugere maiores graus de dano ao miocárdio do que depressão do segmento ST e alterações da onda T. Ondas T previamente invertidas podem ser pseudonormalizadas durante episódios de isquemia aguda do miocárdio (Apêndice 9.1).

Depressão inespecífica do segmento ST pode estar relacionada ao uso de medicamentos, particularmente a digoxina. A interpretação das alterações do segmento ST nos pacientes com hipertrofia do ventrículo esquerdo é particularmente controversa, dada uma linha de base com onda R alta, depressão do ponto J e inclinação acentuada do segmento ST.

A elevação do segmento ST raramente é relatada no contexto de procedimentos cirúrgicos não cardíacos. No entanto, é comumente observada durante o desmame da CEC em cirurgias cardíacas e durante procedimentos de revascularização cirúrgica do miocárdio (CABG – coronary artery bypass graft) (com e sem bomba) com interrupção do fluxo coronário em um vaso nativo ou em um enxerto. A elevação do segmento ST em uma derivação com onda Q não deve ser analisada para isquemia aguda, embora possa indicar a presença de um aneurisma ventricular.

Localização Anatômica da Isquemia com o Eletrocardiograma

Como já observado, a depressão do segmento ST é manifestação comum de isquemia subendocárdica. De um ponto de vista clínico prático, tem um único ponto forte e uma limitação. Seu ponto forte é que quase sempre está presente em uma ou mais derivações precordiais anterolaterais (V_4-V_6). No entanto, deixa de "localizar" a lesão coronária responsável e tem pouca relação com a assinergia segmentar subjacente.

Diferentemente, a elevação do segmento ST se correlaciona bem com assinergia segmentar e localiza a lesão responsável relativamente bem. Depressão recíproca do segmento ST costuma estar presente em uma ou mais das outras 12 derivações. Em pacientes com doença de vaso único documentada angiograficamente, a elevação do segmento ST (bem como as ondas Q ou ondas T invertidas) nas derivações DI, aVL ou V_1 a V_4 se correlaciona estreitamente com a doença da artéria coronária descendente anterior esquerda, enquanto achados semelhantes nas derivações DII, DIII e aVF indicam doença da coronária direita ou da artéria circunflexa (surpreendentemente, a última não pode ser diferenciada por critérios eletrocardiográficos).

Sistemas de Derivações Clínicas para Detectar Isquemia

As publicações clínicas mais antigas de monitorização intraoperatória usando a derivação V_5 em pacientes de alto risco se baseavam em observações durante testes de esforço, nos quais as configurações bipolares de V_5 demonstravam alta sensibilidade para detecção de isquemia do miocárdio (até 90%). Estudos subsequentes usando monitorização com 12 derivações (montadas no tronco para estabilidade durante o exercício) confirmaram a sensibilidade das derivações precordiais laterais. Alguns estudos, contudo, relataram sensibilidade mais alta para as derivações V_4 ou V_6, em comparação com V_5, seguidas pelas derivações inferiores (nas quais se publicou a maioria das respostas falso-positivas).

Sistemas de Derivações Intraoperatórias

O anestesiologista cardíaco encontra várias alterações de ECG compatíveis com isquemia ou infarto do miocárdio em muitas fases do período perioperatório em pacientes submetidos a cirurgias cardíacas. Na maioria desses pacientes (aqueles com DAC conhecida), a sensibilidade e a especificidade dos sinais maiores descritos são altas e se encontram poucas alterações falso-positivas ou falso-negativas. No entanto, a fisiologia anormal da CEC, incluindo alterações agudas de temperatura, das concentrações de eletrólitos e dos níveis de catecolaminas, pode influenciar significativamente a sensibilidade e a especificidade. Além disso, pacientes submetidos a troca de valva, até aqueles sem lesões nas artérias coronárias, podem desenvolver significativa isquemia subendocárdica e transmural (embolia da artéria coronária proveniente de valva, vegetações ou ar).

Detectar e reconhecer a significância clínica de vários sinais eletrocardiográficos de isquemia ou infarto e coordenar os achados com ecocardiografia transesofágica (ETE) podem melhorar o cuidado dos pacientes no contexto agudo, como no tratamento de emergência do espasmo de artéria coronária ou embolia gasosa, ou alertar o cirurgião de que a revascularização do miocárdio pode ter sido inadequada. Isso pode levar à reexploração de uma anastomose com veia safena ou artéria torácica interna, especialmente se os dados de ETE derem apoio ao diagnóstico de isquemia.

As primeiras publicações que recomendavam monitorização intraoperatória de rotina de V_5 em pacientes de alto risco citavam os testes de tolerância ao exercício como fonte de suas recomendações. Subsequentemente, as derivações recomendadas para monitorização intraoperatória, com base em vários estudos clínicos, não diferiam substancialmente daquelas usadas durante o teste de esforço, embora continue a haver considerável controvérsia sobre as derivações ideais em ambos os contextos clínicos. O uso de monitorização contínua por ECG na unidade coronariana tem recebido cada vez mais atenção. Um estudo clínico usando análise computadorizada contínua do ECG em 12 derivações em uma coorte mista relatou que quase 90% das alterações envolviam unicamente depressão do segmento ST (75% em V_5 e 61% em V_4). Em aproximadamente 70% dos pacientes, observaram-se alterações significativas em múltiplas derivações. A sensibilidade de cada uma das 12 derivações naquele estudo é mostrada na Figura 9.5.

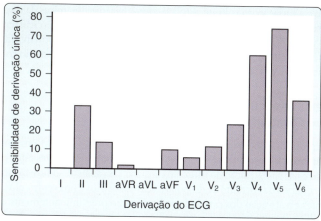

Fig. 9.5 Sensibilidade de derivação única para a detecção intraoperatória de isquemia com base em 51 episódios detectados em 25 pacientes submetidos a procedimentos cirúrgicos não cardíacos. A sensibilidade foi calculada dividindo-se o número de episódios detectados na derivação eletrocardiográfica pelo número total de episódios. A sensibilidade foi maior na derivação V5 e as derivações laterais (I, aVL) foram insensíveis. (Reproduzida com permissão de London MJ, Hollenberg M, Wong MG *et al*. Intraoperative myocardial ischemia: localization by continuous 12-lead electrocardiography. *Anesthesiology*. 1988;69:232.)

Quando considerada associadamente, a sensibilidade para a combinação clínica padrão das derivações DII e V_5 foi de 80%.

ALTERAÇÕES ELETROCARDIOGRÁFICAS COM MARCA-PASSOS, RESPIRAÇÃO, ELETRÓLITOS E MEDICAMENTOS

O uso das derivações inferiores (DII, DIII, aVF) permite discriminação superior da morfologia da onda P e facilita o diagnóstico visual de arritmias e de transtornos de condução (Apêndice 9.1). Com o aumento do uso de desfibriladores implantáveis e desfibriladores externos automáticos para tratar fibrilação ventricular e taquicardia ventricular, existe considerável interesse no refinamento dos algoritmos de detecção de arritmias e de sua validação. Como esperado, a acurácia desses dispositivos para detectar arritmias ventriculares é alta, porém muito mais baixa para detectar arritmias atriais. A detecção de pontas do marca-passo pode ser complicada por sinais com amplitude muito baixa relacionados a derivações de estimulação bipolar, amplitude variável com a respiração e acúmulo total de fluidos corporais. A maior parte do cuidado crítico e dos monitores ambulatórios incorpora melhora da intensidade das pontas de marca-passos para sinais pequenos de alta frequência (tipicamente 5-500 mV, com duração de pulso de 0,5 a 2 ms) para facilitar o reconhecimento. No entanto, isso pode causar artefatos se estiver presente ruído de alta frequência no sistema de derivações.

Uma aplicação promissora do eletrocardiograma é correlacionar a variação respiratória na amplitude das ondas com a responsividade dos pacientes ao volume. A onda R, especialmente na derivação DII (RII), mostra consistente variação da amplitude respiratória durante ventilação mecânica com pressão positiva. Essa variação provavelmente é causada pelo "efeito Brody", uma análise teórica do volume do ventrículo esquerdo e da condutância elétrica. A variação de amplitude da onda RII pode ser usada como índice dinâmico da responsividade a volume em um paciente ventilado mecanicamente, uso semelhante ao que se faz na análise do contorno do pulso arterial e na monitorização com Doppler esofágico para derivar a variação de pulso-pressão e a variação do volume sistólico como medidas dinâmicas da responsividade a fluidos. A variação da amplitude da onda RII intraoperatória em tempo real tem o potencial de se tornar um monitor verdadeiramente não invasivo para responsividade a fluidos; entretanto, no presente, nenhum sistema de monitorização intraoperatório comercializado oferece medidas de variação de amplitude da onda R no ECG.

Alterações Eletrocardiográficas Decorrentes de Transtornos Eletrolíticos

Os miócitos cardíacos exibem um potencial de ação longo (200-400 ms), em comparação aos neurônios e ao músculo esquelético (1-5 ms). Múltiplos canais diferentes estão envolvidos na despolarização e na repolarização do músculo cardíaco. Os canais de sódio e cálcio são os transportadores primários da corrente de despolarização nos átrios e nos ventrículos. A inativação dessas correntes e a ativação dos canais de potássio estão predominantemente envolvidas na repolarização das células cardíacas, assim restabelecendo o potencial de membrana de repouso negativo. Desse modo, não é surpreendente que perturbações nas concentrações plasmáticas dos íons potássio e cálcio levem a alterações na atividade elétrica cardíaca finamente regulada e no eletrocardiograma de superfície. Tipicamente, causam alterações da repolarização (ondas ST-T-U) e podem levar a prolongamento do complexo QRS.

Hipercalemia

A hipercalemia não é ocorrência incomum em pacientes submetidos a procedimentos cirúrgicos cardíacos com CEC. A hipercalemia afeta a repolarização das células cardíacas. Embora estejam descritas alterações progressivas no ECG de superfície com o aumento dos níveis de potássio, a correlação entre níveis séricos de potássio e alterações do ECG não é forte. Tipicamente, as alterações do ECG se iniciam com estreitamento das ondas T, que assumem um aspecto pontiagudo. A continuação da elevação dos níveis de potássio extracelular leva ao prolongamento do complexo QRS. A razão é o retardo da condução AV e pode aparecer um bloqueio AV. Essas alterações são tipicamente seguidas por prolongamento do intervalo QR, ondas P de forma achatada e perda da onda P porque os níveis altos de potássio retardam a propagação do impulso ativador cardíaco pelo miocárdio. Se ainda persistir o aumento dos níveis de potássio no plasma, ele causará ondas sinusoidais, que podem evoluir para assistolia ou fibrilação ventricular. A hipercalemia também pode reduzir a resposta do miocárdio à estimulação artificial por marca-passo. Todas essas alterações são vistas com o uso de cardioplegia por potássio.

Hipocalemia

Como os canais de potássio e seus íons estão significativamente envolvidos na repolarização cardíaca, não é surpreendente que a hipocalemia prolongue a repolarização ventricular. Isso resulta em reversão característica das amplitudes relativas das ondas T e U. Observa-se achatamento da onda T ou sua inversão, enquanto as ondas U se tornam mais proeminentes. A proeminência da onda U é causada pelo prolongamento da fase de recuperação do potencial de ação cardíaco. Isso pode levar ao tipo *torsades de pointes* de arritmia ventricular, que é potencialmente fatal. Também pode ocorrer discreta depressão do segmento ST, bem como aumento da amplitude e largura das ondas P com prolongamento do intervalo PR.

Hipocalcemia e Hipercalcemia

O tempo de recuperação ventricular, representado no eletrocardiograma pelo intervalo QTc, altera-se pelos extremos de cálcio no sangue. A hipocalcemia pode causar um intervalo QTc prolongado (parte ST), enquanto a hipercalcemia abrevia o intervalo QTc. Na hipocalcemia, o intervalo QT prolongado pode ser acompanhado por inversões terminais da onda T. Na hipercalcemia extrema, descrevem-se um aumento do complexo QRS, ondas T bifásicas e ondas de Osborn.

Medicamentos

Muitos antiarrítmicos são utilizados no período perioperatório em pacientes submetidos a procedimentos cirúrgicos cardíacos. Em geral, os fármacos que aumentam a duração do potencial de ação cardíaco prolongam o intervalo QT. Eles incluem antiarrítmicos classes Ia e Ic (quinidina, procainamida), fenotiazinas, antidepressivos, haloperidol e antipsicóticos atípicos. A amiodarona intravenosa, comumente usada no manejo de arritmias perioperatórias, também causa prolongamento do intervalo QT. Outros antiarrítmicos classe III (sotalol) causam também prolongamento do intervalo QT. Diferentemente dos antiarrítmicos classes Ia e III, os glicosídeos digitálicos abreviam o intervalo QT e costumam causar um complexo ST-onda T com depressão "em concha".

LEITURAS SUGERIDAS

Balaji S, Ellenby M, McNames J, et al. Update on intensive care ECG and cardiac event monitoring. *Card Electrophysiol Rev*. 2002;6:190-195.

Carley SD. Beyond the 12 lead: review of the use of additional leads for the early electrocardiographic diagnosis of acute myocardial infarction. *Emerg Med (Fremantle)*. 2003;15:143-154.

Horacek BM, Wagner GS. Electrocardiographic ST-segment changes during acute myocardial ischemia. *Card Electrophysiol Rev*. 2002;6:196-203.

Jain A, Kaur Makkar J, Mangal K. Electrocautery-induced artifactual ST-segment depression in a patient with coronary artery disease. *J Electrocardiol*. 2010;43:336-337.

Katz AM. The electrocardiogram. Physiology of the Heart. Philadelphia: Lippincott Williams, Wilkins; 2006:427–461.

Kligfield P, Gettes LS, Bailey JJ, et al. Recommendations for the standardization and interpretation of the electrocardiogram: part I. The electrocardiogram and its technology: a scientific statement from the American Heart Association Electrocardiography and Arrhythmias Committee, Council on Clinical Cardiology; the American College of Cardiology Foundation; and the Heart Rhythm Society: endorsed by the International Society for Computerized Electrocardiology. *Circulation*. 2007;115:1306-1324.

Landesberg G, Mosseri M, Wolf Y, et al. Perioperative myocardial ischemia and infarction: identification by continuous 12-lead electrocardiogram with online ST-segment monitoring. *Anesthesiology*. 2002;96:264-270.

Levkov C, Mihov G, Ivanov R, et al. Removal of power-line interference from the ECG: a review of the subtraction procedure. *Biomed Eng Online*. 2005;4:50.

London MJ. Multilead precordial ST-segment monitoring: "the next generation. *Anesthesiology*. 2002;96:259-261.

Lorne E, Mahjoub Y, Guinot PG, et al. Respiratory variations of R-wave amplitude in lead II are correlated with stroke volume variations evaluated by transesophageal Doppler echocardiography. *J Cardiothorac Vasc Anesth*. 2012;26:381-386.

Martinez EA, Kim LJ, Faraday N, et al. Sensitivity of routine intensive care unit surveillance for detecting myocardial ischemia. *Crit Care Med*. 2003;31:2302-2308.

Montague BT, Ouellette JR, Buller GK. Retrospective review of the frequency of ECG changes in hyperkalemia. *Clin J Am Soc Nephrol*. 2008;3:324-330.

Moss AJ. Long QT syndrome. *JAMA*. 2003;289:2041-2044.

Ringborn M, Pettersson J, Persson E, et al. Comparison of high-frequency QRS components and ST-segment elevation to detect and quantify acute myocardial ischemia. *J Electrocardiol*. 2010;43:113-120.

Rubart M, Zipes DP. Genesis of cardiac arrhythmias: electrophysiological considerations. In: Libby P, Bonow RO, Mann DL, eds. *Braunwald's Heart Disease: A Textbook of Cardiovascular Medicine*. Philadelphia: Saunders; 2008:727-762.

Said SA, Bloo R, de Nooijer R, et al. Cardiac and non-cardiac causes of T-wave inversion in the precordial leads in adult subjects: a Dutch case series and review of the literature. *World J Cardiol*. 2015;7:86-100.

Solanki SL, Kishore K, Goyal VK, et al. Electrocautery induced artifactual ST segment depression in leads II, III and aVF on intra-operative 5-lead electrocardiogram. *J Clin Monit Comput*. 2013;27:97-98.

Thygesen K, Alpert JS, Jaffe AS, et al. Third universal definition of myocardial infarction. *Circulation*. 2012;126:2020-2035.

Wagner GS, Macfarlane P, Wellens H, et al. AHA/ACCF/HRS recommendations for the standardization and interpretation of the electrocardiogram: Part VI. Acute ischemia/infarction: a scientific statement from the American Heart Association Electrocardiography and Arrhythmias Committee, Council on Clinical Cardiology; the American College of Cardiology Foundation; and the Heart Rhythm Society. Endorsed by the International Society for Computerized Electrocardiology. *J Am Coll Cardiol*. 2009;53:1003-1011.

Zimetbaum PJ, Josephson ME. Use of the electrocardiogram in acute myocardial infarction. *N Engl J Med*. 2003;348:933-940.

Apêndice 9.1

Atlas de Eletrocardiograma: Resumo das Alterações Importantes no Eletrocardiograma

Gina C. Badescu, MD • Benjamin Sherman, MD •
James R. Zaidan, MD, MBA • Paul G. Barash, MD

Colocação das Derivações

Colocação das Derivações	Eletrodo	
	Positivo	Negativo
Derivações Bipolares		
I	LA	RA
II	LL	RA
III	LL	LA
Derivações Unipolares Ampliadas		
aVR	RA	LA, LL
aVL	LA	RA, LL
aVF	LL	RA, LA
Derivações Precordiais		
V1	4° EIC-BDE	
V2	4° EIC-BEE	
V3	Meio caminho entre V2 e V4	
V4	5° EIC-LHC	
V5	5° EIC-LAA	
V6	5° EIC-LAM	

BDE, borda direita do esterno; *BEE*, borda esquerda do esterno; *EIC*, espaço intercostal; *LA*, braço direito; *LAA*, linha axilar anterior; *LAM*, linha axilar média; *LHC*, linha hemiclavicular; *LL*, braço esquerdo; *RA*, braço direito.

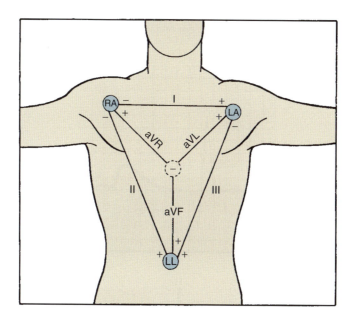

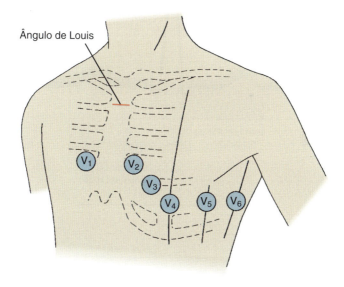

ELETROCARDIOGRAMA NORMAL: CICLO CARDÍACO

O eletrocardiograma normal é composto por ondas (P, QRS, T e U) e intervalos (PR, QRS, ST e QT).

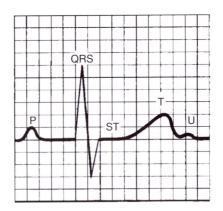

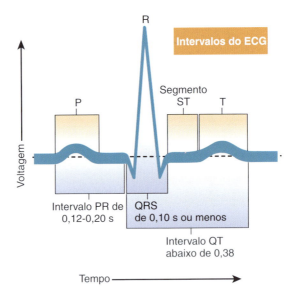

FIBRILAÇÃO ATRIAL

Frequência: Variável (∼150-200 batimentos/min)
Ritmo: Irregular
Intervalo PR: Ausência de onda P; intervalo PR não discernível
Intervalo QT: QRS normal

Nota: Isso precisa ser diferenciado do *flutter* atrial: (1) ausência de ondas de *flutter* e presença de linha fibrilatória; (2) *flutter* geralmente associado a frequências ventriculares mais altas (> 150 batimentos/min). A perda da contração atrial reduz o débito cardíaco (10-20%). Podem se desenvolver trombos atriais murais. É considerada controlada se a frequência ventricular for < 100 batimentos/min.

180

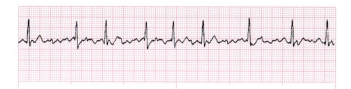

FLUTTER ATRIAL

Frequência: Rápida, atrial geralmente regular (250-350 batimentos/min); ventricular geralmente regular (< 100 batimentos/min)
Ritmo: Atrial e ventricular regulares
Intervalo PR: Ondas de *flutter* (F) serrilhadas; intervalo PR não pode ser medido
Intervalo QT: QRS geralmente normal; segmento ST e ondas T não identificáveis

Nota: Massagem carotídea torna mais lenta a resposta ventricular, simplificando o reconhecimento das ondas F.

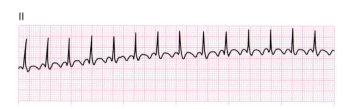

II

BLOQUEIO ATRIOVENTRICULAR

Primeiro Grau

Frequência: 60-100 batimentos/min
Ritmo: Regular
Intervalo PR: Prolongado (> 0,20 segundo) e constante
Intervalo QT: Normal

Nota: Geralmente não tem significância clínica; pode ser um indicador precoce de toxicidade medicamentosa.

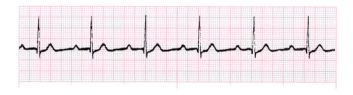

Segundo Grau: Bloqueio Mobitz Tipo I/Wenckebach

Frequência: 60-100 batimentos/min
Ritmo: Atrial regular; ventricular irregular
Intervalo PR: Onda P normal; intervalo PR progressivamente se alonga com cada ciclo até que o complexo QRS é pulado (batimento falho); o intervalo PR após o batimento falho é mais curto do que o normal
Intervalo QT: complexo QRS normal, porém falta periodicamente

Nota: Comumente visto em (1) atletas treinados e (2) pacientes com toxicidade medicamentosa.

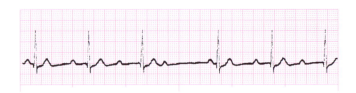

Segundo Grau: Bloqueio Mobitz Tipo II

Frequência: < 100 batimentos/min
Ritmo: Atrial regular; ventricular regular ou irregular
Intervalo PR: Ondas P normais, mas algumas não seguidas por complexo QRS
Intervalo QT: Normal, mas pode ter complexo QRS largo se o bloqueio for no nível do ramo. Segmento ST e onda T podem ser anormais, dependendo da localização do bloqueio

Nota: Diferentemente do bloqueio Mobitz tipo I, os intervalos PR e RR são constantes e o QRS falho ocorre sem aviso. Quanto mais largo o complexo QRS (bloqueio mais baixo no sistema de condução), maior a quantidade de dano miocárdico.

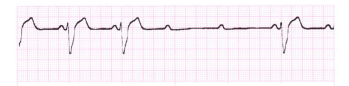

Terceiro Grau: Bloqueio Cardíaco Completo

Frequência: < 45 batimentos/min
Ritmo: Atrial regular; ventricular regular; não existe relação entre a onda P e o complexo QRS
Intervalo PR: Variável porque átrios e ventrículos batem independentemente
Intervalo QT: Morfologia variável do QRS, dependendo da origem do batimento ventricular no sistema de marca-passo intrínseco (juncional atrioventricular [AV] vs. marca-passo ventricular); segmento ST e onda T normais

Nota: O bloqueio AV representa a falha completa da condução dos átrios para os ventrículos (nenhuma onda P é conduzida ao ventrículo). A frequência atrial é mais rápida do que a ventricular. As ondas P não têm relação com os complexos QRS (são eletricamente desconectados). Ao contrário, com a dissociação AV, a onda P é conduzida por meio do nó AV e as frequências atrial e ventricular são semelhantes. É necessário tratamento imediato com atropina ou isoproterenol se o débito cardíaco estiver reduzido. Deve-se considerar a implantação de um marca-passo. Isso é visto como complicação de troca da valva mitral.

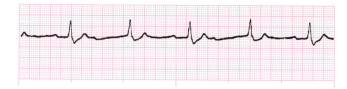

DISSOCIAÇÃO ATRIOVENTRICULAR

Frequência: Variável
Ritmo: Atrial regular; ventricular regular; frequência ventricular mais rápida do que a atrial; nenhuma relação entre a onda P e o complexo QRS
Intervalo PR: Variável porque átrios e ventrículos batem independentemente
Intervalo QT: Morfologia do QRS dependente da localização do marca-passo ventricular; segmento ST e onda T anormais

Nota: Na dissociação AV, átrios e ventrículos batem independentemente. A onda P é conduzida por meio do nó AV e as frequências atrial e ventricular são semelhantes. Diferentemente, o bloqueio AV representa a falha completa de condução dos átrios para os ventrículos (nenhuma onda P é conduzida ao ventrículo). A frequência atrial é mais rápida do que a ventricular. As ondas P não têm relação com os complexos QRS (são eletricamente desconectadas). Toxicidade digitálica pode manifestar-se como dissociação AV.

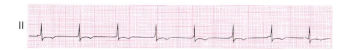

BLOQUEIO DE RAMO

Bloqueio de Ramo Esquerdo

Frequência: < 100 batimentos/min
Ritmo: Regular
Intervalo PR: Normal
Intervalo QT: Bloqueio completo do ramo esquerdo (BRE; QRS > 0,12 segundo); BRE incompleto (QRS = 0,10-0,12 segundo); derivação V_1 tem complexo RS negativo; DI, aVL, V_6 com onda R larga sem componente Q ou S; segmento ST e onda T com deflexão em direção oposta à da onda R.

Nota: O BRE não ocorre em pacientes saudáveis e geralmente indica doença cardíaca séria com mau prognóstico. Nos pacientes com BRE, a introdução de um cateter na artéria pulmonar pode levar ao bloqueio cardíaco completo.

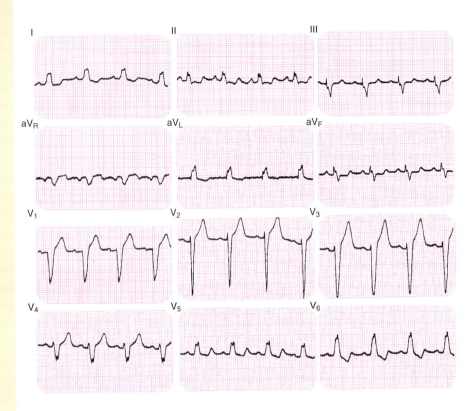

Bloqueio de Ramo Direito

Frequência: < 100 batimentos/min
Ritmo: Regular
Intervalo PR: Normal
Intervalo QT: Bloqueio completo do ramo direito (BRD; QRS > 0,12 segundo); BRD incompleto (QRS = 0,10-0,12 segundo); padrões variáveis de complexo QRS; sSR (V_1), RS, R largo com padrão M; segmento ST e onda T com direção oposta à da onda R

Nota: Na presença de BRD, as ondas Q podem ser vistas com um infarto do miocárdio (IM).

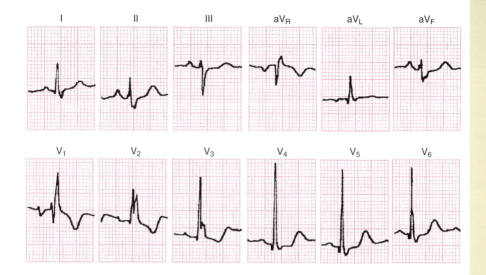

🟧 CORONARIOPATIA

Infarto do Miocárdio Transmural

As ondas Q vistas no eletrocardiograma, úteis para confirmar o diagnóstico, associam-se a um pior prognóstico e a um comprometimento hemodinâmico mais significativo. Arritmias frequentemente complicam a evolução. Ondas Q pequenas podem ser uma variante normal. Para o IM, as ondas Q duram mais do que 0,04 segundo e a profundidade excede um terço da onda R (IM da parede inferior). Para o IM da parede inferior, faça a diferenciação de hipertrofia do ventrículo direito pelo desvio do eixo.

Local Anatômico	Derivações	Alterações do ECG	Artéria Coronária
Inferior	DII, DIII, aVF	Q, ↑ ST, ↑ T	Direita
Posterior	V1-V2	↑ R, ↓ ST, ↓ T	Circunflexa esquerda
Lateral	DI, aVL, V5, V6	Q, ↑ ST, ↑ T	Circunflexa esquerda
Anterior	DI, aVL, V1-V4	Q, ↑ ST, ↑ T	Descendente anterior esquerda
Anterosseptal	V1-V4	Q, ↑ ST, ↑ T	Descendente anterior esquerda

MONITORIZAÇÃO

Aorta
Tronco da artéria coronária esquerda
Artéria coronária direita (ACD) dominante
Artéria septal
a
Artéria circunflexa
b
Artéria marginal obtusa
Ramo marginal ventricular direito
Artéria diagonal
Artéria descendente posterior
Artéria descendente anterior esquerda (DAE)
Ramo posterolateral da artéria circunflexa

I   II   III   aVR   aVL   aVF

V₁   V₂   V₃   V₄   V₅   V₆

Aorta
Artéria coronária esquerda
Artéria circunflexa
Artéria marginal obtusa
Artéria descendente posterior
Ramo descendente anterior esquerdo
Artéria coronária direita

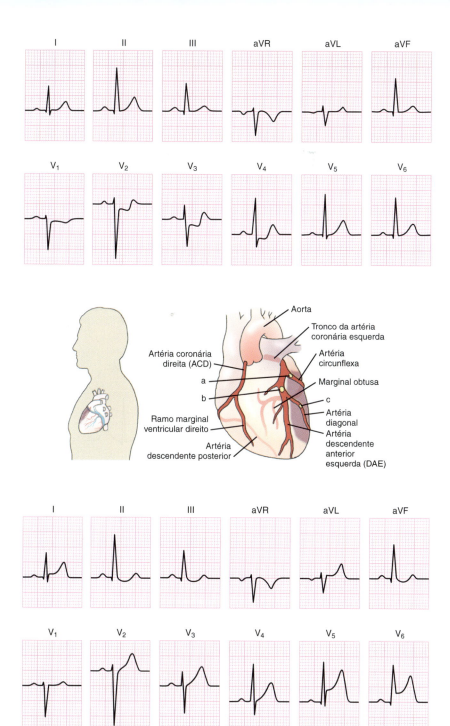

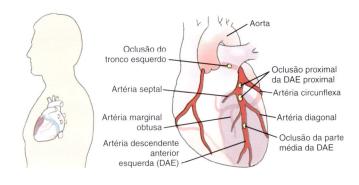

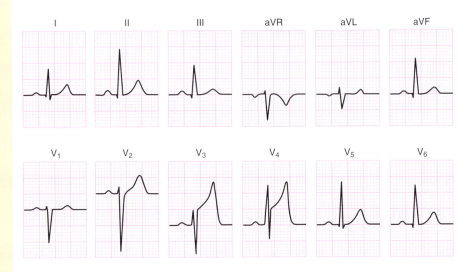

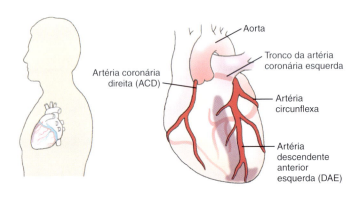

188

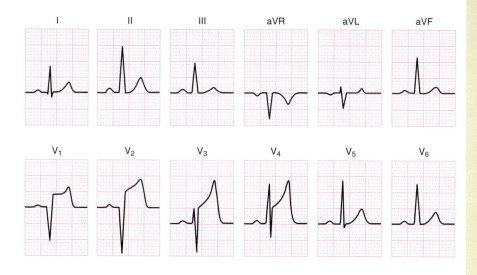

Infarto do Miocárdio Subendocárdico

Ocorre infradesnivelamento do segmento ST ou inversão da onda T persistente na ausência de uma onda Q. Isso geralmente exige dados laboratoriais adicionais (isoenzimas) para confirmar o diagnóstico. O local anatômico da lesão coronária é semelhante eletrocardiograficamente ao do IM transmural.

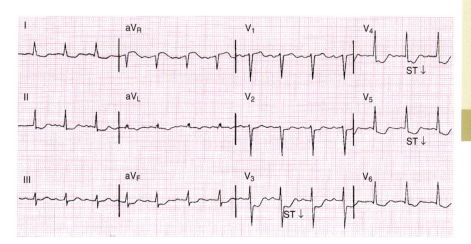

Isquemia do Miocárdio

Frequência: Variável
Ritmo: Geralmente regular, mas pode mostrar arritmias atriais e/ou ventriculares
Intervalo PR: Normal
Intervalo QT: Infradesnivelamento do segmento ST; depressão do ponto J; inversão da onda T; transtornos de condução; vasoespasmo coronário (Prinzmetal) com supradesnivelamento do segmento ST; (A) intervalos TP e PR na linha de base para desvio do segmento ST; (B) supradesnivelamento do segmento ST; e (C) infradesnivelamento do segmento ST.

Nota: Geralmente se vê isquemia intraoperatória na presença de sinais vitais "normais" (± 20% dos valores pré-indução).

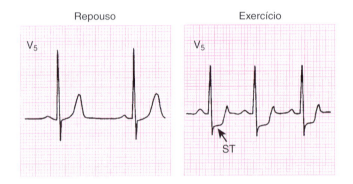

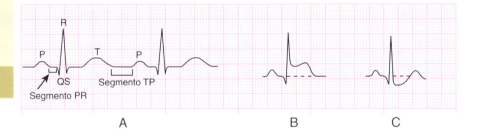

EFEITO DOS DIGITÁLICOS

Frequência: < 100 batimentos/min
Ritmo: Regular
Intervalo PR: Normal ou prolongado
Intervalo QT: Inclinação do segmento ST ("efeito digitálico")

Nota: Intoxicação digitálica pode ser a causa de muitas arritmias comuns (extrassístoles ventriculares, bloqueio cardíaco de segundo grau). Verapamil, quinidina e amiodarona causam aumento da concentração sérica de digitálicos.

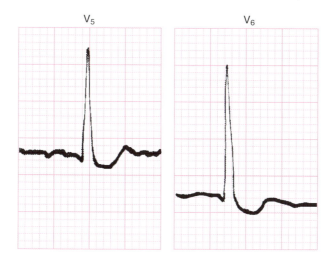

DESEQUILÍBRIOS ELETROLÍTICOS

	↓ Cálcio	↑ Cálcio	↓ Potássio	↑ Potássio
Frequência	< 100 batimentos/min	< 100 batimentos/min	< 100 batimentos/min	< 100 batimentos/min
Ritmo	Regular	Regular	Regular	Regular
Intervalo PR	Normal	Normal/aumentado	Normal	Normal
Intervalo QT	Aumentado	Diminuído	Normal	Aumentado
Outro			Onda T plana Onda U	Onda T pontiaguda

Nota: As alterações eletrocardiográficas geralmente não se correlacionam ao cálcio no sangue. Hipocalcemia raramente causa arritmias na ausência de hipocalemia. Diferentemente, as anormalidades da concentração de potássio no sangue podem ser diagnosticadas pelo eletrocardiograma. De modo similar, na faixa clínica, as concentrações de magnésio raramente se associam a padrões peculiares no ECG. A presença de uma onda "u" (com mais de 1,5 mm de altura) também é vista na doença do tronco da artéria coronária esquerda, com certos medicamentos e na síndrome do QT longo.

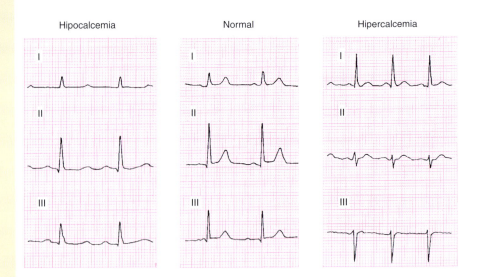

Potássio

Hipocalemia (K⁺ = 1,9 mEq/L)

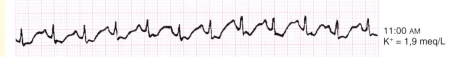

Hipercalemia (K⁺ = 7,9 mEq/L)

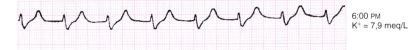

HIPOTERMIA

Frequência: < 60 batimentos/min
Ritmo: Sinusal
Intervalo PR: Prolongado
Intervalo QT: Prolongado

Nota: Isso é visto em temperaturas abaixo de 33°C com supradesnivelamento do segmento ST (ponto J ou onda de Osborn). O tremor causado por calafrios ou doença de Parkinson pode interferir com a interpretação do ECG e pode ser confundido com *flutter* atrial. Isso pode representar uma variante normal do início da repolarização ventricular. (A *seta* indica ponto J ou ondas de Osborn.)

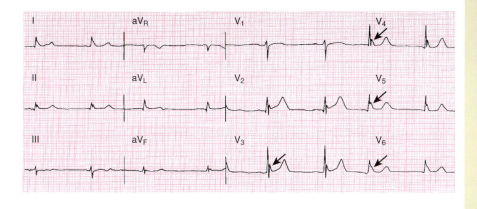

TAQUICARDIA ATRIAL MULTIFOCAL

Frequência: 100-200 batimentos/min
Ritmo: Irregular
Intervalo PR: Ondas P consecutivas são de forma variável
Intervalo QT: Normal

Nota: Isso é visto em pacientes com doença pulmonar grave. A massagem carotídea não tem efeito. Em frequências cardíacas abaixo de 100 batimentos/min, pode parecer um marca-passo atrial migratório. Isso pode ser confundido com fibrilação atrial. O tratamento visa ao processo causador da doença.

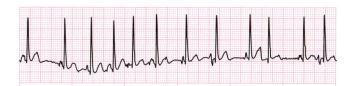

TAQUICARDIA ATRIAL PAROXÍSTICA

Frequência: 150-250 batimentos/min
Ritmo: Regular
Intervalo PR: Difícil de distinguir porque a taquicardia obscurece a onda P; a onda P pode preceder, estar incluída ou seguir o complexo QRS.
Intervalo QT: Normal, mas o segmento ST e a onda T podem ser difíceis de distinguir

Nota: A terapia depende do grau de comprometimento hemodinâmico. A massagem no seio carotídeo pode encerrar o ritmo ou diminuir a frequência cardíaca. Diferentemente do tratamento da taquicardia atrial paroxística (TAP) em pacientes acordados, a cardioversão sincronizada, não o tratamento farmacológico, é preferível em pacientes anestesiados hemodinamicamente instáveis.

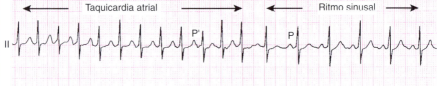

PERICARDITE

Frequência: Variável
Ritmo: Variável
Intervalo PR: Normal
Intervalo QT: Alterações difusas de ST e da onda T sem onda Q, sendo vistas em mais derivações do que um IM

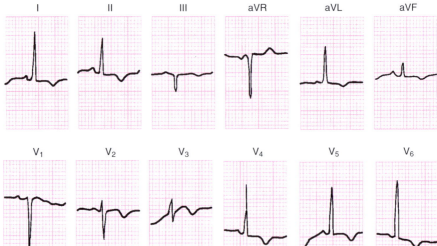

TAMPONAMENTO PERICÁRDICO

Frequência: Variável
Ritmo: Variável
Intervalo PR: Onda P com baixa voltagem
Intervalo QT: Visto como alternância elétrica com complexos de baixa voltagem e amplitude variável de P, QRS e ondas T com cada batimento cardíaco

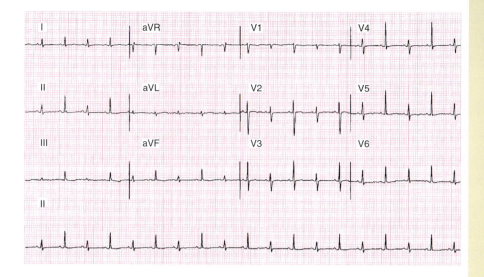

🔹 PNEUMOTÓRAX

Frequência: Variável
Ritmo: Variável
Intervalo PR: Normal
Intervalo QT: Normal

Nota: As anormalidades comuns do ECG incluem desvio do eixo para a direita, diminuição da amplitude do QRS e ondas T invertidas nas derivações V_1 a V_6. É preciso diferenciar de embolia pulmonar. Pode se manifestar como alternância elétrica; desse modo, deve-se descartar derrame pericárdico.

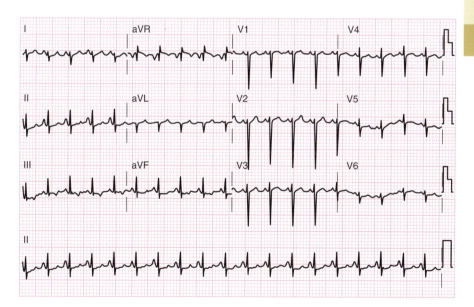

▪ EXTRASSÍSTOLE ATRIAL

Frequência: < 100 batimentos/min
Ritmo: Irregular
Intervalo PR: Ondas P podem ser perdidas nas ondas T precedentes; intervalo PR variável
Intervalo QT: Configuração normal do QRS; segmento ST e onda T normais

Nota: O aspecto da extrassístole atrial (ESA) não conduzida é semelhante ao da parada sinusal; ondas T com ESA podem ficar distorcidas pela inclusão de uma onda P na onda T.

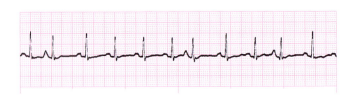

▪ EXTRASSÍSTOLE VENTRICULAR

Frequência: < 100 batimentos/min
Ritmo: Irregular
Intervalo PR: Onda P e intervalo PR ausentes; pode-se ver condução retrógrada da onda P
Intervalo QT: QRS largo (> 0,12 segundo); o segmento ST não pode ser avaliado (isquemia); direção do QRS é oposta à da onda T com pausa compensatória; quarto e oitavo batimentos são extrassístoles ventriculares

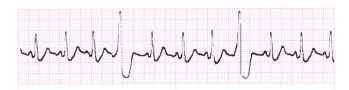

▪ EMBOLIA PULMONAR

Frequência: > 100 batimentos/min
Ritmo: Sinusal
Intervalo PR: Onda P pulmonar
Intervalo QT: Ondas Q nas derivações DIII e aVF

Nota: Os sinais eletrocardiográficos clássicos de $S_1Q_3T_3$ com inversão da onda T também são vistos nas derivações V_1 a V_4 e na sobrecarga ventricular direita (infradesnivelamento do segmento ST em V_{1-4}). Pode se manifestar com fibrilação ou *flutter* atrial.

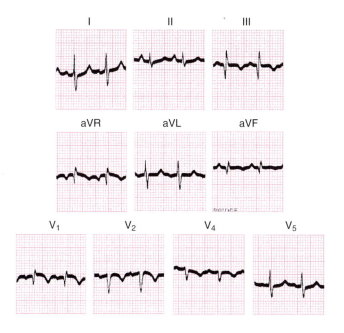

BRADICARDIA SINUSAL

Frequência: < 60 batimentos/min
Ritmo: Sinusal
Intervalo PR: Normal
Intervalo QT: Normal

Nota: Isso é visto em atletas treinados como variante normal.

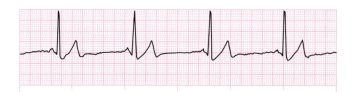

ARRITMIA SINUSAL

Frequência: 60-100 batimentos/min
Ritmo: Sinusal
Intervalo PR: Normal
Intervalo QT: Intervalo R-R variável

Nota: Aumentos da frequência cardíaca com a inspiração e diminuições com a expiração são de ± 10% a 20% (respiratórios). A arritmia sinusal não respiratória é vista em adultos idosos com cardiopatia. Também é vista com hipertensão intracraniana.

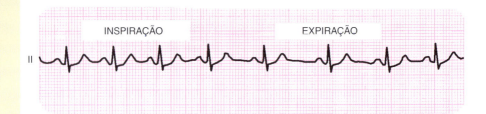

🔹 PARADA SINUSAL

Frequência: < 60 batimentos/min
Ritmo: Variável
Intervalo PR: Variável
Intervalo QT: Variável

Nota: O ritmo depende das descargas do marca-passo cardíaco na ausência de estímulo sinoatrial (marca-passo atrial, 60-75 batimentos/min; juncional, 40-60 batimentos/min; ventricular, 30-45 batimentos/min). O ritmo juncional é o mais comum. Podem-se ver ondas P ocasionais (onda P retrógrada).

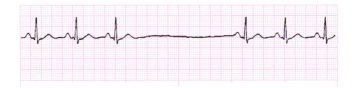

🔹 TAQUICARDIA SINUSAL

Frequência: 100-160 batimentos/min
Ritmo: Regular
Intervalo PR: Normal; onda P pode ser difícil de ver
Intervalo QT: Normal

Nota: Isso deve ser diferenciado da TAP. Com a TAP, a massagem carotídea encerra a arritmia. A taquicardia sinusal pode responder a manobras vagais, mas reaparece assim que o estímulo vagal é removido.

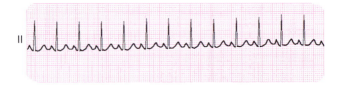

HEMORRAGIA SUBARACNÓIDEA

Frequência: < 60 batimentos/min
Ritmo: Sinusal
Intervalo PR: Normal
Intervalo QT: Inversão profunda e larga da onda T, ondas U proeminentes; arritmias sinusais; as ondas Q podem ser vistas e simular síndrome coronariana aguda.

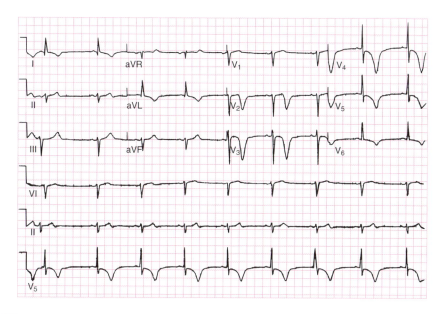

TORSADES DE POINTES

Frequência: 150-250 batimentos/min
Ritmo: Não se vê componente atrial; o ritmo ventricular é regular ou irregular
Intervalo PR: Onda P enterrada no complexo QRS
Intervalo QT: Complexos QRS geralmente largos e com variação fásica, girando em torno de um eixo central (alguns complexos apontam para cima e depois alguns apontam para baixo); os segmentos ST e as ondas T são difíceis de discernir.

Nota: Esse tipo de taquicardia ventricular (TV) se associa a um intervalo QT prolongado. É visto com desequilíbrios eletrolíticos (hipocalemia, hipocalcemia e hipomagnesemia) e bradicardia. Administrar antiarrítmicos comuns (lidocaína, procainamida) pode piorar as *torsades de pointes*. A prevenção inclui tratamento do desequilíbrio eletrolítico. O tratamento inclui abreviar o intervalo QT farmacologicamente ou por estimulação; TV polimórfica instável é tratada com desfibrilação imediata.

Torsades de Pointes: Sustentada

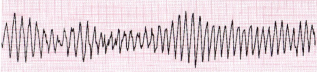

FIBRILAÇÃO VENTRICULAR

Frequência: Ausente
Ritmo: Não há
Intervalo PR: Ausente
Intervalo QT: Ausente

Nota: "Pseudofibrilação ventricular" pode decorrer de mau funcionamento do monitor (p. ex., desconexão da derivação de ECG). Sempre procure o pulso carotídeo antes de instituir terapia.

Fibrilação Ventricular Grosseira

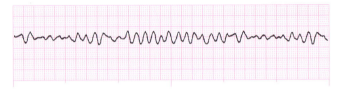

Fibrilação Ventricular Fina

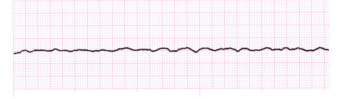

TAQUICARDIA VENTRICULAR

Frequência: 100-250 batimentos/min
Ritmo: Não se vê componente atrial; o ritmo ventricular é irregular ou regular
Intervalo PR: Ausente; pode-se ver onda P retrógrada no complexo QRS
Intervalo QT: Complexo QRS largo e bizarro; segmento ST e onda T difíceis de determinar

Nota: Na presença de comprometimento hemodinâmico, é necessária a cardioversão sincronizada imediata em corrente direta. Se o paciente estiver estável, com períodos curtos de taquicardia ventricular, prefere-se a conduta farmacológica. Ela deve ser diferenciada da taquicardia supraventricular com aberrância (TSV-A). Uma pausa compensatória e a dissociação AV sugerem uma extrassístole ventricular. Ondas P e SR' (V_1) e diminuição da frequência com estímulo vagal também sugerem TSV-A.

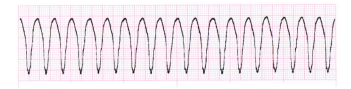

SÍNDROME DE WOLFF-PARKINSON-WHITE

Frequência: < 100 batimentos/min
Ritmo: Regular
Intervalo PR: Onda P normal; intervalo PR curto (< 0,12 segundo)
Intervalo QT: Duração (>0,10 segundo) com complexo QRS indistinto; o tipo A tem onda delta, BRD com complexo QRS ereto em V_1; o tipo B tem onda delta e o QRS em V_1 aponta para baixo; o segmento ST e a onda T geralmente são normais

Nota: A digoxina deve ser evitada na presença da síndrome de Wolff-Parkinson-White porque aumenta a condução por meio do trato de desvio acessório (feixe de Kent) e diminui a condução no nó AV; consequentemente, pode ocorrer fibrilação ventricular.

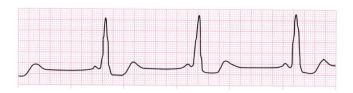

ESTIMULAÇÃO

Estimulação Atrial

A estimulação atrial, demonstrada nesta figura, é usada quando o impulso atrial pode prosseguir pelo nó AV. Exemplos são a bradicardia sinusal e os ritmos juncionais associados a diminuições clinicamente significativas da pressão arterial. (As *setas* são a espícula do marca-passo.)

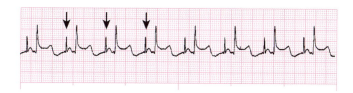

Estimulação Ventricular

Neste traçado, o marca-passo ventricular é evidente pela ausência de uma onda atrial (onda P) e da espícula do marca-passo precedendo o complexo QRS. A estimulação ventricular é usada na presença de bradicardia secundária a bloqueio AV ou fibrilação atrial. (As *setas* são a espícula do marca-passo.)

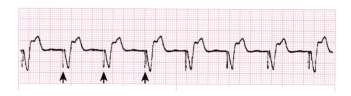

Estimulação DDD

O marca-passo DDD (gerador), um dos mais comumente usados, estimula e sente o átrio e o ventrículo. Cada complexo atrial e ventricular é precedido por uma espícula do marca-passo.

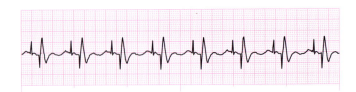

AGRADECIMENTOS

As ilustrações deste apêndice são reimpressas de Aehlert B. *ECGs Made Easy*. 4ª ed. St. Louis: Mosby; 2011; Goldberger AL. *Clinical Electrocardiography: A Simplified Approach*. 7ª ed. Philadelphia: Mosby, 2006; Groh WJ, Zipes DP. Neurological disorders and cardiovascular disease. *In:* Bonow RO, Mann DL, Zipes DP *et al.*, eds. *Brauwald's Heart Disease: A Textbook of Cardiovascular Medicine*. 9ª ed. Philadelphia: Saunders, 2012; Huszar RJ. *Basic Dysrhythmias: Interpretation and Management*. 2ª ed. St. Louis: Mosby Lifeline, 1994; e Soltani P, Malozzi CM, Saleh BA *et al.* Electrocardiogram manifestation os spontaneous pneumothorax. *Am J Emerg Med*. 2009;27:750.e1-5.

BIBLIOGRAFIA

Aehlert B. *ECGs Made Easy*. 4th ed. St. Louis: Mosby; 2011:337.
Drew BJ, Ackerman MJ, Funk M, et al. Prevention of torsade de pointes in hospital settings: a scientific statement from the American Heart Association and the American College of Cardiology Foundation. *Circulation*. 2010;121:1047-1060.
Goldberger AL. *Clinical Electrocardiography: A Simplified Approach*. 7th ed. Philadelphia: Mosby; 2006:337.
Groh WJ, Zipes DP. Neurological disorders and cardiovascular disease. In: Libby P, Bonow RO, Mann DL, eds. *Braunwald's Heart Disease: A Textbook of Cardiovascular Medicine*. Philadelphia: Saunders; 2008:2135-2154.
Huszar RJ. *Basic Dysrhythmias: Interpretation and Management*. 2nd ed. St. Louis: Mosby Lifeline; 1994:453.
Mirvis DM, Goldberger AL. Electrocardiography. In: Libby P, Bonow RO, Mann DL, eds. *Braunwald's Heart Disease: A Textbook of Cardiovascular Medicine*. Philadelphia: Saunders; 2008:149-194.
Salonti J, Malozzi CM, Saleh BA, et al. Electrocardiogram manifestation of spontaneous pneumothorax. *Am J Emerg Med*. 2009;27:750.e1–750.e5.
Thaler MS. *The Only EKG Book You'll Ever Need*. 6th ed. Philadelphia: Wolters Kluwer/Lippincott Williams & Wilkins; 2010:326.

Capítulo 10

Monitorização do Coração e do Sistema Vascular

Alexander J.C. Mittnacht, MD • David L. Reich, MD •
Michael Sander, MD • Joel A. Kaplan, MD, CPE, FACC

Pontos-chave

1. Pacientes com doença cardiovascular grave e aqueles submetidos a cirurgia associada a rápidas alterações hemodinâmicas devem ser adequadamente monitorizados o tempo todo.
2. A monitorização-padrão para pacientes de cirurgia cardíaca inclui pressão arterial invasiva, eletrocardiograma, pressão venosa central, diurese, temperatura, capnometria, oximetria de pulso e análise intermitente da gasometria.
3. A monitorização adicional se baseia em fatores específicos do paciente, cirúrgicos e ambientais.
4. A Society of Cardiovascular Anesthesiologists e a American Society of Echocardiography publicaram recomendações para ecocardiografia transesofágica (ETE). Ela é indicada para todos os pacientes submetidos a cirurgia cardíaca, a menos que se apliquem contraindicações à inserção de sondas.
5. O acesso vascular guiado por ultrassonografia agora é praticado de rotina em muitas instituições.
6. O uso de cateteres de artéria pulmonar (CAP) tem declinado continuamente. Foram publicadas diretrizes para o uso de CAP. Muitos profissionais ainda usam CAP para guiar o tratamento em pacientes com baixo débito cardíaco ou hipertensão arterial pulmonar.
7. O uso de técnicas de monitorização altamente invasivas adicionais, como pressões do seio coronário e pressões do líquido cerebrospinal, restringe-se a indicações muito específicas.

MONITORIZAÇÃO HEMODINÂMICA

A disponibilidade de dispositivos de monitorização cresce continuamente. Esses dispositivos variam entre aqueles completamente não invasivos e aqueles altamente invasivos, como o cateter de artéria pulmonar (CAP). As limitações às tecnologias de monitorização menos invasiva frequentemente são aplicáveis e as intervenções baseadas em informações obtidas de monitorização não invasiva carregam riscos intrínsecos. Para fazer o melhor uso de qualquer tecnologia de monitorização, os benefícios em potencial com a informação precisam ultrapassar as complicações em potencial. Essa relação risco-benefício é altamente variável e precisa ser avaliada para cada cenário clínico individualmente. Embora as alterações no desfecho clínico sejam difíceis de comprovar, é lógico o pressuposto de que a monitorização hemodinâmica apropriada deva reduzir a incidência de complicações cardiovasculares maiores. Isso se baseia na suposição de que os dados obtidos desses monitores sejam interpretados corretamente

QUADRO 10.1 *Monitorização-padrão para Pacientes de Cirurgia Cardíaca*

Pressão arterial (invasiva)
Eletrocardiograma
Oximetria de pulso
Capnometria
Temperatura
Pressão venosa central
Ecocardiografia transesofágica
Diurese
Amostra intermitente de sangue arterial

QUADRO 10.2 *Monitorização Estendida para Pacientes com Base em Fatores Específicos do Caso*

Pressão de cardioplegia retrógrada
Cateter na artéria pulmonar
Medidas do débito cardíaco
Pressão do átrio esquerdo
Pressão do líquido cerebrospinal (intratecal)

e que sejam implementadas de maneira oportuna as intervenções terapêuticas que sabidamente melhoram os resultados.

A American Society of Anesthesiologists (ASA) define a monitorização-padrão para todos os pacientes submetidos a cirurgia em diretrizes práticas. Em pacientes submetidos a cirurgia cardíaca ou não cardíaca de grande porte com grande expectativa de grande perda volêmica ou instabilidade hemodinâmica, a monitorização invasiva da pressão arterial (PA) é quase universalmente empregada, o que também possibilita frequentes amostras de sangue arterial. A ecocardiografia transesofágica (ETE), uma tecnologia menos invasiva, oferece dados hemodinâmicos extensos e outras informações diagnósticas. A Society of Cardiovascular Anesthesiologists e a American Society of Echocardiography publicaram recomendações para o uso intraoperatório de ETE. A menos que se apliquem contraindicações à introdução de sondas, a ETE agora é recomendada para todos os pacientes submetidos a cirurgias cardíacas. O Quadro 10.1 resume a monitorização tipicamente usada nas cirurgias cardíacas.

O próximo nível de monitorização é tipicamente mais invasivo, incluindo CAP com débito cardíaco (DC) por termodiluição. A interpretação desses dados complexos exige um clínico astuto e ciente da condição global do paciente e das limitações dos monitores. Adicionalmente, com a expansão de técnicas cirúrgicas menos invasivas, o anesthesiologista se encontra cada vez mais envolvido em orientar a canulação da circulação extracorpórea (CEC) e a adequação das técnicas de cardioproteção. Isso inclui posicionamento retrógrado da cânula de cardioplegia no seio coronário (SC) e monitorização da pressão. A monitorização avançada está resumida no Quadro 10.2.

MONITORIZAÇÃO DA PRESSÃO ARTERIAL

A anestesia para cirurgias cardíacas e não cardíacas de grande porte é frequentemente complicada por alterações rápidas e súbitas da PA. Perdas súbitas de grandes quantidades de sangue, compressão direta do coração, comprometimento do retorno venoso atribuível à retração e à canulação das veias cavas e da aorta, arritmias e manipulações que possam comprometer a via de saída do ventrículo direito e o retorno venoso pulmonar contribuem para instabilidade hemodinâmica. Portanto, é indispensável um método seguro e confiável de medir alterações agudas da PA. A monitorização intra-arterial direta continua a ser o padrão-ouro, oferecendo uma indicação contínua de batimento a batimento da pressão arterial e de sua onda e permitindo amostragem frequente de sangue arterial para análises laboratoriais.

A magnitude da PA está diretamente relacionada ao DC e à resistência vascular sistêmica (RVS). Isso é conceitualmente similar à lei de Ohm da eletricidade (voltagem = corrente × resistência), na qual PA é análoga à voltagem, DC, ao fluxo da corrente, e RVS, à resistência. Um aumento de PA pode refletir um aumento de DC, de RVS ou de ambos.

A pressão arterial média (PAM) provavelmente é o parâmetro mais útil ao avaliar a perfusão total em órgão final. A PAM é medida diretamente por integração do traçado da onda arterial ou usando-se a fórmula: PAM = (PAS + [2 × PAD]) ÷ 3 (em que PAS é a pressão arterial sistólica e PAD é a pressão arterial diastólica). A perfusão do coração difere daquela da maioria dos outros órgãos, ocorrendo a perfusão coronária do ventrículo esquerdo principalmente durante a diástole. O fluxo sanguíneo coronário para o ventrículo direito (VD) normal é mantido durante a sístole e a diástole.

Locais de Canulação Arterial

Fatores que influenciam o local de canulação arterial incluem a localização da cirurgia, o possível comprometimento do fluxo arterial atribuível ao posicionamento do paciente ou a manipulações cirúrgicas, a canulação para CEC e para técnicas de perfusão, em que qualquer história de isquemia ou cirurgia prévia na extremidade a ser canulada. A monitorização da PA em dois ou mais pontos pode ser justificada em casos complexos com técnicas complexas de perfusão.

A monitorização temporária da pressão aórtica central pode ser obtida usando-se uma agulha (presa aos tubos da pressão) colocada pela aorta ou por tubos da pressão conectados à cânula aórtica da CEC ou à cânula de cardioplegia anterógrada. A monitorização aórtica central geralmente é necessária apenas por alguns minutos até que o problema se resolva; em raros casos, usa-se uma cânula arterial femoral do campo cirúrgico.

A artéria radial é a mais comumente usada para monitorização contínua da PA, porque é fácil de canular, rapidamente acessível durante cirurgia e a circulação colateral geralmente é adequada e fácil de verificar. A artéria ulnar fornece a maior parte do fluxo sanguíneo à mão em aproximadamente 90% dos pacientes. As artérias radial e ulnar são conectadas por um arco palmar, que fornece fluxo colateral para a mão no evento de oclusão da artéria radial. Alguns clínicos realizam o teste de Allen antes de canulação da artéria radial para avaliar a adequação da circulação colateral para a mão; entretanto, o valor preditivo do teste de Allen tem sido contestado.

A artéria braquial se situa medialmente ao tendão bicipital na fossa antecubital em estreita proximidade com o nervo mediano. Os traçados da pressão da artéria braquial se assemelham aos da artéria femoral, com menos ampliação sistólica do que os traçados da artéria radial. Verificou-se que as pressões da artéria braquial refletem as pressões aórticas centrais mais precisamente do que as pressões da artéria radial antes e depois da CEC. Algumas séries de pacientes com monitorização perioperatória da artéria braquial têm documentado a segurança relativa dessa técnica.

QUADRO 10.3	*Indicações para Monitorização Intra-arterial*

Procedimentos cirúrgicos de grande porte envolvendo grandes movimentações de líquidos ou perda de sangue
Cirurgia que exija circulação extracorpórea
Cirurgia da aorta
Pacientes com doença pulmonar que necessitem de frequentes gasometrias
Pacientes com infartos do miocárdio recentes, angina instável ou coronariopatia grave
Pacientes com diminuição da função do ventrículo esquerdo (insuficiência cardíaca congestiva) ou valvopatia significativa
Pacientes em choque hipovolêmico, cardiogênico ou séptico ou com falência de múltiplos órgãos
Procedimentos envolvendo o uso de hipotensão deliberada prolongada ou hipotermia deliberada
Casos de grandes traumas
Pacientes com insuficiência cardíaca direita, doença pulmonar obstrutiva crônica, hipertensão pulmonar ou embolia pulmonar
Pacientes que precisem de inotrópicos ou balão de contrapulsação intra-aórtico
Pacientes com desequilíbrios eletrolíticos ou metabólicos que precisem de coletas de sangue frequentes
Impossibilidade de medir a pressão arterial de modo não invasivo (obesidade mórbida extrema)

A artéria femoral pode ser canulada com finalidade de monitorização e tipicamente fornece uma pressão arterial central mais confiável depois da descontinuação da CEC. Em pacientes submetidos a cirurgia aórtica torácica, a perfusão aórtica distal (usando CEC parcial, derivação do coração esquerdo ou enxerto heparinizado) pode ser realizada durante clampeamento transverso aórtico para preservar o fluxo sanguíneo da medula espinal e dos órgãos viscerais. Nessas situações, é útil medir a pressão aórtica distal na artéria femoral ou em um ramo (artéria pediosa dorsal ou tibial posterior) para otimizar a pressão de perfusão distal. É necessário consultar o cirurgião antes de canular os vasos femorais porque esses vasos podem ser usados para perfusão extracorpórea ou colocação de uma bomba com balão intra-aórtico durante o procedimento cirúrgico.

As indicações para monitorização arterial invasiva são fornecidas no Quadro 10.3.

Técnicas de Inserção

Canulação Direta

A técnica apropriada é útil para obter um alto grau de sucesso na cateterização arterial. O punho costuma ser colocado em flexão dorsal em um suporte para o braço sobre uma compressa de gaze e imobilizado em posição supina. Deve-se evitar a hiperextensão do punho, já que isso achata e diminui a área transversal da artéria radial e pode causar dano ao nervo mediano por estiramento do nervo acima do punho. Quando se entra na artéria radial, o ângulo entre a agulha e a pele é reduzido para 10 graus, a agulha é avançada mais 1 a 2 mm para garantir que a ponta do cateter também se situe na luz do vaso e o cateter externo é então desrosqueado da agulha. Se o sangue parar de fluir enquanto a agulha estiver sendo avançada, então ela penetrou a parede posterior do vaso.

Alternativamente, a artéria pode ser transfixada pela passagem da montagem cateter-sobre-agulha inteiramente pela agulha. A agulha é então completamente retirada. À medida que o cateter é lentamente retirado, o fluxo sanguíneo pulsátil emerge do cateter

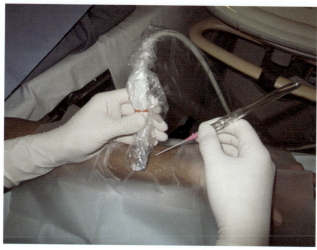

Fig. 10.1 Demonstração de técnica ultrassonográfica asséptica para guiar a canulação da artéria radial.

quando sua ponta está na luz da artéria. Nesse ponto, o cateter pode ser avançado na luz da artéria ou um fio-guia avançado na luz primeiro, seguido pelo avanço do cateter sobre o fio (técnica de Seldinger modificada). Em comparação ao método de canulação direta, usar a técnica de Seldinger aumenta a taxa de sucesso de colocação do cateter arterial.

Técnicas Assistidas por Ultrassonografia e Doppler

Uma técnica guiada por ultrassonografia (GU) provavelmente é a mais útil em pacientes com vasculopatia periférica grave, bem como em lactentes e pré-escolares. O uso da ultrassonografia para guiar a colocação de cateter arterial é fácil de aprender quando se fornece treinamento apropriado na técnica. Há, contudo, uma curva de aprendizagem significativa. A Figura 10.1 mostra uma preparação apropriada inteiramente estéril para canulação arterial GU. A Figura 10.2 demonstra a técnica de "triangulação" tipicamente aplicada com canulação arterial GU. O plano de imagem da ultrassonografia e o plano da agulha podem ser visualizados como os dois lados de um triângulo que devem se encontrar e interseccionar na profundidade da estrutura (artéria radial) para a qual se tenta canulação. O operador experiente escolherá a distância (ponto de inserção da agulha vs. plano da imagem) e o ângulo de inserção, dependendo da profundidade do vaso-alvo. Depois de perfurar a pele, o plano da ultrassonografia e o ângulo de inserção da agulha têm de ser mais ajustados para seguir a ponta da agulha quando visualizada no acesso transverso (eixo menor). A falta de alinhamento do plano da ultrassonografia precisamente com a ponta da agulha resulta em visualizar, em vez disso, a haste da agulha. A Figura 10.3 mostra uma imagem típica de ultrassonografia obtida durante a canulação no menor eixo (transversa). Depois da punção do vaso, o cateter pode ser avançado para a luz. Pode-se obter uma taxa de sucesso significativamente mais alta usando as técnicas "de uma parede à outra" e de Seldinger modificada.

Se for escolhido um acesso longitudinal ("no plano") (o vaso é visualizado em seu eixo maior), a ponta da agulha pode ser seguida mais facilmente ao ser avançada; entretanto, estruturas adjacentes ao plano da ultrassonografia (laterais ao vaso) não podem ser visualizadas simultaneamente. Alinhar exatamente o eixo da agulha e do vaso em um plano de ecografia 2D, particularmente com uma artéria aterosclerótica tortuosa, é tecnicamente mais difícil. Um transdutor ultrassônico de alta frequência com série linear (8 a 12 MHz) é ideal para colocação de cateter arterial GU, já que são necessárias frequências mais altas

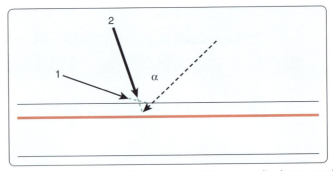

Fig. 10.2 Demonstração da técnica da "triangulação", tipicamente aplicada com canulação venosa e/ou arterial guiada por ultrassonografia (GU) no acesso com imagens transversais. O plano de imagens dos ecos e o plano da agulha podem ser visualizados como os dois lados de um triângulo que devem se encontrar e interseccionar na profundidade da estrutura (p. ex., artéria radial [linha vermelha]) para a qual se tenta a canulação. O operador experiente mudará o ângulo (α) entre os dois planos (ultrassom e agulha) e a distância (ponto de inserção da agulha vs. plano das imagens), dependendo da profundidade da estrutura. Para seguir a ponta da agulha no acesso transverso (vaso visualizado no menor eixo), o plano do eco ou o ângulo de inserção da agulha tem de ser mais ajustado desde a entrada da agulha na pele até a perfuração do vaso. Usa-se um ângulo maior (plano do eco angulado em direção à pele [1]) para visualizar a ponta da agulha depois de ela penetrar a pele e então se aplica um ângulo mais perpendicular à pele para ver a ponta da agulha entrando na luz do vaso (2).

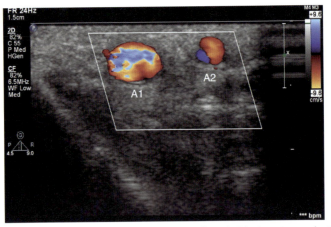

Fig. 10.3 Típica imagem de ultrassonografia com Doppler colorido durante canulação no menor eixo (transverso). Observe a variação anatômica com uma artéria radial maior (A1) próxima de uma artéria menor (A2) posicionada lateralmente.

para imagens de alta resolução do campo proximal. O Quadro 10.4 resume os benefícios e as preocupações em potencial relacionados à colocação do cateter arterial GU.

MONITORIZAÇÃO DA PRESSÃO VENOSA CENTRAL

Os cateteres de pressão venosa central (PVC) são usados para medir a pressão de enchimento do VD, dar uma estimativa do status do volume intravascular, avaliar a função do ventrículo direito e servir como ponto para infusões de volume ou medicamentos. Para a medida acurada da pressão, a extremidade distal do cateter deve situar-se em uma das grandes veias intratorácicas ou no átrio direito (AD). Como em qualquer sistema de monitorização

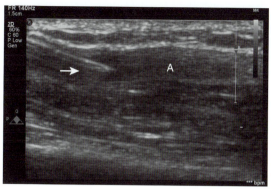

Fig. 10.4 Cateter entrando na artéria radial usando o acesso longitudinal (em plano).

QUADRO 10.4 *Canulação Arterial Guiada por Ultrassonografia*

Benefícios

- Taxa de sucesso mais alta na primeira tentativa
- Menos tentativas no total
- Aumento do conforto do paciente (menos tentativas)
- Menos complicações (pacientes anticoagulados)
- Demonstração da patência do vaso, variantes anatômicas
- Baixo fluxo pulsátil ou não pulsátil (dispositivos de assistência não pulsáteis, oxigenação por membrana extracorpórea, choque)
- Pulsos não palpáveis ou fracos (edema periférico, hematoma)
- Acesso de emergência (colocação de cateter durante reanimação)

Preocupações

- Risco de infecções relacionadas a cateteres se for aplicada uma técnica asséptica insatisfatória
- Necessário treinamento adicional
- Custos envolvidos com o equipamento requerido

---

da pressão, é necessário ter um ponto de referência reproduzível, como a linha axilar média, com o tórax fechado, ou o átrio esquerdo (AE) durante a cirurgia como referência zero. Mudanças frequentes da posição do paciente sem o nivelamento apropriado dos transdutores em relação ao coração produzem erros proporcionalmente maiores, em comparação com a monitorização da pressão arterial.

A onda da PVC normal consiste em três deflexões para cima (ondas A, C e V) e duas deflexões para baixo (descidas X e Y). A onda A é produzida por contração do átrio direito e ocorre imediatamente depois da onda P no eletrocardiograma (ECG). A onda C ocorre em função da contração ventricular isovolumétrica, forçando a valva tricúspide (VT) a abaular o AD. A pressão no AD então diminui à medida que a VT é afastada do átrio durante a ejeção do ventrículo direito, formando a descida X. O enchimento do átrio direito continua durante o final da sístole ventricular, formando a onda V. A descida Y ocorre quando a VT se abre e o sangue do AD se esvazia rapidamente no VD durante o início da diástole. A onda de PVC pode ser útil no diagnóstico de condições cardíacas patológicas. Por exemplo, o início de um ritmo irregular e a perda da onda A sugerem *flutter* ou fibrilação atrial. Ocorrem ondas A em canhão quando o AD se contrai contra uma VT fechada, como ocorre no ritmo juncional (nodal atrioventricular [AV]), bloqueio cardíaco total e arritmias ventriculares. Essa ocorrência é clinicamente relevante porque os ritmos nodais são vistos com frequência durante anestesia e podem produzir hipotensão atribuível a uma diminuição do volume sistólico (VS).

A PVC é um monitor útil se os fatores que a afetam forem reconhecidos e se forem compreendidas compreendidas suas limitações. Tromboses das veias cavas e alterações da pressão intratorácica, como as induzidas por pressão expiratória final positiva (PEEP – positive end-expirative pressure), também afetam a medida da PVC. A correlação com as pressões de enchimento do coração esquerdo e com a avaliação da pré-carga do ventrículo esquerdo é insatisfatória. Clinicamente, seguir medidas sequenciais (tendências), em vez de números individuais, costuma ser mais relevante. A resposta da PVC a uma infusão de volume, contudo, é teste útil.

Veia Jugular Interna

A canulação da veia jugular interna (VJI) tem múltiplas vantagens, incluindo a alta taxa de sucesso como resultado da relação relativamente previsível das estruturas anatômicas: um trajeto curto e reto para o AD que quase sempre assegura a localização do AD ou da veia cava superior (VCS) da ponta do cateter; e fácil acesso a partir da cabeceira da mesa cirúrgica. A VJI se localiza sob a borda medial da cabeça lateral do músculo esternocleidomastóideo (ECM) (Fig. 10.5). A artéria carótida geralmente é profunda e medial à VJI; entretanto, essa relação espacial pode variar, sendo melhor evitar a punção da artéria carótida usando uma técnica GU. A VJI direita é preferida porque tem o curso mais reto para a VCS, a cúpula direita do pulmão pode estar mais baixa do que a esquerda e o ducto torácico está no lado esquerdo.

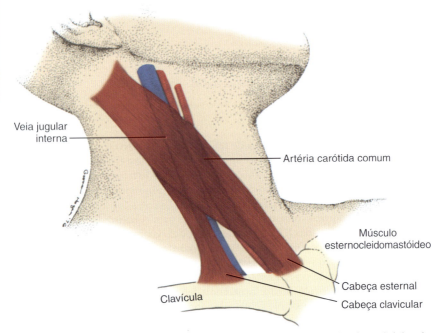

Fig. 10.5 A veia jugular interna geralmente se localiza profundamente à borda medial da cabeça lateral do músculo esternocleidomastóideo, imediatamente lateral ao pulso carotídeo.

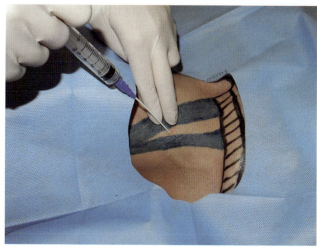

Fig. 10.6 Acesso medial preferencial para a veia jugular interna direita. A agulha entra na pele no ápice do triângulo formado pelas cabeças esternal e clavicular do músculo esternocleidomastóideo. A agulha é mantida em um ângulo de 30 a 45 graus com a pele e é direcionada para o mamilo ipsolateral.

O *acesso médio* à VJI direita é mostrado na Figura 10.6. Escolhe-se a posição de Trendelenburg para distender a VJI. A cabeça é então voltada para o lado oposto e os dedos da mão esquerda são usados para palpar as duas cabeças do músculo ECM e o pulso carotídeo. A agulha é introduzida um pouco lateralmente ao pulso carotídeo e em um ângulo de 45 graus com a pele e direcionada ao mamilo ipsolateral até que se obtenha retorno de sangue venoso. Alternativamente, pode-se usar uma agulha *localizadora* de pequeno calibre para evitar a punção da carótida com uma agulha de grande calibre. Quando está presente retorno venoso, toda a montagem é baixada para impedir a agulha de atravessar a parede posterior da veia central e se avança mais 1 a 2 mm até que a ponta do cateter esteja na luz da veia. É preciso confirmar a aspiração de sangue antes que o cateter seja rosqueado para dentro da veia. Recomenda-se, pelas diretrizes práticas da ASA, e muitas vezes os protocolos institucionais obrigam, que seja confirmada a posição correta do cateter intravenoso antes de colocar uma bainha introdutora de grande calibre. Têm sido sugeridas várias técnicas. O cateter de pequeno calibre pode ser fixado a um transdutor por tubos estéreis para observar a onda da pressão. Outra opção é fixar a cânula aos tubos estéreis e permitir que se faça fluxo retrógrado para os tubos. Eles são então mantidos eretos como um manômetro venoso e se observa a altura da coluna de sangue. Se o cateter estiver em uma veia, então parará de subir em um nível condizente com a PVC e demonstrará variação com a respiração. Apesar de seu uso relatado no passado, a comparação de cores e a observação de fluxo não pulsátil são métodos notoriamente imprecisos de determinar que o cateter não esteja na artéria carótida. Passa-se então um fio-guia pelo cateter calibre 18 e o cateter é trocado pelo fio. Com o uso mais generalizado da ecocardiografia, a posição intravenosa correta também pode ser confirmada seguindo-se o fio de Seldinger ao longo de seu trajeto na VJI mais distalmente por sondas transcutâneas manuais ou demonstrada no AD se a sonda da ETE tiver sido introduzida antes da canulação da VJI. O uso de mais de uma técnica para confirmar a localização venosa do fio-guia pode oferecer mais tranquilidade sobre a colocação correta antes da canulação da veia com um cateter ou introdutor maior. Uma vez que se tenha certeza de que o fio-guia esteja na circulação venosa, o cateter de PVC é passado sobre ele e o fio é removido.

Canulação da Veia Jugular Interna Guiada por Ultrassonografia

A ultrassonografia tem sido cada vez mais usada para acesso venoso central, em particular para guiar a canulação da VJI e para definir as variações anatômicas da VJI. Usar ultrassonografia para guiar a canulação venosa central aumenta a taxa de sucesso e ajuda a prevenir complicações e, desse modo, em última análise, pode ajudar a melhorar os desfechos para os pacientes. A maioria dos estudos tem demonstrado que a canulação da VJI GU 2D tem uma taxa de sucesso mais alta na primeira tentativa e menos complicações. Esses achados também foram confirmados em pacientes pediátricos.

O Quadro 10.5 relaciona alguns dos benefícios reconhecidos e algumas das preocupações sobre a canulação venosa central GU. As circunstâncias em que a orientação por ultrassonografia da canulação da VJI pode ser particularmente vantajosa incluem pacientes com anatomia cervical difícil (pescoço curto, obesidade), cirurgia cervical prévia, pacientes anticoagulados e lactentes.

A ultrassonografia oferece informações instantâneas e específicas do paciente no que diz respeito à relação estrutural entre a VJI, a artéria carótida e estruturas anatômicas adjacentes (Fig. 10.7). As relações espaciais podem variar significativamente e a VJI pode estar ausente ou se sobrepor completa ou parcialmente à artéria carótida. O Quadro 10.6 resume algumas das considerações posicionais na canulação da VJI GU.

Para cateterização venosa central, é obrigatória a técnica completamente asséptica. Embora o acesso no maior eixo (no plano) permita melhor visualização da verdadeira ponta da agulha durante toda a inserção e toda a penetração do vaso, perde-se a exibição simultânea da VJI e sua relação com a artéria carótida. Adicionalmente, o tamanho da sonda sonográfica em pacientes com anatomia de pescoço curto muitas vezes não proporciona espaço adequado para acesso em plano à VJI. A maioria dos profissionais, portanto, escolhe o acesso no menor eixo (fora do plano) da canulação da VJI GU. O aspecto mais importante das imagens da agulha fora do plano é evitar o erro de visualizar a haste da agulha, em vez de sua ponta. De outro modo, a ponta da agulha poderia estar em uma estrutura não coberta pela imagem, como a artéria carótida ou a pleura. Com treinamento e experiência, o profissional aprende a varrer o plano ultrassônico inferiormente ao longo do trajeto da haste da agulha até que identifique a ponta da agulha. Ajustar o plano ultrassônico e o ângulo de

QUADRO 10.5 *Canulação Venosa Central Guiada por Ultrassonografia*

Benefícios

- Taxa de sucesso mais alta na primeira tentativa
- Menos tentativas no total
- Facilita o acesso com anatomia cervical difícil (obesidade, cirurgia prévia)
- Menos complicações (punção da artéria carótida, pacientes anticoagulados)
- Demonstração da patência do vaso, variantes anatômicas
- Tecnologia relativamente barata

Preocupações

- Treinamento do pessoal para manter a técnica asséptica ao usar bainhas de sondas estéreis
- Necessário treinamento adicional
- Falta de observação da anatomia de superfície
- Perda em potencial de habilidades guiadas por pontos de referência quando necessárias para cateterização venosa central de emergência

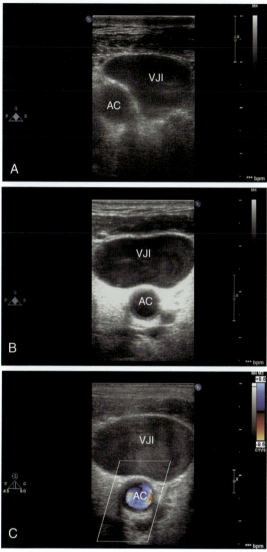

Fig. 10.7 Relação anatômica entre a veia jugular interna *(VJI)* e a artéria carótida *(AC)* em dois pacientes. (A) A VJI se sobrepõe parcialmente à AC. (B) A AC se situa profundamente à VJI. (C) Doppler colorido demonstra o fluxo na AC.

inserção da agulha possibilita a visualização da ponta da agulha quando ela entra na VJI. Um sinal extremamente favorável de visualização da ponta da agulha durante o seu avanço é a endentação da parede anterior da VJI quando a ponta da agulha encontra a parede do vaso.

É importante perceber que a canulação da VJI GU tem reduzido, mas não eliminado, uma canulação inadvertida da artéria carótida e que tem sido relatada a introdução de grandes cateteres na artéria carótida com orientação por ultrassonografia. A canulação venosa sempre deve ser confirmada antes de se avançarem os dilatadores ou de se introduzirem cateter de grande calibre e bainha introdutora.

Além da monitorização hemodinâmica, o acesso venoso central tipicamente se justifica para estabelecer uma via segura de acesso venoso para a administração de medicamentos

QUADRO 10.6 *Considerações Posicionais na Canulação da Veia Jugular Interna Guiada por Ultrassonografia*

Discreta posição de Trendelenburg
Cabeça discretamente afastada do lado da canulação (afastar demais pode achatar a veia jugular interna [VJI] e rodá-la acima da artéria carótida)
Deve-se evitar a hiperextensão da cabeça; elevação leve da cabeça pode ser vantajosa (a hiperextensão achata a VJI)
Pressão mínima no pescoço por palpação manual e/ou sonda ultrassônica para evitar compressão da VJI
A sonda de ultrassonografia deve varrer o trajeto da VJI para encontrar o melhor ponto de canulação (maior diâmetro da VJI e mínima sobreposição com a artéria carótida)

QUADRO 10.7 *Indicações para Colocação de Cateter Venoso Central*

Procedimentos cirúrgicos de grande porte envolvendo grandes movimentações de líquidos ou perda de sangue em pacientes com boa função cardíaca
Avaliação do volume intravascular quando a diurese não for confiável ou não estiver disponível (insuficiência renal)
Trauma importante
Procedimentos cirúrgicos com alto risco de embolia gasosa, como craniotomias na posição sentada, durante as quais se pode usar o cateter de pressão venosa central para aspirar ar intracardíaco
Coleta frequente de sangue venoso
Acesso venoso para medicamentos vasoativos ou irritantes
Administração crônica de medicamentos
Acesso intravenoso periférico inadequado
Infusão rápida de líquidos intravenosos (somente ao usar cânulas de grande calibre)
Nutrição parenteral total

vasoativos ou irritantes, a rápida infusão de líquidos intravenosos e a nutrição parenteral total. As indicações perioperatórias para inserção de um cateter venoso central estão listadas no Quadro 10.7.

As complicações da canulação venosa central podem ser divididas em três categorias: acesso vascular, inserção do cateter e presença do cateter. Essas complicações estão resumidas no Quadro 10.8.

MONITORIZAÇÃO DA PRESSÃO DA ARTÉRIA PULMONAR

Na ocasião da introdução do CAP direcionado pelo fluxo em 1970, a quantidade de informação diagnóstica que poderia ser obtida ao pé do leito aumentou dramaticamente. Alguns dos primeiros estudos mostraram que os clínicos muitas vezes não tinham ciência dos problemas hemodinâmicos ou prediziam incorretamente a pré-carga e o DC sem monitorização por CAP. Embora os dados derivados de CAP ajudem no diagnóstico diferencial de instabilidade hemodinâmica e guiem o tratamento, a significância clínica tem sido questionada.

Entre 1993 e 2004, o uso de CAP nos Estados Unidos exclusivamente diminuiu em 65% para todas as internações clínicas. A diminuição mais significativa do uso de CAP foi

> **QUADRO 10.8** *Complicações da Cateterização Venosa Central*
>
> **Complicações de Acesso e Canulação Venosa Central**
>
> - Punção arterial com hematoma
> - Fístula arteriovenosa
> - Hemotórax
> - Quilotórax
> - Pneumotórax
> - Lesão de nervo
> - Lesão do plexo braquial
> - Lesão do gânglio estrelado (síndrome de Horner)
> - Embolia gasosa
> - Cisalhamento de cateter ou fio
> - Perda do fio-guia e embolização
> - Perfuração do átrio direito ou do ventrículo direito
>
> **Complicações da Presença do Cateter**
>
> - Trombose, tromboembolismo
> - Infecção, sepse, endocardite
> - Arritmias
> - Hidrotórax

documentada em pacientes com infarto agudo do miocárdio, enquanto aqueles pacientes com diagnóstico de septicemia mostraram o menor declínio de uso. Esses achados foram quase idênticos aos da população de pacientes cirúrgicos, nos quais o uso de CAP diminuiu 63% no mesmo período observado.

Atualmente, a incidência de cateterização do coração direito (CAP) é altamente variável entre os hospitais. Recente pesquisa entre os membros da Society of Cardiovascular Anesthesiologists verificou que a maioria dos profissionais (68,2%) ainda usa frequentemente (> 75%) um CAP para casos com CEC. No entanto, o uso de um CAP diferiu significativamente entre os ambientes de prática privados (79,2%), acadêmicos (64,5%) e públicos (34%). Com a diminuição da exposição aos CAP, os clínicos podem ter menos probabilidade de fazer o melhor uso dos dados hemodinâmicos derivados do CAP.

Colocar um CAP é um procedimento altamente invasivo. As estruturas vasculares são acessadas com bainhas introdutoras de grande calibre com todas as possíveis complicações listadas. O mais importante é que, mesmo na melhor das circunstâncias com a colocação não complicada de CAP, com coleta e interpretação corretas dos dados, é preciso reconhecer que um CAP é apenas uma ferramenta de monitorização. Assim sendo, não se pode esperar mudança no desfecho para o paciente, a menos que o tratamento que seja iniciado com base nas medidas do CAP seja efetivo para melhorar o desfecho para o paciente. Em alguns dos pacientes mais críticos, a mortalidade continua alta, apesar dos esforços para encontrar novas estratégias de tratamento. Além disso, os diagnósticos costumam ser feitos em bases clínicas apenas e as estratégias de tratamento que antes se pensava melhorarem o desfecho para o paciente realmente podem ser prejudiciais.

Aspectos Técnicos do Uso do Cateter de Artéria Pulmonar

As considerações para o ponto de inserção de um CAP são as mesmas que para cateteres de PVC. As diretrizes de infecção listam recomendações específicas referentes ao uso de

CAP, orientando fortemente o uso de bainha estéril para proteger o CAP durante a inserção (categoria IB). O acesso pela VJI direita continua a ser a via de acesso preferida para muitos profissionais, em função da via direta entre esse vaso e o AD durante o acesso por VJI e o frequente acotovelamento dos introdutores durante retração esternal quando se escolhe o acesso pela subclávia.

A passagem do CAP do introdutor no vaso para a artéria pulmonar (AP) pode ser efetuada por monitorização da onda da pressão desde a porta distal do cateter ou sob orientação fluoroscópica ou ecocardiográfica (ETE). A monitorização da onda é a técnica mais comum para cateterização perioperatória do coração direito. Em primeiro lugar, o cateter precisa ser avançado pelo introdutor no vaso (15 a 20 cm) antes de se inflar o balão. A insuflação do balão facilita o maior avanço do cateter pelo AD e pelo VD até a AP. Pressões intracardíacas normais são mostradas na Tabela 10.1. As ondas da pressão vistas durante o avanço do CAP são ilustradas na Figura 10.8. A manipulação do cateter e as mudanças posicionais podem ser úteis. O posicionamento em Trendelenburg coloca o VD mais superior ao AD e, desse modo, pode auxiliar em avançar o CAP e em passar a VT. A orientação por ETE pode ser inestimável nesses casos. O ecocardiografista experiente pode auxiliar a guiar a ponta do cateter em direção ao orifício da VT, direcionando o cateter e as manipulações posicionais. A onda do átrio direito é vista até que a ponta do cateter atravesse a VT e entre no VD. No VD, existe um súbito aumento de PAS, mas pouca alteração da PAD, em comparação com o traçado atrial direito. Arritmias, particularmente complexos de extrassístoles ventriculares, geralmente ocorrem nesse ponto, mas quase sempre se resolvem

Tabela 10.1 Pressões Intracardíacas Normais

Localização	Média (mmHg)	Variação (mmHg)
Átrio direito	5	1-10
Ventrículo direito	25/5	15-30/0-8
Pressões sistólica e diastólica na artéria pulmonar	23/9	15-30/5-15
Arterial pulmonar média	15	10-20
Pressão de oclusão do capilar pulmonar	10	5-15
Pressão no átrio esquerdo	8	4-12
Pressão diastólica final do ventrículo esquerdo	8	4-12
Pressão sistólica do ventrículo esquerdo	130	90-140

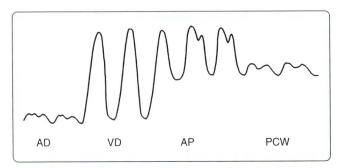

Fig. 10.8 Ondas encontradas durante a flutuação de um cateter de artéria pulmonar a partir da circulação venosa para a posição de encunhamento no capilar pulmonar *(PCW)*. Observe o súbito aumento da pressão sistólica quando o cateter entra no ventrículo direito *(VD)*, o súbito aumento da pressão diastólica quando o cateter entra na artéria pulmonar *(AP)* e a diminuição da pressão média quando o cateter chega à posição PCW. *AD*, átrio direito.

sem tratamento, uma vez que o cateter atravesse a valva pulmonar. O cateter é avançado pelo VD em direção à AP. À medida que o cateter atravessa a válvula pulmonar, aparece uma incisura dicrótica na onda da pressão e a pressão diastólica subitamente aumenta. O traçado pressão de encunhamento capilar pulmonar (PCWP, também denominada pressão de oclusão do capilar pulmonar) é obtido avançando-se o cateter aproximadamente 3 a 5 cm além até que ocorra uma mudança da onda associada a uma queda da pressão média medida. A desinsuflação do balão resulta no reaparecimento da onda AP e em um aumento do valor da pressão média. Usando o acesso pela VJI direita, entra-se no AD com 25 a 35 cm, no VD com 35 a 45 cm, na AP com 45 a 55 cm e com PCWP de 50 a 60 cm na maioria dos pacientes.

Se o cateter não entrar na AP com 60 cm (desde o acesso pela VJI direita), o balão deve ser desinsuflado e o cateter deve ser retirado para o AD ou a porção de influxo do VD. Podem ser feitas outras tentativas de avançar o cateter para a posição apropriada usando as técnicas previamente descritas. Deve-se evitar que o cateter fique excessivamente enrolado no AD ou no VD para impedir um nó no cateter. O balão deve ser inflado somente por curtos períodos para medir a PCWP. A onda da AP deve ser monitorizada continuamente para se ter certeza de que o cateter não avançou para uma posição encunhada constante, o que pode levar a uma ruptura da AP ou a um infarto pulmonar. Não é infrequente que o CAP precise ser recuado a uma curta distância, pois com o passar do tempo o cateter amolece e é avançado mais perifericamente na AP, ou durante a CEC, devido à diminuição do tamanho do coração.

As informações específicas que podem ser coletadas com o CAP e as medidas quantitativas da função cardiovascular que podem ser derivadas das informações estão listadas na Tabela 10.2. Uma das razões primárias para os clínicos medirem a PCWP e a pressão diastólica da AP (DAP) é que esses parâmetros são estimativas da pressão do átrio esquerdo (PAE), que pode servir como estimativa da pré-carga do ventrículo esquerdo. A

Tabela 10.2 Parâmetros Hemodinâmicos Derivados	
Fórmula	Valores Normais
Índice cardíaco (IC) IC = DC/área corporal	2,6-4,2 L/min/m²
Volume sistólico (VS) VS = DC*1.000/FC	50-110 mL (por batimento)
Índice sistólico (IS) IS = VS/área corporal	30-65 mL/batimento/m²
Índice de trabalho sistólico ventricular esquerdo (LVSWI) LVSWI = 1,36* (PAM–PCWP)*IS/100	45-60 grama-metros/m²
Índice de trabalho sistólico ventricular direito (RVSWI) RVSWI = 1,36* (PMAP–PVC)*IS/100	5-10 grama-metros/m²
Resistência vascular sistêmica (RVS) RVS = (PAM–PVC)*80/DC	900-1.400 dinas $\times$ s $\times$ cm^{-5}
Índice da resistência vascular sistêmica (IRVS) IRVS = (PAM–PVC)* 80/IC	15.00-2.400 dinas $\times$ s $\times$ cm^{-5}/m²
Resistência vascular pulmonar (RVP) RVP = (PMAP–PCWP)*80/DC	150-250 dinas $\times$ s $\times$ cm^{-5}
Índice da resistência vascular pulmonar (IRVP) IRVP = (PMAP–PCWP)*80/IC	250-400 dinas $\times$ s $\times$ cm^{-5}

DC, débito cardíaco; *FC*, frequência cardíaca; *PAM*, pressão arterial média; *PAP*, pressão arterial pulmonar; *PCWP*, pressão de encunhamento capilar pulmonar; *PMAP*, pressão média da artéria pulmonar; *PVC*, pressão venosa central.

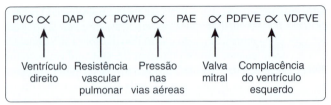

Fig. 10.9 O volume diastólico final do ventrículo esquerdo *(VDFVE)* está relacionado à pressão diastólica final do ventrículo esquerdo *(PDFVE)* pela complacência do ventrículo esquerdo. A PDFVE está relacionada à pressão no átrio esquerdo *(PAE)* pelo gradiente da pressão diastólica por meio da valva mitral. A pressão de encunhamento capilar pulmonar *(PCWP)* está relacionada à PAE pela resistência capilar pulmonar. A pressão diastólica da artéria pulmonar *(DAP)* é uma estimativa da PCWP. A pressão venosa central *(PVC)* refletirá a pressão DAP se a função do ventrículo direito estiver normal.

relação entre a pressão diastólica final ventricular esquerda (PDFVE) e o volume diastólico final ventricular esquerdo (VDFVE) é descrita pela curva de complacência do ventrículo esquerdo. Essa curva não linear é afetada por muitos fatores, como hipertrofia ventricular e isquemia do miocárdio. A relação desses parâmetros é ilustrada no diagrama na Figura 10.9. Na era do eco, a pré-carga do ventrículo esquerdo na unidade cirúrgica é mais bem avaliada usando medidas por ETE, como a área ou o volume diastólico final. No entanto, a elevação da PCWP ou da PAE ainda é um critério útil para estimativa de exacerbação aguda de insuficiência cardíaca.

As indicações para uso de um CAP são avaliação dos parâmetros hemodinâmicos, como condições de carga do coração (pré-carga, pós-carga), DC e índices úteis para avaliar a oferta e a demanda de oxigênio (i.e., SvO_2). Em 2003, a Força-Tarefa da American Society of Anesthesiologists sobre Cateterização da Artéria Pulmonar publicou diretrizes práticas atualizadas para cateterização da AP. Essas diretrizes enfatizaram que o paciente, a cirurgia e o cenário de prática tinham de ser considerados ao decidir sobre o uso de CAP. Em geral, o uso de rotina de CAP é indicado em pacientes de alto risco (ASA IV ou V) e procedimentos de alto risco, durante os quais se esperem grandes alterações de líquidos ou distúrbios hemodinâmicos. O ambiente de prática é importante porque evidências sugerem que o treinamento ou a experiência inadequados podem aumentar o risco de complicações perioperatórias associadas ao uso de CAP. A recomendação é para que o uso de rotina de um CAP deva ficar confinado a centros com treinamento e experiência adequados no manejo perioperatório de pacientes com CAP (Quadro 10.9). Os autores deste capítulo compuseram uma lista de possíveis indicações de procedimentos (Quadro 10.10). As contraindicações à cateterização da AP estão resumidas no Quadro 10.11.

Complicações

As complicações associadas à colocação de CAP incluem quase todas aquelas da colocação de PVC. São detalhadas as complicações particulares do CAP. A Força-Tarefa da ASA sobre Cateterização da Artéria Pulmonar concluiu que ocorrem complicações sérias atribuíveis à cateterização da artéria pulmonar em 0,1% a 0,5% dos pacientes monitorizados com um CAP.

Arritmias

As complicações mais comumente associadas à inserção de CAP são arritmias transitórias, especialmente extrassístoles ventriculares. No entanto, há raros relatos de arritmias fatais. Manobra posicional possibilitando elevação da cabeça em 5 graus e inclinação lateral direita associou-se a uma diminuição estatisticamente significativa das arritmias malignas (em comparação com a posição de Trendelenburg) durante a inserção do CAP.

QUADRO 10.9 Diretrizes Práticas da American Society of Anesthesiologists para Uso de Cateter na Artéria Pulmonar

Opiniões

- A cateterização da AP fornece novas informações que podem mudar a terapia, com poucas evidências clínicas de seu efeito sobre desfecho clínico ou mortalidade.
- Não existem evidências de grandes estudos controlados de que a cateterização pré-operatória da AP melhore os resultados com referência à otimização hemodinâmica.
- Monitorização perioperatória por CAP dos parâmetros hemodinâmicos levando à terapia orientada para metas tem produzido dados inconsistentes em múltiplos estudos e cenários clínicos.
- Ter acesso imediato aos dados de CAP permite importantes medidas preventivas para subgrupos selecionados de pacientes que encontram desequilíbrios hemodinâmicos que exigem decisões imediatas e precisas sobre hidratação e tratamento medicamentoso.
- Experiência e conhecimentos são os principais determinantes de efetividade do CAP.
- A cateterização da AP é inapropriada como prática de rotina em pacientes cirúrgicos e deve ficar limitada a casos em que os benefícios antecipados da cateterização ultrapassem os riscos em potencial.
- A cateterização da AP pode ser prejudicial.

Recomendações

- A adequação da cateterização da AP depende de uma combinação de fatores relacionados ao paciente, à cirurgia e à prática estabelecida.
- Cateterização perioperatória da AP deve ser considerada em pacientes com significativa disfunção orgânica ou importantes comorbidades que tragam aumento do risco de desequilíbrios hemodinâmicos ou instabilidade (p. ex., pacientes IV ou V pela ASA).
- A cateterização perioperatória da AP em cenários cirúrgicos deve ser considerada com base no risco hemodinâmico do caso individual, não em recomendações generalizadas relacionadas ao contexto. Procedimentos cirúrgicos de alto risco são aqueles durante os quais grandes alterações de líquidos ou desequilíbrios hemodinâmicos possam ser antecipados e cujos procedimentos sejam associados a alto risco de morbidade e mortalidade.
- Em função do risco de complicações pela cateterização da AP, o procedimento não deve ser realizado pelos clínicos ou pela equipe de enfermagem ou em contextos de prática nos quais não se garanta a competência em inserção segura, a interpretação acurada dos resultados e a manutenção apropriada do cateter.
- Não se recomenda a cateterização da AP de rotina quando paciente, procedimento ou contexto de prática trouxer risco baixo ou moderado de alterações hemodinâmicas.

AP, artéria pulmonar; *ASA*, American Society of Anesthesiologists; *CAP*, cateter na artéria pulmonar.
De *American Society of Anesthesiologists. Practice guidelines for pulmonary artery catheterization.* Disponível em: http:www.asahq.org/~/media/sites/asahq/files/public/resources/standards-guidelines/practice-guidelines-for-pulmonary-artery-catheterization.pdf.

Bloqueio Cardíaco Total

O bloqueio cardíaco total pode se desenvolver durante a cateterização da AP em pacientes com bloqueio de ramo esquerdo preexistente. Essa complicação potencialmente fatal tem mais probabilidade de ser causada por irritabilidade elétrica pela ponta do CAP levando ao bloqueio do ramo direito ao atravessar o trato de saída do ventrículo direito. A incidência de desenvolvimento de bloqueio de ramo direito foi de 3% em uma série prospectiva de pacientes submetidos a cateterização da AP. É obrigatório ter um marca-passo externo à mão ou usar um CAP de estimulação ao colocar um CAP em pacientes com bloqueio de ramo esquerdo.

QUADRO 10.10 Possíveis Indicações Clínicas de Monitorização com Cateter na Artéria Pulmonar

Procedimentos de grande porte envolvendo grandes deslocamentos de líquidos ou perda de sangue em pacientes com:
- Insuficiência cardíaca direita, hipertensão pulmonar
- Insuficiência cardíaca esquerda grave não responsiva à terapia
- Choque cardiogênico ou séptico ou falência de múltiplos órgãos
- Transplante cardíaco ortotópico
- Implantação de dispositivo de assistência ao ventrículo esquerdo

QUADRO 10.11 Contraindicações para Cateterização da Artéria Pulmonar

Contraindicações Absolutas

- Estenose tricúspide ou pulmonar grave
- Massa no átrio direito ou no ventrículo direito
- Tetralogia de Fallot

Contraindicações Relativas

- Arritmias graves
- Bloqueio de ramo esquerdo (considere CAP para estimulação)
- Fios de marca-passo recém-implantados, DCIA ou TRC

CAP, cateter na artéria pulmonar; *DCIA*, desfibrilador-cardioversor implantável automático; *TRC*, terapia de ressincronização cardíaca.

Hemorragia Endobrônquica

A incidência de hemorragia endobrônquica induzida por CAP, em uma grande série, foi de 0,064% a 0,20%. As diretrizes da ASA para CAP relatam uma incidência de 0,03% a 1,5% em revisão da literatura. Independentemente da incidência exata, essa rara complicação se associa a uma taxa de mortalidade alta. A partir dessas publicações, emergiram vários fatores de risco: idade avançada, sexo feminino, hipertensão pulmonar, estenose mitral, coagulopatia, colocação distal do cateter e hiperinsuflação do balão. A inflação do balão em AP distais provavelmente é responsável pela maioria dos episódios de ruptura da AP em função das altas pressões geradas pelo balão. CEC hipotérmica também pode aumentar o risco atribuível à migração distal da ponta do cateter com o movimento do coração e o endurecimento do CAP. É prática comum puxar de volta o CAP aproximadamente 3 a 5 cm quando se institui CEC.

É importante considerar a causa da hemorragia ao traçar um plano terapêutico. Se a hemorragia for mínima e coexistir uma coagulopatia, a correção da coagulopatia pode ser a única terapia necessária. A proteção do pulmão não envolvido é de suma importância. Inclinar o paciente para o lado afetado e colocar cânula endotraqueal com dupla luz, bem como outras manobras de separação dos pulmões, deve proteger o pulmão contralateral. As estratégias propostas para interromper a hemorragia incluem aplicação de PEEP, colocação de bloqueadores brônquicos e ressecção pulmonar. O clínico obviamente está em desvantagem, a menos que conheça o local da hemorragia. Uma radiografia do tórax geralmente indicará a localização geral da lesão. Embora a causa da hemorragia endobrônquica possa não ficar esclarecida, o ponto de sangramento precisa ser inequivocamente localizado antes de se tentar o tratamento cirúrgico. Pequena quantidade de contraste radiográfico pode ajudar a apontar precisamente a lesão se estiver presente hemorragia ativa. Na hemorragia grave e com sangramento recorrente, tem sido usada embolização transcateter com mola, a qual pode emergir como o método preferido de tratamento.

Infarto Pulmonar

O infarto pulmonar é uma complicação rara da monitorização por CAP. Um estudo mais antigo sugeria uma incidência de 7,2% de infarto pulmonar com o uso de CAP. No entanto, a monitorização contínua da onda da AP e a manutenção do balão desinsuflado quando não estivesse determinando a PCWP (para prevenir encunhamento inadvertido do cateter) não eram prática-padrão naquele tempo. Também pode ocorrer migração distal dos CAP no intraoperatório em decorrência da ação do VD, desenrolando e amolecendo o cateter com o passar do tempo. Ocorre encunhamento inadvertido do cateter durante CEC em razão da diminuição do tamanho da câmara do ventrículo direito e da retração do coração para realizar a operação. A embolização de trombo formado em um CAP também deve resultar em infarto pulmonar.

Cateter com Nó e Cateter Preso

Geralmente ocorre nó em um CAP em decorrência do enrolamento do cateter no VD. A inserção de um fio-guia de tamanho apropriado sob orientação fluoroscópica pode ajudar a desfazer o nó do cateter. Alternativamente, o nó pode ser mais apertado e retirado pela via percutânea com o introdutor se não houver estruturas intracardíacas emaranhadas. Se estruturas cardíacas, como os músculos papilares, estiverem emaranhadas no cateter com nó, pode ser necessária uma intervenção cirúrgica. Suturas feitas no coração podem inadvertidamente prender o CAP. Há descrições de relatos desses casos e dos detalhes da remoção percutânea.

Dano Valvular

A retirada do cateter com o balão inflado pode resultar em lesão das valvas tricúspide ou pulmonar. A colocação do CAP com o balão desinsuflado pode aumentar o risco de passar o cateter entre as cordas tendíneas. Também pode resultar em uma endocardite séptica por um CAP de demora.

Cateteres de Artéria Pulmonar para Estimulação

CAP revestidos com eletrodos e cateteres com fios de estimulação já são comercializados. As possíveis indicações para colocação de um CAP para estimulação são mostradas no Quadro 10.12.

O CAP multiuso (Edwards Lifesciences Corp., Irvine, CA) contém três eletrodos atriais e dois ventriculares para estimulação atrial, ventricular ou sequencial AV. Relata-se que as taxas de sucesso intraoperatório para captura atrial, ventricular e sequencial AV sejam de 80%, 93% e 73%, respectivamente.

Os cateteres de AP Paceport e A-V Paceport (Edwards Lifesciences Corp., Irvine, CA) têm luzes para a introdução de um fio ventricular ou fios atrial e ventricular para estimulação transvenosa temporária. A taxa de sucesso para captura ventricular e AV com os CAP Paceport é mais alta, em comparação com CAP com estimulação por eletrodos.

> **QUADRO 10.12** *Indicações para Colocação Perioperatória de Cateteres na Artéria Pulmonar para Estimulação*
>
> Disfunção do nó sinusal ou bradicardia sintomática
> Bloqueio atrioventricular de segundo grau (Mobitz II) hemodinamicamente relevante
> Bloqueio atrioventricular total (terceiro grau)
> Necessidade de estimulação atrioventricular sequencial
> Bloqueio de ramo esquerdo

Cateteres de Saturação de Oxigênio Venoso Misto

A monitorização de S^VO_2 é um meio de fornecer uma estimativa global da adequação da oferta de oxigênio em relação às necessidades dos vários tecidos (relação oferta-demanda de oxigênio). A fórmula para cálculo da S^VO_2 pode ser derivada por modificação da fórmula da Fick, assumindo-se que o efeito do oxigênio dissolvido no sangue seja desprezível:

$$Svo_2 = SaO_2 - \frac{\dot{V}O_2}{DC \cdot 1{,}34 \cdot Hb}$$

Uma diminuição da S^VO_2 pode indicar uma das seguintes situações: diminuição do DC, aumento do consumo de oxigênio, diminuição da saturação arterial de oxigênio ou diminuição da concentração de hemoglobina (Hb). Para medir a S^VO_2 no laboratório, o sangue é aspirado lentamente da porta distal do CAP, de modo a não contaminar a amostra com sangue alveolar oxigenado.

Acrescentar feixes de fibra óptica aos CAP tem possibilitado a monitorização contínua de S^VO_2 usando espectrofotometria de reflectância. O cateter é conectado a um dispositivo que inclui um diodo emissor de luz e um sensor para detectar a luz que retorna da AP. A S^VO_2 é calculada a partir da absorção diferencial de vários comprimentos de onda de luz pela Hb saturada e insaturada. Os valores obtidos com vários sistemas de cateteres de fibra óptica mostraram boa concordância com as medidas de S^VO_2 *in vitro* (cooximetria).

MONITORIZAÇÃO DO DÉBITO CARDÍACO

O DC é a quantidade de sangue derivada para os tecidos pelo coração a cada minuto. Essa medida reflete o status do sistema circulatório inteiro, não apenas do coração, porque é governada por autorregulação a partir dos tecidos. O DC é igual ao produto do VS pela FC. Pré-carga, pós-carga, FC e contratilidade são os principais determinantes do DC

Termodiluição

Débito Cardíaco por Termodiluição Intermitente

O método da termodiluição, usando CAP, é o mais comumente utilizado no presente para medir invasivamente o DC no contexto clínico. Com essa técnica, podem ser feitas múltiplas medidas do DC em intervalos frequentes usando um indicador inerte e sem retirada de sangue. Um bolus de líquido frio é injetado no AD, e a alteração de temperatura resultante é detectada pelo termistor na AP. Quando se usa um indicador térmico, emprega-se a equação de Stewart-Hamilton modificada para calcular o DC:

$$DC = \frac{V(T_b - T_I) \times K_1 \times K_2}{\int_0^\infty \Delta T_b(t)dt}$$

em que DC é o débito cardíaco (L/min), V é o volume de injetado (mL), T_B é a temperatura inicial do sangue (graus Celsius), T_I é a temperatura inicial do injetado (graus Celsius), K_1 é o fator de densidade, K_2 é a constante de computação e $\int_0^\infty \Delta T_b(t)dt$ é a integral de mudança de temperatura do sangue com o passar do tempo.

Usa-se um computador que integre a área sob a curva da temperatura *versus* tempo para realizar o cálculo. O DC é inversamente proporcional à área sob a curva.

A curva temperatura *versus* tempo é o ponto crucial dessa técnica e qualquer circunstância que a afete tem consequências na acurácia da medida do DC. Especificamente, qualquer coisa que resulte em menos "frio" chegando ao termistor, mais "frio" chegando ao termistor ou uma linha de base de temperatura instável afetará adversamente a acurácia da técnica. Menos "frio" chegando ao termistor resultaria em superestimativa do DC, o que poderia ser causado por uma quantidade menor de indicador, um indicador quente demais, um trombo no termistor ou um encunhamento parcial do cateter. Inversamente, a subestimativa do DC ocorrerá se um volume excessivo do injetado ou um injetado frio demais for usado para realizar a medida. Nos pacientes com grandes shunts intracardíacos, não se recomenda o DC por termodiluição derivado do CAP para medida precisa do DC. O Quadro 10.13 lista os erros comuns das medidas de DC por termodiluição com CAP.

Débito Cardíaco por Termodiluição Contínua

Cateteres de artéria pulmonar com a capacidade para medir o DC continuamente foram introduzidos na prática clínica na década de 1990. O método que ganhou maior uso clínico funciona por aquecimento leve do sangue. Existem boas correlações entre esse método e outras medidas de DC. Infelizmente, a correlação com as medidas de DC usando o método da termodiluição intermitente é inconsistente, em particular com hemodinâmica com mudanças rápidas; por exemplo, na fase inicial depois de separação da CEC. Ao contrário,

QUADRO 10.13 *Erros Comuns nas Medidas do Débito Cardíaco por Termodiluição com Cateter na Artéria Pulmonar*

Subestimativa do Verdadeiro Débito Cardíaco

- Volume de injetado acima do volume programado (tipicamente 10 mL)
- Grandes quantidades de líquido administradas simultaneamente com a medida do débito cardíaco (infusões rápidas devem ser interrompidas)
- Injetado mais frio do que a medida da temperatura do injetado (sonda de temperatura do injetado próxima ao equipamento de emissão de calor em lugar do líquido injetado)

Superestimativa do Verdadeiro Débito Cardíaco

- Volume do injetado abaixo do volume programado
- Injetado mais quente do que o injetado com temperatura medida

Outras Considerações

- Manipulação cirúrgica do coração
- Administração de líquidos de cânula de derivação cardiopulmonar aórtica
- Arritmias

existe uma correlação excelente entre medidas intermitentes e contínuas do DC obtidas em períodos fisiologicamente mais estáveis. Talvez a razão para essa observação se encontre na linha de base térmica instável depois de CEC hipotérmica.

CATETERIZAÇÃO DO SEIO CORONÁRIO

Em alguns centros, coloca-se um cateter endovascular no SC para possibilitar a administração de cardioplegia retrógrada durante procedimentos cirúrgicos cardíacos minimamente invasivos. Geralmente é responsabilidade do anestesiologista cardíaco colocar o cateter de SC por meio da VJI direita enquanto guiado por ETE e fluoroscopia. A pressão e a onda do SC podem ser medidas durante a inserção e a infusão de cardioplegia. Esse procedimento levanta uma série de questões, inclusive qual é a profundidade para colocar o cateter e quais pressões e fluxos usar com a administração de cardioplegia. A taxa de fluxo na cardioplegia retrógrada geralmente é ajustada em 150 a 200 mL/min com pressão no SC acima de 30 mmHg.

A inserção do cateter de SC pode ser difícil até com monitorização por ETE e fluoroscopia. Uma visualização bicaval modificada em aproximadamente 110 graus permite a visualização do cateter da VCS até o SC. Depois que o cateter entra no SC, sua posição final geralmente é guiada por fluoroscopia. O balão é então inflado enquanto se procura uma alteração no traçado da pressão a partir de um traçado típico da pressão venosa até um traçado pulsátil atribuível à transmissão da pressão de volta do ventrículo esquerdo (ventricularização).

LEITURAS SUGERIDAS

American Society of Anesthesiologists Task Force on Pulmonary Artery CatheterizationPractice guidelines for pulmonary artery catheterization: an updated report by the American Society of Anesthesiologists Task Force on Pulmonary Artery Catheterization. *Anesthesiology*. 2003;99:988.

Brouman EY, Gabriel RA, Dutton RP, et al. Pulmonary artery catheter use during cardiac surgery in the United States, 2010 to 2014. *J Cardiothorac Vasc Anesth*. 2016;30:579-584.

Dilisio R, Mittnacht AJ. The "medial-oblique" approach to ultrasound-guided central venous cannulation–maximize the view, minimize the risk. *J Cardiothorac Vasc Anesth*. 2012;26:982-984.

Ezaru CS, Mangione MP, Oravitz TM, et al. Eliminating arterial injury during central venous catheterization using manometry. *Anesth Analg*. 2009;109:130-134.

Fletcher N, Geisen M, Meeran H, et al. Initial clinical experience with a miniaturized transesophageal echocardiography probe in a cardiac intensive care unit. *J Cardiothorac Vasc Anesth*. 2015;29:582-587.

Gravlee GP, Wong AB, Adkins TG, et al. A comparison of radial, brachial, and aortic pressures after cardiopulmonary bypass. *J Cardiothorac Anesth*. 1989;3:20-26.

Greenhow DE. Incorrect performance of Allen's test: ulnar artery flow erroneously presumed inadequate. *Anesthesiology*. 1972;37:356.

Haddad F, Zeeni C, El Rassi I, et al. Can femoral artery pressure monitoring be used routinely in cardiac surgery?. *J Cardiothorac Vasc Anesth*. 2008;22:418-422.

Haglund NA, Maltais S, Bick JS, et al. Hemodynamic transesophageal echocardiography after left ventricular assist device implantation. *J Cardiothorac Vasc Anesth*. 2014;28(5):1184-1190.

Handlogten KS, Wilson GA, Clifford L, et al. Brachial artery catheterization: an assessment of use patterns and associated complications. *Anesth Analg*. 2014;118:288-289.

Judge O, Ji F, Fleming N, et al. Current use of the pulmonary artery catheter in cardiac surgery: a survey study. *J Cardiothorac Vasc Anesth*. 2015;29:69-75.

Marik PE, Flemmer M, Harrison W. The risk of catheter-related bloodstream infection with femoral venous catheters as compared to subclavian and internal jugular venous catheters: a systematic review of the literature and meta-analysis. *Crit Care Med*. 2012;40:2479-2485.

Reuter DA, Huang C, Edrich T, et al. Cardiac output monitoring using indicator-dilution techniques: basics, limits, and perspectives. *Anesth Analg*. 2010;110:799-811.

Shiver S, Blaivas M, Lyon M. A prospective comparison of ultrasound-guided and blindly placed radial arterial catheters. *Acad Emerg Med*. 2006;13:1275-1279.

Sotomi Y, Sato N, Kajimoto K, et al. Investigators of the Acute Decompensated Heart Failure Syndromes (ATTEND) Registry. Impact of pulmonary artery catheter on outcome in patients with acute heart failure syndromes with hypotension or receiving inotropes: from the ATTEND Registry. *Int J Cardiol.* 2014;172:165-172.

Vernick WJ, Szeto WY, Li RH, et al. The utility of atrioventricular pacing via pulmonary artery catheter during transcatheter aortic valve replacement. *J Cardiothorac Vasc Anesth.* 2015;29:417-420.

Weiner MM, Geldard P, Mittnacht AJ. Ultrasound-guided vascular access: a comprehensive review. *J Cardiothorac Vasc Anesth.* 2013;27:345-360.

Wiener RS, Welch HG. Trends in use of the pulmonary artery catheter in the United States, 1993-2004. *JAMA.* 2007;298:423-429.

Zollner C, Goetz AE, Weis M, et al. Continuous cardiac output measurements do not agree with conventional bolus thermodilution cardiac output determination. *Can J Anaesth.* 2001;48:1143.

Capítulo 11

Ecocardiografia Transesofágica Intraoperatória Básica

Ronald A. Kahn, MD • Timothy Maus, MD, FASE •
Ivan Salgo, MD, MBA • Menachem M. Weiner, MD •
Stanton K. Sherman, MD • Stuart J. Weiss, MD, PhD •
Joseph S. Savino, MD • Jared W. Feinman, MD

Pontos-chave

1. Um feixe de ultrassom é uma sequência contínua ou intermitente de ondas sonoras emitidas por um transdutor ou gerador de ondas, composto por densidade ou pressão. As ondas de ultrassom se caracterizam por seu comprimento de onda, frequência e velocidade.
2. A análise de mudanças de frequência do Doppler pode ser usada para obter velocidade, direção e aceleração de hemácias no fluxo sanguíneo, estando a magnitude e a direção da mudança de frequência relacionadas à velocidade e à direção do alvo móvel. Essas medidas de fluxo de velocidade podem ser usadas para determinar gradientes e volumes do fluxo sanguíneo.
3. *Resolução axial* é a separação mínima entre duas interfaces localizadas em uma direção paralela ao feixe de ultrassom, possibilitando que sejam feitas imagens como duas interfaces diferentes. *Resolução lateral* é a separação mínima de duas interfaces alinhadas ao longo de uma direção perpendicular ao feixe. *Resolução elevacional* se refere à capacidade de determinar diferenças de espessura do plano de imagem.
4. As contraindicações absolutas à ecocardiografia transesofágica, em pacientes intubados, incluem estreitamento esofágico, divertículos, tumor, fios de sutura recentes e interrupção esofágica conhecida. As contraindicações relativas incluem hérnia de hiato sintomática, esofagite, coagulopatia, varizes esofágicas e sangramento gastrointestinal alto sem explicação.
5. Planos de imagens horizontais são obtidos movendo-se a sonda de ecocardiografia transesofágica para cima e para baixo (esofágico superior: 20-25 cm; esofágico médio: 30-40 cm; transgástrico: 40-45 cm; transgástrico profundo: 45-50 cm). Sondas multiplanares ainda podem facilitar a interrogação de estruturas anatômicas complexas, permitindo até 180 graus de rotação axial do plano da imagem sem manipulação manual da sonda.
6. Estenose aórtica pode ser avaliada por planimetria, gradientes transaórticos ou equação de continuidade. O uso de planimetria geralmente é limitado pela presença de calcificações valvares aórticas. Os gradientes máximos, bem como os médios, podem ser medidos usando-se Doppler de onda contínua sobre a valva aórtica na projeção transgástrica profunda ou transgástrica no eixo longo. A equação de continuidade usa a medida de fluxo através do trato de saída do ventrículo esquerdo e da valva aórtica para determinar a área da valva aórtica.
7. A quantificação da regurgitação aórtica geralmente se baseia na análise de padrões de Doppler em fluxo colorido no trato de saída do ventrículo esquerdo durante a diástole. As medidas mais confiáveis são a largura da *vena contracta* e a razão da largura do jato proximal para a largura do trato de saída do ventrículo esquerdo.

8. A estenose mitral pode ser avaliada por planimetria da valva na projeção basal transgástrica no eixo curto. A análise espectral Doppler transmitral pode ser usada para calcular o gradiente transmitral médio e a área da valva mitral usando o tempo da medida de meia pressão da onda E.
9. A regurgitação mitral pode ser quantificada por análise dos espectros Doppler em fluxo colorido no átrio esquerdo durante a sístole ventricular. A intensidade da regurgitação pode ainda ser quantificada usando-se uma análise das velocidades do fluxo sanguíneo venoso pulmonar e medidas das áreas dos orifícios regurgitantes a partir da área de isovelocidade proximal. A medida da largura da *vena contracta* é facilmente implantada, sendo técnica reproduzível para avaliar regurgitação mitral.

QUADRO 11.1 *Aplicações Comuns da Ecocardiografia Transesofágica*

Avaliação da anatomia e da função valvulares
Avaliação da aorta torácica
Detecção de defeitos intracardíacos
Aval de derrames pericárdicos
Detecção de ar, coágulos ou massas intracardíacos
Avaliação da função sistólica e da função diastólica biventricular
Avaliação de isquemia do miocárdio

Poucas áreas em anestesia cardíaca se desenvolveram tão rapidamente quanto o campo da ecocardiografia intraoperatória. No início da década de 1980, quando a ecocardiografia transesofágica (ETE) foi usada pela primeira vez na unidade cirúrgica, sua aplicação primária era a avaliação da função global e regional do ventrículo esquerdo (VE). Desde então, houve numerosos avanços técnicos: sondas biplanares e multiplanares; sondas de multifrequências; resolução realçada da varredura; Doppler com fluxo colorido (CFD – color-flow Doppler), Doppler de onda pulsada (PWD – pulsed-wave Doppler) e Doppler de onda contínua (CWD – continuous-wave Doppler); detecção automática da borda; imagens teciduais por Doppler (DTI – Doppler tissue imaging); reconstrução tridimensional (3D); e processamento digital da imagem. Com esses avanços, o número de aplicações clínicas da ETE aumentou significativamente. As aplicações comuns da ETE incluem: (1) avaliação da anatomia e da função valvular, (2) avaliação da aorta torácica, (3) detecção de defeitos intracardíacos, (4) detecção de massas intracardíacas, (5) avaliação de derrames pericárdicos, (6) detecção de ar e coágulos intracardíacos, (7) avaliação da função sistólica e da função diastólica biventricular. Em muitas dessas avaliações, a ETE consegue fornecer informações particularizadas e críticas que antes não eram possíveis na unidade cirúrgica (Quadro 11.1).

CONCEITOS BÁSICOS

Propriedades do Ultrassom

Na ecocardiografia, o coração e os grandes vasos são insonados com ultrassom, que é o som acima da faixa audível humana. O ultrassom é enviado à cavidade torácica e é parcialmente refletido pelas estruturas cardíacas. A partir dessas reflexões, derivam-se a distância, a velocidade e a densidade de objetos no tórax.

Um feixe de ultrassom é uma sequência contínua ou intermitente de ondas sonoras emitidas por um transdutor ou gerador de ondas. Compreende ondas de densidade ou pressão e pode existir em qualquer meio, com exceção do vácuo. As ondas de ultrassom se caracterizam por comprimento de onda, frequência e velocidade. O comprimento de onda é a distância entre os dois pontos mais próximos de igual pressão ou densidade em um feixe de ultrassom e a velocidade é aquela em que as ondas se propagam em um meio. À medida que as ondas passam qualquer ponto fixo em um feixe de ultrassom, a pressão cicla regular e continuamente entre um valor alto e um baixo. O número de ciclos por segundo (medidos em hertz [Hz]) é chamado frequência da onda. O ultrassom é o som com frequências acima de 20.000 Hz, que é o limite superior da faixa audível humana. A relação entre frequência (f), comprimento de onda (λ) e velocidade (v) de uma onda sonora é definida pela seguinte fórmula:

$$V = f \times \lambda$$

[Eq. 11.1]

Cristais piezoelétricos convertem entre sinais de ultrassom e elétricos. Quando um sinal elétrico de alta frequência se apresenta, esses cristais produzem energia de ultrassom; inversamente, quando se apresenta uma vibração ultrassônica, eles produzem um sinal elétrico de corrente alternada. Comumente, um sinal de ultrassom curto é emitido do cristal piezoelétrico, que é direcionado às áreas de imagem. Depois da formação da onda de ultrassom, o cristal procura a "escuta" de ecos de retorno por dado período e depois faz uma pausa antes de repetir esse ciclo. O comprimento do ciclo é conhecido como frequência de repetição de pulso (FRP). Esse comprimento do ciclo precisa ser longo o bastante para oferecer tempo suficiente para um sinal ir a dado objeto de interesse e dali voltar. Quando as ondas de ultrassom refletidas retornam aos cristais piezoelétricos, são convertidas em sinais elétricos, que podem ser apropriadamente processados e exibidos. Circuitos eletrônicos medem o tempo decorrido entre os ecos emitidos e os recebidos. Como a velocidade do ultrassom pelo tecido é constante, o tempo decorrido pode ser convertido na distância precisa entre o transdutor e o tecido. A amplitude, ou força de retorno do sinal do ultrassom, fornece informações sobre as características do tecido insonado.

TÉCNICAS DE IMAGENS

Modo M

O tipo mais básico de imagem por ultrassom é a ecocardiografia em modo M. Nesse modo, a densidade e a posição de todos os tecidos na via de um feixe estreito de ultrassom (ao longo de linha única) são exibidas como um rolamento em uma tela de vídeo. O rolamento produz um gráfico de tempo continuamente em mudança atualizado do corte de tecido estudado com duração de vários segundos. Como essa é uma *exibição de movimento* cronometrada (o tecido cardíaco normal está sempre em movimento), é chamada *modo M*. Como apenas uma parte muito limitada do coração está sendo observada em qualquer tempo e como a imagem exige considerável interpretação, o modo M não é atualmente usado como técnica primária de imagens. O modo M, contudo, é útil para cronometragem precisa de eventos no ciclo cardíaco e costuma ser usado em combinação com o CFD para cronometrar fluxos anormais.

Modo Bidimensional

Por varredura rápida repetitiva ao longo de muitos raios diferentes em uma área na forma de um leque (setor), a ecocardiografia gera uma imagem bidimensional (2D) de um corte do coração. Essa imagem, que se assemelha a um corte anatômico, pode ser mais facilmente interpretada do que uma exibição no modo M. As informações sobre estruturas e movimento no plano de uma varredura 2D é atualizada 20 a 40 vezes por segundo. Essa atualização repetitiva produz uma imagem ao vivo (em tempo real) do coração. Os aparelhos ecocardiográficos 2D geralmente produzem imagens do coração usando um feixe de ultrassom eletronicamente orientado (transdutor com relação de fase).

Técnicas Doppler

Os aparelhos de ecocardiografia mais modernos combinam capacidades Doppler com suas capacidades de imagens 2D. Depois de obtida a projeção desejada do coração com ecocardiografia 2D, o feixe Doppler, representado por um cursor, é sobreposto à imagem 2D. O operador posiciona o cursor o mais paralelo possível à suposta direção do fluxo sanguíneo e depois ajusta empiricamente a direção do feixe para otimizar as representações em áudio e visuais do sinal Doppler refletido. No presente, a tecnologia Doppler pode ser usada em pelo menos quatro modos diferentes para medir as velocidades do sangue: pulsado, frequência com alta repetição, onda contínua e fluxo colorido.

Doppler com Fluxo Colorido

Avanços na eletrônica e na tecnologia dos computadores têm permitido o desenvolvimento de scanners de ultrassom CFD capazes de exibir o fluxo sanguíneo em tempo real no coração com cores, enquanto também mostram imagens 2D em preto e branco. Além de mostrar a localização, a direção e a velocidade do fluxo sanguíneo cardíaco, as imagens produzidas por esses aparelhos permitem a estimativa da aceleração do fluxo e a diferenciação de fluxo sanguíneo laminar do turbulento. A ecocardiografia CFD se baseia no princípio de PWD com regulação múltipla (*multigated*), no qual as velocidades do fluxo sanguíneo são amostradas em muitos locais ao longo de muitas linhas que cobrem o setor inteiro de imagens. Ao mesmo tempo, o setor também é varrido para gerar uma imagem 2D.

A uma localização no coração em que o scanner tenha detectado fluxo em direção ao transdutor (o topo do setor da imagem), atribui-se a cor vermelha. Ao fluxo que se afasta da direção do topo, atribui-se a cor azul. Essa atribuição de cores é arbitrária e determinada pelo fabricante do equipamento e pelo mapa de cores do usuário. No esquema mais comum de codificação de fluxo por cores, quanto mais rápida a velocidade (até determinado limite), mais intensa a cor. Velocidades de fluxo que mudam mais do que um valor preestabelecido em um breve período (variância de fluxo) podem ter um matiz adicional acrescentado ao vermelho ou ao azul. Fluxo laminar rapidamente acelerado (alteração da velocidade de fluxo) e fluxo turbulento (alteração da direção do fluxo) satisfazem os critérios de alterações rápidas de velocidade. Em resumo, o brilho das cores vermelha ou azul em qualquer localização e em qualquer tempo geralmente é proporcional à velocidade de fluxo correspondente, enquanto o matiz é proporcional à taxa de alteração temporal da velocidade.

🔳 EQUIPAMENTO

Todas as sondas de ETE compartilham várias características em comum. Todas as sondas atualmente disponíveis usam um transdutor multifrequências montado na extremidade de um porta-gastroscópio. A maior parte do exame ecocardiográfico é realizada usando ultrassom entre 3,5 MHz e 7 MHz. A ponta pode ser direcionada pelo ajuste de botões colocados no cabo proximal. Há dois botões na maioria das sondas para adultos; um permite movimento anterior e posterior, enquanto o outro permite movimento de lado a lado. Sondas multiplanares também incluem um controle para rodar o arranjo ecocardiográfico mecanicamente de 0 a 180 graus. Desse modo, em combinação com a capacidade de avanço e a retirada da sonda e para rodá-la, são possíveis muitas janelas ecocardiográficas. Outra característica comum à maioria das sondas é a inclusão de um sensor de temperatura para avisar sobre possível lesão por calor do transdutor ao esôfago.

Atualmente, a maioria das sondas ecocardiográficas para adultos é multiplanar (orientação variável do plano de varredura), enquanto as sondas pediátricas são multiplanares ou biplanares (orientação transversal e longitudinal, paralela à haste). As sondas de adultos geralmente têm comprimento de haste de 100 cm e entre 9 mm e 12 mm de diâmetro. As pontas das sondas variam um pouco em sua forma e em seu tamanho, mas geralmente são 1 mm a 2 mm mais largas do que a haste. O tamanho dessas sondas exige que o paciente pese pelo menos 20 kg. Dependendo do fabricante, as sondas para adultos contêm entre 32 e 64 elementos por orientação de varredura. Em geral, a qualidade da imagem é diretamente proporcional ao número de elementos usados. As sondas pediátricas são montadas em uma haste mais estreita e mais curta com transdutores menores. Essas sondas podem ser usadas em pacientes que não pesem mais do que 1 kg.

Uma característica importante muitas vezes disponível é a capacidade de alterar a frequência de varredura. Uma frequência mais baixa, como 3,5 MHz, tem maior penetração e é mais adequada para projeção transgástrica (TG). Também aumenta os limites de velocidade Doppler. Inversamente, as frequências mais altas produzem melhor resolução para imagens detalhadas. Uma das limitações da ETE é que estruturas muito próximas da sonda são vistas apenas em um setor muito estreito. As sondas mais modernas também podem permitir uma visualização mais ampla do campo próximo. Finalmente, as sondas mais modernas possuem a capacidade de examinar simultaneamente mais de um plano. As sondas com arranjo em matriz não mecânica usam uma pilha de cristais em cubos que pode varrer lateral e elevacionalmente. Esse arranjo 2D pode criar uma imagem sonográfica em 3D e também criar imagens 2D com interseções simultâneas.

COMPLICAÇÕES

As complicações decorrentes de ETE intraoperatória podem ser separadas em dois grupos: lesão por trauma direto das vias aéreas e do esôfago e efeitos indiretos da ETE (Quadro 11.2). No primeiro grupo, as complicações em potencial incluem sangramento esofágico, queimadura, laceração, disfagia e desconforto laríngeo. Muitas dessas complicações poderiam resultar da pressão exercida pela ponta da sonda sobre o esôfago e as vias aéreas. Embora a flexão máxima da sonda não resulte em pressão acima de 17 mmHg na maioria dos pacientes, ocasionalmente, mesmo na ausência de doença esofágica, resultarão pressões acima de 60 mmHg.

QUADRO 11.2 *Complicações da Ecocardiografia Transesofágica Intraoperatória*

Lesão por trauma direto das vias respiratórias e do esôfago
- Sangramento, queimadura e laceração do esôfago
- Disfagia
- Desconforto laríngeo
- Bacteriemia
- Paralisia das pregas vocais

Efeitos indiretos
- Efeitos hemodinâmicos e pulmonares da manipulação das vias aéreas

Distração na atenção ao paciente

Posterior confirmação da baixa incidência de lesão esofágica pela ETE fica aparente nos poucos casos de complicações. Na literatura, há apenas alguns relatos de uma perfuração esofágica fatal e de uma laceração de Mallory-Weiss benigna depois de ETE intraoperatória. Portanto, se for encontrada resistência enquanto se avança a sonda, o procedimento deve ser abortado para evitar complicações potencialmente fatais.

O segundo grupo de complicações que resulta da ETE inclui efeitos hemodinâmicos e pulmonares de manipulação das vias aéreas e, particularmente para os operadores de ETE, distração da atenção ao paciente. Felizmente, no paciente anestesiado, as consequências hemodinâmicas da colocação esofágica da sonda são raras e nenhum estudo aborda especificamente a questão. São mais importantes para o anestesiologista os problemas de distração da atenção ao paciente. Embora esses relatos não tenham aparecido na literatura, os autores têm ouvido sobre várias desconexões de cânulas endotraqueais que passaram despercebidas até o ponto de dessaturação durante o exame de ETE. Adicionalmente, há relatos de circunstâncias em que anormalidades hemodinâmicas graves não foram percebidas em razão de uma fascinação com as imagens ou os controles do ecocardiógrafo. Fica claro que novos operadores ecocardiográficos devem empregar a assistência de um associado para observar o paciente durante o exame ecocardiográfico. Esse segundo anestesiologista se tornará desnecessário depois de se adquirir experiência suficiente. Também é importante assegurar que todos os alarmes respiratórios e hemodinâmicos estejam ativados durante o exame ecocardiográfico.

DIRETRIZES DE SEGURANÇA E CONTRAINDICAÇÕES

Para garantir a segurança contínua da ETE, fazem-se algumas recomendações. A sonda deve ser inspecionada antes de cada inserção para verificação da limpeza e da integridade estrutural. Se possível, também se deve verificar o isolamento elétrico. A sonda deve ser introduzida delicadamente; se for encontrada resistência, o procedimento deve ser abortado. Deve-se usar o transdutor em energia mínima e a imagem deve ser congelada quando não usada. Finalmente, quando não estiver fazendo imagens, a sonda deve ser deixada em posição neutra e destravada para evitar pressão prolongada sobre a mucosa esofágica.

As contraindicações absolutas à ETE em pacientes intubados incluem estenose esofágica, divertículos, tumor, fios de sutura recentes e interrupção esofágica conhecida. As contraindicações relativas incluem hérnia de hiato sintomática, esofagite, coagulopatia, varizes esofágicas e sangramento gastrointestinal alto sem explicação. Notavelmente, apesar dessas contraindicações relativas, a ETE tem sido usada em pacientes submetidos a transplante hepático sem relatos de sequelas.

TÉCNICA DA PASSAGEM DA SONDA

A passagem de uma sonda de ETE pelas cavidades oral e faríngea em pacientes anestesiados pode ser, às vezes, desafiadora. A técnica habitual é colocar a sonda bem lubrificada na parte posterior da orofaringe com o elemento transdutor apontando inferior e anteriormente. O restante da sonda pode ser estabilizado dando uma volta nos controles e na parte proximal da sonda sobre o pescoço e o ombro do operador. A mão esquerda do operador então eleva a mandíbula, introduzindo o polegar atrás dos dentes, segurando a região submandibular com os dedos e então elevando-a delicadamente. A sonda é então avançada contra uma resistência discreta, porém homogênea, até que se detecte uma perda de resistência quando a ponta da sonda passa pelo músculo constritor inferior da faringe, o que geralmente ocorre 10 cm depois dos lábios em neonatos e 20 cm depois dos lábios nos adultos. Continua-se a realizar manipulação da sonda sob orientação ecocardiográfica.

A introdução difícil da sonda de ETE pode ser causada quando a ponta da sonda se encosta aos seios piriformes, à valécula, à parte posterior da língua ou a um divertículo esofágico. A hiperdistensão do *cuff* da cânula endotraqueal também obstrui a passagem da sonda. Manobras que auxiliariam a passagem da sonda incluem mudar a posição do pescoço, realinhar a sonda de ETE e aplicar impulso adicional à mandíbula, elevando seus ângulos. A sonda também pode ser passada com assistência do laringoscópio. Ela jamais deve ser forçada depois de uma obstrução. Isso poderia resultar em trauma das vias aéreas ou perfuração esofágica.

■ EXAME ECOCARDIOGRÁFICO TRANSESOFÁGICO MULTIPLANAR INTRAOPERATÓRIO ABRANGENTE

Manipulação da Sonda: Termos Descritivos e Técnica

O processo de obter um exame de ETE multiplanar intraoperatório abrangente começa com um conhecimento fundamental da terminologia e da técnica para manipulação da sonda (Fig. 11.1). A manipulação eficiente da sonda minimiza a lesão esofágica e facilita o processo de adquirir e varrer planos de imagens 2D. Os planos de imagens horizontais são obtidos movimentando-se a sonda de ETE para cima e para baixo (proximal e distalmente) no esôfago em várias profundidades relativamente aos incisivos (*esôfago superior [ES]*: 20-25 cm; *esôfago médio [EM]*: 30-40 cm; *TG*: 40-45 cm; *TG profunda*: 45-50 cm) (Tabela 11.1). Os planos verticais são obtidos virando-se manualmente a sonda para a esquerda ou a direita do paciente. Pode-se conseguir um alinhamento melhor do plano de imagens rodando-se manualmente um dos dois botões giratórios de controle no cabo da sonda, o que flexiona a ponta da sonda para a esquerda ou para a direita ou no plano anterior ou no plano posterior. As sondas multiplanares podem facilitar ainda mais a interrogação de estruturas anatômicas complexas, como a valva mitral (VM), permitindo até 180 graus de rotação axial do plano de imagens sem manipulação manual da sonda.

Texto continua na pág. 239

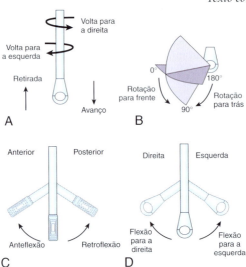

Fig. 11.1 Modos de ajustar a sonda. (A) Movimento da sonda no esôfago. (B) Ângulos de varredura obtidos por rotação dos cristais. (C) Movimento da ponta para frente e para trás. (D) Movimento da ponta de lado a lado.

Tabela 11.1 Exame Ecocardiográfico Transesofágico Multiplanar Intraoperatório Abrangente

Projeção	Esôfago Médio com Cinco Câmaras
Variação do ângulo multiplanar	0-20 graus
Imagens anatômicas	Trato de saída do ventrículo esquerdo
	Ventrículo e átrio esquerdos
	Ventrículo e átrio direitos
	Valvas mitral e tricúspide
	Septos interatrial e interventricular
Utilidade clínica	Função dos ventrículos: global e regional
	Massas em câmaras intracardíacas: trombo, tumor, ar; corpos estranhos
	Avaliação das valvas mitral e tricúspide: condições patológicas e fisiopatológicas
	Defeitos congênitos ou adquiridos dos septos interatrial e interventricular
	Avaliação de cardiomiopatia obstrutiva hipertrófica
	Avaliação diastólica ventricular por meio transmitral e da veia pulmonar
	Análise do perfil de fluxo Doppler
	Avaliação do pericárdio: pericardite; derrame pericárdico
Projeção	**Esôfago Médio com Quatro Câmaras**
Variação do ângulo multiplanar	0-20 graus
Imagens anatômicas	Ventrículo e átrio esquerdos
	Ventrículo e átrio direitos
	Valvas mitral e tricúspide
	Septos interatrial e interventricular
	Veias pulmonares esquerdas
	Veias pulmonares direitas
	Seio coronário
Utilidade clínica	Função dos ventrículos: global e regional
	Massas em câmaras intracardíacas: trombo, tumor, ar; corpos estranhos
	Avaliação das valvas mitral e tricúspide: condições patológicas e fisiopatológicas
	Defeitos congênitos ou adquiridos dos septos interatrial e interventricular
	Avaliação de cardiomiopatia obstrutiva hipertrófica
	Avaliação diastólica ventricular por meio transmitral e das veias pulmonares
	Análise do perfil de fluxo Doppler
	Avaliação do pericárdio: pericardite; derrame pericárdico
	Avaliação do seio coronário: colocação de cateter no seio coronário; dilatação secundária à veia cava superior esquerda persistente
Projeção	**Esôfago Médio com Comissural Mitral**
Alcance do ângulo multiplanar	60-70 graus
Imagens anatômicas	Átrio e ventrículo esquerdos
	Valva mitral
Utilidade clínica	Função dos ventrículos: global e regional
	Massas no ventrículo e no átrio esquerdos: trombo, tumor, ar; corpos estranhos
	Avaliação da valva mitral: condições patológicas e fisiopatológicas
	Avaliação diastólica ventricular via análise de perfil de fluxo Doppler transmitral
Projeção	**Esôfago Médio com Duas Câmaras**
Alcance do ângulo multiplanar	80-100 graus

(Continua)

Tabela 11.1 Exame Ecocardiográfico Transesofágico Multiplanar Intraoperatório Abrangente *(Cont.)*

Projeção	Esôfago Médio com Duas Câmaras
Imagens anatômicas	Ventrículo e átrio esquerdos, apêndice atrial Valva mitral Veias pulmonares esquerdas Seio coronário
Utilidade clínica	Função do ventrículo esquerdo: global e regional Massas no ventrículo e no átrio esquerdos: trombo, tumor, ar; corpos estranhos Avaliação da valva mitral: condições patológicas e fisiopatológicas Avaliação diastólica ventricular via análise de perfil de fluxo Doppler transmitral Avaliação do seio coronário: colocação de cateter no seio coronário; dilatação secundária à veia cava superior esquerda persistente

Projeção	Esôfago Médio com Eixo Longo
Alcance do ângulo multiplanar	120-160 graus
Imagens anatômicas	Ventrículo e átrio esquerdos Trato de saída do ventrículo esquerdo Valva aórtica Valva mitral Aorta ascendente
Utilidade clínica	Função do ventrículo esquerdo: global e regional Massas no ventrículo e no átrio esquerdos: trombo, tumor, ar; corpos estranhos Avaliação da valva mitral: condições patológicas e fisiopatológicas Avaliação diastólica ventricular via análise de perfil de fluxo Doppler transmitral Avaliação da valva aórtica: condições patológicas e fisiopatológicas Condições patológicas da aorta ascendente: aterosclerose, aneurismas, dissecções Avaliação de cardiomiopatia obstrutiva hipertrófica

Projeção	Esôfago Médio e Valva Aórtica com Eixo Longo
Alcance do ângulo multiplanar	120-160 graus
Imagens anatômicas	Valva aórtica Aorta ascendente proximal Trato de saída do ventrículo esquerdo Valva mitral Artéria pulmonar direita
Utilidade clínica	Valva aórtica: condições patológicas e fisiopatológicas Condições patológicas da aorta ascendente: aterosclerose, aneurismas, dissecções Avaliação da valva mitral: condições patológicas e fisiopatológicas

Projeção	Esôfago Médio e Aorta Ascendente com Eixo Longo
Alcance do ângulo multiplanar	100-150 graus
Imagens anatômicas	Aorta ascendente Artéria pulmonar direita
Utilidade clínica	Condições patológicas da aorta ascendente: aterosclerose, aneurismas, dissecções Avaliação da oferta de cardioplegia anterógrada Êmbolo ou trombo pulmonar

Projeção	Esôfago Médio e Aorta Ascendente com Eixo Curto
Alcance do ângulo multiplanar	0-60 graus

Tabela 11.1 — Exame Ecocardiográfico Transesofágico Multiplanar Intraoperatório Abrangente *(Cont.)*

Projeção	Esôfago Médio e Aorta Ascendente com Eixo Curto
Imagens anatômicas	Aorta ascendente Veia cava superior (menor eixo) Tronco da artéria pulmonar Artéria pulmonar direita Artéria pulmonar esquerda Valva pulmonar
Utilidade clínica	Condições patológicas da aorta ascendente: aterosclerose, aneurismas, dissecções Valva pulmonar: condições patológicas e fisiopatológicas Avaliação de embolia, trombose pulmonar Condições patológicas da veia cava superior: trombo, comunicação interatrial venosa sinusal Colocação de cateter na artéria pulmonar

Projeção	Esôfago Médio e Veia Pulmonar Direita
Alcance do ângulo multiplanar	0-30 graus
Imagens anatômicas	Aorta ascendente média Veia cava superior Veia pulmonar direita
Utilidade clínica	Dissecção, aneurisma ou placa na aorta ascendente Trombo na veia cava superior Velocidade do fluxo Doppler na veia pulmonar direita

Projeção	Esôfago Médio e Valva Aórtica com Eixo Curto
Alcance do ângulo multiplanar	30-60 graus
Imagens anatômicas	Valva aórtica Septo interatrial Óstios e artérias coronárias Trato de saída do ventrículo direito Valva pulmonar
Utilidade clínica	Valva aórtica: condições patológicas e fisiopatológicas Condições patológicas da aorta ascendente: aterosclerose, aneurismas, dissecções Avaliação de defeitos congênitos e adquiridos do septo interatrial

Projeção	Esôfago Médio com Influxo-Efluxo do Ventrículo Direito ("Envolvido em torno")
Alcance do ângulo multiplanar	60-90 graus
Imagens anatômicas	Ventrículo e átrios direitos Átrio esquerdo Valva tricúspide Valva aórtica Trato de saída do ventrículo direito Valva pulmonar e tronco da artéria pulmonar
Utilidade clínica	Massas no ventrículo e no átrio direitos bem como no átrio esquerdo: trombo, êmbolo, tumor, corpos estranhos Valva pulmonar e valva subpulmonar: condições patológicas e fisiopatológicas Colocação de cateter na artéria pulmonar Valva tricúspide: condições patológicas e fisiopatológicas Valva aórtica: condições patológicas e fisiopatológicas

Projeção	Esôfago Médio e Valva Tricúspide Bicaval Modificada
Alcance do ângulo multiplanar	50-70 graus

(Continua)

Tabela 11.1 Exame Ecocardiográfico Transesofágico Multiplanar Intraoperatório Abrangente *(Cont.)*

Projeção	Esôfago Médio e Valva Tricúspide Bicaval Modificada
Imagens anatômicas	Átrios direito e esquerdo Veia cava superior (maior eixo) Orifício da veia cava inferior Septo interatrial Veias pulmonares direitas Seio coronário e válvula do seio coronário Válvula da veia cava inferior Valva tricúspide
Utilidade clínica	Massas nos átrios direito e esquerdo: trombo, êmbolo, tumor, corpos estranhos Condições patológicas da veia cava superior: trombo, comunicação interatrial venosa sinusal Condições patológicas da veia cava inferior: trombo, tumor Colocação de acesso venoso femoral Colocação de acesso por cateter ao seio coronário Avaliação da veia pulmonar direita: retorno anômalo, avaliação com Doppler da função diastólica do ventrículo esquerdo Avaliação de comunicações interatriais congênitas ou adquiridas Avaliação de derrame pericárdico Avaliação da valva tricúspide para estenose, regurgitação e estimativa calculada das pressões da artéria pulmonar pelo jato regurgitante Perfil de velocidade do fluxo Doppler
Projeção	Esôfago Médio Bicaval
Alcance do ângulo multiplanar	80-110 graus
Imagens anatômicas	Átrios direito e esquerdo Veia cava superior (maior eixo) Orifício da veia cava inferior: avance a sonda e vire para a direita para visualizar a veia cava inferior no maior eixo, o fígado, as veias hepática e porta Septo interatrial Veias pulmonares direitas: vire a sonda para a direita Seio coronário e válvula do seio coronário Válvula da veia cava inferior
Utilidade clínica	Massas nos átrios direito e esquerdo: trombo, êmbolo, tumor, corpos estranhos Condições patológicas da veia cava superior: trombo, comunicação interatrial venosa sinusal Condições patológicas da veia cava inferior: trombo, tumor Colocação de acesso venoso femoral Colocação de acesso por cateter ao seio coronário Avaliação da veia pulmonar direita: retorno anômalo, avaliação com Doppler da função diastólica do ventrículo esquerdo Avaliação de comunicações interatriais congênitas ou adquiridas Avaliação de derrame pericárdico
Projeção	Veias Pulmonares Direita e Esquerda Esofágicas Superiores
Alcance do ângulo multiplanar	90-100 graus
Imagens anatômicas	Veias pulmonares Artéria pulmonar Aorta ascendente

Tabela 11.1 Exame Ecocardiográfico Transesofágico Multiplanar Intraoperatório Abrangente *(Cont.)*

Projeção	**Veias Esofágicas Superiores Direita e Esquerda / Veias Pulmonares Direita e Esquerda**
Utilidade clínica	Condição patológica das veias pulmonares
	Aneurisma, dissecção da aorta ascendente
	Êmbolo, trombo pulmonar
Projeção	**Esôfago Médio e Apêndice Atrial Esquerdo**
Alcance do ângulo multiplanar	90-110 graus
Imagens anatômicas	Veias pulmonares esquerdas
	Apêndice atrial esquerdo
Utilidade clínica	Velocidade do fluxo Doppler nas veias pulmonares esquerdas
	Trombo no apêndice atrial esquerdo
Projeção	**Esôfago Médio e Aorta Ascendente com Eixo Curto**
Alcance do ângulo multiplanar	0-60 graus
Imagens anatômicas	Aorta ascendente
	Veia cava superior (eixo curto)
	Tronco da artéria pulmonar
	Artéria pulmonar esquerda
	Valva pulmonar
Utilidade clínica	Condições patológicas da aorta ascendente: aterosclerose, aneurismas, dissecções
Projeção	**Transgástrica Basal com Eixo Curto**
Alcance do ângulo multiplanar	0-20 graus
Imagens anatômicas	Ventrículos esquerdo e direito
	Valva mitral
	Valva tricúspide
Utilidade clínica	Avaliação da valva mitral ("projeção em boca de peixe"): condições patológicas e fisiopatológicas
	Avaliação da valva tricúspide: condições patológicas e fisiopatológicas
	Função regional basal do ventrículo esquerdo
	Função regional basal do ventrículo direito
Projeção	**Transgástrica Papilar Média**
Alcance do ângulo multiplanar	0-20 graus
Imagens anatômicas	Ventrículos esquerdo e direito
	Músculos papilares
Utilidade clínica	Funções regional e global médias dos ventrículos esquerdo e direito
	Estado volumétrico intracardíaco
Projeção	**Transgástrica Apical com Eixo Curto**
Alcance do ângulo multiplanar	0-20 graus
Imagens anatômicas	Ventrículos esquerdo e direito
Utilidade clínica	Funções regionais apicais dos ventrículos esquerdo e direito
	Aneurisma ventricular
Projeção	**Transgástrica Basal com Ventrículo Direito**
Alcance do ângulo multiplanar	0-20 graus
Imagens anatômicas	Ventrículos esquerdo e direito
	Trato de saída do ventrículo direito
	Valva tricúspide (menor eixo)
	Valva pulmonar
Utilidade clínica	Funções regional e global dos ventrículos esquerdo e direito
	Estado volumétrico intracardíaco
	Condição patológica da valva tricúspide
	Avaliação de regurgitação e estenose da valva pulmonar

(Continua)

Tabela 11.1 Exame Ecocardiográfico Transesofágico Multiplanar Intraoperatório Abrangente *(Cont.)*

Projeção	Transgástrica com Influxo-Efluxo do Ventrículo Direito
Alcance do ângulo multiplanar	60-90 graus
Imagens anatômicas	Ventrículo e átrio direitos
	Átrio esquerdo
	Valva tricúspide
	Valva aórtica
	Trato de saída do ventrículo direito
	Valva pulmonar e tronco da artéria pulmonar
Utilidade clínica	Massas no ventrículo e no átrio direitos, bem como átrio esquerdo: trombo, êmbolo, tumor, corpos estranhos
	Valva pulmonar e valva subpulmonar: condições patológicas e fisiopatológicas
	Colocação de cateter na artéria pulmonar
	Valva tricúspide: condições patológicas e fisiopatológicas
	Valva aórtica: condições patológicas e fisiopatológicas

Projeção	Transgástrica com Duas Câmaras
Alcance do ângulo multiplanar	80-100 graus
Imagens anatômicas	Átrio e ventrículo esquerdos
	Valva mitral: cordas tendíneas e músculos papilares
	Seio coronário
Utilidade clínica	Funções regional e global do ventrículo esquerdo (inclusive o ápice)
	Massas no ventrículo e no átrio esquerdos: trombo, êmbolo, tumor, corpos estranhos
	Valva mitral: condições patológicas e fisiopatológicas

Projeção	Transgástrica com Influxo do Ventrículo Direito
Alcance do ângulo multiplanar	100-120 graus
Imagens anatômicas	Ventrículo e átrio direitos
	Valva tricúspide: cordas tendíneas e músculos papilares
Utilidade clínica	Funções regional e global do ventrículo direito
	Massas no ventrículo e no átrio direitos: trombo, êmbolo, tumor, corpos estranhos
	Valva tricúspide: condições patológicas e fisiopatológicas

Projeção	Transgástrica com Eixo Longo
Alcance do ângulo multiplanar	90-120 graus
Imagens anatômicas	Ventrículo esquerdo e trato de saída
	Valva aórtica
	Valva mitral
Utilidade clínica	Funções regional e global do ventrículo esquerdo
	Valva mitral: condições patológicas e fisiopatológicas
	Valva aórtica: condições patológicas e fisiopatológicas

Projeção	Transgástrica Profunda com Eixo Longo
Alcance do ângulo multiplanar	0-20 graus
Imagens anatômicas	Ventrículo esquerdo e trato de saída
	Septo interventricular
	Valva aórtica e aorta ascendente
	Átrio esquerdo
	Valva mitral
	Ventrículo direito
	Valva pulmonar
Utilidade clínica	Valva aórtica e subaórtica: condições patológicas e fisiopatológicas
	Valva mitral: condições patológicas e fisiopatológicas
	Funções globais dos ventrículos esquerdo e direito
	Massas nos ventrículos esquerdo e direito: trombo, êmbolo, tumor, corpos estranhos
	Avaliação de comunicação interventricular congênita ou adquirida

Tabela 11.1	Exame Ecocardiográfico Transesofágico Multiplanar Intraoperatório Abrangente *(Cont.)*
Projeção	**Arco Aórtico Esofágico Superior: Eixo Longo**
Alcance do ângulo multiplanar	0 grau
Imagens anatômicas	Arco aórtico; veia braquiocefálica esquerda; artérias subclávia esquerda e carótida; artéria braquiocefálica direita
Utilidade clínica	Condições patológicas da aorta ascendente e do arco: aterosclerose, aneurismas, dissecções; avaliação de local de canulação aórtica para circulação extracorpórea
Projeção	**Arco Aórtico Esofágico Superior: Eixo Curto**
Alcance do ângulo multiplanar	90 graus
Imagens das estruturas	Arco aórtico; veia braquiocefálica esquerda; artérias subclávia esquerda e carótida; artéria braquiocefálica direita
	Tronco da artéria pulmonar e valva pulmonar
Utilidade clínica	Condições patológicas da aorta ascendente e do arco: aterosclerose, aneurismas, dissecções
	Embolia pulmonar; avaliação da valva pulmonar (insuficiência, estenose, procedimento de Ross); colocação de cateter na artéria pulmonar
Projeção	**Aorta Descendente com Eixo Curto**
Alcance do ângulo multiplanar	0 grau
Imagens anatômicas	Aorta torácica descendente
	Espaço pleural esquerdo
Utilidade clínica	Condições patológicas da aorta descendente: aterosclerose, aneurismas, dissecções
	Avaliação para colocação de balão intra-aórtico
	Derrame pleural esquerdo
Projeção	**Aorta Descendente com Eixo Longo**
Alcance do ângulo multiplanar	90-110 graus
Imagens anatômicas	Aorta torácica descendente
	Espaço pleural esquerdo
Utilidade clínica	Condições patológicas da aorta descendente: aterosclerose, aneurismas, dissecções
	Avaliação para colocação de balão intra-aórtico
	Derrame pleural esquerdo

Exame Ecocardiográfico Transesofágico Intraoperatório Abrangente: Planos de Imagens e Análise Estrutural

Ventrículos Esquerdo e Direito

O ventrículo esquerdo deve ser examinado cuidadosamente para verificação de suas funções global e regional usando-se múltiplos planos, múltiplas profundidades e múltiplas orientações rotacionais e angulares no transdutor (Fig. 11.2). A análise da função segmentar se baseia em uma avaliação visual qualitativa que inclui o seguinte sistema de graduação da espessura da parede do VE e de seu movimento (excursão da borda endocárdica) durante a sístole: 1 = normal (> 30% de espessamento); 2 = hipocinesia leve (entre 10% e 30% de espessamento); 3 = hipocinesia intensa (< 10% de espessamento); 4 = acinesia (ausência de espessamento); 5 = discinesia (movimento paradoxal). A recentemente recomendada projeção de cinco câmaras no EM possibilita a visualização das paredes septal e lateral (discretamente anteriores) do ventrículo esquerdo a 0 a 20 graus de sua base até o ápice, juntamente com o trato de saída do ventrículo esquerdo (TSVE), o ventrículo direito e ambos os átrios (Fig. 11.2). Discreto avanço da sonda de ETE elimina o TSVE da janela de imagem e permite o desenvolvimento da projeção em *quatro câmaras no EM* (Fig. 11.2), demonstrando um plano discretamente mais médio a inferior. A rotação da sonda de ETE para aproximadamente 80 a 100 graus desenvolve a projeção em *duas câmaras* no EM (Fig. 11.2), o que remove as câmaras do lado direito da janela de imagens, mas possibilita a visualização das paredes inferior e anterior do VE nos segmentos dos níveis basal, médio e apical. A projeção *no eixo longo EM (LAX)* em 120 a 160 graus (Fig. 11.2) permite a avaliação dos segmentos anterosseptal e inferolateral (posterior) do VE. Como o ventrículo esquerdo geralmente tem orientação inferior até o plano horizontal verdadeiro, pode ser necessária discreta retroflexão da ponta da sonda para minimizar o encurtamento do VE. A projeção *papilar média TG SAX (TG média-SAX)* em 0 a 20 graus (Fig. 11.2) é a mais comumente usada para monitorizar a função do VE porque permite avaliação papilar média dos segmentos do VE irrigados pelas artérias coronárias correspondentes (artérias coronária direita, circunflexa esquerda e descendente anterior esquerda [DAE]). Essa projeção também possibilita avaliações qualitativa e quantitativa de derrames pericárdicos. Avançar ou retirar a sonda na profundidade TG possibilita avaliação do VE nos recentemente recomendados *SAX apical TG* e basal (*SAX basal TG*) (Fig. 11.2), respectivamente. Pode-se obter avaliação mais detalhada do ventrículo esquerdo na profundidade TG papilar média rodando-se a sonda e avançando-se até a projeção *TG de duas câmaras* (80 a 100 graus) (Fig. 11.2) e *TG LAX* (90 a 120 graus) (Fig. 11.2).

As funções regional e global do ventrículo direito (VD) podem ser avaliadas pelas projeções de *cinco câmaras* e *quatro câmaras EM* (Fig. 11.2), o que permite visualização das paredes septal e livre. Embora não se tenha desenvolvido um esquema segmentar formal para a parede livre do VD, pode-se realizar a avaliação regional do septo. Girar a sonda para a direita e avançar discretamente da profundidade EM permitem visualização da valva tricúspide (VT), do seio coronário (SC) e do ápice do VD. Rodar a sonda entre 60 e 90 graus revela a projeção de *influxo-efluxo do VD EM* (Fig. 11.2), na qual o átrio direito (AD), a VT, a parede livre inferior do VD, o trato de saída do ventrículo direito (TSVD), a valva pulmonar (VP) e o tronco da artéria pulmonar (AP) podem ser vistos se envolvendo em torno da valva aórtica (VA) centralmente orientada. Essa projeção muitas vezes permite o alinhamento ideal do feixe Doppler para avaliar a VT e também pode ser útil para direcionar a flutuação e o posicionamento do cateter da AP. As mesmas estruturas do lado direito também podem ser visualizadas de uma perspectiva diferente avançando-se a sonda até a profundidade TG para obter a projeção de *influxo-efluxo do VD TG* (Fig. 11.2). A projeção *SAX papilar média TG* (Fig. 11.2) exibe a forma de meia-lua, o ventrículo direito com parede mais fina à esquerda do ventrículo esquerdo. Retirar um pouquinho da sonda revela o ventrículo direito em um nível mais basal juntamente com a VP na projeção basal do VD TG recentemente recomendada (Fig. 11.2). A projeção de *influxo do VD TG* (Fig. 11.2) é desenvolvida girando-se a sonda para a direita para centralizar o ventrículo direito nessa profundidade e rodando-se o ângulo multiplanar até 100 a 120 graus, revelando a parede livre inferior do VD.

Valva Mitral

A avaliação ecocardiográfica da VM exige uma avaliação minuciosa de seus folhetos (anterior e posterior), de seu ânulo e do aparelho subvalvar (cordas tendíneas, músculos papilares e paredes adjacentes do VE) para localizar lesões e definir a causa e a intensidade da condição fisiopatológica. Os folhetos mitrais podem ainda ser divididos em escalopes dos folhetos posteriores: lateral (P1), médio (P2) e medial (P3), que correspondem aos cortes dos respectivos folhetos anteriores: terço lateral (A1), terço médio (A2) e terço medial

Projeções esofágicas médias

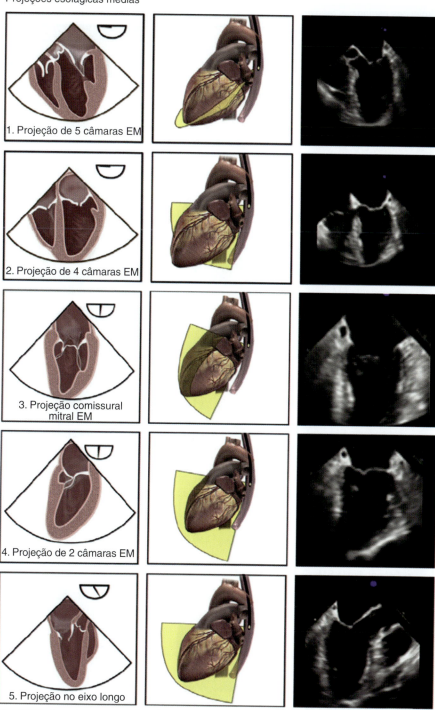

Fig. 11.2 Desenhos esquemáticos do exame abrangente. *EM*, esôfago médio; *ES*, esôfago superior; *LAX*, eixo longo; *SAX*, eixo curto; *TG*, transgástrica; *VA*, valva aórtica; *VD*, ventrículo direito; *VT*, valva tricúspide. (Adaptada com permissão. Extraída de Hahn RT, Abraham T, Adams MS et al.: Guidelines for performing a comprehensive transesophageal echocardiographic examination: recommendations from the American Society of Echocardiography and the Society of Cardiovascular Anesthesiologists. *J Am Soc Echocardiogr.* 2013;9:921-964.)

Projeções esofágicas médias

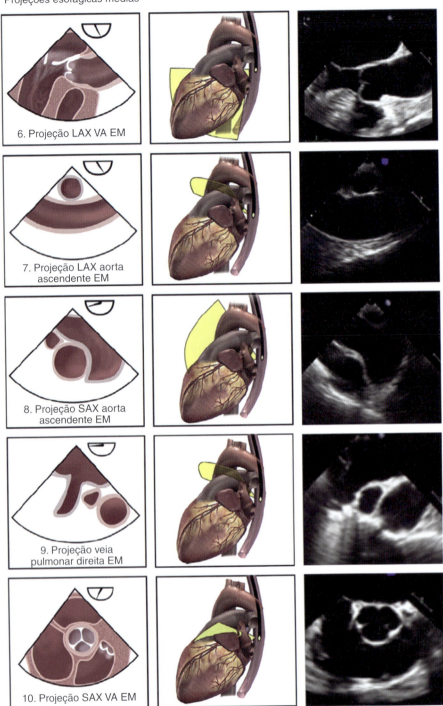

Fig. 11.2 (Cont.)

(Continua)

Projeções esofágicas médias

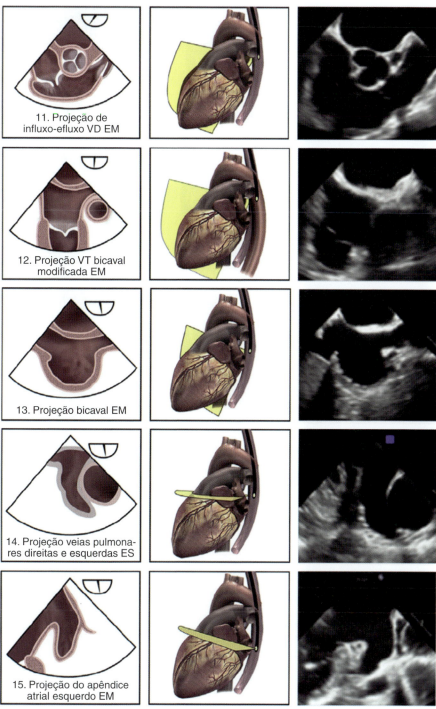

11. Projeção de influxo-efluxo VD EM

12. Projeção VT bicaval modificada EM

13. Projeção bicaval EM

14. Projeção veias pulmonares direitas e esquerdas ES

15. Projeção do apêndice atrial esquerdo EM

Fig. 11.2 *(Cont.)*

(Continua)

243

Projeções transgástricas

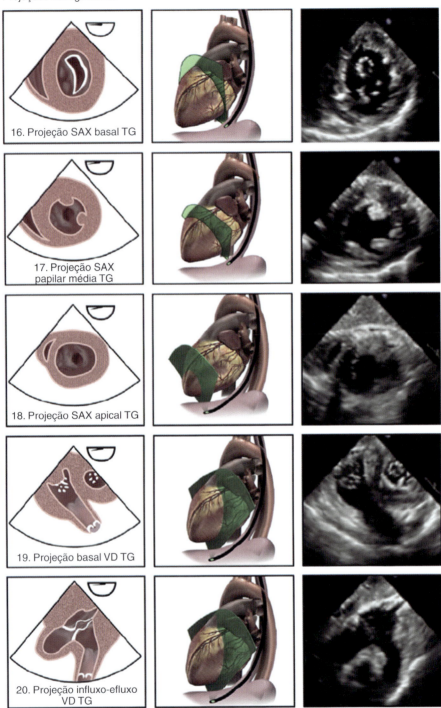

16. Projeção SAX basal TG
17. Projeção SAX papilar média TG
18. Projeção SAX apical TG
19. Projeção basal VD TG
20. Projeção influxo-efluxo VD TG

Fig. 11.2 *(Cont.)*

(Continua)

Projeções transgástricas

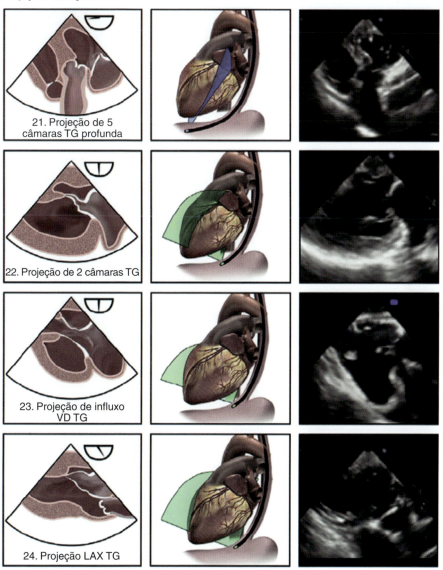

Fig. 11.2 *(Cont.)*

(A3). Os folhetos são unidos nas comissuras anterolateral e posteromedial. A projeção de *quatro câmaras EM* (Fig. 11.2) exibe o maior folheto, que aparece anteriormente (A2,3) à esquerda do folheto posterior (P2,1), enquanto a projeção de *cinco câmaras EM* revela mais de A1 e P1. Anteflexão da sonda proporciona imagens da face anterolateral da VM, enquanto o avanço gradual da sonda e a retroflexão mudam o plano da imagem para a face posteromedial da VM. Manter a sonda na profundidade EM e rodar o ângulo multiplanar para frente 60 a 70 graus desenvolvem a projeção *comissural mitral EM* (Fig. 11.2), na qual A2 é flanqueada por P1 à direita e P3 à esquerda, dando a A2 o aspecto de uma "porta de armadilha" ao se mover para dentro e para fora do plano da imagem durante todo o ciclo

Projeções aórticas

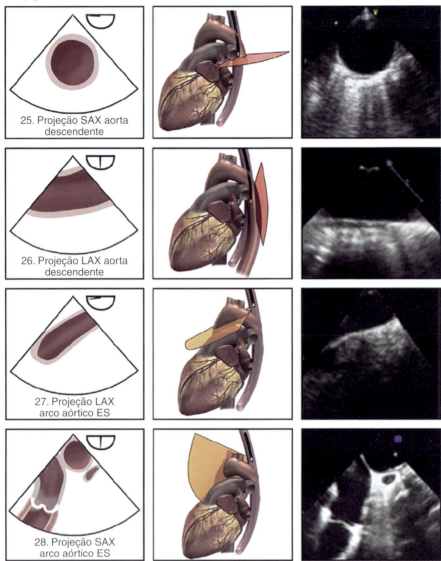

Fig. 11.2 *(Cont.)*

cardíaco. Continuar a rotação da sonda para frente 80 a 100 graus desenvolve a projeção em *duas câmaras EM* (Fig. 11.2), revelando P3 à esquerda e A1 à direita. A rotação final da sonda para frente 120 a 160 graus revela a projeção *LAX EM* (Fig. 11.2), que faz a imagem de P2 à esquerda e A2 à direita. A projeção *SAX basal TG* (Fig. 11.2) possibilita a visualização de ambos os folhetos da VM ("projeção em boca de peixe") se a sonda estiver em anteflexão e for retirada discretamente do nível papilar médio do ventrículo esquerdo. Nessa projeção, a comissura posteromedial está à esquerda superior, a comissura anterolateral está à direita inferior, o folheto posterior está à direita e o folheto anterior está à esquerda da imagem exibida. Rodar a sonda 80 a 100 graus desenvolve a projeção de *duas câmaras TG* (Fig. 11.2), especialmente útil para avaliar as cordas tendíneas e os músculos papilares correspondentes.

Valva Aórtica, Raiz da Aorta e Saída do Ventrículo Esquerdo

As três cúspides da VA semilunar são mais bem visualizadas simultaneamente na projeção *SAX VA EM* (Fig. 11.2), a qual é obtida rodando-se a sonda para frente 30 a 60 graus. A cúspide não coronária é superior, situando-se adjacente ao septo atrial; a cúspide direita é inferior; e a cúspide esquerda se encontra à direita, apontando na direção do apêndice atrial esquerdo (AAE). Essa projeção permite planimetria do orifício da VA, avaliação de anomalias congênitas da VA (VA bicúspide) e avaliação qualitativa da insuficiência aórtica (IA) quando se usa CFD. A projeção *LAX VA EM* (Fig. 11.2) pode ser obtida na mesma profundidade enquanto se roda a sonda 120 a 160 graus, permitindo a visualização do TSVE, do ânulo da VA e das cúspides (direita e não coronária ou esquerda), dos seios da aorta, da junção sinotubular e da aorta ascendente proximal. Essa projeção é particularmente útil para avaliar IA com CFD, movimento anterior sistólico da VM e condições patológicas aórticas proximais (p. ex., dissecções, aneurismas). Rodar a sonda de volta 90 a 120 graus e avançar para o estômago até o nível TG desenvolve a projeção *LAX TG* (Fig. 11.2). Nessa projeção, o TSVE e a VA estão orientados para a direita e inferiormente na imagem exibida, assim fornecendo ótima janela para o alinhamento do feixe Doppler paralelo para a avaliação de fluxos e gradientes de pressão (estenose aórtica [EA], cardiomiopatia obstrutiva hipertrófica). Rodando a sonda de volta mais 0 a 20 graus, avançando profundamente ao estômago e com anteflexão da ponta para que se situe adjacente ao ápice do VE, permite-se o desenvolvimento da projeção *LAX TG profunda*, agora denominada projeção de *cinco câmaras TG profunda* (Fig. 11.2), que também oferece o alinhamento ideal do feixe Doppler para medir as velocidades de fluxo transaórticas na valva e o TSVE e pode fornecer uma janela adicional para avaliar os fluxos por meio das comunicações interventriculares musculares e das condições patológicas apicais do VE (trombo, aneurismas).

Valva Tricúspide

A avaliação ecocardiográfica da VT exige avaliação minuciosa de seus três folhetos (anterior, posterior e septal), do ânulo, das cordas tendíneas, dos músculos papilares e das paredes do VD correspondentes. Na projeção em *cinco câmaras EM*, o folheto septal da VT é exibido no lado direito e o folheto anterior, geralmente, à esquerda do ânulo. Avançando a sonda discretamente, revela-se a projeção de *quatro câmaras EM* (Fig. 11.2), estando o folheto septal da VT à direita e o folheto posterior da VT geralmente no lado esquerdo do ânulo. Rodar o ângulo multiplanar 50 a 70 graus desenvolve a projeção de *influxo-efluxo do VD EM* (Fig. 11.2), o que exibe o folheto posterior da VT no lado esquerdo da imagem e o folheto anterior da VT no lado direito da imagem, adjacentemente à VA. Girar discretamente a sonda para a direita a partir da projeção *bicaval EM* permite o desenvolvimento da projeção *VT bicaval modificada em EM* recentemente recomendada (Fig. 11.2) com o folheto anterior à direita e o folheto posterior à esquerda. A projeção bicaval modificada em EM costuma oferecer melhor alinhamento de um feixe CWD com o jato de uma regurgitação tricúspide (RT) para estimativa das pressões na AP. A projeção *de influxo do VD TG* (Fig. 11.2) é obtida avançando-se a sonda ao estômago e rodando 100 a 120 graus. Essa projeção é ideal para visualizar as cordas tendíneas e os músculos papilares no ventrículo direito. Rodar de volta para a *média SAX TG* 0 a 20 graus e retirar discretamente a sonda para obter a projeção *basal do VD TG* oferecem uma projeção SAX transversal da VT, exibindo o folheto anterior no campo distante, o folheto posterior à esquerda no campo próximo e o folheto septal à direita da imagem.

Valva Pulmonar e Artéria Pulmonar

A VP é semilunar e tem três folhetos. A projeção *SAX VA EM* (Fig. 11.2) exibe a transição entre o TSVD e a VP. Rodando a sonda de volta para 0 grau e retirando-a discretamente, é possível desenvolver a projeção *SAX aórtica ascendente EM* (Fig. 11.2), exibindo a transição entre a VP e o tronco da AP e sua bifurcação. Embora geralmente seja fácil visualizar a AP direita voltando-se a sonda para a direita, a AP esquerda costuma ficar obscurecida por interposições, enchimento de ar e pelo brônquio-fonte esquerdo. A projeção *influxo-efluxo do VD EM* (Fig. 11.2) também pode ser usada para avaliar a VP e o tronco da AP, que se situam no lado direito da imagem, adjacentes à VA. No entanto, a projeção *influxo-efluxo do VD TG* recentemente recomendada (Fig. 11.2), estando a VP no lado direito da tela, e a projeção *SAX do arco aórtico ES* (Fig. 11.2) exibem a VP orientada para a esquerda da projeção transversal do arco aórtico e geralmente oferecem uma orientação mais paralela do feixe Doppler para a avaliação de regurgitação e estenose pulmonares.

Átrio Esquerdo, Apêndice Atrial Esquerdo, Veias Pulmonares e Septo Interatrial

O átrio esquerdo é a estrutura cardíaca mais próxima da sonda de ETE quando posicionada no esôfago. Consequentemente, o átrio esquerdo em geral é facilmente exibido na face superior do setor de imagem 2D. As projeções *de cinco câmaras* e *de quatro câmaras EM* (Fig. 11.2) exibem o átrio esquerdo quase em sua totalidade com AAE orientado para suas faces superior e lateral quando a sonda é ligeiramente retirada. As cristas musculares dos músculos pectíneos no AAE não devem ser confundidas com trombos. Uma retirada um pouco maior da sonda, voltando-a para a esquerda e rodando o conjunto para aproximadamente 90 graus, desenvolve a projeção *da veia pulmonar esquerda ES* recém-definida (Fig. 11.2), o que permite que se faça a imagem da veia pulmonar superior esquerda (VPSE) no ponto em que ela entra no átrio esquerdo, vindo da direção anterior para posterior e separada da borda lateral do AAE pela *prega cumarínica*. Voltar a sonda para a direita nessa profundidade revela a projeção *pulmonar direita ES* recém-definida (Fig. 11.2) e discretos avanço e rotação do conjunto para 0 grau permitem visualização da projeção da *veia pulmonar direita EM* (Fig. 11.2), que revela tanto a veia pulmonar superior direita (VPSD) entrando no átrio esquerdo em direção anterior para posterior, como a AP direita ou a veia cava superior (VCS), respectivamente.

Também se pode fazer imagem do septo interatrial (SIA), consistindo em regiões do limbo mais espessas, flanqueando a fina fossa oval, na projeção de *quatro câmaras EM* (Fig. 11.2). Hipertrofia lipomatosa benigna do SIA precisa ser distinguida das lesões patológicas, como os mixomas atriais. A patência do SIA e a presença de um forame oval patente (FOP) ou de comunicações interatriais congênitas devem ser avaliadas com ecocardiografia Doppler e injeções intravenosas de solução salina agitada. Avançar e rodar a sonda 80 a 100 graus desenvolvem a projeção de *duas câmaras EM* (Fig. 11.2), o que permite avançar as imagens do átrio esquerdo da esquerda para a direita. O AAE e a VPSE podem ser vistos voltando-se a sonda discretamente para a esquerda para desenvolver a projeção *AAE EM* recém-definida (Fig. 11.2). Rodar a sonda para a direita nesse nível e ajustar o ângulo multiplanar 80 a 100 graus desenvolverá a projeção *bicaval EM* (Fig. 11.2), o que delineia a VCS entrando no AD à direita da imagem e a veia cava inferior (VCI) entrando da esquerda. O SIA pode ser visto na parte média da imagem, separando os átrios esquerdo e direito.

Átrio Direito e Seio Coronário

O AD pode ser facilmente visualizado nas projeções *cinco câmaras EM* e *quatro câmaras EM* (Fig. 11.2), voltando-se a sonda para o lado direito do paciente, bem como na projeção *influxo-efluxo do VD EM* (Fig. 11.2). Nessas projeções, pode-se visualizar o AD inteiro quanto a seu tamanho, à sua função global e à presença de massas (trombos, tumores). Rodar o ângulo multiplanar 80 a 100 graus desenvolve a projeção *bicaval EM* (Fig. 11.2), o que exibe o AD e suas estruturas internas (válvula da veia cava inferior, rede da VCI e crista terminal). Pode-se fazer a imagem da VCS entrando no AD à direita, superiormente ao apêndice atrial direito, e a VCI entrando no AD à esquerda na tela. Avançar e virar a sonda para a direita permitirão uma avaliação qualitativa do segmento intra-hepático da VCI e das veias hepáticas. Na profundidade TG, as projeções *influxo-efluxo do VD TG* e *influxo do VD TG* podem fornecer janelas de imagens melhores para visualizar AD e estruturas colaterais. Eletrodos e marca-passo e cateteres venosos centrais para monitorização hemodinâmica ou circulação extracorpórea (CEC) podem ser facilmente identificados na imagem nessa projeção.

O SC se localiza posteriormente no sulco atrioventricular, desembocando no AD na extensão inferior do septo atrial. O SC pode ser visualizado em LAX entrando no AD imediatamente superior ao ânulo tricúspide quando se avança e se faz retroflexão discreta da sonda a partir da projeção *quatro câmaras EM* (Fig. 11.2). Pode-se fazer imagem do SC transversalmente em SAX na projeção de *duas câmaras EM* (Fig. 11.2) na parte superior esquerda da tela. O SC e a válvula do seio coronário também podem ser visualizados na projeção *bicaval modificada em EM* (Fig. 11.2) na parte superior da imagem ao entrarem no AD em um ângulo obtuso. A visualização ecocardiográfica do SC pode ser útil para direcionar a colocação dos cateteres do SC usados para CEC.

Aorta Torácica

A aorta torácica proximal e ascendente média pode ser visualizada em SAX na projeção *SAX aórtica ascendente EM* (Fig. 11.2). Avançar e retirar a sonda devem possibilitar a visualização da aorta torácica a partir da junção sinotubular até um ponto 4 a 6 cm superior à VA e permitem uma inspeção de aneurismas e dissecções. Rodar o ângulo multiplanar 100 a 150 graus desenvolve a projeção *LAX aórtica descendente EM* (Fig. 11.2), que exibe de maneira ideal as paredes anterior e posterior paralelas para medir os diâmetros aórticos proximal e ascendente médio. Essa exibição também pode ser obtida da projeção *LAX VA EM* (Fig. 11.2), retirando-se um pouco a sonda e virando-a para a esquerda.

As imagens do arco aórtico por ETE costumam ser obscurecidas pelas interposições e pela traqueia cheia de ar. As melhores projeções do arco aórtico são obtidas retirando-se a sonda da projeção *SAX aórtica ascendente EM* a 0 grau e rodando-a para a esquerda, a fim de obter a projeção *LAX arco aórtico ES* (Fig. 11.2), que exibe o arco proximal, seguido pelo arco médio, pelos grandes vasos (tronco braquiocefálico, artéria carótida esquerda e artéria subclávia esquerda) e pelo arco distal antes de ele se unir à aorta torácica descendente em imagem transversal. Alternativamente, rodar a sonda 90 graus desenvolve a projeção *SAX arco aórtico ES* (Fig. 11.2). Virar a sonda para a esquerda nessa projeção delineia a transição do arco distal com a aorta torácica descendente proximal. Virar a sonda para a direita e retirá-la um pouco permitirão que sejam feitas imagens do arco médio e dos grandes vasos no lado direito da tela, seguidas pela aorta descendente quando a sonda é subsequentemente avançada e rodada para frente até 120 graus na projeção *LAX aórtica descendente EM* (Fig. 11.2). A varredura aórtica epiaórtica pode ser particularmente útil para avaliar a extensão da aorta ascendente e das condições patológicas do arco (i.e., aneurismas, dissecção, aterosclerose) a fim de determinar clampeamento transversal e pontos de canulação para CEC.

Uma imagem em SAX da aorta torácica descendente é obtida virando-se a sonda para a esquerda a partir da projeção de *quatro câmaras EM* para produzir a projeção *SAX aórtica descendente* (Fig. 11.2). Rodar o ângulo multiplanar da sonda de 0 para 90 a 110 graus produz uma imagem LAX, a *aórtica descendente* (Fig. 11.2). A aorta descendente deve ser interrogada em sua inteireza, começando no arco aórtico distal, avançando-se continuamente a sonda e virando-a um pouco para a esquerda até que o tronco celíaco e a artéria mesentérica superior sejam visualizados ramificando tangencialmente da superfície anterior da aorta abdominal, quando a sonda está no estômago. Pode ser necessário um exame minucioso da aorta torácica descendente para avaliar a extensão distal de um aneurisma ou de uma dissecção. Além disso, as projeções *SAX e LAX aórticas descendentes* podem ser úteis para confirmar o posicionamento apropriado do balão intra-aórtico.

🔲 APLICAÇÕES CLÍNICAS

Avaliação do Ventrículo Esquerdo

Avaliação do Tamanho do Ventrículo Esquerdo

As medidas do volume do VE podem ser feitas com um resumo biplanar do disco ou por medidas de comprimento de área usando ecocardiografia 2D ou conjuntos de dados 3D. Como o método de somação biplanar do disco (método de Simpson modificado) corrige as distorções de forma, ele é atualmente o método recomendado para medida 2D do volume. Com a somação biplanar do disco, o volume total do VE é calculado a partir da somação de uma pilha de discos elípticos. A altura de cada disco é calculada como fração da LAX VE, com base no mais longo de dois comprimentos das projeções de duas e quatro câmaras. A área transversal (CSA) do disco se baseia nos diâmetros obtidos e faz-se a estimativa do volume do disco. O volume é obtido pela somação desses valores.

Pré-carga do Ventrículo Esquerdo por Dimensões Diastólicas Finais

A pré-carga costuma ser estimada medindo-se as pressões de enchimento cardíaco no lado esquerdo (pressão de encunhamento capilar pulmonar [PCWP], pressão do átrio esquerdo [PAE] ou pressão diastólica final do ventrículo esquerdo [PDFVE]) em hemodinâmica convencional, medindo-se as dimensões diastólicas finais do VE. Foi proposto que as dimensões diastólicas finais fornecem um índice melhor de pré-carga do que a PCWP. Quando PCWP e volume diastólico final (VDF), derivados das áreas em SAX no nível dos músculos papilares, foram comparados como preditores do índice cardíaco (IC) em pacientes submetidos à revascularização da artéria coronária (CABG – coronary artery bypass graft), observou-se forte correlação entre a área diastólica final (ADF) ou o VDF e o IC, enquanto não se encontrou correlação significativa entre PCWP e IC.

A ETE, por razões práticas, costuma ficar limitada a uma única projeção SAX no nível dos músculos papilares. Algumas evidências sugerem que as ADF SAX medidas nesse nível se correlacionam razoavelmente bem com medidas obtidas por ecocardiografia no coração e com VDF medidos simultaneamente usando radionuclídeos. Existem dois sinais ecocardiográficos principais de diminuição da pré-carga:

1. Diminuição da ADF ($< 5,5$ cm^2/m^2) invariavelmente reflete hipovolemia.
2. Obliteração da área sistólica final ("sinal do *kissing ventricle*") que acompanha a diminuição da ADF na hipovolemia grave.

Função Sistólica do Ventrículo Esquerdo

A avaliação ecocardiográfica das funções global e regional do VE consiste em avaliação 2D, 3D ou Doppler das estruturas cardíacas. Usando ecocardiografia, a contratilidade tem sido mais frequentemente estimada utilizando-se as dimensões diastólica final e sistólica final.

Com ecocardiografia 2D, podem ser feitos múltiplos cortes tomográficos, usando-os para calcular os volumes ventriculares por várias fórmulas, como a fórmula de Simpson modificada. Usando os volumes ventriculares, pode-se calcular a fração de ejeção (FE) usando a fórmula-padrão:

$$FE = (VDFVE - VSFVE) / VDFVE \qquad [Eq. 11.2]$$

em que VDFVE é o volume diastólico final do VE e VSFVE é o volume sistólico final do VE

Durante ETE intraoperatória, é mais conveniente monitorizar uma única projeção SAX no nível médio dos músculos papilares. Uma vez delineadas as áreas diastólica final e endocárdica sistólica final com a ajuda de software de traçado, pode-se estimar a contratilidade usando a área fracional de contração (AFC) ou a área da fração de ejeção (AFE):

$$AFC = (ADFVE - ASFVE) / ADFVE \qquad [Eq. 11.3]$$

em que ADFVE é a área diastólica final do VE e ASFVE é a área sistólica final do VE.

MONITORIZAÇÃO DE ISQUEMIA DO MIOCÁRDIO

Movimento Regional da Parede

A ecocardiografia tem sido usada há décadas para avaliar anormalidades do movimento regional da parede (AMRP) associadas à isquemia do miocárdio. A capacidade de detectar confiavelmente AMRP é clinicamente relevante em razão de suas implicações diagnósticas e terapêuticas. Consequentemente, é importante notar que as AMRP detectadas por ETE devem ser sempre interpretadas no contexto clínico, porque nem toda AMRP faz diagnóstico de isquemia do miocárdio. Miocardite, estimulação ventricular e bloqueios de ramo podem facilmente levar a anormalidades do movimento da parede que potencialmente podem conduzir ao manejo equivocado do paciente.

Conhecendo a anatomia coronária, o ecocardiografista pode fazer suposições referentes à localização de uma lesão coronariana em potencial com base na região de movimento anormal da parede.

Movimento da Parede

A avaliação mais simples do movimento da parede é realizada examinando-se visualmente o movimento dos segmentos individuais do ventrículo esquerdo. Essa avaliação qualitativa é classificada como um movimento normal, hipocinético, acinético, discinético ou aneurismático. Além do movimento, o miocárdio normal se espessa durante a sístole. Espessamento da parede pode ser avaliado qualitativamente.

$$PESP = ESP - EDP / ESP \times 100 \qquad [Eq. 11.4]$$

em que PESP é a porcentagem de espessamento sistólico da parede, ESP representa o espessamento sistólico final da parede e EDP é o espessamento diastólico final da parede.

O grau de espessamento também pode ser usado para avaliar a função global do segmento observado. Um espessamento maior do que 30% é normal; 10% a 30% representam hipocinesia leve; 0% a 10% se relacionam a hipocinesia grave; ausência de espessamento é acinesia; e, se o segmento se abaular durante a sístole, então está presente discinesia.

Diagnóstico de Isquemia

A sequência precisa das alterações funcionais que ocorrem no miocárdio depois da interrupção do fluxo tem sido estudada em modelos de isquemia aguda, incluindo angioplastia coronariana transluminal percutânea (ACTP). Anormalidades da função diastólica geralmente precedem as alterações anormais da função sistólica. A função normal é crítica para o enchimento do VE e é dependente do relaxamento ventricular, da complacência e da contração atrial. A função ventricular diastólica pode ser avaliada por monitorização da taxa de enchimento associada a alterações das dimensões da câmara (ver discussão anterior). A função sistólica regional pode ser estimada por determinação ecocardiográfica do espessamento da parede e do movimento da parede durante a sístole nas projeções LAX e SAX do ventrículo. A projeção SAX do ventrículo esquerdo no nível do músculo papilar exibe miocárdio perfundido por três artérias coronárias principais e, portanto, é muito útil. No entanto, como a projeção SAX não faz imagem do ápice do ventrículo, que é uma localização muito comum de isquemia, as projeções LAX e longitudinal do ventrículo também são clinicamente importantes.

Embora o espessamento da parede provavelmente seja um marcador mais específico de isquemia do que o movimento da parede, sua medida exige visualização do epicárdio, o que nem sempre é possível. Alternativamente, observando o movimento do endocárdio em direção ao centro da cavidade durante a sístole, quase sempre se pode avaliar o movimento sistólico da parede. À medida que o balanço oferta-demanda de oxigênio no miocárdio piora, anormalidades graduadas do movimento sistólico da parede evoluem de leve hipocinesia a hipocinesia grave, acinesia e, finalmente, discinesia. A contração normal é definida como mais de 30% de encurtamento do raio do centro à borda endocárdica. Hipocinesia leve se refere à contração para dentro, que é mais lenta e menos vigorosa do que o normal durante a sístole, com encurtamento do raio de 10% a 30%. Define-se hipocinesia grave como menos de 10% de encurtamento radial. Pode ser difícil distinguir precisamente entre os graus variáveis de hipocinesia. Acinesia se refere à ausência de movimento da parede ou à ausência de movimento para dentro do endocárdio durante a sístole. Discinesia se refere ao movimento paradoxal da parede ou ao movimento para fora durante a sístole ventricular.

Limitações

Embora a ETE pareça ter muitas vantagens sobre os monitores intraoperatórios tradicionais de isquemia do miocárdio, também existem limitações em potencial. A limitação mais óbvia da monitorização por ETE é o fato de que a isquemia não pode ser detectada durante períodos críticos, como a indução, a laringoscopia, a intubação, a emergência e a extubação. Além disso, a adequação da análise das ARMP pode ser influenciada por artefatos.

O septo, em particular, precisa receber consideração especial com respeito à avaliação do movimento da parede e à espessura da parede. O septo compreende duas partes: a parte muscular inferior e a parte membranácea basal. O septo basal não exibe o mesmo grau de contração que a parte muscular inferior. Na parte basal mais alta, o septo se prende ao trato de saída aórtico. Seu movimento, nesse nível, é normalmente paradoxal durante a sístole ventricular. O septo também é uma região particular do ventrículo esquerdo porque é uma região do ventrículo direito também, sendo, portanto, influenciado por forças de ambos os ventrículos. Além disso, verifica-se que esternotomia, pericardiotomia e CEC alteram o movimento translacional e rotacional do coração no tórax, o que pode causar alterações do movimento septal ventricular.

Outro problema em potencial da avaliação de AMRP é a avaliação da contração descoordenada que ocorre em decorrência de um bloqueio de ramo ou de uma estimulação ventricular. Nessas situações, o sistema usado para avaliar as AMRP precisa compensar o movimento global do coração (geralmente efetuado com uma estrutura de referência flutuante) e avaliar não apenas o movimento regional da parede endocárdica, mas também o espessamento do miocárdio.

Nem todas as AMRP são indicativas de isquemia ou infarto. É claro que, sob condições normais, os corações não se contraem de maneira homogênea e consistente. É razoável supor, contudo, que, na maior parte do tempo, uma alteração aguda do padrão regional de contração do coração durante cirurgia provavelmente seja atribuível à isquemia do miocárdio. Uma exceção importante a essa regra pode ser aplicada em modelos de oclusão aguda de artérias coronárias. Nesses modelos, fica estabelecido que a função do miocárdio se torna anormal no centro de uma zona isquêmica, mas também é verdade que as regiões do miocárdio adjacentes às zonas isquêmicas também se tornam disfuncionais. Vários estudos têm relatado que a área total de miocárdio disfuncional comumente excede a área de miocárdio isquêmico ou infartado. Acredita-se que o comprometimento da função em tecido não isquêmico seja causado por um *efeito de ligação*. Essa ligação, ou anexação de tecido não contrátil normalmente perfundido, provavelmente contribui para a superestimativa consistente do tamanho do infarto por ecocardiografia, quando comparada a estudos necroscópicos.

Outra limitação da análise de AMRP durante cirurgia é que ela não diferencia miocárdio atordoado ou hibernante da isquemia aguda, nem diferencia a causa da isquemia entre aumento da demanda de oxigênio e diminuição da oferta de oxigênio. Finalmente, deve-se notar que áreas de isquemia prévia ou cicatriciais podem ser reveladas por alterações na pós-carga e aparecer como novas AMRP. Isso é particularmente importante em cirurgia vascular, durante a qual ocorrem importantes alterações abruptas da pós-carga.

Significância do Desfecho

Os dados referentes à significância da detecção intraoperatória das AMRP sugerem que anormalidades transitórias não acompanhadas por evidências hemodinâmicas ou eletrocardiográficas de isquemia podem não representar isquemia significativa do miocárdio e geralmente não se associam à morbidade pós-operatória. Segmentos miocárdicos hipocinéticos parecem associar-se a defeitos mínimos de perfusão, em comparação a defeitos significativos de perfusão que acompanham os segmentos acinéticos ou discinéticos. Portanto, a hipocinesia pode ser um marcador menos preditivo de morbidade pós-operatória.

A ETE intraoperatória tem ajudado a predizer os resultados da CABG. Depois da CABG de segmentos previamente disfuncionais, demonstra-se melhora imediata da função regional do miocárdio (que é sustentável). Além disso, relata-se que segmentos hipercontráteis compensatórios antes da revascularização revertem à normalidade imediatamente após a CABG bem-sucedida. AMRP persistentes depois de CABG parecem estar relacionadas a desfechos clínicos adversos e tem sido demonstrado que a falta de evidências de AMRP depois de CABG se associa a uma evolução pós-operatória sem morbidade cardíaca.

Função do Ventrículo Direito

O ventrículo direito é uma estrutura complexa que bombeia sangue venoso ao circuito arterial pulmonar em geral com baixa pressão e baixa resistência. Quando a função do VD e as condições de carga são normais, o ventrículo direito é tipicamente triangular quando visto na projeção de quatro câmaras EM, embora tenha forma semilunar quando visto na projeção SAX média TG. O ventrículo direito consiste em três partes: (1) a parte do influxo perto da VT, das cordas tendíneas e dos músculos papilares; (2) o miocárdio apical trabeculado; e (3) o TSVD perto do septo interventricular e da VP. Essas três partes do ventrículo direito criam um aspecto de *envolvimento*, aparente em uma projeção de influxo-efluxo do VD EM. Diferentemente do ventrículo esquerdo, que tem contração como a de um pistão, o ventrículo direito se contrai de maneira peristáltica com contração do influxo, vindo em sequência a contração da parte apical e da saída. A disfunção do VD costuma se dar em resposta ao aumento da pós-carga vascular pulmonar e à hipertensão pulmonar, o que leva ao aumento da tensão na parede do VD e a um desequilíbrio entre oferta e demanda de oxigênio ao VD. Quando ocorre aumento da pós-carga e/ou isquemia do VD, isso resulta em diminuição da função sistólica, elevação das pressões diastólicas do VD e dilatação da câmara.

Conforme previamente descrito, o ventrículo direito é particularmente sensível a aumentos da pós-carga. A apresentação dessa resposta a aumentos crônicos da pós-carga pode ser vista como alterações relacionadas a volume ou pressão, como dilatação e hipertrofia do VD, anormalidades da parede septal e insuficiência do VD. A dilatação do VD é prontamente identificada por ecocardiografia e pode ser avaliada qualitativa ou quantitativamente. Qualitativamente, o tamanho do VD é comparado ao tamanho do VE na projeção de quatro câmaras EM, na qual sua área transversal normalmente ocupa dois terços da área transversal *normal* do VE. Aumento leve é aquele acima de dois terços; aumento moderado está presente quando as câmaras têm tamanho igual, enquanto o aumento grave está presente quando a área do VD é maior do que a área do VE.

A sobrecarga de pressão ou volume do VD pode causar distorção ou achatamento do septo interventricular, sendo mais facilmente identificada na projeção SAX média TG. A sobrecarga do ventrículo direito, bem como o ventrículo esquerdo com enchimento insuficiente por redução do débito cardíaco (DC) do VD, leva a um desvio para a esquerda do septo e a um aspecto *em forma de D* da câmara do VE.

Embora o ventrículo direito se contraia de maneira peristáltica a partir da base, indo ao ápice e à parte da saída, a maior contribuinte para sua função sistólica é a contração basal longitudinal. Portanto, um dos instrumentos facilmente montados e amplamente usados para a medida é a excursão sistólica do plano do ânulo da tricúspide em direção ao ápice durante a sístole. Como o segmento septal do ânulo tricúspide é fixo, a contração longitudinal do ventrículo direito causa um movimento de dobradiça do ânulo lateral. Esse movimento pode ser medido na projeção de quatro câmaras EM como a alteração da distância do ânulo ao ápice na diástole e na sístole. As atuais diretrizes sugerem que um valor baixo de 17 mm seja sugestivo de disfunção sistólica do VD.

AVALIAÇÃO HEMODINÂMICA

Pressões Intravasculares

Podem-se usar técnicas ecocardiográficas para estimativa dos gradientes intracardíaco e intravascular. A lei da conservação de energia de Newton afirma que a energia em um sistema deve permanecer a mesma. Se o sangue atravessa uma área de estenose, então a energia em potencial (representado por alta pressão) precisa ser convertida em energia cinética, observada em altas velocidades de fluxo sanguíneo. Utilizando a medida de velocidade do sangue, pode-se obter uma estimativa clinicamente relevante do gradiente de pressão.

A equação de Bernoulli simplificada é:

$$p_1 - p_2 = 4v_2^2 \qquad \text{[Eq. 11.5]}$$

em que p_1 é a pressão proximal à obstrução; p_2 é a pressão proximal à obstrução; $p_1 - p_2$ é a diferença de pressões ao longo da obstrução; v_2 é a velocidade proximal à obstrução.

Com essa fórmula, pode-se ter uma aproximação do gradiente de pressões por meio de um orifício fixo. Pode ser aplicada à medida das pressões intravasculares, bem como ao gradiente, por meio de um orifício estenótico.

Determinação de Pressões Intravasculares

A velocidade do sangue que passa por uma valva regurgitante é aplicação direta dos cálculos de gradiente de pressão e pode ser usada para calcular a pressão intracardíaca. Por exemplo, a velocidade de regurgitação tricúspide (RT) reflete as diferenças de pressão sistólica entre o ventrículo direito e o AD. A pressão sistólica do VD pode ser obtida somando-se a pressão estimada ou medida no AD (PAD) ao gradiente de pressão sistólica através da VT durante a sístole. Esse gradiente sistólico pode ser estimado como 4 (velocidade de RT)[2]. Na ausência de obstrução do TSVD, a pressão sistólica na AP será a mesma que a pressão sistólica final do VD (PSFVD). Por exemplo,

Se velocidade de RT = 3,8 m/s e PAD = 10 mmHg, então:

$$PSFVD = (\text{velocidade de RT})^2 \times 4 + PAD$$
$$4(3,8)^2 + 10 \text{ mmHg} = 58 \text{ mmHg} + 10 \text{ mmHg}$$
$$PSFVD = \text{sistólica da AP} - 68 \text{ mmHg}$$

▣ DÉBITO CARDÍACO

Medidas por Doppler

Além de medir gradientes, as medidas da velocidade do fluxo sanguíneo podem ser usadas para estimativa do fluxo com dada estrutura. Um perfil de velocidade por CWD é uma exibição de velocidade *versus* tempo. Se esse perfil de velocidade for integrado entre dois pontos no tempo, isto é, calcular a área sob a curva, então se pode estimar a distância atravessada de uma "região de sangue" durante esse período. Essa integração de velocidades de fluxo em dado período é chamada *integral de velocidade-tempo* (IVT) e tem unidades em centímetros.

A IVT pode então ser usada para calcular o fluxo. A área transversal (CSA) para um orifício circular, como o TSVE, é:

$$CSA = \pi \, (D/2)^2 \qquad \text{[Eq. 11.6]}$$

em que D representa o diâmetro obtido por imagens 2D. O fluxo através de dado orifício, ou volume sistólico (VS), é igual ao produto da CSA do orifício pela distância atravessada durante ciclo cardíaco único, conforme calculado pela IVT. VS e DC, desse modo, podem ser calculados assim:

$$VS = CSA \times IVT \qquad \text{[Eq. 11.7]}$$

$$DC = VS \times FC \qquad \text{[Eq. 11.8]}$$

em que FC é a frequência cardíaca.

▣ APLICAÇÕES DE CONTRASTE

Soluções salinas agitadas manualmente são úteis para contrastar estruturas do lado direito. Essas soluções salinas podem ser facilmente preparadas por agitação manual da solução salina entre duas seringas de 10 mL com trava Luer conectadas por uma torneira com três saídas; pequenas quantidades de sangue podem ser acrescentadas para melhorar a opacificação do lado direito. Essa técnica é usada mais comumente para opacificar o AD e o ventrículo direito, auxiliando no diagnóstico de shunts intra-atriais e ventriculares e para contrastar os sinais Doppler da artéria pulmonar. A indicação mais comum é a detecção de um FOP. Depois de obter uma projeção bicaval, induz-se manobra de Valsalva e injeta-se a solução salina agitada manualmente em uma veia grande. Depois que o AD é opacificado, libera-se a manobra de Valsalva e se pesquisa contraste no átrio esquerdo.

Os agentes de contraste comercializados permitem a opacificação do ventrículo esquerdo (OVE) também. A OVE permite contraste das bordas endocárdicas do VE em pacientes cujos estudos normais são desafiadores. Esses estudos desafiadores incluem pacientes obesos, com doença pulmonar, em estado crítico ou em ventilação mecânica. A subestimativa das medidas de volume do VE, o que é comum com a ecocardiografia-padrão, pode ser virtualmente eliminada com o uso de OVE. Finalmente, a OVE oferece maior visualização de anormalidades estruturais, como hipertrofia apical, não compactação, trombo ventricular, fibrose endomiocárdica, balonamento apical do VE (cardiomiopatia de Takotsubo), aneurismas ou pseudoaneurismas do VE e rompimento do miocárdio.

O contraste ecocardiográfico pode ser usado para diagnosticar dissecções aórticas. Os artefatos podem ser distinguidos da verdadeira dissecção aórtica pela distribuição homogênea do contraste na luz aórtica. O retalho da íntima pode ser visualizado, os pontos de entrada e saída podem ser identificados e a extensão a ramos maiores da aorta pode ser mais facilmente definida. O uso de contraste aumenta ainda mais a diferenciação bem-sucedida entre a luz verdadeira e a falsa.

AVALIAÇÃO VALVAR

Avaliação da Valva Aórtica

A ETE bidimensional fornece informações sobre a área valvar, a estrutura dos folhetos e a mobilidade. A valva tem três cúspides fibrosas – direita, esquerda e não coronária – presas à raiz da aorta. Os espaços entre as fixações das cúspides são chamados *comissuras* e a conexão circunferencial dessas comissuras é a *junção sinotubular*. O abaulamento da parede aórtica atrás de cada cúspide é conhecido como *seio da aorta*. A junção sinotubular, os seios da aorta, as cúspides valvares, a junção da VA com o septo ventricular e o folheto anterior da VM compreendem o complexo da VA. O anel aórtico fica no nível do septo interventricular e é o ponto mais baixo e mais estreito desse complexo. Os três folhetos da VA são facilmente visualizados e se podem identificar vegetações ou calcificações nas imagens transversas basais ou nas longitudinais.

Estenose Aórtica

A EA pode ser causada por valvas unicúspides, bicúspides, tricúspides ou tetracúspides congênitas; por febre reumática; ou por calcificação degenerativa da valva em idosos. A EA valvar se caracteriza por folhetos espessados, ecogênicos, calcificados e imóveis e geralmente se associa à hipertrofia concêntrica do VE e a uma raiz aórtica dilatada. Os folhetos da valva podem assumir forma de cúpula durante a sístole; esse achado é suficiente para diagnóstico de EA.

A área da valva aórtica (AVA) pode ser medida por planimetria (Fig. 11.3). Uma projeção transversal do orifício da VA pode ser obtida usando-se a projeção SAX VA EM, que

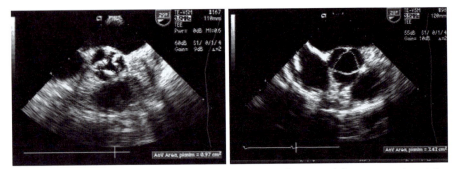

Fig. 11.3 Estenose da valva aórtica por planimetria. O painel à *esquerda* ilustra uma valva aórtica estenótica, enquanto o painel à *direita* ilustra valva aórtica normal. Como a calcificação não é significativa, pode-se usar planimetria para a estimativa da área da valva aórtica.

corresponde bem às medidas da AVA obtidas por ecogenicidade transtorácica (ETT) e cateterização cardíaca, pressupondo-se que o grau de calcificação não seja intenso. Com calcificação intensa, as sombras ecocardiográficas são significativas, o que limita a acurácia dessa medida.

Alternativamente, a EA pode ser quantificada usando-se ecocardiografia CWD. A avaliação da gravidade, contudo, é contingente ao alinhamento do feixe ultrassônico com a direção do fluxo sanguíneo através do TSVE. Esse alinhamento pode ser obtido usando-se projeção TG profunda ou LAX TG. Como a estenose grave limita a abertura da VA, a imagem do orifício real da VA pode ser um desafio. A superposição de um espectro de CFD sobre a VA calcificada pode orientar a colocação precisa do cursor de CWD. Os sinais normais pelo Doppler por meio da VA têm uma velocidade inferior a 1,5 m/s e têm sinais máximos durante o início da sístole. Com a piora da EA, a velocidade do fluxo aumenta e o sinal máximo se dá mais tarde na sístole. A EA grave se caracteriza por uma velocidade máxima acima de 4 m/s, o que geralmente corresponde a um gradiente médio acima de 40 mmHg.

Alternativamente, a AVA pode ser calculada usando-se a equação de continuidade, comparando-se o fluxo sanguíneo através do TSVE com o sangue pela VA. Como foi previamente discutido com mais detalhes, o VS pode ser estimado multiplicando-se a CSA de um orifício em particular pela IVT durante um ciclo cardíaco por meio daquele orifício. A equação de continuidade descreve a conservação de uma quantidade física, isto é, energia e massa. O fluxo sanguíneo em uma parte do coração precisa ser igual ao fluxo sanguíneo em outra parte do coração. Essa aplicação da equação de continuidade é comumente usada para calcular a AVA. Nesse caso, presume-se que o fluxo sanguíneo medido no nível do TSVE precisa ser igual ao fluxo sanguíneo pela VA. Usando-se uma projeção TG profunda ou LAX TG, exibe-se o espectro Doppler da VA e do TSVE. O diâmetro do TSVE é medido em uma projeção LAX EM. Lembrando:

$$VS = CSA \times IVT \qquad \text{[Eq. 11.9]}$$

onde VS é o volume sistólico, CSA é a área transversal e IVT representa a integral de velocidade-tempo, a equação de continuidade afirma que:

$$VS_{TSVE} = VS_{VA} \qquad \text{[Eq. 11.10]}$$

onde TSVE representa o trato de saída do ventrículo esquerdo e VA é a valva aórtica.

Substituindo-se a equação do VS na equação de continuidade,

$$CSA_{TSVE} \times IVT_{TSVE} = CSA_{VA} \times IVT_{VA} \qquad \text{[Eq. 11.11]}$$

Rearranjando-se os termos:

$$CSA_{VA} = CSA_{TSVE} \times IVT_{TSVE} / IVT_{VA} \qquad \text{[Eq. 11.12]}$$

Como o TSVE é essencialmente cilíndrico, a CSA_{TSVE} pode ser estimada por:

$$CSA_{TSVE} = \pi(raio_{TSVE})^2 \qquad \text{[Eq. 11.13]}$$

Como CSA_{TSVE}, IVT_{TSVE} e IVT_{VA} são conhecidas, pode-se calcular CSA_{VA} ou AVA.

A gravidade da EA deve ser descrita por velocidade máxima, gradiente médio e AVA. A velocidade aórtica permite classificação da estenose como leve (2,6 a 2,9 m/s), moderada (3 a 4 m/s) ou grave (acima de 4 m/s). A AVA normal é de 3 a 4 cm^2. AVA compatível com EA leve é maior do que 1,5 cm^2. Uma AVA de 1,0 a 1,5 cm^2 é compatível com EA moderada e uma área abaixo de 1 cm^2 ou 0,6 cm^2/m^2 é compatível com doença grave.

Regurgitação Aórtica

A RA pode resultar de doenças dos folhetos aórticos ou da raiz aórtica. Lesões valvulares que podem resultar em RA incluem vegetações e calcificações dos folhetos, perfuração ou prolapso. A RA pode ser causada por dilatação anular secundária a uma variedade de causas, incluindo ectasia anuloaórtica, síndrome de Marfan, dissecção aórtica, doença vascular do colágeno e sífilis. O movimento dos folhetos (excessivo, restrito ou normal), a origem do jato (central ou periférica) e a direção do jato regurgitante (excêntrica ou central) devem ser determinados para esclarecer as condições patológicas subjacentes.

O mecanismo de RA pode ser classificado de acordo com o movimento dos folhetos. A disfunção tipo I é decorrente de dilatação do ânulo aórtico, dos seios da aorta ou da junção sinotubular sem qualquer outra causa de regurgitação. Essa dilatação resulta em as cúspides da VA ficarem presas em decorrência de uma falta de correspondência entre os diâmetros anular da VA e da junção sinotubular. As lesões tipo II resultam em jatos excêntricos. A qualidade e a quantidade de tecido das cúspides são boas. Prolapso da cúspide é classificado como disfunção tipo IIa. A disfunção tipo IIb é uma fenestração com borda livre. Nesses casos, há um jato excêntrico de RA sem evidências definidas de um prolapso de cúspide. Finalmente, a disfunção tipo III decorre de pouca quantidade ou de pouca qualidade do tecido do folheto. Isso pode ser causado por valvas espessadas, rígidas ou destruídas, o que pode ser atribuído a endocardite ou calcificação.

CFD tradicionalmente tem sido o principal método de avaliar a intensidade da regurgitação valvar. O fluxo aórtico regurgitante pelo TSVE é caracteristicamente um jato turbulento de alta velocidade, que se estende pelo TSVE e pelo ventrículo esquerdo durante a diástole. Além de fornecer a área com jato regurgitante, a origem e a largura do jato, bem como a orientação espacial, devem ser cuidadosamente definidas. A intensidade da RA pode ser avaliada examinando-se a largura do jato por medidas em CFD.

A *vena contracta* é a parte mais estreita de um jato regurgitante, que geralmente ocorre na valva ou no fluxo imediatamente acima dela. A largura desse jato é diretamente proporcional à gravidade da RA e geralmente se caracteriza por fluxo de alta velocidade e laminar, sendo pouco menor do que o orifício regurgitante. Um diâmetro da veia contraída abaixo de 0,3 cm é compatível com RA leve, enquanto um diâmetro superior a 0,6 cm é compatível com RA grave (Fig. 11.4). Um jato excêntrico pode ser confinado a uma parede do TSVE e, desse modo, parecer muito estreito, subestimando a intensidade da regurgitação. De modo semelhante, jatos centrais podem expandir-se inteiramente no TSVE e superestimar a gravidade da regurgitação. A acurácia da medida pode ser melhorada normalizando-se a largura do jato para o diâmetro do TSVE por exame da proporção entre a largura do jato

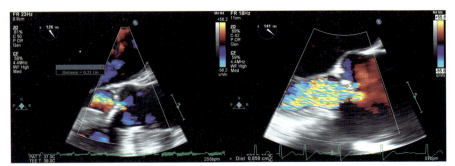

Fig. 11.4 Espectro Doppler com fluxo colorido de uma valva aórtica regurgitante. A projeção no eixo longo da valva aórtica com esôfago médio visualiza um jato regurgitante no trato de saída do ventrículo esquerdo. *(À esquerda)* A *vena contracta* tem aproximadamente 3 mm, o que é compatível com regurgitação leve. *(À direita)* A *vena contracta* tem mais de 8 mm, o que é compatível com regurgitação aórtica grave.

proximal no TSVE para a largura do TSVE (w_J/w_{TSVE}). Um valor de w_J/w_{TSVE} de 0,25 discrimina regurgitação leve a moderada, enquanto uma valva de 0,65 discrimina regurgitação moderada a grave.

Avaliação da Valva Mitral

A VM consiste em dois folhetos, cordas tendíneas, dois músculos papilares e um ânulo valvar. O folheto anterior é maior do que o posterior e tem forma semicircular; entretanto, o folheto posterior da VM tem fixação circunferencial mais longa ao ânulo da VM. O folheto posterior da valva pode ser dividido em três escalopes: lateral (P1), médio (P2) e medial (P3). Os folhetos se conectam às juntas de tecido contínuo do folheto chamadas *comissuras anterolateral* e *posteromedial*. Estruturas primárias, secundárias e terciárias das cordas originam-se do músculo papilar, subdividindo-se ao se estenderem e se fixarem à borda livre a vários milímetros da margem na superfície ventricular dos folhetos valvares anterior e posterior. O ânulo da VM primariamente sustenta o folheto posterior da VM, enquanto o folheto anterior da VM é contínuo com o septo interventricular membranáceo, a VA e a aorta.

Estenose Mitral

A causa mais comum de estenose mitral (EM) é a cardiopatia reumática; outras causas são estenose valvar congênita, vegetações e calcificações dos folhetos, VM em paraquedas e calcificação anular. Além das anormalidades valvares estruturais, a EM pode ser causada por fatores não valvares, como massas intra-atriais (mixomas ou trombos) ou lesões constritivas extrínsecas. Em geral, a EM se caracteriza por movimento restrito dos folhetos, redução do orifício e formação de cúpula diastólica. A cúpula diastólica ocorre quando a VM não consegue acomodar todo o fluxo sanguíneo do átrio esquerdo para o ventrículo esquerdo; consequentemente, o corpo dos folhetos se separa mais do que as bordas. Na doença reumática, calcificação do aparelho valvar a subvalvar, bem como espessamento, deformação e fusão dos folhetos valvares nas comissuras anterolateral e posteromedial, produz um orifício característico em forma de boca de peixe. Outras características que podem se associar à obstrução crônica à saída do átrio esquerdo incluem aumento do átrio esquerdo, contraste ou fumaça ecocardiográfica espontânea (relacionada a fluxo sanguíneo em baixa velocidade com formação subsequente de *rouleaux* pelas hemácias), formação de trombo e dilatação do VD.

Os folhetos, o ânulo, as cordas e os músculos papilares podem ser avaliados nas projeções quatro câmaras EM, comissural, duas câmaras e LAX. Se a calcificação anular for significativa, então podem ser necessárias projeções TG para avaliar o aparato subvalvar. Em vista da propensão à formação de trombos, o átrio esquerdo inteiro e o AAE devem ser cuidadosamente interrogados para pesquisar trombo.

Um espectro Doppler transmitral é medido ao longo do eixo de fluxo sanguíneo transmitral, que geralmente pode ser obtido por uma projeção com quatro ou duas câmaras EV. O fluxo valvar transmitral se caracteriza por duas ondas pontiagudas de fluxo que se afastam do transdutor. A primeira onda (E) representa o enchimento diastólico inicial, enquanto a segunda onda (A) representa a sístole atrial. O gradiente transvalvar pode ser estimado usando-se a equação de Bernoulli modificada (gradiente de pressão = 4 × velocidade^2). Como o gradiente máximo é fortemente influenciado pela complacência do AE e pela função diastólica ventricular, o gradiente médio é a medida clínica relevante.

Regurgitação Mitral

A regurgitação mitral (RM) pode ser classificada como primária ou secundária. As causas primárias de regurgitação são estruturais ou orgânicas, enquanto as causas secundárias são funcionais e sem evidências de anormalidades estruturais na VM. As causas mais comuns de RM primária são doenças degenerativas (doença de Barlow, degeneração fibroelástica, síndrome de Marfan, síndrome de Ehlers-Danlos, calcificação anular), doença reumática, valvopatias tóxicas e endocardite. A RM pode ser causada por transtornos de qualquer componente do aparato da VM, especificamente o ânulo, os folhetos e as cordas ou os músculos papilares. Com regurgitação crônica, o ânulo e o átrio se dilatam e o ânulo perde sua forma elíptica normal, tornando-se mais circular. A dilatação anular, por sua vez, leva à pouca coaptação dos folhetos e à piora da incompetência valvar. Embora aumento das dimensões do AE e do VE possam sugerir RM grave, dimensões menores não excluem o diagnóstico.

A causa mais comum de RM primária crônica em países desenvolvidos é o prolapso da VM. Indivíduos mais jovens exibem a síndrome de Barlow, enquanto populações idosas têm a doença por deficiência fibroelástica. Uma valva de Barlow geralmente se caracteriza por redundância macroscópica de múltiplos segmentos dos folhetos anterior e posterior e do aparato das cordas. Os folhetos são volumosos e se elevam com múltiplas áreas de prolapso. Ao contrário, a deficiência fibroelástica geralmente afeta apenas um segmento. Os folhetos não afetados tendem a ser finos, com um espessamento do segmento afetado. Estruturas excessivamente móveis perto das pontas dos folhetos durante a diástole podem representar cordas alongadas ou cordas menores rotas. Um segmento do folheto com *flail* em geral aponta na direção do átrio esquerdo; essa direcionalidade do folheto apontando é o principal critério para distinguir um folheto *flailed* do prolapso valvar grave. Folhetos *flail* são mais comumente causados por rompimento das cordas e menos comumente causados por rompimento de músculo papilar.

Com RM secundária ou funcional, a VM é estruturalmente normal. Dilatação do VE secundária a outro processo, como infarto do miocárdio ou cardiomiopatias dilatadas idiopáticas, resulta em deslocamento do músculo papilar e dilatação anular com resultante acorrentamento dos folhetos da VM e coaptação incompleta deles. Como a regurgitação valvar é apenas um componente do processo patológico, sua evolução é pior do que o da RM primária e seu tratamento é menos claro.

Graduação Qualitativa Usando Doppler com Fluxo Colorido

O diagnóstico de RM é feito primariamente pelo uso de mapeamento de fluxo colorido (Fig. 11.5). Como o fluxo é mais bem detectado quando paralelo ao feixe ultrassônico e como alguns jatos de RM podem ser finos e excêntricos, devem ser interrogadas múltiplas projeções do átrio esquerdo em busca de evidências de RM. A direção excêntrica do jato oferece evidência corroborativa de anormalidades estruturais dos folhetos, que podem incluir prolapso de folheto, alongamento das cordas, rompimento de cordas ou rompimento de músculo papilar.

A regurgitação da valva atrioventricular é graduada semiquantitativamente como leve, moderada ou intensa. Regurgitação abaixo de leve pode ser classificada como trivial ou mínima. O método mais comum de graduar a intensidade da RM é mapeamento por CFD

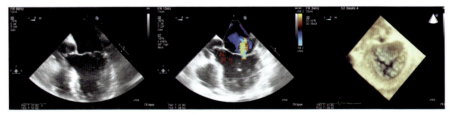

Fig. 11.5 Regurgitação mitral tipo I. *(À esquerda e no centro)* Projeção de cinco câmaras com esôfago médio revela que os folhetos anterior e posterior se coaptam no nível do ânulo da valva mitral, mas o espaço entre os dois folhetos é significativo. *(Centro)* Aplicação do Doppler com fluxo colorido revela um jato central. *(À direita)* Além da pouca coaptação dos folhetos anterior e posterior, esta reconstrução tridimensional visualiza grande fenda no folheto posterior, o que contribui para a regurgitação.

do átrio esquerdo. Com ajuste do limite de Nyquist em 50 a 60 cm/s, áreas de jato inferiores a 4 cm^2 ou 20% do tamanho do átrio esquerdo geralmente são classificadas como leves, enquanto jatos acima de 10 cm^2 ou 40% do volume atrial são classificados como intensos. Além disso, a direção do jato deve ser considerada ao se graduar a regurgitação, porque jatos excêntricos que se prendem à parede atrial (efeito Coanda) têm uma área menor do que os jatos centrais (livres) com volumes regurgitantes e frações regurgitantes semelhantes. Um método alternativo de graduar RM se baseia na largura da *vena contracta*. Embora a *vena contracta* seja comumente circular, pode ter forma elíptica com causas secundárias de regurgitação funcional. Nesses casos, devem ser feitas múltiplas projeções da *vena contracta* ao longo de diferentes eixos, fazendo-se a média. A largura da *vena contracta* abaixo de 0,3 cm se associa a RM leve, enquanto uma largura acima de 0,7 cm se associa a RM grave.

Valva Tricúspide

A VT consiste em três folhetos, um anel anular, cordas tendíneas e múltiplos músculos papilares. O folheto anterior geralmente é o maior, seguido pelos folhetos posterior e septal. O folheto septal da VT geralmente é mais apical do que as fixações septais da VM. As cordas se originam de um grande músculo papilar único, músculos papilares septais duplos ou múltiplos e vários pequenos músculos papilares posteriores, presos às paredes correspondentes do ventrículo direito.

Embora a RT possa ter fatores causais primários, a maioria das causas é secundária ou funcional em decorrência de dilatação anular da tricúspide (> 40 mm) ou dilatação do VD. O aumento de volume do VD resulta em dilatação anular e deslocamento dos músculos papilares com retração (*tethering*) dos folhetos da VT. Essa retração pode resultar em má coaptação dos folhetos. A RT resulta em aumento adicional do VD e piora da retração dos folhetos e da RT.

A aparente gravidade da RT é peculiarmente sensível a condições de carga cardíaca do lado direito. Desse modo, durante a avaliação intraoperatória de RT, as pressões da AP e do átrio direito devem ser mantidas próximo dos níveis observados no estado acordado em repouso. Alguns autores sugerem que a gravidade da RT possa ser estimada pelo tamanho aparente do distúrbio do fluxo colorido da RT em relação ao tamanho do átrio direito. Uma área de jato central abaixo de 5 cm^2 é compatível com regurgitação leve, enquanto uma área de jato acima de 10 cm^2 é compatível com regurgitação grave. Adicionalmente, uma largura da *vena contracta* abaixo de 0,3 mm é compatível com regurgitação leve, enquanto uma *vena contracta* acima de 0,7 cm é compatível com regurgitação grave.

ECOCARDIOGRAFIA TRANSESOFÁGICA INTRAOPERATÓRIA: INDICAÇÕES

A primeira decisão do ecocardiografista é se a ETE é indicada. A aplicação de ETE intraoperatória na atenção aos pacientes com doença mitral é amplamente aceita. Mesmo nessa área, contudo, existe escassez de dados que deem suporte ao desfecho melhorado para pacientes intraoperatórios atendidos com ETE, em comparação a não usar ETE. A decisão de realizar ETE durante a cirurgia cardíaca é corroborada pelas expectativas práticas e pela opinião de consenso. Na tentativa de desenvolver uma abordagem baseada em evidências dessa tecnologia em expansão, a American Society of Anesthesiologists e a Society of Cardiovascular Anesthesiologists copatrocinaram uma força-tarefa para desenvolver diretrizes a fim de definir as indicações de ETE perioperatória. Apesar da escassez de dados de resultados para apoiar a aplicação de ETE no período perioperatório, a ETE tem sido rapidamente adotada pelos cirurgiões cardíacos e pelos anestesiologistas cardíacos como monitorização de rotina e modalidade diagnóstica durante cirurgia cardíaca. Em 1996, a força-tarefa publicou suas diretrizes destinadas a estabelecer o mérito científico da ETE e a justificativa para seu uso em coortes definidas de pacientes. As indicações foram agrupadas em três categorias com base na força das evidências de apoio/opinião de especialistas de que a ETE melhora o resultado (Quadro 11.3). As indicações da categoria I sugeriram forte evidência/opinião de especialistas de que a ETE fosse útil para melhorar o resultado clínico. As indicações da categoria II sugeriram que havia fraca evidência/opinião de especialistas de que a ETE melhore o resultado nesses contextos. As indicações de categoria III sugeriram que havia pouco ou nenhum mérito científico ou apoio de especialistas para a aplicação de ETE nesses contextos. Houve recomendações atualizadas da American Society of Anesthesiologists em 2010 (Quadro 11.4).

QUADRO 11.3 Indicações para Uso de Ecocardiografia Transesofágica

Categoria I
- Reparo de valva cardíaca
- Cirurgia cardíaca congênita
- Cardiomiopatia obstrutiva hipertrófica
- Endocardite
- Dissecção aórtica aguda
- Aneurisma aórtico instável agudo
- Função da valva aórtica no contexto de dissecção aórtica
- Rompimento traumático da aorta torácica
- Tamponamento pericárdico

Categoria II
- Isquemia do miocárdio e coronariopatia
- Aumento do risco de desequilíbrios hemodinâmicos
- Troca de valva cardíaca
- Aneurismas do coração
- Massas intracardíacas
- Corpos estranhos intracardíacos
- Embolia gasosa
- Trombos intracardíacos
- Embolia pulmonar maciça
- Lesão cardíaca traumática
- Dissecção aórtica crônica
- Aneurisma aórtico crônico
- Detecção de doença ateromatosa aórtica como fonte de embolia
- Avaliação da efetividade de pericardiectomias
- Transplante de coração-pulmão
- Suporte circulatório mecânico

Categoria III
- Outra cardiomiopatia
- Embolia durante procedimentos ortopédicos
- Pericardite não complicada
- Doença pleuropulmonar
- Colocação de bomba com balão intra-aórtico, cateter na artéria pulmonar
- Monitorização da administração de cardioplegia

Modificada de Practice guidelines for perioperative transesophageal echocardiography: a report by the American Society of Anesthesiologists and the Society of Cardiovascular Anesthesiologists Task Force on Transesophageal Echocardiography. *Anesthesiology.* 1996;84:986.

QUADRO 11.4 *Recomendações Atualizadas de 2010 para Ecocardiografia Transesofágica*

Cirurgia Cardíaca e Aorta Torácica

- *Todos* os procedimentos cirúrgicos com o coração aberto (p. ex., valvas) e na aorta torácica
- Considerar em procedimentos de revascularização da artéria coronária
- Procedimentos intracardíacos transcateter

Cuidados Críticos

- Quando as informações diagnósticas que se espera que alterem a conduta não podem ser obtidas por ecocardiografia transtorácica ou outras modalidades

Modificada de Practice guidelines for perioperative transesophageal echocardiography: an updated report by the American Society of Anesthesiologists and the Society of Cardiovascular Anesthesiologists Task Force on Transesophageal Echocardiography. *Anesthesiology.* 2010;112:1084.

ESTUDOS DE CASOS DE ECOCARDIOGRAFIA TRANSESOFÁGICA INTRAOPERATÓRIA

Estudo de Caso 1 — ANORMALIDADES DA FUNÇÃO CARDÍACA E DO MOVIMENTO REGIONAL DA PAREDE

ESTRUTURA

A função ventricular é um preditor do resultado depois de cirurgia cardíaca e preditor do resultado de longo prazo em pacientes com doença cardiovascular. Os pacientes com insuficiência cardíaca congestiva compensada podem ter diminuição intensa da FE com sintomas mínimos. A disfunção ventricular regional é mais comumente causada por isquemia ou infarto do miocárdio. Por isso, há uma obrigação de detectar disfunção ventricular e instituir tratamento na tentativa de prevenir consequências agudas ou de longo prazo.

A função ventricular é normal ou anormal? A função anormal é global ou regional? Qual é a distribuição coronária que se relaciona com AMRP? O ventrículo está grande ou pequeno? O miocárdio está mais fino ou hipertrofiado? A função anormal é nova ou antiga? A intervenção clínica ou cirúrgica melhora ou deteriora a função ventricular?

COLETA DE DADOS

A função sistólica do VE é avaliada por ecocardiografia com base em movimento regional ou global da parede. Os métodos de avaliação incluem alterações na espessura regional da parede, encurtamento radial com excursão endocárdica, mudança da área fracional e deslocamento sistólico do ânulo mitral. Podem-se calcular medidas *off-line* da FE usando a regra de Simpson. A alteração da área fracional é a métrica mais usada para avaliar a função global do VE. Outras medidas incluem ADF, área sistólica final (ASF) e estresse meridional da parede.

A avaliação regional oferece um índice de bem-estar miocárdico que pode estar associado à anatomia coronária e ao fluxo sanguíneo. Embora a medida do fluxo sanguíneo coronário não seja obtida por ETE, os leitos de perfusão e o miocárdio correspondentes para as artérias DAE, circunflexa esquerda (LCX) e coronária direita (ACD) são relativamente distintos e podem ser examinados minuciosamente por ETE que use imagens multiplanares. As projeções de imagens TG e LAX do VE são as mais amplamente usadas para avaliar anormalidades do movimento da parede. Sistemas de arquivo digital adquiriram popularidade por sua capacidade

(Continua)

Estudo de Caso 1 — ANORMALIDADES DA FUNÇÃO CARDÍACA E DO MOVIMENTO REGIONAL DA PAREDE *(CONT.)*

de capturar um único ciclo cardíaco, que pode ser examinado mais de perto como alça contínua. Essas alças também podem permitir exibição lado a lado das imagens obtidas sob condições variáveis (pré-derivação ou pós-derivação). Isquemia regional do miocárdio produz alterações focais nas paredes ventriculares correspondentes antes que ocorram mudanças no ECG. As alterações evoluem de movimento normal da parede para hipocinesia ou acinesia. Discinesia, afinamento e calcificação do miocárdio sugerem um processo não agudo, provavelmente um infarto prévio.

DISCUSSÃO

Disfunção ventricular preexistente sugere aumento do risco de cirurgia e pior resultado no longo prazo. A presença dessa disfunção ventricular pode deteriorar no intraoperatório, exigindo suportes farmacológico e mecânico acentuados. Um paciente com FE pré-operatória de 10% com CABG e reparo da VM marcados tem aumento do risco de isquemia intraoperatória, de insuficiência cardíaca aguda e de dificuldade de manter a estabilidade hemodinâmica durante o período pós-cirúrgico imediato. Antecipando esses problemas, considera-se a colocação de uma bomba com balão intra-aórtico ou cateter na artéria femoral durante o período antes da cirurgia (Fig. 11.6). O mesmo paciente tem probabilidade de se beneficiar da administração de agentes inotrópicos.

Acentuada diminuição ou diminuição inesperada da função cardíaca global depois da liberação do clampeamento transaórtico pode ser causada por má preservação do miocárdio durante o clampeamento transversal ou distensão do coração durante a circulação extracorpórea. O risco desses incidentes pode ser reduzido pela monitorização da atividade elétrica do coração e das pressões da AP para distensão do VD e do VE. A drenagem efetiva do coração muitas vezes é difícil de discernir unicamente por inspeção visual, em especial com o uso de cirurgia minimamente invasiva por meio de pequenas incisões. As imagens da ETE podem diagnosticar distensão ventricular produzida por insuficiência da VA.

Nem todas as AMRP preexistentes se beneficiam de revascularização coronariana. Regiões de acinesia e discinesia geralmente resultam de um infarto do miocárdio e podem refletir miocárdio não viável, embora seja possível miocárdio "em hibernação". Os segmentos hipocinéticos, em geral, são viáveis e podem representar isquemia ativa. A tomografia por emissão de pósitrons pré-operatória pode detectar miocárdio em hibernação em uma área de isquemia crônica e a hipocinesia regional direcionará o cirurgião para revascularizar a artéria coronária estenosada correspondente. Ao contrário, uma artéria coronária ocluída com infarto abaixo pode não se beneficiar da revascularização, pois a função contrátil pode estar irreversivelmente perdida. No entanto, nesse segundo cenário, a revascularização pós-infarto pode oferecer certo benefício em diminuir o risco de formação de aneurisma ventricular.

Se o exame intraoperatório revelar nova disfunção ventricular, a equipe intraoperatória precisa determinar a etiologia e a intensidade, bem como o plano de tratamento. Outras causas de AMRP, como as anormalidades de condução (bloqueio de ramo esquerdo ou estimulação ventricular), podem ser difíceis de distinguir. O tratamento da isquemia do miocárdio pode incluir otimizar a hemodinâmica; administrar anticoagulantes, nitratos, bloqueadores dos canais de cálcio ou β-bloqueadores; introduzir uma bomba com balão intra-aórtico; ou instituir CEC e revascularização coronária. A presença de uma AMRP nova depois da separação da derivação é preocupante porque pode estar sinalizando isquemia miocárdica. Até o paciente sem doença das artérias coronárias continua em risco em função de hipotensão, jatos de ar ou detritos na circulação coronária ou ainda espasmo coronariano. O paciente com coronariopatia submetido a revascularização coronária pode ter todos os riscos mencionados, dificuldade técnicas no local anastomótico, lesão da artéria coronária nativa (p. ex., fio de sutura pegando a parede posterior) ou oclusão do enxerto coronário por trombose ou dissecção aórtica. As artérias coronárias, os enxertos e as anastomoses devem ser cuidadosamente inspecionados quanto à sua patência e ao seu fluxo. É difícil determinar a patência do enxerto na sala de cirurgia. As técnicas incluem esvaziamento manual e reenchimento, medida

| **Estudo de Caso 1** | **ANORMALIDADES DA FUNÇÃO CARDÍACA E DO MOVIMENTO REGIONAL DA PAREDE** *(CONT.)* |

do fluxo coronário por Doppler manual ou administração de agentes de contraste ecocardiográfico. Uma nova AMRP na distribuição de um novo enxerto coronário pode levar às estratégias de tomada de decisão listadas na Tabela 11.2.

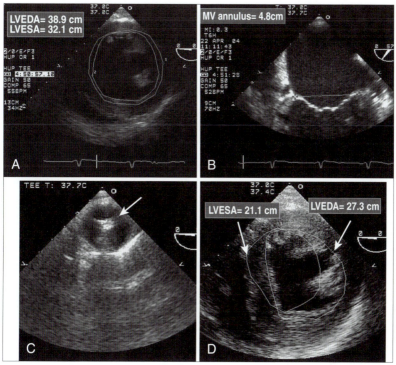

Fig. 11.6 O exame por ecocardiografia transesofágica (ETE) pré-revascularização pode ter valor preditivo para o manejo circulatório pós-revascularização. Foram agendados revascularização da artéria coronária (CABG) e reparo da valva mitral (VM) para uma mulher de 63 anos com antecedentes de hipertensão, insuficiência cardíaca congestiva, edema pulmonar, cardiomiopatia dilatada, diabetes e obesidade. A avaliação pré-operatória documentou regurgitação mitral (RM) moderada a grave com inversão da velocidade de fluxo sanguíneo sistólica nas veias pulmonares. (A) A ETE pré-revascularização em projeção de quatro câmaras mostrou ventrículo esquerdo (VE) acentuadamente dilatado e ventrículo direito (VD) levemente dilatado com disfunção global leve. A projeção transgástrica se caracterizou por disfunção global intensa e um diâmetro diastólico final do VE de 6,6 cm. A alteração fracional da área (FAC – fractional area change) foi de 17% [FAC (área diastólica final do VE – área sistólica final do VE)/área diastólica final do VE × 100]. Era improvável que apenas a revascularização melhorasse significativamente a função da VM. (B) Projeção bicomissural medioesofágica da VM demonstrou acentuada dilatação do ânulo da VM (maior eixo = 4,8 cm) e acorretamento dos folhetos abaixo do plano valvar que tinha sido causado por dilatação da câmara do VE. Introduziu-se um cateter na artéria femoral para monitorizar a pressão aórtica central e/ou possivelmente colocar uma bomba com balão intra-aórtico. A paciente foi submetida a CABG × 3 e anuloplastia da VM para RM moderada. Foi difícil a separação da circulação extracorpórea, exigindo milrinona, epinefrina, vasopressina e colocação de uma bomba com balão intra-aórtico. (C) ETE, que foi usada para confirmar inicialmente a localização do fio-guia femoral, mais tarde sendo usada para posicionar a bomba com balão imediatamente abaixo da artéria subclávia esquerda. (D) Piora da função do VD, que se caracterizou por aumento da pressão venosa central, regurgitação tricúspide nova e VD hipocinético, pode ser apreciada por achatamento do septo interventricular e dilatação do VD. A fração de ejeção do VE não diminuiu, como se poderia esperar; depois da correção da RM, a FAC melhorou discretamente de 17% para 22% pós-CEC. A função cardíaca continuou a melhorar e o dispositivo de contrapulsação foi removido sem complicação no primeiro dia após a cirurgia. As infusões de milrinona e epinefrina continuaram por vários dias.

Tabela 11.2 Estratégias de Manejo para Nova Isquemia do Miocárdio após Revascularização

Diagnóstico	Tratamento Plausível
Oclusão de enxerto coronário	Revisar enxerto coronário
Embolia gasosa coronária	Aumento da pressão de perfusão coronária, administração de dilatadores coronários
Cálcio coronário/embolia de ateroma	Suporte circulatório
Dissecção da raiz aórtica	Reparo da dissecção
Espasmo coronário	Administração de dilatadores coronários

Estudo de Caso 2 — MANEJO DA REGURGITAÇÃO MITRAL ISQUÊMICA

ESTRUTURA

A cardiopatia isquêmica é a causa mais comum de insuficiência mitral nos Estados Unidos. Os mecanismos de incompetência valvar são variados e incluem dilatação anular, disfunção do músculo papilar por isquemia ativa ou infarto, rompimento do músculo papilar ou remodelação ventricular por cicatriz, muitas vezes levando a um efeito de acorrentamento do aparelho subvalvar. A regurgitação mitral leva à hipertensão pulmonar, à congestão vascular pulmonar e ao edema pulmonar com incapacidade funcional. A função ventricular deteriora à medida que o ventrículo esquerdo passa a apresentar sobrecarga de volume com a correspondente dilatação da câmara. Sem tratamento, a RM grave por cardiopatia isquêmica tem mau prognóstico e, por isso, é obrigatório fazer o diagnóstico e tratar. Os pacientes que vêm para revascularização coronária cirúrgica muitas vezes têm RM concomitante de um grau leve ou moderado. A equipe intraoperatória é confrontada com a decisão de abordar cirurgicamente ou não a VM durante a cirurgia coronária.

A RM justifica cirurgia mitral? Qual é o mecanismo da regurgitação? Qual é o grau da RM? É provável que a RM melhore unicamente com a revascularização coronária?

COLETA DE DADOS

Dados pertinentes, incluindo o estado funcional e a avaliação no pré-operatório, precisam ser considerados para interpretar apropriadamente e colocar os dados intraoperatórios no contexto. O ecocardiograma e o ventriculograma pré-operatórios precisam passar por revisão. Os dados hemodinâmicos intraoperatórios são acoplados às informações da ETE para completar o conjunto de dados necessário para seguir adiante com o processo de tomada de decisão. A gravidade da RM na ETE é medida pela *vena contracta*, a área máxima do jato regurgitante, a área do orifício regurgitante e as velocidades de fluxo sanguíneo na veia pulmonar. A avaliação do movimento da parede e o ECG são usados para detectar disfunção reversível do miocárdio que possa se beneficiar da revascularização. Os dados hemodinâmicos e de ETE são acoplados a testes provocativos da VM na tentativa de emular as condições de trabalho da VM em um estado acordado não anestesiado. Não é incomum que RM leve a moderada no pré-operatório com valva estruturalmente normal se resolva totalmente sob as condições sem carga da anestesia geral.

| Estudo de Caso 2 | **MANEJO DA REGURGITAÇÃO MITRAL ISQUÊMICA** *(CONT.)* |

DISCUSSÃO

A maioria dos casos de RM isquêmica é categorizada como "funcional", não estrutural. Em um estudo de 482 pacientes com RM isquêmica, 76% tinham RM isquêmica funcional, em comparação com 24% que apresentavam disfunção significativa dos músculos papilares. O mecanismo de RM isquêmica é atribuído à dilatação anular secundária ao aumento de volume do VE e à remodelação regional do VE com deslocamento dos músculos papilares, causando acorrentamento apical e restrição do movimento sistólico dos folhetos. A importância da remodelação local do VE com deslocamento dos músculos papilares como mecanismo para RM isquêmica tem sido reproduzida em um modelo animal.

A RM é priorizada de acordo com diagnóstico principal (coronariopatia), comorbidades, incapacidade funcional e resultados de curto e longo prazo. A RM isquêmica é quantificada e o mecanismo de disfunção valvar é definido. A RM intraoperatória é comparada com os achados pré-operatórios. Discrepâncias entre a avaliação pré-operatória e a intraoperatória da valva podem refletir os efeitos de retirada de carga de volume e pressão da anestesia geral. Nos pacientes com RM isquêmica funcional que tenham RM 1 a 2+ , a VM não costuma ser reparada nem substituída. No entanto, a necessidade de intervenção cirúrgica em pacientes com RM 2+ sob anestesia continua a ser ponto de debate e não foi definitivamente respondida por estudos prospectivos. A cirurgia da VM é tipicamente recomendada para melhorar o estado funcional e os resultados de longo prazo para pacientes com RM isquêmica 3+ ou mais. Ignorar RM isquêmica significativa na ocasião da CABG pode limitar o benefício funcional derivado da cirurgia.

Os riscos para o paciente de não alterar cirurgicamente a VM e a regurgitação residual antecipada são pesados contra o risco de atriotomia, cirurgia mitral, extensão dos tempos de CEC e pinçamento transversal aórtico e a probabilidade de que a cirurgia coronária tenha sucesso em diminuir a intensidade da RM. O risco acrescentado inclui o compromisso com uma prótese mecânica em caso de o procedimento reparativo não ter sucesso. A RM por isquemia aguda pode se resolver depois de restauração do fluxo sanguíneo coronário (Fig. 11.7). A reversibilidade da regurgitação é difícil de predizer: os fatores que sustentam a reversibilidade (e, por isso, a falta de necessidade de abordagem cirúrgica da valva) incluem VM estruturalmente normal, dimensões normais do átrio esquerdo e do ventrículo esquerdo, incluindo o ânulo mitral, e AMRP associadas a regurgitação transitória e edema pulmonar. A revascularização do miocárdio culpado com melhora da função regional pode ser tudo o que é necessário para restaurar a coaptação mitral normal. Infarto do miocárdio com defeito fixo do movimento da parede ou aneurisma, coração esquerdo cronicamente dilatado, ânulo dilatado ou outras anormalidades estruturais que não sejam reversíveis (rompimento de músculo papilar ou das cordas tendíneas, prolapso de folheto, perfuração de folheto) sugerem ser improvável que a revascularização do miocárdio corrija a incompetência valvar.

A decisão de prosseguir ou não com cirurgia mitral no contexto de cardiopatia isquêmica é dependente da instituição e do cirurgião. Alguns centros podem eleger a abordagem cirúrgica em qualquer grau de RM detectado durante a investigação pré-operatória ou intraoperatória de um paciente com cirurgia coronária marcada. Locais menos agressivos podem fazer com que o cirurgião escolha prosseguir com a revascularização coronária, seguida por repetição da investigação minuciosa do movimento da parede ventricular e da VM. Se a revascularização não tiver corrigido a RM, o cirurgião prossegue com CEC e cirurgia mitral. Com o advento da revascularização cirúrgica do miocárdio fora da bomba, esse processo adquiriu mais um nível de complexidade porque as decisões de prosseguir com reparo mitral associarão o paciente à CEC. Procedimentos cirúrgicos mitrais fora da bomba podem vir a ser possíveis em futuro próximo.

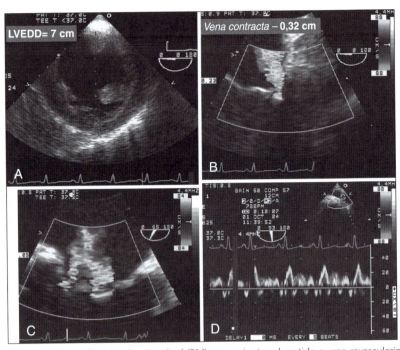

Fig. 11.7 Avaliação de regurgitação mitral (RM) em paciente submetido a uma revascularização cirúrgica do miocárdio. Marcou-se uma revascularização de artéria coronária sem CEC para um homem de 63 anos. O paciente apresentava história de insuficiência cardíaca congestiva progressiva sem evidências de edema pulmonar agudo. O exame físico foi significativo para ponto de impulso máximo deslocado lateralmente e sopro sistólico no ápice que se irradiava para a axila. O paciente recebeu ecocardiografia transesofágica (ETE) intraoperatória para avaliar a intensidade da RM. (A) O ventrículo esquerdo (VE) estava significativamente dilatado, com uma dimensão diastólica final de 7 cm, e tinha função sistólica deprimida, com uma fração de ejeção estimada de 40%. A RM se caracterizava por Doppler com fluxo colorido de um jato central de intensidade leve a moderada. (B) A graduação da RM se baseou na área do jato regurgitante e na *vena contracta* visualizada em projeção bicomissural. Acreditava-se que a patogênese da RM fosse funcional e resultasse de restrição da mobilidade dos folhetos causada pelo VE dilatado. (C) A coaptação dos folhetos anterior e posterior ficava abaixo do plano valvar. (D) A ausência de reversão do fluxo sanguíneo nas veias pulmonares, medida na veia pulmonar inferior esquerda, corroborou a avaliação de RM moderada. Como o ânulo não estava significativamente dilatado (o menor eixo media 2,97 cm) e a RM tinha sido graduada como apenas leve a moderada, o cirurgião prosseguiu com seu plano inicial de revascularização cirúrgica do miocárdio sem CEC. A RM diminuiu imediatamente depois da revascularização e a expectativa era de que os sintomas do paciente melhorassem com redução da pós-carga.

Estudo de Caso 3 — MANEJO DE DOENÇA VALVAR AÓRTICA NÃO DIAGNOSTICADA PREVIAMENTE

ESTRUTURA

Um cenário clínico relativamente comum para o ecocardiografista é avaliar a significância de patologia da VA não reconhecida antes. Essa discussão tem pertinência para o ecocardiografista que se depara com o novo diagnóstico de valva bicúspide, EA ou insuficiência da VA.

Quais são os sintomas que trouxeram o paciente para atendimento médico? Qual é a função basal do paciente? Qual é a anatomia da VA? Qual é a intensidade da RA ou da EA? Como achados intraoperatórios de doença na VA diferem da avaliação pré-operatória? O reparo cirúrgico ou a troca da VA beneficiaria o

| Estudo de Caso 3 | MANEJO DE DOENÇA VALVAR AÓRTICA NÃO DIAGNOSTICADA PREVIAMENTE *(CONT.)* |

resultado de curto ou longo prazo? Qual é o procedimento planejado e como os riscos se alterariam se o procedimento fosse mudado para abordar o novo achado? É preciso que outro prestador de atenção à saúde seja envolvido na decisão de abordar cirurgicamente a valva ou não? A patologia da VA é significativa o suficiente para exigir intervenção cirúrgica no momento?

COLETA DE DADOS E CARACTERIZAÇÃO DA VALVA AÓRTICA

A ETE multiplanar permite avaliação precisa da área da VA, da patologia valvar, do grau de regurgitação e estenose e da detecção de alterações cardíacas. No caso de EA, o grau de disfunção valvar é determinado pela medida do gradiente de pressão transvalvar, calculando-se a área da VA pelo uso da equação de continuidade e por planimetria do orifício sistólico da VA. A planimetria do orifício da VA com ETE se correlaciona melhor com a área da valva (usando a fórmula de Gorlin) do que o valor derivado da ETT ($r = 0,91$ *vs.* 0,84). A intensidade da RA por ETE, em geral, é graduada com imagem CFD, medindo-se a largura do jato regurgitante em relação à largura do trato de saída do VE. A ETE é sensível até à quantidade mais trivial de RA. As áreas de jato medidas por ETE tendem a ser maiores e sua intensidade é graduada como maior, em comparação com a RA avaliada por ETT. Para determinar a significância clínica da RA, tipicamente é necessária uma avaliação mais do que do grau de regurgitação, embora RA 4+ jamais seja deixada sem abordagem.

A etiologia e a extensão da doença da VA podem ser mais bem delineadas por ETE, como se vê na Figura 11.8. A resolução relativamente alta da VA e das estruturas associadas no campo próximo das projeções SAX EM e LAX permite uma avaliação precisa da intensidade e do mecanismo da doença valvar. Os folhetos aórticos devem ser inspecionados na projeção LAX EM, na investigação da presença de vegetações, perfuração, restrição, espessamento/calcificação, má coaptação e prolapso de folheto. A presença de doença subvalvar, como uma membrana subaórtica fibrosa distinta, também pode ser excluída confiavelmente. A aorta ascendente desde a valva até a AP direita também pode ser visualizada em LAX. Essa projeção geralmente é ideal para examinar patologia associada da raiz da aorta e aorta ascendente (p. ex., ectasia aortoanular, valva bicúspide, dissecção da aorta tipo A).

A EA é causada por calcificação da VA e cardiopatia reumática. As VA bicúspides têm maior risco, em comparação com a população geral. A EA produz um gradiente de pressão sistólico entre o ventrículo esquerdo e a aorta. Os achados secundários são dependentes do local onde a condição do paciente se encontra ao longo da evolução natural da doença. Achados secundários muitas vezes contribuem para o processo de tomada de decisão porque inferem os efeitos ou as consequências da doença. A EA comumente se associa a hipertrofia do VE e enchimento anormal do ventrículo esquerdo. A função diastólica frequentemente fica comprometida devido a um ventrículo esquerdo espessado e sem complacência. Por isso, a VM e as velocidades de fluxo sanguíneo na veia pulmonar demonstrariam uma fase de enchimento passivo neutralizada do ventrículo. A função sistólica costuma ser normal ou hiperdinâmica. O tamanho da câmara do VE é normal ou pequeno. No entanto, EA de longa duração resulta em disfunção sistólica progressiva do ventrículo e em insuficiência cardíaca. O ventrículo esquerdo se torna dilatado com o comprometimento da função contrátil. À medida que o ventrículo falha, o DC diminui, com resultante diminuição do gradiente pressórico trans-VA. Por isso, o gradiente pressórico através da VA pode ser enganoso como medida de intensidade da EA.

CURSO NATURAL DA ESTENOSE AÓRTICA

O curso natural da EA no adulto começa com prolongado período assintomático associado à mortalidade mínima. A progressão da doença se manifesta por uma redução da área valvar e por aumento do gradiente de pressão sistólico transvalvar. A progressão é muito variável, exibindo diminuição da área valvar efetiva que varia de 0,1 a 0,3 cm^2/ano. Sugere-se que a calcificação da VA, demonstrada por ecocardiografia, seja um preditor independente de desfecho. Pacientes

(Continua)

Estudo de Caso 3 — MANEJO DE DOENÇA VALVAR AÓRTICA NÃO DIAGNOSTICADA PREVIAMENTE *(CONT.)*

sem calcificação valvar ou com calcificação leve, em comparação com aqueles com calcificação moderada ou grave, tiveram taxas significativamente mais altas de sobrevida livre de eventos em 1 e 4 anos (92% *vs.* 60% e 75% *vs.* 20%, respectivamente). As decisões referentes à troca de valva por doença leve ou moderada na VA no contexto de cirurgia cardíaca por outra causa são complicadas pela variabilidade da progressão natural da doença. A patogênese da EA é um processo ativo que tem muitas semelhanças com a progressão da aterosclerose. A calcificação da VA não é um processo degenerativo aleatório, mas uma doença ativamente regulada, associada a hipercolesterolemia, reação inflamatória e atividade osteoblástica. Pode-se esperar que um controle médico mais agressivo desses processos tenha um impacto positivo no desfecho, retardando o processo degenerativo.

AVALIAÇÃO DA ESTENOSE AÓRTICA LEVE E MODERADA

O manejo intraoperatório de EA leve a moderada na ocasião de cirurgia cardíaca continua controverso. Um paciente chega à sala de cirurgia com a CABG marcada, mas se descobre que ele também tem EA leve ou moderada não considerada no pré-operatório. A equipe cirúrgica precisa decidir se aborda cirurgicamente a VA. A força-tarefa do American College of Cardiology/American Heart Association (ACC/AHA) recomenda troca da valva na ocasião da cirurgia coronária se o paciente assintomático tiver EA grave, mas reconhece que há dados limitados dando sustentação à intervenção no caso de EA leve ou moderada. É nesse cenário exato que a taxa de progressão da EA tem valor, mas raramente é obtida. Uma valva que se calcificou rapidamente em paciente jovem e que está se tornando rapidamente estenótica mudaria a opinião da equipe cirúrgica para realizar uma troca da valva aórtica (TVA). Um duplo procedimento cardíaco combinado (CABG/TVA) aumenta o risco perioperatório inicial, bem como os riscos associados à implantação de prótese valvar por longo prazo. Uma demora da TVA e o compromisso com uma segunda cirurgia cardíaca no futuro sujeitam o paciente ao risco de uma esternotomia repetida no contexto de enxertos coronários patentes e suas morbidades associadas. Se a VA não for operada durante a apresentação inicial para CABG, o desenvolvimento de EA sintomática pode ser bem demorado ou até não acontecer.

Uma revisão de 1.344.100 pacientes na base de dados nacional da Society of Thoracic Surgeons que passaram por CABG, CABG/TVA ou TVA apenas culminou em uma recomendação de paradigma de decisão. O estudo admitiu taxas de progressão de doença da VA (gradiente pressórico de 5 mmHg/ano), de morbidade relacionada à valva e de taxas de mortalidade ajustadas para a idade obtidas de publicações. Os autores propuseram três fatores na consideração de CABG ou TVA/CABG: idade (expectativa de vida), gradiente máximo da pressão e taxa de progressão da EA (se conhecida). Como a última é difícil de discernir, a análise admitiu uma taxa média de progressão da doença e recomendou que os pacientes sejam submetidos a TVA/CABG quando o gradiente pressórico exceder 30 mmHg. O limiar (gradiente pressórico da EA) para realizar ambos os procedimentos aumenta para pacientes com mais de 70 anos de idade porque a redução da expectativa de vida diminui a probabilidade de que se tornem sintomáticos por doença da VA. Rahimtoola também abordou se deve ser realizada ou não uma TVA concomitante na ocasião da revascularização, preconizando uma abordagem menos agressiva. Um problema com ambos os estudos é que eles analisaram o gradiente pressórico transvalvar, o que pode ser uma medida enganosa do grau de estenose da VA, pois seu valor depende do DC. Baixos DC e fluxo produzirão um baixo gradiente pressórico transvalvar, mesmo no contexto de VA intensamente estenótica. No entanto, no contexto de função sistólica ventricular preservada e EA leve ou moderada, um gradiente pressórico é métrica útil. A taxa variável de progressão da doença e a controvérsia referente às indicações para TVA "profilática" impossibilitam um algoritmo simples para lidar com essa coorte de pacientes. Aumento da idade, falta de sintomas, hipertrofia mínima do VE, com área valvar sugerindo doença mais leve, e um gradiente pressórico abaixo de 30 mmHg mudariam a decisão para não trocar a VA. Em um paciente jovem assintomático, valva intensamente calcificada, valva bicúspide e hipertrofia do

Estudo de Caso 3 — MANEJO DE DOENÇA VALVAR AÓRTICA NÃO DIAGNOSTICADA PREVIAMENTE *(CONT.)*

VE no contexto de estenose moderada, além de gradiente pressórico acima de 30 mmHg, sugeririam que uma TVA seria benéfica no longo prazo. Também costuma ser útil incluir o cardiologista primário do paciente e sua família no processo de tomada de decisão.

AVALIAÇÃO DE ESTENOSE AÓRTICA COM BAIXO GRADIENTE PRESSÓRICO

Os pacientes com disfunção do VE e diminuição do DC no contexto de EA muitas vezes se apresentam apenas com modestos gradientes pressóricos transvalvares (< 30 mmHg). Pode ser um desafio distinguir pacientes com baixo DC e EA grave de pacientes com EA leve a moderada (Fig. 11.9). O padrão para avaliar a gravidade da EA é a área da VA, tipicamente calculada usando um método de continuidade ou por planimetria. Os pacientes com EA com baixo gradiente e disfunção grave do VE que receberam uma TVA tiveram melhora da sobrevida e do estado funcional, em comparação com os pacientes que não foram submetidos à troca de valva.

Um baixo gradiente pressórico relacionado com disfunção do VE pode não abrir a VA em sua máxima capacidade. A estimulação com dobutamina em pacientes com EA com baixo gradiente pressórico pode ser útil para estabelecer a verdadeira área da VA. A capacidade de distinguir entre estenose verdadeira da VA e um estado de "pseudoestenose" depende das alterações características das medidas hemodinâmicas e estruturais em resposta a um DC aumentado. O teste não é tipicamente realizado no contexto operatório, mas como avaliação pré-operatória. O aumento da área calculada da VA se relaciona ao aumento do DC e é atribuído à reversão parcial de disfunção cardíaca primária. Se a dobutamina melhora o DC e aumenta a área da VA, é provável que os cálculos basais superestimem a gravidade da EA. A estimulação com dobutamina é conduzida da seguinte maneira: pacientes com EA com baixo gradiente recebem dobutamina intravenosa em dose de 5 μg/kg/min com aumentos graduais da dose. Os pacientes podem exibir aumento significativo da área da VA (0,8 cm^2 a 1,1 cm^2) e declínio da resistência da valva depois da estimulação com dobutamina. Os pacientes com EA fixa de alto grau não demonstrariam alteração da área da valva e aumento da resistência valvar. A Força-Tarefa de 2003 da ACC/AHA/ASE (American Society of Echocardiography) deu uma recomendação de classe IIb (a utilidade/eficácia está menos bem estabelecida por evidências/opiniões) para o uso da ecocardiografia com dobutamina na avaliação de pacientes com EA com baixo gradiente e disfunção ventricular. Além de seu papel em distinguir entre a estenose verdadeira e a pseudoestenose, a ecocardiografia com dobutamina em baixa dose é útil para estratificação de risco de pacientes com EA verdadeira grave. Os pacientes com aumento da função contrátil depois da administração da dobutamina têm melhor desfecho depois da cirurgia.

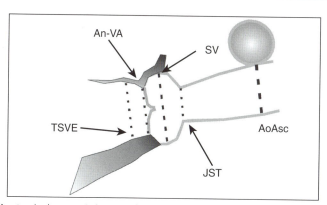

Fig. 11.8 Anatomia do arco aórtico. Essa figura esquemática da valva aórtica no eixo longo mostra os componentes da raiz aórtica, que incluem a junção sinotubular (*JST*), o seio de Valsalva (*SV*) e o ânulo da valva aórtica (*An-VA*). *AoAsc*, aorta ascendente; *TSVE*, trato de saída do ventrículo esquerdo.

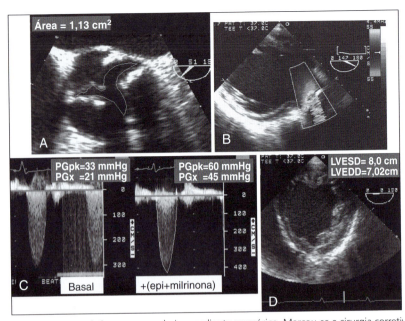

Fig. 11.9 Estenose aórtica grave com baixo gradiente pressórico. Marcou-se a cirurgia corretiva de regurgitação mitral (*RM*) grave e possivelmente estenose aórtica (*EA*) clinicamente significativa para homem caquético de 76 anos. (A) A projeção em eixo curto medioesofágico da valva aórtica (*VA*) mostrou uma valva com três folhetos altamente calcificados com mobilidade restrita. Acreditava-se que a medida da área da VA, 1,13 cm^2, que foi obtida por planimetria, subestimasse a intensidade da EA em função dos artefatos de sombras relacionados à intensidade da calcificação. (B) Obteve-se a projeção em eixo longo transgástrico do ventrículo esquerdo (*VE*) e foram medidos os perfis de velocidade do fluxo sanguíneo no trato de saída do VE e a VA. (C) Embora o paciente tivesse um diagnóstico de EA grave, os gradientes pressóricos máximo (*PGpk*) e médio (*PGx*) foram 33 mmHg e 21 mmHg, respectivamente. A área da VA foi calculada em 0,83 cm^2 usando a equação de continuidade. (D) A função do VE se caracterizou por cardiomiopatia dilatada grave com fração de ejeção de 8%, dimensão sistólica final do VE (*LVESD*) de 8 cm e dimensão diastólica final do VE (*LVEDD*) de 7 cm. O diagnóstico de EA com baixo gradiente pressórico foi considerado e se iniciaram as infusões de epinefrina e milrinona. O desempenho cardíaco melhorou de 2,4 L/min para 4,5 L/min e os gradientes pressóricos aumentaram para 60 mmHg no máximo e 45 mmHg no médio (C). Embora a área calculada da valva registrada sob condições de suporte inotrópico aumentasse discretamente para 0,9 cm^2, a ecocardiografia transesofágica (*ETE*) esclareceu que o acentuado aumento do gradiente pressórico era compatível com um diagnóstico de EA com baixo gradiente e confirmou a presença de reserva cardíaca.

Estudo de Caso 4 — SÍNDROMES AÓRTICAS AGUDAS

ESTRUTURA

O paciente instável com suspeita de doença ou lesão aórtica aguda costuma ser o mais desafiador dos casos de ETE. Existem poucas decisões mais crucialmente importantes postas diante do ecocardiografista intraoperatório do que diagnosticar rápida e precisamente a natureza e a extensão de lesão aórtica aguda. Hipotensão e angústia respiratória podem impedir uma avaliação completa e abrangente antes da cirurgia. A história do paciente muitas vezes não é obtida. O ecocardiografista se torna um detetive. As pistas são rapidamente coletadas da apresentação clínica disponível, dos antecedentes e dos achados físicos associados. A ETE costuma ser a única modalidade usada para estabelecer o diagnóstico e definir o plano cirúrgico.

É meia-noite em uma noite chuvosa e sombria. O piloto do helicóptero do hospital chama com "mulher jovem, motorista descontrolada, lesão por desaceleração, impacto com o volante, contusão torácica, inconsciente, hipotensa. Ela é intubada e apresenta murmúrio vesicular bilateral. Sua pressão arterial é de

| Estudo de Caso 4 | SÍNDROMES AÓRTICAS AGUDAS *(CONT.)* |

70/40 mmHg com uma FC = 125 em taquicardia sinusal. Está sendo hidratada e transportada diretamente para a sala de cirurgia cardíaca". A paciente se encontra instável demais para ressonância magnética (RM) ou tomografia computadorizada (TC). A paciente chega com uma radiografia de tórax portátil feita enquanto passou pelo serviço de emergência, a qual mostra um mediastino alargado. Os sinais vitais não se alteraram, exceto por ela estar recebendo dopamina na dose de 10 µg/kg/min. Os pulsos estão palpáveis na região inguinal e no pescoço (Fig. 11.10). O cirurgião atendente se volta para o ecocardiografista-anestesiologista e diz: "Preciso saber se é lesão anterior com contusão cardíaca, lesão da aorta ascendente, tamponamento com sangue no pericárdio ou transecção aórtica ou se a paciente tem uma lesão inoperável. A primeira exigirá uma esternotomia. As transecções exigirão uma toracotomia esquerda. Se tomarmos a decisão incorreta, a paciente certamente morrerá". A paciente é estabilizada na sala de cirurgia e se insere a sonda de ETE. Depois de feito o diagnóstico, a paciente é posicionada e preparada de acordo com a cirurgia definitiva a ser feita.

A sensibilidade e a especificidade da ETE para detectar e diagnosticar lesão ou doença da aorta torácica são significativamente melhores do que a sensibilidade e a especificidade da ETT e são comparáveis aos achados em TC e RM. A ETE fornece informações referentes ao desempenho cardíaco e à presença de outras sequelas criticamente importantes que podem ser significativas para determinar a abordagem e o momento apropriado para intervenção cirúrgica. Assim sendo, a ETE é indicada mesmo que a RM e a TC tenham confirmado o diagnóstico.

O consentimento pode ser obtido do paciente ou dos familiares? Nessas circunstâncias de emergência, pode ser mais prudente prosseguir com o exame por ETE, em vez de retardar o diagnóstico e o tratamento na tentativa de encontrar os familiares. Qual é o diagnóstico diferencial de um mediastino alargado? Como a ETE discrimina as diferentes causas de um mediastino alargado? A ETE é realizada no paciente acordado e em sofrimento ou é feita sob condições mais controladas de um paciente anestesiado e intubado? Existe risco de lesão da coluna cervical? Existe risco de lesão esofágica? A introdução da sonda de ETE pode comprometer ainda mais a patência de estruturas mediastinais? Existe líquido no pericárdio? Qual é a função biventricular? Existe rompimento miocárdico? Existe rompimento da aorta? A aorta torácica está intacta? Existem um retalho de íntima e uma dissecção? Há uma transecção? Há derrame/hematoma pleural ou periaórtico? Quais fatores determinam a urgência da intervenção e as estratégias de manejo?

COLETA DE DADOS

Como o diagnóstico e a causa de instabilidade não foram estabelecidos, o mediastino inteiro, inclusive o espaço pleural esquerdo, é interrogado antes de se iniciar a terapia definitiva. Raramente, não há tempo suficiente para fazer um exame completo por ETE. A equipe cirúrgica frequentemente pode prosseguir com confiança no manejo desses pacientes em estado crítico apenas com a ETE para guiar o tratamento. O evento primário na dissecção da aorta é uma laceração e uma separação da íntima aórtica. Não se tem certeza se o evento incitante é rompimento primário da íntima com dissecção secundária da média ou hemorragia na média e subsequente rompimento da íntima sobrejacente. A ejeção sistólica força o sangue para a média da aorta por meio de uma laceração que leva à separação entre íntima e média em torno, criando uma luz falsa. Pode existir fluxo sanguíneo na luz falsa e na verdadeira por meio de fenestrações comunicantes. As dissecções aórticas são classificadas por meio de um dentre dois esquemas (as classificações de DeBakey e de Stanford). A transecção é diagnosticada por meio da detecção de hematoma para-aórtico perto do istmo e de um "degrau" na parede média interna.

DISCUSSÃO

Dissecções agudas (Stanford tipo A ou DeBakey tipo I ou tipo II) envolvendo a aorta ascendente ou o arco aórtico são consideradas emergências cirúrgicas agudas. Ao contrário, dissecções confinadas à aorta descendente (distais à artéria subclávia esquerda; Stanford tipo B ou DeBakey tipo III) são tratadas clinicamente a menos que

(Continua)

Estudo de Caso 4   SÍNDROMES AÓRTICAS AGUDAS   *(CONT.)*

o paciente demonstre extensão proximal, hemorragia ou má perfusão. Com base no *International Registry of Acute Aortic Dissection* (IRAD), 73% dos 384 pacientes com dissecções tipo B foram tratados clinicamente; a mortalidade intra-hospitalar foi de 10%. A taxa de sobrevida no longo prazo depois de aplicação de terapia clínica é de 60% a 80% em 4 a 5 anos e de 40% a 45% em 10 anos. A sobrevida é melhor em pacientes com dissecções não comunicantes e retrógradas. A partir do registro IRAD, a mortalidade intra-hospitalar para pacientes cirúrgicos foi significativamente mais alta (32%). O aumento da taxa de mortalidade para pacientes tratados com cirurgia provavelmente é influenciado por seleção de uma coorte de pacientes com doença mais avançada e evolução complicada (má perfusão, vazamento, extensão). Os desfechos globais relatados para curto e longo prazo são semelhantes para pacientes tratados clinicamente com dissecções tipo B. De 142 pacientes com dissecções aórticas, houve uma tendência para mortalidade mais baixa com a terapia clínica, em comparação com o tratamento cirúrgico após 1 ano (15% *vs.* 33%). Ambos os grupos tiveram sobrevida semelhante em 5 e 10 anos (60% e 35%).

As dissecções da aorta ascendente (envolvendo a raiz aórtica, a aorta ascendente ou o arco) são emergências cirúrgicas agudas em razão do alto risco de complicação potencialmente letal, como RA, tamponamento cardíaco, infarto do miocárdio, rompimento e acidente vascular cerebral. A taxa de mortalidade chega a 1-2% por hora logo depois do início dos sintomas. Isquemia aguda do miocárdio ou infarto cerebral não devem contraindicar a intervenção urgente. Embora os pacientes com acidente vascular cerebral em progresso tenham aumento do risco de infarto cerebral hemorrágico, os autores têm visto vários pacientes que apresentaram recuperação neurológica dramática. A mortalidade operatória para dissecções da aorta ascendente, em centros com experiência, varia de 7% a 36%, bem abaixo da mortalidade acima de 50% com terapia clínica.

O rompimento traumático da aorta é uma lesão vascular potencialmente letal que muitas vezes resulta em hemorragia letal. Em um ensaio clínico multicêntrico de 274 pacientes, a taxa de mortalidade total chegou a 31%, sendo 63% dos óbitos atribuíveis ao rompimento da aorta. Transecção e rompimento da aorta geralmente ocorrem no istmo aórtico (entre a artéria subclávia esquerda e a primeira intercostal) e resultam de forças de cisalhamento geradas por colisões frontais não contidas. Embora a aortografia fosse considerada o padrão-ouro para o diagnóstico de transecção, a ETE, e a TC espiral contrastada e a RM atualmente são favorecidas, especialmente para pacientes com insuficiência renal. A ultrassonografia intravascular tem sido proposta como instrumento potencial para diagnóstico na identificação de lesões aórticas limitadas. O rompimento traumático da aorta necessita ser distinguido de uma dissecção da aorta. Imagens de uma aorta dissecada tipicamente revelam a luz falsa e a verdadeira em múltiplos níveis. A lesão aórtica focal da transecção aórtica é bem localizada e pode passar despercebida quando se realiza um exame apressado. Um segundo problema em potencial para diagnóstico é que alterações ateroscleróticas protuberantes da aorta podem ser difíceis de diferenciar das lacerações aórticas parciais. O retalho espesso e irregular intraluminal, que corresponde ao rompimento das camadas íntima e média da aorta, pode aparecer nas imagens nos planos no menor e no maior eixo nas vizinhanças do istmo. Na projeção longitudinal, o retalho medial é quase perpendicular à parede aórtica porque lesões traumáticas geralmente ficam confinadas a alguns centímetros distalmente à artéria subclávia. É comum a formação de um rompimento localizado contido do falso aneurisma. As imagens CFD e com Doppler espectral podem ser usadas para detectar turbulência associada a fluxo não laminar no defeito aórtico e à presença de um gradiente de pressão. O tratamento tradicional inclui intervenção cirúrgica imediata usando abordagem por decúbito lateral direito e ressecção da aorta com inserção de um enxerto em tubo. A montagem de stents endovasculares tem tido sucesso. Duas séries, que incluíram um total de 16 pacientes com transecção aórtica, relataram reparo bem-sucedido sem mortalidade nem morbidade sérias. No entanto, a aplicação desse dispositivo sob essas condições traz alto risco de má perfusão da subclávia esquerda e paraplegia. A decisão referente ao manejo apropriado e ao curso de tempo da terapia dependerá da disponibilidade técnica´, da vivência na instituição e dos resultados futuros de estudos clínicos que usem tecnologias mais modernas e menos invasivas.

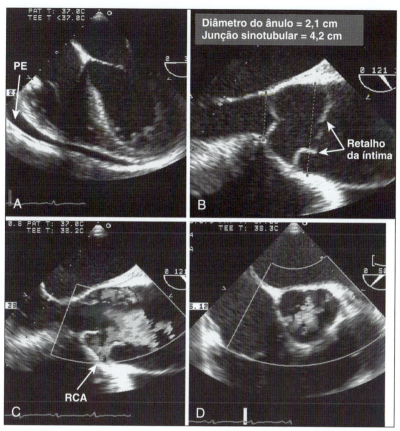

Fig. 11.10 Síndrome aórtica aguda como etiologia de comprometimento hemodinâmico. Um motorista descontrolado de 62 anos previamente saudável sofreu acidente com veículo. Ao chegar ao serviço de emergência, o paciente estava hipotenso (pressão arterial = 90/45) e taquicárdico (frequência cardíaca = 120). Ele descreveu um episódio de perda de consciência associada a intensa dor no peito, mas não conseguia se lembrar se o episódio sincopal precedera o acidente. A radiografia do tórax foi significativa, apresentando várias costelas fraturadas, mediastino alargado e derrame pleural. O paciente foi se tornando progressivamente mais instável, sendo transferido para a sala de cirurgia para realização de ecocardiografia transesofágica (ETE) diagnóstica e procedimento cirúrgico definitivo se necessário. O ecocardiografista realizou rápido exame ecocardiográfico transtorácico, que confirmou a presença de derrame pericárdico e de achados compatíveis com tamponamento. Depois da hidratação e da indução da anestesia, realizou-se exame por ETE. (A) A projeção de quatro câmaras medioesofágica mostrou a presença de derrame pericárdico *(PE)* que comprometia o enchimento atrial direito. (B) A projeção medioesofágica no eixo longo da valva aórtica revelou uma dissecção tipo A que se caracterizava por retalhos da íntima na raiz aórtica e que se estendiam distalmente à aorta torácica descendente. O ânulo da valva aórtica tinha tamanho normal, mas o seio e a raiz estavam acentuadamente aumentados (diâmetro da junção sinotubular = 4,22 cm). (C) A dissecção se estendia a segmentos não coronários e ao seio coronário direito, estreitando o fluxo sanguíneo nos óstios coronários *(seta)*. Embora o ECG não mostrasse isquemia aguda, a função do ventrículo direito e da parede inferior do ventrículo esquerdo estava levemente hipocinética. (D) Embora raiz aórtica apagada, aneurisma da aorta ascendente e dissecção aguda nesse grupo etário sejam sugestivos de valva bicúspide congênita, a projeção no eixo curto da valva aórtica mostrou uma valva com três folhetos e defeito de coaptação com insuficiência aórtica na cúspide não coronária. O cirurgião ressuspendeu a valva aórtica e substituiu a aorta ascendente e o hemiarco por um enxerto em tubo. O reparo da valva foi bem-sucedido: obteve-se insuficiência aórtica +1 e retorno cardíaco ao normal depois da cirurgia. *RCA,* Artéria coronária direita.

LEITURAS SUGERIDAS

American Society of Anesthesiologists and Society of Cardiovascular Anesthesiologists Task Force on Transesophageal EchocardiographyPractice guidelines for perioperative transesophageal echocardiography. An updated report by the American Society of Anesthesiologists and the Society of Cardiovascular Anesthesiologists Task Force on Transesophageal Echocardiography. *Anesthesiology*. 2010;112:1084-1096.

Anyanwu AC, Adams DH. Etiologic classification of degenerative mitral valve disease: Barlow's disease and fibroelastic deficiency. *Semin Thorac Cardiovasc Surg*. 2007;19:90-96.

Baumgartner H, Hung J, Bermejo J, et al. Echocardiographic assessment of valve stenosis: EAE/ASE recommendations for clinical practice. *J Am Soc Echocardiogr*. 2009;22:1-23.

Bonow RO, Carabello BA, Chatterjee K, et al. 2008 focused update incorporated into the ACC/AHA 2006 guidelines for the management of patients with valvular heart disease: a report of the American College of Cardiology/American Heart Association Task Force on Practice Guidelines (Writing Committee to Revise the 1998 Guidelines for the Management of Patients With Valvular Heart Disease). Endorsed by the Society of Cardiovascular Anesthesiologists, Society for Cardiovascular Angiography and Interventions, and Society of Thoracic Surgeons. *Circulation*. 2008;118(15):e523-e661.

Hahn RT, Abraham T, Adams MS, et al. Guidelines for performing a comprehensive transesophageal echocardiographic examination: recommendations from the American Society of Echocardiography and the Society of Cardiovascular Anesthesiologists. *J Am Soc Echocardiogr*. 2013;9:921-964.

Itagaki S, Hosseinian L, Varghese R. Right ventricular failure after cardiac surgery: management strategies. *Semin Thorac Cardiovasc Surg*. 2012;24:188-194.

Lancellotti P, Tribouilloy C, Hagendorff A, et al. Recommendations for the echocardiographic assessment of native valvular regurgitation: an executive summary from the European Association of Cardiovascular Imaging. *Eur Heart J Cardiovasc Imaging*. 2013;14(7):611-644.

Lang RM, Badano LP, Mor-Avi V, et al. Recommendations for cardiac chamber quantification by echocardiography in adults: an update from the American Society of Echocardiography and the European Association of Cardiovascular Imaging. *J Am Soc Echocardiogr*. 2015;28:1-39.

Mathew JP, Glas K, Troianos CA, et al. ASE/SCA recommendations and guidelines for continuous quality improvement in perioperative echocardiography. *Anesth Analg*. 2006;103:1416-1425.

Min JK, Spencer KT, Furlong KT, et al. Clinical features of complications from transesophageal echocardiography: a single-center case series of 10,000 consecutive examinations. *J Am Soc Echocardiogr*. 2005;18:925-929.

Minhaj M, Patel K, Muzic D, et al. The effect of routine intraoperative transesophageal echocardiography on surgical management. *J Cardiothorac Vasc Anesth*. 2007;21(6):800-804.

Movsowitz HD, Levine RA, Hilgenberg AD, et al. Transesophageal echocardiographic description of the mechanisms of aortic regurgitation in acute type A aortic dissection: implications for aortic valve repair. *J Am Coll Cardiol*. 2000;36:884-890.

Nishimura RA, Otto CM, Bonow RO, et al. 2014 AHA/ACC guideline for the management of patients with valvular heart disease: executive summary: a report of the American College of Cardiology/American Heart Association Task Force on Practice Guidelines. *J Am Coll Cardiol*. 2014;63(22):2438-2488.

Parra V, Fita G, Rovira I, et al. Transoesophageal echocardiography accurately detects cardiac output variation: a prospective comparison with thermodilution in cardiac surgery. *Eur J Anaesthesiol*. 2008;25(2):135-143.

Pibarot P, Dumesnil JG. Low-flow, low-gradient aortic stenosis with normal and depressed left ventricular ejection fraction. *J Am Coll Cardiol*. 2012;60:1845-1853.

Piercy M, McNicol L, Dinh DT, et al. Major complications related to the use of transesophageal echocardiography in cardiac surgery. *J Cardiothorac Vasc Anesth*. 2009;23:62-65.

Rudski LG, Lai WW, Afilalo J, et al. Guidelines for the echocardiographic assessment of the right heart in adults: a report from the American Society of Echocardiography endorsed by the European Association of Echocardiography, a registered branch of the European Society of Cardiology, and the Canadian Society of Echocardiography. *J Am Soc Echocardiogr*. 2010;23:685–713, quiz 786–788.

Tan CO, Harley I. Perioperative transesophageal echocardiographic assessment of the right heart and associated structures: a comprehensive update and technical report. *J Cardiothorac Vasc Anesth*. 2014;28:1112-1133.

Vlahakes GJ. Right ventricular failure after cardiac surgery. *Cardiol Clin*. 2012;30:283-289.

Zoghbi WA, Enriquez-Sarano M, Foster E, et al. Recommendations for evaluation of the severity of native valvular regurgitation with two-dimensional and Doppler echocardiography. *J Am Soc Echocardiogr*. 2003;16:777-802.

Capítulo 12

Monitorização do Sistema Nervoso Central

Harvey L. Edmonds, PhD, Jr. • Emily K. Gordon, MD • Warren J. Levy, MD

Pontos-chave

1. A eletroencefalografia pode detectar isquemia ou hipoxia cerebral e crises convulsivas, bem como pode medir o efeito hipnótico.
2. Potenciais evocados auditivos de média latência objetivamente documentam hipnose inadequada.
3. Potenciais evocados somatossensitivos podem detectar o desenvolvimento de lesão em estruturas cerebrais corticais e subcorticais.
4. Potenciais evocados motores elétricos transcranianos monitorizam a função das vias motoras descendentes.
5. Exame por ultrassonografia Doppler transcraniana avalia a direção e o caráter do fluxo sanguíneo através das grandes artérias intracranianas e identifica microêmbolos.
6. A oximetria cerebral, usando espectroscopia de luz próxima ao infravermelho transcraniana, oferece medida contínua de alteração do equilíbrio de oferta e demanda de oxigênio cerebral.
7. Usadas em conjunto, essas tecnologias podem reduzir a incidência de lesão cerebral e garantem a adequação da hipnose.

Anualmente, quase metade de 1 milhão de pacientes submetidos a procedimentos cirúrgicos cardíacos no mundo todo provavelmente apresentará disfunção neurológica, cognitiva ou neuropsicológica transitória; em um quarto desses pacientes, as alterações serão persistentes. O custo anual direto para as seguradoras nos Estados Unidos para lesão cerebral de apenas um tipo de cirurgia cardíaca, a revascularização do miocárdio, é estimado em 2 bilhões de dólares. Além disso, os mesmos processos que lesam o sistema nervoso central (SNC) também parecem influenciar a disfunção de outros órgãos vitais. Desse modo, existem enormes incentivos clínicos e econômicos para a melhora da proteção do SNC durante procedimentos cirúrgicos cardíacos.

Historicamente, a monitorização neurofisiológica durante procedimentos cirúrgicos cardíacos tem despertado pouco entusiasmo em função do suposto papel-chave da macroembolização. Admite-se amplamente que a maioria das lesões cerebrais durante cirurgias cardíacas em adultos resulte de embolização cerebral de material ateromatoso ou calcificado desalojado de vasos sanguíneos escleróticos durante a manipulação desses vasos. Até a introdução da revascularização do miocárdio sem circulação extracorpórea (CEC) ou aplicação de pinçamento aórtico, essas lesões costumavam ser vistas como inevitáveis e intratáveis.

Os desenvolvimentos técnicos estão alterando essa percepção. Em primeiro lugar, ainda ocorrem lesões do SNC apesar das reduções da manipulação aórtica com abordagens mais

QUADRO 12.1	*Fatores Contribuintes para Lesão Cerebral durante Procedimentos Cirúrgicos Cardíacos*

Êmbolos ateromatosos pela manipulação da aorta
Microêmbolos lipídicos por recirculação de aspiração da cardiotomia não lavada
Microêmbolos gasosos por vazamento de ar e cavitação
Hipoperfusão ou hiperperfusão cerebral
Hipertermia cerebral
Desoxigenação cerebral

modernas da revascularização da artéria coronária (CABG – coronary artery bypass graft) e com procedimentos cirúrgicos aórticos. Em segundo lugar, estudos neurofisiológicos têm implicado a hipoperfusão e a desoxigenação como fatores causais maiores na lesão do SNC (Quadro 12.1). Como esses desequilíbrios funcionais costumam ser detectáveis e corrigíveis, o ímpeto é examinar o papel da monitorização neurofisiológica na proteção dos órgãos.

ELETROENCEFALOGRAFIA

A monitorização eletroencefalográfica para detecção de isquemia tem sido realizada desde os primeiros procedimentos de CEC. No entanto, seu uso generalizado era limitado anteriormente por alguns fatores.

Em primeiro lugar, apenas recentemente passaram a ser disponibilizados monitores de EEG pequenos, práticos e com um custo aceitável.

Em segundo lugar, a abordagem diagnóstica tradicional da análise do EEG dependia do reconhecimento de padrões complexos de ondas análogas em 21 canais para identificar alterações isquêmicas focais. Esse formato analítico necessitava de treinamento extensivo e constante vigilância. Portanto, a monitorização por EEG durante cirurgias cardíacas por profissionais da anestesia era vista como impossível de praticar. No entanto, a redução do conjunto de eletrodos nos registros perioperatórios do EEG que incluem atividade bilateral parece ser efetiva em identificar isquemia cortical e atividade epiléptica nos ambientes perioperatórios e de cuidados críticos. Além disso, o processamento computadorizado dos sinais de EEG oferece exibições simplificadas das tendências que têm ajudado a superar muitas das complexidades iniciais de interpretação.

Em terceiro lugar, a análise do EEG durante procedimentos cirúrgicos cardíacos era frequentemente confundida por anestésicos, hipotermia e artefatos da bomba de roletes. Felizmente, esses problemas técnicos agora têm sido superados: (1) eliminação ou substituição de algumas bombas de roletes problemáticas por bombas centrífugas, (2) uso de rotina de circulação extracorpórea hipotérmica leve ou normotérmica e (3) adoção de protocolos de anestesia *fast-track* (desmame precoce, via rápida de anestesia, recuperação rápida) que evitam supressão acentuada do EEG.

Base Fisiológica da Eletroencefalografia

As intervenções eletroencefalograficamente direcionadas, destinadas a corrigir hipoperfusão cerebral durante procedimentos cirúrgicos cardíacos, exigem apreciação do substrato neurofisiológico subjacente. Os sinais do EEG registrados no couro cabeludo refletem a somação temporal e espacial de potenciais pós-sinápticos de longa duração (10-100 milissegundos) que se originam dos neurônios piramidais corticais colunares (Fig. 12.1).

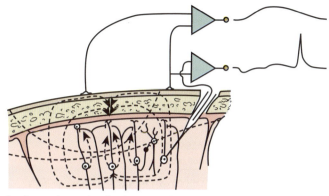

Fig. 12.1 Produção das ondas do eletroencefalograma (EEG). Eletrodos no couro cabeludo registram diferenças de potencial causadas por potenciais pós-sinápticos na membrana celular dos neurônios corticais. As *linhas tracejadas em alça fechada* representam a somação de correntes extracelulares produzidas pelos potenciais pós-sinápticos. As *linhas tracejadas em segmentos abertos* conectam todos os pontos que têm o mesmo nível de voltagem. Os dois eletrodos no couro cabeludo registram alterações na diferença de voltagem ao longo do tempo *(traçado superior na parte direita alta da figura)*. O *traçado inferior* de um microeletrodo inserido em neurônio cortical único tem pouca relação direta com a onda de EEG somada. (Modificada de Fisch BJ. *EEG Primer*. 3rd ed. New York: Elsevier, 1999:6.)

Tabela 12.1	Bandas de Frequências Eletroencefalográficas
Delta (δ)	0,1-4 Hz
Teta (θ)	4-8 Hz
Alfa (α)	8-14 Hz
Beta (β)	14-25 Hz
Gama (γ)	25-55 Hz

Os ritmos do EEG representam ondas regularmente recorrentes de forma e duração semelhantes. Essas oscilações de sinais dependem da excitação sincrônica de uma população de neurônios. A natureza descritiva dos achados do EEG convencional caracteriza as oscilações (medidas em ciclos por segundo [cps] ou Hertz [Hz]) como sinusoides, as quais foram classificadas de acordo com sua amplitude e com sua frequência. A terminologia usada para descrever as bandas de frequência dos mais comuns padrões oscilatórios é ilustrada na Figura 12.2. Além disso, reconhece-se uma banda gama de alta frequência (25-55 Hz) (Tabela 12.1).

Considerações Práticas dos Registros Eletroencefalográficos e do Processamento de Sinais

A colocação de eletrodos padronizada se baseia no Sistema Internacional 10-20 (Fig. 12.3). Permite espaçamento uniforme dos eletrodos, independentemente do perímetro cefálico, em regiões do couro cabeludo que sabidamente se correlacionam com áreas específicas do córtex cerebral. Usam-se quatro pontos de referência anatômicos – o násio, o ínio e os pontos pré-auriculares.

A faixa de frequências envolvidas na produção das ondas do EEG é denominada *largura de banda*. Os limites das larguras de bandas superiores e inferiores são controlados por filtros que rejeitam frequências acima e abaixo da largura de bandas do EEG. O aparecimento da onda de EEG não processada e o valor dos descritos de EEG numéricos univariados, como a frequência dominante média (FDM), podem ser altamente influenciados pela largura

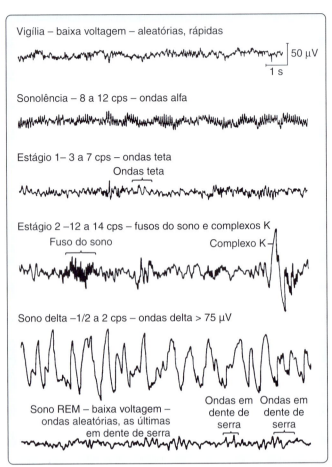

Fig. 12.2 Características eletroencefalográficas específicas dos estágios dos ciclos sono-vigília humanos. Note o aparecimento das quatro bandas de frequência mais comuns, da frequência delta, a mais baixa, passando por teta e alfa, até a alta frequência beta. Também se descreve uma banda de frequência ainda mais alta, a gama (25 a 55 cps). *REM*, movimento ocular rápido. (Cortesia de GE Healthcare.)

da banda dos sinais, que geralmente é controlada pelo usuário por ajustes de filtros de alta e baixa frequências. De modo semelhante, o mesmo biopotencial cerebral registrado por diferentes aparelhos de EEG pode resultar em ondas sem semelhança e valores numéricos.

Exibição das Informações Eletroencefalográficas

Análise do Domínio do Tempo

A exibição tradicional do eletroencefalograma é um gráfico de voltagem de biopotenciais (eixo y) em função do tempo e, consequentemente, é descrita como processo de domínio do tempo. O objetivo de um eletroencefalograma diagnóstico é identificar a causa mais provável de uma anormalidade detectada em um momento no tempo. Tipicamente, um eletroencefalograma diagnóstico é obtido sob condições controladas, usando protocolos precisamente definidos. O aspecto do EEG registrado é comparado visualmente aos padrões de referência. A interpretação se baseia no reconhecimento de padrões de ondas particulares patognomônicos para condições clínicas específicas. Diferentemente, o objetivo da monitorização por EEG é identificar

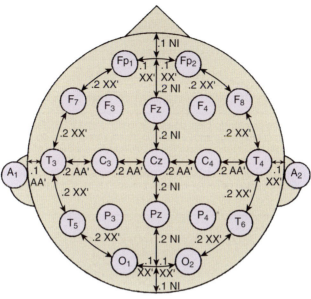

Fig. 12.3 Posições dos eletrodos eletroencefalográficos no sistema internacional 10-20. A hemicircunferência sagital (marcada *AA'*) é medida da raiz de um osso zigomático (imediatamente anterior à orelha); a outra atravessa o vértice. A terceira medida é a hemicircunferência ipsolateral (*XX'*), medida de um ponto 10% da hemicircunferência coronal acima do osso zigomático. Através dessas linhas de interseção, todos os eletrodos do couro cabeludo podem ser localizados, exceto os frontais (F_3, F_4) e os parietais (P_3, P_4). Os eletrodos frontais e parietais são colocados ao longo da linha coronal frontal ou parietal a meio caminho entre o eletrodo médio e o eletrodo marcado no anel circunferencial.

QUADRO 12.2 *Lei do Eletroencefalograma*

Na ausência de doença, a amplitude e a frequência do eletroencefalograma são inversamente proporcionais
Diminuição simultânea pode indicar isquemia, anoxia ou hipnose excessiva
Aumento simultâneo pode indicar crise convulsiva ou artefato

---

alteração clinicamente importante de uma linha de base individualizada. Diferentemente da interpretação do EEG diagnóstico, a monitorização exige avaliação imediata de sinais continuamente flutuantes em um ambiente de registro eletronicamente hostil, complexo e mal controlado. Portanto, necessariamente, a interpretação depende menos do reconhecimento de padrões e mais da caracterização estatística da alteração. Os descritores numéricos, desse modo, podem formar apropriadamente uma parte integrante da monitorização por EEG.

As interpretações de EEG diagnósticos e de monitorização se baseiam, em parte, na "lei do eletroencefalograma" (Quadro 12.2), a qual afirma que a amplitude e a frequência dominante são inversamente proporcionais. A relação inversa entre amplitude e frequência, em geral, é mantida durante estados metabólicos cerebrais inalterados. Aumentos paralelos em ambas podem ocorrer em alguns estados hipermetabólicos, como na atividade epiléptica, enquanto se podem ver diminuições em estados hipometabólicos, como a hipotermia. Na ausência dessas influências, diminuições simultâneas da amplitude e da frequência podem indicar isquemia ou anoxia (Fig. 12.4); um aumento paralelo pode representar artefatos (Fig. 12.5).

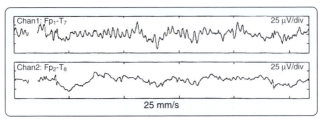

Fig. 12.4 Importância do registro basal do eletroencefalograma (EEG). Esse registro de EEG em dois canais foi feito imediatamente após a indução de anestesia, antes do reposicionamento da cabeça para inserção de um cateter venoso central. A indução anestésica aparentemente revelou uma assimetria preexistente que não estava evidente no eletroencefalograma em vigília. Embora o paciente tivesse história de leve acidente vascular cerebral prévio e de ataques isquêmicos transitórios, ele pareceu neurologicamente normal na avaliação pré-operatória. (Cortesia de GE Healthcare.)

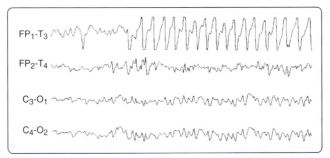

Fig. 12.5 Contaminação eletroencefalográfica por artefatos elétricos. As ondas triangulares de 2 Hz e grande amplitude na derivação frontotemporal esquerda *(traçado superior)* são resultado de ativação dos músculos temporais com um estimulador nervoso. A propagação da corrente dos eletrodos de estimulação para os eletrodos de registro do EEG pode ser minimizada com o uso do ponto de estimulação apropriado do nervo facial no ângulo da mandíbula. (Cortesia de GE Healthcare.)

A análise do domínio do tempo da eletroencefalografia tradicional usa amplitude de sinais lineares (i.e., voltagem) e escalas de tempo. A faixa de amplitude dos sinais do EEG é bem grande (várias centenas de microvolts) e medidas estatísticas univariadas de sua tendência central e de sua dispersão podem conter informações clinicamente úteis. Além disso, a variação da amplitude pode mostrar alterações clinicamente significativas de reatividade que podem ser obscurecidas pela análise de domínio da frequência. Avanços na tecnologia da integração da amplitude do EEG têm levado a um interesse ressurgido pela abordagem atrativamente simples, particularmente em pediatria.

Análise do Domínio da Frequência

Um método alternativo, a análise do domínio da frequência, é exemplificado pela decomposição prismática da luz branca em suas frequências componentes (i.e., espectro de cores). Como base da análise espectral, o teorema de Fourier afirma que uma função periódica pode ser representada, em parte, por uma sinusoide na frequência fundamental e em séries infinitas de múltiplas integrais (i.e, harmônicas). A função de Fourier, em uma frequência específica, é igual à amplitude e ao ângulo de fase da sinusoide associada. Gráficos da amplitude e do ângulo de fase em função da frequência são chamados espectros de Fourier (análise espectral). A escala espectral de amplitudes do EEG (Fig. 12.6) eleva ao quadrado os valores da voltagem para eliminar valores negativos problemáticos. Elevar ao quadrado muda a unidade da medida de amplitude de microvolts para picowatts (pW) ou nanowatts (nW). No entanto, uma escala de amplitude da potência tende a superenfatizar alterações de grandes amplitudes. Alterações clinicamente importantes dos componentes

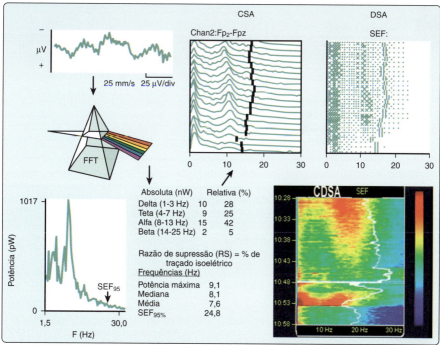

Fig. 12.6 Comparação das exibições eletroencefalográficas de domínio do tempo e da frequência. O sinal análogo tradicional do EEG mostrado *em cima à esquerda* é um gráfico de domínio do tempo de amplitude *(μV)* registrada no couro cabeludo em função do tempo. Segmentos digitalizados do EEG (épocas) são processados por computador usando a transformação rápida de Fourier *(FFT)*, que, como um prisma, decompõe um sinal eletromagnético complexo em uma série de sinusoides, cada uma com uma frequência distinta. A relação instantânea é então retratada graficamente pelo espectro de potência *(embaixo à esquerda)*, um gráfico de domínio da frequência de potência (μV^2 ou pW) em função da frequência. A frequência da borda espectral *(SEF)* define o limite superior da amplitude de sinal. O arranjo espectral comprimido *(CSA)* tridimensional faz gráficos de sucessivos espectros de potência com o tempo no eixo z *(em cima no centro)*. O arranjo espectral modulado por densidade *(DSA; em cima à direita)* melhora a compressão dos dados usando densidade de pontos para representar a amplitude do sinal (potência). A resolução da amplitude é melhorada através de codificação por cores no arranjo espectral por densidade de cores *(CDSA)* mostrado *embaixo à direita*. A SER é mostrada como *linha vertical branca*. Note a supressão do EEG na parte inferior de cada tendência espectral.

de baixa amplitude já discerníveis na onda do EEG não processado em escala linear podem tornar-se invisíveis nas exibições espectrais de potência.

A simplificação de grande quantidade de informação espectral, em geral, tem sido obtida pelo uso de descritores numéricos univariados. Mais comumente, a potência contida em uma banda de frequência de EEG tradicional especificada (delta, teta, alfa ou beta) é calculada em termos absolutos, relativos ou normalizados.

Os descritores de frequência univariados mais amplamente usados (Quadro 12.3) são os seguintes:

1. Potência total (PT).
2. Frequência de potência máxima (FPM), a frequência isolada do espectro que contém a amplitude mais alta.
3. Frequência dominante média (FDM), a soma da potência contida em cada frequência do espectro vezes sua frequência dividida pela PT.

QUADRO 12.3 *Descritores Eletroencefalográficos Univariados Comuns para Detecção de Isquemia*

Potência total (PT)
Frequência da potência máxima (FPM)
Frequência dominante média (FDM)
Frequência de borda espectral (SEF) de 95%
Razão de supressão (RS)

Tabela 12.2 Descritores Eletroencefalográficos Quantitativos Multivariados de Efeito Hipnótico Comercializados

Sigla	Nome do Índice	Modo	Fabricante
BIS	Bispectral	Bilateral	Covidien, Boulder, CO
CSI	Estado cerebral	Unilateral	Danmeter A/S, Odense, Dinamarca
NT	Narcotrend	Bilateral	Monitor Technik, Bad Bramstedt, Alemanha
PSI	Estado do paciente	Bilateral	Masimo, Irvine, CA
SE	Entropia do estado	Unilateral	GE Healthcare/Datex-Ohmeda, Helsinque, Finlândia
SNAP II	SNAP II	Unilateral	Stryker Instruments, Kalamazoo, MI

4. Frequência de borda espectral (SEF), a frequência abaixo da qual ocorre uma fração predeterminada, geralmente 90% ou 95%, da potência espectral.
5. Razão de supressão (RS), a porcentagem de eletroencefalograma isoelétrico contida em épocas amostradas.

Foram desenvolvidos descritores multivariados (i.e., compostos por muitas variáveis) para melhorar a caracterização numérica simples de alterações de EEG clinicamente importantes. Com essa abordagem, usam-se algoritmos para gerar um único número que representa o padrão de relações de amplitude-frequência-fase ocorrido em uma única época. Vários monitores comercializados oferecem números sem unidade transformados em escalas arbitrárias (i.e., 0-100). Cada monitor oferece uma estimativa de probabilidade diferente da resposta de um paciente à instrução verbal. Os monitores atuais desenvolvidos para uso por anestesistas estão relacionados na Tabela 12.2. BIS (índice bispectral, Covidien, Boulder, CO), NT (NarcoTrend, Monitor Technik, Bad Bramstedt, Alemanha), PSI (Sedline, Masimo, Irvine, CA) e SNAP II (Stryker Instruments, Kalamazoo, MI) são índices registrados com base em regras, derivados empiricamente de dados de pacientes. Diferentemente, o CSI (Danmeter A/S, Odense, Dinamarca) usa um algoritmo baseado em lógica difusa (*fuzzy*), enquanto a entropia de estado aplica equações-padrão de entropia à análise do EEG. Cada produto é elaborado para exigir o uso de sensores frontais autoadesivos patenteados. Coletivamente, esses produtos agora estão em uso generalizado como medidas objetivas do efeito hipnótico.

Biopotenciais cerebrais registrados no couro cabeludo são sinais fisiológicos complexos. Representam a somação algébrica das alterações de voltagem produzidas a partir de atividade sináptica cortical (i.e., eletroencefalograma), de atividade dos músculos faciais superiores (i.e., eletromiograma facial [EMGf]) e do movimento dos olhos (i.e., eletro-oculograma [EOG]). Durante o estado de consciência preservado e a sedação leve, a energia gama de alta frequência (i.e., 25-55 Hz) é uma mistura de eletroencefalografia e eletromiografia facial subcorticalmente influenciada. A atividade muscular faz uma contribuição maior em razão da proximidade mais estrita dos geradores de sinais com os eletrodos de registro. Agentes hipnóticos e analgésicos tipicamente suprimem as atividades cerebrais e musculares, com resultante redução da potência gama. Como os músculos faciais superiores são relativamente insensíveis ao bloqueio neuromuscular moderado, podem permanecer reativos a estímulos nocivos. A nocicepção resulta em aumento da potência gama súbita, independentemente da atividade nas bandas de EEG clássicas com frequência mais baixa.

Os analisadores do EEG descritos fornecem estimativas quantitativas separadas das informações de alta frequência ou incorporam essas informações ao índice hipnótico. Por exemplo, o Módulo de Entropia Datex-Ohmeda (GE Healthcare/Datex-Ohmeda, Helsinque, Finlândia) analisa separadamente a banda de 32 a 47 Hz e denomina o sinal de entropia de resposta (ER). O fabricante alega que o acréscimo da ER à entropia de estado (EE) com frequência mais baixa facilita a distinção entre alterações de hipnose e analgesia, embora evidências que deem apoio a essa proposição aguardem estudos prospectivos, randomizados, com poder estatístico adequado e cuidadosamente elaborados. A supressão do EEG diminui ambos os índices de entropia porque se acredita que segmentos do EEG isoelétricos e livres de interferências, em geral, tenham entropia perto do zero. No entanto, durante procedimentos cirúrgicos cardíacos, os sinais do EEG que parecem estar totalmente suprimidos podem se associar a valores de entropia paradoxalmente muito altos. Para minimizar esse problema, a EE usa um algoritmo especial que atribui entropia zero às épocas do EEG totalmente suprimidas.

Além dos índices numéricos do EEG quantitativo, muitos monitores também exibem gráficos pseudotridimensionais de espectros sucessivos de potência em função do tempo. Essa abordagem de domínio da frequência foi originada por Joy e popularizada por Bickford, que cunhou o termo "arranjo espectral comprimido" (CSA – compressed spectral array). Sua popularidade se origina, em parte, da enorme compressão de dados. Por exemplo, as informações essenciais contidas em um registro de EEG tradicional de 4 horas, consumindo mais de 1.000 páginas de ondas não processadas, podem ser exibidas no formato CSA em uma única página.

Com o CSA (Fig. 12.6), espectros de potência sucessivos de épocas de EEG breves (2 a 60 segundos) são exibidos como histogramas suavizados de amplitude em função da frequência. A compressão espectral é obtida sobrepondo-se parcialmente espectros sucessivos, sendo o tempo representado no eixo z. A supressão de linha oculta melhora a clareza, evitando a sobreposição de traçados sucessivos. Embora a exibição seja esteticamente atraente, tem limitações. A extensão da perda de dados decorrente da sobreposição espectral depende da rotação axial não padronizada, que varia entre os monitores de EEG.

Uma alternativa à exibição CSA para reduzir a perda de dados é o arranjo espectral modulado pela diversidade (DSA – diversity-modulated spectral array), que usa um gráfico bidimensional de matriz em pontos monocromáticos de tempo em função da frequência (Fig. 12.6). A densidade dos pontos indica a amplitude em uma interseção tempo-frequência em particular (p. ex., uma grande mancha intensa indica alta amplitude). Mudanças de frequência clinicamente significativas podem ser detectadas mais cedo e mais facilmente do que com CSA. No entanto, a resolução das mudanças de amplitude é reduzida. Portanto, desenvolveu-se a DSA em cores (CDSA) para melhorar a resolução da amplitude (Fig. 12.6). As exibições CSA, DSA e CDSA não são bem adaptadas à detecção de fenômenos não estacionários ou transitórios, como a supressão de descargas ou atividades epileptiformes.

Em resumo, uma avaliação rápida da alteração do EEG no domínio do tempo ou da frequência se concentra em: (1) amplitude máxima de pico a pico, (2) relação da amplitude máxima com a frequência dominante, (3) variabilidade da amplitude e da frequência e (4) assimetria nova ou crescente entre derivações homotópicas (i.e., na mesma posição em cada hemisfério cerebral) do EEG. Esses objetivos, em geral, são mais bem alcançados por meio da visualização de exibições não processadas e processadas, tendo uma compreensão clara das características e das limitações de cada uma (Quadro 12.4).

> **QUADRO 12.4** *Medidas que Definem Alterações Eletroencefalográficas*
>
> Amplitude máxima de pico a pico (ou potência total)
> Relação de amplitude máxima para frequência dominante
> Variabilidade da amplitude e da frequência
> Simetria entre direita e esquerda

POTENCIAIS EVOCADOS AUDITIVOS

Os potenciais evocados auditivos (PEA) avaliam áreas específicas do tronco encefálico, do mesencéfalo e dos córtices auditivos. Em razão de sua simplicidade e de reprodutibilidade, os PEA são adequados para monitorizar pacientes durante procedimentos cirúrgicos cardiovasculares. Aplicações específicas da monitorização de PEA nesse ambiente são a avaliação dos efeitos da temperatura sobre a função do tronco encefálico e a avaliação do efeito hipnótico. O envolvimento direto dos anestesistas cardiológicos com monitorização por PEA provavelmente aumentará após a introdução de módulos de EEG/PEA destinados ao uso com monitores fisiológicos disponíveis na sala de cirurgia.

Estímulos acústicos desencadeiam uma resposta neural integrada por uma despolarização neuronal sincronizada que vai do nervo coclear ao córtex cerebral. Sinais registrados no couro cabeludo, obtidos de eletrodos localizados no vértice e no lobo da orelha, contêm PEA e outra atividade não relacionada a EEG e atividade eletromiográfica. A extração do PEA com amplitude relativamente baixa da atividade de fundo com amplitude maior exige técnicas de médias de sinais. Como o caráter dos PEA permanece constante para cada repetição de estímulo, a média de muitas repetições aumenta linearmente a amplitude do sinal. Desse modo, são obtidos comumente aumentos na relação sinal-interferência de 10 a 30 vezes. Para o estímulo sensorial dos PEA, cliques acústicos são os mais comumente usados. Esses sinais de banda larga são gerados por pulsos curtos retangulares unidirecionais (40-500 microssegundos) com espectros de frequência abaixo de 10 kHz.

Os potenciais evocados auditivos de tronco encefálico (PEATE) são úteis para avaliar a função do tronco encefálico e subcortical durante procedimentos cirúrgicos, em parte em razão de sua relativa resistência aos efeitos supressores da maioria dos anestésicos.

Os PEA de média latência (PEAML), com latências pós-estímulo entre 10 e 100 milissegundos, são gerados no tronco encefálico e no córtex auditivo primário. As alterações de latência e amplitude permitem detecção confiável da consciência e da nocicepção durante procedimentos cirúrgicos cardíacos. Além disso, a monitorização paralela de PEAML e descritores quantitativos do EEG (i.e., BIS) pode permitir a distinção entre os componentes hipnóticos e os antinociceptivos da anestesia. Essa abordagem também tem sido usada com sucesso em pacientes pediátricos de cirurgia cardíaca para avaliar objetivamente a sedação pós-operatória.

Potenciais Evocados Somatossensitivos

De muitos modos, o potencial evocado somatossensitivo (PESS) é semelhante ao PEA. Aplica-se um estímulo elétrico perifericamente aos membros superiores, inferiores ou a ambos e rastreia-se a progressão da transmissão neuronal pela medula espinal e pelas estruturas subcorticais, sendo que vários neurogeradores produzem deflexão específica positiva ou negativa do sinal registrado em vários tempos. Desse modo, os PESS fornecem uma medida objetiva da função da via sensorial ascendente. Como os PEA, eles são registrados por média de sinais durante um grande número de estímulos, sendo a duração

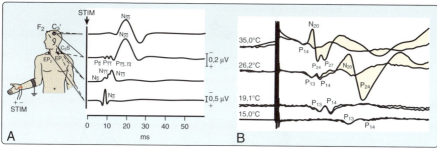

Fig. 12.7 Ondas de potenciais evocados somatossensitivos (PESS) de extremidade superior. (A) as ondas mostram respostas ascendentes à estimulação elétrica do nervo mediano. Com o auxílio de eletrodos de referência não cefálicos, o potencial clavicular N_9 (ponto de Erb) reflete a passagem do sinal pelo plexo braquial, enquanto o potencial N_{13} representa ativação de estruturas cervicais e do lemnisco no tronco encefálico. Os sinais que atravessam as radiações corticais e o córtex sensorial resultam no potencial N_{20} quando registrados entre um eletrodo ativo no couro cabeludo e a referência cefálica. (B) Cada par de ondas de PESS da extremidade superior é criado pela superposição de registros parietais ipsolaterais e contralaterais à estimulação do nervo mediano em extremidade única. A *área sombreada* representa sinal gerado no manto cortical. Resfriamento a 26,2°C aumenta a latência dos componentes de ondas subcorticais e corticais e resulta na emergência de um segundo potencial de tronco encefálico (P_{13}). Embora a hipotermia profunda a 19,1°C tenha suprimido a atividade cortical, persiste a responsividade de P_{13} e P_{14} do tronco encefálico. (A. Extraída de Misulis KE, Fakhoury T. *Spehlmann's Evoked Potential Primer.* 3rd ed. Boston: Butterworth–Heinemann; 2001:98, com permissão da editora. B. Modificada de Guérit JM. Intraoperative monitoring during cardiac surgery. In: Nuwer MR, ed. *Handbook of Clinical Neurophysiology.* Vol. 8. *Intraoperative Monitoring of Neural Function.* New York: Elsevier; 2008:834.)

do registro depois de cada estímulo um pouco mais longa e, desse modo, a frequência de estimulação, um pouco mais baixa. Os PESS são moderadamente sensíveis à depressão por anestésicos inalatórios, mas, em geral, não impossibilitam o uso de agentes potentes em uma técnica balanceada ou como suplemento de uma abordagem com narcótico em alta dose. A Figura 12.7 ilustra as estruturas neurais fundamentais envolvidas em uma via sensorial proeminente do membro superior, adequada para neuromonitorização em cirurgia cardíaca.

Potenciais Evocados Motores

Na dependência da oferta de uma sequência de pulsos com estímulos rápidos, agora é possível monitorizar a integridade das vias motoras descendentes continuamente pelo uso de potenciais evocados motores (PEM) elétricos transcranianos. A aplicação mais frequente dessa modalidade de monitorização emergente para procedimentos cirúrgicos cardiotorácicos atualmente é durante reparo cirúrgico aberto ou endovascular da aorta descendente. A necessidade de melhora da proteção da medula espinal continua crítica porque, mesmo com as modernas técnicas de preservação da medula espinal, a taxa de infartos durante reparos de aneurismas tipos I e II continua perturbadoramente alta.

A base neurofisiológica para o PEM está ilustrada na Figura 12.8. Estímulos transcranianos individuais de alta intensidade despolarizam os neurônios motores corticais diretamente na região do cone axonal ou indiretamente por ativação de interneurônios. A transmissão sináptica de impulsos individuais a neurônios α-motores segmentares baixa o potencial pós-sináptico da membrana, mas costuma ser insuficiente para iniciar descargas celulares. Esse objetivo é alcançado pelo uso de uma sequência de pulsos que desencadeia descarga do neurônio motor inferior por somação temporal de respostas subliminares individuais.

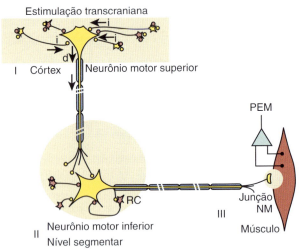

Fig. 12.8 Geradores neurais de potenciais evocados motores *(PEM)* transcranianos. Estimulação elétrica ou magnética transcraniana de alta intensidade resulta em ativação direta *(d)* dos neurônios motores superiores. Além disso, a ativação indireta dos neurônios motores *(i)* resulta de ativação transcraniana de axônios neuronais excitatórios (claros) e inibitórios (escuros) orientados horizontalmente. Os potenciais motores descendentes são conduzidos unidirecionalmente pelos tratos corticospinal, rubrospinal, tetospinal, vestibulospinal e cerebelospinal a motoneurônios inferiores (alfa) na medula espinal lateral e anterior. Na ausência de bloqueio neuromuscular *(NM)* farmacológico completo, os potenciais de ação dos neurônios motores alfa produzem contração de fibras musculares registradas por eletromiografia. (Modificada de Journee JL. Motor EP physiology, risks and specific anesthetic effects. In: Nuwer MR, ed. Handbook of Clinical Neurophysiology. Vol. 8. Intraoperative Monitoring of Neural Function. New York: Elsevier; 2008:219.)

Embora os PEM dos membros inferiores sejam necessários para documentar a integridade funcional das vias motoras na medula espinal toracolombar, os registros dos membros superiores também são importantes. As respostas das extremidades superiores identificam supressão generalizada dos PEM. Suas causas incluem inibição sináptica induzida pela anestesia, hipocapnia e hipotermia, bem como isquemia relacionada à posição envolvendo as vias motoras cerebrais, as dos membros superiores ou ambas (Fig. 12.9). Os efeitos dos anestésicos sobre os potenciais evocados estão resumidos na Tabela 12.3. Além desses efeitos generalizados, os anestésicos voláteis suprimem os neurônios motores corticais e espinais. Desse modo, o uso desses fármacos deve ser evitado ou minimizado durante as tentativas de monitorização por PEM.

A interpretação correta da mudança de amplitude dos PEM exige monitorização precisa e controle do bloqueio neuromuscular. Informações sobre a extensão do bloqueio neuromuscular obtidas das respostas em sequência de quatro eletromiografias evocadas nos músculos das extremidades superiores e inferiores bilateralmente ajudam a orientar a administração de relaxantes e a detectar isquemia nas extremidades.

ULTRASSONOGRAFIA DOPPLER TRANSCRANIANA

Tecnologia da Ultrassonografia

Os transdutores ultrassônicos de um sonógrafo clínico Doppler transcraniano (DTC) contêm um cristal piezoelétrico ativado eletricamente que transmite vibrações acústicas com 1 a 2 MHz e baixa potência (i.e., insonação) por meio da parte mais fina do osso temporal (i.c., janela acústica) ao tecido cerebral. Os constituintes do sangue (predominantemente hemácias) contidos nas grandes artérias e nas veias refletem essas ondas ultrassônicas de volta

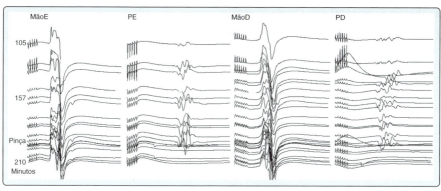

Fig. 12.9 Detecção de potenciais evocados motores (PEM) de hipoperfusão da medula espinal. As alterações são mostradas em respostas dos PEM na mão *(MãoE* e *MãoD)* e no pé *(PE* e *PD)* ao pinçamento da aorta descendente durante reparo cirúrgico de um aneurisma toracoabdominal. Note a perda bilateral do PEM da extremidade inferior com a aplicação da pinça. A monitorização dos PEM ajudou a guiar o manejo da derivação cardíaca do coração esquerdo e a reimplantação das artérias mesentérica superior e renal no enxerto aórtico.

Tabela 12.3 Efeitos dos Anestésicos[a] sobre as Respostas Evocadas Sensoriais e Motoras

Classe Farmacológica	Agente	PESS	PEA	PEM
Inibidor inespecífico	Isoflurano	Supressão	Supressão	Supressão
	Sevoflurano	Supressão	Supressão	Supressão
	Desflurano	Supressão	Supressão	Supressão
	Barbitúricos	Supressão	Supressão	Supressão
Agonista específico do GABA	Propofol	Supressão	Supressão	Supressão[b]
α_2-Agonista	Clonidina	Supressão[b]	?	Supressão[b]
	Dexmedetomidina	Supressão[b]	?	Supressão[b]
Antagonista do NDMA	Óxido nitroso	Supressão	—	Supressão
	Cetamina	Aumento	—	Supressão[b]
	Xenônio	Supressão[b]	Supressão[b]	Supressão[b]

[a]Dose equivalente a 1 CAM
[b]Efeito discreto a mínimo
CAM, concentração alveolar mínima; *GABA*, ácido gama-aminobutírico; *NMDA*, N-metil-D-aspartato; *PEA*, potencial evocado auditivo; *PEM*, potencial evocado motor; *PESS*, potencial evocado somatossensitivo.
Modificado de Sloan TB, Jäntti V. Anesthetic effects on evoked potentials. In: Nuwer MR, ed. *Handbook of Clinical Neurophysiology*. Vol. 8 *Intraoperative Monitoring of Neural Function*. New York: Elsevier; 2008:94–126.

ao transdutor, que também serve como receptor. Em função do fluxo sanguíneo laminar, as hemácias que trafegam na região central de um grande vaso sanguíneo se movimentam com velocidade mais alta do que aquelas perto da parede do vaso. Desse modo, em cada segmento vascular (i.e., volume da amostra) cria-se uma série de ecos associados a velocidades variáveis. As diferenças de frequência entre o sinal da insonação e cada eco na série são proporcionais à velocidade associada e essa velocidade é determinada a partir da equação Doppler. Embora várias grandes artérias intracranianas possam ser insonadas pela janela temporal, a artéria cerebral média, em geral, é monitorizada durante cirurgias cardíacas porque transporta aproximadamente 40% do fluxo sanguíneo hemisférico.

Exibição Espectral em Onda Pulsada

O exame Doppler com onda pulsada recolhe amostras de ecos ultrassônicos em uma distância selecionada pelo usuário (i.e., regulação única) abaixo do couro cabeludo. A composição da frequência desses ecos deslocados por efeito Doppler é analisada por análise Fourier, a mesma técnica usada para quantificar os padrões de frequência do EEG. A análise produz um espectro de amplitude momentâneo exibido em função da velocidade do fluxo sanguíneo (p. ex., frequência de deslocamento Doppler). Essa relação é mapeada como uma faixa vertical na exibição do espectrograma (Fig. 12.10, *parte superior à direita*). A amplitude em cada frequência é expressa como log da alteração (i.e., decibéis [dB]) do fundo composto por ecos aleatórios. A análise momentânea é repetida 100 vezes por segundo para produzir um espectrograma de rolamento de tela das alterações relacionadas ao tempo na velocidade de fluxo.

A velocidade máxima, borda superior (envelope) do espectro de velocidade, representa o deslocamento Doppler máximo (velocidade das hemácias) no centro do vaso. As velocidades sistólica máxima e diastólica final são derivadas dessa borda espectral. A velocidade média ponderada para a intensidade é calculada pela média ponderada da intensidade de todos os sinais espectrais Doppler em um corte transversal do vaso. Tomar amostras dos ecos em múltiplos *loci* (controle múltiplo) produz espectrogramas para cada uma das diferentes distâncias transdutor-ponto de amostragem (Fig. 12.11).

Exibição Power Doppler Modo M

Um método alternativo para processamento de ecos Doppler em onda pulsadas é o *power* Doppler modo M não espectral (PMD) (Fig. 12.12). Diferentemente das séries de espectros gerados com regulação múltipla, o PMD cria uma imagem com cada profundidade

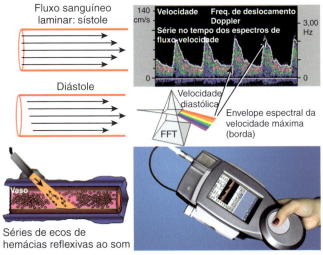

Fig. 12.10 Base fisiológica da exibição de ultrassonografia Doppler transcraniana (DTC). O fluxo laminar em grandes vasos resulta em uma série transversal de velocidade das hemácias, estando os valores mais baixos mais próximos da parede do vaso. A insonação ultrassônica do vaso produz uma série de ecos das hemácias. As diferenças de frequências (frequências de deslocamento Doppler) entre o sinal de insonação e seus ecos são proporcionais à velocidade das hemácias e à direção do fluxo. A análise da transformação rápida de Fourier *(FFT)* desse eco complexo produz um espectro de potência instantâneo análogo ao usado na análise eletroencefalográfica. A série no tempo de sucessivos espectros de deslocamento Doppler *(em cima à direita)* assemelha-se a uma onda de pressão arterial, mas representa velocidades flutuantes das hemácias durante cada ciclo cardíaco. Alguns sonógrafos modernos para DTC são pequenos o suficiente para seu uso ser manual ou incorporado a analisadores de sinais neurofisiológicos multimodais. (Imagem do Pocket Transcranial Doppler 500P; cortesia de Multigon Industries, Inc, Yonkers, NY.)

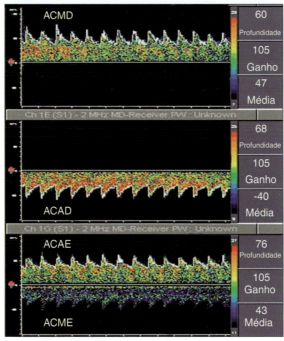

Fig. 12.11 Exibição de ultrassom Doppler transcraniano com regulação múltipla. A regulação múltipla de sinais Doppler de onda pulsada permite exibição simultânea de espectros de ecos gerados em diferentes *loci* intracranianos. *ACAD*, artéria cerebral anterior direita; *ACAE*, artéria cerebral anterior esquerda; *ACMD*, artéria cerebral média direita; *ACME*, artéria cerebral média esquerda.

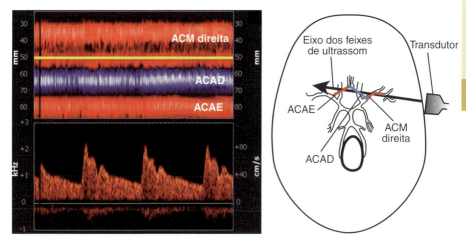

Fig. 12.12 Comparação das exibições modo M e espectrais do Doppler transcraniano (DTC). Comparam-se as exibições da onda contínua do DTC modo M *(em cima à esquerda)* e espectral de onda pulsada *(embaixo à esquerda)*. As bandas horizontais da exibição modo M representam uma série de ecos com deslocamento Doppler. Sinais na faixa de profundidade de 30 a 50 mm *(banda vermelha superior)* representam fluxo na artéria cerebral média direita *(ACM direita)* ipsolateral ao transdutor de ultrassom. A *cor vermelha* significa fluxo direcionado para o transdutor *(diagrama à direita)*. Os ecos originados entre 55 e 70 m do transdutor emanados da artéria cerebral anterior ipsolateral (direita) *(ACAD)* são mostrados na *banda azul média* da exibição em modo M. Sinais na faixa de 72 a 85 mm originam-se da ACA contralateral (esquerda) *(ACAE)* com fluxo direcionado para o transdutor *(banda vermelha inferior)*. A *linha amarela* do modo M em uma profundidade de 50 mm indica o local de medida para a exibição espectral de frequências em DTC na parte *inferior à esquerda*. (Cortesia do Dr. Mark Moehring, Spencer Technologies, Seattle, WA.)

QUADRO 12.5 *Ultrassonografia Doppler Transcraniana*
Detecta alteração no fluxo sanguíneo intracraniano Detecta êmbolos particulados ou gasosos

representada por um gráfico de amplitudes (i.e., potência) e profundidade de sinais em função do tempo. Uma escala colorida dá o significado da direção do fluxo (vermelho é o fluxo em direção ao transdutor; azul é o fluxo para longe do transdutor), enquanto a intensidade da cor é diretamente proporcional à potência do sinal.

Detecção de Êmbolos

As hemácias (aproximadamente 5 milhões/mL) são os elementos do sangue não patológicos mais acusticamente reflexivos (i.e., têm a maior impedância acústica). No entanto, êmbolos gasosos e particulados são melhores refletores de som do que as hemácias. A presença de sinais transitórios de alta intensidade (HITS – high-intensity transient signals) na exibição PME ou DTC espectral pode significar a presença de um êmbolo.

Os monitores espectrais ou de DTC PMD atualmente disponíveis não conseguem determinar o tamanho nem a composição do material emboliforme responsável pelos HITS (Quadro 12.5). Todavia, o agregado de HITS se mostra preditivo de déficit neurológico após procedimentos cirúrgicos aórticos.

Limiar de Intervenção

Como a velocidade e o fluxo das hemácias podem ser diferencialmente influenciados pelo diâmetro do vaso, a viscosidade do sangue e o pH, bem como pela temperatura, o DTC não oferece medida confiável de fluxo sanguíneo cerebral. No entanto, na ausência de hemodiluição, a *alteração* da velocidade no DTC de fato se correlaciona bem com a *alteração* do fluxo sanguíneo. Grandes alterações súbitas da velocidade ou da direção são prontamente detectadas por monitorização contínua por DTC. A significância clínica das alterações de velocidade tem sido avaliada em pacientes conscientes durante testes com cardioversor-desfibrilador implantável e com o teste da inclinação passiva. Em ambas as circunstâncias, as evidências clínicas de hipoperfusão cerebral foram acompanhadas por um declínio da velocidade média acima de 60% e por velocidade diastólica ausente. Durante cirurgias vasculares, o limiar de isquemia parece ser uma diminuição de 80% abaixo da linha de base pré-incisão.

Em geral, a redução da velocidade de fluxo que indica isquemia grave se associa a profunda depressão da atividade no EEG. No entanto, com fluxo colateral leptomeníngeo adequado, a função cerebral pode permanecer inalterada na presença de uma velocidade de fluxo intensamente diminuída ou ausente na artéria cerebral média. Em conjunto, esses achados formam a fundamentação para um limiar de intervenção baseado no DTC. Durante procedimentos cirúrgicos cardíacos, reduções da velocidade média acima de 80% ou perdas de velocidade durante a diástole sugerem hipoperfusão cerebral clinicamente significativa.

OXIMETRIA DO BULBO JUGULAR

Cateteres de oximetria que transmitam três comprimentos de onda de luz podem ser inseridos na circulação venosa cerebral para medir a saturação de oxigênio venoso cerebral (jugular) ($Sjvo_2$) direta e continuamente. Os aparelhos comercialmente disponíveis são modificações do oxímetro em cateter originalmente desenvolvido para a circulação pulmonar. Faz-se a média dos sinais luminosos refletidos, os quais são filtrados e exibidos. Condições que afetam a acurácia dessas medidas incluem dobra do cateter, fluxo sanguíneo em torno do cateter, alterações do hematócrito, deposição de fibrina no cateter e alterações de temperatura. Admite-se amplamente que a faixa normal de $Sjvo_2$ fique entre 55% e 70%. No entanto, um estudo usando colocação de cateter confirmada radiograficamente observou uma faixa muito mais ampla – de 45% a 70% – em sujeitos saudáveis.

Essa tecnologia tem duas limitações importantes. A primeira é que a $Sjvo_2$ representa medida global da drenagem venosa de compartimentos cranianos não especificados. Como a anatomia venosa cerebral e extracraniana é notoriamente variada, a interpretação clínica da alteração média é um grande desafio. A segunda é que a medida precisa usando oximetria jugular exige que o fluxo adequado contínuo passe o cateter. Estados com baixo fluxo ou ausência de fluxo, como na hipoperfusão profunda ou na isquemia completa, tornam a $Sjvo_2$ não confiável.

OXIMETRIA CEREBRAL

Tecnologia de Luz Próxima ao Infravermelho

Como o crânio humano é translúcido à luz infravermelha, a rSo_2 intravascular intracraniana pode ser medida de maneira não invasiva com espectroscopia transcraniana de luz próxima ao infravermelho (NIRS – near-infrared spectroscopy). Uma fonte de luz infravermelha contida em um autoadesivo fixado à pele glabra do couro cabeludo transmite fótons através dos tecidos subjacentes para as camadas externas do córtex cerebral. Sensores adjacentes separam os fótons refletidos da pele, do músculo, do crânio e da dura-máter daqueles do tecido cerebral (Fig. 12.13). A NIRS mede toda a hemoglobina pulsátil e não pulsátil em um leito microvascular misto composto por vasos que fazem trocas gasosas com um diâmetro

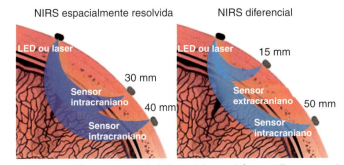

Fig. 12.13 Comparação de espectroscopia de luz próxima ao infravermelho transcraniana espacialmente resolvida (*NIRS espacialmente resolvida*) e NIRS diferencial. Os fótons não absorvidos assumem um trajeto parabólico (em forma de banana) através do crânio adulto a partir de fontes de luz infravermelha montada no couro cabeludo até sensores próximos. A profundidade de penetração média desses fótons refletidos é dada pela raiz quadrada da separação fonte-detector. A NIRS espacialmente resolvida usa um par de sensores localizados em distâncias suficientes da fonte luminosa para garantir que ambos os sinais detectem os fótons refletidos dos tecidos extracraniano e intracraniano (*painel à esquerda*). Medida de dois pontos extracranianos e intracranianos permite a supressão parcial de ambos os sinais extracranianos e a variância entre pacientes na dispersão de fótons intracranianos. A medida de saturação de oxigênio cerebral resultante parece ser aproximadamente 65% intracraniana. Diferentemente, a NIRS diferencial usa um sensor colocado muito perto da fonte luminosa para registrar exclusivamente sinal extracraniano e um sensor mais distante para medidas extracraniana e intracraniana (*painel à direita*). A subtração em ponto único suprime grande parte do sinal extracraniano, mas não a variação entre sujeitos na dispersão de fótons intracranianos. Tenta-se a amenização dessa influência confusa pelo uso de comprimentos de onda infravermelhos adicionais. A proporção do sinal regional diferencial de saturação de oxigênio da hemoglobina que representa o tecido intracraniano não ficou estabelecida. *LED*, diodo emissor de luz. (O diagrama de NIRS espacialmente resolvida é cortesia de Covidien, Boulder, CO.)

inferior a 1 mm. Acredita-se que a medida reflita aproximadamente 70% do sangue venoso. A oximetria cerebral parece quantificar a alteração confiavelmente com relação a uma linha de base individualizada e oferecer uma medida objetiva de hipoperfusão regional. Diferentemente da oximetria de pulso e do bulbo jugular, a oximetria cerebral pode ser usada durante CEC não pulsátil e parada circulatória.

Semelhantemente à monitorização por DTC, a oximetria cerebral é usada primariamente para quantificar a alteração porque a variabilidade basal substancial da NIRS entre sujeitos torna difícil estabelecer um valor limiar confiável que signifique lesão tecidual. Um desvio adverso no balanço oferta-demanda de oxigênio é indicado por uma diminuição da fração de oxi-hemoglobina. A significância clínica do declínio tem sido demonstrada em sujeitos conscientes e em pacientes durante estudos de força G com centrifugação em alta velocidade, em testes com cardioversor-desfibrilador implantável, em testes de inclinação passiva, na oclusão da artéria carótida e na oclusão com balão em artéria intracraniana. Em cada contexto, um declínio acima de 20% se associou a síncope ou sinais de isquemia cerebral focal. Durante procedimentos cirúrgicos cardíacos adultos e pediátricos, a magnitude e a duração da desoxigenação cerebral se associaram a aumento impulsionador dos custos hospitalares, bem como à incidência e à gravidade dos resultados clínicos adversos.

O desempenho clínico dos sistemas de oximetria cerebral parece ser específico do aparelho usado. Evidências de suporte para um aparelho não se aplicam necessariamente aos produtos concorrentes. A comparação objetiva desses aparelhos continua a ser difícil em razão da falta de uma medida padronizada de referência direta universalmente aceita para a saturação de oxigênio microcirculatória cerebral regional.

Validação

O valor da rSo_2 tem sido validado de medidas da saturação de oxigênio arterial e do bulbo jugular em adultos e crianças. Detectou-se consistentemente hipoxemia envolvendo tecido cerebral próximo dos optodos cranianos. Exceto durante isquemia e CEC, $Sjvo_2$ e rSo_2, em geral, correlacionam-se na saturação em faixa média, embora possam aparecer discrepâncias nos extremos. A validade da rSo_2 também tem sido avaliada por comparação com medida direta da pressão parcial de oxigênio do tecido cerebral em microtransdutor. As duas medidas parecem estar direta e significativamente relacionadas; entretanto, a monitorização invasiva da oxigenação tecidual seria apropriada em algumas situações cirúrgicas cardíacas.

NEUROMONITORIZAÇÃO POR MÚLTIPLAS MODALIDADES

Como cada modalidade de monitorização pode avaliar apenas uma parte do SNC, a monitorização multimodal parece ser desejável para monitorizar o bem-estar neurológico mais completamente (Tabela 12.4).

Cirurgia na Aorta

Parada Circulatória

Quando a técnica planejada inclui parada circulatória com ou sem perfusão cerebral retrógrada, a primeira obrigatoriedade é assegurar que o cérebro esteja adequadamente resfriado para suportar o período necessário de isquemia cerebral. A proteção ideal do tecido cortical cerebral pelo resfriamento ocorre quando há silêncio elétrico no eletroencefalograma, porque mais de 60% do esforço metabólico do cérebro é gasto na geração de sinais elétricos. O resfriamento torna o eletroencefalograma mais lento de maneira dose-dependente (Fig. 12.14), com a recuperação seguindo um padrão semelhante, mas não necessariamente a mesma curva,

Tabela 12.4 Neuromonitorização Multimodal para Procedimentos Cirúrgicos Cardíacos

Modalidade	Função
Eletroencefalografia	Atividade sináptica cortical
Potenciais evocados auditivos de tronco encefálico	Função coclear, do nervo coclear e das vias auditivas do tronco encefálico
Potenciais evocados auditivos de média latência	Função da via auditiva aferente subcortical-cortical
Potenciais evocados somatossensitivos	Função dos nervos periféricos, da medula espinal e das vias aferentes somatossensitivas cerebrais
Potenciais evocados motores transcranianos	Função cortical, subcortical, medular e das vias motoras eferentes dos nervos periféricos
Ultrassonografia Doppler transcraniana	Detecção de alterações do fluxo sanguíneo cerebral e de êmbolos
Oximetria tecidual	Balanço do oxigênio tecidual regional

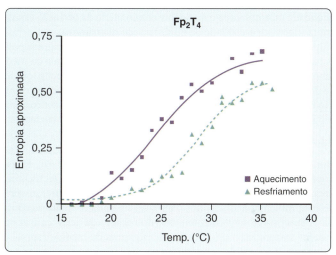

Fig. 12.14 Resfriamento e reaquecimento na parada circulatória. A entropia aproximada foi calculada a partir de um único canal do eletroencefalograma durante o resfriamento até 18°C para parada circulatória e subsequente reaquecimento. A demora em retomar a atividade eletroencefalográfica em função da temperatura nasal fica claramente evidente. (De Levy WJ, Pantin E, Mehta S, et al. Hypothermia and the approximate entropy of the electroencephalogram. *Anesthesiology.* 2003;98:53-57, reproduzido com permissão da editora.)

nem retornando completamente ao valor de partida. A temperatura real em que ocorre o silêncio elétrico pode variar de 11° a 18°C e, portanto, depender unicamente da temperatura pode prolongar o resfriamento (por consequência, o reaquecimento e a CEC) desnecessariamente.

O resfriamento prolonga o pico dos PESS e as latências entre picos e suprime a amplitude da resposta cortical predominantemente (Fig. 12.7B). Consequentemente, as respostas dos PESS também podem ser usadas para avaliar o resfriamento. No entanto, como as respostas dos PESS subcorticais envolvem muito menos sinapses do que o eletroencefalograma, essas respostas costumam persistir quando a atividade neuronal cortical é totalmente suprimida pelo frio. Desse modo, a detecção de isquemia cerebral pelos PESS pode ser alcançada durante a quiescência do EEG. Como os resultados clínicos guiados pelo EEG são muito bons para o resfriamento, não está claro se a monitorização por PESS oferece alguma vantagem.

Um subgrupo de pacientes submetidos à parada circulatória tem dissecções da aorta e, nessa população, evidências indicam que a monitorização por DTC possa ser benéfica. Uma investigação prospectiva demonstrou que a monitorização por DTC durante reparo de dissecção aguda da aorta reduziu a incidência de déficit neurológico transitória de 52% para 15%, embora não se observasse alteração significativa na incidência de acidente vascular cerebral ou nas taxas de mortalidade intra-hospitalares ou em 30 dias.

Perfusão Cerebral Anterógrada

O manejo de procedimentos cirúrgicos aórticos usando perfusão cerebral anterógrada através da artéria subclávia direita tipicamente envolve apenas hipotermia moderada. No entanto, o potencial para isquemia cerebral secundária a um círculo arterial do cérebro incompleto enfatiza a necessidade da detecção precoce de isquemia com algum tipo de neuromonitorização. O círculo arterial do cérebro é completamente normal em apenas pequena fração (25%) dos pacientes, embora muitas das anomalias consistam em hipoplasia (não ausência) de um único segmento e possam não predispor os pacientes à isquemia. Argumentos teóricos favorecem uma montagem do EEG com múltiplos canais porque a região de má perfusão não pode ser predita com certeza. A ocorrência aguda de assimetria em uma modalidade monitorizada coincidente com o início da perfusão através da artéria subclávia direita sugere a necessidade de mudar a técnica cirúrgica.

O uso de hipotermia apenas moderada com perfusão cerebral anterógrada potencialmente predispõe os pacientes a mais uma complicação neurológica: isquemia da medula espinal. Como o cérebro é perfundido, mas o corpo não o é, existe uma preocupação teórica sobre a integridade dos neurônios espinais que pudesse justificar monitorização com PESS. São infrequentes os relatos clínicos de complicações medulares após reparo aórtico usando perfusão cerebral anterógrada, um achado sugerindo que essa complicação seja mais teórica do que real.

Cirurgia da Aorta Descendente

Procedimentos cirúrgicos na aorta torácica descendente podem envolver CEC parcial (atrial esquerda para femoral esquerda), parada circulatória completa ou técnicas inteiramente endovasculares. Se for usada parada circulatória porque o pinçamento transversal proximal não é possível, os problemas já discutidos referentes à parada circulatória continuam a ser considerados. Além disso, independentemente do manejo da derivação, as operações na aorta descendente trazem risco significativo de isquemia da medula espinal e justificam consideração de monitorização neurológica para diagnóstico precoce e tratamento. Três modalidades têm o potencial para fornecer essa informação – PESS, PEM e oxigenação tecidual, embora a última seja atualmente vista como altamente experimental. Considerações anatômicas da irrigação vascular à medula espinal sugerem que as estruturas anteriores, perfundidas por artérias radiculares provenientes da aorta, têm maior risco do que as colunas posteriores, cuja perfusão é derivada como extensão da artéria vertebral. Essas considerações sugerem que a monitorização por PEM seria a tecnologia preferida. Estudos comparativos de monitorização por PEM e PESS têm mostrado valores preditivos muito altos para isquemia caso as alterações sejam permanentes. No entanto, a monitorização por PESS é relativamente resistente a agentes potentes e relaxantes musculares, assim permitindo o uso intraoperatório. Por comparação, a exclusão dessas técnicas comuns complica grandemente o manejo anestésico de pacientes quando se planeja monitorização por PEM.

Procedimentos de Rotina de Revascularização da Artéria Coronária e das Valvas

A monitorização por NIRS tem sido a mais minuciosamente estudada entre as técnicas de neuromonitorização nos últimos anos. A profusão de interesse vem da (aparente) simplicidade do aparelho e do estímulo das empresas comerciais de justificarem seu uso. Diferente equipamento usa diferentes técnicas registradas para extrair o sinal, o que pode resultar em diferentes valores de rSo_2 sob condições clínicas idênticas. Isso torna a determinação do limiar para tratamento um tanto arbitrária e resulta na determinação de valores com base na melhora de medidas substitutas (p. ex., rSo_2), não na prevenção de complicações.

Oxigenação por Membrana Extracorpórea

A oxigenação por membrana extracorpórea (ECMO) está se tornando mais comum para o suporte de pacientes com falência da função cardíaca ou pulmonar. A magnitude do suporte pode englobar derivação completa da função cardiopulmonar nativa; entretanto, ocorre comumente certa ejeção cardíaca mesmo que os fluxos na ECMO sejam suficientes para todas as necessidades sistêmicas. Esse pequeno débito cardíaco consiste em sangue que atravessa os pulmões e que pode estar inadequadamente oxigenado se o paciente tiver insuficiência respiratória. Esse sangue perfunde preferencialmente a artéria inominada e, desse modo, o lado direito do cérebro pode estar recebendo sangue hipóxico, embora as medidas de gasometria arterial (obtidas de um cateter de demora na região inguinal ou da artéria radial esquerda) pareçam normais. Embora a aplicação de oxímetros de pulso aos dedos de ambas as mãos possa detectar essa dessaturação no lado direito, a onda de pulso durante a ECMO costuma ser inadequada para detecção da saturação por oximetria de pulso. A oximetria cerebral é bem adequada para avaliar o desenvolvimento de dessaturação unilateral nesses pacientes, que podem precisar ser monitorizados continuamente por dias ou semanas.

Profundidade da Anestesia

Para avaliação da profundidade anestésica, o método BIS ou outro de EEG processado são as tecnologias mais comumente usadas. Esses índices hipnóticos parecem proporcionar informações clinicamente úteis. No entanto, suas *diferenças fundamentais podem resultar em desempenho específico do monitor, de modo que não se deve esperar concordância entre essas medidas durante os procedimentos cirúrgicos*. As taxas relatadas de conscientização intraoperatória durante operações cardíacas variam de 0,2% a 2%, um aumento de risco de 10 vezes, em comparação com a população cirúrgica geral. A Consultoria Prática da American Society of Anesthesiologists sobre Conscientização e Monitorização Cerebral (The American Society of Anesthesiologists Practice Advisory on Awareness and Brain Monitoring) fez a recomendação de que a decisão de usar um monitor cerebral, incluindo um monitor BIS, deve ser feita caso a caso e não deve ser considerada padrão de atenção.

RESUMO

Os procedimentos cirúrgicos cardíacos variam significativamente em seus riscos associados de lesão neurológica, na parte do sistema nervoso em risco e nas opções para tratamento se for identificada uma lesão. O tratamento agressivo de alterações clinicamente insignificantes ou ambíguas pode trazer riscos não reconhecidos que efetivamente vão contra o benefício esperado do tratamento. São necessários conhecimentos sobre as metodologias, a fisiologia subjacente e as opções terapêuticas para a aplicação apropriada dessas tecnologias durante procedimentos cirúrgicos cardíacos.

LEITURAS SUGERIDAS

American Society of Anesthesiologists Task Force on Intraoperative AwarenessPractice advisory for intraoperative awareness and brain function monitoring: a report by the American Society of Anesthesiologists Task Force on Intraoperative Awareness. *Anesthesiology*. 2006;104:847-864.

Avidan MS, Jacobsohn E, Glick D, et al. Prevention of intraoperative awareness in a high-risk surgical population. *N Engl J Med*. 2011;365:591-600.

Avidan MS, Zhang L, Burnside BA, et al. Anesthesia awareness and the bispectral index. *N Engl J Med*. 2008;358:1097-1108.

Bickler PE, Feiner JR, Rollins MD. Factors affecting the performance of 5 cerebral oximeters during hypoxia in healthy volunteers. *Anesth Analg*. 2013;117:813.

Bismuth J, Garami Z, Anaya-Ayala JE, et al. Transcranial Doppler findings during thoracic endovascular aortic repair. *J Vasc Surg*. 2011;54:364.

Dabrowski W, Rzecki Z, Pilat J, et al. Brain damage in cardiac surgery patients. *Curr Opin Pharmacol*. 2012;12:1.

Deschamps A, Lambert J, Cuture P, et al. Reversal of decreases in cerebral saturation in high-risk cardiac surgery. *J Cardiothorac Vasc Anesth*. 2013;27:1260.

Ferrari M, Quaresima V. Near infrared brain and muscle oximetry: from the discovery to current applications. *J Near Infrared Spectrosc*. 2012;20:1.

Hunter GRW, Young GB. Seizures after cardiac surgery. *J Cardiothorac Vasc Anesth*. 2011;25:299.

Levy WJ, Pantin E, Mehta S, et al. Hypothermia and the approximate entropy of the electroencephalogram. *Anesthesiology*. 2003;98:53-57.

McCarthy RJ, McCabe AE, Walker R, et al. The value of transcranial Doppler in predicting cerebral ischaemia during carotid endarterectomy. *Eur J Vasc Endovasc Surg*. 2001;21:408.

Papantchev V, Hristove S, Todorova D, et al. Some variations of the circle of Willis, important for cerebral protection in aortic surgery: a study in Eastern Europeans. *Eur J Cardiothorac Surg*. 2007;31(27):982.

Samra SK, Rajajee V. Monitoring of jugular venous oxygen saturation. In: Koht FA, Sloan TB, Toleikis JR, eds. *Monitoring the Nervous System for Anesthesiologists, Other Health Care, Professionals*. New York: Springer; 2012:255–277.

Seubert CN, Herman M. Auditory evoked potentials. In: Koht A, Sloan TB, Toleikis JR, eds. *Monitoring the Nervous System for Anesthesiologists and Other Health Care Professionals*. New York: Springer; 2012:47–68.

Sloan TB, Jameson LC. Surgery on thoracoabdominal aortic aneurysms. In: Koht A, Sloan TB, Toleikis JR, eds. *Monitoring the Nervous System for Anesthesiologists and Other Health Care Professionals*. New York: Springer; 2012:705–722.

Sloan TB. General anesthesia for monitoring. In: Koht A, Sloan TB, Toleikis JR, eds. *Monitoring the Nervous System for Anesthesiologists and Other Health Care Professionals*. New York: Springer; 2012:319–336.

Stecker MM, Cheung AT, Pochettino A, et al. Deep hypothermic circulatory arrest I. Effects of cooling on electroencephalogram and evoked potentials. *Ann Thorac Surg*. 2001;71:14-21.

Tsai JY, Pan W, Lemaire SA, et al. Moderate hypothermia during aortic arch surgery is associated with reduced risk of early mortality. *J Thorac Cardiovasc Surg*. 2013;146:662.

Werther T, Olischar M, Giordano V, et al. Bispectral index and lower margin amplitude of the amplitude-integrated electroencephalogram in neonates. *Neonatology*. 2015;107:34.

Zheng F, Sheinberg R, Yee M-S, et al. Cerebral near-infrared spectroscopy monitoring and neurologic outcomes in adult cardiac surgery patients: a systematic review. *Anesth Analg*. 2013;116:198.

Capítulo 13

Monitorização da Coagulação

Linda Shore-Lesserson, MD • Liza J. Enriquez, MD • Nathaen Weitzel, MD

Pontos-chave

1. A monitorização do efeito da heparina é feita usando o tempo de coagulação ativado (TCA), um teste funcional de anticoagulação da heparina. O TCA é suscetível a prolongamento, em função de hipotermia e hemodiluição, e a redução, em razão de ativação plaquetária ou trombocitopatia.
2. A resistência à heparina pode ser congênita ou adquirida. A exposição à heparina pré-tratamento predispõe um paciente à alteração da responsividade à heparina em virtude da depleção de antitrombina III, da ativação plaquetária ou da ativação de coagulação extrínseca.
3. Antes de considerar uma transfusão de plasma, é importante documentar que o efeito da heparina tenha sido neutralizado. Isso pode ser feito usando um teste neutralizado por heparinase ou um teste neutralizado pela protamina.
4. Existem testes feitos no local de atendimento (POC – point-of-care) para uso em algoritmos de transfusão, que podem medir a atividade dos fatores de coagulação (razão normalizada, tempo de tromboplastina parcial ativada) e função plaquetária.
5. Os novos fármacos inibidores da trombina estão disponíveis para anticoagulação em pacientes que não possam receber heparina. Eles podem ser monitorizados usando tempo de coagulação com ecarina ou um TCA modificado. Bivalirudina e hirudina são os dois inibidores diretos da trombina usados mais frequentemente em procedimentos cirúrgicos cardíacos.
6. Disfunção plaquetária é a razão mais comum para sangramento depois de circulação extracorpórea. Podem-se usar testes feitos no local do atendimento para medir aspectos específicos da função plaquetária.
7. O grau de inibição plaquetária medido por instrumentos-padrão ou no local de atendimento mostra correlação com a diminuição dos desfechos isquêmicos depois de intervenção coronária. No entanto, os pacientes cirúrgicos cardíacos que estejam recebendo medicação antiplaquetária têm aumento do risco de sangramento pós-operatório.

A necessidade de monitorizar a anticoagulação durante os procedimentos cirúrgicos e depois deles é a razão pela qual o ambiente de cirurgias cardíacas tem evoluído para uma área maior na avaliação e no uso de monitores de hemostasia. A identificação rápida e precisa de hemostasia anormal tem sido o grande ímpeto em direção ao desenvolvimento de testes feitos no local de atendimento (POC), que podem ser realizados à beira do leito ou em uma sala de cirurgia. A detecção e o tratamento de transtornos de coagulação específicos de maneira oportuna e eficiente quanto ao custo são metas importantes na monitorização da hemostasia para o paciente de cirurgias cardíacas.

MONITORIZAÇÃO DO EFEITO DA HEPARINA

Os procedimentos cirúrgicos foram realizados por décadas com posologia empírica da heparina sob a forma de bolus e doses em intervalos subsequentes. As doses empíricas continuaram em razão da falta de um teste à beira do leito facilmente aplicável para monitorizar os efeitos anticoagulantes da heparina.

O primeiro tempo de coagulação usado para medir o efeito da heparina foi o tempo de coagulação do sangue total (TCST) ou TCST de Lee-White. Esse teste simplesmente exige que sangue total seja colocado em um tubo de ensaio e mantido a 37°C, sendo manualmente inclinado até que a liquidez do sangue já não seja detectada. Esse teste caiu em desfavor para monitorização de pacientes cirúrgicos cardíacos porque dava muito trabalho e exigia atenção sem distrações da pessoa que o realizasse por até 30 minutos. Embora a superfície de vidro do tubo de ensaio atue como ativador do fator XII, as doses de heparina usadas para procedimentos cirúrgicos cardíacos prolongam o TCST em grau tão profundo que o teste fica impraticável como monitor do efeito da heparina durante cirurgias cardíacas. Para agilizar o tempo de coagulação para que o teste fosse apropriado para uso clínico, foram acrescentados ativadores aos tubos de ensaio e o tempo de coagulação ativado (TCA) foi introduzido na prática.

Tempo de Coagulação Ativado

O TCA foi introduzido pela primeira vez por Hattersley em 1966 e ainda é o monitor do efeito da heparina mais usado durante procedimentos cirúrgicos cardíacos. Acrescenta-se sangue total a um tubo de ensaio contendo um ativador, seja terra de diatomáceas (Celite®), seja caolim. A presença do ativador potencializa a fase de ativação por contato da coagulação, o que estimula a via de coagulação intrínseca. O TCA pode ser realizado manualmente e, por meio dele, o operador mede o intervalo de tempo desde quando o sangue é injetado no tubo de ensaio até quando for visto o coágulo ao longo dos lados do tubo. Mais comumente, o TCA é automatizado, como nos sistemas Hemochron (International Technidyne Corp., Edison, NJ) e ACT Plus (Medtronic Perfusion Services, Mineápolis, MN). Nos sistemas automatizados, o tubo de ensaio é colocado em um aparelho que aquece a amostra até 37°C. O aparelho Hemochron roda o tubo de ensaio, que contém o ativador Celite e um pequeno cilindro de ferro, ao qual se acrescentam 2 mL de sangue total. Antes que o coágulo se forme, o cilindro rola ao longo da parte inferior do tubo de ensaio em rotação. Quando o coágulo se forma, o cilindro é puxado de um detector magnético, interrompe um campo magnético e sinaliza o final do tempo de coagulação. Os valores normais para o TCA variam de 80 a 120 segundos. O TCA pelo Hemochron também pode ser realizado usando caolim como ativador, de maneira semelhante.

No dispositivo ACT Plus (antes Hemotec [Hepcon] ACT), há um cartucho com duas câmaras que contêm o ativador caolim e estão abrigadas em um bloco de aquecimento. O sangue (0,4 mL) é colocado em cada câmara e um êmbolo em forma de margarida é levantado e cai passivamente dentro da câmara. A formação do coágulo torna mais lenta a taxa de descida do êmbolo. Essa diminuição de velocidade do êmbolo é detectada por um sistema foto-óptico que sinaliza o final do teste do TCA. Os testes Hemochron e Hemotec ACT têm sido comparados em várias investigações e se verifica que diferem significativamente em baixas concentrações de heparina. No entanto, as diferenças de concentração da heparina, de concentração do ativador e da técnica de dosagem tornam difícil comparar esses testes e têm levado à percepção de que os resultados dos testes Hemochron e Hemotec ACT não são intercambiáveis. Em pacientes adultos que tenham recebido 300 UI/kg de heparina para circulação extracorpórea (CEC), o Hemochron e o Hemotec ACT foram ambos terapêuticos em todos os pontos no tempo, embora o Hemochron ACT fosse estatisticamente mais longo em dois pontos no tempo.

O teste ACT pode ser modificado pelo acréscimo de heparinase. Com essa modificação, o estado de coagulação do paciente pode ser monitorizado durante CEC enquanto são eliminados os efeitos anticoagulantes da heparina. Como esse teste é uma comparação lado a lado do TCA não tratado com a TCA heparinase, também tem a vantagem de ser um teste rápido para avaliação de uma substância heparina-símile circulante ou para heparinização residual depois de CEC.

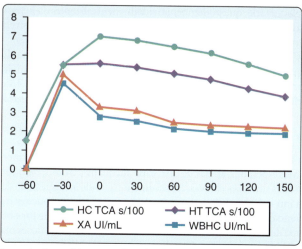

Fig. 13.1 Anticoagulação medida na condição basal (–60 minutos), na heparinização (–30 minutos) e em seis pontos no tempo depois da instituição da circulação extracorpórea. Note a estreita correlação entre a atividade antifator Xa *(Xa; triângulos)* e a concentração de heparina no sangue total *(WBHC; quadrados)*, que não é paralela à alteração no tempo de coagulação ativado (TCA) *(HC TCA; círculos)* pelo Hemochron (International Technidyne Corp., Edison, NJ) ou Hemotec (Medtronic Perfusio Services, Mineápolis, MN) *(HT TCA; losangos)*. (Modificada de Despotis GJ, Summerfi eld AL, Joist JH. Comparison of activated coagulation time and whole blood heparin measurements with laboratory plasma anti-Xa heparin concentration in patients having cardiac operations. *J Thorac Cardiovasc Surg.* 1994;108:1076-1082.)

Com a introdução da monitorização por TCA na prática cirúrgica cardíaca, os clínicos têm conseguido titular precisamente as doses de heparina e de protamina. Assim sendo, muitos investigadores relatam reduções na perda de sangue e na exigência de transfusões, embora muitos desses estudos tenham usado análises retrospectivas. As melhorias na hemostasia pós-operatória documentadas com monitorização por TCA são potencialmente atribuíveis à melhor supressão intraoperatória da coagulação microvascular e à melhora da monitorização da reversão da heparina com protamina.

A monitorização da heparinização por TCA não é desprovida de riscos e seu uso tem sido criticado em função da extrema variabilidade do TCA e da ausência de uma correlação com os níveis plasmáticos de heparina (Fig. 13.1). Sugere-se que muitos fatores alterem o TCA e que esses fatores são prevalentes durante procedimentos cirúrgicos cardíacos. Quando a parte principal do circuito extracorpóreo é acrescentada ao volume sanguíneo do paciente, ocorre hemodiluição, o que, teoricamente, pode aumentar o TCA. As evidências sugerem que esse grau de hemodiluição não seja suficiente para alterar o TCA. A hipotermia aumenta o TCA de maneira "relacionada com a dose". Embora a hemodiluição e a hipotermia aumentem significativamente o TCA de uma amostra de sangue heparinizado, não ocorrem aumentos semelhantes na ausência de heparina adicionada. Os efeitos das alterações plaquetárias são mais problemáticos. Em graus leves a moderados de trombocitopenia, os TCA basal e heparinizado não são afetados. Até que as contagens plaquetárias sejam reduzidas para menos de 30.000 a 50.000/µL, o TCA não vai se prolongar. Pacientes tratados com inibidores plaquetários, como a prostaciclina, a aspirina ou antagonistas dos receptores da membrana plaquetária, têm um TCA heparinizado prolongado, em comparação com os pacientes não tratados com inibidores plaquetários. Esse prolongamento do TCA não está relacionado exclusivamente à diminuição dos níveis do fator plaquetário 4 (PF4; o PF4 é uma substância neutralizante da heparina), porque também ocorre quando o sangue é anticoagulado com substâncias não neutralizadas pelo PF4. A lise de plaquetas, contudo, abrevia significativamente o TCA em razão da liberação de PF4 e de outros componentes da membrana plaquetária, que podem ter atividades neutralizantes da heparina. A anestesia e a cirurgia diminuem o TCA e criam um estado hipercoagulável, possivelmente criando uma resposta tromboplástica ou gerando a ativação das plaquetas.

Durante a CEC, a queda de heparina varia substancialmente e sua dosagem é problemática porque a hemodiluição e a hipotermia alteram o metabolismo da heparina. Em um estudo sobre CEC, o consumo de heparina variou de 0,01 a 3,86 UI/kg/min e não se observou correlação entre a sensibilidade inicial à heparina e a taxa de queda da heparina.

Resistência à Heparina

A resistência à heparina é documentada por uma incapacidade de aumentar o TCA do sangue até os níveis esperados, apesar de uma dose adequada e da concentração plasmática de heparina. Em muitas situações clínicas, especialmente quando se suspeita de dessensibilização à heparina ou a um inibidor da heparina, a resistência à heparina pode ser tratada administrando-se aumento das doses de heparina de maneira competitiva. Se for obtido, em última análise, um tempo de coagulação adequadamente prolongado usando doses maiores do que as esperadas de heparina, um termo melhor do que resistência à heparina seria "responsividade alterada à heparina". Durante procedimentos cirúrgicos cardíacos, a crença de que um valor mínimo do TCA de 300 a 400 segundos seja necessário para CEC se baseia em alguns estudos clínicos e em uma pobreza relativa de dados científicos. No entanto, a incapacidade de atingir esse grau de anticoagulação no paciente resistente à heparina engendra, entre os profissionais da cirurgia cardíaca, o medo de que o paciente apresente coagulopatia de consumo microvascular ou que se formem coágulos no circuito extracorpóreo.

Muitos quadros clínicos se associam à resistência à heparina. Sepse, doença hepática e agentes farmacológicos representam apenas alguns. Muitos investigadores têm documentado níveis diminuídos de antitrombina III (AT III) secundariamente ao pré-tratamento com heparina. Pacientes que recebem terapia com heparina no pré-operatório tradicionalmente precisam de doses maiores de heparina para alcançar dado nível de anticoagulação quando essa anticoagulação é medida pelo TCA. Presumivelmente, essa "resistência à heparina" é resultado de deficiências no nível ou na atividade de AT III. Outras possíveis causas incluem potencialização da atividade do fator VIII e disfunção plaquetária levando a uma diminuição da resposta do TCA à heparina. O acréscimo *in vitro* de AT III potencializa a resposta do TCA à heparina. O concentrado de AT III é disponibilizado como produto humano tratado pelo calor ou na forma recombinante e seu uso é um método razoável de tratar pacientes com deficiência de AT III documentada (Quadro 13.1).

Medida da Sensibilidade à Heparina

Até na ausência de resistência à heparina, as respostas dos pacientes a um bolus intravenoso de heparina são extremamente variáveis. A variabilidade se origina em diferentes concentrações de várias proteínas endógenas de ligação à heparina, como a vitronectina e a PF4.

QUADRO 13.1 *Resistência à Heparina*

Primariamente causada por deficiência de antitrombina III em pacientes pediátricos.
É multifatorial em pacientes cirúrgicos cardíacos adultos.
O valor do tempo de coagulação ativado crítico necessário em pacientes que demonstram resistência à heparina adquirida ainda não está determinado.
A resistência à heparina também pode ser sinal de trombocitopenia induzida pela heparina.

Essa variabilidade existe medindo-se a concentração de heparina ou o TCA; entretanto, a variabilidade parece ser maior ao se medir o TCA. Em razão da grande variação de responsividade à heparina entre pacientes e do potencial para resistência à heparina, é crítico que se use um monitor funcional de anticoagulação da heparina (com ou sem uma medida da concentração de heparina) no paciente cirúrgico cardíaco. Bull documentou uma variação de três vezes da resposta do TCA a uma dose de heparina de 200 UI/kg e uma discrepância semelhante nas taxas de queda da heparina e, desse modo, recomendou o uso de curvas de dose-resposta individuais para determinar a dose ideal de heparina. É nesse conceito que se baseiam os testes de dose-reposta de heparina (DRH) individuais POC.

Uma curva de DRH pode ser gerada manualmente pelo uso de TCA basal e pela resposta do TCA a uma dose *in vivo* ou *in vitro* de heparina. A extrapolação ao TCA desejado fornece a dose de heparina adicional necessária àquele TCA. Uma vez feito um gráfico da resposta real do TCA à dose de heparina, os seguintes cálculos de dose-resposta se baseiam na média do TCA-alvo e no TCA real (Fig. 13.2). Esse método foi descrito pela primeira

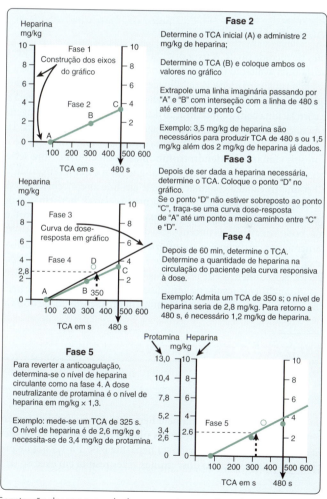

Fig. 13.2 Construção de uma curva de dose-resposta para a heparina. *TCA*, tempo de coagulação ativado. (De Bull BS, Huse WM, Brauer FS, et al. Heparin therapy during extracorporeal circulation. II. The use of a dose-response curve to individualize heparin and protamine dosage. *J Thorac Cardiovasc Surg*. 1975;69:685-689.)

vez por Bull e forma a base científica para os sistemas de dose-resposta automatizados nos aparelhos registrados Hemochron e Hemotec. O sistema Hemochron RxDx (International Technidyne Corp., Edison, NJ) usa o teste da resposta à heparina, que é um TCA com uma quantidade conhecida de heparina *in vitro* (3 UI/mL). Gera-se uma curva de dose-resposta que possibilita o cálculo da dose de heparina necessária para alcançar o TCA-alvo, usando um algoritmo que incorpora o TCA basal do paciente, o volume sanguíneo estimado e o teste de resposta à heparina. A sensibilidade à heparina do paciente pode ser calculada em segundos por unidades internacionais por mililitro (s/UI/mL), dividindo-se o teste de resposta à heparina por 3 UI/mL.

O sistema Hemochron RxDx também oferece uma dose de protamina individualizada com base no teste de resposta à protamina (TRP). Esse é um TCA com uma de duas quantidades específicas de protamina, dependendo da quantidade de heparina circulante suspeita (2 ou 3 UI/mL). A dose de protamina necessária para fazer o TCA retornar à linha de base pode ser calculada com base em uma curva de resposta à protamina usando o TCA heparinizado do paciente, o TRP e uma estimativa do volume sanguíneo do paciente.

Concentração de Heparina

Os proponentes de medida do TCA para orientar a anticoagulação para CEC argumentam que é obrigatória uma avaliação do efeito anticoagulante da heparina e que a variabilidade no TCA representa uma verdadeira variabilidade no estado de coagulação do paciente. Os oponentes argumentam que, durante a CEC, a sensibilidade do TCA à heparina se altera e que o TCA não se correlaciona com a concentração de heparina nem com a dosagem da atividade antifator Xa. A concentração de heparina pode ser medida usando o sistema Hepcon HMS, que usa uma técnica de titulação de protamina automatizada. Por meio de um cartucho com quatro ou seis câmaras contendo tromboplastina tecidual e uma série de concentrações conhecidas de protamina, 0,2 mL de sangue total é automaticamente dispensado às câmaras. O primeiro canal a coagular é aquele em que as concentrações de protamina neutralizam mais precisamente a heparina sem um excesso de heparina ou de protamina. Como a protamina neutraliza a heparina em uma proporção de 1 mg de protamina por 100 UI de heparina, pode-se calcular a concentração de heparina na amostra de sangue. Pode-se usar primeiramente um cartucho que monitorize a concentração de heparina ao longo de uma ampla faixa, seguido por outro cartucho que meça as concentrações de heparina em uma faixa mais estreita. A manutenção de uma concentração de heparina estável, não um nível específico de TCA, geralmente resulta na administração de doses maiores de heparina porque a hemodiluição e a hipotermia durante a CEC aumentam a sensibilidade do TCA à heparina.

NEUTRALIZAÇÃO DA HEPARINA

Efeitos da Protamina sobre a Monitorização da Coagulação

A reversão da anticoagulação induzida pela heparina é mais frequentemente realizada com protamina. Foram propostos diferentes planos de posologia com sucesso. A dose recomendada de protamina para reversão da heparina é de 1 a 1,3 mg de protamina por 100 UI de heparina; entretanto, essa dose muitas vezes resulta em excesso de protamina.

Monitorização para Rebote de Heparina

O fenômeno denominado rebote da heparina descreve o restabelecimento de um estado heparinizado depois que a heparina tenha sido neutralizada com protamina. A explicação mais comumente postulada é a de que a distribuição e a eliminação rápida da protamina ocorrem pouco depois da administração de protamina, assim deixando a heparina não ligada permanecer depois da eliminação da protamina. Além disso, os antagonistas endógenos da heparina têm uma vida ainda mais curta do que a protamina e são eliminados rapidamente, resultando em concentrações livres de heparina. Também é possível a liberação de heparina dos tecidos considerados sítios de armazenamento de heparina (endotélio, tecidos conjuntivos). As células endoteliais se ligam à heparina e a despolimerizam por meio de PF4. A captação para as células do sistema reticuloendotelial, para o músculo liso vascular e para o líquido extracelular pode ser responsável pelo armazenamento de heparina que contribui para a reativação da anticoagulação por heparina, referida como rebote da heparina.

Baixos níveis residuais de heparina podem ser detectados por monitorização sensível da concentração de heparina na primeira hora depois da reversão com protamina e podem estar presentes por até 6 horas no pós-operatório. Sem cuidadosa monitorização de rebote de heparina no período pós-operatório, pode ocorrer aumento de sangramentos em decorrência do rebote da heparina, especificamente quando doses maiores de heparina tiverem sido administradas. A monitorização de rebote de heparina pode ser efetuada por meio de testes sensíveis a baixos níveis de heparina circulante. Esses testes são monitores úteis para confirmação da neutralização da heparina na conclusão da CEC.

Monitores de Neutralização da Heparina

Para administrar a dose apropriada de protamina na conclusão da CEC, seria ideal medir a concentração de heparina presente e fornecer a dose de protamina necessária para neutralizar apenas a heparina circulante. Em decorrência do metabolismo e da eliminação da heparina, que variam consideravelmente entre pacientes individuais, a dose de protamina necessária para reverter dada dose de heparina diminui com o passar do tempo. Além disso, a protamina antagoniza os efeitos antifator IIa da heparina mais efetivamente do que os efeitos antifator Xa e, desse modo, varia em sua potência, dependendo da fonte de heparina e de suas propriedades antifator IIa. A administração de grande dose fixa de protamina ou de uma dose com base na dose total de heparina dada já não é o padrão no atendimento e pode resultar em aumento da incidência de efeitos adversos relacionados à protamina. Deseja-se uma dose ideal de protamina porque a heparina não neutralizada resulta em sangramento clínico e um excesso de protamina pode produzir coagulopatia não desejada. O uso de curvas individualizadas de dose-resposta de protamina resulta uniformemente em redução da dose de protamina e demonstra reduzir o sangramento pós-operatório. Um desses testes de dose-resposta, o Hemochron PRT, é um TCA realizado em uma amostra de sangue heparinizada que contém quantidade conhecida de protamina. Com o conhecimento do TCA, do TRP e do volume sanguíneo estimado do paciente, a dose de protamina necessária para neutralizar o nível existente de heparina pode ser extrapolada. O instrumento Hepcon também tem um TRP, que é o ensaio de titulação da protamina. A câmara que coagula primeiro contém a dose de protamina que mais se aproxima da dose circulante de heparina. A dose de protamina necessária à neutralização da heparina é calculada com base em uma relação especificada de doses de heparina/protamina por dosagem do nível circulante de heparina.

Em relação aos níveis de heparinização necessários a procedimentos cirúrgicos cardíacos, os testes que são sensíveis à heparina se tornam incoaguláveis. O TCA é relativamente insensível à heparina e é ideal para monitorizar anticoagulação em altos níveis de heparina, mas é insensível demais para detectar neutralização incompleta da heparina de modo preciso. O TCA tem um valor preditivo alto para anticoagulação adequada (confirmado por tempo de tromboplastina parcial ativada [TTPa]) quando o TCA for mais longo do que 225 segundos, mas é pouco preditivo para anticoagulação inadequada quando TCA é mais curto do que 225 segundos. Os baixos níveis de heparina presentes quando a heparina

QUADRO 13.2 *Neutralização da Heparina*

O tipo mais benigno de sangramento depois de procedimentos cirúrgicos cardíacos resulta da heparinização residual.
O tratamento é com protamina ou outro produto neutralizante da heparina.
Raramente se indica transfusão de hemoderivados alogênicos.
A heparina residual pode ser medida pelo uso dos seguintes:
- Ensaio de titulação de protamina
- Ensaio do tempo de protrombina neutralizado pela heparina
- Tempo de coagulação ativado (TCA) pela heparinase, em comparação com o TCA
- Qualquer outro teste com heparinase que se compare com o teste sem o acréscimo de heparinase

é incompletamente neutralizada são mais bem medidos por outros testes mais sensíveis de anticoagulação induzida pela heparina, como concentração de heparina, TTPa e TT. Desse modo, depois de CEC, a confirmação do retorno ao estado não anticoagulado deve ser realizada com um teste sensível para anticoagulação com heparina (Quadro 13.2).

TESTES DE COAGULAÇÃO

Os testes-padrão de coagulação, tempo de protrombina (TP) e TTPa, são realizados no plasma ao qual se acrescentou o anticoagulante citrato. Como esses testes são realizados no plasma, exigem centrifugação do sangue e, em geral, não são exequíveis para uso à beira do leito do paciente. O TTPa testa a integridade das vias de coagulação intrínseca e final e é mais sensível a baixos níveis de heparina do que o TCA. Os fatores IX e X são mais sensíveis aos efeitos da heparina e, desse modo, o TTPa é prolongado mesmo em níveis muito baixos de heparina. O teste usa uma substância fosfolipídica para simular a interação da membrana plaquetária em ativar o fator XII. (A tromboplastina é um extrato de tecido contendo fator tecidual e fosfolipídeo. O termo *tromboplastina parcial* se refere ao uso apenas da porção fosfolipídica.) O TTPa se prolonga na presença das seguintes deficiências: fatores XII, XI, IX e VIII; HMWK (cininogênio de alto peso molecular); e calicreína. A reação de TTPa é consideravelmente mais lenta do que a do TP e um ativador como Celite ou caolim é acrescentado ao ensaio para agilizar a ativação do fator XII. Depois da incubação de plasma citratado com fosfolipídeo e ativador, acrescenta-se cálcio e mede-se o tempo até a formação do coágulo. O TTPa normal é de 28 a 32 segundos, o que é muitas vezes expresso em razão com uma amostra de plasma-controle do mesmo laboratório. Isso é importante porque os reagentes da tromboplastina parcial têm diferentes sensibilidades à heparina e muitos têm respostas não lineares à heparina em várias faixas de concentração.

O TP mede a integridade das vias de coagulação extrínseca e comum. O TP é prolongado na presença de deficiência de fator VII, da terapia com varfarina sódica ou de deficiência de vitamina K. Grandes doses de heparina também prolongam o TP em razão de inativação do fator II. O acréscimo de tromboplastina ao plasma citratado resulta em ativação da coagulação extrínseca. Depois de incubação por 3 minutos e recalcificação, mede-se o tempo de formação do coágulo e registra-se como TP. O TP normal é de 12 a 14 segundos; entretanto, em função das diferenças na qualidade e no lote de tromboplastina usada, os valores absolutos de TP não são padronizados e é difícil fazer comparações entre diferentes centros de teste. A relação normalizada internacional (INR – international normalized ratio) tem sido adotada como padrão para monitorizar a coagulação. A INR é um valor laboratorial internacionalmente padronizado que é a razão do TP do paciente para o resultado que seria obtido se a Preparação de Referência Internacional tivesse sido usada, em lugar dos reagentes do laboratório. Cada laboratório usa reagentes com uma sensibilidade específica (Índice de Sensibilidade Internacional – ISI) em relação à Preparação de Referência Internacional. O ISI de um grupo em particular de reagentes é fornecido pelos fabricantes para que a INR possa ser relatada.

Testes de Coagulação à Beira do Leito

O TP e o TTPa realizados em sangue total são disponibilizados para uso na sala de cirurgia ou à beira do leito. O tubo de ensaio com Hemochron contém tromboplastina de cérebro de coelho ressecada com acetona, à qual se acrescentam 2 mL de sangue total, e o tubo é introduzido em máquina-padrão Hemochron. Os valores normais variam de 50 a 72 segundos e são automaticamente convertidos por um computador em TP e INR equivalentes para o plasma. O TTPa por Hemochron contém o ativador caolim e um substituto do fator plaquetário e é realizado de modo semelhante ao do TP. O TTPa é sensível a concentrações de heparina tão baixas quanto 0,2 UI/mL e exibe uma relação linear com a concentração de heparina de até 1,5 UI/mL.

Uma comparação dos monitores de coagulação à beira do leito depois de procedimentos cirúrgicos cardíacos documentou níveis aceitáveis de acurácia e precisão para os TP por Hemochron e Ciba Corning Biotrack, em comparação com o TP-padrão de laboratório no plasma, tornando-os, desse modo, potencialmente úteis para uso no período perioperatório. O TTPa por Hemochron e o TTPa por Ciba Corning não chegaram a esse nível de competência clínica, em comparação com os testes-padrão de laboratório. Em razão dos rápidos tempos de giro, esses monitores de coagulação POC podem ser úteis em predizer quais pacientes sangrarão depois de procedimentos cirúrgicos cardíacos e também têm sido usados com sucesso nos algoritmos de transfusão para diminuir o número de hemoderivados alogênicos dados a pacientes cirúrgicos cardíacos.

Nível de Fibrinogênio

Um ensaio de fibrinogênio POC com sangue total é disponibilizado usando o sistema Hemochron. O tubo de ensaio específico contém uma preparação liofilizada de trombina humana, extrato de veneno de cobra, protamina, tampões e estabilizadores do cálcio. O tubo de ensaio é incubado com 1,5 mL de água destilada e aquecido no aparelho Hemochron por 3 minutos. O sangue total é colocado em um frasco com diluente, onde é diluído a 50% e, desse frasco, 0,5 mL do sangue total diluído é colocado no tubo de ensaio específico para fibrinogênio. O tempo de coagulação é medido usando tecnologia Hemochron padronizada, como descrito anteriormente. A concentração de fibrinogênio é determinada por comparação com uma curva-padrão para esse teste. A concentração normal de fibrinogênio de 180 a 220 mg/dL se correlaciona a um tempo de coagulação de 54 ± 2,5 segundos. A deficiência de fibrinogênio de 50 a 75 mg/dL se correlaciona a um tempo de coagulação de 150 ± 9,0 segundos.

MONITORIZAÇÃO DOS INIBIDORES DA TROMBINA

Uma classe nova de fármacos, os inibidores seletivos da trombina, oferece uma alternativa viável à anticoagulação com heparina para CEC. Esses agentes incluem hirudina, argatrobana, bivalirudina e agentes experimentais. Uma grande vantagem desses agentes sobre a heparina é que podem efetivamente inibir a trombina ligada aos coágulos de maneira independente de AT III. Também são úteis em pacientes com trombocitopenia induzida por heparina (TIH), nos quais a administração de heparina e a subsequente agregação

> **QUADRO 13.3** *Inibidores da Trombina*
>
> Esses anticoagulantes são superiores à heparina.
> Inibem a trombina ligada ao coágulo e a trombina solúvel.
> Não precisam de um cofator, de plaquetas ativadas nem causam imunogenicidade.
> Esses fármacos incluem a hirudina, a argatrobana e a bivalirudina.
> A heparina continua a ser um agente atraente em razão de sua longa história de uso seguro e da presença de um antídoto específico, a protamina.

plaquetária induzida por anticorpos seriam perigosas. A falta de um antídoto potente (como a protamina) e uma duração de ação prolongada são as principais razões pelas quais a hirudina e outros inibidores da trombina não encontraram aceitação clínica generalizada para uso em procedimentos de CEC.

Bivalirudina

A bivalirudina é uma molécula com 20 aminoácidos com meia-vida plasmática de 24 minutos. É um derivado sintético da hirudina e, desse modo, atua como inibidor direto da trombina. A bivalirudina se liga ao sítio de ligação catalítico e ao exossítio de ligação a ânions na trombina em fase líquida e ligada ao coágulo. A parte da molécula que se liga à trombina é realmente clivada pela própria trombina, de modo que a eliminação da atividade da bivalirudina é independente do metabolismo específico em órgãos. A bivalirudina tem sido usada com sucesso como anticoagulante em procedimentos de cardiologia intervencionista, como substituição para a terapia com heparina (Quadro 13.3).

Ensaios clínicos multicêntricos comparando anticoagulação com bivalirudina e heparina em cirurgia de revascularização coronária fora da bomba e em CEC demonstraram "não inferioridade" da bivalirudina. A eficácia da anticoagulação e os marcadores de perda de sangue foram semelhantes nos dois grupos, achado sugestivo de que a bivalirudina possa ser um anticoagulante seguro e efetivo em CEC. Esses ensaios clínicos multicêntricos usaram o TCA como monitor de atividade anticoagulante no intraoperatório, mas a monitorização ideal é realizada usando tempo de coagulação com ecarina. O tempo de coagulação com ecarina tem uma correlação mais próxima com a atividade do antifator IIa e com os níveis plasmáticos do fármaco do que o TCA. Por essa razão, a monitorização-padrão com TCA durante a terapia antitrombina não é a preferida se o tempo de coagulação com ecarina puder ser feito. Pode-se usar um TCA modificado para o plasma para o ensaio dos efeitos anticoagulantes dos inibidores da trombina mais precisamente do que o TCA. Esse teste exige acréscimo de plasma exógeno e, desse modo, não está prontamente disponível como POC.

MONITORIZAÇÃO DA FUNÇÃO PLAQUETÁRIA

Contagem de Plaquetas

Numerosos eventos durante procedimentos de cirurgia cardíaca predispõem os pacientes a defeitos de hemostasia relacionados às plaquetas. As duas principais categorias são a trombocitopenia e defeitos qualitativos das plaquetas. A trombocitopenia comumente ocorre durante procedimentos cirúrgicos em decorrência de hemodiluição, sequestro e destruição por superfícies não endoteliais. As contagens de plaquetas comumente declinam 100.000/µL ou menos; entretanto, a contagem de plaquetas depende grandemente do

> **QUADRO 13.4** *Função Plaquetária*
>
> A contagem de plaquetas não se correlaciona ao sangramento depois dos procedimentos cirúrgicos.
> Os pacientes frequentemente têm graus extremos de trombocitopenia, mas não sangram porque têm função plaquetária adequada.
> A medida da função plaquetária se correlaciona temporalmente à evolução do sangramento visto depois de procedimentos cirúrgicos cardíacos.
> A amplitude máxima no tromboelastograma, o volume plaquetário médio e outros testes funcionais das plaquetas são úteis nos algoritmos de transfusão.

valor inicial e da duração das intervenções destrutivas para as plaquetas (como a CEC). Entre 10.000 e 100.000/μL, o tempo de sangramento (TS) aumenta diretamente; entretanto, em contagens de plaquetas acima de 50.000/μL, tanto o TS como a contagem de plaquetas não têm correlação com sangramento pós-operatório em pacientes de cirurgia cardíaca.

Ocorrem defeitos qualitativos das plaquetas mais comumente do que trombocitopenia durante a CEC. A variedade de possíveis causas de disfunção plaquetária inclui técnicas extracorpóreas traumáticas, terapia farmacológica, hipotermia e fibrinólise; a agressão hemostática aumenta com a duração da CEC. O uso de oxigenadores de bolhas (embora infrequente), de circulação extracorpórea sem revestimento e de aspiração em cardiotomia causam vários graus de ativação plaquetária, iniciam a reação de liberação e causam depleção parcial do conteúdo de seus grânulos α.

Complexos de protamina-heparina e protamina isoladamente também contribuem para a depressão plaquetária depois de CEC. Graus leves a moderados de hipotermia se associam a graus reversíveis de ativação plaquetária e disfunção plaquetária. De um modo geral, os benefícios em potencial para a coagulação de CEC normotérmica, em comparação com a CEC hipotérmica, exigem mais estudos em ensaios clínicos randomizados bem conduzidos (Quadro 13.4).

TESTES DE COAGULAÇÃO E DA FUNÇÃO PLAQUETÁRIA À BEIRA DO LEITO

Testes Viscoelásticos

Tromboelastografia

O tromboelastógrafo (TEG, Haemonetics, Braintree, MA) pode ser usado no local, seja na sala de cirurgia, seja em um laboratório, e oferece rápida análise do sangue total, produzindo informações sobre formação do coágulo e a sua dissolução (Tabela 13.1 e Fig. 13.3). Em minutos, são obtidas informações sobre a integridade da cascata de coagulação, função plaquetária, interações entre plaquetas e fibrina e fibrinólise. O princípio é o seguinte: coloca-se sangue total (0,36 mL) em uma cuveta plástica, na qual um pino plástico está suspenso; esse pino de plástico então oscila percorrendo um arco de 4 graus por 45 minutos a 37°C. Quando o sangue estiver líquido, o movimento da cuveta não afetará o pino. No entanto, à medida que o coágulo começa a se formar, o pino fica acoplado ao movimento da cuveta e o fio de torção gera um sinal registrado. O traçado registrado pode ser armazenado pelo computador e os parâmetros de interesse são calculados usando um pacote de software simples. Alternativamente, o traçado pode ser gerado on-line com uma velocidade de registro de 2 mm/min. O traçado gerado tem uma conformação característica, que é a assinatura do

Tabela 13.1 Mecanismos dos Monitores da Função Plaquetária em Testes Feitos no Local de Atendimento

Instrumento	Mecanismo	Agonista Plaquetário	Utilidade Clínica
Tromboelastógrafo (Haemonetics, Braintree, MA)	Viscoelástico	Trombina (nativa), ADP, ácido araquidônico	Pós-CEC, transplante de fígado, pediatria, obstetrícia, eficácia de fármacos
Sonoclot (Sienco, Arvada, CO)	Viscoelástico	Trombina (nativa)	Pós-CEC, transplante de fígado
ROTEM (TEM Systems, Durham, NC)	Viscoelástico	Trombina (nativa)	Pós-CEC, algoritmo de transfusão
HemoSTATUS (Medtronic Perfusion Services, Mineápolis, MN)	Redução do TCA	FAP	Pós-CEC, DDAVP, algoritmo de transfusão
Plateletworks (Helena Laboratories, Beaumont, TX)	Razão da contagem de plaquetas	ADP, colágeno	Pós-CEC, terapia medicamentosa
PFA-100 (Siemens Medical Solutions USA, Malvern, PA)	Tempo de sangramento *in vitro*	ADP, epinefrina	DvW, transtorno congênito, terapia com aspirina, pós-CEC
VerifyNow (Accriva Diagnostics, Accumetrics, San Diego, CA)	Aglutinação	TRAP, ADP	Terapia de bloqueio do receptor da GpIIb/IIIa, terapia medicamentosa, pós-CEC
Clot Signature Analyzer (Xylum, Scarsdale, NY)	Tempo de sangramento *in vitro* induzido por cisalhamento	Colágeno (apenas um canal)	Pós-CEC, efeitos de medicamentos
Agregometria de sangue total	Impedância elétrica	Múltiplos	Pós-CEC
Impact Cone and Plate(let) Analyzer (Matis Medical, Beersel, Bélgica)	Função plaquetária induzida por cisalhamento	Nenhum	Pós-CEC, transtorno congênito, efeitos de medicamentos
Multiplate Analyzer (Roche Diagnostics, Indianápolis, IN)	Impedância elétrica	ADP, ácido araquidônico, colágeno, ristocetina, TRAP-6	Terapia medicamentosa, transtorno congênito, pós-CEC

ADP, difosfato de adenosina; *CEC*, circulação extracorpórea; *DDAVP*, desmopressina; *DvW*, doença de von Willebrand; *FAP*, fator ativador de plaquetas; *Gp*, glicoproteína; *ROTEM*, tromboelastometria rotacional; *TCA*, tempo de coagulação ativado; *TRAP*, peptídeo agonista do receptor de trombina.

TEG. O TEG mais disponível comercializado atualmente incorpora essa medida viscoelástica em um teste de hemostasia com base em um cartucho, eliminando assim a necessidade de pipetar o sangue e reduzindo a sensibilidade do instrumento ao movimento.

Os parâmetros específicos medidos pelo TEG incluem tempo de reação (valor R), tempo de coagulação (valor K), ângulo "α", amplitude máxima (AM), amplitude em 60 minutos depois da amplitude máxima (A60) e índices de lise do coágulo em 30 e 60 minutos depois da AM (LY30 e LY60, respectivamente) (Fig. 13.4). O valor R representa o tempo

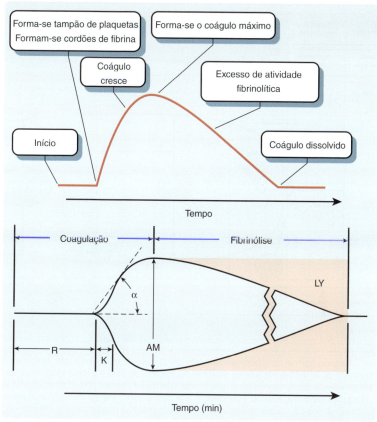

Fig. 13.3 Traçado normal de tromboelastógrafo (TEG, Haemonetics, Braintree, MA) com parâmetros convencionais. *R*, o tempo de reação ou o tempo de latência desde a colocação do sangue na taça até que o coágulo comece a se formar e o traçado se abra para 2 mm (tipicamente relacionado à função ou à quantidade de fatores de coagulação); *K*, parâmetro arbitrariamente atribuído como o tempo entre o traçado do TEG chegar a 2 mm e subir até 20 mm (acredita-se que reflita os níveis de fibrinogênio); *α*, ângulo entre a linha no meio do traçado do TEG e a linha tangencial ao traçado do TEG em desenvolvimento (preditivo de amplitude máxima); *AM*, amplitude máxima (maior largura medida no traçado do TEG), considera-se que represente a atividade plaquetária máxima induzida pela trombina e pela formação do coágulo (força total do coágulo, representando a função plaquetária e as interações do coágulo); *LY*, índice de lise, que é a porcentagem de lise, tipicamente medida como LY30 ou 30 minutos depois da AM.

para a formação inicial de fibrina e mede a via de coagulação intrínseca, a via de coagulação extrínseca e a via comum final. R é medido desde o início do bioensaio até que a fibrina comece a se formar e a amplitude do traçado é de 2 mm. Os valores normais variam com o ativador, mas ficam na faixa de 7 a 14 minutos usando o ativador Celite ou, no TEG rápido, de 1 a 3 minutos usando o ativador fator tecidual. O valor K é a medida da velocidade de formação do coágulo e é mensurado desde o final do tempo R até o tempo em que a amplitude chegue a 20 mm. Os valores normais (3-6 minutos) também variam com o tipo de ativadores usados. O ângulo α, mais um índice de velocidade da formação do coágulo, é o ângulo formado entre o eixo horizontal do traçado e a tangente ao traçado em amplitude 20 mm. Os valores de α normalmente variam de 45 a 55 graus. Como o valor K e o ângulo α são medidas da velocidade de fortalecimento do coágulo, cada um deles é melhorado por altos níveis de fibrinogênio funcional. A AM (normal de 50 a 60 mm) é um índice de força do coágulo, determinado pela função plaquetária, pela ligação cruzada da fibrina e pelas interações das plaquetas com a fibrina em polimerização. A força máxima do coágulo, ou o módulo

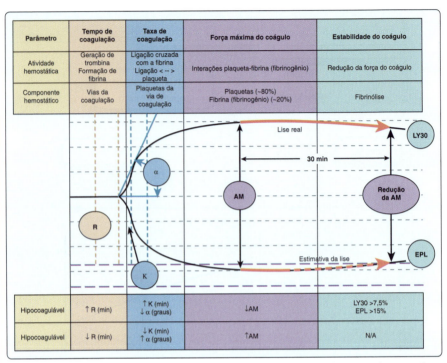

Fig. 13.4 Traçado normal no tromboelastógrafo (TEG, Haemonetics, Braintree, MA) com parâmetros tradicionais. α, ângulo entre a linha no meio do traçado do TEG e a linha tangencial ao traçado do TEG em desenvolvimento (preditivo de amplitude máxima); *K*, parâmetro arbitrariamente atribuído como o tempo entre o traçado do TEG chegar a 2 mm e subir até 20 mm (pode representar os níveis de fibrinogênio); *LY*, índice de lise; *AM*, amplitude máxima (maior largura medida no traçado do TEG) considera-se que represente a atividade plaquetária máxima induzida pela trombina e pela formação do coágulo (força total do coágulo, representando a função plaquetária e as interações do coágulo); *R*, tempo de reação ou tempo de latência desde a colocação do sangue na taça até que o coágulo comece a se formar e o traçado se abra para 2 mm (tipicamente relacionado com a função ou quantidade de fatores de coagulação).

elástico de cisalhamento "G", tem uma relação curvilinear com a AM e é definida da seguinte maneira: G = (5.000 AM)/(96 – AM). A redução percentual da AM depois de 30 minutos reflete a atividade fibrinolítica presente e em geral não fica acima de 7,5%.

Pode-se reconhecer que os traçados característicos do TEG indicam defeitos de coagulação em particular. Um valor R prolongado indica deficiência de atividade ou nível de fatores de coagulação e é visto tipicamente nos pacientes com doença hepática e em pacientes que recebem anticoagulantes, como a varfarina ou a heparina. A AM e o ângulo α se reduzem em estados associados à disfunção plaquetária ou à trombocitopenia e se reduzem ainda mais na presença de um defeito do fibrinogênio. LY30, ou o índice de lise em 30 minutos depois da AM, aumenta juntamente com a fibrinólise. Esses traçados de assinatura em particular são retratados na Figura 13.5.

O TEG é uma ferramenta útil para diagnosticar e tratar coagulopatia perioperatória em pacientes submetidos a procedimentos cirúrgicos cardíacos em razão de vários defeitos de coagulação em potencial que possam existir. Em 15 a 30 minutos, são disponibilizadas informações no próprio local referentes à integridade do sistema de coagulação, à função plaquetária, à função do fibrinogênio e à fibrinólise. Com o acréscimo da heparinase, o TEG pode ser realizado durante CEC e fornecer informações valiosas e oportunas referentes ao status da coagulação. Como o TEG é um teste viscoelástico e avalia interações de hemostasia

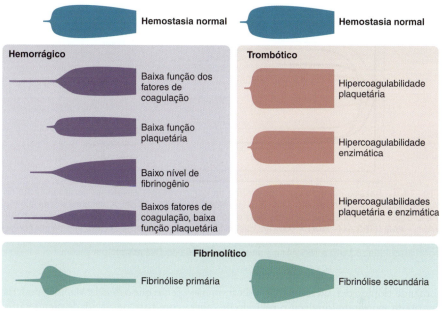

Fig. 13.5 Traçados no tromboelastógrafo (TEG, Haemonetics, Braintree, MA) em vários estados de coagulação.

no sangue total, os proponentes sugerem que ele seja um preditor com melhor acurácia de hemorragia pós-operatória do que os testes de coagulação de rotina. Os críticos dos testes POC apontam para a variância de resultados com os instrumentos mais antigos e para algumas evidências de que parâmetros-padrão têm melhor correlação com sangramento.

Modificações da Tromboelastografia

PlateletMapping (Mapeamento Plaquetário) é uma modificação do TEG que avalia a função plaquetária comparando o traçado da AM induzido por ativação com receptores do ácido araquidônico (AA) ou de difosfato de adenosina (ADP) (AM_{ip} [inibidor plaquetário]) com a AM obtida sem atividade plaquetária (AM_f) e com a ativação plaquetária máxima (AM_{kh}). Para *PlateletMapping*, a reação é realizada no contexto de sangue heparinizado, inibindo a ativação plaquetária da trombina. A AM produzida nessa situação, quando se usam reptilase e o fator XII para formar o coágulo, é a AM "sem atividade plaquetária" ou AM_f (fibrina). A AM_{ip} é a ativação máxima das plaquetas e da fibrina e é a maior amplitude que pode ser atingida com os ativadores plaquetários específicos (ADP ou AA). Os traçados de AM_{ip} são comparados aos da AM_f. Além disso, cria-se um traçado de TEG ativado por caolim-heparinase para demonstrar a ativação plaquetária máxima que ocorre quando a trombina está presente (AM_{kh}) (Fig. 13.6). A seguinte fórmula calcula a redução percentual da atividade plaquetária usando esse ensaio:

$$\% \text{ de inibição} = 100 - [(AM_{ip} - AM_f)/(AM_{kh} - AM_f) \times 100]$$

O *PlateletMapping* tem demonstrado correlação consistente com ensaios ópticos de agregação plaquetária. Os estudos por *PlateletMapping* demonstram sensibilidade para detectar resistência à aspirina, bem como prazos atualizados sobre quando a função plaquetária retorna após cessada a terapia com clopidogrel. O estudo Estratégia Baseada em Programação sobre Função Plaquetária para Reduzir Sangramento Associado ao Clopidogrel Relacionada a Revascularização da Artéria Coronária (CABG – coronary artery bypass graft) (TARGET-CABG) investigou a utilidade do *PlateletMapping* em estratificar o período de espera para os pacientes que precisam de CABG e que estivessem

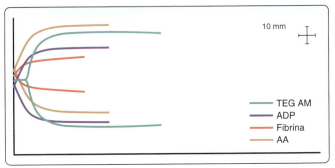

Fig. 13.6 Traçado múltiplo exibindo padrão de quatro reações envolvidas na modificação do *PlateletMapping* do Tromboelastógrafo (TEG, Haemonetics, Braintree, MA). A porcentagem de inibição (% inibição) das plaquetas é calculada de acordo com a seguinte equação: % de inibição = 100 − [($AM_{ip} - AM_f$) / ($TEG\ AM - AM_f$) × 100], em que AM_f é a amplitude máxima da curva ativada por *fibrina*, AM_{ip} é a amplitude máxima por ativadores plaquetários específicos (difosfato de adenosina [*ADP*] ou ácido araquidônico [*AA*]) e *TEG AM* é a amplitude máxima do TEG ativado por caolim.

tomando clopidogrel. Os resultados indicaram não apenas que o *PlateletMapping* poderia ser usado para individualizar o período de espera com base na atividade plaquetária, mas também que ocorreu uma redução de 50% nesses tempos de espera sem aumento das complicações hemorrágicas. O *PlateletMapping* tem se mostrado útil em prever o sangramento pós-CEC em múltiplos estudos em pequena escala, principalmente em pacientes que recebiam medicações antiplaquetárias. Mostrou-se que a porcentagem de inibição e a AMP_{ADP} predizem a quantidade de material eliminado pelo dreno torácico no pós-operatório, tendo sido essa a estratégia no ensaio clínico TARGET-CABG.

ROTEM (Tromboelastometria Rotacional)

A Tromboelastometria Rotacional (ROTEM, TEM Systems, Durham, NC) dá uma medida viscoelástica da força do coágulo no sangue total. Uma pequena quantidade de sangue e alguns ativadores de coagulação são acrescentados a uma cuveta descartável, que é então colocada em um suporte para cuvetas aquecido. Um pino descartável (sensor) fixado à ponta de uma haste rotatória é baixado à amostra de sangue total. A perda de elasticidade com a coagulação da amostra leva a alterações na rotação da haste, o que é detectado pela reflexão da luz em um pequeno espelho preso à haste. Um detector registra a rotação do eixo com o passar do tempo e essa rotação é traduzida em um gráfico ou tromboelastograma. A ROTEM funciona medindo alterações das propriedades viscoelásticas da formação do coágulo de maneira semelhante à do TEG, mas com algumas diferenças fundamentais.

Principais parâmetros descritivos associados ao traçado-padrão da ROTEM (Fig. 13.7):

- Tempo de coagulação (CT): correspondente ao tempo em segundo desde o começo da reação até um aumento de amplitude do traçado de 2 mm. Representa o início da coagulação, da formação de trombina e da polimerização do coágulo.
- CFT (tempo de formação do coágulo): o tempo em segundo de aumento da amplitude de 2 para 20 mm. Isso identifica a polimerização da fibrina e a estabilização do coágulo com plaquetas e fator XIII.
- Ângulo α: a tangente à curva de coagulação pelo ponto de 2 mm. Reflete a cinética da coagulação. Portanto, um ângulo α maior reflete a formação rápida do coágulo, mediada por plaquetas ativadas por trombina, fibrina e fator XIII ativado [fator XIIIa]); o CFT se torna mais curto à medida que o ângulo α se torna maior e os dois parâmetros são estreitamente ligados.

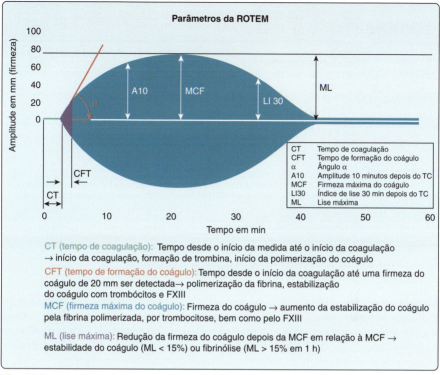

Fig. 13.7 Parâmetros da tromboelastometria rotacional (ROTEM, TEM Systems, Durham, NC).

- A10 (amplitude obtida aos 10 minutos): relaciona-se diretamente à firmeza máxima do coágulo (MCF) e pode ser usada para predizer a MCF e a função plaquetária.
- MCF: a amplitude máxima em milímetros alcançada no traçado, que se correlaciona à contagem de plaquetas, à função plaquetária e à concentração de fibrinogênio.
- LI30 (índice de lise % aos 30 minutos): um parâmetro que representa a fibrinólise em determinado ponto no tempo (tipicamente 30 minutos). Correlaciona-se a MCF (% de coágulo restante).
- ML (lise máxima): é a razão da amplitude mais baixa depois da chegada à firmeza máxima do coágulo até a firmeza máxima do coágulo. Como a LI30, esse parâmetro pode pesquisar hiperfibrinólise.

ROTEM tem sido usada extensamente na Europa e cada vez mais nos Estados Unidos depois de receber aprovação da US Food and Drug Administration (FDA) em 2011. ROTEM testa a coagulação usando vários reagentes (Tabela 13.2) e os testes mais comuns incluem INTEM (sistema intrínseco), EXTEM (sistema extrínseco), HEPTEM (sistema intrínseco na presença de heparina), FIBTEM (mede a atividade do fibrinogênio) e APTEM (ativador do fator tecidual + ácido tranexâmico ou aprotinina). A Figura 13.8 fornece um exemplo de uma série de reações ROTEM para um paciente hematologicamente normal, em comparação com um paciente com disfunção plaquetária.

Em 2015, a ROTEM lançou um módulo que se fixa à plataforma-padrão e que acrescenta a capacidade de monitorizar a função de agregação plaquetária em resposta a três agonistas plaquetários (ADP, AA e peptídeo agonista do receptor de trombina [TRAP – thrombin receptor agonist peptide]) chamados ADPTEM, ARATEM e TRAPTEM, respectivamente. Esse sistema funciona usando o mesmo conceito que a agregometria de sangue total convencional e é semelhante ao agregômetro Multiplate.

Tabela 13.2   Reagentes da Tromboelastometria Rotacional Tradicional e Padrão de Avaliação

EXTEM	Ativação do fator tecidual; fatores VII, X, V, II, I, plaquetas e fibrinólise
INTEM	Ativação da fase de contato; fatores XII, XI, IX, VIII, II, I, plaquetas e fibrinólise
FIBTEM	EXTEM + citocalasina D (bloqueio das plaquetas); avaliação do fibrinogênio
APTEM	EXTEM mais aprotinina; útil para descartar fibrinólise quando comparado ao EXTEM
HEPTEM	INTEM mais heparinase; útil para detectar heparina residual

APTEM, ativação do fator tecidual + ácido tranexâmico/aprotinina; *EXTEM*, sistema extrínseco; *FIBTEM*, medida da atividade do fibrinogênio; *HEPTEM*, sistema intrínseco na presença de heparina; *INTEM*, sistema intrínseco.

Testes no Local de Atendimento para Resposta Plaquetária aos Agonistas

Diferentemente dos testes viscoelásticos, agora existem várias plataformas, como dispositivos POC, que permitem testes da função plaquetária em resposta a agonistas. Cada sistema usa conceitos particulares, embora a maioria tenha sido bem validada com agregometria de transmissão de luz (LTA – light transmission aggregometry) baseada em laboratório e alguns foram validados com os testes viscoelásticos previamente descritos.

VerifyNow

O VerifyNow (Accumetrics, San Diego, CA) é um monitor POC aprovado pela FDA para uso como ensaio da função plaquetária. No sangue total, mede a aglutinação plaquetária de contas revestidas com fibrinogênio induzida por ativação de TRAP usando um sistema detecção óptica. Depois que o sangue total anticoagulado é acrescentado à câmara de mistura, as plaquetas ficarão ativadas se forem responsivas ao agonista. Os receptores da glicoproteína (Gp) ativada IIb/IIIa nas plaquetas se ligam às plaquetas adjacentes por meio do fibrinogênio nas câmaras e causam aglutinação do sangue e das câmaras. A transmitância de luz através da câmara é medida e aumenta à medida que aumenta a aglutinação, do modo como ocorre na agregometria tradicional. Efeitos de fármacos antitrombóticos causam diminuição da aglutinação (medida por transmitância de luz); o grau de inibição plaquetária, desse modo, pode ser quantificado. VerifyNow tem agonistas para examinar a atividade antiplaquetária de inibidores da GpIIb/IIIa, aspirina e clopidogrel e pode dar resultados e quantificar o grau de inibição plaquetária com boa correlação com a LTA.

Analisador da Função Plaquetária

O Analisador da Função Plaquetária (PFA-100; Siemens Medical Solutions USA, Malvern, PA) é um monitor da capacidade adesiva das plaquetas atualmente aprovado pela FDA e valioso para identificar anormalidades plaquetárias induzidas por fármacos, disfunção plaquetária da doença de von Willebrand e outros defeitos plaquetários adquiridos e congênitos. O teste é conduzido como TS *in vitro* modificado. O sangue total é coletado por uma câmara a vácuo e perfundido pela abertura em uma membrana de colágeno revestida com um agonista (epinefrina ou ADP). A adesão das plaquetas e a formação de agregados vedam a abertura, indicando o "tempo de fechamento" medido pela PFA-100. Nos pacientes cirúrgicos cardíacos, o tempo de fechamento pré-operatório no PFA-100 se correlacionou significativamente à perda de sangue pós-operatória (Quadro 13.5).

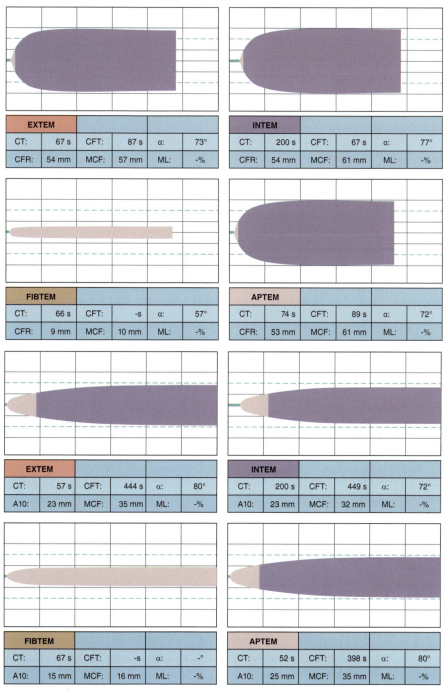

Fig. 13.8 *À esquerda*, Traçados normais para os quatro parâmetros-padrão no sistema de tromboelastometria rotacional (ROTEM, TEM Systems, Durham, NC). *À direita*, Disfunção plaquetária, que é demonstrada pelo tempo de formação do coágulo *(CFT)* prolongado, bem como por uma diminuição da firmeza máxima do coágulo *(MCF)* tanto nos testes do sistema extrínseco *(EXTEM)* como no do sistema intrínseco *(INTEM)*. A10, amplitude 10 min depois do CT; *APTEM*, ativação do fator tecidual + ácido tranexâmico/aprotinina; *CFT*, taxa de formação do coágulo; *CT*, tempo de coagulação; *FIBTEM*, medida da atividade do fibrinogênio.

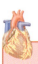

QUADRO 13.5 *Testes de Função Plaquetária*

O teste apropriado para medir a função plaquetária depende da suspeita de defeito plaquetário.

O Tromboelastógrafo (TEG, Haemonetics, Braintree, MA), a Tromboelastometria Rotacional (ROTEM, TEM Systems, Durham, NC) e a tromboelastometria, bem como possivelmente outros testes viscoelásticos, são úteis para medir os defeitos plaquetários depois de circulação extracorpórea. VerifyNow (Accumetrics, San Diego, CA) e Multiplate (Helena Laboratories, Beaumont, TX) são úteis para medir os efeitos da glicoproteína IIb/IIIa e da terapia com bloqueador do receptor de difosfato de adenosina e da terapia com aspirina.

O teste PFA-100 (Siemens Medical Solutions USA, Malvern, PA) é útil para medir os efeitos da aspirina sobre a adesividade plaquetária.

É importante compreender o defeito plaquetário que se procura, para assim usar o teste apropriado de maneira acurada.

LEITURAS SUGERIDAS

Avidan MS, Levy JH, Scholz J, et al. A phase III, double-blind, placebo-controlled, multicenter study on the efficacy of recombinant human antithrombin in heparin-resistant patients scheduled to undergo cardiac surgery necessitating cardiopulmonary bypass. *Anesthesiology*. 2005;102:276-284.

Carroll RC, Craft RM, Chavez JJ, et al. Measurement of functional fibrinogen levels using the Thrombelastograph. *J Clin Anesth*. 2008;20:186-190.

Chitlur M, Sorensen B, Rivard GE, et al. Standardization of thromboelastography: a report from the TEG-ROTEM working group. *Haemophilia*. 2011;17:532-537.

Chowdhury M, Shore-Lesserson L, Mais AM, et al. Thromboelastograph with PlateletMapping(TM) predicts postoperative chest tube drainage in patients undergoing coronary artery bypass grafting. *J Cardiothorac Vasc Anesth*. 2014;28:217-223.

Dyke CM, Smedira NG, Koster A, et al. A comparison of bivalirudin to heparin with protamine reversal in patients undergoing cardiac surgery with cardiopulmonary bypass: the EVOLUTION-ON study. *J Thorac Cardiovasc Surg*. 2006;131:533-539.

Espinosa A, Stenseth R, Videm V, et al. Comparison of three point-of-care testing devices to detect hemostatic changes in adult elective cardiac surgery: a prospective observational study. *BMC Anesthesiol*. 2014;14:80.

Gorlinger K, Dirkmann D, Hanke AA. Potential value of transfusion protocols in cardiac surgery. *Curr Opin Anaesthesiol*. 2013;26:230-243.

Lemmer Jr JH, Despotis GJ. Antithrombin III concentrate to treat heparin resistance in patients undergoing cardiac surgery. *J Thorac Cardiovasc Surg*. 2002;123:213.

Lincoff AM, Bittl JA, Kleiman NS, et al. Comparison of bivalirudin versus heparin during percutaneous coronary intervention (the Randomized Evaluation of PCI Linking Angiomax to Reduced Clinical Events [REPLACE] trial). *Am J Cardiol*. 2004;93:1092.

Lobato RL, Despotis GJ, Levy JH, et al. Anticoagulation management during cardiopulmonary bypass: a survey of 54 North American institutions. *J Thorac Cardiovasc Surg*. 2010;139:1665-1666.

Mahla E, Suarez TA, Bliden KP, et al. Platelet function measurement-based strategy to reduce bleeding and waiting time in clopidogrel-treated patients undergoing coronary artery bypass graft surgery: the timing based on platelet function strategy to reduce clopidogrel-associated bleeding related to CABG (TARGET-CABG) study. *Circ Cardiovasc Interv*. 2012;5:261-269.

Merry AF. Bivalirudin, blood loss, and graft patency in coronary artery bypass surgery. *Semin Thromb Hemost*. 2004;30:337.

Merry AF, Raudkivi PJ, Middleton NG, et al. Bivalirudin versus heparin and protamine in off-pump coronary artery bypass surgery. *Ann Thorac Surg*. 2004;77:925.

Preisman S, Kogan A, Itzkovsky K, et al. Modified thromboelastography evaluation of platelet dysfunction in patients undergoing coronary artery surgery. *Eur J Cardiothorac Surg*. 2010;37:1367-1374.

Raymond PD, Ray MJ, Callen SN, et al. Heparin monitoring during cardiac surgery. Part 1: validation of whole-blood heparin concentration and activated clotting time. *Perfusion*. 2003;18:269-276.

Solomon C, Sorensen B, Hochleitner G, et al. Comparison of whole blood fibrin-based clot tests in thrombelastography and thromboelastometry. *Anesth Analg*. 2012;114:721-730.

Tanaka KA, Bolliger D, Vadlamudi R, et al. Rotational thromboelastometry (ROTEM)–based coagulation management in cardiac surgery and major trauma. *J Cardiothorac Vasc Anesth*. 2012;26:1083-1093.

Thiele RH, Raphael JA. 2014 Update on coagulation management for cardiopulmonary bypass. *Semin Cardiothorac Vasc Anesth*. 2014;18:177-189.

Weber CF, Klages M, Zacharowski K. Perioperative coagulation management during cardiac surgery. *Curr Opin Anaesthesiol*. 2013;26:60-64.

Weitzel NS, Weitzel LB, Epperson LE, et al. Platelet mapping as part of modified thromboelastography (TEG(R)) in patients undergoing cardiac surgery and cardiopulmonary bypass. *Anaesthesia*. 2012;67:1158-1165.

Welsby IJ, McDonnell E, El-Moalem H, et al. Activated clotting time systems vary in precision and bias and are not interchangeable when following heparin management protocols during cardiopulmonary bypass. *J Clin Monit Comput*. 2002;17:287-292.

Seção IV

Anestesia para Procedimentos Cirúrgicos Cardíacos

Capítulo 14

Anestesia para Revascularização do Miocárdio

Dr. Alexander J.C. Mittnacht • Dr. Martin J. Londres • Dr. John D. Puskas • Dr. Joel A. Kaplan, CPE, FACC

Pontos-chave

1. As atualizações de diretrizes enfatizam a eficácia das abordagens cirúrgicas à revascularização do miocárdio em pacientes com doença arterial coronariana multiarterial.
2. A redução do risco no perioperatório inclui uma análise cuidadosa de todos os medicamentos anti-hipertensivos, antiplaquetários e antianginosos relevantes do paciente.
3. Anormalidades valvulares significativas em pacientes agendados para revascularização coronariana devem ser avaliadas e consideradas no planejamento cirúrgico.
4. A cirurgia de revascularização miocárdica sem circulação extracorpórea é uma alternativa estabelecida para a revascularização do miocárdio (i.e., revascularização da artéria coronária [CABG – coronary artery bypass graft] com circulação extracorpórea (CEC). A escolha e os desfechos de ambas as abordagens são altamente dependentes do cirurgião. Apesar das vantagens aparentes de se evitar a circulação extracorpórea, evidências de ensaios de grande porte prospectivos envolvendo principalmente pacientes de baixo risco não mostraram reduções claras na mortalidade com a abordagem sem CEC.
5. Possíveis indicações para uso de cateter de artéria pulmonar na CABG incluem pacientes com hipertensão pulmonar, insuficiência cardíaca direita ou insuficiência ventricular grave, particularmente aqueles que necessitam de monitorização do débito cardíaco no pós-operatório.
6. O *fast-tracking*, incluindo extubação e mobilização precoces, tem sido quase universalmente adotado para pacientes submetidos à revascularização miocárdica.
7. Fármacos anestésicos, especialmente anestésicos inalatórios, podem ajudar a melhorar a lesão associada à CEC e ao pinçamento aórtico por seus efeitos pré-condicionamento e pós-condicionamento. No entanto, a magnitude desses efeitos no desfecho permanece controversa.

O papel dos anestesistas cardíacos no cuidado perioperatório de pacientes submetidos à revascularização miocárdica continua evoluindo. As conquistas das últimas duas décadas incluem o fornecimento de anestesia segura, que possibilita uma rápida recuperação, e a otimização da monitorização, que inclui o estabelecimento do ecocardiograma transesofágico (ETE) como um padrão de cuidado na sala de cirurgia cardíaca. Avanços mais recentes no cuidado do paciente incluem a introdução de uma unidade cirúrgica perioperatória, que afeta o manejo dos pacientes submetidos à revascularização miocárdica. O anestesiologista é de vital importância na abordagem multidisciplinar ao atendimento ao paciente. O cuidado perioperatório ideal requer estreitas colaboração e coordenação entre as várias especialidades envolvidas na equipe cardíaca. O processo começa com a decisão de realizar a cirurgia e continua com a otimização pré-operatória, os cuidados perioperatório e pós-operatório de ponta e a reabilitação após a alta hospitalar. Além da técnica de anestesia segura, o anestesiologista deve ser bem versado em todas as áreas de manejo perioperatório para pacientes com doença arterial coronariana (DAC). Isso inclui avanços na redução do risco farmacológico, novas técnicas cirúrgicas e técnicas de manejo e monitorização anestésicos para melhorar os desfechos dos pacientes.

EPIDEMIOLOGIA

De acordo com as American Heart Association Heart Disease and Stroke Statistics, com atualização mais recente em 2014, dados epidemiológicos relevantes para doenças cardiovasculares podem ser resumidos da seguinte maneira. Taxas globais de morte atribuíveis a doenças cardiovasculares diminuíram 31%; para DAC, houve uma redução de 39,2% de 2000 para 2010. Isso foi parcialmente atribuído a melhoras no tratamento agudo de pacientes com síndromes coronarianas agudas (SCA), terapias preventivas secundárias após infarto agudo do miocárdio (IAM), tratamento de insuficiência cardíaca aguda (IC), revascularização de DAC crônica e outras terapias preventivas. Entretanto, a prevalência permanece alta, com as doenças cardiovasculares respondendo por 31,9% de todas as mortes nos Estados Unidos. Com base em estimativas atuais, até 2030, 43,9% da população dos Estados Unidos terá alguma forma de doença cardiovascular. De maneira semelhante, 15,4 milhões de pessoas tiveram DAC em 2010; e a doença cardíaca isquêmica causa aproximadamente uma em cada seis mortes nos Estados Unidos. Em 2010, 379.559 americanos morreram de DAC e, estatisticamente, a cada 34 segundos uma pessoa nos Estados Unidos tem um evento coronariano.

Entre 2000 e 2010, o número total de procedimentos cardiovasculares em regime de internação nos Estados Unidos aumentou em 28%, com um total de 7.588.000 de procedimentos cardiovasculares realizados em 2010. Em 2010, estima-se que 219.000 pacientes foram submetidos a 397.000 procedimentos de CABG (Fig. 14.1). A taxa de mortalidade intra-hospitalar para revascularização do miocárdio diminuiu em 50%, apesar de um aumento no índice de comorbidade. A DAC isoladamente resultou em mais de 44 bilhões de dólares em despesas, o que a tornou a condição tratada mais cara. O custo total, direto e indireto, de doença cardiovascular e acidente vascular cerebral foi estimado em 315,4 bilhões de dólares em 2010, mais do que para qualquer outro grupo diagnóstico.

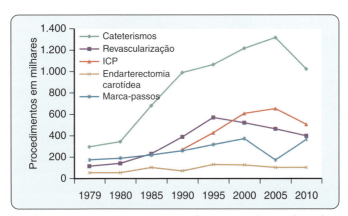

Fig. 14.1 Tendências nas operações e nos procedimentos cardiovasculares de 1979 a 2010 apenas para procedimentos de internação. *ICP*, intervenção coronária percutânea. (De Mozaffarian D, Benjamin EJ, Go AS, et al. American Heart Association Statistics Committee and Stroke Statistics Subcommittee. Heart disease and stroke statistics: 2015 update. A report from the American Heart Association. *Circulation*. 2015; 131: e29.)

FISIOPATOLOGIA DA DOENÇA DA ARTÉRIA CORONÁRIA

Anatomia

O anestesiologista deve estar familiarizado com a anatomia coronária apenas para interpretar o significado dos achados angiográficos. A circulação coronariana e os locais comuns de colocação de anastomoses distais durante a CABG são mostrados nas Figuras 14.2 a 14.4.

A artéria coronária direita (ACD) origina-se no seio de Valsalva direito e é mais bem observada em incidência oblíqua anterior esquerda na cineangiografia coronariana. Ela passa anteriormente pelos primeiros poucos milímetros e depois segue o sulco atrioventricular (AV) direito e curva-se posteriormente dentro do sulco para atingir a cruz de Has, a área onde o septo interventricular (SIV) encontra o sulco AV. Em 84% dos casos, termina como artéria descendente posterior (ADP), que é o ramo mais importante, pois é o único suprimento para o SIV posterossuperior. Outros ramos importantes são aqueles para o nó sinusal em 60% dos pacientes e o nó AV em aproximadamente 85% dos pacientes. Os anatomistas consideram a ACD dominante quando ela cruza a cruz de Has e continua no sulco AV, independentemente da origem da ADP. Os angiografistas, entretanto, atribuem dominância à artéria – coronária direita ou coronária esquerda (i.e., circunflexa) – que dá origem à ADP.

A orientação vertical e superior do óstio da ACD possibilita a fácil passagem das bolhas de ar durante canulação aórtica, CEC ou cirurgia valvar aberta. Em volume suficiente, pode ocorrer isquemia miocárdica envolvendo os segmentos da parede ventricular esquerda inferior (VE) e o ventrículo direito (Fig. 14.5). Em contraste, a orientação quase per-

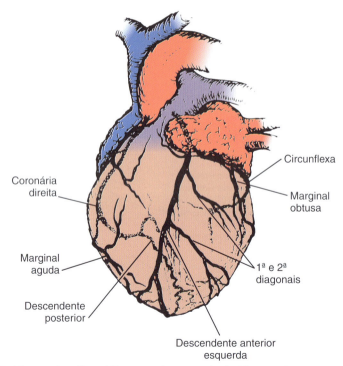

Fig. 14.2 Vista angiográfica oblíqua anterior esquerda de 30 graus do coração, que mostra melhor a artéria coronária direita. As *linhas* indicam locais comuns de anastomoses de enxerto de veia distal. (De Stiles QR, Tucker BL, Lindesmith GG, et al. *Myocardial Revascularization: A Surgical Atlas.* Boston, Little, Brown; 1976.)

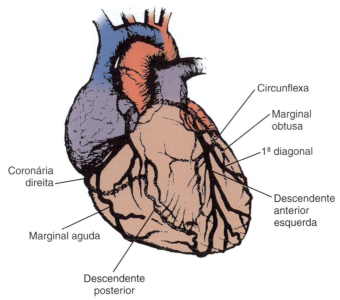

Fig. 14.3 Vista angiográfica oblíqua anterior direita de 10 graus do coração, que mostra melhor a artéria coronária esquerda principal dividindo-se nas artérias circunflexa e descendente anterior esquerda. As *linhas* indicam locais comuns de anastomoses de enxerto de veia distal. (Modificada de Stiles QR, Tucker BL, Lindesmith GG, et al. *Myocardial Revascularization: A Surgical Atlas*. Boston, Little, Brown; 1976.)

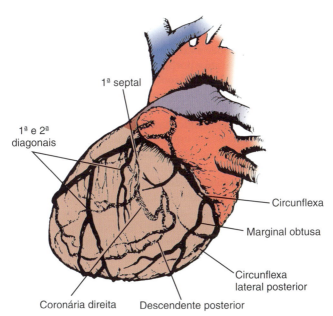

Fig. 14.4 Vista angiográfica oblíqua anterior esquerda de 75 graus do coração, que apresenta melhor os ramos das artérias coronárias descendente anterior esquerda e circunflexa. As *linhas* indicam locais comuns de anastomoses de enxerto de veia distal. (Modificada de Stiles QR, Tucker BL, Lindesmith GG, et al. *Myocardial Revascularization: A Surgical Atlas*. Boston, Little, Brown; 1976.)

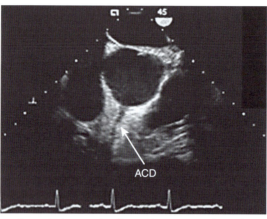

Fig. 14.5 A orientação vertical e superior da artéria coronária direita (*ACD*) originando na raiz aórtica é identificada pelo ecocardiograma transesofágico (*ETE*). O transdutor da ETE no esôfago está no topo da tela e a parede torácica do paciente está embaixo. O ar retido entra preferencialmente na ACD, o que pode causar isquemia inferior, dependendo da quantidade de ar e da pressão de perfusão coronariana. A elevação da pressão de perfusão com fenilefrina é frequentemente usada para tratar embolia aérea coronariana. A artéria coronária esquerda principal (não visível) origina-se aproximadamente em posição de 3 horas desta imagem. (Cortesia de Martin J. London, MD, Universidade da Califórnia, São Francisco, CA [www.ucsf.edu/teeecho].)

pendicular do óstio coronário principal esquerdo torna a embolização do ar muito menos comum.

A artéria coronária esquerda surge do seio de Valsalva esquerdo como artéria coronária esquerda principal. É mais bem visualizada em uma projeção oblíqua anterior direita rasa (Fig. 14.3). A artéria coronária esquerda principal cursa anteriormente e à esquerda, onde se divide em um espaço entre a aorta e a artéria pulmonar. Seus ramos são a artéria descendente anterior esquerda (DAE) e a artéria circunflexa. A DAE passa ao longo do sulco interventricular anterior. Pode alcançar apenas dois terços da distância até o ápice ou estender-se ao redor do ápice até a porção diafragmática do ventrículo esquerdo. Os ramos principais da DAE são os ramos diagonais, que suprem a parede livre do ventrículo esquerdo, e os ramos septais, que cursam posteriormente suprindo a porção principal do SIV. Embora possa haver muitos ramos diagonais e septais, os primeiros ramos diagonais e septais servem como marcos importantes nas descrições das lesões da artéria DAE.

A artéria circunflexa origina-se em um ângulo agudo da artéria coronária esquerda principal e segue em direção à cruz de Has no sulco AV. Quando a circunflexa dá origem à ACP, a circulação é dominante esquerda e a circulação coronariana esquerda supre todo o SIV e o nó AV. Em aproximadamente 40% dos pacientes, a artéria circunflexa supre o ramo para o nó sinoatrial. Até quatro artérias marginais obtusas (MO) originam-se na artéria circunflexa e suprem a parede lateral do ventrículo esquerdo.

Todas as ramificações epicárdicas descritas anteriormente dão origem a pequenos vasos que abastecem o terço externo do miocárdio e os vasos penetrantes que se anastomosam ao plexo subendocárdico. O plexo capilar é único porque funciona como um sistema arterial final. Cada arteríola epicárdica supre um plexo capilar que forma uma alça final, em vez de anastomosar com um capilar adjacente de outra artéria epicárdica. Não existe circulação colateral significativa no nível da microcirculação. A anatomia capilar explica as áreas distintas de isquemia miocárdica ou infarto que podem estar relacionadas à doença em uma artéria epicárdica discreta. A DAC afeta mais comumente as artérias musculares epicárdicas com lesões intramiocárdicas raras (com exceção do coração transplantado). Entretanto, distúrbios graves da microcirculação e comprometimento primário da reserva

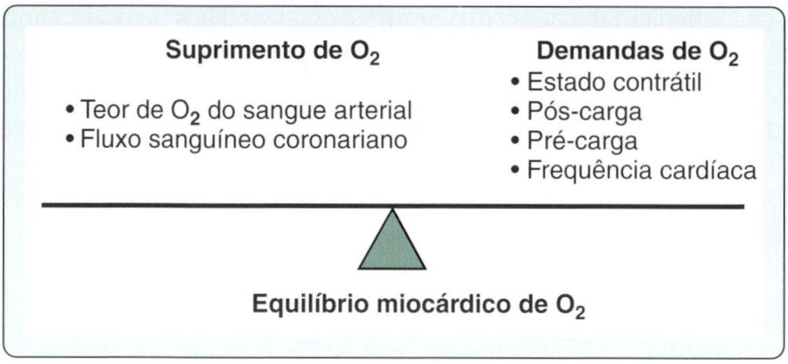

Fig. 14.6 Fatores que determinam a oferta e a demanda miocárdica de oxigênio.

vascular coronariana em artérias coronárias normais têm sido descritos, especialmente em pacientes com diabetes, em pacientes de sexo feminino e naqueles com angina variante. As lesões epicárdicas podem ser únicas, mas são mais frequentemente múltiplas. Uma combinação da ACD e de ambos os ramos da artéria coronária esquerda é chamada *doença de vasos triplos*. A drenagem venosa do miocárdio ocorre principalmente através do seio coronariano, que entra no átrio direito entre a veia cava inferior e a valva tricúspide. Uma pequena fração entra nas câmaras cardíacas diretamente através das veias de Thebesian.

Isquemia e Infarto Miocárdicos

Em pacientes com DAC, a isquemia miocárdica geralmente resulta de aumentos na demanda de oxigênio do miocárdio que excedem a capacidade das artérias coronárias estenosadas de aumentar o suprimento de oxigênio (Fig. 14.6). Na cardiopatia aterosclerótica, a lesão fundamental é uma placa lipídica da íntima na porção epicárdica de uma artéria coronária que causa estenose crônica, trombose episódica e ruptura súbita da placa que resulta em oclusão quase completa. As características da placa vulnerável incluem um conteúdo de alto teor lipídico, uma capa fibrosa fina, um número reduzido de células musculares lisas e uma atividade macrofágica aumentada. Inflamação crônica e processos agudos, como a ruptura da placa, resultam na liberação de substâncias vasoativas de plaquetas e leucócitos, produzindo disfunção endotelial e vasoconstrição e reduzindo ainda mais o fluxo sanguíneo coronariano (FSC). Uma ruptura maior da placa e uma trombose prolongada produzem um infarto com onda Q e com necrose miocárdica transmural.

Existem vasos colaterais em corações normais, mas, em caso de DAC, eles aumentam em tamanho e número. Pode haver desenvolvimento de colaterais entre a zona isquêmica e uma área adjacente não isquêmica suprida por um vaso diferente. Embora seja benéfico em repouso, durante o exercício ou períodos de aumento da demanda de oxigênio, o FSC pode ser desviado do miocárdio isquêmico para áreas com autorregulação intacta capaz de vasodilatação; isso é chamado *roubo coronário*.

ANESTESIA PARA CIRURGIA DE REVASCULARIZAÇÃO DA ARTÉRIA CORONÁRIA

O profissional que fornece cuidados anestésicos para pacientes submetidos a revascularização coronária deve implementar um plano anestésico que considere os fatores específicos dos pacientes e da cirurgia, mas também deve incluir as recomendações e as orientações mais recentes sobre cuidados perioperatórios de pacientes com DAC.

Nas primeiras cirurgias cardíacas, o foco no manejo da anestesia para pacientes submetidos a CABG era principalmente a manutenção da estabilidade hemodinâmica e a prevenção da isquemia. Isso refletia a falta de agentes anestésicos com efeitos hemodinâmicos mínimos. Relatos posteriores corroboraram a falta de efeito da técnica, sugerindo que o controle hemodinâmico era mais importante (i.e., não é o que você usa, mas como você usa). Com a introdução de agentes anestésicos modernos, o foco mudou para a investigação de como os vários esquemas e as várias técnicas poderiam ajudar a melhorar os desfechos de pacientes submetidos à revascularização do miocárdio. Por exemplo, dados consideráveis demonstram os efeitos benéficos do uso de agentes inalatórios potentes ou bloqueio simpático nos marcadores de isquemia miocárdica e infarto do miocárdio pós-operatório, como aperfeiçoamento da recuperação e menor tempo de internação.

Pré-medicação

O conceito de pré-medicação tem evoluído para além das solicitações tradicionais de sedativos-hipnóticos ou agentes relacionados para reduzir a ansiedade do paciente e promover amnésia. O anestesiologista cardíaco deve estar familiarizado com os benefícios potenciais da administração ou os riscos de não administrar uma variedade de medicamentos, como fármacos antianginosos, β-bloqueadores e antiplaquetários.

Ansiólise, Amnésia e Analgesia

A finalidade da pré-medicação é reduzir farmacologicamente a apreensão e o medo, fornecer analgesia para eventos potencialmente dolorosos antes da indução (p. ex., canulação vascular) e produzir algum grau de amnésia. Em pacientes com DAC, a pré-medicação pode ajudar a prevenir episódios anginosos pré-operatórios que são comumente observados e podem ser provocados por taquicardia devido a ansiedade ou estímulo doloroso. Os benzodiazepínicos de curta ação são a base dos medicamentos administrados para esse fim. Quando aplicados por via intravenosa na área de espera pré-operatória a pacientes com DAC, oxigênio suplementar deve ser administrado e os pacientes, monitorizados por oximetria de pulso, eletrocardiograma (ECG) e métodos de pressão arterial (PA) não invasivos.

Manejo de Medicamentos Pré-operatórios

Os pacientes submetidos à revascularização do miocárdio rotineiramente tomam medicamentos com o objetivo de prevenir eventos coronarianos agudos, agravamento da isquemia ou sintomas de IC. Muitos desses medicamentos têm implicações no manejo da anestesia e os anestesiologistas devem estar familiarizados com as diretrizes e as recomendações atuais que descrevem seu uso no cenário perioperatório (Quadro 14.1).

AGENTES β-BLOQUEADORES

Os agentes β-bloqueadores são rotineiramente administrados a muitos pacientes com DAC. Já em meados da década de 1970, Kaplan sugeriu que era seguro continuar com β-bloqueio em pacientes com doença cardíaca isquêmica submetidos a cirurgia cardíaca ou não cardíaca, mesmo aqueles com função ventricular precária. Isso foi confirmado em muitos estudos prospectivos randomizados que estabeleceram a segurança da continuação do β-bloqueio no período perioperatório.

Em uma metanálise, Wiesbauer et al. constataram que os β-bloqueadores perioperatórios reduziam as arritmias perioperatórias após cirurgia cardíaca, mas não eram capazes de apresentar efeito sobre o IAM ou a mortalidade. Com base nas evidências existentes de alguns ensaios controlados randomizados, de estudos retrospectivos e de metanálises, o uso de β-bloqueador foi recomendado por muitas sociedades especializadas para pacientes submetidos a CABG.

A diretriz da American College of Cardiology Foundation e da American Heart Association (ACCF/AHA) para cirurgia de CABG recomendou que os β-bloqueadores

QUADRO 14.1 *Manejo Pré-operatório de Medicação*

1. Bloqueadores β-adrenérgicos.
   - Devem ser administrados por pelo menos 24 horas antes da revascularização da artéria coronária (CABG) a todos os pacientes sem contraindicações (p. ex., hipotensão, bloqueio cardíaco de terceiro grau, broncoespasmo).
   - Após a cirurgia de CABG, deve ser reinstituído assim que possível em todos os pacientes sem contraindicações.
2. Estatinas: Todos os pacientes submetidos a CABG devem recebê-las, a menos que haja contraindicação.
3. Bloqueadores dos canais de cálcio: Pacientes que já estiverem em uso de bloqueadores dos canais de cálcio devem continuar com eles no perioperatório.
4. Inibidor da enzima conversora de angiotensina:
   - A descontinuação pré-operatória é controversa (i.e., aumento do risco de hipotensão e síndrome vasoplégica).
   - No pós-operatório, deve ser iniciado e continuado indefinidamente em pacientes com CABG que estejam estáveis, a menos que haja contraindicações.
5. Diuréticos: Não há recomendações definidas, mas assegure-se dos níveis adequados de potássio sérico.
6. Ácido acetilsalicílico: Deve ser administrado no pré-operatório. A decisão sobre sobre interromper e sobre quando interromper o ácido acetilsalicílico antes da cirurgia depende de fatores específicos do paciente, como risco individual de sangramento e presença de uma síndrome coronariana aguda. No pós-operatório, o ácido acetilsalicílico deve ser iniciado o mais cedo possível (i.e., dentro de 6 a 24 horas após a cirurgia).
7. Agentes antiplaquetários, como os inibidores orais do receptor purinérgico P2Y12: Por estarem associados a aumento do risco de sangramento, as recomendações exigem a suspensão alguns dias antes da cirurgia. No entanto, em pacientes de alto risco e/ou após colocação de stents farmacológicos, as recomendações podem mudar e inibidores da glicoproteína IIb/IIIa ou cangrelor podem ser continuados no perioperatório, apesar do aumento do risco de sangramento.
8. Heparina: O esquema frequentemente depende do cirurgião. Geralmente descontinuada 4 horas antes da cirurgia para pacientes estáveis, continuada até e durante o período de pré-circulação cardiopulmonar para doença crítica de tronco de coronária esquerda ou em pacientes com angina agudamente instável.
9. Agentes hipoglicemiantes orais: Sem recomendações definitivas; considere suspender a administração. No entanto, o controle glicêmico deve ser assegurado.
10. Profilaxia antibiótica: Ajuste ideal de tempo e peso (especialmente importante com antibióticos que apresentam penetração tecidual lenta, como a vancomicina). Tipicamente, uma cefalosporina de segunda geração, como cefazolina (2 g IV) ou cefuroxima (1,5 g IV), administrada 20 a 60 minutos antes da incisão; vancomicina (15 mg/kg), administrada em infusão lenta para evitar hipotensão e ruborização (devido à penetração tecidual lenta, a infusão deve ser concluída 20 a 30 minutos antes da incisão da pele).

fossem administrados por pelo menos 24 horas antes da CABG a todos os pacientes sem contraindicações para reduzir a incidência ou as sequelas clínicas da fibrilação atrial (FA) pós-operatória. As diretrizes afirmam que os β-bloqueadores em pacientes com CABG com fração de ejeção (FE) maior que 30% podem ser eficazes na redução do risco de mortalidade hospitalar e incidência de isquemia miocárdica perioperatória. Em pacientes com função ventricular esquerda gravemente deprimida (FE < 30%), a eficácia dos β-bloqueadores pré-operatórios na redução da taxa de mortalidade intra-hospitalar é incerta. Após a CABG, os β-bloqueadores devem ser reinstituídos o mais rapidamente possível para todos os pacientes sem contraindicações.

Em 2015, a AHA publicou uma declaração científica complementando as diretrizes existentes que se concentravam em medidas de prevenção secundárias após a CABG. A declaração de especialistas apoia a recomendação de administrar β-bloqueadores antes da cirurgia, incluindo a administração a pacientes com IAM prévio, a menos que seja contraindicado (p. ex., bradicardia, doença reativa grave das vias aéreas). Em pacientes com IAM prévio, os β-bloqueadores são especificamente recomendados para pacientes com sintomas de IC e FE abaixo de 40%.

FÁRMACOS ANTIPLAQUETÁRIOS

De acordo com as diretrizes atuais, a maioria dos pacientes submetidos a CABG é tratada com inibidores plaquetários. O ácido acetilsalicílico é um componente bem reconhecido de estratégias de prevenção primária e secundária para todos os pacientes com doença cardíaca isquêmica. A administração de clopidogrel é uma prática estabelecida após a colocação de stent nas artérias coronárias e é recomendada em combinação com ácido acetilsalicílico para pacientes com SCA.

Diretrizes que resumem as evidências atuais sobre fármacos antiplaquetários em pacientes submetidos a cirurgia foram publicadas por várias sociedades de especialidade e são atualizadas regularmente. A atualização mais recente das diretrizes da Society of Thoracic Surgeons sobre o uso de fármacos antiplaquetários em pacientes submetidos a CABG foi publicada em 2012. O maior nível de evidência (recomendação classe I, evidência nível A) foi encontrado para administração de ácido acetilsalicílico dentro de 6 a 24 horas após a cirurgia em pacientes sem sangramento, para otimizar a patência do enxerto venoso, e como terapia antiplaquetária dupla em pacientes submetidos a CABG após SCA assim que o risco de sangramento é reduzido, para diminuir os desfechos cardiovasculares adversos. A recomendação classe I com evidências nível B aconselha a descontinuação dos inibidores do receptor P2Y12 por alguns dias antes da cirurgia para reduzir o risco de sangramento e a necessidade de transfusão sanguínea.

A diretriz da ACCF/AHA de 2011 para cirurgia de CABG recomendou que o ácido acetilsalicílico fosse administrado a pacientes no período pré-operatório. Para CABG eletiva, clopidogrel e ticagrelor devem ser descontinuados por pelo menos 5 dias antes da cirurgia e prasugrel, por pelo menos 7 dias, para limitar a necessidade de transfusões de sangue. Para cirurgia de urgência, o clopidogrel e o ticagrelor devem ser descontinuados por pelo menos 24 horas para reduzir complicações de grande sangramento. No pós-operatório, o ácido acetilsalicílico deve ser iniciado dentro de 6 horas após a cirurgia. Para aqueles alérgicos ao ácido acetilsalicílico, o clopidogrel deve ser usado em seu lugar. O ácido acetilsalicílico em baixas doses deve ser continuado indefinidamente. A declaração científica de 2015 da AHA sobre medidas secundárias de prevenção após CABG confirmou essas recomendações e sugeriu terapia antiplaquetária dupla com ácido acetilsalicílico e clopidogrel por 1 ano.

INIBIDORES DE HMG COA REDUCTASE

Foram relatados efeitos anti-inflamatórios e antitrombóticos potentes e efeitos benéficos na função endotelial e na angiogênese para inibidores da 3-hidroxi-3-metil-glutaril-coenzima A (HMG CoA) redutase (i.e., estatinas). Melhores desfechos também foram descritos para pacientes submetidos a CABG. Isso inclui atenuação da lesão de reperfusão miocárdica após CEC, redução das taxas de mortalidade em curto e longo prazo e diminuição da oclusão precoce do enxerto em pacientes com CABG.

Com base nas evidências acumuladas dos efeitos benéficos da terapia com estatinas em pacientes submetidos à revascularização miocárdica, as diretrizes foram ajustadas. A diretriz da ACCF/AHA de 2011 para CABG recomendou que, a menos que haja contraindicação, todos os pacientes submetidos a CABG devem receber terapia com estatinas com o objetivo de reduzir o colesterol da lipoproteína de baixa densidade (LDL) em pelo menos 30% ou menos de 100 mg/dL. Mesmo alvos mais baixos podem ser aconselháveis (< 70 mg/dL) para pacientes de alto risco. A declaração científica mais recente da AHA sobre medidas de prevenção secundária após CABG confirmou essas recomendações e sugeriu terapia com estatina no pré-operatório continuada após a cirurgia.

INIBIDORES DA ENZIMA CONVERSORA DE ANGIOTENSINA

Os inibidores da enzima conversora de angiotensina (ECA) são amplamente considerados vasculoprotetores, particularmente no que diz respeito ao remodelamento ventricular após IAM, e parecem reduzir o dano após reperfusão isquêmica. O papel dos inibidores da ECA na melhora dos principais desfechos para pacientes com doença cardíaca isquêmica e aqueles com revascularização miocárdica foi investigado.

A diretriz da ACCF/AHA de 2011 para CABG recomendou que o uso pré-operatório de inibidores da ECA e bloqueadores do receptor de angiotensina II (BRA) deve ser instituído no pós-operatório após o paciente estar estável, a menos que seja contraindicado. Independentemente do uso pré-operatório, os inibidores da ECA e os BRA devem ser iniciados no pós-operatório e continuados indefinidamente em pacientes com CABG que estão estáveis, a menos que haja contraindicação. A força-tarefa também reconhece que a segurança dos inibidores da ECA pré-operatórios ou dos BRA em pacientes sob tratamento crônico é incerta. A declaração científica mais recente da AHA sobre medidas secundárias de prevenção após CABG confirmou as recomendações e sugeriu a administração de inibidores da ECA ou terapia com BRA após CABG para todos os pacientes com disfunção ventricular esquerda.

Monitorização

Eletrocardiograma

Na chegada ao centro cirúrgico, o paciente submetido a CABG deve receber os monitores de rotina, como oximetria de pulso, PA não invasiva e ECG. Um sistema de cinco derivações é padrão para pacientes submetidos a cirurgia cardíaca. A monitorização das derivações V_5 e II possibilita a detecção de 90% dos episódios isquêmicos e a avaliação do ritmo para diagnosticar várias arritmias atriais e ventriculares (Quadro 14.2).

> **QUADRO 14.2** *Monitorização Intraoperatória para Revascularização Miocárdica*
>
> 1. ECG: V_5 mais sensível para isquemia miocárdica; eletrodo inferior II para monitorização do ritmo e isquemia da parede inferior.
> 2. PA: Monitorização arterial contínua invasiva da PA e amostragem para gasometria por cateter arterial de demora.
> 3. CAP: Nenhuma evidência de melhor desfecho com o uso de CAP. No entanto, comumente usado para orientação de tratamento em conjunto com monitorização com ETE e para cuidados pós-operatórios na UTI, particularmente em pacientes com função ventricular gravemente reduzida e aqueles com hipertensão pulmonar.
> 4. ETE: Recomendada para todas as operações cardíacas. A ETE pode auxiliar na avaliação pré-CEC da função cardíaca, de lesões valvares associadas e na avaliação de placas ateromatosas na aorta.
> 5. Monitorização de temperatura: Medições em bexiga ou esôfago (i.e., temperatura central) e em nasofaringe ou tímpano (i.e., temperatura do cérebro) são recomendadas para todos os casos de CEC a fim de minimizar os gradientes de temperatura e hipertermia cerebral durante reaquecimento. Para CABG sem CEC, apenas a temperatura da bexiga é suficiente.
> 6. Colocação de Foley para todos os pacientes.
>
> *CABG*, revascularização da artéria coronária; *CAP*, cateter de artéria pulmonar; *CEC*, circulação extracorpórea; *ECG*, eletrocardiograma; *ETE*, ecocardiografia transesofágica; *PA*, pressão arterial; *UTI*, unidade de terapia intensiva.

Monitorização da Pressão Arterial

A artéria radial geralmente é canulada para a monitorização da PA durante CABG. A escolha do melhor local para canulação da artéria radial depende de considerações específicas da cirurgia e das preferências da instituição e dos profissionais. Procedimentos como o cateterismo arterial transradial (TRAC – transradial artery catheterization) prévio, a coleta da artéria radial ou a canulação axilar para CEC podem influenciar o local escolhido para a monitorização invasiva da pressão arterial. As bainhas para TRAC mais recentes podem ser problemáticas para a monitorização durante a CABG e têm sido associadas a muitas complicações. A artéria radial no lado de um procedimento de TRAC prévio provavelmente não deve ser usada para fins de monitorização.

As pressões arteriais radiais revelaram-se imprecisas imediatamente após CEC hipotérmica. Reduções substanciais na pressão arterial radial em comparação com a pressão aórtica foram relatadas em várias investigações clínicas e, muitas vezes, requerem 20 a 60 minutos para desaparecer após CEC. Acredita-se que a diminuição da resistência vascular do antebraço seja responsável por esse fenômeno comum. Esse problema pode ser superado pela transferência temporária da pressão arterial diretamente da aorta por uma agulha ou uma cânula de cardioplegia.

Canulação Venosa Central

A colocação de um cateter de pressão venosa central (PVC) rotineiramente é realizada na anestesia cardíaca para medição de pressão atrial direita e para infusão de fármacos vasoativos. Alguns centros rotineiramente colocam dois cateteres (i.e., introdutor grande e cateter menor de PVC) na circulação central para facilitar a infusão volêmica e a administração de fármacos vasoativos ou inotrópicos.

Cateterismo da Artéria Pulmonar

O uso de cateter de artéria pulmonar (CAP) em ambiente médico e cirúrgico tem diminuído de maneira contínua, principalmente devido à quantidade crescente de dados de estudos randomizados de grande porte mostrando que os principais desfechos clínicos (particularmente a morte) não são alterados pelo uso de CAP e que os efeitos adversos da monitorização por CAP devem ser considerados. Durante a cirurgia de revascularização do miocárdio e na unidade de terapia intensiva (UTI), os desfechos dos pacientes são independentes do uso do CAP, apesar da quantidade substancial de informações fisiológicas obtidas.

Judge et al. entrevistaram os membros da Society of Cardiovascular Anesthesiologists para avaliar o uso atual do CAP. O uso de um CAP para revascularização miocárdica foi dependente da prática, com anestesiologistas em atendimentos particulares utilizando mais o CAP para a monitorização hemodinâmica, seguidos daqueles em contextos de prática acadêmica e de governo. A revascularização miocárdica sem CEC e os procedimentos minimamente invasivos da CABG tinham maior probabilidade de monitorização com CAP.

Fatores de risco para pacientes que podem justificar a colocação de CAP incluem comprometimento significativo da função ventricular, hipertensão pulmonar conhecida e IC do lado direito. A diretriz da ACCF/ACC de 2011 para CABG sugeriu que a colocação de CAP pode ser útil em pacientes em choque cardiogênico ou pacientes hemodinamicamente instáveis.

Ecocardiografia Transesofágica

Os primeiros sinais de isquemia miocárdica incluem disfunção diastólica seguida por anormalidades de movimento da parede regional sistêmica (AMPR), que ocorrem em segundos de oclusão coronária aguda. O agravamento das AMPR após CABG está associado a um risco aumentado de morbidade cardíaca adversa de longo prazo e tem sido sugerido como um indicador prognóstico de desfecho cardiovascular adverso. Novas AMPR detectadas no período intraoperatório frequentemente podem resultar de causas isquêmicas ou não isquêmicas, como alterações nas condições de carga, alteração na condução elétrica no coração, estimulação pós-CEC, atordoamento miocárdico por isquemia antes ou durante o desmame da CEC ou preservação miocárdica precária. A ETE é altamente sensível, mas carece de especificidade para monitorização da isquemia miocárdica. Aplicam-se limitações adicionais, pois nem todos os segmentos de parede podem ser monitorizados continuamente em tempo real e comparados aos achados pré-operatórios.

Apesar dessas limitações, o uso de ETE em pacientes submetidos a CABG pode fornecer informações inestimáveis além da detecção de isquemia. A ETE pode auxiliar na avaliação pré-CEC da função cardíaca, na avaliação e na quantificação de lesões valvares associadas que podem impactar o plano cirúrgico (p. ex., regurgitação mitral [RM] funcional concomitante, estenose aórtica) ou no manejo da CEC (p. ex., regurgitação aórtica).

A aorta pode ser avaliada quanto à presença e à gravidade das placas ateromatosas e a ETE pode ajudar a localizar espaços adequados de canulação e clampeamento ou evitar a manipulação da aorta por completo (i.e., técnicas sem toque). As técnicas de canulação, como colocação de cânula retrógrada cardioplégica ou cânula persistente da veia cava superior esquerda (i.e., problema de cardioplegia retrógrada), colocação de cânula venosa que possibilita drenagem venosa desobstruída e posicionamento da cânula aórtica no arco aórtico, podem ser assistidas por orientação por ETE. A ETE pode detectar complicações, como a dissecção aórtica iatrogênica, e pode avaliar a desaeração após a liberação da pinça aórtica. A monitorização por ETE pode guiar o controle hemodinâmico após CEC, incluindo a avaliação da função ventricular, a avaliação do estado de volume, a escolha do suporte inotrópico e a resposta a ele.

A American Society of Anesthesiologists (ASA) e a Society of Cardiovascular Anesthesiologists (SCA) desenvolveram diretrizes práticas em 1996 para o uso perioperatório de ETE. As diretrizes foram atualizadas em 2010 e o uso rotineiro de ETE foi recomendado para todas as cirurgias aórticas cardíacas ou torácicas, incluindo todos os procedimentos para CABG ou revascularização miocárdica sem CEC. A força-tarefa da ASA, portanto, reconheceu que as informações da ETE poderiam impactar a anestesia perioperatória, o tratamento cirúrgico e os desfechos do paciente. Um exame abrangente com ETE é recomendado pela força-tarefa da American Society of Echocardiography da (ASA)/SCA antes e depois de CEC ou após a conclusão da revascularização miocárdica sem CEC.

Neuromonitorização

Acidente vascular cerebral e disfunção neurocognitiva são complicações temidas associadas a CABG, seja com, seja sem uso de CEC, e ocorrem a uma taxa suficientemente alta para que mais melhorias sejam necessárias. Embora a monitorização isoladamente não possa alterar os desfechos, o reconhecimento precoce de eventos e intervenções potencialmente prejudiciais com um desfecho de risco associado pode ser útil. Não há consenso sobre qual modalidade de neuromonitorização deve ser selecionada. No entanto, as sociedades de especialidade têm recomendado cada vez mais monitorização neurológica em um esforço para diminuir a incidência de desfechos neurológicos precários associados à cirurgia cardíaca, incluindo CABG e revascularização miocárdica sem CEC. A diretriz da ACCF/AHA de 2011 para CRM recomendou a monitorização do sistema nervoso central para pacientes submetidos à revascularização do miocárdio (recomendação de classe IIb). No entanto, eles também reconheceram que eram necessárias mais evidências que demonstrassem benefícios claros e que a eficácia da detecção de hipoperfusão cerebral baseada nos dados disponíveis é incerta.

Indução e Manutenção de Anestesia Geral

As principais considerações na escolha de uma técnica de indução para pacientes submetidos a CABG são função ventricular esquerda e patologia coronariana. Nenhuma abordagem à anestesia para CABG é adequada para todos os pacientes. A maioria dos hipnóticos, dos opioides e dos agentes voláteis foi utilizada em diferentes combinações para a indução e a manutenção

> **QUADRO 14.3** *Considerações sobre Indução e Manutenção da Anestesia durante a Revascularização Miocárdica*
>
> 1. Indução anestésica com controle rigoroso dos parâmetros hemodinâmicos (i.e., evitar taquicardia, hipotensão), particularmente em pacientes com doença da artéria DAE principal ou proximal.
> 2. Protocolos anestésicos rápidos visando à extubação precoce são defendidos para a maioria dos pacientes.
> 3. Dadas as evidências crescentes de efeitos de pré-condicionamento, um agente volátil potente deve fazer parte do esquema anestésico. Evite o óxido nitroso em razão da possibilidade de expansão de êmbolos gasosos.
> 4. Manter a PPC sem aumentar a demanda miocárdica de oxigênio (p. ex., fenilefrina, nitroglicerina; evitar taquicardia).
> 5. Terapia antifibrinolítica (i.e., ácido ε-aminocaproico ou ácido tranexâmico), exceto em pacientes com revascularização miocárdica sem CEC. Aprotinina não está mais disponível nos Estados Unidos.
> 6. Considerar ventilação mecânica com baixo volume corrente e ausência de PEEP durante dissecção de AMIE.
> 7. A heparina geralmente é administrada antes do clampeamento do pedículo da AMIE para evitar trombose. A papaverina, se injetada retrogradamente na AMIE pelo cirurgião, é frequentemente associada à hipotensão.
> 8. Administração de heparina (300-400 UI/kg) ou conforme calculado pela titulação da heparina (Hepcon) em pacientes com revascularização miocárdica com CEC. TCA > 480 segundos e/ou nível de heparina > 2,5 U/mL são necessários para a instituição de CEC.
>
> *AMIE*, artéria mamária interna esquerda; *CABG*, revascularização da artéria coronária; *CEC*, circulação extracorpórea; *DAE*, artéria coronária descendente anterior esquerda; *PEEP*, pressão expiratória final positiva; *PPC*, pressão de perfusão coronariana; *TCA*, tempo de coagulação ativado.

da anestesia, com bons resultados nas mãos de clínicos experientes. A limitação da quantidade de opioides ou do uso de fármacos de curta ação é incentivada para pacientes elegíveis para *fast-tracking* e extubação precoce. Com técnicas de cardioplegia modernas e assumindo um curso intraoperatório sem intercorrências, a função cardíaca normalmente é bem preservada e o objetivo deve ser extubar o paciente em até 6 horas de pós-operatório (Quadro 14.3).

Agentes Anestésicos

Os efeitos cardíacos dos agentes de indução comumente utilizados foram investigados por vários anos. Desvendar os efeitos diretos ou indiretos de determinado medicamento no coração e na circulação é complexo porque os efeitos gerais baseiam-se na contratilidade, no tônus vascular e na resposta do sistema nervoso autônomo e dos barorreceptores.

O *etomidato* é frequentemente o agente de indução preferido em pacientes com função cardíaca deprimida porque tem efeito inotrópico ou simpatomimético negativo direto mínimo ou ausente. Apesar da estabilidade hemodinâmica observada, os efeitos colaterais indesejados são comuns. Uma dor significativa durante a injeção, particularmente em uma veia superficial pequena, é desagradável para o paciente e causa taquicardia e hipertensão, as quais aumentam a demanda de oxigênio do miocárdio. A menos que combinado com uma quantidade adequada de opioides, o embotamento da resposta adrenérgica à intubação é ruim e pode resultar em hipertensão e taquicardia. Mesmo uma dose única de etomidato pode inibir a atividade da hidroxilase mitocondrial suprarrenal, resultando na redução da esteroidogênese; no entanto, as diferenças nos desfechos em pacientes submetidos à cirurgia cardíaca não foram documentadas de maneira consistente.

O *propofol* é comumente usado como agente de indução em pacientes submetidos a CABG, para manutenção da anestesia e para sedação no pós-operatório na UTI. Uma medida da contratilidade independente da volemia, em quatro diferentes concentrações plasmáticas (0,6 a 2,6 mg/mL), não encontrou efeito direto sobre a contratilidade, embora tenha diminuído a pré-carga e a pós-carga. Embora pareça haver vantagens bem documentadas para o uso de anestésicos inalatórios em pacientes com risco de lesão miocárdica, também foram relatados benefícios do propofol. O propofol tem fortes propriedades de eliminação de radicais livres que, em um estudo de CABG, parecem atenuar a peroxidação lipídica miocárdica. Em um estudo prospectivo multicêntrico comparando anestésico inalatório com anestesia venosa total em pacientes submetidos à cirurgia valvar e à CABG combinada, não foram observados efeitos benéficos do sevoflurano no desfecho composto de mortalidade, permanência prolongada na UTI e níveis de troponina. Uma metanálise de grande porte que incluiu 133 estudos e 14.516 pacientes cardíacos e não cardíacos não encontrou diferença na mortalidade quando o propofol foi usado.

Os *benzodiazepínicos* são comumente usados em pacientes submetidos a CABG para sedação pré-operatória e em combinação com um narcótico para induzir anestesia. O midazolam é muito bem tolerado, com efeitos hemodinâmicos mínimos, mesmo em pacientes com disfunção cardíaca grave.

No final da década de 1970, Stanley relatou pela primeira vez o uso de altas doses de fentanil para CABG, com e sem benzodiazepínicos suplementares. Os médicos em todo o mundo perceberam que a ausência de liberação de histamina é uma propriedade muito favorável e rapidamente adotaram o fentanil em sua prática clínica.

Os relatos sobre o uso do sufentanil mais potente apareceram ao mesmo tempo que o fentanil, embora a maioria dos estudos não tenha sido relatada antes do final dos anos 1980. Ele também foi amplamente adotado, embora houvesse preocupação com seus efeitos bradicárdicos muito potentes em altas doses, particularmente quando administrados com relaxantes musculares não vagolíticos.

Em meados da década de 1990, o remifentanil foi introduzido e, alimentado por intenso interesse no *fast-tracking* (promovido no mesmo período), foi intensamente investigado.

Os opioides descritos anteriormente são agonistas de opioides puros e nenhum fornece anestesia completa, como definido por relações dose-resposta previsíveis para a supressão da resposta ao estresse e a liberação de catecolaminas endógenas (particularmente norepinefrina), mesmo com altas concentrações séricas. A hipertensão e a taquicardia foram comumente relatadas em resposta à indução ou à intubação e a estímulos cirúrgicos (particularmente com esternotomia). Na prática atual, a anestesia com uso de apenas um opioide de alta dose raramente é administrada. Para fornecer anestesia completa, a prática usual é suplementar os opioides com agentes inalatórios ou outros agentes intravenosos. Isso possibilita uma redução da dose total de opioides e, particularmente com agentes voláteis, o retorno mais rápido do impulso respiratório, facilitando a extubação precoce.

Agentes bloqueadores neuromusculares têm sido usados para produzir condições adequadas de intubação e relaxamento muscular durante a CABG. Tradicionalmente, o pancurônio foi defendido para uso com técnicas narcóticas de alta dose, pois ele compensa a bradicardia induzida por opioides. Especialmente na cirurgia cardíaca *fast-track*, os agentes bloqueadores neuromusculares de ação mais curta substituíram completamente o pancurônio, possibilitando a extubação e a alta da UTI mais precoces.

Anestésicos Inalatórios e Proteção Miocárdica

Os anestésicos inalatórios são rotineiramente usados em pacientes submetidos a CABG devido à mudança do uso de anestésico com alto teor de opioide para *fast-track* e devido a evidências crescentes de que os anestésicos inalatórios potentes protegem o miocárdio contra isquemia ao desencadear respostas celulares protetoras semelhantes àquelas observadas no pré-condicionamento isquêmico.

Há evidências de que agentes farmacológicos, como anestésicos inalatórios potentes e opioides, mimetizam os efeitos observados no pré-condicionamento isquêmico, conceito denominado *pré-condicionamento farmacológico ou anestésico*.

Várias metanálises analisaram o pré-condicionamento e as taxas de mortalidade ou desfechos de longo prazo para pacientes submetidos à cirurgia cardíaca. Em uma metanálise que incluiu apenas estudos com sevoflurano e desflurano, Landoni et al. mostraram uma redução nas taxas de mortalidade e na incidência de infarto do miocárdio após cirurgia cardíaca. Em duas outras metanálises que também incluíram isoflurano, nenhum benefício foi observado. De Herta et al. mostraram que os melhores resultados para proteção miocárdica foram alcançados quando o sevoflurano foi administrado durante todo o período intraoperatório, não imediatamente antes do evento isquêmico do miocárdio planejado.

A diretriz da ACCF/AHA de 2011 para cirurgia de CABG forneceu evidência nível A para uso de anestesia volátil em pacientes submetidos à revascularização do miocárdio para reduzir o risco de isquemia miocárdica e infarto perioperatórios.

Papel do Bloqueio Neuroaxial Central

Uma anestesia geral balanceada ainda é a técnica mais comumente utilizada para pacientes submetidos a CABG. No entanto, existem muitas publicações sobre o uso de técnicas neuroaxiais, particularmente na Europa e na Ásia, para pacientes submetidos a cirurgia cardíaca. Há muito tempo se reconhece que a simpatectomia torácica tem efeitos favoráveis sobre a circulação cardíaca e coronariana.

Nos Estados Unidos, preocupações médico-legais sobre o risco raro, mas real, de lesão neurológica devastadora, questões logísticas substanciais em relação à colocação do cateter na noite anterior à cirurgia (a maioria dos pacientes submetidos a CABG sem emergência nos Estados Unidos é admitida na manhã da cirurgia) e ao potencial de cancelamento de um procedimento em caso de uma punção com sangue durante a colocação do cateter peridural têm limitado essa técnica. O uso ubíquo de fármacos antiplaquetários potentes em pacientes com DAC e os dados insuficientes sobre quando descontinuar com segurança esses medicamentos antes da anestesia peridural torácica e antes da remoção do cateter no pós-operatório são as principais preocupações. O advento do *fast-tracking* pode ser uma força motriz (i.e., capacidade de extubação mais rápida e um paciente mais confortável com anestesia peridural torácica), embora a maioria das evidências sugira que uma ampla variedade de técnicas possa ser usada efetivamente para facilitar a extubação precoce. Os efeitos cardioprotetores dos agentes voláteis podem ser tão eficazes quanto os efeitos benéficos da simpatectomia torácica.

Isquemia Miocárdica em Pacientes Submetidos a Cirurgia de Revascularização

Além de fornecer anestesia, as principais preocupações do anestesista são a prevenção e o tratamento da isquemia miocárdica. A diretriz da ACCF/AHA de 2011 para CABG recomendou que os fatores determinantes na perfusão coronariana (i.e., frequência cardíaca [FC], pressão diastólica ou pressão arterial média [PAM] e ventricular direita [VD] ou pressão diastólica final do VE [PDFVE]) devem ser monitorizados para reduzir o risco de isquemia perioperatória. Monitorizar parâmetros hemodinâmicos relevantes, detectar isquemia miocárdica e realizar tratamento imediato são de suma importância para pacientes submetidos à revascularização miocárdica.

Os principais objetivos hemodinâmicos são garantir a pressão de perfusão coronariana adequada (PPC; pressão arterial diastólica menos PDFVE) e o controle da FC; a FC é o mais importante determinante tratável do consumo de oxigênio miocárdico. A Tabela 14.1 resume o tratamento da isquemia miocárdica perioperatória aguda.

A Figura 14.7 demonstra como a hipertensão (i.e., aumento do estresse da parede), mesmo na ausência de taquicardia, como resposta ao estresse cirúrgico (p. ex., incisão na pele), pode ser associada à hipertensão pulmonar, à pressão de encunhamento capilar pulmonar (PCWP – pulmonar capillary wedge pressure) elevada e a ondas A e V proeminentes na

Tabela 14.1 Tratamentos Agudos para Suspeita de Isquemia Miocárdica Intraoperatória[a]

Achado Hemodinâmico Associado	Terapia	Dosagem
Hipertensão, taquicardia[b]	Aprofundar anestesia intravenosa (IV) Nitroglicerina IV β-bloqueio	Esmolol, 20-100 mg ± 50-200 µg/kg/min, se necessário Metoprolol, 0,5-2,5 mg Labetalol, 2,5-10 mg Nitroglicerina, 10-500 µg/min[c]
Normotensão, taquicardia[b]	Assegurar anestesia adequada, mudar o esquema anestésico β-bloqueio IV	β-bloqueio, como acima
Hipertensão, taquicardia[b]	Aprofundar anestesia Nitroglicerina ou nicardipina IV	Nicardipina, 1-5 mg ± 1-10 µg/min Nitroglicerina, 10-500 µg;min[c]
Hipotensão, taquicardia[b]	α-agonista IV Alterar esquema anestésico (p. ex., atenuar) Nitroglicerina IV, quando normotenso	Fenilefrina, 25-100 µg Norepinefrina, 2-4 µg Nitroglicerina, 10-500 µg/min[c]
Hipotensão, bradicardia	Atenuar anestesia Efedrina IV Epinefrina IV Atropina IV Nitroglicerina IV, quando normotenso	Efedrina, 5-10 mg Epinefrina, 4-8 µg Atropina, 0,3-0,6 mg Nitroglicerina, 10-500 µg/min[c]
Hipotensão, frequência cardíaca normal	α-agonista/efedrina IV Epinefrina IV Alterar a anestesia (p. ex., atenuar) Nitroglicerina IV quando normotenso	α-agonista, como acima Epinefrina, 4-8 µg Nitroglicerina, 10-500 µg/min[c]
Nenhuma anormalidade	Nitroglicerina IV Nicardipina IV	Nitroglicerina, 10-500 µg/min[c] Nicardipina, 1-5 mg ± 1-10 µg/kg/min

[a]Garantir a adequação do estado de oxigenação, ventilação e volume intravascular e considerar fatores cirúrgicos, como a manipulação do coração de enxertos coronarianos.
[b]Taquiarritmias (p. ex., taquicardia atrial paroxística, fibrilação atrial) devem ser tratadas diretamente com cardioversão sincronizada ou agentes farmacológicos específicos.
[c]As doses em bolus (25 a 50 µg) e uma alta taxa de infusão podem ser necessárias inicialmente.

forma de onda da PCWP. Sinais de isquemia miocárdica (i.e., RM isquêmica) frequentemente desaparecem com a administração de uma infusão de nitroglicerina (NTG).

Tratamento Intraoperatório de Isquemia Miocárdica

NITROGLICERINA INTRAVENOSA

Desde a introdução em 1976, por Kaplan, da derivação V_5 para diagnosticar isquemia miocárdica e NTG intravenosa para tratá-la, o fármaco tem sido um dos pilares do tratamento de isquemia miocárdica perioperatória. A NTG intravenosa atua imediatamente para reduzir a pré-carga e a tensão da parede do VE, principalmente diminuindo o tônus venoso em doses baixas e diminuindo a resistência arterial coronariana e epicárdica em doses maiores. É mais eficaz no tratamento da isquemia miocárdica aguda com disfunção

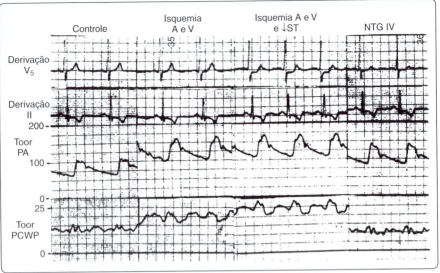

Fig. 14.7 A nitroglicerina (*NTG*) aliviou a isquemia miocárdica intraoperatória pós-intubação, como evidenciado por grandes ondas V no traçado da pressão capilar pulmonar em cunha (*PCWP*) e, posteriormente, no infradesnivelamento do segmento ST. *PA*, pressão arterial. (De Kaplan JA, Wells PH: Early diagnosis of myocardial ischemia using the pulmonar arterial catheter. *Anesth Analg.* 1981; 60: 789.)

QUADRO 14.4 Uso Intraoperatório de Nitroglicerina Intravenosa

Hipertensão
Pressão arterial pulmonar elevada
Ondas A, C e V de início recente (regurgitação mitral isquêmica)
Isquemia aguda (alterações de ST > 1 mm)
Novas anormalidades de movimento de parede regional na ecocardiografia transesofágica
Disfunção diastólica
Disfunção sistólica (com pressão de perfusão coronária adequada)
Espasmo da artéria coronária

---

ventricular acompanhada de elevações repentinas no volume diastólico final do VE, na PDFVE e na pressão arterial pulmonar (PAP). As elevações na pré-carga do VE e na tensão da parede exacerbam ainda mais os déficits de perfusão no subendocárdio isquêmico e geralmente respondem imediatamente à NTG.

No período pré-CEC e durante a revascularização miocárdica sem CEC, a NTG é usada para tratar sinais de isquemia como depressão do segmento ST, hipertensão não controlada pela técnica anestésica, disfunção ventricular e espasmo da artéria coronária (Quadro 14.4). Durante a CEC, a NTG pode ser usada para controlar a PAM, mas apenas cerca de 60% dos pacientes respondem devido a alterações da farmacocinética e da farmacodinâmica do fármaco com CEC. Fatores que contribuem para a redução de sua eficácia incluem adsorção ao plástico no sistema da CEC, alterações no fluxo sanguíneo regional, hemodiluição e hipotermia. Após revascularização, a NTG é usada para tratar isquemia residual ou espasmo da artéria coronária, reduzir a pré-carga e a pós-carga, bem como pode ser combinada com vasopressores (p. ex., fenilefrina) para aumentar a PPC ao tratar embolia aérea (Quadro 14.5).

| QUADRO 14.5 | *Uso de Nitroglicerina Intravenosa no Término da Circulação Extracorpórea* |

Isquemia miocárdica ou atordoamento
Disfunção diastólica
Pressão arterial pulmonar, pressão de encunhamento capilar pulmonar, pressão venosa central, resistência vascular pulmonar, resistência vascular sistêmica elevadas
Aumento da pressão de perfusão coronariana em associação com um vasopressor
Prevenção do espasmo do enxerto arterial (i.e., enxerto de artéria radial)
Espasmo da artéria coronária
Reinfusão do volume do oxigenador

A NTG intravenosa foi comparada com outros vasodilatadores, como nitroprussiato e bloqueadores dos canais de cálcio. Kaplan e Jones demonstraram pela primeira vez que a NTG era preferível ao nitroprussiato durante a CABG. Ambos os fármacos controlaram a hipertensão intraoperatória e diminuíram o consumo de oxigênio miocárdico, mas a NTG melhorou as alterações isquêmicas no ECG, enquanto o nitroprussiato, não. O nitroprussiato diminuiu a PPC ou produziu um roubo intracoronário em cerca de um terço dos pacientes com isquemia do miocárdio.

ANTAGONISTAS DO CANAL DE CÁLCIO

A nicardipina é um antagonista do cálcio di-hidropiridínico de ação curta semelhante à nifedipina, mas possui uma estrutura de amina terciária na cadeia lateral de ésteres. Tem modos de ação altamente específicos, que incluem efeitos antiespasmódicos, vasodilatadores coronarianos e vasodilatação sistêmica. Entre os antagonistas do cálcio, a nicardipina é única em seu aumento consistente do FSC e em sua capacidade de induzir respostas vasodilatadoras potentes no leito coronário. A nicardipina produz depressão miocárdica mínima e melhora significativamente a função diastólica em pacientes com cardiopatia isquêmica. Apesar dessas propriedades benéficas, a nicardipina geralmente não é a principal escolha no tratamento de isquemia miocárdica durante a CABG.

A clevidipina foi introduzida para o tratamento da hipertensão perioperatória. É um bloqueador do canal de cálcio di-hidropiridínico de ação ultracurta, administrado por via intravenosa, que atua como um vasodilatador arterial-seletivo e cuja ação é rapidamente terminada por esterases sanguíneas e teciduais. Em um estudo randomizado, duplo-cego, controlado por placebo, multicêntrico do fármaco em pacientes submetidos à cirurgia cardíaca, a clevidipina efetivamente reduziu a PA arterial. Como a nicardipina, ela poderia ser usada se a NTG não controlasse a PA.

β-BLOQUEADORES

Hipertensão, taquicardia, arritmias e isquemia miocárdica decorrente de estimulação simpática são ocorrências comuns no período perioperatório. Apesar dos benefícios do uso precoce de β-bloqueadores no tratamento da isquemia miocárdica, a meia-vida relativamente longa e a duração prolongada de ação dos β-bloqueadores previamente disponíveis limitaram significativamente seu uso durante a cirurgia e no pós-operatório imediato. No entanto, com a introdução do esmolol no final da década de 1980, um $β_1$-bloqueador cardiosseletivo de ação ultracurta com meia-vida de 9 minutos tornou-se disponível. O esmolol foi logo adotado por muitos médicos para prevenção e tratamento de isquemia miocárdica. Descobriu-se que uma dose média de esmolol de 17 ± 16 mg/min, com um intervalo de 8 a 24 mg/min, era eficaz no alívio da dor torácica, aumentando o débito cardíaco em pacientes com angina instável.

A eficácia do esmolol foi demonstrada no tratamento de isquemia miocárdica aguda, mesmo em pacientes com baixa função ventricular esquerda (i.e., PCWP aumentada de 15 a 25 mmHg). O esmolol foi infundido em doses de até 300 µg/kg por minuto e produziu decréscimos na FC, na PA e no índice cardíaco. No entanto, a PCWP não foi significativamente alterada pela infusão do fármaco. Mesmo no caso de disfunção moderada do VE, o esmolol pode reduzir a PA e a FC de maneira significativa em pacientes com isquemia miocárdica aguda.

Devido às propriedades farmacológicas favoráveis e aos achados clínicos encorajadores, o esmolol foi logo usado com frequência durante CABG para tratar hipertensão e taquicardia, bem como para evitar isquemia miocárdica. É geralmente administrado como uma dose-teste de 20 mg IV. Uma infusão pode então ser usada.

O Período Pós-operatório Imediato

Sedação

Os pacientes geralmente são sedados para facilitar o transporte para a UTI e durante o período pós-operatório imediato até que os critérios de extubação sejam atendidos. Dexmedetomidina, propofol e midazolam são agentes administrados por via intravenosa com propriedades favoráveis nessa configuração.

Os agonistas dos receptores α_2-adrenérgicos têm propriedades únicas (Quadro 14.6) que explicam seu uso crescente em alguns centros de cirurgia cardíaca. Em 1999, a FDA aprovou a dexmedetomidina para sedação intravenosa contínua (até 24 horas) na UTI. É um agonista do receptor α_2-adrenérgico mais seletivo que a clonidina e exibe efeitos vasoconstritores simpaticolíticos e periféricos. A administração de bolus intravenoso provoca aumento transitório na PAM e na resistência vascular sistêmica devido à estimulação de receptores α e β_2-adrenérgicos periféricos no músculo liso vascular. Uma infusão contínua (0,2-0,8 µg/kg por hora) tem efeitos hemodinâmicos dose-dependentes e apresenta reduções mais consistentes na FC, nos níveis plasmáticos de catecolaminas e na PAM. A dexmedetomidina pode ser um agente útil no período pós-operatório imediato, pois suas propriedades sedativas estão associadas à depressão respiratória mínima e parecem imitar os padrões do sono natural. Quando administrada continuamente em pacientes no pós-operatório, não causou

QUADRO 14.6 *Propriedades dos α_2-agonistas*

Sedação
Ansiólise
Analgesia
Estabilidade hemodinâmica
Efeito simpatolítico central
Diminuição da pressão arterial e da frequência cardíaca
Diminuição do consumo de oxigênio no perioperatório
Diminuição dos níveis plasmáticos de catecolaminas
Diminuição da incidência de taquiarritmias
Prevenção da broncoconstrição induzida por histamina
Tratamento e prevenção de tremores pós-operatórios
Sedação em pacientes com *delirium* no pós-operatório
Embotamento de sintomas de abstinência em viciados em drogas e álcool
Possível inibição da resposta inflamatória

alterações em frequência respiratória, saturação de oxigênio, pH arterial e tensão do dióxido de carbono arterial (CO_2) em comparação com o placebo. Os pacientes geralmente foram efetivamente sedados, mas ainda estimuláveis e cooperativos em resposta à estimulação verbal. Devido às suas propriedades analgésicas, reduziu significativamente as exigências adicionais de analgesia com opioides em pacientes ventilados mecanicamente na UTI.

O propofol tem sido extensamente utilizado no intraoperatório e para sedação na UTI. Vários estudos compararam o propofol e a dexmedetomidina no período pós-operatório. A dexmedetomidina reduziu a necessidade de analgesia com opioide, mas, para pacientes que foram submetidos à revascularização do miocárdio, ela reduziu a FC mais do que o propofol, enquanto a PA arterial não diferiu entre os dois grupos.

Um estudo multicêntrico e randomizado comparou um esquema de sedação à base de dexmedetomidina com sedação com propofol após CABG na UTI. Embora não houvesse diferenças no tempo até a extubação, os pesquisadores encontraram uma necessidade significativamente reduzida de analgésicos adicionais (i.e., pacientes sedados com propofol necessitaram de quatro vezes a dose de morfina), antieméticos e diuréticos e tiveram menos episódios de taquiarritmias que exigem β-bloqueio (i.e., taquicardia ventricular em 5% do grupo sedado com propofol *vs.* nenhum no grupo da dexmedetomidina). No entanto, a hipotensão foi mais comum no grupo da dexmedetomidina em comparação com os pacientes sedados com propofol (24% *vs.* 16%). Aproximadamente 25% da hipotensão associada à dexmedetomidina ocorreu na primeira hora do estudo, particularmente durante ou dentro de 10 minutos após a infusão de ataque de 1 μg/kg. Para evitar a hipotensão observada com uma grande dose de ataque de dexmedetomidina, doses de ataque são raramente administradas na prática clínica, mas uma dose de manutenção contínua é iniciada mais cedo para atingir níveis plasmáticos apropriados no momento da transferência do paciente da sala de cirurgia.

Espasmo da Artéria Coronária e do Conduto Arterial

Houve inúmeras descrições dessa complicação. O espasmo geralmente tem sido associado a supradesnivelamento profundo do segmento ST no ECG, hipotensão, disfunção grave dos ventrículos e irritabilidade miocárdica. Muitas hipóteses foram apresentadas para explicar a origem do espasmo da artéria coronária (Fig. 14.8). O mecanismo subjacente pode ser semelhante ao espasmo coronariano observado com a angina variante de Prinzmetal.

A terapia geralmente é eficaz com ampla gama de vasodilatadores, como NTG, bloqueadores do canal de cálcio, milrinona ou combinações de NTG e bloqueadores de canal de cálcio. Enxertos arteriais com um vaso como a AMIE e enxertos de artéria particularmente radial são propensos a espasmo após revascularização, sendo a prevenção e o reconhecimento cruciais para evitar complicações sérias.

Manejo Fast-track *para Revascularização da Artéria Coronária*

Embora a via clínica *fast-track* englobe uma variedade de estratégias de manejo perioperatório e pós-alta, a extubação precoce é a que recebeu a maior atenção (Quadro 14.7). A extubação precoce é reconhecida como um componente essencial da via clínica *fast-track* e a que foi considerada a mudança mais radical na prática, durante o pico de escrutínio da via *fast-track* de meados até o final da década de 1990 (Quadro 14.8).

O ensaio rigoroso, randomizado e controlado, relatado por Cheng et al. em 1996 ($N = 100$), em que o tempo médio de extubação foi de 4,1 horas, é reconhecido como o mais influente dos estudos contemporâneos de extubação precoce. Relatos de uso bem-sucedido de *fast-track* em uma variedade de populações de pacientes foram feitos desde então, incluindo pacientes acadêmicos, particulares, idosos, rurais e da Veterans Affairs dos Estados Unidos e de muitos outros países.

As primeiras metanálises da extubação precoce relatadas foram baseadas em dados de ensaios clínicos randomizados e controlados. Elas revisaram estudos em que o *fast-track* foi definido como o uso de dose reduzida de opioide (i.e., fentanil ≤ 20 μg/kg) com

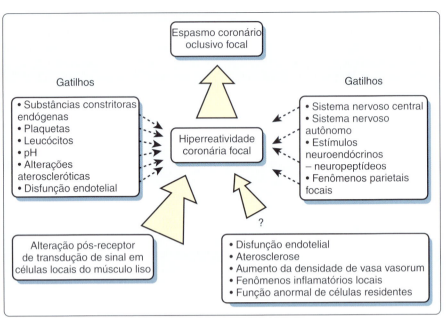

Fig. 14.8 Representação esquemática da patogenia do espasmo de artéria coronária.

QUADRO 14.7 *Objetivos Perioperatórios do Manejo Fast-track*
Educação pré-operatória
Admissão no mesmo dia, sempre que possível
Técnica anestésica adaptada à extubação precoce
Analgesia pós-operatória efetiva
Flexibilidade no uso de áreas de recuperação (p. ex., unidade de cuidados pós-anestésicos em vez de unidade de terapia intensiva)
Cuidado orientado por protocolo
Mobilização precoce
Alta precoce da unidade de terapia intensiva e do hospital
Acompanhamento (p. ex., telefone, visitas ao consultório) após a alta hospitalar
Estratégias interdisciplinares de melhoria contínua da qualidade

intenção declarada de tentativa de extubação em menos de 10 horas de pós-operatório. Eles identificaram 10 estudos ($N = 1.800$), com a maioria envolvendo pacientes de CABG de 1989 a 2002. Os grupos *fast-track* tiveram tempos de extubação mais curtos (8,1 horas), sem diferenças significativas nas taxas de morbidade ou mortalidade e apenas um episódio de reintubação. O tempo de permanência na UTI foi reduzido em 5,4 horas, embora a permanência no hospital não tenha sido encurtada.

Alguns centros adotaram uma forma ainda mais agressiva de *fast-track*. Walji et al. cunharam o termo *ultrafast-tracking* para descrever sua prática e relataram taxa de alta hospitalar de 56% no quarto dia de pós-operatório e 23% de alta no segundo dia de pós-operatório. Embora a taxa de readmissão fosse de 3,9%, não houve mortalidade precoce. Ovrum et al., da Noruega, relataram uma coorte de 5.658 pacientes com CABG, 99% dos quais foram extubados em 5 horas (mediana, 1,5 hora), com uma taxa de reintubação de 1,1%. Mais de 99% dos pacientes foram transferidos para a enfermaria na manhã seguinte.

QUADRO 14.8 *Critérios Sugeridos para Extubação Precoce*

Temperatura do corpo > 35°C
Estado acidobásico normal
Hemodinâmica estável em suporte inotrópico mínimo
Hemostasia adequada com drenagem mediastinal decrescente ou estável
Ritmo cardíaco estável
Frequência respiratória espontânea e volumes correntes e força inspiratória adequados
Radiografia de tórax sem grandes anormalidades (p. ex., atelectasia mínima)
Débito urinário adequado
Reversão adequada do bloqueio neuromuscular
Acordado, alerta, cooperativo e movimentando todas as extremidades

REVASCULARIZAÇÃO MIOCÁRDICA SEM CIRCULAÇÃO EXTRACORPÓREA

Os riscos inerentes à CEC e ao pinçamento aórtico continuaram sendo um fator importante na morbidade e na mortalidade da CABG. Evitar a CEC parecia ser uma solução. Somente em meados da década de 1990, quando pesquisadores cirúrgicos desenvolveram dispositivos estabilizadores mecânicos eficientes que minimizaram o movimento em torno do local da anastomose, foi que a cirurgia de revascularização miocárdica sem CEC ganhou um interesse mais amplo.

O ritmo e o tempo da revascularização miocárdica sem CEC diferem substancialmente daqueles da CABG convencional. Manipulações cirúrgicas envolvem uma variedade de distorções geométricas da anatomia cardíaca, com consequentes efeitos hemodinâmicos. A comunicação entre todos os membros da equipe cirúrgica e a previsão dessas mudanças são de vital importância para minimizar os efeitos hemodinâmicos adversos resultantes sobre coração e outros órgãos. Alterações hemodinâmicas significativas que não podem ser revertidas podem exigir conversão para CEC a qualquer momento durante a revascularização miocárdica sem CEC.

Efeitos Cardiovasculares da Revascularização Miocárdica sem CEC

Alterações hemodinâmicas encontradas durante a revascularização miocárdica sem CEC envolvem as duas variáveis independentes de distorção dos átrios e dos ventrículos direitos ou esquerdos pelo estabilizador e por dispositivos de suspensão e os efeitos da isquemia miocárdica durante a anastomose. A habilidade de expor a superfície posterior do coração para acessar os vasos descendentes posteriores e circunflexos usando dispositivos de sucção colocados no ápice ou na parede anterolateral do coração, suturas de retração pericárdica, talas ou outras técnicas sem produzir maior comprometimento hemodinâmico é crucial para a aplicação em múltiplos vasos da revascularização miocárdica sem CEC. O levantamento do coração para trabalhar nos vasos posteriores é comumente chamado *verticalização*, em contraste com o *deslocamento* para DAE e anastomoses diagonais (Figuras 14.9 a 14.11).

Os efeitos das manobras posicionais, incluindo a verticalização do coração, foram investigados. A maioria dos dados foi obtida de pacientes com função ventricular normal ou apenas levemente deprimida, sem valvopatia significativa com o estabilizador Octopus na posição de Trendelenburg, e pressão diastólica final ventricular direita aumentada em cada posição, com o maior aumento ocorrendo com exposição dos vasos circunflexos.

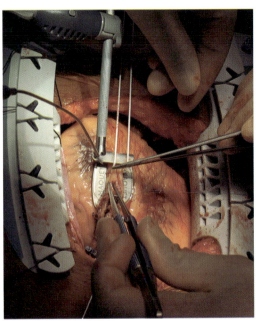

Fig. 14.9 Imagem representando anastomose da artéria descendente anterior esquerda (DAE) durante cirurgia de revascularização miocárdica sem CEC usando enxerto de artéria mamária interna esquerda (AMIE). A visão é a partir da cabeça do paciente. O estabilizador mecânico Maquet (Maquet, Wayne, NJ) é colocado com suturas vasculares em laço usadas para oclusão transitória da artéria. A AMIE está sendo anastomosada à DAE, auxiliada pelo uso de dióxido de carbono pressurizado e altamente umidificado (cânula metálica "mister blower") para facilitar a visualização do lúmen do vaso. (Cortesia de Alexander Mittnacht, MD, Mount Sinai School of Medicine, Nova York, NY.)

Essa posição foi associada a maior deterioração do volume sistólico (aproximadamente 29% *vs.* 22% para ADP e *vs.* 18% para DAE). Ao comparar pacientes com FE maiores ou menores que 40%, houve tendências não significativas em direção a maiores reduções na PAM e no débito com FE menor.

Mishra et al. relataram dados observacionais prospectivos em larga escala em pacientes submetidos à revascularização miocárdica sem CEC. ETE e CAP foram usados em todos os pacientes e aproximadamente 40% foram considerados de alto risco. A verticalização para exposição da parede posterior foi associada a uma redução na PAM de 18%, um aumento na PVC de 66%, uma redução no volume sistólico de 36% e um índice cardíaco de 45%. Novas AMPR foram comuns (60%) e a função global diminuiu em proporção semelhante. Sua prática envolveu o uso de inotrópicos durante esse período (79% *vs.* 22% para a parede anterior). No entanto, apenas 11% necessitaram de bomba de balão intra-aórtico (IABP – intraaortic balloon pump) e 0,7% necessitou de CEC.

Considerações Anestésicas Específicas em Pacientes Submetidos à Revascularização Miocárdica sem CEC

A técnica anestésica utilizada para pacientes submetidos à revascularização miocárdica sem CEC não difere muito da revascularização miocárdica com CEC (Quadro 14.9). A técnica anestésica deve ser adaptada ao paciente individual e, entre outros fatores, depende da indicação para revascularização miocárdica sem CEC. *Fast-tracking*, incluindo alta precoce da UTI e do hospital, é frequentemente uma meta associada à revascularização miocárdica sem CEC, particularmente para pacientes com função VE adequada. Os pacientes com

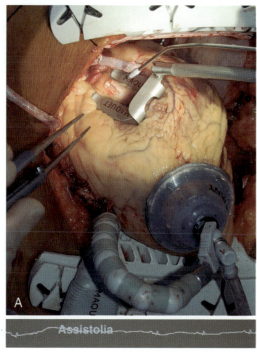

Fig. 14.10 (A) Anastomose da artéria descendente posterior (ADP) durante a revascularização miocárdica sem circulação extracorpórea utiliza um enxerto de veia safena. A visão é a partir da cabeça do paciente. O dispositivo de acesso Maquet (Maquet, Wayne, NJ) usa sucção para posicionar o coração (i.e., verticalização) e facilitar o acesso à superfície inferior do ventrículo esquerdo. O estabilizador está instalado e a anastomose à ADP está sendo realizada. (B) Traçado eletrocardiográfico (ECG) típico durante a verticalização do coração facilita a exposição da ADP para anastomose durante revascularização miocárdica sem CEC. Manipulações cardíacas modificam a relação posicional entre o coração e os eletrodos de superfície. A forma do traçado é alterada e a amplitude é reduzida. O eletrocardiograma de baixa voltagem é interpretado pelo dispositivo como assistolia, um alarme sonoro soa e o profissional é alertado com *Assistolia* ao lado do traçado do ECG. (Cortesia de Alexander Mittnacht, MD, Mount Sinai School of Medicine, Nova York, NY.)

idade avançada, doença aórtica ascendente significativa, função VE precária e múltiplas comorbidades podem ser agendados para revascularização miocárdica sem CEC para evitar o pinçamento aórtico e uma única anastomose de AMIE para DAE é às vezes realizada.

Um desafio durante a revascularização miocárdica sem CEC podem ser as alterações hemodinâmicas encontradas durante o posicionamento do coração. PAP, PCWP e PVC são tipicamente aumentadas durante essa fase; a ocorrência de grandes ondas V deve alertar o profissional para isquemia aguda ou RM. Anormalidades do movimento da parede e RM aguda e significativa são frequentemente observadas na ETE. A exacerbação ou o novo início da RM podem estar relacionados com mudanças estruturais do posicionamento do coração (p. ex., distorção anular), aplicação de estabilizador ou isquemia.

O comprometimento hemodinâmico durante a revascularização miocárdica sem CEC pode ser controlado com posicionamento de Trendelenburg, administração de volume e administração temporária de vasoconstritor para manter a PPC durante a anastomose distal. A abertura do espaço pleural direito pode acomodar o ventrículo direito, aliviando a compressão e melhorando a hemodinâmica. O membro direito do afastador esternal deve ser rotineiramente elevado em uma toalha enrolada para criar espaço e evitar a compressão do átrio direito ou do ventrículo direito contra a borda esternal direita. Da

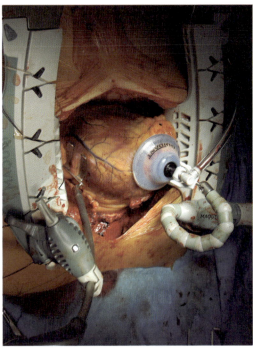

Fig. 14.11 Primeira anastomose obtusa marginal durante revascularização do miocárdio sem circulação extracorpórea utilizando enxerto de veia safena. A visão é a partir da cabeça do paciente. A artéria mamária interna esquerda previamente terminada para anastomose da descendente anterior esquerda é observada. O dispositivo de acesso Maquet (Maquet, Wayne, NJ) usa sucção para posicionar o coração (i.e., verticalização) e facilitar o acesso ao sistema de artéria coronária circunflexa. (Cortesia de Alexander Mittnacht, MD, Mount Sinai School of Medicine, Nova York, NY.)

QUADRO 14.9 Considerações Anestésicas para Revascularização Miocárdica sem CEC

1. Usar a monitorização-padrão, incluindo monitorização invasiva da pressão arterial e acesso venoso central.
2. Um CAP deve ser considerado em pacientes com função ventricular esquerda deficiente ou regurgitação mitral significativa.
3. ETE é recomendada a todos os pacientes submetidos a revascularização miocárdica sem CEC, a menos que contraindicado.
4. Usar dispositivos de aquecimento para manter a normotermia.
5. Dose de heparina de acordo com a preferência da instituição ou do cirurgião.
6. *Fast-tracking*, incluindo extubação precoce, é muitas vezes uma meta na revascularização miocárdica sem CEC.
7. Uma técnica de anestesia neuroaxial pode ser usada para analgesia pós-operatória ou como técnica anestésica primária. O paciente deve ser cuidadosamente avaliado quanto a contraindicações absolutas (p. ex., esquemas antiplaquetários potentes).
8. Comprometimento hemodinâmico pode ocorrer com posicionamento do coração ou aplicação de estabilizador. Manobras posicionais, administração de volume e medicações vasoativas são usadas para manter a estabilidade hemodinâmica. A CEC sempre deve estar imediatamente disponível.

CAP, cateter de artéria pulmonar; *CEC*, circulação extracorpórea; *ETE*, ecocardiografia transesofágica; *VE*, ventrículo esquerdo.

mesma maneira, suturas de tração pericárdica do lado direito devem ser soltas quando o coração é girado para a direita a fim de evitar compressão do átrio direito e do ventrículo direito hemodinamicamente vulneráveis contra a borda pericárdica direita. A manutenção da PPC é crucial durante a anastomose coronariana distal e a PAM é tipicamente mantida acima de 80 mmHg durante essa fase.

As terapias vasoconstritora e de volume são preferidas com o uso de inotrópico somente em casos de comprometimento hemodinâmico grave. Em caso de isquemia em curso, o maior aumento na demanda de oxigênio com inotrópicos pode colocar o paciente em risco substancial para lesão miocárdica. Em caso de RM significativa não responsiva ao tratamento anti-isquêmico, o aumento ainda maior da pós-carga pode piorar o quadro clínico. Medicamentos inotrópicos positivos são então temporariamente indicados se o cirurgião não puder corrigir a posição do coração durante as fases críticas da anastomose cirúrgica. O cirurgião pode ou não colocar shunts intracoronarianos temporários para possibilitar a perfusão coronária distal. Existem dados e opiniões controversos sobre se os shunts têm benefícios clínicos no fornecimento de proteção miocárdica ou, em vez disso, causam dano endotelial.

A CEC deve estar sempre imediatamente disponível durante a revascularização miocárdica sem CEC, caso a hemodinâmica não possa ser administrada farmacologicamente. Uma PA menor tipicamente é preferida durante a anastomose proximal (aórtica) para evitar complicações observadas com o pinçamento aórtico parcial (i.e., pinçamento aórtico lateral). Dispositivos de sutura automatizados e técnicas que eliminam o pinçamento aórtico estão sendo usados. Evitar o pinçamento parcial da aorta tem sido associado a uma redução marcante de embolia cerebral e de eventos neurológicos durante a revascularização miocárdica sem CEC. Independentemente da técnica ou do dispositivo específico utilizado, a PAM deve ser mantida em torno de 60 mmHg durante a manipulação da aorta e a anastomose proximal. Vasodilatadores como a NTG são frequentemente administrados e titulados para atingir esse objetivo.

Como a CEC com um trocador de calor não está disponível para manter a temperatura-alvo, os pacientes têm risco aumentado de hipotermia durante a revascularização miocárdica sem CEC. Isso é particularmente problemático se a meta for *fast-tracking* com extubação precoce.

A anticoagulação em pacientes submetidos à revascularização miocárdica sem CEC é uma área de controvérsia e o tópico sempre deve ser discutido com o cirurgião antes da indução da anestesia. Alguns cirurgiões preferem a heparinização em baixas doses (p. ex., 100-200 U/kg de heparina) com um tempo de coagulação ativado (TCA) pelo alvo de 250 a 300 segundos, enquanto outros podem escolher a heparinização completa (p. ex., 300 U/kg) durante o procedimento. O TCA é medido a cada 30 minutos e a heparina é administrada de acordo para manter o TCA-alvo.

Desfechos para a Revascularização Miocárdica sem CEC

Embora a base da literatura esteja aumentando, a palavra final sobre as diferenças nos desfechos e sobre quais pacientes podem se beneficiar da revascularização miocárdica sem CEC não foi escrita. Isso não é surpreendente, dados os desafios técnicos da revascularização miocárdica sem CEC e os desfechos altamente dependentes do operador, que são difíceis de explicar, mesmo em grandes estudos prospectivos randomizados.

Uma metanálise de ensaios randomizados de Cheng et al. não encontrou diferenças significativas em taxas de mortalidade de 30 dias ou 1 a 2 anos, IAM, AVC (aos 30 dias e 1 a 2 anos), disfunção renal, necessidade de IABP, infecção da ferida ou reoperação por sangramento e reintervenção (para isquemia). A revascularização miocárdica sem CEC foi associada a reduções significativas da FA (*odds ratio* [OR] = 0,58), do número de pacientes transfundidos (OR = 0,43), de infecções respiratórias (OR = 0,41), de necessidade de inotrópicos (OR = 0,48), da duração da ventilação (diferença de média ponderada [DMP] de 3,4 horas), do tempo de permanência na UTI (DMP de 0,3 dia) e da permanência no hospital (DMP de 1,0 dia). Alterações na disfunção neurocognitiva não foram diferentes no pós-operatório imediato; elas foram significativamente melhoradas em 2 a 6 meses (OR = 0,57), mas não houve diferenças observadas em 12 meses.

A questão crítica da patência do enxerto foi abordada em apenas quatro estudos, que variaram substancialmente em relação a quando a avaliação ocorreu (i.e., 3 meses em dois e 12 meses em dois estudos). Apenas um estudo relatou uma diferença (i.e., redução da patência circunflexa com revascularização miocárdica sem CEC). Devido ao pequeno número de pacientes, os dados gerais dessa categoria foram considerados inadequados para metanálise.

Um grupo de trabalho do Council on Cardiovascular Surgery and Anesthesia da AHA analisou a literatura atual e várias pequenas metanálises, embora não as mesmas que Cheng et al. De maneira informal, eles concluíram que a revascularização miocárdica sem CEC provavelmente estava associada a menos sangramento, menos disfunção renal, menos disfunção neurocognitiva em curto prazo (especialmente em pacientes com aortas calcificadas) e menos tempo de internação hospitalar. No entanto, eles também observaram que ela é tecnicamente mais exigente, tem uma curva de aprendizado maior e pode estar associada a taxas menores de patência de enxertos em longo prazo. Talvez relacionada a maiores demandas técnicas, os cirurgiões parecem colocar menos enxertos em comparação com a revascularização miocárdica com CEC e a revascularização incompleta pode influir nos desfechos em longo prazo. Puskas et al. revisaram 12.812 pacientes com CABG (1997-2006) e compararam os eventos adversos maiores no hospital e a sobrevida de longo prazo após a revascularização miocárdica sem CEC *versus* CABG com circulação extracorpórea. Os desfechos de longo prazo (10 anos de acompanhamento) não diferiram significativamente entre os pacientes com e sem circulação extracorpórea. A revascularização miocárdica sem CEC foi associada a reduções significativas no curto prazo, como mortalidade operatória, acidente vascular cerebral e eventos cardíacos adversos maiores. Outras análises de dados mostraram que o desfecho de curto prazo (i.e., taxa de mortalidade operatória) não diferiu entre os dois grupos para pacientes de baixo risco (i.e., o risco de morte previsto da Society of Thoracic Surgeons [STS]), enquanto menores taxas de mortalidade foram encontradas para revascularização miocárdica sem CEC em pacientes de alto risco.

CIRURGIA DE ARTÉRIA CORONÁRIA MINIMAMENTE INVASIVA

Relatada pela primeira vez em 1967, a revascularização miocárdica direta minimamente invasiva (MIDCAB – minimally invasive direct coronary artery bypass) foi realizada com toracotomia esquerda limitada e enxerto de AMIE-DAE em um coração batendo. Nas cinco décadas seguintes, a cirurgia de artéria coronária por meio de esternotomia da linha média tornou-se a abordagem mais comumente utilizada. Nos primeiros anos de cirurgia cardíaca, isso envolveu grande incisão na linha média com complicações associadas, como infecção da ferida e lesão do plexo braquial. As técnicas menos invasivas foram buscadas e desenvolvidas com o objetivo de evitar essas complicações e alcançar recuperação mais rápida do paciente, alta hospitalar mais precoce e melhor satisfação do paciente (p. ex., incisão esteticamente mais atraente). A terminologia a seguir é uma amostra do que está sendo usado para descrever as várias abordagens cirúrgicas.

O termo original *MIDCAB* refere-se à retirada da AMIE e à anastomose à DAE por meio de uma pequena toracotomia anterior. Pode ser realizada com ou sem CEC com canulação femoral. Técnicas toracoscópicas e robóticas foram desenvolvidas para evitar retração da parede torácica e complicações associadas. A experiência com CABG assistida por robô é limitada e benefícios claros para o desfecho não foram relatados. Em razão do acesso limitado ao sistema coronariano usando essa abordagem, o procedimento é frequentemente combinado com revascularização percutânea com uso de stents coronarianos (i.e., revascularização coronariana híbrida). A abordagem híbrida está ganhando popularidade para pacientes selecionados com estenose complexa da DAE proximal-ostial e tipicamente outra lesão em um vaso que não seja a DAE e que possa facilmente receber um stent.

A revascularização coronária endoscópica total (TECAB – totally endoscopic coronary revascularization) descreve a revascularização cirúrgica completa por meio de pequenas incisões na parede torácica usando instrumentos toracoscópicos e um robô para acessar as lesões coronárias que não estão próximas à incisão da parede torácica. O procedimento pode ser realizado com ou sem CEC; esse último é chamado *TECAB com batimento do coração*. A CABG endoscopicamente assistida (EndoACAB) foi desenvolvida para evitar os altos custos associados ao uso robótico. Em lugar de equipamentos robóticos caros, a EndoACAB usa instrumentos toracoscópicos e não descartáveis para coletar a AMIE. A anastomose coronariana é realizada em um coração batendo.

A maioria das técnicas cirúrgicas coronárias minimamente invasivas é tecnicamente exigente e requer uma cooperação estreita da equipe cirúrgica multidisciplinar para planejar a abordagem exata, incluindo o tipo e a localização da incisão cirúrgica; com circulação extracorpórea *versus* sem acesso ao paciente durante a cirurgia (especialmente na cirurgia robótica); e metas de *fast-tracking*, incluindo extubação precoce e alívio adequado da dor. Embora a técnica de anestesia *fast-track* seja frequentemente preferida, a indução e a manutenção da anestesia não diferem da abordagem usada na esternotomia de linha média (Quadro 14.10).

Uma diferença importante é a necessidade de desinsuflação pulmonar no lado da incisão cirúrgica durante uma abordagem de toracotomia com coração batendo ou toracoscópica. Técnicas de separação pulmonar, incluindo um tubo de duplo-lúmen e bloqueadores brônquicos com uma sonda endotraqueal padrão, foram descritas. Alternativamente, a ventilação a jato foi relatada para facilitar o acesso cirúrgico. Desafios adicionais em comparação com a cirurgia torácica com ventilação monopulmonar são insuflação torácica de CO_2, que é necessária para a manipulação de instrumentos cirúrgicos intratorácicos, o acesso a anastomoses cirúrgicas no coração e suas consequências hemodinâmicas. As pres-

> **QUADRO 14.10** *Considerações Anestésicas para Cirurgia de Artéria Coronária Minimamente Invasiva*
>
> 1. Aplicar técnicas de anestesia *fast-track*, incluindo manejo adequado da dor no pós-operatório.
> 2. A monitorização intraoperatória deve incluir acesso venoso central, monitorização invasiva da pressão arterial e ecocardiograma transesofágico. Na revascularização complexa de artéria coronária multivascular, os benefícios da monitorização do cateter de artéria pulmonar podem superar os riscos.
> 3. Os eletrodos do desfibrilador são obrigatórios e precisam ser colocados em relação à exata localização das incisões cirúrgicas.
> 4. A separação do pulmão pode ser necessária para procedimentos sem CEC.
> 5. A insuflação de dióxido de carbono intratorácica pode causar alterações hemodinâmicas.
> 6. Em procedimentos prolongados, medições de perfusão corporal adequada e equilíbrio de oxigênio devem ser realizadas com frequência.
> 7. Pode ser necessária a conversão de emergência para um procedimento com CEC e/ou uma esternotomia de emergência.

sões de insuflação são tipicamente mantidas abaixo de 10 a 15 mmHg; no entanto, ocorrem aumentos significativos da PVC e da PAP. AMPR foram descritas com insuflação torácica, pois diminuiu o débito cardíaco com pressões de insuflação mais altas. A administração de líquidos e o suporte vasoconstritor ou inotrópico são frequentemente usados para manter a estabilidade hemodinâmica. O débito urinário, o lactato plasmático e a SvO_2 devem ser monitorizados com frequência, especialmente durante procedimentos longos.

Se a estabilidade hemodinâmica não puder ser mantida ou estiver agudamente comprometida (incluindo sangramento cirúrgico não controlado), o uso de canulação fêmoro-femoral e o início imediato da CEC podem salvar a vida. Qualquer aumento inexplicável no CO_2 ao final da expiração deve alertar o profissional para aumento da absorção de CO_2 devido à insuflação torácica de pressão positiva. Diminuições súbitas no CO_2 expirado foram descritas com insuflação de CO_2 com pressão positiva em diferentes configurações e, se encontradas, devem alertar o profissional para possível embolização maciça de CO_2.

Devido às alterações hemodinâmicas associadas à insuflação torácica e à ventilação prolongada de um pulmão em casos cirúrgicos longos, a monitorização adequada dos parâmetros hemodinâmicos e de oxigenação é considerada prudente. A ETE é recomendada e, embora os dados de desfechos estejam ausentes, um CAP é frequentemente inserido, especialmente se uma anastomose de AMIE de um único vaso estiver planejada.

O acesso ao coração é limitado e os eletrodos do desfibrilador têm de ser colocados antes de o paciente ser posicionado. Isso é ainda mais complicado pela interferência nos instrumentos cirúrgicos e nas incisões da parede torácica esquerda e a posição do eletrodo do desfibrilador pode precisar ser modificada de acordo. Devido às vantagens frequentemente citadas de mobilização precoce do paciente e alta hospitalar, a anestesia *fast-track* é frequentemente parte da estratégia de manejo perioperatória. A esternotomia de linha média é menos dolorosa para a maioria dos pacientes em comparação com uma pequena incisão toracoscópica com afastamento da parede torácica. Portanto, o manejo adequado da dor é obrigatório para atingir os objetivos da *fast-tracking* para esses pacientes. O bloqueio de nervo intercostal de ação prolongada ou outros tipos de bloqueios nervosos, administrados antes da incisão da pele e redosados no final do procedimento cirúrgico, podem facilitar, de modo geral, a anestesia e o manejo da dor.

LEITURAS SUGERIDAS

Bomb R, Oliphant CS, Khouzam RN. Dual antiplatelet therapy after coronary artery bypass grafting in the setting of acute coronary syndrome. *Am J Cardiol*. 2015;116:148.

Brinkman W, Herbert MA, O'Brien S, et al. Preoperative β-blocker use in coronary artery bypass grafting surgery: national database analysis. *JAMA Intern Med*. 2014;174:1320.

Cavallaro P, Rhee AJ, Chiang Y, et al. In-hospital mortality and morbidity after robotic coronary artery surgery. *J Cardiothorac Vasc Anesth*. 2015;29:27.

Chassot PG, van der Linden P, Zaugg M, et al. Off-pump coronary artery bypass surgery: physiology and anaesthetic management. *Br J Anaesth*. 2004;92:400.

Cheng DC, Bainbridge D, Martin JE, et al. Does off-pump coronary artery bypass reduce mortality, morbidity, and resource utilization when compared with conventional coronary artery bypass? A meta-analysis of randomized trials. *Anesthesiology*. 2005;102:188.

Collison SP, Agarwal A, Trehan N. Controversies in the use of intraluminal shunts during off-pump coronary artery bypass grafting surgery. *Ann Thorac Surg*. 2006;82:1559.

Coronary Revascularization Writing Group, Patel MR, Dehmer GJ, Hirshfeld JW, et al. ACCF/SCAI/STS/AATS/AHA/ASNC/HFSA/SCCT 2012 appropriate use criteria for coronary revascularization focused update: a report of the American College of Cardiology Foundation Appropriate Use Criteria Task Force, Society for Cardiovascular Angiography and Interventions, Society of Thoracic Surgeons, American Association for Thoracic Surgery, American Heart Association, American Society of Nuclear Cardiology, and the Society of Cardiovascular Computed Tomography. *J Thorac Cardiovasc Surg*. 2012;143:780.

Curtis JA, Hollinger MK, Jain HB. Propofol-based versus dexmedetomidine-based sedation in cardiac surgery patients. *J Cardiothorac Vasc Anesth*. 2013;27:1289.

Daniel 3rd WT, Kilgo P, Puskas JD, et al. Trends in aortic clamp use during coronary artery bypass surgery: effect of aortic clamping strategies on neurologic outcomes. *J Thorac Cardiovasc Surg*. 2014;147:652.

De Hert S, Vlasselaers D, Barbe R, et al. A comparison of volatile and non volatile agents for cardioprotection during on-pump coronary surgery. *Anaesthesia*. 2009;64:953.

De Hert SG, Cromheecke S, ten Broecke PW, et al. Effects of propofol, desflurane, and sevoflurane on recovery of myocardial function after coronary surgery in elderly high-risk patients. *Anesthesiology*. 2003;99:314.

de Waal BA, Buise MP, van Zundert AA. Perioperative statin therapy in patients at high risk for cardiovascular morbidity undergoing surgery: a review. *Br J Anaesth*. 2015;114:44.

Judge O, Ji F, Fleming N, et al. Current use of the pulmonary artery catheter in cardiac surgery: a survey study. *J Cardiothorac Vasc Anesth*. 2015;29:69.

Landoni G, Biondi-Zoccai GG, Zangrillo A, et al. Desflurane and sevoflurane in cardiac surgery: a meta-analysis of randomized clinical trials. *J Cardiothorac Vasc Anesth*. 2007;21:502.

Landoni G, Greco T, Biondi-Zoccai G, et al. Anaesthetic drugs and survival: a Bayesian network meta-analysis of randomized trials in cardiac surgery. *Br J Anaesth*. 2013;111:886.

Landoni G, Guarracino F, Cariello C, et al. Volatile compared with total intravenous anaesthesia in patients undergoing high-risk cardiac surgery: a randomized multicentre study. *Br J Anaesth*. 2014;113:955.

Mishra M, Shrivastava S, Dhar A, et al. A prospective evaluation of hemodynamic instability during off-pump coronary artery bypass surgery. *J Cardiothorac Vasc Anesth*. 2003;17:452.

Myles PS, Daly DJ, Djaiani G, et al. A systematic review of the safety and effectiveness of fast-track cardiac anesthesia. *Anesthesiology*. 2003;99:982.

Pasin L, Landoni G, Nardelli P, et al. Dexmedetomidine reduces the risk of delirium, agitation and confusion in critically ill patients: a meta-analysis of randomized controlled trials. *J Cardiothorac Vasc Anesth*. 2014;28:1459.

Puskas JD, Kilgo PD, Lattouf OM, et al. Off-pump coronary bypass provides reduced mortality and morbidity and equivalent 10-year survival. *Ann Thorac Surg*. 2008;86:1139.

Shahian DM, O'Brien SM, Sheng S, et al. Predictors of long-term survival after coronary artery bypass grafting surgery: results from the Society of Thoracic Surgeons Adult Cardiac Surgery Database (the ASCERT study). *Circulation*. 2012;125:1491.

Stenger M, Fabrin A, Schmidt H, et al. High thoracic epidural analgesia as an adjunct to general anesthesia is associated with better outcome in low-to-moderate risk cardiac surgery patients. *J Cardiothorac Vasc Anesth*. 2013;27:1301.

Wagner CE, Bick JS, Johnson D, et al. Etomidate use and postoperative outcomes among cardiac surgery patients. *Anesthesiology*. 2014;120:579.

Wiesbauer F, Schlager O, Domanovits H, et al. Perioperative beta-blockers for preventing surgery related mortality and morbidity: asystemic review and meta-analysis. *Anesth Analg*. 2007;104:27.

Zhang X, Zhao X, Wang Y. Dexmedetomidine: a review of applications for cardiac surgery during perioperative period. *J Anesth*. 2015;29:102.

Capítulo 15

Doença Cardiovascular: Reposição e Reparo

Harish Ramakrishna, MD, FASE, FACC •
Ryan C. Craner, MD • Patrick A. Devaleria, MD •
David J. Cook, MD • Philippe R. Housmans, MD, PhD •
Kent H. Rehfeldt, MD, FASE

Pontos-chave

1. Embora várias lesões valvares gerem diferentes alterações fisiológicas, todas as valvopatias são caracterizadas por anomalias da carga ventricular.
2. O ventrículo esquerdo normalmente compensa o aumento da pós-carga com aumentos da pré-carga. Esse aumento no alongamento da fibra diastólica final ou do raio aumenta ainda mais a tensão de acordo com a lei de Laplace, resultando em um declínio recíproco do encurtamento da fibra miocárdica. O volume sistólico é mantido porque a força contrátil é aumentada no nível de pré-carga mais alto.
3. Modalidades de tratamento para cardiomiopatia hipertrófica obstrutiva, uma malformação genética relativamente comum do coração, como antagonistas β-adrenérgicos, bloqueadores do canal de cálcio e miectomia do septo. Novas abordagens incluem estimulação de dupla-câmara e terapia de redução septal (i. e., ablação) com etanol.
4. A gravidade e a duração dos sintomas da regurgitação aórtica podem estar precariamente correlacionadas ao grau de comprometimento hemodinâmico e contrátil, retardando o tratamento cirúrgico enquanto os pacientes estão sofrendo deterioração progressiva.
5. A regurgitação mitral causa sobrecarga do volume ventricular esquerdo. O tratamento depende do mecanismo subjacente e inclui terapia de reperfusão precoce, inibidores da enzima conversora de angiotensina e reparo cirúrgico ou substituição da válvula mitral.
6. Doença reumática e anomalias congênitas da válvula mitral são as principais causas de estenose mitral, uma doença lentamente progressiva. As opções de tratamento cirúrgico incluem comissurotomia aberta e fechada e comissurotomia mitral percutânea.
7. A maioria das cirurgias tricúspides ocorre no contexto de doença aórtica ou mitral significativa e o manejo da anestesia é determinado principalmente pela lesão valvar esquerda.
8. As inovações no reparo cirúrgico de válvulas incluem reparo da válvula aórtica e procedimentos de câmara aberta e fechada para regurgitação mitral.

A cirurgia valvar é muito diferente da cirurgia de revascularização da artéria coronária (CABG – coronary artery bypass graft). Durante a história natural da doença cardíaca valvular (DCV), a fisiologia muda de maneira acentuada. Na sala de cirurgia, as condições fisiológicas e hemodinâmicas são bastante dinâmicas e prontamente influenciadas pela anestesia. Para alguns tipos de lesões valvares, pode ser relativamente difícil prever, antes da cirurgia, como o coração responderá à alteração das condições de carga associadas ao reparo ou à substituição de válvulas.

É essencial compreender a história natural dos defeitos valvares adquiridos pelo adulto e como a fisiopatologia evolui. Os médicos também devem entender a tomada de decisão cirúrgica para o reparo ou a substituição da válvula. Uma válvula operada no estágio apropriado da sua história natural tem um desfecho bom e mais previsível em comparação com um coração operado em uma fase posterior, para o qual o resultado perioperatório pode ser ruim. A fisiologia dinâmica e a história natural de cada defeito da válvula orientam o plano de anestesia, que deve incluir os requisitos de pré-carga, frequência de estimulação e ritmo, o uso de inotrópicos ou inotrópicos negativos e o uso de vasodilatadores ou vasoconstritores para alterar as condições de carga.

Embora as lesões valvares imponham diferentes alterações fisiológicas, um conceito unificador é que toda DCV é caracterizada por anomalias de carga ventricular. O estado do ventrículo muda ao longo do tempo, pois a função ventricular e o defeito valvar em si são influenciados pela progressão do volume ou pela sobrecarga de pressão. O estado clínico dos pacientes com DCV pode ser complexo e dinâmico. É possível ter descompensação clínica no contexto de contratilidade ventricular normal ou ter descompensação ventricular e de desempenho com índices de ejeção normais. As condições de carga alteradas típicas da DCV podem resultar em divergência entre a função cardíaca como uma bomba sistólica e o estado inotrópico intrínseco do miocárdio. A divergência entre desempenho cardíaco e inotropia resulta de mecanismos fisiológicos compensatórios que são específicos para cada uma das anomalias de carga ventricular.

ESTENOSE AÓRTICA

Manifestações Clínicas e História Natural

A estenose aórtica (EA) é a lesão valvar cardíaca mais comum nos Estados Unidos. Aproximadamente 1% a 2% das pessoas nascem com uma válvula aórtica bicúspide, que é propensa à estenose com o envelhecimento. A estenose da válvula aórtica clinicamente significativa ocorre em 2% dos indivíduos não selecionados com mais de 65 anos e em 5,5% dos maiores de 85 anos.

A EA calcificada tem várias características em comum com a doença arterial coronariana (DAC). Ambas as condições são mais comuns em homens, idosos e pacientes com hipercolesterolemia e resultam, em parte, de um processo inflamatório ativo. Evidências clínicas indicam que um processo aterosclerótico é o mecanismo celular de estenose da válvula aórtica. Existe uma associação clara entre fatores de risco clínicos para aterosclerose e o desenvolvimento de EA: aumento dos níveis de lipoproteínas, aumento do colesterol de lipoproteínas de baixa densidade (LDL – low-density lipoprotein), tabagismo, hipertensão, diabetes melito, aumento dos níveis séricos de cálcio e creatinina e sexo masculino. A lesão precoce de esclerose da válvula aórtica pode estar associada à DAC e à aterosclerose vascular. A calcificação da válvula aórtica é um processo inflamatório promovido por fatores de risco ateroscleróticos.

A taxa média de progressão é uma diminuição da área valvar aórtica (AVA) de 0,1 cm^2/ano e o pico de gradiente instantâneo aumenta em 10 mmHg/ano. A taxa de progressão da EA em homens com mais de 60 anos é mais rápida do que nas mulheres, sendo mais rápida em mulheres com mais de 75 anos do que em mulheres entre 60 e 74 anos.

Angina, síncope e insuficiência cardíaca congestiva (ICC) são os sintomas clássicos da doença e seu surgimento é de significância prognóstica grave, pois estudos *post mortem* indicam que a EA sintomática está associada a uma expectativa de vida de apenas 2 a 5 anos.

Há evidências de que pacientes com EA moderada (i.e., áreas valvares de 0,7 a 1,2 cm^2) também estão sob risco de complicações, sendo que o surgimento dos sintomas aumenta ainda mais o risco.

A angina é um sintoma frequente e clássico da doença, ocorrendo em aproximadamente 66% dos pacientes com EA crítica, e cerca de metade dos pacientes sintomáticos apresenta DAC anatomicamente significativa.

Provavelmente nunca é tarde demais para operar pacientes com EA sintomática. Diferentemente dos pacientes com regurgitação aórtica (RA), a maioria dos pacientes sintomáticos é submetida a substituição valvar quando a função ventricular esquerda ainda está normal. Mesmo quando a função ventricular esquerda comprometida se desenvolve na EA, o alívio da sobrecarga de pressão quase sempre restaura a função normal ou produz melhora considerável. Taxas de morbidade, taxas de mortalidade e resultados clínicos são favoráveis mesmo para os candidatos cirúrgicos mais idosos. Os avanços das técnicas operatórias e do manejo perioperatório contribuíram para excelentes resultados após a substituição da válvula aórtica (SVA) em pacientes com 80 anos de idade ou mais, com morbidade pós-operatória incremental mínima.

A avaliação pré-operatória da EA com ecocardiograma com Doppler inclui a medida da AVA e do gradiente de pressão transvalvar. Esse último é calculado a partir da velocidade transvalvar quantificada pelo Doppler do fluxo sanguíneo, que é aumentada em caso de EA. A velocidade máxima (v) é então inserida na equação de Bernoulli modificada para determinar o gradiente de pressão (GP) entre o ventrículo esquerdo (VE) e a aorta:

$$GP = P(\text{ventrículo esquerdo}) - P(\text{aorta}) = 4(v^2)$$

O *gradiente de pressão* é a diferença máxima entre a pressão do VE e a pressão aórtica que ocorre durante a sístole ventricular.

Os gradientes de pressão determinados de maneira invasiva ou por ecocardiografia com Doppler classificam corretamente a gravidade de EA em menos de 50% dos casos em comparação com as estimativas de AVA. O método preferido de obtenção da AVA requer apenas duas velocidades geradas pelo Doppler: aquelas proximais ou distais à válvula estenótica. Esses valores são inseridos na equação de continuidade, que relaciona as respectivas velocidades e áreas transversais proximais e distais com uma área estenótica:

$$V_{max} \times AVA = \text{área}(TSVE) \times V(TSVE)$$

Na equação, AVA é a área da válvula aórtica, V é o volume e TSVE é o trato de saída do ventrículo esquerdo.

Fisiopatologia

A AVA normal é de 2,6 a 3,5 cm^2, com obstrução hemodinamicamente significativa ocorrendo em áreas valvares transversais de 1 cm^2 ou menos. Os critérios aceitos para obstrução crítica do trato de saída são o gradiente de pressão sistólica maior que 50 mmHg, débito cardíaco normal e AVA menor que 0,4 cm^2. Em vista da história natural sinistra de EA grave (AVA < 0,7 cm^2), os pacientes sintomáticos com esse grau de EA geralmente são encaminhados para SVA imediata. Uma simplificação da equação de Gorlin para calcular a AVA é baseada no débito cardíaco (DC) e no gradiente de pressão (GP) por meio da válvula.

$$AVA = CO/\sqrt{(GP)}$$

Um corolário evidente da relação descrita anteriormente é que os gradientes de pressão "mínimos" podem refletir graus críticos de obstrução do fluxo de saída quando o DC é significativamente reduzido (i.e., a geração de um gradiente de pressão requer uma quantidade pequena de fluxo). Os médicos há muito reconhecem esse fenômeno como declínio paradoxal da intensidade do sopro (i.e., fluxo transvalvar mínimo) à medida que a EA piora.

A estenose no nível da válvula aórtica resulta em um gradiente de pressão do VE para a aorta. A pressão sistólica intracavitária gerada para superar essa estenose aumenta diretamente a tensão da parede do miocárdio de acordo com a lei de Laplace:

$$\text{Tensão da parede} = P \times R/2h$$

Na equação, P é a pressão intraventricular, R é o raio interno e h é a espessura da parede.

Acredita-se que o aumento da tensão da parede seja o estímulo direto para a replicação paralela adicional dos sarcômeros, que produz o ventrículo concentricamente hipertrófico típico da sobrecarga crônica de pressão. As consequências da hipertrofia ventricular esquerda (HVE) incluem alterações na complacência diastólica, potenciais desequilíbrios na relação entre oferta e demanda de oxigênio miocárdico e possível deterioração do desempenho contrátil intrínseco do miocárdio.

A Figura 15.1 mostra uma alça de pressão-volume típica para um paciente com EA. Duas diferenças da curva normal são imediatamente aparentes. Primeira: o pico de pressão gerado durante a sístole é muito maior devido ao alto gradiente de pressão transvalvar. Segunda: a inclinação do membro diastólico é mais acentuada, refletindo a redução da complacência diastólica ventricular esquerda associada ao aumento da espessura da câmara. Clinicamente, pequenas alterações no volume diastólico produzem aumentos relativamente grandes na pressão de enchimento ventricular.

A rigidez aumentada da câmara valoriza a contribuição da sístole atrial para o enchimento ventricular, que em pacientes com EA pode ser responsável por até 40% do volume diastólico final do ventrículo esquerdo (VDFVE) em vez dos 15% a 20% típicos do VE normal. Estudos ecocardiográficos e com radionuclídeos documentaram que o enchimento diastólico e o relaxamento ventricular são anormais em pacientes com hipertrofia por diversas causas e o prolongamento significativo do período de relaxamento isovolumétrico é o achado mais típico. Isso necessariamente compromete a duração e a quantidade de enchimento alcançada durante a fase inicial de enchimento diastólico

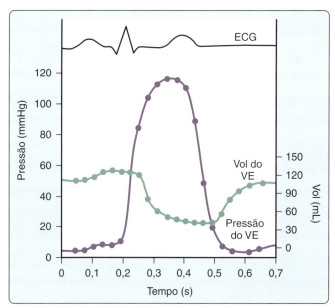

Fig. 15.1 Volume e pressão simultâneos do ventrículo esquerdo *(VE)* durante um ciclo cardíaco. *ECG*, eletrocardiograma. (De Barash PG, Kopriva DJ. Cardiac pump function and how to monitor it. In: Thomas SJ, ed. *Manual of Cardiac Anesthesia*. New York: Churchill Livingstone; 1984:1.)

rápido e aumenta a contribuição relativa da contração atrial para o enchimento diastólico total. Uma pressão atrial esquerda média muito maior é necessária para distender o VE na ausência do mecanismo sinusal. Um dos tratamentos do ritmo juncional é a infusão de volume.

O membro sistólico da alça pressão-volume mostra a preservação da função da bomba, evidenciada pela manutenção do volume sistólico (VS) e da fração de ejeção (FE). O uso de reserva pré-carga e a HVE adequada provavelmente são os principais mecanismos compensatórios que mantêm o fluxo anterógrado. Estudos clínicos confirmaram que o desempenho de ejeção é preservado em detrimento da hipertrofia miocárdica e a adequação da resposta hipertrófica tem sido relacionada ao grau em que atinge a normalização do estresse da parede, de acordo com a relação de Laplace. A HVE pode ser observada como uma resposta fisiológica compensatória; no entanto, estresse pós-carga grave e HVE proporcionalmente maciça podem diminuir a perfusão subendocárdica e sobrepor o componente da disfunção contrátil isquêmica.

Na EA, os sinais e os sintomas da ICC geralmente se desenvolvem quando a reserva pré-carga está esgotada, não porque a contratilidade está intrínseca ou permanentemente comprometida. Isso contrasta com a regurgitação mitral (RM) e a RA, em que a disfunção miocárdica irreversível pode se desenvolver antes do início de sintomas significativos.

A maior ameaça ao ventrículo hipertrofiado é sua extraordinária sensibilidade à isquemia. A hipertrofia ventricular aumenta diretamente a demanda de oxigênio miocárdico basal (Mv_{O_2}). Os outros principais determinantes da Mv_{O_2} são a frequência cardíaca, a contratilidade e, o mais importante, a tensão na parede. Aumentos na tensão da parede ocorrem como consequência direta da lei de Laplace em pacientes com hipertrofia relativamente inadequada. A possibilidade de disfunção contrátil isquêmica no ventrículo inadequadamente hipertrofiado decorre dos aumentos da tensão da parede, o que se assemelha diretamente ao desequilíbrio entre o aumento da pressão sistólica máxima e o grau de hipertrofia mural. Embora existam evidências consideráveis de anomalias do lado da oferta na relação de suprimento e demanda miocárdicos em pacientes com EA, dados clínicos também apoiam o aumento do Mv_{O_2} como importante na gênese da isquemia miocárdica.

Sobre o lado da oferta, a maior pressão diastólica final do ventrículo esquerdo (PDFVE) pouco complacente estreita inevitavelmente o gradiente de pressão de perfusão coronária (PPC) diastólica. Com obstrução grave, decréscimos no VS e hipotensão sistêmica resultante podem comprometer criticamente a perfusão coronariana. Um círculo vicioso pode se desenvolver porque anormalidades induzidas por isquemia do relaxamento diastólico podem agravar o problema de complacência e estreitar ainda mais o gradiente da PPC. Isso estabelece o estágio para disfunção contrátil isquêmica, diminuições adicionais no VS e piora da hipotensão.

Dificuldade em Estenose Aórtica de Baixo Gradiente e Baixo Débito

Um subgrupo de pacientes com EA grave, disfunção ventricular esquerda e baixo gradiente transvalvar sofre alta taxa de mortalidade operatória e prognóstico sombrio. É difícil avaliar com precisão a AVA em EA com baixo fluxo e baixo gradiente, porque a área calculada da válvula é proporcional ao VS anterógrado e a constante de Gorlin varia em estados de baixo fluxo. Alguns pacientes com EA de baixo fluxo e baixo gradiente têm uma AVA reduzida como resultado de VS anterógrado inadequado, não de estenose anatômica. É improvável que o tratamento cirúrgico beneficie esses pacientes, porque a patologia subjacente é um miocárdio fracamente contrátil. Entretanto, pacientes com EA anatômica grave podem se beneficiar da substituição valvar, apesar do aumento do risco operatório associado ao estado hemodinâmico de baixo fluxo e baixo gradiente. As diretrizes do American College of Cardiology/American Heart Association (ACC/AHA)

Tabela 15.1	Hipertrofia por Sobrecarga de Pressão
Aspectos Benéficos	**Aspectos Prejudiciais**
Aumenta o trabalho ventricular	Diminui a distensibilidade diastólica ventricular
Normaliza o estresse da parede	Prejudica o relaxamento ventricular
Normaliza o encurtamento sistólico	Prejudica a reserva de vasodilatador coronariano, levando à isquemia subendocárdica

De Lorell BH, Grossman W. Cardiac hypertrophy: the consequences for diastole. *J Am Coll Cardiol.* 1987;9:1189.

exigem uma avaliação por ecocardiografia com dobutamina para diferenciar pacientes com EA anatômica fixa daqueles com EA dependente de fluxo com disfunção ventricular esquerda. A EA de baixo fluxo e baixo gradiente é definida como um gradiente médio de menos de 30 mmHg e uma AVA calculada menor que 1,0 cm^2.

Momento Oportuno para Intervenção

Para pacientes assintomáticos com EA, parece ser relativamente seguro adiar a cirurgia até que os sintomas se desenvolvam, mas os desfechos variam muito. Calcificação valvar moderada ou grave, associada a aumento rápido da velocidade do jato aórtico, identifica pacientes com prognóstico muito ruim. Eles devem ser considerados para a substituição precoce da válvula, em vez de adiar até o desenvolvimento dos sintomas.

A ecocardiografia e o teste de esforço podem identificar pacientes assintomáticos com probabilidade de serem beneficiados pela cirurgia. Em um estudo com 58 pacientes assintomáticos, 21 apresentaram sintomas pela primeira vez durante o teste ergométrico. As diretrizes para SVA em pacientes com EA são mostradas na Tabela 15.1.

O desfecho funcional após SVA para pacientes com mais de 80 anos é excelente, o risco cirúrgico é limitado e as taxas de sobrevida tardia são boas. Para os pacientes com disfunção ventricular esquerda grave e com gradiente médio transvalvar baixo, a taxa de mortalidade cirúrgica foi aumentada, mas a SVA foi associada à melhora do estado funcional. As taxas de sobrevida pós-operatórias foram melhores para pacientes mais jovens e para aqueles com próteses valvares maiores, enquanto as taxas de sobrevida em médio prazo foram correlacionadas a melhora da classe funcional pós-operatória.

Considerações sobre Anestesia

Os princípios fisiopatológicos descritos determinam o manejo da anestesia com base em hipotensão sistêmica, manutenção do ritmo sinusal e do volume intravascular adequado e consciência do potencial para isquemia miocárdica (Quadro 15.1). Na ausência de ICC, a pré-medicação adequada pode reduzir a probabilidade de excitação pré-operatória indevida, taquicardia e exacerbação da isquemia miocárdica e do gradiente de pressão transvalvar. Em pacientes com obstrução crítica do trato de saída, no entanto, pré-medicação pesada com uma resposta venodilatadora exagerada pode reduzir o VDFVE (e a PDFVE) adequadamente aumentado necessário para superar o gradiente de pressão sistólica. Nesses pacientes, a precaução adicional de administrar oxigênio suplementar pode evitar a possibilidade de uma resposta também pronunciada aos efeitos sedativos do pré-medicamento.

QUADRO 15.1 *Estenose Aórtica*
Manter a pré-carga e o enchimento diastólico
Manter o ritmo sinusal
Manter ou aumentar a pós-carga
Evitar depressão miocárdica
Evitar taquicardia, hipotensão e situações de demanda aumentada de oxigênio miocárdico

A monitorização intraoperatória deve incluir um sistema eletrocardiográfico (ECG) de cinco derivações-padrão, incluindo uma derivação V_5, devido à vulnerabilidade do VE à isquemia. Uma restrição prática em termos de interpretação é que esses pacientes geralmente apresentam alterações de ECG em razão da HVE pré-operatória. As anormalidades do segmento ST associadas (i.e., padrão tipo *strain*) podem ser indistinguíveis ou muito semelhantes às da isquemia miocárdica, dificultando a interpretação intraoperatória. A derivação II e possivelmente o eletrocardiograma esofágico devem ser prontamente obtidos para avaliar as alterações da onda P no caso de arritmias supraventriculares.

A monitorização hemodinâmica é controversa e poucos dados prospectivos estão disponíveis para basear uma decisão clínica esclarecida. A pressão venosa central (PVC) é uma estimativa particularmente precária do enchimento ventricular esquerdo quando a complacência ventricular esquerda é reduzida. Uma PVC normal pode subestimar de maneira significativa a PDFVE ou a pressão de encunhamento capilar pulmonar (PCWP – pulmonar capillary wedge pressure). Os principais riscos, embora mínimos, do uso de cateter de artéria pulmonar (CAP) no paciente com EA são hipotensão induzida por arritmia e isquemia. A perda da contração atrial síncrona ou uma taquiarritmia supraventricular pode comprometer o enchimento diastólico do VE pouco complacente, resultando em hipotensão e em potencial para rápida deterioração hemodinâmica. A ameaça de arritmias induzidas por cateter é significativa para o paciente com EA. No entanto, a aceitação de uma PVC abaixo do normal como evidência de boa função ventricular pode levar a uma insuficiência também catastrófica do VE com base na reposição insuficiente de perda sanguínea cirúrgica. Até certo ponto, mesmo a PCWP pode subestimar a PDFVE (e a VDFVE) quando a complacência ventricular é acentuadamente reduzida. A colocação de um CAP também possibilita medição de DC, parâmetros hemodinâmicos derivados, saturação mista de oxigênio venoso (SvO_2) e possível estimulação transvenosa.

O manejo de líquido intraoperatório deve ser direcionado à manutenção de pressões de enchimento do lado esquerdo adequadamente aumentadas. Esse é um dos motivos pelos quais muitos médicos acham que o CAP vale seu pequeno risco arritmogênico. É particularmente importante acompanhar as perdas de volume intravascular na cirurgia não cardíaca, em que a duração mais curta da cirurgia pode tornar a anestesia inalatória ou regional potencialmente vasodilatadora preferível à técnica narcótica.

Pacientes com EA sintomática geralmente são encontrados apenas no cenário de cirurgia cardiovascular devido ao seu prognóstico sombrio, sem SVA. Poucos estudos abordaram especificamente a resposta desses pacientes aos agentes-padrão de indução intravenosa e inalatória; no entanto, as respostas aos agentes narcóticos e não narcóticos intravenosos aparentemente não são diferentes daquelas dos pacientes com outras formas de DCV. O principal benefício da indução de narcóticos é a garantia de uma profundidade adequada da anestesia durante a intubação, que atenua de maneira confiável as respostas simpáticas reflexas potencialmente deletérias capazes de precipitar taquicardia e isquemia.

Muitos médicos também preferem uma técnica narcótica pura para a manutenção. A inotropia negativa dos anestésicos inalatórios é uma desvantagem teórica para um miocárdio que enfrenta o desafio de superar a obstrução do trato do fluxo de saída. Uma desvantagem clinicamente mais relevante pode ser o aumento do risco de hipotensão induzida por arritmias, particularmente aquela associada a ritmo nodal e resultante de perda da contribuição crucial do átrio para o enchimento do ventrículo hipertrofiado. Ocasionalmente, a estimulação cirúrgica provoca uma resposta hipertensiva, apesar da impedância imposta pela válvula estenótica, e uma profundidade aparentemente adequada de anestesia narcótica. Nesses pacientes, um julgamento criterioso de baixas concentrações de um agente inalatório, usado apenas para o controle da hipertensão, pode mostrar-se eficaz. A capacidade de monitorizar simultaneamente o CO é útil nessa situação. A tentação de controlar a hipertensão intraoperatória com vasodilatadores deve ser combatida na maioria dos casos. Dado o risco de isquemia, a nitroglicerina parece ser um fármaco particularmente atraente. Sua eficácia no alívio da isquemia subendocárdica em pacientes com EA é controversa; entretanto, há sempre o risco de episódios transitórios de ultrapassagem. A dependência crítica do ventrículo hipertrofiado de uma PPC adequada pode ser implacável mesmo com uma queda momentânea da pressão arterial sistêmica.

A hipotensão intraoperatória, independentemente da causa primária, deve ser tratada imediata e agressivamente com um agonista α-adrenérgico direto, como fenilefrina. O objetivo deve ser restaurar imediatamente a PPC e, em seguida, resolver o problema subjacente (p. ex., hipovolemia, arritmia). Após a resposta da pressão arterial, o tratamento do evento precipitante deve ser igualmente agressivo, mas a transfusão ou a cardioversão rápidas não devem atrasar a administração de vasoconstritor de ação direta. Pacientes com EA grave nos quais sinais objetivos de isquemia miocárdica persistem apesar da restauração da pressão arterial devem ser tratados de maneira extremamente agressiva. Isso pode significar o uso imediato de um agente inotrópico ou a aceleração da instituição da circulação extracorpórea (CEC).

CARDIOMIOPATIA HIPERTRÓFICA

Cardiomiopatia Obstrutiva Hipertrófica

A cardiomiopatia hipertrófica obstrutiva (CMOH) é uma malformação genética relativamente comum do coração, com uma prevalência de aproximadamente 1 caso em 500 nascimentos. A hipertrofia inicialmente se desenvolve no septo e estende-se até as paredes livres, frequentemente conferindo um quadro de hipertrofia concêntrica. A hipertrofia septal assimétrica leva a um gradiente de pressão variável entre a câmara ventricular esquerda apical e o TSVE. A obstrução do TSVE leva a aumentos da pressão ventricular esquerda, o que estimula o círculo vicioso de hipertrofia adicional e aumento da obstrução do TSVE.

As modalidades de tratamento incluem antagonistas β-adrenérgicos, bloqueadores do canal de cálcio e miectomia cirúrgica do septo. Por mais de 40 anos, o tratamento-padrão tem sido a miotomia-miectomia do septo ventricular de Morrow, na qual uma pequena quantidade de músculo do septo subaórtico é ressecada. Duas novas modalidades de tratamento ganharam popularidade nos últimos anos: estimulação de dupla-câmara e redução septal (i.e., ablação) com etanol.

Manifestações Clínicas e História Natural

A apresentação clínica dos pacientes varia muito. A ecocardiografia tem inquestionavelmente aumentado o número de pacientes assintomáticos que carregam o diagnóstico. A maioria dos pacientes com CMOH é assintomática e tem sido observada pelo ecocardiografista em razão de parentes com doença clínica. O acompanhamento continua sendo um problema importante para os cardiologistas, pois a morte súbita ou a parada cardíaca pode ocorrer como sintoma de apresentação em pouco mais da metade dos pacientes previamente assintomáticos.

As queixas de apresentação menos dramáticas incluem dispneia, angina e síncope. O quadro clínico é frequentemente semelhante ao de EA valvar. Os sintomas podem compartilhar uma base fisiopatológica semelhante (p. ex., baixa complacência diastólica) nas duas condições. As implicações prognósticas da doença clínica, no entanto, são menos certas para pacientes com CMOH. Embora a parada cardíaca possa ser um evento não anunciado, alguns pacientes podem ter episódios de angina ou síncope intermitente por muitos anos. As palpitações são frequentemente descritas e podem estar relacionadas a várias arritmias subjacentes.

Fisiopatologia

Na CMOH, a principal anormalidade fisiopatológica é a hipertrofia miocárdica. A hipertrofia é um evento primário nesses pacientes e ocorre independentemente da obstrução do trato de saída. Ao contrário da EA, a hipertrofia gera o gradiente de pressão, não o contrário. Histologicamente, a hipertrofia consiste em desarranjo da fibra miocárdica e, anatomicamente, há geralmente aumento desproporcional do septo interventricular.

A CMOH é caracterizada por amplo espectro de obstrução, que está ausente em alguns pacientes e varia de leve a grave em outros. As qualidades mais distintivas da obstrução são sua natureza dinâmica (i.e., depende do estado contrátil e das condições de carga), seu momento de ocorrência (i.e., começa precocemente e atinge um pico variável) e sua localização subaórtica. A obstrução subaórtica origina-se da invasão do septo hipertrofiado no trato de saída sistólico, que é delimitado anteriormente pelo septo interventricular e posteriormente pelo folheto anterior da válvula mitral. Na maioria dos pacientes com obstrução, o movimento anterior exagerado (i.e., em direção ao septo) do folheto da válvula mitral anterior durante a sístole acentua a obstrução. A causa do movimento sistólico anterior (MSA) não é clara. Uma possibilidade é que a válvula mitral seja puxada para o septo pela contração dos músculos papilares, cuja orientação é anormal devido ao processo hipertrófico. Outra teoria é que a contração vigorosa do septo hipertrofiado resulta em rápida aceleração do sangue através do trato de saída simultaneamente estreitado. As forças hidráulicas geradas (compatíveis com um efeito de Venturi) podem fazer com que o folheto anterior da válvula mitral seja trazido próximo ou em contato com o septo interventricular (Fig. 15.2). Após o desencadeamento da obstrução, o folheto da válvula mitral é forçado contra o septo pela diferença de pressão em relação ao orifício. No entanto, a diferença de pressão diminui ainda mais o tamanho do orifício e aumenta ainda mais a diferença de pressão em uma alça de feedback de amplificação dependente do tempo. Essa análise é compatível com as observações de que o gradiente medido se correlaciona diretamente à duração do contato mitral-septal. Embora ainda controverso, parece haver boa correlação entre o grau de MSA e a magnitude do gradiente de pressão. O contato MSA-septo também é subjacente à obstrução subaórtica grave típica da CMOH dos idosos, embora o estreitamento geralmente seja mais grave e a contribuição do movimento septal em direção à válvula mitral seja usualmente maior.

Além de MSA, aproximadamente 66% dos pacientes exibem uma constelação de malformações estruturais da válvula mitral. As malformações incluem aumento da área do folheto e alongamento dos folhetos ou inserção anômala do músculo papilar diretamente no folheto anterior da válvula mitral. A CMOH não é um processo de doença restrito ao músculo cardíaco isoladamente porque essas anormalidades anatômicas da válvula mitral têm pouca probabilidade de serem adquiridas ou causadas por fatores mecânicos.

Três mecanismos básicos – aumento da contratilidade, diminuição da pós-carga e diminuição da pré-carga – exacerbam o grau de contato MAS-septo e produzem a

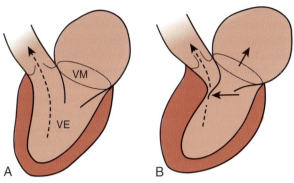

Fig. 15.2 Mecanismo proposto de movimento sistólico anterior na cardiomiopatia hipertrófica. (A) Normalmente, o sangue é ejetado do ventrículo esquerdo (*VE*) através de um trato de saída desimpedido. (B) O espessamento do septo ventricular restringe o trato de saída e a obstrução faz com que o sangue seja ejetado em maior velocidade e mais próximo da área da válvula mitral anterior (*VM*). Devido à sua proximidade com a trajetória do líquido de alta velocidade, o folheto da VM anterior é atraído para o septo hipertrofiado por um efeito de Venturi (*seta à esquerda*). (De Wigle ED, Sasson Z, Henderson MA, et al. Hypertrophic cardiomyopathy: the importance of the site and the extent of hypertrophy – a review. *Prog Cardiovasc Dis*. 1985; 28:1.)

obstrução dinâmica típica de pacientes com CMOH. A via comum é uma redução do volume ventricular (de modo ativo, por aumento da contratilidade direta ou reflexivamente em resposta à vasodilatação, ou de modo passivo, por redução da pré-carga), o que aumenta a proximidade do folheto anterior da válvula mitral do septo hipertrofiado. Fatores que em geral prejudicam o desempenho contrátil, como depressão miocárdica, vasoconstrição sistêmica e hiperdistensão ventricular, tipicamente melhoram a função sistólica em pacientes com CMOH e obstruem o trato de saída.

Em termos de diagnóstico, os paradoxos são explorados quantificando-se o grau de obstrução subaórtica após o isoproterenol (p. ex., aumento da inotropia, taquicardia, redução do volume) e a manobra de Valsalva (p. ex., diminuição do retorno venoso, volume ventricular), os quais provocam, de maneira confiável, aumentos no gradiente de pressão. Na sala de cirurgia, a ectopia induzida por cateter ou as contrações ventriculares prematuras resultantes da manipulação cardíaca podem agravar temporariamente o gradiente por aumento da inotropia da potencialização pós-extrassistólica. Terapeuticamente, a carga volêmica, a depressão miocárdica e a vasoconstrição podem minimizar a obstrução e aumentar o fluxo anterógrado.

A complacência diastólica deficiente é a manifestação mais clinicamente aparente das anormalidades de relaxamento. As pressões de enchimento do ventrículo esquerdo são acentuadamente aumentadas, embora com maior ejeção sistólica e um VDF normal ou subnormal. O volume ventricular reduzido enfatiza o papel fundamental desempenhado pelo miocárdio hipertrofiado, mas intrinsecamente deprimido. Reduções na pós-carga, que são mediadas pela hipertrofia, sustentam o desempenho sistólico do ventrículo, resultando em aumento do esvaziamento e pequeno volume diastólico. Entretanto, a hipertrofia também prejudica o relaxamento, resultando em baixa complacência diastólica e em aumento da pressão de enchimento ventricular. A alta pressão de enchimento não reflete a distensão de um ventrículo com falha, embora as relações de volume-estresse sugiram que a contratilidade esteja intrinsecamente deprimida. Essa doença é caracterizada por disfunções sistólica e diastólica.

Como em pacientes com EA valvular, as pressões de enchimento relativamente altas refletem o VDFVE (i.e., grau de reserva de pré-carga) necessário para superar a obstrução do fluxo de saída. A intervenção com vasodilatadores é, portanto, inadequada. A baixa complacência ventricular também significa que os pacientes com CMOH dependem de grande volume intravascular e da manutenção do ritmo sinusal para enchimento diastólico adequado. A contribuição atrial para o enchimento ventricular é ainda mais importante na CMOH do que na EA valvular, podendo chegar a 75% do VS total.

Outra semelhança entre CMOH e EA valvular é que a combinação de hipertrofia miocárdica, com ou sem obstrução da VSVE, pode precipitar desequilíbrios na relação de oferta e demanda de oxigênio miocárdico. O desconforto semelhante à angina é um sintoma clássico de pacientes com CMOH e sua patogenia tem sido atribuída a aumentos da MvO_2, especificamente a massa muscular total aumentada e a alta tensão da parede sistólica gerada pela ejeção do ventrículo contra a obstrução subaórtica dinâmica. No entanto, como em pacientes com EA, há evidências de um comprometimento no suprimento de oxigênio do miocárdio.

Os β-bloqueadores e os bloqueadores dos canais de cálcio formam a base da terapia clínica para CMOH. O β-bloqueador é mais útil para prevenir aumentos mediados pelo sistema simpático no gradiente subaórtico e para a prevenção de taquiarritmias, que podem exacerbar a obstrução do fluxo de saída. A disopiramida também tem sido usada para reduzir a contratilidade e por suas propriedades antiarrítmicas. Os bloqueadores dos canais de cálcio frequentemente revelam-se clinicamente eficazes em pacientes com CMOH, independentemente de presença ou ausência de obstrução sistólica. O mecanismo de ação envolve melhora do relaxamento diastólico, possibilitando um aumento do VDFVE a um menor nível de PDFVE. A inotropia negativa pode atenuar o gradiente de pressão subaórtico, mas em pacientes selecionados o gradiente pode piorar devido a graus pronunciados e imprevisíveis de vasodilatação.

A cirurgia (i.e., miotomia septal ou miomectomia parcial pela abordagem aórtica) é reservada para pacientes que permanecem sintomáticos apesar da terapia farmacológica máxima. Em um estudo retrospectivo de longo prazo, a taxa de sobrevida cumulativa foi significativamente melhor em pacientes tratados cirurgicamente do que em pacientes tratados farmacologicamente. Entretanto, é provável que a terapia farmacológica possa ser mais apropriada para o paciente com um componente dinâmico ao seu grau de obstrução subaórtica. Melhoras adicionais no desfecho clínico de pacientes tratados cirurgicamente podem ser alcançadas com a adição de verapamil, presumivelmente refletindo um ataque em duas frentes nos componentes sistólicos (i.e., miomectomia) e diastólicos (i.e., verapamil) da doença. O entusiasmo continua para o uso terapêutico da estimulação de dupla-câmara nessa doença, com alguns pacientes demonstrando reduções em seus gradientes subaórticos. Não é uma opção para pacientes com fibrilação atrial (FA).

Considerações sobre Anestesia

As prioridades no manejo da anestesia são evitar o agravamento da obstrução subaórtica e, ao mesmo tempo, manter-se atento às alterações na função diastólica que podem ser, de algum modo, passíveis de manipulação farmacológica direta (Quadro 15.2). É necessário manter um volume intravascular adequado, evitando aumentos diretos ou reflexos da contratilidade ou da frequência cardíaca. Esses últimos objetivos podem ser alcançados

QUADRO 15.2 *Cardiomiopatia Hipertrófica*

Pré-carga é aumentada
Pós-carga é reduzida
Meta é a depressão miocárdica
Evitar taquicardia, inotrópicos e vasodilatadores

com um nível profundo de anestesia geral e depressão direta miocárdica associada. Independentemente da técnica específica, a preservação de uma PPC adequada com uso de vasoconstritores, em vez de inotrópicos, é necessária para evitar isquemia miocárdica. A pré-medicação pesada é aconselhável, com vistas a evitar a taquicardia induzida pela ansiedade ou reduzir o enchimento ventricular. O β-bloqueio crônico ou o bloqueio do canal de cálcio devem ser continuados até e inclusive no dia da cirurgia. Esses medicamentos devem ser reiniciados logo após a cirurgia, particularmente em pacientes submetidos à cirurgia não cardíaca.

A monitorização intraoperatória deve incluir um sistema de ECG com a capacidade de monitorizar uma derivação V_5 e cada uma das seis derivações de membro. A inspeção da derivação II pode ser útil no diagnóstico preciso das taquiarritmias supraventriculares e juncionais, que podem precipitar uma deterioração hemodinâmica catastrófica devido ao potencial de enchimento ventricular inadequado, resultante da redução do tempo diastólico ou da perda de contribuição atrial para o enchimento ventricular. Essas últimas podem ser cruciais em pacientes com complacência diastólica significativamente reduzida. Ondas Q anormais foram descritas no eletrocardiograma de 20% a 50% dos pacientes com CMOH. Essas ondas não devem causar preocupação sobre um infarto do miocárdio prévio; em vez disso, elas provavelmente representam acentuação da despolarização septal normal ou retardamento da despolarização de células eletrofisiologicamente anormais. Alguns pacientes apresentam intervalo PR curto, com desvio inicial do complexo QRS, e podem apresentar maior risco de taquiarritmias supraventriculares devido à pré-excitação. Embora os fatores predisponentes específicos sejam desconhecidos, os pacientes com CMOH têm risco aumentado para qualquer tipo de arritmia no contexto operatório.

Dadas as anormalidades pronunciadas na complacência diastólica do ventrículo esquerdo, a PVC provavelmente é um guia impreciso para alterações no volume ventricular esquerdo. No entanto, um cateter de PVC é extremamente útil para a administração imediata de fármacos vasoativos, caso se tornem necessários. Assim como na EA valvular, as informações fornecidas pela inserção de um CAP valem o pequeno risco arritmogênico. O potencial para a exacerbação da obstrução do trato de saída induzida pela hipovolemia faz com que seja crucial que o médico tenha uma medição precisa do enchimento intravascular. Redução da complacência diastólica significa que a PCWP superestima o verdadeiro estado de volume do paciente e um objetivo clínico razoável é manter a PCWP na faixa de alta-normal a elevada. Um CAP com capacidade de estimulação é ideal porque a estimulação com *overdrive* atrial pode causar melhora hemodinâmica imediata no caso de episódios de ritmo juncional. A necessidade absoluta desses pacientes de uma pré-carga adequada não pode ser subestimada, porque mesmo alterações bruscas de posicionamento resultaram em deterioração hemodinâmica aguda, incluindo edema pulmonar agudo.

As arritmias intraoperatórias exigem terapia agressiva. Durante a cirurgia cardíaca, a inserção de cânulas venosas pode precipitar arritmias atriais. Como a hipotensão resultante pode ser grave, o cirurgião deve canular a aorta antes da manipulação atrial. Taquiarritmias supraventriculares ou juncionais podem requerer cardioversão imediata se precipitarem graus catastróficos de hipotensão. Embora o verapamil seja um fármaco de escolha para taquicardia atrial e juncional paroxística, ele pode piorar desastrosamente a obstrução do TSVE se provocar vasodilatação excessiva ou se for usado para definir hipotensão grave. A cardioversão é preferível quando a pressão arterial média já é muito baixa. A administração concomitante de fenilefrina também é aconselhável. Esse fármaco é tipicamente uma opção de baixo risco e alto rendimento para o paciente hipotenso com CMOH; aumenta a perfusão, pode melhorar o gradiente de pressão e, frequentemente, desencadeia um reflexo vagal potencialmente benéfico quando usado para tratar hipotensão induzida por taquiarritmia.

Os anestésicos inalatórios são comumente usados em pacientes com CMOH. A depressão miocárdica dependente da dose é ideal porque a inotropia negativa reduz o grau de contato MSA-septal, o que reduz a obstrução do TSVE. A hipotensão geralmente é resultado de hipovolemia subjacente, que é potencialmente exacerbada pela vasodilatação induzida pela anestesia. Inotrópicos, agonistas β-adrenérgicos e cálcio são contraindicados, pois pioram a obstrução sistólica e perpetuam a hipotensão. Na maioria dos casos, uma resposta benéfica pode ser obtida com reposição agressiva de volume intravascular e infusão concomitante de fenilefrina.

REGURGITAÇÃO AÓRTICA

Manifestações Clínicas e História Natural

A RA pode resultar de uma anormalidade da própria válvula, de anatomia bicúspide, de origem reumática ou infecciosa ou em associação a qualquer condição que produz dilatação da raiz da aorta e separação do folheto. Doenças valvares não reumáticas comumente resultantes da RA incluem endocardite infecciosa, trauma e distúrbios do tecido conjuntivo, como síndrome de Marfan ou necrose medial cística da válvula aórtica. A dissecção aórtica decorrente de trauma, hipertensão ou processos degenerativos crônicos também pode resultar na dilatação da raiz e em incompetência funcional.

A história natural da RA crônica é a de um longo intervalo assintomático durante o qual a incompetência valvular e o aumento secundário do ventrículo se tornam progressivamente mais graves. Quando os sintomas aparecem, geralmente são os de ICC e dor torácica, se ocorrer, é frequentemente de origem diferente de esforço. A expectativa de vida para pacientes com doença significativa é, historicamente, de cerca de 9 anos e, em contraste com a EA, o início dos sintomas em razão da RA não significa imediatamente um prognóstico sombrio. Na ausência de cirurgia, o reconhecimento precoce da RA e o uso crônico de vasodilatadores prolongam o tempo de vida dessa população de pacientes.

Uma característica relativamente única e problemática da RA crônica é que a gravidade dos sintomas e a sua duração podem se correlacionar inadequadamente com o grau de hemodinâmica e deficiência contrátil. A questão na tomada de decisão cirúrgica é que muitos pacientes podem permanecer assintomáticos, período durante o qual estão passando por deterioração progressiva da contratilidade miocárdica. Exames diagnósticos não invasivos (i. e., cineangiografia com radionucleotídeos e avaliação ecocardiográfica bidimensional e Doppler da resposta ao estresse farmacológico pós-carga) podem facilitar a detecção de distúrbios precoces na função contrátil em pacientes relativamente assintomáticos. Esses achados são importantes para o cardiologista ao considerar o encaminhamento cirúrgico porque pacientes com depressão da função ventricular esquerda pré-operatória apresentam taxas de mortalidade perioperatória maiores e maior risco de insuficiência cardíaca (IC) pós-operatória.

Como na RM aguda, a fisiologia da RA aguda é bem diferente de RA crônica. Causas comuns incluem endocardite, trauma e dissecção aguda da aorta. Devido à falta de compensação crônica, esses pacientes geralmente apresentam edema pulmonar e insuficiência cardíaca refratários à terapia medicamentosa ideal. Os pacientes são frequentemente hipotensos e parecem estar à beira do colapso cardiovascular.

Fisiopatologia

A sobrecarga de volume do ventrículo esquerdo é a característica patognomônica da RA crônica. O grau de sobrecarga volumétrica é determinado pela magnitude do fluxo regurgitante, que está relacionado ao tamanho do orifício regurgitante, pelo gradiente de pressão aortoventricular e pelo tempo diastólico.

Cronicamente, a RA resulta em um estado de sobrecarga de volume e de pressão no ventrículo esquerdo. O volume progressivo da RA aumenta a tensão da parede diastólica final (i.e., a pós-carga ventricular) e estimula a replicação seriada dos sarcômeros, produzindo

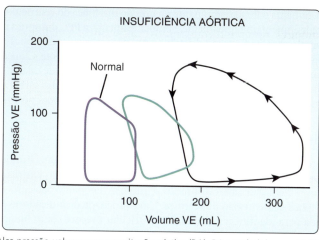

Fig. 15.3 Alça pressão-volume na regurgitação aórtica (RA). RA aguda (*alça verde*); RA crônica (*alça preta*). *VE*, ventricular esquerdo. (Modificada de Jackson JM, Thomas SJ, Lowenstein E. Anesthetic management of patients with valvular heart disease. *Semin Anesth*. 1982;1:239.)

um padrão de hipertrofia ventricular excêntrica. De acordo com a lei de Laplace, a dilatação do ventrículo aumenta a tensão sistólica da parede, estimulando alguma hipertrofia concêntrica. O resultado é a normalização da razão entre a espessura da parede ventricular e o raio cavitário. Esse processo de hipertrofia excêntrica resulta nos maiores graus absolutos de cardiomegalia observados na doença valvular. O VDF pode ser de três a quatro vezes o normal e DC muito altos podem ser sustentados.

A Figura 15.3 mostra os ciclos de pressão-volume para RA aguda e crônica. Na forma crônica, a curva pressão-volume diastólica é deslocada para a direita. Isso possibilita um aumento muito grande do VDFVE com alteração mínima na pressão de enchimento, uma propriedade frequentemente descrita como alta complacência diastólica.

Como o aumento da pré-carga é compensado pela hipertrofia ventricular, o DC é mantido pelo mecanismo de Frank-Starling e a insuficiência cardíaca não é observada, apesar de prováveis diminuições da contratilidade. Não há praticamente qualquer fase diastólica isovolumétrica porque o ventrículo está enchendo durante toda a diástole. A fase isovolumétrica da sístole também é breve em razão da baixa pressão diastólica aórtica. A impedância mínima à ejeção anterógrada de um VS grande possibilita a realização de um trabalho miocárdico máximo com um mínimo de consumo de oxigênio. Subsequentemente, no entanto, a sobrecarga de volume progressiva aumenta o VDF ventricular a ponto de a hipertrofia compensatória já não ser suficiente para compensar e ocorre um declínio na função sistólica. À medida que a função sistólica declina, a dimensão sistólica final aumenta ainda mais, o estresse da parede ventricular esquerda aumenta e a função ventricular esquerda é ainda mais comprometida pela pós-carga ventricular excessiva. Nesse ponto, o declínio da função ventricular é progressivo e pode ser bastante rápido.

Apesar de MvO_2 relativamente normal, pode ocorrer angina em 33% dos pacientes com RA grave, mesmo na ausência de DAC. Pacientes com RA crônica podem estar em risco de isquemia miocárdica causada por anormalidades induzidas pela hipertrofia da circulação coronariana. O aumento da massa miocárdica total pode aumentar o MvO_2 basal e há evidências de que o fluxo sanguíneo coronariano total, embora aumentado, não consegue acompanhar o aumento da massa miocárdica. Evidências sugerem que o desenvolvimento insidioso da disfunção contrátil pode, em parte, ter uma base isquêmica.

No intraoperatório, os pacientes com RA crônica podem estar em risco de isquemia aguda com episódios de bradicardia significativa. Como a bradicardia prolonga o tempo diastólico, ela aumenta o fluxo regurgitante e a pressão diastólica do ventrículo esquerdo e a tensão da parede aumentam rapidamente. Simultaneamente, a PPC diminui à medida que o escoamento aórtico ocorre durante a diástole e a pressão ventricular diastólica é aumentada. Nessas condições, a pressão de perfusão miocárdica pode ser insuficiente. Clinicamente, pode ocorrer descompensação muito rápida. O ventrículo isquêmico pode dilatar rapidamente a ponto de dimensões sistólicas finais progressivamente aumentadas serem observadas e isquemia e insuficiência ventricular tornam-se um circuito de *feedback* positivo.

Tomada de Decisão Cirúrgica

A avaliação precisa da contratilidade é crucial para a tomada de decisão cirúrgica, pois a história clínica de RA crônica pode ser um índice não confiável da função ventricular. Pacientes assintomáticos podem apresentar disfunção ventricular, enquanto pacientes sintomáticos podem estar livres de depressão miocárdica. Uma variedade de indicadores prognósticos tem sido usada para identificar a disfunção ventricular precoce como um gatilho para a intervenção cirúrgica. O estado clínico, como capacidade de exercício e classe da New York Heart Association (NYHA), e exames laboratoriais não invasivos e invasivos têm sido utilizados. Os parâmetros hemodinâmicos como relação estresse-volume sistólico final e estimativas do estado contrátil do ventrículo esquerdo têm sido avaliados como preditores de piora da função ventricular esquerda.

A cirurgia valvular é recomendada para pacientes assintomáticos com disfunção sistólica ventricular esquerda. A cirurgia também deve ser considerada se a dilatação ventricular tiver ocorrido no paciente assintomático, mesmo se a FE for normal. Em pacientes assintomáticos, mas com função ventricular normal, a ACC e a AHA recomendam uma avaliação adicional para causa não relacionada e uma observação. Nesses casos, a avaliação ecocardiográfica seriada é apropriada. Pacientes sintomáticos com disfunção ventricular esquerda devem ser submetidos à cirurgia.

Regurgitação Aórtica Aguda

Na RA aguda, a sobrecarga súbita de volume diastólico de um VE não adaptado resulta em aumento acentuado da PDF, porque o ventrículo está operando na porção mais inclinada da curva pressão-volume diastólica. Na RA aguda grave, a PDFVE pode se equilibrar com a pressão diastólica aórtica e exceder a pressão atrial esquerda na diástole tardia. Isso pode ser suficiente para causar o fechamento da válvula mitral antes da sístole atrial. Esse é um achado ecocardiográfico importante, indicativo de RA grave. Embora esse fenômeno inicialmente proteja os capilares pulmonares da força total da PDFVE drasticamente aumentada, a proteção pode ser de curta duração. A distensão ventricular esquerda grave frequentemente acompanha e produz aumento do anel mitral e RM funcional.

O declínio inevitável do VS na RA descompensada aguda produz uma resposta simpática reflexa, tornando a taquicardia e a alta resistência vascular sistêmica comuns. A taquicardia moderada diminui beneficamente o tempo regurgitante sem reduzir o volume de enchimento transmitral. A vasoconstrição, no entanto, preserva a PPC à custa do aumento do gradiente aórtico-ventricular e da regurgitação.

Os pacientes com RA aguda podem apresentar maior risco de isquemia miocárdica. Assim como na RA crônica e na bradicardia, a perfusão coronariana pode ser comprometida pela combinação de baixa pressão arterial diastólica e pelo aumento abrupto da PDFVE. A redução da PPC pode ser tão grave que o fluxo sanguíneo epicárdico fásico pode mudar para um padrão predominantemente sistólico com RA aguda grave. A dissecção dos óstios coronários é rara, mas frequentemente causa a morte de pacientes com RA aguda. Além do impedimento estrutural ao suprimento de oxigênio miocárdico, a hipotensão catastrófica e a PDFVE elevada se combinam para causar isquemia acentuada e dilatação ventricular.

A correção cirúrgica imediata é a única esperança de salvamento desses pacientes, que muitas vezes revelam-se refratários aos inotrópicos e aos vasodilatadores. Tentativas de estabilizar o componente isquêmico de sua lesão com balão intra-aórtico são geralmente contraindicadas, pois o aumento da pressão diastólica piora a regurgitação.

A RA aguda geralmente resulta de endocardite infecciosa ou dissecção aórtica e a ecocardiografia transesofágica (ETE) intraoperatória tem assumido importância crescente no diagnóstico da RA aguda e nas decisões quanto ao seu manejo cirúrgico. Estudos ecocardiográficos transesofágicos são altamente sensíveis e específicos para o diagnóstico de endocardite infecciosa e são significativamente mais sensíveis do que a ecocardiografia transtorácica. A ETE é particularmente útil no diagnóstico de abscessos associados à endocardite e pode detectar anormalidades previamente insuspeitas.

Considerações sobre Anestesia

A monitorização intraoperatória deve incluir um sistema de ECG para monitorizar um eletrodo precordial lateral, pois a isquemia é um risco potencial (Quadro 15.3). Para a maioria dos procedimentos valvulares, um CAP fornece informações úteis. Um CAP possibilita determinar as pressões de enchimento basais e o DC, o que é particularmente útil na RA crônica, dada a potencial falta de confiabilidade da história clínica e da FE. Igualmente importante é a capacidade de monitorizar com precisão a pré-carga ventricular e a resposta de DC às intervenções farmacológicas. O uso agressivo de vasodilatadores é frequentemente uma terapia adequada no perioperatório para o ventrículo com insuficiência, mas seu uso pode comprometer a pré-carga à qual o ventrículo foi ajustado cronicamente. Aumento simultâneo de pré-carga, guiada por pressão arterial diastólica pulmonar (PAP) ou PCWP, pode ser crucial para otimizar o DC quando a pós-carga é farmacologicamente manipulada. O outro requisito para um CAP é possibilitar a estimulação quando for previsto. Os efeitos deletérios da bradicardia significativa na RA foram descritos. Em pacientes que chegam à sala de cirurgia com frequência cardíaca inferior a 70 batimentos por minuto ou em pacientes nos quais a estimulação epicárdica rápida pode ser difícil de estabelecer (p. ex., reoperações), a colocação de um fio de estimulação provavelmente é indicada. Tipicamente, apenas um fio ventricular é apropriado. É mais confiável a estimulação atrial e, na RA, a contribuição atrial para o volume diastólico ventricular geralmente não é essencial. A captação do ventrículo com um fio transvenoso baseado em CAP pode ser difícil devido ao tamanho muito grande da cavidade ventricular em pacientes com RA crônica.

Como os pacientes com RA podem ter graus de disfunção miocárdica amplamente diferentes, o manejo da anestesia deve ser adequadamente individualizado. Para cirurgia cardíaca ou não cardíaca, os objetivos hemodinâmicos são taquicardia leve, estado inotrópico positivo e redução controlada da resistência vascular sistêmica. Para cirurgia cardíaca, as infusões de dopamina ou dobutamina, pancurônio, cetamina e nitroprussiato são escolhas excelentes. Para o paciente com RA aguda, os objetivos são os mesmos, mas a urgência deve ser enfatizada. É essencial reduzir rapidamente os volumes ventriculares dias-

QUADRO 15.3 *Regurgitação Aórtica*

Pré-carga é aumentada
Pós-carga é reduzida
Meta é o aumento do fluxo direto
Evitar bradicardia

tólicos finais e sistólicos finais com o uso muito agressivo de inotrópicos (p. ex., epinefrina) e vasodilatadores. Às vezes, existe a preocupação de que os inotrópicos possam exacerbar a dissecção das raízes na RA aguda, aumentando a força de cisalhamento na parede da aorta. Apesar da preocupação teórica, os inotrópicos positivos não devem ser retirados do paciente que piora na sala de cirurgia, pois podem fornecer minutos adicionais preciosos de estabilidade hemodinâmica necessários para a CEC.

Nas formas agudas e crônicas de RA, as medidas seriadas de DC podem indicar que o tamanho ventricular e o DC foram otimizados, independentemente da pressão sistêmica. A ETE é útil para avaliar o tamanho ventricular, mas provavelmente a maximização do DC nessas condições se aproxima mais do objetivo terapêutico do que apenas o tamanho ventricular. Com RA aguda e fechamento prematuro da válvula mitral, as PAP podem subestimar grosseiramente a PDFVE, que continua aumentando sob influência do jato regurgitante diastólico da aorta.

As fases precoce e tardia da CEC podem ser um problema, particularmente em reoperações. Antes da colocação da pinça, o ventrículo está em risco para distensão, se não estiver ejetando ou sendo drenado. Se o ventrículo dilata com RA durante a CEC, as pressões intraventriculares podem se equilibrar com as pressões da raiz da aorta. Nessas condições, não há perfusão coronariana e o ventrículo pode se dilatar rapidamente e tornar-se profundamente isquêmico. Isso pode ocorrer antes da colocação do pinçamento com bradicardia, fibrilação ventricular ou taquicardia ou com um ritmo supraventricular rápido que comprometa a atividade mecânica organizada. A correção do ritmo, a estimulação, o pinçamento da aorta ou a ventilação do ventrículo resolve o problema. Isso também pode ocorrer na cirurgia cardíaca para outras condições que não a RA. Em pacientes com RA desconhecida ou não corrigida, a remoção da pinça causa a mesma dilatação ventricular e a mesma isquemia se o ritmo e a ejeção não forem rapidamente estabelecidos. A ventilação ou a estimulação ventricular pode ser essencial até que um ritmo organizado, mecanicamente eficiente, seja estabelecido. Esse problema deve ser considerado em pacientes encaminhados apenas para revascularização miocárdica, naqueles com RA leve ou moderada sem SVA e em pacientes nos quais não é utilizada a ETE intraoperatória.

▦ ESTENOSE MITRAL

Manifestações Clínicas e História Natural

A EM clinicamente significativa em pacientes adultos geralmente é resultado de doença reumática. Anormalidades congênitas da válvula mitral são uma causa rara de EM em pacientes jovens. Outras afecções incomuns que não envolvem diretamente o aparato da válvula mitral, mas podem limitar o fluxo de entrada ventricular esquerdo e simular os achados clínicos da EM, incluem o *cor triatriatum*, grandes neoplasias do átrio esquerdo e obstrução da veia pulmonar.

Um período assintomático de décadas caracteriza a fase inicial da EM reumática. Os sintomas raramente aparecem até que a área valvar mitral (AVM) normal de 4 a 6 cm^2 (Fig. 15.4) tenha sido reduzida para 2,5 cm^2 ou menos. Quando a AVM atinge 1,5 a 2,5 cm^2, os sintomas geralmente ocorrem apenas em associação com exercícios ou problemas como febre, gravidez ou FA, que levam a aumentos da frequência cardíaca ou DC. Após a AVM diminuir para menos de 1,5 cm^2, os sintomas podem se desenvolver em repouso. Alguns pacientes são capazes de permanecer assintomáticos por longos períodos, reduzindo gradualmente seu nível de atividade. Pacientes com EM comumente relatam dispneia como sintoma inicial, um achado que reflete aumento da pressão atrial esquerda e congestão pulmonar. Além da dispneia, os pacientes podem relatar palpitações que sinalizam o início da FA. Tromboembolização sistêmica ocorre em 10% a 20% dos pacientes com EM e não

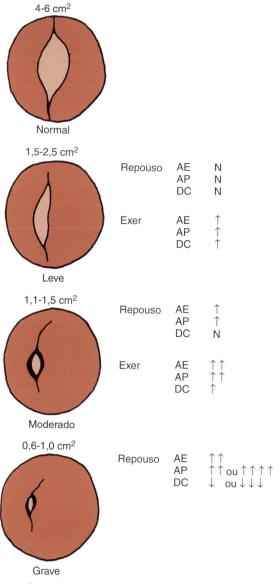

Fig. 15.4 Alterações hemodinâmicas com estreitamento progressivo da válvula mitral. *DC*, débito cardíaco; *Exer*, exercício; *AE*, átrio esquerdo; *N*, normal; *AP*, artéria pulmonar; ↑, aumentado; ↓, diminuído. (De Rapaport E. Natural history of aortic and mitral valve disease. *Am J Cardiol.* 1971;35:221.)

parece estar correlacionada à AVM ou ao tamanho do átrio esquerdo. A dor torácica que simula angina ocorre em um pequeno número de pacientes com EM e pode resultar de hipertrofia ventricular direita (HVD), não de DAC.

Houve uma mudança na idade típica na qual os pacientes são diagnosticados com EM. Anteriormente, os pacientes, muitas vezes mulheres, com EM eram identificados em seus 20 a 30 anos. Desde o início da década de 1990, talvez em razão da doença mais lentamente progressiva nos Estados Unidos, os pacientes têm sido diagnosticados em seus 40 e 50 anos.

Após o desenvolvimento dos sintomas, a EM continua sendo uma doença lenta e progressiva. Os pacientes geralmente vivem de 10 a 20 anos com sintomas leves, como dispneia ao esforço, antes que os sintomas incapacitantes de classes III e IV da NYHA desenvolvam-se. O estado sintomático do paciente prediz o desfecho clínico. Por exemplo, a taxa de sobrevida em 10 anos de pacientes com sintomas leves aproxima-se de 80%, mas a taxa de sobrevida em 10 anos de pacientes com sintomas incapacitantes é de apenas 15% sem cirurgia.

Fisiopatologia

A EM reumática resulta em espessamento do folheto valvar e fusão das comissuras. Mais tarde, no processo da doença, podem ocorrer calcificação e fusão das cordas subvalvulares. Essas alterações se combinam para reduzir a AVM efetiva e limitar o fluxo diastólico para o VE. Como resultado da obstrução fixa do fluxo de entrada ventricular esquerdo, as pressões atriais esquerdas aumentam. Pressões elevadas do átrio esquerdo limitam a drenagem venosa pulmonar e resultam em PAP aumentadas. Com o tempo, a hipertrofia arteriolar pulmonar desenvolve-se em resposta a pressões vasculares pulmonares cronicamente aumentadas. A hipertensão pulmonar pode desencadear aumentos no volume diastólico final do ventrículo direito (VDFVD) e na pressão (PDFVD), de modo que alguns pacientes podem apresentar sinais de insuficiência ventricular direita, como ascite ou edema periférico. O aumento atrial esquerdo é um achado quase universal em pacientes com EM estabelecida e é um fator de risco para FA.

Pacientes com EM toleram taquicardia de maneira particularmente precária. O fluxo de entrada do ventrículo esquerdo, já limitado por uma válvula mecanicamente anormal, fica ainda mais comprometido pelo declínio desproporcional no período diastólico que acompanha a taquicardia. A taxa de fluxo através da válvula estenosada deve aumentar para manter o enchimento do ventrículo esquerdo em um período diastólico mais curto. Como a área valvar permanece constante, o gradiente de pressão entre o AE e o VE aumenta pelo quadrado do aumento da taxa de fluxo, segundo a fórmula de Gorlin, na qual GP é o gradiente de pressão transvalvar:

$$\text{Área valvar} = \text{taxa de fluxo transvalvar/constante} \times \sqrt{GP}$$

A taquicardia exige um aumento significativo do gradiente de pressão transvalvar e pode precipitar sensações de falta de ar em pacientes acordados. Em pacientes com FA, a taxa ventricular aumentada é mais deletéria do que a perda de contração atrial. Embora a atividade atrial coordenada seja sempre preferível, o objetivo primário no tratamento de pacientes com EM e FA deve ser o controle da taxa ventricular.

A EM resulta em diminuição da reserva de pré-carga do ventrículo esquerdo. Como visto na alça pressão-volume na Figura 15.5, a VDFVE e a PDFVE estão reduzidas, com um declínio acompanhante no VS. Existe controvérsia em relação ao estado contrátil do VE nesses pacientes. A pré-carga limitada pode contribuir para uma FE reduzida em alguns desses pacientes. Entretanto, a observação de que o comprometimento contrátil do ventrículo esquerdo persiste após a cirurgia em alguns pacientes sugere que outras causas de disfunção ventricular esquerda possam existir. Miocardite reumática tem sido relatada, embora seu papel na produção de disfunção contrátil do ventrículo esquerdo seja incerto.

Tomada de Decisão Cirúrgica

O encaminhamento adequado de pacientes para intervenção cirúrgica requer integração de dados clínicos e ecocardiográficos. Pacientes com sintomas graves (i.e., classes III e IV da NYHA) devem ser encaminhados imediatamente para a cirurgia, pois o desfecho é ruim se tratados de maneira clínica. Pacientes apenas com EM leve e poucos ou nenhum sintoma podem ser tratados de maneira conservadora com avaliação periódica. Pacientes

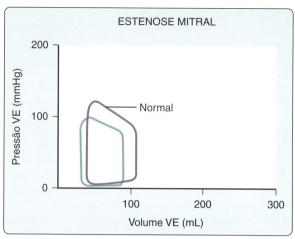

Fig. 15.5 Alça de pressão-volume (em *verde*) para estenose mitral. VE, ventrículo esquerdo. (De Jackson JM, Thomas SJ, Lowenstein E. Anesthetic management of patients with valvular heart disease. *Semin Anesth.* 1982;1:239.)

assintomáticos, mas com EM moderada (i.e., AVM entre 1,0 e 1,5 cm^2), necessitam de avaliação cuidadosa. Se hipertensão pulmonar significativa (pressão arterial sistólica pulmonar > 50 mmHg) for identificada, a intervenção cirúrgica deve ser considerada. A intervenção também pode ser indicada se um paciente se tornar sintomático ou se as PAP aumentarem significativamente durante o teste de esforço.

As opções cirúrgicas para o tratamento da EM continuam evoluindo. A comissurotomia fechada, na qual o cirurgião fratura comissuras mitrais fundidas, foi realizada pela primeira vez na década de 1920. Tornou-se popular nos anos de 1940 e ainda é usada para tratar EM em países em desenvolvimento. Com o advento da CEC, na década de 1950, as técnicas de comissurotomia aberta se desenvolveram, possibilitando ao cirurgião inspecionar diretamente a válvula antes de dividir as comissuras. Os objetivos comuns da comissurotomia mitral fechada e aberta incluem o aumento da AVM efetiva e a diminuição do gradiente de pressão atrial esquerdo para ventricular esquerdo, com um alívio resultante nos sintomas do paciente.

A comissurotomia mitral percutânea (CMP) possibilita uma abordagem menos invasiva e baseada em cateter para a EM. Foi relatada pela primeira vez por Inoue et al. em 1984 e os médicos de todo o mundo a realizam mais de 10.000 vezes por ano. A técnica de CMP envolve o direcionamento de um cateter com ponta de balão através da válvula mitral estenosada. Balões especificamente projetados possibilitam a insuflação sequencial das porções distal e proximal do balão, assegurando o posicionamento correto através da válvula mitral antes que a porção média do dispositivo seja insuflada para dividir as comissuras fundidas. A seleção de pacientes para CPM requer avaliação ecocardiográfica cuidadosa.

Nem todos os pacientes são candidatos a comissurotomia cirúrgica ou CPM. Aqueles com válvulas gravemente calcificadas ou RM significativa provavelmente terão resultados subótimos após comissurotomia. A anatomia da válvula mitral inadequada para CPM é mais comumente encontrada nos países ocidentais, onde os pacientes com EM tipicamente são diagnosticados em uma média de idade mais avançada. A substituição da válvula mitral é comumente recomendada para esses pacientes. O risco de substituição da válvula mitral depende das características do paciente, como idade, estado funcional e outras condições comórbidas. O risco cirúrgico em pacientes mais jovens, com poucos problemas clínicos coexistentes, geralmente é inferior a 5%. Por outro lado, o risco cirúrgico em pacientes idosos, com sintomas graves relacionados a EM e com múltiplas comorbidades, pode ser de 10% a 20%.

REGURGITAÇÃO MITRAL

Manifestações Clínicas e História Natural

Ao contrário da estenose mitral (EM), que geralmente é resultado de valvopatia reumática, a RM pode resultar de uma variedade de processos patológicos que afetam os folhetos valvares, as cordas tendíneas, os músculos papilares, o anel valvar ou o ventrículo esquerdo. A RM pode ser classificada como orgânica ou funcional. A RM orgânica descreve doenças que resultam em distorção, ruptura ou destruição dos folhetos mitrais ou das estruturas cordais. Nos países ocidentais, processos degenerativos que levam a prolapso do folheto com ou sem ruptura de cordões são a causa mais comum de RM. Outras causas de RM orgânica incluem endocardite infecciosa, calcificação do anel mitral, doença valvar reumática e distúrbios do tecido conjuntivo, como síndrome de Marfan ou de Ehlers-Danlos. Causas muito menos comuns de RM orgânica incluem fendas valvares mitrais congênitas, toxicidade por dietas-fármacos ou ergotamina e doença valvular carcinoide com tumores pulmonares metabolicamente ativos ou com shunt intracardíaco direita-esquerda.

A *RM funcional* descreve a RM que ocorre apesar de folhetos e cordas tendíneas estruturalmente normais. Resultando de função ou geometria alterada do ventrículo esquerdo ou do anel mitral, a RM funcional geralmente ocorre no contexto de cardiopatia isquêmica e o termo *RM isquêmica* é, às vezes, usado de maneira intercambiável com *RM funcional*. Entretanto, a forma funcional pode ocorrer em pacientes sem DAC demonstrável, como aqueles com cardiomiopatia dilatada idiopática e dilatação do anel mitral. O termo *RM isquêmica* provavelmente se aplica melhor a casos funcionais com uma causa isquêmica conhecida. A ruptura de um músculo papilar com RM aguda e grave é um pouco mais difícil de classificar. Embora geralmente uma sequela de infarto agudo do miocárdio (IAM) com folhetos e cordas normais, há uma ruptura anatômica evidente do aparelho mitral.

A história natural da RM varia porque pode ser causada por ampla variedade de processos de doença. Mesmo entre pacientes com doença de início agudo, o curso clínico depende do mecanismo da regurgitação e da resposta ao tratamento. Por exemplo, pacientes com RM aguda e grave causada por ruptura de um músculo papilar têm um desfecho desfavorável sem cirurgia. No entanto, o curso clínico da RM aguda causada por endocardite pode ser favorável se o paciente responder bem à antibioticoterapia. Embora aqueles com RM crônica geralmente entrem em uma fase inicial frequentemente assintomática e compensada, o curso de tempo para a progressão para disfunção ventricular esquerda e insuficiência cardíaca sintomática é imprevisível. A literatura reflete a ampla variação na história natural da RM, com taxas de sobrevida em 5 anos para pacientes com RM de 27% a 97%.

Fisiopatologia

A RM causa sobrecarga de volume do ventrículo esquerdo. O volume regurgitante combina com o volume atrial esquerdo normal e retorna ao VE durante cada período diastólico. A elevação da pré-carga leva ao aumento do estiramento do sarcômero e, nas fases iniciais do processo da doença, ao aumento do desempenho da ejeção do VE pelo mecanismo de Frank-Starling. A ejeção sistólica para o átrio esquerdo (AE) de pressão relativamente baixa aumenta ainda mais o aspecto contrátil do VE.

A abordagem clínica dos pacientes com RM depende da fisiopatologia da condição específica, incluindo o mecanismo, a gravidade e a acuidade da doença. Nos casos de RM aguda e grave, como nos pacientes com ruptura do músculo papilar após IAM, o súbito aumento da pré-carga aumenta a contratilidade ventricular esquerda pelo mecanismo de Frank-Starling. Apesar do aumento da pré-carga, o tamanho do VE é inicialmente normal.

O tamanho normal do ventrículo esquerdo combinado com a capacidade de ejetar em um circuito de baixa pressão (i.e., o AE) resulta em diminuição da pós-carga no cenário agudo.

A fração de ejeção do ventrículo esquerdo (FEVE) medida em casos de RM súbita e grave pode aproximar-se de 75%, embora o VS anterógrado seja reduzido. No entanto, como o AE ainda não está dilatado em resposta ao grande volume regurgitante, a pressão atrial esquerda aumenta de maneira aguda e pode levar a congestão vascular pulmonar, edema pulmonar e dispneia.

Muitos pacientes com RM, particularmente aqueles cuja incompetência valvular se desenvolve mais lentamente, podem entrar em fase crônica, compensada. Nessa fase, a sobrecarga crônica de volume desencadeia o aumento da cavidade ventricular esquerda por meio da promoção de hipertrofia excêntrica. A pré-carga aumentada continua aumentando o desempenho sistólico do ventrículo esquerdo. Ao mesmo tempo, o AE dilata-se em resposta ao volume regurgitante em curso. Embora a dilatação atrial esquerda mantenha um circuito de baixa pressão que facilita a ejeção sistólica do ventrículo esquerdo, o aumento do raio da cavidade ventricular esquerda leva ao aumento da tensão da parede de acordo com a lei de Laplace.

Com o subsequente declínio da função sistólica ventricular esquerda, os pacientes entram na fase descompensada. A dilatação ventricular esquerda progressiva aumenta o estresse e a carga da parede, causando deterioração adicional no desempenho do ventrículo esquerdo, dilação do anel mitral e agravamento da RM. A pressão sistólica final do ventrículo esquerdo aumenta. O aumento das pressões de enchimento do ventrículo esquerdo resulta em aumento das pressões do átrio esquerdo e, ao longo do tempo, em congestão vascular pulmonar, hipertensão pulmonar e disfunção ventricular direita. Além de fadiga e fraqueza, os pacientes com RM crônica descompensada também podem relatar dispneia e ortopneia. É difícil prever quando um paciente com RM provavelmente descompensará. A progressão da doença em qualquer paciente depende da causa subjacente da RM, da sua gravidade, da resposta do VE à sobrecarga de volume e, possivelmente, do efeito do tratamento clínico. Em razão da combinação do aumento da pré-carga e da capacidade de ejetar para o AE de baixa pressão, um VE funcionando normalmente deve exibir um aumento de FE em caso de RM significativa. Por outro lado, uma FE considerada normal em um paciente com válvulas competentes pode representar função ventricular esquerda diminuída no cenário de RM. Em pacientes com RM grave, uma FE na faixa de 50% a 60% provavelmente representa disfunção ventricular esquerda significativa e é uma indicação para cirurgia.

Regurgitação Mitral Isquêmica

A RM isquêmica representa a RM que ocorre em caso de cardiopatia isquêmica em pacientes sem anormalidades significativas das estruturas dos folhetos ou das cordas valvulares. A isquemia miocárdica pode resultar em abaulamento ventricular esquerdo focal ou global e, com o tempo, remodelamento ventricular para uma forma mais esférica. Mudanças geométricas causam migração para fora dos músculos papilares. O achado mais fortemente correlacionado à RM isquêmica crônica é o deslocamento do músculo papilar para fora. Quando os músculos papilares são deslocados para fora, o ponto de coaptação do folheto mitral move-se apicalmente e se afasta do anel mitral, resultando no aparecimento de válvulas em tenda. Além do abaulamento para fora do VE, a formação de cicatrizes e a retração dos músculos papilares podem produzir aprisionamento do folheto mitral, com o efeito final de coaptação incompleta do folheto e incompetência valvular. Um potencial mecanismo adicional de RM isquêmica é a diminuição da contratilidade do anel mitral posterior. Durante a sístole, a contração anular reduz a área do orifício mitral em 25%. Como a porção anterior do anel mitral é mais fibrosa, a contração anular posterior desempenha um papel maior na redução do tamanho do orifício mitral. A perda da contração anular posterior pode contribuir para a RM em caso de isquemia miocárdica.

A abordagem clínica da RM isquêmica depende de seu mecanismo subjacente. A intervenção cirúrgica oportuna frequentemente é justificada em casos de ruptura do músculo papilar. Para pacientes com um aparelho mitral intacto com RM isquêmica no cenário de IAM, a terapia de reperfusão precoce melhora a função ventricular esquerda regional e global, reduz a dilatação ventricular e diminui a probabilidade de remodelamento adverso e o deslocamento associado de músculos papilares. As melhoras resultantes na função e na geometria ventriculares combinam-se para reduzir a incidência de RM isquêmica.

Tomada de Decisão Cirúrgica

A abordagem cirúrgica à RM evolui à medida que sua fisiopatologia é esclarecida. Altas taxas de mortalidade operatória associadas à correção cirúrgica da RM nos anos 1980 levaram muitos médicos a tratar pacientes de maneira conservadora. Como condições favoráveis de carga e alta complacência atrial esquerda possibilitam que os pacientes com RM significativa permaneçam assintomáticos por longos períodos, é provável que muitos pacientes não tenham sido submetidos à cirurgia até o início dos sintomas incapacitantes. Sintomas pré-operatórios mais graves estão associados a menor FE e maior incidência de ICC pós-operatória. Historicamente, os desfechos ruins após a cirurgia para RM podem ter ocorrido porque os médicos não avaliaram o verdadeiro grau de disfunção ventricular esquerda no momento da cirurgia em pacientes sintomáticos. Uma FE inferior a 60% no caso de RM grave representa disfunção ventricular esquerda significativa e prediz um desfecho pior com cirurgia ou tratamento clínico. Técnicas cirúrgicas comuns na década de 1980 provavelmente também contribuíram para desfechos pós-operatórios desfavoráveis. Por exemplo, embora os mecanismos sejam incompletamente compreendidos, a ressecção do aparelho subvalvar contribui para a diminuição do desempenho sistólico do ventrículo esquerdo após a substituição da válvula mitral.

Em parte devido à melhoria das técnicas cirúrgicas, a taxa de mortalidade operatória para pacientes com RM orgânica com menos de 75 anos de idade é de cerca de 1% em alguns centros. Além da preservação do aparelho subvalvar, o reparo valvar é outra técnica cirúrgica associada à melhora do desfecho pós-operatório. Embora não seja aplicável a todos os pacientes, como aqueles com doença reumática avançada, a popularidade dos reparos valvulares continua crescendo.

Estudos indicam inúmeros benefícios associados ao reparo mitral. Por exemplo, depois de contabilizar as características basais, os pacientes que se submetem ao reparo mitral em vez de à substituição apresentam menores taxas de mortalidade operatória e sobrevida mais longa, em grande parte devido à melhora da função ventricular esquerda pós-operatória. O benefício de sobrevida que acompanha o reparo valvar também é observado em pacientes submetidos a cirurgia valvar e de revascularização combinada. O reparo da válvula não aumenta a probabilidade de reoperação em comparação com a substituição. Embora originalmente usado mais comumente para a doença do folheto posterior, os cirurgiões atualmente fazem rotineiramente o reparo dos folhetos mitrais anteriores com sucesso. Ao reparar o prolapso do folheto anterior, os cirurgiões podem inserir cordas artificiais. A abordagem a segmentos de folheto mitral posterior instável ou em prolapso envolve frequentemente a ressecção de uma porção do folheto. Além de ressecar uma parte do folheto e realizar plicação do tecido redundante, um anel de anuloplastia é frequentemente colocado para reduzir o tamanho do orifício mitral e retornar o ânulo a uma forma mais anatômica. Alguns cirurgiões defendem uma faixa de anuloplastia flexível, parcial, posterior, que pode possibilitar melhor contração sistólica do anel posterior e melhor função ventricular esquerda pós-operatória.

Cirurgia Minimamente Invasiva da Válvula Mitral

O conceito de cirurgia mitral minimamente invasiva geralmente se refere a reparos valvares realizados através de uma incisão inframamária direita de 3 ou 4 cm no quarto ou quinto espaço intercostal. Várias incisões adicionais de 1 cm ao redor da incisão primária facilitam a colocação de braços robóticos ou outros instrumentos toracoscópicos. A cânula arterial para CEC pode ser inserida diretamente ou por enxerto em chaminé na artéria femoral ou na aorta ascendente através de uma incisão torácica sob visualização direta. A drenagem venosa é realizada pela via femoral usando orientação por ETE com uma cânula de acesso periférico com vários orifícios. A drenagem venosa suplementar é usada em alguns centros por meio da inserção de uma cânula de veia jugular interna direita de 15 a 17 Fr ou de um CAP especializado com vários furos finais que drenam para o reservatório venoso durante a CEC.

A cardioplegia pode ser administrada de maneira anterógrada na raiz da aorta ou de forma retrógrada através do seio coronariano. Os cirurgiões tipicamente administram cardioplegia anterógrada com um de dois métodos. O primeiro envolve a colocação de uma ponta de cateter na aorta ascendente através de uma incisão na projeção paraesternal direita sob visão toracoscópica. Esse método é semelhante à administração-padrão de cardioplegia anterógrada em casos de esternotomia média. Uma pinça aórtica de haste longa colocada através de uma incisão na parede torácica lateral direita é usada para ocluir a aorta distal à cânula de cardioplegia. O segundo método de administração de cardioplegia anterógrada utiliza uma cânula endoaórtica especializada inserida na artéria femoral. Um balão próximo da extremidade distal dessa cânula é posicionado na aorta ascendente usando orientação por ETE. A insuflação do balão oclui a aorta ascendente, enquanto a distribuição de cardioplegia anterógrada começa na ponta distal do dispositivo.

Embora sejam conhecidos como *robóticos*, sistemas como o da Vinci são mais apropriadamente descritos como telemanipuladores. Esses dispositivos recebem entrada direta das mãos e dos pés do cirurgião que está sentado em um console remoto que traduz esses movimentos em efetores finais no tórax do paciente. Quando sentado em um console remoto de um dispositivo robótico, o cirurgião tem visão quase estereoscópica em comparação com a visualização de uma imagem bidimensional em uma tela de televisão. Dispositivos robóticos proporcionam escalonamento do movimento e filtragem de tremores para suavizar os movimentos. Pelo fato de os braços robóticos terem articulações de "punhos" nas extremidades distais, o cirurgião pode atingir 7 graus de liberdade de movimento dentro do tórax, de modo semelhante à cirurgia aberta. Em comparação, os instrumentos toracoscópicos de cabo longo, que são frequentemente orientados quase paralelamente uns aos outros, proporcionam apenas 4 graus de liberdade. Tanto as abordagens toracoscópicas quanto as assistidas por robôs usam as mesmas técnicas operatórias que os reparos abertos padronizados. Técnicas como ressecção de folhetos, inserção ou transferência de cordas, plastias deslizantes, reparo de extremidade a extremidade e inserção de banda de anuloplastia podem ser usadas por cirurgiões experientes.

Assim como as técnicas baseadas em cateteres foram desenvolvidas para tratar a SA valvular, esforços estão em andamento para desenvolver intervenções percutâneas para RM. O dispositivo com a maior experiência clínica é o sistema MitraClip (Abbott Laboratories, Abbott Park, IL). A plicação do folheto baseia-se na técnica de reparo mitral aberta relatada por Alfieri et al., que implica a criação de uma válvula mitral de duplo-orifício por meio de sutura das bordas livres dos folhetos no local da regurgitação para melhorar a coaptação do folheto e reduzir a RM. O MitraClip utiliza um sistema de distribuição transeptal venosa femoral percutânea para implantar uma pinça de cromo-cobalto para fixar os folhetos mitrais sob orientação fluoroscópica e ecocardiográfica.

As técnicas cutâneas tentam corrigir a patologia anular empurrando indiretamente o anel posterior anteriormente, usando dispositivos que exploram a relação anatômica do seio coronariano e do anel mitral. Um dispositivo é o Sistema Carillon Mitral Contour, que consiste em âncoras autoexpansíveis de nitinol (i. e., liga de níquel-titânio) proximal e distal conectadas por uma ponte de nitinol. A aplicação de tensão no sistema puxa o anel mitral posterior anteriormente, reduzindo o diâmetro anular septolateral.

QUADRO 15.4 *Regurgitação Mitral*

Pré-carga é aumentada
Pós-carga é reduzida
A meta é taquicardia leve, vasodilatação
Evitar depressão miocárdica

Considerações sobre Anestesia

Os pacientes com RM podem ter fatores de risco significativamente diferentes para cirurgia, incluindo duração da doença, sintomas, estabilidade hemodinâmica, função ventricular e envolvimento do coração direito e da circulação pulmonar (Quadro 15.4). Por exemplo, um paciente com RM grave causada por ruptura de músculo papilar aguda pode entrar na sala de cirurgia em choque cardiogênico com congestão pulmonar, requerendo aumento da bomba de balão intra-aórtico. Outro paciente com um folheto mitral posterior instável recém-diagnosticado pode entrar na sala de cirurgia com função ventricular esquerda relativamente preservada e sem sintomas; a complacência do AE pode ter evitado congestão vascular pulmonar, hipertensão pulmonar e disfunção do ventrículo direito.

Apesar das diferenças na apresentação, os objetivos gerais de manejo permanecem semelhantes e incluem a manutenção do DC anterógrado e a redução da fração regurgitante mitral. O anestesista deve otimizar a função ventricular direita, em parte evitando o aumento da congestão vascular pulmonar e da hipertensão pulmonar. Dependendo da apresentação clínica, vários graus de intervenção são necessários para atingir esses objetivos de controle hemodinâmico.

A monitorização hemodinâmica invasiva fornece uma riqueza de informações importantes. Cateteres arteriais são essenciais para monitorizar as alterações batimento a batimento na pressão arterial que ocorrem em resposta a uma variedade de manipulações cirúrgicas e de anestesia. Os CAP facilitam muitos aspectos do manejo intraoperatório do paciente. O uso intraoperatório de um CAP possibilita uma otimização cuidadosa das pressões de enchimento do lado esquerdo. Embora a PCWP e a PAP diastólica dependam da complacência e do enchimento do átrio esquerdo e do ventrículo esquerdo, o exame das tendências intraoperatórias nessas variáveis ajuda o anestesiologista a fornecer níveis adequados de pré-carga, evitando a sobrecarga de volume. A determinação periódica do DC possibilita uma avaliação mais objetiva da resposta do paciente a intervenções, como administração de líquidos ou infusão inotrópica. A presença ou o tamanho de uma onda v em um traçado da PCWP não se correlaciona de maneira confiável à gravidade da RM, pois esse achado depende da complacência do átrio esquerdo. Assim como no manejo de pacientes com RA, um benefício da inserção do CAP é a capacidade de introduzir um fio de estimulação ventricular para contrapor-se rapidamente à bradicardia hemodinamicamente significativa. Em pacientes com comprometimento ventricular direito, a monitorização das tendências no registro da PVC pode ser útil. A regurgitação tricúspide (RT) detectada pela análise do traçado da PVC pode sugerir dilatação ventricular direita, que pode ser causada por hipertensão pulmonar.

A ETE intraoperatória fornece informações valiosas durante a correção cirúrgica da RM. Identifica de maneira confiável o mecanismo da RM, orientando a abordagem cirúrgica, e demonstra objetivamente o tamanho e a função das câmaras cardíacas. A ETE pode identificar a causa dos distúrbios hemodinâmicos, facilitando a intervenção adequada. Por exemplo, o surgimento do MSA do aparelho mitral imediatamente após o reparo da válvula possibilita ao anestesista intervir com infusão de volume e medicamentos como esmolol ou fenilefrina como apropriado. Em raras circunstâncias, quando MSA hemodinamicamente significativo persiste apesar dessas intervenções, o cirurgião pode escolher reparo maior ou substituição da válvula mitral. A ETE também identifica a patologia concomitante que pode justificar a atenção cirúrgica, como shunts no nível atrial e doença valvular adicional.

A ETE intraoperatória é essencial durante a cirurgia valvar minimamente invasiva e assistida por robô. O uso de minitoracotomia direita para esses procedimentos impossibilita a canulação no tórax. Em vez disso, utiliza-se a canulação arterial e venosa do fêmur com ou sem drenagem venosa suplementar da veia cava superior ou da artéria pulmonar. Imagens de ETE em tempo real geralmente orientam a canulação para a CEC. Se um grampo de balão endoaórtico for usado, o ecocardiografista deve assegurar-se de que o balão esteja corretamente posicionado na aorta ascendente.

Além das considerações sobre ETE relacionadas aos procedimentos de canulação, a seleção de uma abordagem minimamente invasiva ou roboticamente assistida para o reparo mitral requer outras mudanças no manejo da anestesia. Embora não universalmente usada, a ventilação de apenas 1 pulmão é preferida em muitos centros. Isso pode ser alcançado pelos métodos usuais, como um tubo endotraqueal de duplo-lúmen ou um bloqueador brônquico. Pode haver comprometimento da oxigenação quando a ventilação monopulmonar é usada no término da CEC durante esses procedimentos.

Os cuidados intraoperatórios de pacientes com RM antes da instituição da CEC concentram-se na otimização do DC anterógrado, minimizando o volume regurgitante mitral e prevenindo o aumento deletério das PAP. Manter a pré-carga adequada do ventrículo esquerdo é essencial. Um VE aumentado que opera em uma porção mais alta da curva de Frank-Starling requer enchimento adequado. Ao mesmo tempo, a administração excessiva de volume deve ser evitada, pois pode causar dilatação indesejada do anel mitral e agravamento da RM. A administração excessiva de líquidos pode precipitar a insuficiência ventricular direita em pacientes com congestão vascular pulmonar e hipertensão pulmonar. A otimização da pré-carga é auxiliada pela análise de dados obtidos a partir de medições de CAP e imagens de ETE. Como a disfunção ventricular esquerda significativa é observada em muitos pacientes com RM, esquemas de manutenção e indução específicos são selecionados para evitar a depressão da função ventricular esquerda. Grandes doses de narcóticos foram populares no passado. Outros demonstraram que doses menores de narcóticos combinadas a anestésicos inalatórios vasodilatadores produzem hemodinâmica intraoperatória aceitável. Ao reduzir a quantidade de narcóticos administrada, a adição de um agente de inalação vasodilatador ao esquema anestésico pode possibilitar extubação mais rápida da traqueia após a cirurgia. Com a tendência atual de encaminhamento precoce de pacientes assintomáticos para reparo mitral, esquemas anestésicos que reduzem a duração da ventilação mecânica pós-operatória podem ser vantajosos.

Em pacientes com disfunção ventricular esquerda grave, infusões de medicamentos inotrópicos, como dopamina, dobutamina ou epinefrina, podem ser necessárias para manter um débito cardíaco adequado. Os inibidores da fosfodiesterase, como a milrinona, também podem aumentar o desempenho ventricular sistólico e reduzir as resistências vasculares pulmonares e periféricas. Ao reduzir as resistências vasculares pulmonares e periféricas, o DC anterógrado é facilitado. Nitroglicerina e nitroprussiato de sódio representam duas opções adicionais para reduzir a impedância à ejeção ventricular. Se os pacientes se mostrarem refratários à terapia inotrópica e vasodilatadora, a inserção de um balão intra-aórtico deve ser fortemente considerada.

Como a RM pode resultar em hipertensão pulmonar e disfunção ventricular direita, as estratégias de tratamento intraoperatório devem evitar hipercapnia, hipoxia e acidose. A hiperventilação leve pode ser benéfica em alguns pacientes.

Pacientes com disfunção ventricular direita grave após CEC podem revelar-se excepcionalmente difíceis de tratar. Além de evitar os fatores conhecidos por aumentar a resistência vascular pulmonar (RVP), existem poucas opções para esses pacientes. Os agentes inotrópicos que apresentam propriedades vasodilatadoras, como dobutamina, isoproterenol e milrinona, aumentam o desempenho sistólico do ventrículo direito e diminuem a RVP, mas seu uso muitas vezes é confundido com hipotensão sistêmica. A prostaglandina E_1 (PGE_1) reduz de maneira confiável a RVP e sofre um extenso metabolismo de primeira passagem na circulação pulmonar. Embora a PGE_1 reduza as PAP após CEC, tem ocorrido hipotensão sistêmica que requer infusões de vasoconstritor através de um cateter de átrio esquerdo.

O óxido nítrico inalado é uma alternativa para o tratamento da insuficiência ventricular direita no contexto de hipertensão pulmonar. Óxido nítrico relaxa de maneira confiável a vascularização pulmonar e é então imediatamente ligado à hemoglobina e inativado. Estudos indicam que a hipotensão sistêmica durante a terapia com óxido nítrico é improvável.

A disfunção ventricular esquerda pode contribuir para a instabilidade hemodinâmica pós-CEC. Com a restauração da competência mitral, a saída de baixa pressão para ejeção do ventrículo esquerdo é removida. O VE aumentado deve ejetar inteiramente na aorta. Como o aumento do ventrículo esquerdo leva ao aumento do estresse da parede, uma condição de aumento da pós-carga geralmente ocorre após a CEC. Ao mesmo tempo, o aumento de pré-carga inerente à RM é removido. O desempenho sistólico do VE frequentemente diminui após a correção cirúrgica da RM. As opções de tratamento no período imediato pós-CEC incluem a terapia inotrópica e vasodilatadora e, se necessário, o aumento da bomba intra-aórtica com balão.

Considerações sobre Anestesia

Diversos objetivos importantes devem orientar o manejo da anestesia em pacientes com EM significativa. Primeiro: o anestesista deve evitar taquicardia ou tratá-la prontamente no período perioperatório (Quadro 15.5). Segundo: a pré-carga ventricular esquerda deve ser mantida sem exacerbação da congestão vascular pulmonar. Terceiro: os anestesistas devem evitar fatores que agravam a hipertensão pulmonar e comprometem a função ventricular direita.

A prevenção e o tratamento da taquicardia são fundamentais para o manejo perioperatório. A taquicardia encurta o período de enchimento diastólico. É necessária uma elevação na taxa de fluxo transvalvar, com um aumento resultante do gradiente de pressão atrial esquerdo para ventricular esquerdo a fim de manter a pré-carga ventricular esquerda com um período diastólico encurtado. O ato de evitar taquicardia começa no período pré-operatório. A taquicardia induzida pela ansiedade pode ser tratada com pequenas doses de narcóticos ou benzodiazepínicos. No entanto, a sedação excessiva é contraproducente porque a hipoventilação induzida por sedativos pode resultar em hipoxemia ou hipercapnia, potencialmente agravando a hipertensão pulmonar subjacente do paciente, e porque grandes doses de pré-medicação podem comprometer a pré-carga ventricular esquerda já limitada do paciente. Monitorizações apropriadas e oxigenoterapia suplementar devem ser consideradas para pacientes que recebem narcóticos pré-operatórios

QUADRO 15.5 *Estenose Mitral*

Pré-carga é normal ou aumentada
Pós-carga é normal
A meta é a resposta ventricular controlada
Evitar taquicardia, vasoconstrição pulmonar

ou benzodiazepínicos. As medicações tomadas pelo paciente antes da cirurgia para controle da frequência cardíaca, como digitálicos, β-bloqueadores, antagonistas dos receptores de cálcio ou amiodarona, devem ser continuadas no período perioperatório. Doses adicionais de β-bloqueadores e antagonistas dos receptores de cálcio podem ser necessárias no intraoperatório, particularmente para controlar a taxa ventricular em pacientes com FA. O controle da taxa ventricular continua sendo o principal objetivo no manejo dos pacientes com FA, embora a cardioversão não deva ser retirada de pacientes com taquiarritmias atriais que se tornam hemodinamicamente instáveis. Anestésicos a base de narcóticos geralmente são úteis para evitar taquicardia intraoperatória. No entanto, os médicos devem perceber que esses pacientes podem estar recebendo outros fármacos vagotônicos e que a bradicardia profunda é possível em resposta a grandes doses de narcóticos. A seleção de relaxantes musculares, como o pancurônio, pode ajudar a prevenir a bradicardia indesejada associada a altas doses de narcóticos.

A manutenção da pré-carga é uma meta importante para o tratamento de pacientes que tenham uma obstrução fixa do enchimento do ventrículo esquerdo. A substituição adequada da perda de sangue e a prevenção da venodilatação excessiva induzida pela anestesia ajudam a preservar a estabilidade hemodinâmica no período intraoperatório. A monitorização hemodinâmica invasiva possibilita ao anestesista manter a pré-carga adequada, evitando a administração excessiva de líquidos, que pode agravar a congestão vascular pulmonar. A colocação de um cateter arterial facilita o reconhecimento dos distúrbios hemodinâmicos. Os CAP podem ser inestimáveis no tratamento de pacientes com EM significativa. Embora a PCWP superestime o enchimento ventricular esquerdo e a pressão diastólica da artéria pulmonar possa não refletir com precisão o volume do coração esquerdo em pacientes com hipertensão pulmonar, tendências e respostas à intervenção podem ser mais prontamente avaliadas. A taquicardia aumenta o gradiente de pressão entre AE e VE. O aumento da frequência cardíaca aumenta a discrepância entre a PCWP e a verdadeira PDFVE. Apesar dessas limitações, o CAP continua sendo uma ferramenta de monitorização útil que fornece informações sobre DC e PAP.

Muitos pacientes com EM têm hipertensão pulmonar. Técnicas de anestesia que evitem aumentos na RVP provavelmente beneficiarão esses pacientes e evitarão constrangimento ventricular direito adicional. A atenção meticulosa aos resultados da gasometria possibilita o ajuste adequado dos parâmetros ventilatórios. A terapia vasodilatadora para pacientes com hipertensão pulmonar geralmente é ineficaz porque a venodilatação produzida limita ainda mais o enchimento ventricular esquerdo e não melhora o débito cardíaco. Os únicos pacientes com EM que podem se beneficiar da terapia vasodilatadora são aqueles com RM concomitante ou com hipertensão pulmonar grave e disfunção ventricular direita, nos quais a vasodilatação pulmonar pode facilitar o fluxo sanguíneo transpulmonar e melhorar o enchimento ventricular esquerdo. O tratamento da disfunção do ventrículo direita foi discutido anteriormente.

REGURGITAÇÃO TRICÚSPIDE

Manifestações Clínicas e História Natural

A doença tricúspide é causada por um defeito estrutural no aparelho valvar ou por uma lesão funcional. Os distúrbios primários do aparelho da válvula tricúspide que podem levar a graus mais graves de RT incluem doença congênita (i. e., anomalia de Ebstein), doença valvular reumática, prolapso, irradiação, síndrome carcinoide, trauma torácico fechado, trauma relacionado a biópsia endomiocárdica e trauma de eletrodo de marca-passo ventricular direito/desfibrilador. Apesar das inúmeras causas potenciais de doença tricúspide primária, elas representam apenas 20% dos casos de RT. O restante das doenças por RT é de natureza funcional. A doença valvular esquerda, geralmente RM, é mais comumente responsável. A incompetência funcional tricúspide também pode resultar de EM, RA ou EA e de hipertensão pulmonar isolada. As causas da RT funcional incluem dilatação do ânulo ou aprisionamento do folheto decorrente de dilatação e remodelação do ventrículo direito, disfunção ventricular direita global por cardiomiopatia e miocardite ou DAC com isquemia resultante, infarto ou ruptura dos músculos papilares do ventrículo direito. Quando a doença valvar mitral é grave o suficiente para justificar o reparo ou a substituição da válvula, a RT pode ser identificada em 30% a 50% dos pacientes.

Os sintomas de RT isolados são geralmente menores na ausência de hipertensão pulmonar concomitante. Os usuários de fármacos intravenosos que desenvolvem endocardite tricúspide são o exemplo clássico. Nesses pacientes, o dano estrutural na válvula pode ser bastante grave, mas, por estarem livres de outras doenças cardíacas, podem tolerar a excisão completa da válvula tricúspide, com poucos efeitos adversos. A excisão da válvula tricúspide tem sido comum devido à inconveniência de colocar uma prótese valvar em uma região de infecção. A anuloplastia cirúrgica pode ser uma opção melhor em longo prazo se a válvula for estruturalmente aproveitável.

Outro fator que favorece amplamente o reparo tricúspide em detrimento da substituição é a alta incidência de complicações trombóticas com uma válvula nessa posição. A pressão inferior e o estado de fluxo no lado direito do coração são responsáveis por esse fenômeno.

Na RT crônica causada pela dilatação do ventrículo direito, o cenário clínico é frequentemente muito diferente daquele da doença tricúspide isolada. Os principais distúrbios hemodinâmicos são geralmente aqueles associados à valvopatia mitral ou aórtica. O ventrículo direito (VD) dilata-se em face de estresse pós-carga decorrente de hipertensão pulmonar de longa duração e o aumento resultante no alongamento da fibra diastólica final (i. e., reserva de pré-carga) promove aumentos no VS mediados pelo mecanismo de Starling. Esses aumentos são anulados pelo aumento simultâneo da pós-carga do ventrículo direito devido à HVD relativamente inadequada. A regurgitação através da válvula tricúspide reduz a tensão da parede do ventrículo direito à custa de uma redução do VS anterógrado efetivo.

Um importante corolário para o aumento da câmara ventricular direita é a possibilidade de um desvio para a esquerda do septo interventricular e de invasão na cavidade ventricular esquerda. Esse fenômeno pode reduzir o tamanho da câmara ventricular esquerda e a inclinação da curva diastólica de pressão-volume ventricular esquerda, tornando o VE menos complacente. A invasão septal pode mascarar a insuficiência ventricular esquerda por diminuir a complacência ventricular esquerda, aumentando artificialmente a PDFVE. Um VD com falha é subcarregado pelo lado esquerdo por VS efetivo reduzido e por mecanismos anatômicos (i. e., desvio septal).

Tomada de Decisão Cirúrgica

Em casos de insuficiência estrutural tricúspide, a decisão de reparar ou substituir a válvula é direta. Isso não pode ser dito da RT funcional. Como a maioria dos casos funcionais é consequência de lesões valvulares esquerdas com sobrecarga ventricular direita, a RT geralmente melhora significativamente (tipicamente em pelo menos um grau) após a válvula aórtica ou mitral ser reparada ou substituída. Pode não ficar claro, na sala de cirurgia, se a adição de um procedimento tricúspide à cirurgia valvar esquerda é indicada. Nessa situação, a ETE intraoperatória desempenha um papel essencial. Se a RT for grave na avaliação pré-CEC, a cirurgia da válvula tricúspide é geralmente realizada. A evidência é menos clara quando a regurgitação é classificada como moderada. Alguns cirurgiões optam por reparar a válvula tricúspide em casos de RT moderada, mas outros defendem a observação. No contexto da cirurgia valvar esquerda, é comum, com RT moderada ou mais grave, concluir o procedimento do lado esquerdo e então reavaliar a válvula tricúspide com ETE quando o coração está cheio e ejetando. Se a RT permanecer mais que moderada após a válvula do lado esquerdo ser fixada, muitos cirurgiões realizam o procedimento tricúspide. Se a regurgitação for moderada ou menos grave, o curso cirúrgico apropriado pode permanecer incerto.

Alguns pacientes submetidos a procedimentos valvares esquerdos devem retornar ao centro cirúrgico para a cirurgia tricúspide. Suas taxas de morbidade e mortalidade são significativamente maiores do que aquelas para pacientes submetidos ao reparo no momento do procedimento da válvula aórtica ou mitral. A tomada de decisão para casos de RT funcional torna-se mais complicada pela incapacidade de quantificar rigorosamente a gravidade da regurgitação e da disfunção do ventrículo direito.

Considerações sobre Anestesia

Pelo fato de a maioria das cirurgias tricúspides ocorrer no contexto de doença mitral ou aórtica significativa, o manejo da anestesia é determinado principalmente pela lesão valvar do lado esquerdo. A exceção ocorre quando existem hipertensão pulmonar significativa e insuficiência ventricular direita. Nessas condições, o principal impedimento à estabilidade hemodinâmica após a cirurgia é a insuficiência do ventrículo direito, em vez do processo do lado esquerdo.

Se a disfunção do ventrículo direito for prevista, é útil colocar um CAP, mesmo que a válvula tricúspide vá ser substituída. Se o CAP precisar ser removido em razão da substituição da válvula tricúspide, ainda pode ser útil obter DC e PAP antes da CEC para se ter uma ideia da função ventricular direita e prever o suporte hemodinâmico que pode ser necessário. Um CAP é de maior utilidade que a PVC isoladamente, porque a PVC é um índice precário de enchimento intravascular e do grau de RT. O átrio direito e a veia cava são altamente complacentes e aceitam grandes volumes regurgitantes com relativamente pouca mudança na pressão.

O CAP também é útil quando ETE intraoperatória é usada. Assim como no AD dentro do VE, o VD em RT crônica é sobrecarregado em volume e dilatado e requer um grande VDF para manter o fluxo anterógrado. Devido à falta de confiabilidade da PVC como indicador de enchimento, é possível sobrecarregar o volume de pacientes com RT e insuficiência ventricular direita. O DC na insuficiência ventricular direita pode ser aumentado com o uso de vasodilatadores e, embora as dimensões do ventrículo direito possam ser acompanhadas no intraoperatório com ETE, a maximização do DC (às vezes à custa da pressão arterial sistêmica) é mais bem realizada com medições seriadas do DC (como na RA). Quando houver uma distensão ventricular direita significativa, a possibilidade de desvio septal e deterioração secundária da complacência diastólica ventricular esquerda deve ser cuidadosamente considerada. A ecocardiografia é uma ajuda única para essa avaliação.

O tratamento pós-CEC do paciente submetido a procedimento isolado de válvula tricúspide é simples. Em geral os pacientes não apresentam insuficiência ventricular direita significativa ou hipertensão pulmonar e, tipicamente, requerem apenas um breve período de CEC sem o pinçamento aórtico. Um grupo maior de pacientes, em particular aqueles com RT relacionada a EA, tipicamente sai da CEC com pouca necessidade de suporte do VD. Esses pacientes se saem bem porque a melhora da função ventricular esquerda após SVA para EA costuma ser suficiente para reduzir as PAP de maneira significativa e aliviar o coração direito. Quando a cirurgia valvar esquerda é para doença mitral, a melhora geralmente não é tão acentuada e graus maiores de suporte inotrópico do VD são indicados com frequência. A combinação de um inibidor da fosfodiesterase com um vasodilatador e uma infusão de catecolamina é útil. As medições seriadas de DC para equilibrar a pressão sistêmica, o débito ventricular direito e o enchimento são fundamentais.

Alguns outros pontos práticos no reparo e na substituição da válvula tricúspide devem ser levantados. Primeiro, pelo fato de as pressões do lado direito poderem ser cronicamente aumentadas com RT, é importante procurar por um forame oval patente e o potencial para o shunt direita-esquerda antes do início da CEC. Em segundo lugar, o volume intravascular pode ser bastante alto nessa população de pacientes e em geral é prático evitar a transfusão de hemácias por hemofiltração durante a CEC. Terceiro, se o paciente tiver disfunção ventricular direita significativa ou edema periférico ou ascite, existe o potencial de ocorrência de coagulopatia relacionada a congestão hepática e o paciente deve ser tratado de acordo. Em quarto lugar, os cateteres centrais, particularmente os CAP, não devem ser aprisionados pelas linhas de sutura atrial direita.

INOVAÇÕES NO REPARO DE VÁLVULAS

A cardiologia intervencionista teve um impacto significativo no volume de CABG e pode-se prever que a cardiologia intervencionista alterará a cirurgia para DCV com o tempo. Muitas abordagens menos invasivas para o reparo da válvula mitral estão sendo avaliadas em estudos animais ou ensaios clínicos e tremendos avanços têm sido feitos na substituição percutânea da válvula aórtica. Inovações também estão sendo feitas no reparo de válvulas cirúrgicas, incluindo reparo de válvulas aórticas e procedimentos de câmaras abertas e fechadas para RM.

Reparo de Válvula Aórtica

Durante os últimos anos, tem havido uma grande mudança da substituição de válvula para o reparo da válvula em pacientes com doença valvar mitral degenerativa. Isso não aconteceu com a válvula aórtica porque a doença valvular é diferente na maioria dos pacientes e em razão do alto fluxo e das condições de pressão na válvula aórtica que tornam o reparo mais propenso a falhas. No entanto, o reparo da válvula aórtica está sendo feito de maneira crescente, à medida que uma população de pacientes apropriada é definida. Embora o reparo valvar para a RA tenha encontrado um uso mais amplo quando a regurgitação está associada a dissecção ou dilatação da raiz da aorta, o reparo isolado da válvula tem sido menos comum. Um corpo crescente de dados sugere que o reparo da válvula aórtica pode oferecer vantagens sobre a substituição valvar em indivíduos mais jovens com RA devido às válvulas bicúspides. Em contraste com o SVA, o reparo da válvula aórtica elimina a necessidade de anticoagulação para uma válvula mecânica e deve retardar a necessidade de reoperação para uma válvula tecidual defeituosa. Quando a regurgitação ocorre com uma válvula bicúspide, a insuficiência geralmente é causada por retração ou prolapso da cúspide conjunta. O reparo consiste em uma incisão triangular para encurtar e elevar a cúspide a fim de melhorar a aposição. Embora os resultados de seguimento de longo prazo não tenham sido relatados, ocorre falha tardia do reparo que exige reoperação. A maior parte da falha foi atribuída a reparos feitos na experiência inicial de reparos.

Como resultado dessa experiência, o reparo da válvula aórtica tem a probabilidade de encontrar uma aplicação crescente nessa população de pacientes. Para esse grupo, o manejo da anestesia geralmente é simples, embora as indicações clínicas para o reparo valvar na RA sejam as mesmas que as da substituição valvar. A questão mais importante para o anestesista nesses casos é a avaliação ecocardiográfica da válvula para a conveniência do reparo e a adequação do reparo após o procedimento.

Substituição de Válvula sem Sutura

A SVA cirúrgica continua sendo o padrão-ouro para pacientes com estenose de válvula aórtica sintomática grave. A substituição da válvula aórtica transcateter (TAVR – transcatheter aortic valve replacement) reduziu a taxa de mortalidade e os sintomas cardíacos em pacientes considerados inoperáveis em comparação com a terapia clínica isolada. Esses procedimentos foram associados a uma redução da mortalidade em 1 ano em comparação com a cirurgia aberta em pacientes de alto risco. No entanto, esses procedimentos não são isentos de risco, incluindo bradiarritmias que exigem inserção de marca-passo permanente, perfuração cardíaca, infarto do miocárdio, complicações relacionadas com o acesso e outros problemas relacionados com a válvula, como vazamento perivalvar e durabilidade de longo prazo desconhecida.

Há um interesse crescente no tratamento da doença valvular aórtica com AVR sem sutura em pacientes que podem se beneficiar de um tempo menor de pinçamento, mas não são verdadeiramente inoperáveis. Com o rápido progresso tecnológico feito na tecnologia e nos materiais de válvulas transcateter, a SVA sem suturas foi proposta como uma opção terapêutica adicional para pacientes de alto risco com EA grave. As vantagens potenciais da SVA sem sutura incluem a remoção da válvula aórtica nativa doente e frequentemente calcificada e a redução dos tempos de pinçamento aórtico e CEC em caso de abordagem cirúrgica minimamente invasiva em potencial.

NOVAS TÉCNICAS PARA REPARO DA VÁLVULA MITRAL

A RM frequentemente está associada a DCC. Na cardiomiopatia dilatada e isquêmica, o aumento do anel mitral resulta em falha de coaptação dos folhetos mitrais e incompetência valvar. Embora a cirurgia cardíaca seja um tratamento eficaz, a morbidade pode ser alta. Três abordagens foram desenvolvidas para a RM que ocorre na ausência de patologia mitral estrutural. Elas se destinam à falha de coaptação do folheto ao nível dos folhetos valvulares ou do anel valvar ou à alteração do relacionamento anatômico das paredes septal e lateral do VE.

Alteração da Anatomia Ventricular para Reduzir Regurgitação Mitral

As técnicas de reparo do folheto e do anel valvular são descritas em seções anteriores deste capítulo. A abordagem do reparo da válvula mitral fechada consiste em alterar a geometria das paredes ventriculares laterais e septais esquerdas para unir os folhetos valvares. O dispositivo comercializado Coapsys entrou em ensaios clínicos. Consiste em coxins epicárdicos anteriores e posteriores conectados por um cordão. Com o tórax aberto, o cordão é colocado em posição transventricular em uma posição subvalvular e a tensão no cordão é ajustada antes que o coxim epicárdico oposto seja fixado no local. Isso efetivamente une as paredes ventriculares e melhora a coaptação do folheto. A ETE é usada para otimizar o comprimento do cordão e o posicionamento dos coxins. Em contraste com as abordagens baseadas no folheto e no anel, a abordagem de Coapsys é cirúrgica, exigindo um tórax aberto, mas não CEC.

LEITURAS SUGERIDAS

Alfieri O, Maisano F, De Bonis M, et al. The double-orifice technique in mitral valve repair: a simple solution for complex problems. *J Thorac Cardiovasc Surg*. 2001;122:674-681.

Augoustides JG, Wolfe Y, Walsh EK, et al. Recent advances in aortic valve disease: highlights from a bicuspid aortic valve to transcatheter aortic valve replacement. *J Cardiothorac Vasc Anesth*. 2009;23:569-576.

Bonow RO, Carabello B, de Leon AC, et al. ACC/AHA guidelines for the management of patients with valvular heart disease: executive summary. A report of the American College of Cardiology/American Heart Association Task Force on Practice Guidelines (Committee on Management of Patients with Valvular Heart Disease). *J Heart Valve Dis*. 1998;7:672-707.

Carabello BA. Evaluation and management of patients with aortic stenosis. *Circulation*. 2002;105:1746-1750.

Chaliki HP, Brown ML, Sundt TM, et al. Timing of operation in asymptomatic severe aortic stenosis. *Expert Rev Cardiovasc Ther*. 2007;5:1065-1071.

Filsoufi F, Rahmanian PB, Castillo JG, et al. Excellent early and late outcomes of aortic valve replacement in people aged 80 and older. *J Am Geriatr Soc*. 2008;56:255-261.

Grayburn PA, Eichhorn EJ. Dobutamine challenge for low-gradient aortic stenosis. *Circulation*. 2002;106:763-765.

Karon BL, Enriquez-Sarano M. Valvular regurgitation. In: Lloyd MA, Murphy JG, eds. *Mayo Clinic Cardiology Review*. Philadelphia: Lippincott Williams & Wilkins; 2000:303-330.

Levine RA. Dynamic mitral regurgitation: more than meets the eye. *N Engl J Med*. 2004;351:1681-1684.

Matsunaga A, Duran CM. Progression of tricuspid regurgitation after repaired functional ischemic mitral regurgitation. *Circulation*. 2005;112(9 suppl):I453-I457.

Mohty D, Orszulak TA, Schaff HV, et al. Very long-term survival and durability of mitral valve repair for mitral valve prolapse. *Circulation*. 2001;104:I1-I7.

Monchi M, Gest V, Duval-Moulin AM, et al. Aortic stenosis with severe left ventricular dysfunction and low transvalvular pressure gradients: risk stratification by low-dose dobutamine echocardiography. *J Am Coll Cardiol*. 2001;37:2101-2107.

Mueller XM, Tevaearai HT, Stumpe F, et al. Tricuspid valve involvement in combined mitral and aortic valve surgery. *J Cardiovasc Surg (Torino)*. 2001;42:443-449.

Nishimura RA, Grantham JA, Connolly HM, et al. Low-output, low-gradient aortic stenosis in patients with depressed left ventricular systolic function: the clinical utility of the dobutamine challenge in the catheterization laboratory. *Circulation*. 2002;106:809-813.

Nishimura RA, Otto CM, Bonow RO, et al. AHA/ACC guideline for the management of patients with valvular heart disease: executive summary. A report of the American College of Cardiology/American Heart Association Task Force on Practice Guidelines. *J Am Coll Cardiol*. 2014;2014(63):2438-2488.

Palep JH. Robotic assisted minimally invasive surgery. *J Minim Access Surg*. 2009;5:1-7.

Popovic AD, Stewart WJ. Echocardiographic evaluation of valvular stenosis: the gold standard for the next millennium?. *Echocardiography*. 2001;18:59-63.

Roberts R, Sigwart U. New concepts in hypertrophic cardiomyopathies: part II. *Circulation*. 2001;104:2249-2252.

Roselli EE, Pettersson GB, Blackstone EH, et al. Adverse events during reoperative cardiac surgery: frequency, characterization, and rescue. *J Thorac Cardiovasc Surg*. 2008;135:316-323:323 e1–6.

Shah PM, Raney AA. Tricuspid valve disease. *Curr Probl Cardiol*. 2008;33:47-84.

Siminiak T, Wu JC, Haude M, et al. Treatment of functional mitral regurgitation by percutaneous annulo-plasty: results of the TITAN Trial. *Eur J Heart Fail*. 2012;14:931-938.

Skubas NJ, Shernan SK, Bollen B. An overview of the American College of Cardiology/American Heart Association 2014 Valve Heart Disease Practice Guidelines: what is its relevance to the anesthesiologist and perioperative medicine physician?. *Anesth Analg*. 2015;121:1132-1138.

Capítulo 16

Cardiopatia Congênita em Adultos

Victor C. Baum, MD • Duncan G. de Souza, MD, FRCPC

Pontos-chave

1. Devido ao sucesso do tratamento de lesões cardíacas congênitas, atualmente existem mais adultos que crianças com cardiopatia congênita (CC).
2. Esses pacientes podem necessitar de intervenção cirúrgica cardíaca para reparo cardíaco primário, reparo após paliação prévia, revisão de reparo devido a falha ou falta de crescimento do material de próteses ou conversão de um reparo abaixo do ideal para uma cirurgia mais moderna.
3. Os anestesiologistas não cardíacos atenderão a esses pacientes devido a uma vasta gama de doenças e lesões que requerem cirurgia.
4. Se possível, a cirurgia não cardíaca em pacientes adultos com CC moderada a complexa deve ser realizada em um centro para doenças cardíacas congênitas de adultos com a consulta de um anestesiologista experiente em CC em adultos.
5. A delegação de um anestesiologista como contato com o serviço de cardiologia para avaliação pré-operatória e triagem de pacientes adultos com doença coronariana é útil.
6. Todos os exames e todas as avaliações cardíacas relevantes devem ser revisados com antecedência.
7. Esboçar a anatomia e o(s) caminho(s) do fluxo sanguíneo geralmente é um recurso fácil e esclarecedor para simplificar lesões aparentemente muito complexas.

Avanços nos cuidados perioperatórios para crianças com cardiopatia congênita (CC) nas últimas décadas resultaram em um número cada vez maior dessas crianças atingindo a idade adulta com suas lesões cardíacas paliadas ou reparadas. O primeiro artigo sobre adultos com CC (CCA) foi publicado em 1973. O campo cresceu tanto que vários textos são dedicados a ele e uma sociedade especializada, a International Society for Adult Congenital Heart Disease (http://www.isachd.org), foi formada nos anos 1990. Anualmente, estima-se que 32.000 novos casos de CC ocorram nos Estados Unidos e 1,5 milhão em todo o mundo. Espera-se que mais de 85% dos bebês nascidos com CC cresçam até a idade adulta. Estima-se que existam mais de 1 milhão de adultos com CC nos Estados Unidos e 1,2 milhão na Europa, mas essa população está crescendo aproximadamente 5% ao ano; 55% desses adultos permanecem com risco moderado a alto e mais de 115.000 nos Estados Unidos têm doenças complexas. Esses pacientes podem ser atendidos por anestesiologistas para reparo cardíaco primário, reparo após paliação prévia, revisão de reparo devido a falha ou falta de crescimento de material protético ou conversão de um reparo abaixo do ideal para uma cirurgia mais moderna (Quadro 16.1). Além disso, esses adultos com CC serão examinados devido a outras doenças comuns de envelhecimento e trauma que requerem intervenção cirúrgica. Embora tenha sido sugerido que adolescentes e adultos podem ser submetidos a reparo de defeitos cardíacos congênitos com morbidade e mortalidade

QUADRO 16.1	Indicações para Cirurgia Cardíaca em Adultos com Cardiopatia Congênita

Reparo primário
Correção total após o tratamento paliativo
Revisão da correção total
Conversão da operação obsolescente abaixo do ideal em reparo mais moderno
Transplante cardíaco

parecidas com aquelas decorrentes de cirurgia realizada durante a infância, esses dados são limitados e podem refletir apenas uma amostragem relativamente jovem e acianótica. Outros dados sugerem que, em geral, os adultos com mais de 50 anos representam uma proporção excessiva de mortalidade pós-operatória precoce encontrada e os números de operações anteriores e cianose são ambos fatores de risco.

Esses pacientes trazem consigo complexidades anatômicas e fisiológicas das quais médicos acostumados a tratar adultos podem não estar cientes, bem como problemas clínicos associados a envelhecimento ou gravidez que podem não ser familiares para os médicos acostumados com o cuidado de crianças. Isso levou ao estabelecimento da subespecialidade crescente de CCA. O American College of Cardiology revisou as evidências disponíveis e publicou excelentes orientações para o atendimento desses pacientes em 2008. Uma recomendação importante foi que os pacientes adultos com CC moderada ou complexa fossem atendidos em centros especializados em cardiopatias congênitas do adulto. Um anestesista bem informado é um membro crucial da equipe, necessário para cuidar desses pacientes de maneira ideal. Uma recomendação específica era que a cirurgia não cardíaca em pacientes adultos com CC moderada a complexa fosse realizada em um centro para cardiopatias congênitas do adulto (centros regionais) com a consulta de um anestesiologista experiente em CCA. Na verdade, um dos fundadores da subespecialidade escreveu: "Um anestesiologista cardíaco com experiência em CC é fundamental... O anestesiologista cardíaco e o cardiologista assistente são mais importantes do que o cirurgião não cardíaco". Apesar dessa recomendação, a maioria dos pacientes adultos com CC submetidos a cirurgia ambulatorial parece não estar realizando sua cirurgia em centros para CCA.

PROBLEMAS GERAIS NÃO CARDÍACOS COM CARDIOPATIA CONGÊNITA DE LONGA DATA

Uma variedade de sistemas de órgãos pode ser afetada pela CCA de longa data e eles são resumidos no Quadro 16.2. Pelo fato de a cardiopatia congênita poder ser uma manifestação de uma síndrome genética de múltiplos órgãos ou dismórfica, todos os pacientes necessitam de uma revisão completa dos sistemas e de um exame.

QUESTÕES CARDÍACAS

Os efeitos hemodinâmicos básicos de uma lesão cardíaca anatômica podem ser modificados pelo tempo e pelos efeitos sobrepostos de cianose crônica, doença pulmonar ou efeitos do envelhecimento. Embora a cura cirúrgica seja o objetivo, a verdadeira cura universal, sem resíduos, sequelas ou complicações, é incomum em toda a população. As exceções incluem

> **QUADRO 16.2** *Potencial Envolvimento Não Cardíaco de Órgãos em Pacientes com Cardiopatia Congênita*
>
> **Potenciais Implicações Respiratórias**
>
> - Diminuição da complacência (com aumento do fluxo sanguíneo pulmonar ou impedimento de drenagem venosa pulmonar)
> - Compressão de vias aéreas por grandes artérias pulmonares hipertensivas
> - Compressão de bronquíolos
> - Escoliose
> - Hemoptise (com síndrome de Eisenmenger terminal)
> - Lesão do nervo frênico (cirurgia torácica prévia)
> - Lesão do nervo laríngeo recorrente (cirurgia torácica prévia; muito raramente decorrente de envolvimento de estruturas cardíacas)
> - Resposta ventilatória embotada à hipoxemia (com cianose)
> - Subestimação da $PaCO_2$ por capnometria em pacientes cianóticos
>
> **Potenciais Implicações Hematológicas**
>
> - Hiperviscosidade sintomática
> - Diátese hemorrágica
> - Fator de von Willebrand anormal
> - Tempos de protrombina/tromboplastina parcial artefatualmente elevados com sangue eritrocitário
> - Trombocitopenia artefatual com sangue eritrocítico
> - Cálculos biliares
>
> **Potencial Implicação Renal**
>
> - Hiperuricemia e artralgias (com cianose)
>
> **Potenciais Implicações Neurológicas**
>
> - Embolia paradoxal
> - Abscesso cerebral (com shunt direita-esquerda)
> - Convulsão (decorrente de foco por abscesso cerebral antigo)
> - Lesão do nervo intratorácico (lesão frênica iatrogênica, lesão laríngea recorrente ou lesão do tronco simpático)

o fechamento da persistência do ducto arterioso (PDA) hipertensivo não pulmonar ou do defeito septal atrial (DSA), provavelmente na infância. Embora tenha havido relatos de séries de cirurgias em adultos com CC, a grande variedade de defeitos e sequelas decorrentes de cirurgias anteriores dificulta as generalizações ou as torna impossíveis. A função miocárdica deficiente pode ser inerente à CC, mas também pode ser afetada por cianose de longa duração ou lesão cirúrgica sobreposta, incluindo proteção miocárdica intraoperatória inadequada. Isso é particularmente verdadeiro em adultos que fizeram seu reparo cardíaco há várias décadas, quando a proteção do miocárdio pode não ter sido tão boa e quando o reparo foi realizado em uma idade mais avançada. As arritmias pós-operatórias são comuns, particularmente quando a cirurgia envolve longas linhas de sutura atriais. Trombos podem ser encontrados nesses átrios, impedindo a cardioversão imediata. As bradiarritmias podem ser secundárias à lesão cirúrgica do nódulo sinusal ou do tecido condutor ou podem ser um componente do defeito cardíaco.

O número de lesões e subtipos cardíacos, juntamente ao o grande número de procedimentos cirúrgicos paliativos e corretivos contemporâneos e obsoletos, impossibilita uma discussão completa de todas as CCA. O leitor deve consultar um dos textos atuais sobre anestesia cardíaca pediátrica para descrições mais detalhadas das lesões, reparos cirúrgicos disponíveis e implicações anestésicas durante o reparo primário. Algumas diretrizes gerais perioperatórias para o atendimento desses pacientes são oferecidas no Quadro 16.3.

> ### QUADRO 16.3 *Abordagem Geral à Anestesia para Pacientes com Cardiopatia Congênita*
>
> **Geral**
>
> - O melhor cuidado para cirurgia cardíaca e não cardíaca em pacientes adultos com cardiopatia congênita (CC) é prestado em um centro com uma equipe multidisciplinar experiente no cuidado de adultos com CC e com conhecimento sobre a anatomia e fisiologia da CC e as manifestações e as considerações específicas para adultos com CC.
>
> **Pré-operatório**
>
> - Revisar dados laboratoriais mais recentes, cateterismo e ecocardiograma e outras imagens. O atestado mais recente do cardiologista frequentemente é mais útil. Obter e revisar isso com antecedência.
> - Fazer um diagrama do coração com saturações, pressões e direção do fluxo sanguíneo frequentemente esclarece a anatomia e a fisiologia complexas e superficialmente desconhecidas.
> - Evitar jejum prolongado se o paciente for eritrocitótico, para evitar hemoconcentração.
> - Nenhuma contraindicação generalizada à sedação pré-operatória.
>
> **Intraoperatório**
>
> - Acesso intravenoso de grosso calibre para reesternotomia e pacientes cianóticos.
> - Evitar bolhas de ar em todos os cateteres intravenosos. Pode haver shunt transitório direita-esquerda até mesmo em lesões com predominância de shunt esquerda-direita (filtros estão disponíveis, mas restringirão muito a capacidade de administrar volume e sangue).
> - Aplicar eletrodos de desfibrilador externo para reesternotomia e em pacientes com função cardíaca precária.
> - Profilaxia apropriada para endocardite (oral ou intravenosa antes da incisão da pele).
> - Considerar terapia antifibrinolítica, especialmente para pacientes com esternotomia anterior.
> - Ecocardiografia transesofágica para operações cardíacas.
> - Modular resistências vasculares pulmonares e sistêmicas conforme apropriado farmacologicamente e por modificações na ventilação.
>
> **Pós-operatório**
>
> - Controle adequado da dor (pacientes cianóticos têm resposta ventilatória normal a hipercarbia e narcóticos).
> - Manter o hematócrito adequado à saturação arterial.
> - Manter as pressões venosas centrais e atriais esquerdas apropriadas para complacência ventricular diastólica alterada ou presença de shunt de nível atrial benéfico.
> - A PaO_2 pode não aumentar significativamente com a aplicação de oxigênio suplementar em face de shunt direita-esquerda. Da mesma maneira, ela também não diminuirá muito com a retirada de oxigênio (na ausência de patologia pulmonar).

Estenose Aórtica

A estenose aórtica valvar é o defeito cardíaco congênito mais comum, mas muitas vezes não é observada sob essa luz, pois normalmente não causa problemas até a idade adulta. A maior parte das estenoses aórticas em adultos é causada por uma válvula bicúspide congenitamente malformada que não se torna problemática até o final da meia-idade ou além, embora o risco de endocardite seja para a vida toda. Após o desenvolvimento dos sintomas (angina, síncope, quase síncope, insuficiência cardíaca), a sobrevida é acentuadamente encurtada. A sobrevida mediana é de 5 anos após o desenvolvimento de angina, 3 anos após síncope e 2 anos após insuficiência cardíaca. O manejo anestésico da estenose aórtica não varia se a estenose for congênita (mais comum) ou adquirida.

Shunts Aortopulmonares

Dependendo da idade, os pacientes adultos podem ter sido submetidos a um ou mais shunts aortopulmonares graves para atenuar a cianose durante a infância. Eles são mostrados na Figura 16.1. Embora salvassem vidas, esses desvios tinham deficiências consideráveis no longo prazo. Todos eram inerentemente ineficazes, porque parte do sangue oxigenado que retornava pelas veias pulmonares para o átrio e o ventrículo esquerdos retornaria então aos pulmões pelo shunt, carregando assim o volume do ventrículo. Era difícil quantificar o tamanho dos desvios anteriores, como o de Waterston (aorta ascendente lado a lado para artéria pulmonar direita) e de Potts (aorta descendente lado a lado para a artéria pulmonar esquerda). Se muito pequeno, o paciente ficava excessivamente cianótico; se muito grande, havia sobrecirculação pulmonar com o risco de desenvolvimento de doença vascular pulmonar. O de Waterston, na verdade, poderia, ocasionalmente, fluir sangue de maneira desigual, resultando em uma artéria pulmonar ipsolateral (direita) hiperperfundida, hipertensa, e uma artéria pulmonar contralateral (esquerda) hipoperfundida. Havia também questões cirúrgicas quando o reparo completo era possível. A remoção dos shunts de Waterston muitas vezes exigia uma arterioplastia pulmonar para corrigir a deformidade da artéria pulmonar no local da anastomose e as anastomoses de Potts localizadas posteriormente não poderiam ser retiradas a partir de uma esternotomia mediana. Os pacientes com shunt clássico de Blalock-Taussig quase sempre não apresentam pulsos palpáveis no lado do shunt e o comprimento e a força do braço podem ser levemente afetados. Mesmo se houver um pulso palpável (a partir de fluxo colateral ao redor do ombro), a pressão arterial obtida daquele braço ficará artificialmente baixa. Mesmo após uma derivação

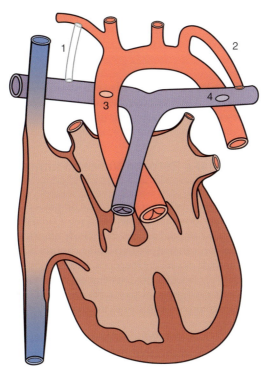

Fig. 16.1 As várias anastomoses aortopulmonares. O coração ilustrado apresenta tetralogia de Fallot. As anastomoses são (1) Blalock-Taussig modificado, (2) Blalock-Taussig clássico, (3) Waterston (Waterston-Cooley) e (4) Potts. (Reimpressa com permissão de Baum VC. The adult with congenital heart disease. *J Cardiothorac Vasc Anesth*. 1996;10: 261.)

Tabela 16.1 Shunts Aortopulmonares

Shunt	Anatomia	Estado Atual
Waterston	Aorta ascendente → artéria pulmonar direita	Não é mais realizado
Potts	Aorta descendente → artéria pulmonar esquerda	Não é mais realizado
Blalock-Taussig Clássico	Artéria subclávia → artéria pulmonar ipsolateral	Não é mais realizado
Blalock-Taussig Modificado	Artéria subclávia com tubo GORE-TEX → artéria pulmonar ipsolateral	Atual
Shunt central	Aorta ascendente com tubo GORE-TEX → artéria pulmonar principal	Atual

QUADRO 16.4 *Complicações do Defeito do Septo Atrial na Idade Adulta*

Embolia paradoxal
Dispneia ao esforço
Taquiarritmias atriais
Insuficiência do lado direito com gravidez
Hipertensão pulmonar
↑ Insuficiência do lado direito com ↓ complacência ventricular esquerda com o envelhecimento
Insuficiência mitral

de Blalock-Taussig modificada (usando um pedaço de tubo GORE-TEX, em vez de uma anastomose terminolateral das artérias subclávia e pulmonar), pode haver uma disparidade de pressão arterial entre os braços. Para garantir uma medição válida, a pressão arterial pré-operatória deve ser medida em ambos os braços (Tabela 16.1).

Defeito do Septo Atrial e Retorno Venoso Pulmonar Anômalo Parcial

Existem vários tipos anatômicos de DSA. O tipo mais comum – e, caso contrário, o tipo presumido – é o tipo *secundum* localizado no meio do septo. O tipo *primum* na extremidade inferior do septo atrial é um componente dos defeitos de amortecimento endocárdico, sendo mais primitivo deles o canal atrioventricular comum. O tipo do seio venoso, alto no septo próximo à entrada da veia cava superior, quase sempre é associado ao retorno venoso pulmonar anômalo parcial, mais frequentemente de drenagem da veia pulmonar superior direita para a veia cava superior baixa. Para fins desta seção, apenas defeitos *secundum* são considerados, embora as histórias anatômicas de todos os defeitos sejam semelhantes (Quadro 16.4).

Pelo fato de os sintomas e os achados clínicos de um DSA poderem ser bastante sutis e os pacientes frequentemente permanecerem assintomáticos até a idade adulta, os DSA representam aproximadamente um terço de todas as CC descobertas em adultos. Embora a sobrevida assintomática até a idade adulta seja comum, shunts significativos (Qp/Qs > 1,5: 1) provavelmente causam sintomas ao longo do tempo e embolias paradoxais podem ocorrer por meio de defeitos com shunts menores. A dispneia por esforço ocorre em 30%

na terceira década e a fibrilação ou *flutter* atrial, em cerca de 10% aos 40 anos. Evitar complicações que se desenvolvem na idade adulta é a justificativa para o reparo cirúrgico de crianças assintomáticas. A mortalidade para um paciente com um DSA não corrigido é de 6% ao ano acima dos 40 anos de idade e essencialmente todos os pacientes com mais de 60 anos de idade são sintomáticos. Grandes defeitos não reparados podem causar morte por taquiarritmias atriais ou insuficiência ventricular direita em pacientes de 30 a 40 anos de idade. Com a diminuição da complacência diastólica do ventrículo esquerdo que acompanha a hipertensão sistêmica ou a doença arterial coronariana que é comum com o envelhecimento, o shunt esquerda-direita aumenta com a idade. Tipicamente, a doença vascular pulmonar somente se desenvolve depois dos 40 anos de idade, ao contrário dos desvios ventriculares ou ductais, que podem levar a ela no início da infância. Os êmbolos paradoxais permanecem um risco durante toda a vida.

O fechamento tardio do defeito, após os 5 anos de idade, tem sido associado à resolução incompleta da dilatação do ventrículo direito. A disfunção ventricular esquerda tem sido relatada em alguns pacientes com fechamento do defeito na idade adulta e o fechamento, particularmente na meia-idade, pode não prevenir o desenvolvimento de taquiarritmias atriais ou acidente vascular cerebral. A sobrevida de pacientes sem doença vascular pulmonar tem sido relatada como melhor se operada antes dos 24 anos de idade, intermediária se operada entre 25 e 41 anos de idade e pior se operada depois disso. No entanto, séries mais recentes mostram que, mesmo em idades acima de 40 anos, o reparo cirúrgico oferece uma sobrevida global e um benefício livre de complicações em comparação com o tratamento clínico. A morbidade cirúrgica desses pacientes é principalmente fibrilação atrial, *flutter* atrial ou ritmo juncional. A prática atual consiste em fechar esses defeitos em adultos no laboratório de cateterismo com uso de dispositivos transvasculares se for anatomicamente prático (Fig. 16.2). O fechamento do dispositivo é inadequado se o defeito estiver associado à drenagem anômala das veias pulmonares. As indicações de fechamento com um dispositivo transvascular são as mesmas que para o fechamento cirúrgico.

Embora haja alguma discussão sobre o momento de início com agentes de indução intravenosos ou inalatórios, as diferenças clínicas são difíceis de observar com agentes voláteis modernos de baixa solubilidade. O débito cardíaco da termodiluição reflete o fluxo sanguíneo pulmonar, que será superior ao fluxo sanguíneo sistêmico. Cateteres arteriais pulmonares não são rotineiramente indicados. Os pacientes geralmente toleram qualquer anestésico apropriado; no entanto, cuidados especiais devem ser tomados em pacientes com hipertensão arterial pulmonar ou insuficiência do lado direito.

Coarctação da Aorta

Coarctação não reparada da aorta no adulto traz consigo morbidade e mortalidade significativas. A mortalidade é de 25% aos 20 anos, 50% aos 30 anos, 75% aos 50 anos e 90% aos 60 anos. Aneurismas do ventrículo esquerdo, ruptura de aneurismas cerebrais e dissecção de aneurisma pós-coarctação contribuem para mortalidade excessiva. Pode ocorrer insuficiência ventricular esquerda em pacientes com mais de 40 anos com lesões não reparadas. Se o reparo não for realizado precocemente, há risco incremental para o desenvolvimento de aterosclerose coronariana prematura. Mesmo com a cirurgia, a doença arterial coronariana permanece como a principal causa de morte entre 11 e 25 anos após a cirurgia. A coarctação é acompanhada por uma valva aórtica bicúspide na maioria dos pacientes. Embora a endocardite dessa válvula anormal seja um risco durante toda a vida, essas válvulas geralmente não se tornam estenóticas até a meia-idade ou mais. A coarctação também pode estar associada a anormalidades da válvula mitral (Quadro 16.5).

Aneurismas no local do reparo da coarctação podem se desenvolver anos mais tarde e a reestenose também pode se desenvolver na adolescência ou na idade adulta. O reparo inclui ressecção de coarctação e anastomose terminoterminal. Como isso às vezes resultou

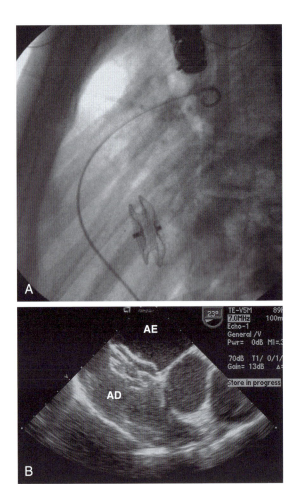

Fig. 16.2 Fechamento de um defeito do septo atrial em um adulto com o uso de um dispositivo transvascular (o oclusor septal de Amplatzer). (A) Radiografia. (B) Ecocardiografia transesofágica. O dispositivo é claramente visualizado abrangendo e ocluindo o defeito do septo atrial. *AD*, átrio direito; *AE*, átrio esquerdo. (Cortesia do Dr. Scott Lim.)

QUADRO 16.5	*Complicações de Coarctação Aórtica na Idade Adulta*

Insuficiência ventricular esquerda
Aterosclerose coronariana prematura
Ruptura de aneurisma cerebral
Aneurisma no local do reparo da coarctação
Complicações da válvula aórtica bicúspide associada
Exacerbação da hipertensão durante a gravidez

em recoarctação quando realizada na lactância, por muitos anos um reparo comum foi a cirurgia de Waldhausen ou cirurgia de retalho subclávio, na qual a artéria subclávia esquerda é ligada e o segmento proximal é aberto e girado como um retalho para abrir a área da coarctação. Aneurismas na área de reparo são uma preocupação particular em adolescentes e adultos após coarctectomia. A hipertensão sistêmica persistente é comum após o reparo da coarctação. O risco de hipertensão equipara-se à duração da coarctação não reparada. Pacientes adultos requerem acompanhamento periódico contínuo para hipertensão. Um gradiente de pressão de 20 mmHg ou mais (menos na presença de colaterais extensos) é uma indicação para o tratamento. A recoarctação pode ser tratada cirurgicamente ou por angioplastia com balão com implante de stent. O reparo cirúrgico da recoarctação ou do aneurisma em adultos está relacionado a aumento da mortalidade e pode estar associado a sangramento intraoperatório significativo devido a cicatriz anterior ou vasos colaterais extensos. Requer o isolamento pulmonar para otimizar a exposição cirúrgica e a colocação de um cateter arterial no braço direito. O reparo endovascular por balonização/implante de stent revelou-se útil para esses pacientes.

A pressão arterial deve ser aferida no braço direito, a menos que se saiba que as pressões no braço esquerdo ou nas pernas não são afetadas pela coarctação residual ou recorrente. A hipertensão pós-operatória é comum após reparo da coarctação e geralmente requer tratamento por alguns meses. O íleo pós-operatório também é comum e os pacientes devem ser mantidos com NPO por cerca de 2 dias.

Síndrome de Eisenmenger

O termo *síndrome de Eisenmenger* veio descrever o cenário clínico em que um grande shunt cardíaco querda-direita resulta no desenvolvimento de doença vascular pulmonar e tem sido o assunto de revisões recentes. Embora no início a vasculatura pulmonar permaneça reativa, com lesão contínua a hipertensão pulmonar torna-se fixa e não responde aos vasodilatadores pulmonares. Em última análise, o nível de resistência vascular pulmonar (RVP) é tão alto que o shunt reverte e torna-se direita-esquerda. Clinicamente, os pacientes cianóticos devido ao shunt intracardíaco direita-esquerda são considerados portadores da fisiologia de Eisenmenger, mesmo que sua RVP ainda não seja verdadeiramente fixa. Esta é a fase intermediária da doença antes da progressão para uma RVP verdadeiramente fixa. O grau de reatividade pode ser determinado no laboratório de cateterismo por meio da medição do fluxo sanguíneo pulmonar no ar ambiente, do oxigênio puro e do oxigênio puro com adição de óxido nítrico.

Os pacientes podem estar sob terapia crônica com medicamentos como a prostaciclina intravenosa, um inibidor oral da fosfodiesterase 5, como o sildenafil (p. ex., Revatio), um antagonista do receptor de endotelina oral, como o bosentano (p. ex., Tracleer), um prostanoide ou um estimulador solúvel de guanilato ciclase, como o riociguat (Adempas). Devido ao risco de tromboses pulmonares, os pacientes podem estar sob anticoagulantes crônicos.

A fisiologia de Eisenmenger é compatível com a sobrevida na vida adulta. Síncope, aumento da pressão venosa central e dessaturação arterial para menos de 85% estão associados a desfecho ruim no curto prazo. Outros fatores associados à mortalidade incluem síncope, idade de apresentação, estado funcional, arritmias supraventriculares, pressão atrial direita elevada, insuficiência renal, disfunção ventricular direita grave e trissomia do 21. A maioria das mortes compreende mortes cardíacas súbitas. Outras causas de morte incluem insuficiência cardíaca, hemoptise, abscesso cerebral, tromboembolismo e complicações de gravidez e cirurgia não cardíaca. Esses pacientes enfrentam riscos perioperatórios potencialmente significativos. Os achados da síndrome de Eisenmenger estão resumidos no Quadro 16.6. O fechamento cirúrgico de defeitos cardíacos com hipertensão vascular pulmonar fixa está associado a uma mortalidade muito alta. O transplante de pulmão ou coração-pulmão é uma alternativa cirúrgica.

> **QUADRO 16.6** *Achados na Síndrome de Eisenmenger*
>
> Exame físico: Componente pulmonar alto da segunda bulha cardíaca, segunda bulha única ou estreitamente desdobrada, sopro de Graham-Steell de insuficiência pulmonar, som de ejeção pulmonar ("clique")
> Radiografia de tórax: Diminuição das marcações arteriais pulmonares periféricas com vasos pulmonares centrais proeminentes ("poda")
> Eletrocardiograma: Hipertrofia de ventrículo direito
> Tolerância ao exercício comprometida
> Dispneia ao esforço
> Palpitações (muitas vezes devido a fibrilação ou *flutter* atrial)
> Complicações de eritrocitose/hiperviscosidade
> Hemoptise decorrente de infarto pulmonar, ruptura dos vasos pulmonares ou vasos aortopulmonares colaterais
> Complicações da embolização paradoxal
> Síncope decorrente de débito cardíaco inadequado ou arritmias
> Insuficiência cardíaca (geralmente em estágio final)

Quando a cirurgia não cardíaca é considerada essencial e o tempo permite, um cateterismo cardíaco pré-operatório pode ser útil para determinar a presença de reatividade pulmonar ao oxigênio ou ao óxido nítrico. A RVP fixa impede a adaptação rápida às alterações hemodinâmicas perioperatórias. Alterações na resistência vascular sistêmica (RVS) são espelhadas por alterações no desvio intracardíaco. Uma diminuição na RVS é acompanhada pelo aumento do shunt direita-esquerda e uma diminuição na saturação sistêmica de oxigênio. Além disso, uma queda aguda na resistência sistêmica pode prejudicar o enchimento do ventrículo esquerdo com invasão ventricular direita. Vasodilatadores sistêmicos, como anestesia regional, devem ser usados com cautela e avaliação rigorosa próxima do volume intravascular é importante. A analgesia peridural tem sido usada com sucesso em pacientes com fisiologia de Eisenmenger, mas o anestésico local deve ser administrado de forma lenta e incremental, com observação estreita da pressão arterial e da saturação de oxigênio. A hipotensão postural pós-operatória também pode aumentar o grau de shunt direita-esquerda e esses pacientes devem mudar de posição lentamente. Todos os cateteres intravenosos devem ser mantidos livres de bolhas.

A RVP fixa é, por definição, não responsiva ao tratamento farmacológico ou fisiológico, mas, como mencionado anteriormente, apenas pacientes em verdadeiro estágio terminal da doença têm RVP fixa. Assim, o médico ainda deve evitar fatores conhecidos por aumentar a RVP, incluindo resfriado, hipercarbia, acidose, hipoxia e agonistas α-adrenérgicos. Embora o último mumente listado para ser evitado, em face de doença vascular pulmonar devida a shunt intracardíaco, os efeitos vasoconstritores sistêmicos predominam e a saturação sistêmica de oxigênio aumenta.

Bloqueios nervosos oferecem uma alternativa atraente à anestesia geral se adequados em outros aspectos.

Se os pacientes receberem anestesia geral, deve-se considerar a observação pós-operatória em uma unidade de terapia intensiva ou intermediária. Devido ao aumento do risco perioperatório, os pacientes devem ser observados durante a noite, em particular se não foram recentemente submetidos a cirurgia ou anestesia, pois suas respostas serão desconhecidas. A cirurgia ambulatorial é possível para pacientes com cirurgia pequena não complicada com sedação ou bloqueio nervoso.

Embora o risco de mortalidade perioperatória no passado tenha sido estimado em mais de 30%, estimativas de mortalidade após cirurgia não cardíaca na idade adulta de séries mais recentes sugerem que o risco de mortalidade por cirurgia não cardíaca e/ou anestésicos é menor do que era no passado.

Fisiologia de Fontan

Fontan et al. provaram que era possível distribuir todo o retorno venoso sistêmico para os pulmões sem o benefício de uma bomba ventricular. A operação de Fontan foi um marco no desenvolvimento da CC porque estabeleceu uma circulação em série "normal" em pacientes com um único ventrículo. O preço a ser pago por uma circulação em série é a demanda fisiológica exclusiva de fluxo sanguíneo pulmonar passivo; a operação original de Fontan foi modificada para uma conexão atriopulmonar (Fig. 16.3). O sucesso da circulação de Fontan fundamentou-se em uma via desobstruída das veias sistêmicas para a artéria pulmonar, uma vasculatura pulmonar livre de distorções anatômicas (p. ex., de derivação anterior de Blalock-Taussig), baixa RVP e boa função ventricular sem regurgitação valvar atrioventricular significativa. A incorporação do átrio na via de Fontan foi decepcionante. O átrio perdeu sua função contrátil, não proporcionando assistência ao fluxo sanguíneo pulmonar e causando complicações sérias. Entender essas complicações e saber como a operação de Fontan evoluiu é a chave para o manejo desses pacientes desafiadores, cuja CC complexa foi atenuada, não curada.

A Operação de Fontan Moderna

A conexão atriopulmonar mostrou-se um método ineficaz de fluxo sanguíneo pulmonar. Correntes em colisão de sangue das veias cavas superior e inferior resultaram em perda de energia e turbulência no átrio. A energia necessária para impulsionar o sangue para dentro da vasculatura pulmonar era perdida à medida que o sangue girava lentamente no átrio dilatado. A moderna operação de Fontan é uma conexão cavopulmonar total (Fig. 16.4). O túnel lateral de Fontan melhorou o fluxo sanguíneo pulmonar e apenas a parede lateral do átrio foi exposta à hipertensão venosa central. A Fontan extracardíaca é uma modificação

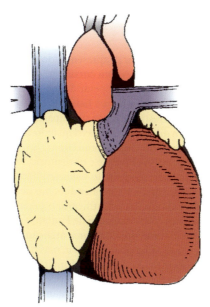

Fig. 16.3 Modificação atriopulmonar da operação de Fontan. (Reimpressa com permissão de Kreutzer G, Galindez E, Bono H, et al. An operation for the correction. *J Thorac Cardiovasc Surg.* 1973; 66: 613.)

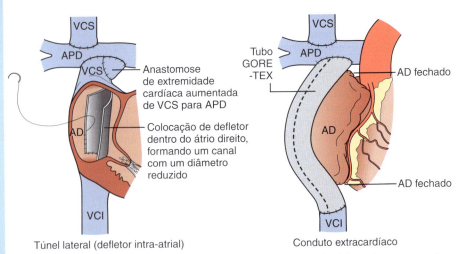

Fig. 16.4 Duas variações da operação moderna de Fontan, o túnel lateral e as operações extracardíacas. *AD*, átrio direito; *APD*, artéria pulmonar direita; *VCI*, veia cava inferior; *VCS*, veia cava superior. (Reimpressa com permissão de D'Udekem Y, Iyengar AJ, Cochrane AD, et al. The Fontan Procedure: contemporary techniques have improved long-term outcomes. *Circulation*. 2007;116 [11 Suppl]:I157.)

adicional da conexão cavopulmonar total e reduz grandemente o número de incisões atriais e, esperançosamente, o desenvolvimento de longo prazo de arritmias auriculares. A moderna Fontan melhorou os desfechos? Reduções na arritmia e melhoras na sobrevida global foram observadas. Os resultados para a Fontan extracardíaca são ainda melhores que as da Fontan do túnel lateral, mas são limitados pela menor duração do acompanhamento. Ainda não é certo se o desenvolvimento de complicações em longo prazo foi realmente reduzido ou apenas retardado.

Avaliação Pré-operatória

Pacientes com fisiologia de Fontan estão se apresentando em maior número para toda a série de cirurgias não cardíacas. Pacientes com circulação de Fontan têm um baixo débito cardíaco. Esse estado de baixo débito existe apesar da presença de boa função ventricular, regurgitação valvar atrioventricular mínima e baixa RVP. Além disso, a questão é que a autoavaliação dos pacientes superestima muito sua capacidade objetiva de exercício. Isso coloca o anestesiologista em um dilema considerável quando confrontado com um paciente de Fontan que classifica seu *status* funcional como "bom". A ecocardiografia transtorácica deve ser a investigação pré-operatória inicial e é obrigatória, exceto em casos de cirurgias muito pequenas. Exames adicionais são guiados pelos resultados do ecocardiograma e em consulta com um cardiologista experiente no atendimento de adultos com CC. A função ventricular normal no ecocardiograma estratificaria o paciente como de "baixo risco" apenas no contexto de pacientes com circulação de Fontan.

Um termo que deve imediatamente chamar a atenção do anestesista é a *falha de Fontan*. Razões específicas para a falha podem diferir, mas o denominador comum nesses pacientes é uma limitação acentuada do estado funcional. Eles manifestarão alguma combinação de arritmias refratárias, disfunção hepática, hipoxemia ou insuficiência cardíaca congestiva. Pacientes com uma "falha de Fontan" requerem uma busca por lesões corrigíveis. Primeiro, quaisquer obstruções dentro da via de Fontan devem ser tratadas, preferencialmente com técnicas percutâneas de dilatação e implante de stent. Em segundo lugar, a perda do ritmo sinusal deve ser tratada com estimulação. Se a perda do ritmo sinusal for acompanhada por taquiarritmias graves, indica-se a cirurgia de conversão de Fontan. Em terceiro lugar, alguns pacientes desenvolvem vasos colaterais. Os colaterais aortopulmonares resultam em uma carga volêmica progressiva no ventrículo único. O estado funcional de pacientes de Fontan existe em todo um espectro, mas geralmente encaixa-se em dois grupos. O primeiro e maior grupo é formado pelos que relatam níveis I-II de função da New York Heart Association (NYHA), mas demonstraram possuir uma reserva cardiorrespiratória muito menor do que os controles de dois ventrículos pareados por idade. Esses pacientes tolerarão a maioria dos procedimentos cirúrgicos com um risco aceitavelmente baixo. O segundo grupo é menor, mas consiste naqueles pacientes que manifestaram um ou mais dos critérios de "falha de Fontan". A cirurgia nesses pacientes tem um risco muito maior e só deve ser realizada após uma consulta cuidadosa com médicos experientes em CCA. Quando se trata de uma discussão sobre a técnica anestésica, aplicam-se as mesmas lições aprendidas no cuidado de pacientes com doença arterial coronariana adquirida. Ou seja, não existe um medicamento certo para esses pacientes, nem existe uma única técnica anestésica "melhor". Em vez disso, a questão crucial é obter uma compreensão clara e abrangente da fisiopatologia do paciente. A chave não é quais fármacos são usados, mas como eles são usados. Determinados princípios para pacientes com fisiologia de Fontan são importantes e precisam ser enfatizados (Quadro 16.7).

Manejo Ventilatório

Em um esforço para minimizar a RVP, a capacidade residual funcional deve ser mantida pela aplicação de pequenas quantidades de pressão expiratória final positiva (PEEP – positive end-expirative pressure) ou pressão positiva contínua nas vias aéreas (CPAP – continuous

---

QUADRO 16.7 *Princípios de Manejo para Pacientes com Fisiologia de Fontan*

1. A manutenção da pré-carga é essencial. Um período prolongado de NPO sem hidratação intravenosa deve ser evitado.
2. As técnicas regionais e neuroaxiais são opções atraentes, com atenção adequada ao *status* do volume. Um anestésico neuroaxial é uma má escolha se for necessário um alto nível de bloqueio. Uma peridural de titulação lenta é preferível a um anestésico espinal de ação rápida.
3. O manejo das vias aéreas deve ser habilitado para evitar hipercarbia e elevações na resistência vascular pulmonar (RVP).
4. Níveis adequados de anestesia devem ser estabelecidos antes de eventos estimulantes como a laringoscopia. Uma onda de catecolaminas pode precipitar taquicardia perigosa.
5. Ventilação espontânea que aumenta o fluxo sanguíneo pulmonar é desejável, mas não deve ser perseguida a todo custo. A ventilação espontânea sob níveis profundos de anestesia resultará em hipercarbia significativa. O benefício da ventilação espontânea pode ser negado pelo aumento da RVP secundária à hipercarbia.
6. Deve-se ter um plano preparado para tratar taquiarritmias.
7. Pacientes com marca-passos devem ter o dispositivo testado antes da cirurgia e um plano desenvolvido para evitar possíveis interferências do eletrocautério, particularmente se o paciente for dependente de marca-passo.
8. Se desvios de grandes volumes forem esperados, recomenda-se monitorização invasiva com linhas centrais e ecocardiografia transesofágica.
9. Um plano apropriado para o manejo da dor pós-operatória deve ser estabelecido. A necessidade de anticoagulação em muitos pacientes de Fontan pode impedir o uso de analgesia epidural.
10. Um cardiologista experiente no atendimento de pacientes com cardiopatia congênita deve ser envolvido no período perioperatório.

positive airway pressure) e volumes pulmonares excessivos devem ser evitados. A PEEP ou a CPAP não impedirão o débito cardíaco de maneira significativa se forem menores que 6 cm H_2O. A ventilação espontânea tem sido considerada ideal para esses pacientes para minimizar a pressão intratorácica e estimular o fluxo anterógrado para a circulação pulmonar. O débito cardíaco deve ser otimizado limitando-se a pressão média das vias aéreas (intratorácica): minimizando o pico de pressão inspiratória, limitando o tempo inspiratório, usando baixas frequências respiratórias e aplicando quantidades prudentes de PEEP enquanto se utilizam volumes correntes mais altos para manter a normocarbia. Os benefícios da extubação traqueal pós-operatória muito precoce (no centro cirúrgico) foram considerados particularmente úteis nesses pacientes.

Tetralogia de Fallot

A descrição clássica da tetralogia de Fallot inclui (1) defeito septal ventricular (DSV) mal alinhado, não restritivo, grande, com (2) dextroposição da aorta, (3) estenose pulmonar infundibular e (4) consequente hipertrofia ventricular direita, todos derivados de desvio anterocefálico embrionário do septo de saída. No entanto, existe um espectro de doença com defeitos mais graves, como estenose da valva pulmonar, estenose do anel valvar pulmonar ou estenose e hipoplasia das artérias pulmonares na maioria dos casos mais graves. A pentalogia de Fallot refere-se à adição de um DSA. Com os avanços da genética, até 33% ou mais dos casos de tetralogia foram atribuídos a uma das várias anormalidades genéticas, incluindo a trissomia do 21, a microdeleção de 22q11, os genes NKX 2-5, JAG1, GATA4 e outros. A tetralogia de Fallot é a lesão cianótica mais comum encontrada na população adulta. Sem reparo ou não atenuação, aproximadamente 25% dos pacientes sobrevivem até a adolescência, após o que a mortalidade é de 6,6% ao ano. Apenas 3% sobrevivem até os 40 anos. Ao contrário das crianças, adolescentes e adultos com tetralogia não desenvolvem crises de hipoxia ("tet spells"). A sobrevida de longo prazo com boa qualidade de vida é esperada após o reparo. A sobrevida até 32 a 36 anos foi de 85% a 86%, embora sintomas, principalmente arritmias e diminuição da tolerância ao exercício, ocorram em 10% a 15% aos 20 anos após o reparo primário (Quadro 16.8).

É incomum encontrar um adolescente ou adulto com tetralogia não reparada. No entanto, ela pode ser encontrada em imigrantes ou em pacientes cuja variação anatômica foi considerada inoperável quando eram crianças. Na tetralogia, o ventrículo direito "vê" a obstrução a partir da estenose pulmonar. A RVP é tipicamente normal a baixa. O shunt direita-esquerda é causado por obstrução no nível do trato ventricular direito e não é afetado por tentativas de modular a RVP. O desvio é minimizado, no entanto, pelo aumento farmacológico da RVS. Como há um DSV não restritivo, a hipertensão sistêmica adulta não reparada que se desenvolve na vida adulta impõe uma carga adicional

QUADRO 16.8 *Fatores de Risco para Morte Súbita após o Reparo da Tetralogia de Fallot*

Reparo que requer ventriculotomia
Idade mais avançada no reparo
Disfunção ventricular esquerda grave
Hipertensão ventricular direita pós-operatória (obstrução do trato respiratório residual)
Insuficiência pulmonar muito ampla
Prolongamento do QRS

aos dois ventrículos, não apenas ao esquerdo. O aumento da RVS diminui o shunt direita-esquerda e diminui a cianose, em função da insuficiência ventricular direita ou biventricular. Aumentos no estado inotrópico do coração aumentam a obstrução dinâmica no infundíbulo do ventrículo direito e pioram o shunt direita-esquerda. Os β-bloqueadores são frequentemente usados para diminuir a inotropia. Embora o halotano tenha sido o anestésico histórico de escolha em crianças com tetralogia devido aos seus efeitos depressores do miocárdio à sua ua capacidade de manter a RVS, a prática atual é a utilização de sevoflurano, sem consequências indevidas da redução da RVS. A indução anestésica em adultos pode ser facilmente alcançada com qualquer um dos agentes disponíveis, tendo-se em mente os princípios de manutenção da pressão arterial sistêmica, prevenção de hipovolemia e de aumentos da inotropia.

Os pacientes necessitam de fechamento do DSV e da resolução da estenose pulmonar. Embora a prática atual seja reparar o DSV pelo átrio direito, em um esforço para manter a competência da válvula pulmonar e limitar qualquer ventriculotomia, os pacientes mais velhos provavelmente terão o reparo por meio de uma ventriculotomia direita. Uma grande ventriculotomia direita aumenta os riscos de arritmias e morte súbita. Os pacientes que tiveram uma ventriculotomia direita terão um padrão de bloqueio de ramo direito obrigatório no ECG. No entanto, diferentemente do bloqueio de ramo mais usual em adultos, isso representa a ruptura do sistema de His-Purkinje apenas no fluxo ventricular direito, na área da incisão ventricular direita. Como a grande maioria da condução de His-Purkinje está intacta, não há risco aumentado de desenvolvimento de bloqueio cardíaco completo.

Alguns pacientes necessitam de reparo da estenose pulmonar por meio da colocação de um tampão transanular, com insuficiência pulmonar residual obrigatória. A insuficiência isolada de leve a moderada é geralmente bem tolerada, mas no longo prazo pode contribuir para a disfunção do ventrículo direito com risco de taquicardia ventricular e morte súbita.

A morte súbita ou taquicardia ventricular que requer tratamento pode ocorrer em até 5,5% de pacientes no pós-operatório com mais de 30 anos, muitas vezes anos após a cirurgia. Os focos dessas arritmias estão tipicamente no trato de saída do ventrículo direito na área que foi operada e podem passar por ablação no laboratório de cateterismo. Reparo em idade mais avançada, disfunção ventricular esquerda grave, hipertensão pós-operatória de ventrículo direito decorrente de obstrução residual ou recorrente do trato de saída, insuficiência pulmonar aberta e prolongamento do QRS (até > 180 milissegundos) são preditores de morte súbita. Contrações ventriculares prematuras e até mesmo taquicardia ventricular não sustentada não são raras, mas não parecem estar associadas à morte súbita, dificultando as opções de tratamento adequado.

A maioria dos pacientes adultos necessita de reoperação para reparar o fluxo de saída ventricular direito ou para inserir ou substituir uma válvula na posição pulmonar. Outras razões para a reoperação incluem o reparo de um aneurisma no trato de saída no local de um adesivo, reparo de um DSV residual ou reparo de uma valva tricúspide incompetente. Esses pacientes, em geral, diminuíram a complacência diastólica do ventrículo direito e exigem pressão venosa central mais alta que o normal. O manejo pós-operatório inclui a minimização da RVP e a manutenção da pressão venosa central. Os pacientes frequente-mente necessitam de tratamento pós-bypass com redução inotrópica e pós-carga.

Transposição das Grandes Artérias (D-transposição)

Na D-transposição das grandes artérias, há uma conexão discordante dos ventrículos e das grandes artérias. A aorta (com as artérias coronárias) origina-se do ventrículo direito e a artéria pulmonar, do ventrículo esquerdo. Assim as duas circulações são separadas. A sobrevida pós-natal requer intercâmbio de sangue entre as duas circulações, tipicamente via um forame oval patente e/ou um DAP ou DSV. Com a mortalidade em 1 ano próxima a

100%, todos os adultos com D-transposição foram submetidos a algum tipo de intervenção cirúrgica. Os adultos mais velhos têm reparos do tipo atrial (Mustard ou Senning), enquanto as crianças nascidas após meados da década de 1980 têm reparo por meio de troca arterial (a operação de Jatene). Alguns também terão passado por reparo de D-transposição com DSV moderado a grande por meio de uma operação de Rastelli.

Os reparos atriais resultam em um ventrículo direito sistêmico e esses pacientes consistentemente têm função ventricular direita anormal que pode ser progressiva, com uma fração de ejeção de cerca de 40%. Insuficiência tricúspide leve é comum, mas a insuficiência tricúspide grave sugere o desenvolvimento de disfunção ventricular direita grave. Há uma sobrevida em 10 anos de 85% a 90% nessas operações, mas em 20 anos a sobrevida é inferior a 80%. Durante 25 anos, cerca de metade desenvolve disfunção ventricular direita moderada e um terço desenvolve insuficiência tricúspide grave. Embora a função sempre permaneça anormal, foi sugerido que a cirurgia anterior minimiza a disfunção ventricular direita.

LEITURAS SUGERIDAS

Andropoulos DB, Stayer SA, Skjonsby BS, et al. Anesthetic and perioperative outcome of teenagers and adults with congenital heart disease. *J Cardiothorac Vasc Anesth*. 2002;16:731.

Baum VC, Barton DM, Gutgesell HP. Influence of congenital heart disease on mortality following noncardiac surgery in hospitalized children. *Pediatrics*. 2000;105:332.

Baumgartner H, Bonhoeffer P, De Groot NM, et al. ESC guidelines for the management of grown-up congenital heart disease (new version 2010). *Eur Heart J*. 2010;31:2915.

Bennett JM, Ehrenfeld JM, Markham L, et al. Anesthetic management and outcomes for patients with pulmonary hypertension and intracardiac shunts and Eisenmenger syndrome: a review of institutional experience. *J Clin Anesth*. 2014;26:286.

Diller GP, Kempny A, Inuzuka R, et al. Survival prospects of treatment naïve patients with Eisenmenger: a systematic review of the literature and report of our own experience. *Heart*. 2014;100:1366.

d'Udekem Y, Iyengar AJ, Cochrane AD, et al. The Fontan procedure: contemporary techniques have improved long-term outcomes. *Circulation*. 2007;116:I157.

Marelli AJ, Mackie AS, Ionescu-Ittu R, et al. Congenital heart disease in the general population: changing prevalence and age distribution. *Circulation*. 2007;115:163.

Maxwell BG, Maxwell TG, Wong JK. Decentralization of care for adults with congenital heart disease in the United States: a geographic analysis of outpatient surgery. *PLoS ONE*. 2014;9:e106730.

Maxwell BG, Williams GD, Ramamoorthy C. Knowledge and attitudes of anesthesia providers about noncardiac surgery in adults with congenital heart disease. *Congenit Heart Dis*. 2014;9:45.

Maxwell BG, Wong JK, Kin C, et al. Perioperative outcomes of major noncardiac surgery in adults with congenital heart disease. *Anesthesiology*. 2013;119:762.

Maxwell BG, Wong JK, Lobato RL. Perioperative morbidity and mortality after noncardiac surgery in young adults with congenital or early acquired heart disease: a retrospective cohort analysis of the National Surgical Quality Improvement Program database. *Am Surg*. 2014;80:321.

Moons P, Engelfriet P, Kaemmerer H, et al. Delivery of care for adult patients with congenital heart disease in Europe: results from the Euro Heart Survey. *Eur Heart J*. 2006;27:1324.

Mutsuga M, Quiñonez LG, Mackie AS, et al. Fast-track extubation after modified Fontan procedure. *J Thorac Cardiovasc Surg*. 2012;144:547.

Mylotte D, Pilote L, Ionescu-Ittu R, et al. Specialized adult congenital heart disease care. The impact of policy on mortality. *Circulation*. 2014;129:1804.

O'Leary JM, Siddiqi OK, de Ferranti S, et al. The changing demographics of congenital heart disease hospitalizations in the United States, 1998 through 2010. *JAMA*. 2013;309:984.

Perloff JK, Warnes CA. Challenges posed by adults with repaired congenital heart disease. *Circulation*. 2001;103:2637.

Pillutla P, Shetty KD, Foster E. Mortality associated with adult congenital heart disease: trends in the US population from 1979 to 2005. *Am Heart J*. 2009;158:874.

Silversides CK, Marelli A, Beauchesne L, et al. Canadian Cardiovascular Society 2009 Consensus Conference on the management of adults with congenital heart disease: executive summary. *Can J Cardiol*. 2010;26:143.

Verheugt CL, Uiterwaal CS, van der Velde ET, et al. Mortality in adult congenital heart disease. *Eur Heart J*. 2010;31:1220.

Warnes CA, Liberthson R, Danielson GK, et al. Task force 1: the changing profile of congenital heart disease in adult life. *J Am Coll Cardiol*. 2001;37:1170.

Warnes CA, Williams RG, Bashore TM, et al. ACC/AHA 2008 guidelines for the management of adults with congenital heart disease: a report of the American College of Cardiology/American Heart Association Task Force on Practice Guidelines (Writing Committee to Develop Guidelines on the Management of Adults With Congenital Heart Disease). Developed in collaboration with the American Society of Echocardiography, Heart Rhythm Society, International Society for Adult Congenital Heart Disease, Society for Cardiovascular Angiography and Interventions, and Society of Thoracic Surgeons. *J Am Coll Cardiol*. 2008;52:e143.

Webb GD, Williams RG. Care of the adult with congenital heart disease: introduction. *J Am Coll Cardiol*. 2001;37:1166.

Williams RG, Pearson GD, Barst RJ, et al. Report of the National Heart, Lung, and Blood Institute Working Group on research in adult congenital heart disease. *J Am Coll Cardiol*. 2006;47:701.

Capítulo 17

Aorta Torácica

Prakash A. Patel, MD • John G.T. Augoustides, MD, FASE, FAHA • Enrique J. Pantin, MD • Albert T. Cheung, MD

Pontos-chave

1. Doenças da aorta torácica podem ser ocasionalmente administradas com tratamento clínico e vigilância, enquanto outras requerem intervenção cirúrgica. Dependendo do processo da doença, algumas cirurgias podem ser realizadas de maneira eletiva, enquanto outras são verdadeiramente cirurgias de emergência.
2. A cirurgia de aorta é complexa e, portanto, requer um anestésico adaptado aos objetivos específicos para hemodinâmica, neuromonitorizaçao e perfusão cerebral/medula espinal.
3. Os aneurismas da aorta torácica podem causar compressão da traqueia, do brônquio do tronco esquerdo, do trato de saída do ventrículo direito, da artéria pulmonar direita ou do esôfago.
4. A hipotermia deliberada é a intervenção terapêutica mais importante para evitar isquemia cerebral durante a interrupção temporária da perfusão cerebral ao longo da reconstrução do arco aórtico.
5. A detecção precoce e as intervenções para aumentar a pressão de perfusão da medula espinal são eficazes para o tratamento de isquemia medular de início tardio após reparo de aneurisma aórtico torácico ou toracoabdominal.
6. Doença ateromatosa grave ou trombo na aorta torácica ou descendente é um fator de risco para acidente vascular cerebral.
7. Dissecção tipo A de Stanford, envolvendo a aorta ascendente e o arco aórtico, é uma cirurgia de emergência. A dissecção tipo B de Stanford, restrita à aorta torácica descendente ou abdominal, deve ser clinicamente tratada quando possível.
8. Quando faltam exames de imagem pré-operatórios adequados, a ecocardiografia transesofágica intraoperatória pode ser usada para diagnosticar dissecção tipo A ou lesões traumáticas da aorta que requerem cirurgia de emergência.
9. A ecocardiografia transesofágica intraoperatória e a ultrassonografia das artérias carotídeas são úteis para o diagnóstico de regurgitação aórtica, tamponamento cardíaco, isquemia miocárdica ou má perfusão cerebral, complicando a dissecção aórtica tipo A.
10. Abordagens endovasculares mais recentes para o tratamento da doença da aorta torácica continuam tendo um grande impacto na cirurgia aórtica eletiva e de emergência.

As doenças da aorta torácica tipicamente requerem intervenção cirúrgica (Quadro 17.1). Dissecções agudas da aorta, rupturas de aneurismas aórticos e lesões traumáticas da aorta são emergências cirúrgicas. A dissecção subaguda da aorta e os aneurismas da aorta em expansão requerem intervenção cirúrgica urgente. Aneurismas aórticos toracoabdominais (AATA) ou torácicos estáveis, coartação da aorta ou doença ateromatosa que causa embolização podem ser abordados cirurgicamente de maneira eletiva. O volume de

QUADRO 17.1 Doenças da Aorta Torácica Responsivas a Tratamento Cirúrgico

Aneurisma
Congênito ou do desenvolvimento
- Síndrome de Marfan, síndrome de Ehlers-Danlos

Degenerativo
- Degeneração medial cística
- Ectasia ânulo-aórtica
- Aterosclerótico

Traumático
- Trauma contuso e penetrante

Inflamatório
- Arterite de Takayasu, síndrome de Behçet, doença de Kawasaki

Doenças microvasculares (poliarterite)

Infecciosa (micótica)
- Bacteriana, fúngica, por espiroqueta, viral

Mecânica
- Pós-estenótica, associada a uma fístula arteriovenosa
- Anastomótica (pós-arteriotomia)

Pseudoaneurisma
Dissecção aórtica
- Stanford tipo A
- Stanford tipo B

Hematoma intramural
Úlcera aterosclerótica penetrante
Lesão traumática da aorta
Coarctação da aorta

Dados de Kouchoukos NT, Dougenis D. Surgery of the aorta. *N Engl J Med.* 1997;336:1876-1878.

---

procedimentos da aorta torácica tem crescido de maneira constante devido a fatores como aumento da conscientização do público, envelhecimento da população, diagnóstico precoce, múltiplos avanços nas imagens e avanços das técnicas cirúrgicas, incluindo colocação de stent endovascular. Surgiram centros médicos especializados em doenças da aorta torácica, o que resulta em melhores manejo e sobrevida. Esse progresso criou um conjunto de pacientes que posteriormente necessitam de reoperação para complicações de longo prazo, como falha valvular ou de enxerto, pseudoaneurisma em locais anastomosados, endocardite e/ou progressão do processo original da doença para a aorta nativa residual.

O manejo anestésico das doenças da aorta torácica tem considerações únicas, incluindo a interrupção temporária do fluxo sanguíneo, resultando frequentemente em isquemia dos principais sistemas de órgãos. Componentes críticos do manejo anestésico incluem manutenção da perfusão de órgãos, proteção dos órgãos vitais durante a isquemia e monitorização e manejo de isquemia de órgãos finais. Como resultado, o anestesista vigilante e habilidoso contribui significativamente para o sucesso geral dessas operações. Os procedimentos realizados pela equipe de aorta torácica para proteção de órgãos, como bypass parcial do coração esquerdo (BPCE) para a perfusão aórtica distal, circulação extracorpórea (CEC) com parada circulatória hipotérmica profunda (PCHP), perfusão cerebral seletiva e drenagem de líquido cefalorraquidiano (LCR), não são praticados rotineiramente em outra área da medicina.

CONSIDERAÇÕES GERAIS PARA CUIDADO PERIOPERATÓRIO DE PACIENTES DE CIRURGIA AÓRTICA

Os pacientes submetidos a cirurgia da aorta torácica requerem as considerações comuns para o uso seguro de anestesia e para os cuidados perioperatórios que são abordados nesta seção (Quadro 17.2).

Avaliação Pré-anestésica

A identificação do diagnóstico aórtico é primordial, pois sua extensão e suas consequências fisiológicas determinam tanto o manejo anestésico quanto a abordagem cirúrgica. As doenças da aorta proximais à artéria carótida esquerda são tipicamente abordadas por meio de esternotomia mediana, enquanto as doenças da aorta distais a esse ponto geralmente são abordadas por toracotomia esquerda ou incisão toracoabdominal. Embora um diagnóstico aórtico seja frequentemente estabelecido com antecedência, às vezes um diagnóstico

QUADRO 17.2 *Considerações Anestésicas para o Cuidado de Pacientes Cirúrgicos da Aorta Torácica*

Avaliação Pré-anestésica

- Urgência da cirurgia (emergente, urgente ou eletiva)
- Patologia e extensão anatômica da doença
- Esternotomia mediana *versus* toracotomia *versus* abordagem endovascular
- Efeito de massa do mediastino
- Compressão ou desvio das vias aéreas

Condições Clínicas Preexistentes ou Associadas

- Doença valvar aórtica
- Tamponamento cardíaco
- Estenose da artéria coronária
- Cardiomiopatia
- Doença cerebrovascular
- Doença pulmonar
- Insuficiência renal
- Doença esofágica (contraindicações à ecocardiografia transesofágica [ETE])
- Coagulopatia
- Cirurgias aórticas anteriores

Medicamentos Pré-operatórios

- Varfarina (Coumadin)
- Terapia antiplaquetária
- Terapia anti-hipertensiva

Manejo Anestésico

- Monitorização hemodinâmica
  - Pressão aórtica proximal
  - Pressão aórtica distal
  - Pressão venosa central
  - Pressão arterial pulmonar e débito cardíaco
  - ETE

QUADRO 17.2 *Considerações Anestésicas para o Cuidado de Pacientes Cirúrgicos da Aorta Torácica (Cont.)*

- Monitorização neurofisiológica
  - Eletroencefalografia
  - Potenciais evocados somatossensoriais
  - Potenciais evocados motores
  - Saturação de oxigênio venosa jugular
  - Pressão lombar do líquido cefalorraquidiano
  - Temperatura corporal
- Ventilação monopulmonar para toracotomia
  - Tubo endobrônquico de duplo-lúmen
  - Bloqueador endobrônquico
- Potencial para sangramento
  - Acesso intravenoso de grosso calibre
  - Disponibilidade de hemoderivados
  - Terapia antifibrinolítica
- Profilaxia antibiótica

Considerações sobre Cuidados Pós-operatórios e Complicações

- Hipotermia
- Hipotensão
- Hipertensão
- Sangramento
- Isquemia medular
- Acidente vascular cerebral
- Insuficiência renal
- Insuficiência respiratória
- Lesão do nervo frênico
- Disfunção diafragmática
- Lesão do nervo laríngeo recorrente
- Manejo da dor

definitivo deve ser verificado após a internação na sala de cirurgia por revisão direta de exames diagnósticos ou por ecocardiografia transesofágica subsequente (ETE). Em todos os casos, uma revisão do plano cirúrgico com a equipe cirúrgica facilita a preparação anestésica minuciosa. A revisão direta de estudos diagnósticos de imagem aórtica adequados não apenas verifica o diagnóstico operatório, mas também determina as possibilidades cirúrgicas. Os detalhes anatômicos de uma doença aórtica possibilitam ao anestesista antecipar potenciais dificuldades perioperatórias, incluindo complicações pós-operatórias prováveis.

Manejo Anestésico

É inerente ao procedimento cirúrgico o potencial de sangramento maciço e colapso cardiovascular. Portanto, é essencial ter disponibilidade imediata de concentrado de hemácias e fatores de coagulação, acesso vascular de grosso calibre, monitorização invasiva da pressão arterial e acesso venoso central. O cateterismo da artéria pulmonar auxilia no tratamento da disfunção cardíaca associada a CEC, PCHP e BPCE. A ETE intraoperatória é indicada em procedimentos da aorta torácica, incluindo intervenções endovasculares, em que auxilia em monitorização hemodinâmica, orientação de procedimento e detecção de endovazamento. Existe uma justificativa para a opção de canular a artéria radial direita ou esquerda para a monitorização da pressão sanguínea intra-arterial. A monitorização da pressão arterial radial direita frequentemente detecta fluxo comprometido na artéria braquiocefálica devido ao pinçamento aórtico muito próximo de sua origem. A monitorização da pressão arterial radial direita também faz sentido em procedimentos que exigem pinçamento da artéria subclávia esquerda. A monitorização da pressão arterial radial esquerda é indicada quando a perfusão cerebral anterógrada seletiva (PCA) é planejada pela artéria axilar direita; no entanto, um cateter do lado direito pode ser preferido para PCA se a canulação braquiocefálica direta for usada pelo cirurgião. Às vezes, a monitorização bilateral da pressão arterial radial pode ser necessária. A monitorização da pressão arterial femoral possibilita a avaliação da perfusão aórtica distal em procedimentos com BPCE.

A canulação intravenosa periférica de grosso calibre protege o acesso vascular para expansão rápida do volume intravascular. A transfusão rápida é desejável através de um conjunto intravenoso com um dispositivo de aquecimento de líquidos. Alternativamente, a canulação venosa central de grosso calibre pode ser utilizada para expansão de volume. Se um cateter de artéria pulmonar (CAP) for necessário, uma segunda bainha de introdutor dedicada à expansão de volume também pode ser colocada na mesma veia central. A canulação venosa central com orientação por ultrassom frequentemente aumenta a velocidade e a segurança, especialmente em emergências. Tanto a sonda urinária quanto a sonda nasofaríngea de temperatura são necessárias para monitorizar a temperatura absoluta da periferia e do núcleo, bem como as taxas de mudança durante a hipotermia deliberada e o reaquecimento subsequente. O reto é um local alternativo para monitorizar a temperatura periférica e o CAP pode fornecer monitorização da temperatura central.

A indução da anestesia geral requer monitorização hemodinâmica cuidadosa com previsão de mudanças em função de fármacos anestésicos e intubação traqueal. Fármacos vasoativos apropriados devem estar imediatamente disponíveis conforme necessário. As infusões concomitantes de vasodilatadores frequentemente são descontinuadas antes da indução anestésica. Como o etomidato não atenua as respostas simpáticas e não tem efeitos diretos sobre a contratilidade miocárdica, ele pode ser preferido em caso de instabilidade hemodinâmica. Posteriormente, a titulação de um narcótico, como o fentanil, e um benzodiazepínico, como o midazolam, proporcionará manutenção da anestesia geral. Em casos eletivos, a indução anestésica pode prosseguir com hipnóticos intravenosos de rotina, seguidos de titulação de narcóticos para atenuação das respostas hipertensivas à intubação traqueal e à incisão da pele. A antibioticoterapia deve ser concluída de maneira ideal, na maioria dos casos, pelo menos 30 minutos antes da incisão da pele, para atingir níveis adequados de tecido bactericida.

A manutenção anestésica geral é tipicamente realizada com uma técnica anestésica intravenosa e inalatória balanceada e o bloqueio neuromuscular é obtido pela titulação de um relaxante muscular não despolarizante. Os anestésicos podem ser reduzidos durante a hipotermia moderada e depois suspensos durante a hipotermia profunda. Com monitorização concomitante do eletroencefalograma (EEG) e/ou do potencial evocado somatossensorial (PESS), a interferência do sinal anestésico é minimizada evitando-se barbitúricos, propofol em bolus e doses de anestésico inalado maiores que 0,5 de concentração alveolar mínima. A infusão de propofol, narcóticos e fármacos bloqueadores neuromusculares não interfere na monitorização com PESS. Com a monitorização do potencial evocado motor (PEM) intraoperatório, sinais de alta qualidade são obtidos quando a técnica anestésica compreende anestesia venosa total com propofol e um narcótico como remifentanil sem bloqueio neuromuscular.

O potencial para sangramento significativo e transfusão rápida é sempre relevante nos procedimentos aórticos torácicos. Consequentemente, é prudente dispor de plasma fresco congelado e plaquetas para substituição contínua durante a transfusão maciça de hemácias. O atraso de tempo associado ao exame laboratorial padrão limita severamente a relevância intraoperatória desses dados para orientar a transfusão; entretanto, testes viscoelásticos são usados com maior frequência para determinar as necessidades de coagulação.

Estratégias para diminuir o sangramento e a transfusão nesses procedimentos incluem cessação pré-operatória oportuna de anticoagulantes e bloqueadores de plaquetas, terapia antifibrinolítica, resgate de células intraoperatórias, cola biológica, fator VII ativado e controle para evitar a hipertensão perioperatória. Os análogos de lisina antifibrinolíticos, ácido épsilon-aminocaproico ou ácido tranexâmico, são os agentes de conservação de sangue comumente utilizados na cirurgia da aorta torácica com e sem PCHP. O fator VII ativado recombinante é um agente sintético que acelera a produção de trombina, levando à hemostasia, e pode ser considerado para o manejo do sangramento não cirúrgico intratável após CEC que não responde à terapia de rotina. Embora esse agente tenha demonstrado eficácia na cirurgia complexa da aorta, as preocupações quanto aos eventos trombóticos arteriais permanecem, exigindo estudos adicionais para investigar a segurança perioperatória. Finalmente, o uso de concentrados de fibrinogênio no manejo da coagulopatia continua sendo investigado em cirurgia cardíaca, com evidências recentes sugerindo diminuição do sangramento intraoperatório quando os concentrados de fibrinogênio são usados como terapia de primeira linha para coagulopatia após cirurgia aórtica importante.

Cuidados Pós-operatórios

Com exceção de alguns procedimentos endovasculares da aorta, os pacientes muitas vezes permanecem intubados e sedados ao término da cirurgia, quando são transportados diretamente da sala de cirurgia para a unidade de terapia intensiva (UTI). A continuação do atendimento do centro cirúrgico à UTI deve ser ininterrupto e baseado em protocolos. Na ausência de complicações, a emergência anestésica precoce é preferível para avaliação precoce da função neurológica. Se a emergência anestésica tardia for indicada, então sedação e analgesia podem ser providenciadas. A radiografia do tórax possibilita a confirmação da posição do tubo endotraqueal e do cateter intravascular, bem como o diagnóstico de patologias intratorácicas agudas. As complicações precoces comuns incluem hipotermia, coagulopatia, delírio, acidente vascular cerebral, labilidade hemodinâmica, insuficiência respiratória, distúrbios metabólicos e insuficiência renal. A avaliação clínica e laboratorial frequente é essencial para administrar essa recuperação pós-operatória dinâmica, incluindo a condução segura da extubação traqueal. Considerando os riscos associados à hiperglicemia após cirurgia cardíaca, o manejo dos níveis glicêmicos no sangue deve ser padronizado, com dados mais recentes sugerindo que um controle mais liberal (glicemia menor que 180 mg/dL) é aceitável com bons desfechos. A profilaxia antibiótica é tipicamente continuada por 48 horas após a cirurgia para minimizar o risco de infecção cirúrgica.

ANEURISMA DA AORTA TORÁCICA

O aneurisma da aorta torácica é uma dilatação da aorta torácica localizada e permanente, que tem pelo menos 50% de aumento de diâmetro e três camadas da parede da aorta. A dilatação localizada da aorta torácica inferior a 150% do normal é denominada *ectasia*. A ectasia ânulo-aórtica é definida como dilatação isolada de aorta ascendente, raiz aórtica e valva aórtica. O pseudoaneurisma, ou falso aneurisma, é uma dilatação localizada da aorta que não contém todas as três camadas da parede do vaso e consiste, em vez disso, em tecido conjuntivo e coágulo. Os pseudoaneurismas são causados por uma ruptura contida da aorta ou surgem de rupturas da íntima, ateromas penetrantes ou deiscência parcial da linha de sutura no local de enxerto vascular protético anterior da aorta.

Aneurismas da aorta torácica são comuns e são a 15ª causa mais comum de morte em pessoas de mais de 65 anos. Esse processo da doença é virulento (Quadro 17.3), mas indolente, porque cresce lentamente a uma taxa aproximada de 0,1 cm/ano. A razão mais comum para uma degeneração mais rápida é a dissecção aguda da aorta. Além dos fatores

> **QUADRO 17.3** *Complicações dos Aneurismas da Aorta Torácica*
>
> Ruptura aórtica
> Regurgitação aórtica
> Compressão traqueobrônquica e esofágica
> Obstrução da artéria pulmonar direita ou do trato do fluxo de saída direito
> Embolia sistêmica de trombo mural

de risco adquiridos, como hipertensão, hipercolesterolemia e tabagismo, as evidências atuais apontam para a forte influência da herança genética. A localização e a extensão do aneurisma determinam a estratégia cirúrgica e as complicações perioperatórias relacionadas. Aneurismas da raiz da aorta e/ou da aorta ascendente comumente estão associados à valva aórtica bicúspide. A dilatação do anel valvar aórtico, da raiz da aorta e da aorta ascendente separa os folhetos da aorta e causa regurgitação aórtica central (RA). Os aneurismas que envolvem o arco aórtico requerem a interrupção temporária do fluxo sanguíneo cerebral para atingir o reparo operatório. O reparo com stent endovascular é uma terapia estabelecida para aneurismas isolados da aorta torácica descendente; no entanto, stents da aorta ascendente têm sido empregados em alguns pacientes considerados de alto risco para cirurgia aberta. O reparo dos aneurismas da aorta torácica descendente requer o sacrifício de múltiplos ramos da artéria intercostal segmentar que comprometem a perfusão medular e resultam em risco significativo de paraplegia pós-operatória devido a isquemia medular.

Os aneurismas da aorta torácica são, em sua maioria, assintomáticos e frequentemente são descobertos por acaso. Os sintomas comuns do aneurisma da aorta torácica incluem dor torácica e no dorso causada por dissecção aneurismática, ruptura ou erosão óssea. O "efeito de massa" intratorácico de um grande aneurisma da aorta torácica pode comprimir estruturas locais, causando rouquidão (nervo laríngeo recorrente), dispneia (traqueia, brônquio principal, artéria pulmonar), hipertensão venosa central (síndrome da veia cava superior) e/ou disfagia (esôfago). A ruptura dos aneurismas da aorta torácica é uma emergência cirúrgica frequentemente acompanhada de dor aguda com ou sem hipotensão. Embora a ruptura de um aneurisma da aorta ascendente possa causar tamponamento cardíaco, uma ruptura na aorta torácica descendente pode causar hemotórax, fístula aortobrônquica ou fístula aortoesofágica.

Considerações Cirúrgicas para Aneurismas da Aorta Torácica

O reparo cirúrgico visa a substituir o aneurisma da aorta por um enxerto tubular para evitar complicações aneurismáticas adicionais. Para a ressecção do aneurisma da aorta torácica, as indicações incluem, sempre que o aneurisma é sintomático, independentemente do tamanho, evidência de ruptura, diâmetro do aneurisma ascendente superior a 5,5 cm ou aneurisma descendente maior que 7,0 cm. Os sintomas geralmente anunciam o início da ruptura ou da dissecção e devem ser interpretados como indicação urgente de cirurgia. Uma apresentação sintomática ocorre em cerca de 5% dos pacientes. Infelizmente, o primeiro sintoma nos 95% restantes dos pacientes geralmente é a morte. Além disso, os pacientes que são submetidos a procedimentos de válvula aórtica aberta e que têm diâmetro da raiz aórtica ou da aorta ascendente maior que 4,5 cm devem ser considerados para a substituição concomitante da aorta (recomendação classe I; nível de evidência B).

Pacientes com aneurismas da aorta torácica descendente devem ser considerados para reparo da aorta endovascular torácica (TEVAR – thoracic endovascular aortic repair) quando tecnicamente viável. Aneurismas da aorta ascendente e do arco aórtico são abordados a partir de uma esternotomia com incisão mediana. A CEC-padrão pode ser usada para reparar aneurismas limitados à raiz da aorta e à aorta ascendente que não se estendem ao arco aórtico por meio de canulação da aorta ascendente distal ou do arco aórtico proximal e aplicando-se um pinçamento aórtico entre a cânula aórtica e o aneurisma. Aneurismas que envolvem o arco aórtico requerem CEC com interrupção temporária da perfusão cerebral (PCHP – parada circulatória hipotérmica profunda). As estratégias de neuroproteção nesse cenário incluem hipotermia profunda, PCA seletiva e perfusão cerebral retrógrada (PCR). Aneurismas aórticos da aorta torácica descendente requerem toracotomia lateral para acesso cirúrgico aberto. A ressecção aneurismática requer pinçamento com ou sem perfusão aórtica distal.

Reparo Cirúrgico dos Aneurismas do Arco e da Aorta Ascendente

O tipo de reparo cirúrgico depende da função da válvula aórtica, e da localização e da extensão do aneurisma. A ETE perioperatória pode avaliar a estrutura e a função da válvula aórtica para orientar e avaliar a intervenção cirúrgica (reimplante, reparo, substituição). Além disso, a ETE pode avaliar os diâmetros da raiz da aorta, da aorta ascendente e do arco aórtico para orientar a intervenção. As doenças valvares aórticas mais comuns associadas ao aneurisma da aorta ascendente são a valva aórtica bicúspide ou a RA causada pela dilatação da raiz da aorta (Fig. 17.1). Se a válvula aórtica e a raiz da aorta estiverem normais, um enxerto de tubo simples pode ser

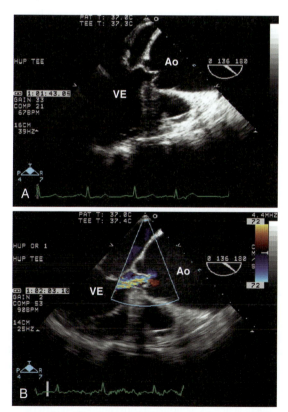

Fig. 17.1 Imagens ecocardiográficas transesofágicas do eixo longo do esôfago médio da válvula aórtica demonstrando dilatação aneurismática da raiz da aorta e da aorta ascendente (A). Doppler colorido (B) demonstrando regurgitação aórtica grave causada por aprisionamento externo das cúspides da válvula aórtica pelo aneurisma aórtico. *Ao*, aorta; *VE*, ventrículo esquerdo.

usado para substituir a aorta ascendente. Se a valva aórtica estiver doente, mas os seios de Valsalva estiverem normais, pode-se realizar uma substituição da válvula aórtica combinada com enxerto de tubo para a aorta ascendente, sem necessidade de reimplante das artérias coronárias. Se a doença envolve tanto a válvula aórtica quanto a raiz da aorta, o paciente necessita de substituição da raiz da aorta e intervenção da válvula aórtica. Se tecnicamente viável, a válvula aórtica pode ser reimplantada, o que inclui a reconstrução do enxerto da raiz da aorta com o reimplante das artérias coronárias. Se não for viável, a substituição da raiz aórtica com um conduto composto de válvula-enxerto é indicada (procedimento de Bentall). A substituição da raiz da aorta requer reimplante coronariano ou aortocoronário (técnica de Cabrol).

Manejo Anestésico dos Aneurismas do Arco e da Aorta Ascendente

A condução da anestesia geral nesse cenário tem preocupações específicas. Os exames de imagem devem ser revisados quanto à compressão aneurismática das estruturas mediastinais, como a artéria pulmonar direita e o brônquio fonte esquerdo. A prevenção da hipertensão aumenta o fluxo anterógrado na RA e minimiza o risco de ruptura do aneurisma. A preferência por um cateter arterial radial esquerdo ou direito depende da abordagem do cirurgião ao reparo do arco. Ocasionalmente, cateteres arteriais radiais bilaterais podem possibilitar a monitorização simultânea das pressões de perfusão cerebral e sistêmica se a canulação arterial das artérias axilar, subclávia ou braquiocefálica for planejada para CEC e PCA. As temperaturas nasofaríngea, timpânica e da bexiga são importantes para estimar as temperaturas cerebral e central para monitorizar a conduta de PCHP. A monitorização da saturação venosa de oxigênio no bulbo jugular e o eletroencefalograma podem refletir a atividade metabólica cerebral para orientar a conduta de PCHP. A ETE intraoperatória é essencial para orientar e avaliar as intervenções cirúrgicas. Em pacientes com RA, a ETE pode auxiliar na condução da CEC, guiando a colocação de cânulas, como a cânula de cardioplegia retrógrada (seio coronariano), e monitorizando o volume do ventrículo esquerdo (VE) para assegurar que a cânula de drenagem do VE mantenha o ventrículo colapsado. A ETE intraoperatória é razoável em procedimentos da aorta torácica, incluindo intervenções endovasculares, nas quais ela auxilia em monitorização hemodinâmica, orientação de procedimento e detecção de vazamento interno.

Estratégias de Neuroproteção para Interrupção Temporária do Fluxo Sanguíneo Cerebral

O risco de acidente vascular cerebral é substancial durante a isquemia cerebral que acompanha a reconstrução do arco aórtico. O primeiro mecanismo é a isquemia cerebral por hipoperfusão ou a parada circulatória temporária durante o reparo do arco aórtico. O segundo mecanismo é a isquemia cerebral devido à embolização secundária à CEC e ao ateroma. Causas embólicas arteriais incluem ar introduzido na circulação pelas câmaras cardíacas abertas, locais de canulação vascular ou anastomose arterial. Detritos de partículas ateroscleróticas podem ser liberados durante o pinçamento e o desclampeamento da aorta, a criação de anastomoses na aorta ascendente e no arco aórtico ou a excisão de válvulas cardíacas gravemente calcificadas e doentes. A CEC pode resultar em agregados microparticulados de plaquetas e gordura. O fluxo sanguíneo turbulento de alta velocidade para fora da cânula aórtica usada para CEC também pode desalojar detritos ateroscleróticos dentro da aorta. O fluxo sanguíneo retrógrado através de uma aorta torácica descendente doente como consequência de CEC conduzida com canulação da artéria femoral pode causar embolização cerebral retrógrada. Por todas essas razões, as estratégias para fornecer proteção neurológica são essenciais em cirurgias da aorta torácica (Quadro 17.4) e existe grande grau de variação nas abordagens utilizadas para proteger e monitorizar a função cerebral.

QUADRO 17.4 *Proteção do Cérebro para Reconstrução do Arco Aórtico*
Hipotermia sistêmica profunda Resfriamento cerebral tópico Perfusão cerebral retrógrada Perfusão cerebral anterógrada seletiva Prevenção de hipertermia cerebral durante reaquecimento

Parada Circulatória Hipotérmica Profunda

O cérebro é extremamente suscetível a lesão isquêmica em poucos minutos após o início da parada circulatória porque tem alta taxa metabólica, exigência contínua de substrato metabólico e reservas limitadas de fosfatos de alta energia. A base fisiológica da hipotermia profunda como estratégia de neuroproteção é diminuir a taxa metabólica cerebral e as demandas de oxigênio para aumentar o período durante o qual o cérebro pode tolerar a parada circulatória. As evidências existentes indicam que a autorregulação do fluxo sanguíneo cerebral é mantida durante a hipotermia deliberada com o manejo da gasometria *alfa-stat* sem comprometer o desfecho clínico. A medição direta de metabólitos cerebrais e atividade elétrica do tronco cerebral em adultos submetidos a PCHP com PCR a 14°C indicou o início de isquemia cerebral após apenas 18 a 20 minutos. Apesar dessa observação, o grande corpo de evidências experimentais e a experiência clínica com hipotermia deliberada sugerem que é a única intervenção mais importante para prevenção de lesão neurológica em resposta à parada circulatória.

Apesar da eficácia comprovada da hipotermia para cirurgias que requerem parada circulatória, não existe consenso sobre um protocolo ideal para a realização de hipotermia deliberada para parada circulatória. Uma estratégia para proteger o cérebro durante cirurgia do arco aórtico deve ser alta prioridade no manejo perioperatório desses procedimentos para evitar acidente vascular cerebral e otimizar a função cognitiva. Embora a temperatura nasofaríngea média para PCHP possa ser de cerca de 18°C, a temperatura ideal para PCHP não foi estabelecida. Um desafio na seleção da temperatura ideal para PCHP é a incapacidade de medir diretamente a temperatura do cérebro. Em uma abordagem baseada no EEG para essa questão, a temperatura nasofaríngea mediana para o silêncio eletrocortical foi de 18°C, embora a temperatura nasofaríngea de 12,5°C ou o resfriamento na CEC por pelo menos 50 minutos tenha alcançado silêncio eletrocortical em 99,5% dos casos.

A condução de PCHP prolonga a duração da CEC com consequentes riscos para coagulopatia e embolização. O reaquecimento aumenta a taxa metabólica cerebral e pode agravar a lesão neuronal durante isquemia/reperfusão. Consequentemente, é importante reaquecer gradualmente por meio da manutenção de um gradiente de temperatura de não mais do que 10°C no trocador de calor e evitar hipertermia cerebral (temperatura nasofaríngea > 37,5°C).

Perfusão Cerebral Retrógrada

Embora estudos clínicos deem suporte à prática de limitar a duração de PCHP direta para menos de 45 minutos para evitar aumentos significativos associados dos riscos de acidente vascular cerebral e mortalidade, o uso de técnicas de perfusão adjuvantes para neuroproteção possibilitou aos cirurgiões trabalhar por períodos mais longos de tempo de maneira segura. De maneira semelhante, esses adjuvantes de perfusão cerebral levaram ao aumento da utilização de graus moderados de hipotermia (20,1°C a 28,0°C). A PCR é uma técnica de perfusão cerebral realizada pela infusão de sangue oxigenado frio na cânula da veia cava superior a uma temperatura de 8°C a 14°C via CEC. A pressão venosa jugular interna é mantida a menos de 25 mmHg para evitar edema cerebral. A pressão venosa jugular interna é medida a partir da porta introdutora do cateter venoso jugular interno em um local próximo à cânula de perfusão da veia cava superior e zerada no nível da orelha. O paciente é posicionado em 10 graus de Trendelenburg para diminuir o risco de embolia gasosa cerebral e evitar aprisionamento de ar dentro da circulação cerebral na presença de um arco aórtico aberto. Taxas de fluxo de PCR de 200 a 600 mL/minuto geralmente podem ser alcançadas. Os potenciais benefícios da PCR incluem suprimento parcial de substrato metabólico cerebral, lavagem embólica cerebral e manutenção de hipotermia cerebral.

Perfusão Cerebral Anterógrada Seletiva

A PCA seletiva deve ser considerada para reparos do arco aórtico que levam mais de 45 minutos. Comparado apenas com PCHP isolada, o uso combinado de PCHP e PCA seletiva tem sido associado à superioridade em termos de desfechos de mortalidade. A PCA é tipicamente iniciada durante PCHP por canulação seletiva da artéria axilar direita, da artéria subclávia direita, da artéria braquiocefálica ou da artéria carótida comum esquerda. Nos procedimentos de reconstrução do arco aórtico transverso, a PCA pode ser realizada inserindo-se cânulas de perfusão individual na extremidade aberta dos vasos do ramo aórtico após a abertura do arco aórtico. Após a reinserção dos vasos do ramo do arco aórtico ao enxerto vascular, a PCA pode ser fornecida por meio de um braço separado do enxerto vascular ou por canulação direta do enxerto. Um círculo funcional de Willis pode fornecer uma perfusão cerebral contralateral durante a interrupção da perfusão anterógrada nas artérias braquiocefálicas ou carotídeas esquerdas durante a construção das anastomoses vasculares. A PCA com sangue oxigenado a 10°C a 14°C com taxas de fluxo na faixa de 250 a 1.000 mL/minuto tipicamente atinge uma pressão de perfusão cerebral na faixa de 50 a 80 mmHg.

A PCA unilateral via canulação arterial axilar direita é uma técnica popular para o reparo aórtico de adultos. Essa técnica pressupõe um círculo adequado de Willis; no entanto, a completude anatômica do círculo de Willis não garante a perfusão cerebral adequada durante o reparo do arco aórtico. Consequentemente, continua sendo essencial monitorizar o hemisfério contralateral em PCA unilateral com modalidades como oximetria cerebral, mapeamento da artéria carótida e Doppler transcraniano.

Estratégias Farmacológicas de Neuroproteção para a Parada Circulatória Hipotérmica Profunda

Não há esquemas farmacológicos comprovados que tenham demonstrado eficácia para diminuir o risco ou a gravidade de lesão neurológica em caso de cirurgias da aorta torácica. Os agentes que foram relatados na série do arco aórtico incluem tiopental, propofol, esteroides, sulfato de magnésio e lidocaína. Além disso, há variação considerável na prática com esses agentes no reparo do arco aórtico. Em geral, a evidência existente sugere que a neuroproteção farmacológica deve ser considerada adjuvante neuroprotetor, não um substituto da hipotermia para proteger contra isquemia cerebral no caso de hipoperfusão.

Aneurismas da Aorta Torácica Descendente e da Aorta Toracoabdominal

O tratamento cirúrgico para aneurismas da aorta torácica descendente e da aorta toracoabdominal é substituir a aorta aneurismática com um enxerto de tubo protético. O acesso cirúrgico é por meio de toracotomia lateral ou incisão toracoabdominal. Apesar dos avanços recentes, os principais desafios cirúrgicos permanecem porque o paciente típico é idoso, com múltiplas comorbidades significativas. Os riscos de isquemias espinal, mesentérica, renal e dos membros inferiores são significativos devido a tromboembolismo, perda de redes

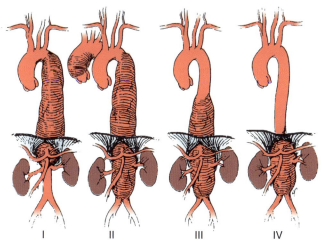

Fig. 17.2 Classificação de Crawford da extensão do aneurisma da aorta toracoabdominal. (De Coselli JS, Bozinovski J, LeMaire SJ. Open surgical repari of 2286 thoracoabdominal aortic aneurysms. *AnnThorac Surg.* 2007; 83 (2): S862-S864.)

vasculares colaterais, interrupção temporária do fluxo sanguíneo e lesão de reperfusão. Os riscos de deiscência da ferida e insuficiência respiratória permanecem significativos devido às grandes incisões e à divisão diafragmática, bem como às lesões dos nervos frênico e laríngeo recorrente. Consequentemente, o reparo de AATA é de alto risco.

Aneurismas da aorta toracoabdominal são tipicamente definidos pela classificação de Crawford (Fig. 17.2). O AATA de extensão I começa na artéria subclávia esquerda e termina abaixo do diafragma, mas acima das artérias renais. O AATA de extensão II envolve toda a aorta torácica descendente e termina abaixo do diafragma na bifurcação aórtica. O AATA de extensão III começa na metade inferior da aorta torácica descendente e termina abaixo do diafragma na bifurcação aórtica. O AATA de extensão IV é restrito à aorta abdominal inteira. Se um AATA de extensão I ou extensão II envolve o arco aórtico distal, sua substituição cirúrgica frequentemente requer PCHP para a anastomose proximal. A classificação de Crawford estratifica o risco operatório e orienta o manejo perioperatório. O reparo aberto de AATA é tipicamente realizado por pinçamento aórtico com ou sem a adição de shunt, BPCE ou CEC parcial. O uso de shunt, BPCE ou CEC parcial é projetado para fornecer perfusão distal durante o pinçamento aórtico.

Técnica de Pinçamento Aórtico Simples

A principal desvantagem dessa técnica, desenvolvida por Crawford, é a isquemia concomitante de órgão vital abaixo do pinçamento. Consequentemente, a velocidade cirúrgica é fundamental para alcançar um tempo de isquemia de menos de 30 minutos a fim de limitar o risco de disfunção de órgão vital. Suas outras desvantagens incluem hipertensão aórtica proximal, sangramento e instabilidade hemodinâmica na reperfusão. Apesar das intervenções anestésicas, essa hipertensão aórtica proximal pode induzir isquemia do VE. A perda de sangue pode ser minimizada com o salvamento intraoperatório de eritrócitos. A instabilidade hemodinâmica durante a reperfusão pode ser minimizada com correção de acidose metabólica, expansão rápida do volume intravascular, terapia vasopressora e/ou liberação gradual do pinçamento. A hipotermia sistêmica leve e o resfriamento espinal seletivo protegem contra a isquemia associada a essa técnica. Apesar de suas consequências fisiológicas, essa técnica continua popular por ser simples e ter resultados clínicos comprovados (Quadro 17.5).

QUADRO 17.5 *Vantagens e Desvantagens das Técnicas de Perfusão Distal*

Vantagens Potenciais

- Controle da hipertensão proximal
- Diminuição da pós-carga ventricular esquerda
- Menos perturbações hemodinâmicas com pinçamento e liberação da aorta
- Diminuição da duração da isquemia mesentérica
- Diminuição do risco de paraplegia da isquemia medular
- Capacidade de controlar a temperatura sistêmica com trocador de calor
- Acesso vascular para rápida expansão de volume
- Capacidade de oxigenar sangue com oxigenador extracorpóreo
- Capacidade de perfundir seletivamente órgãos mesentéricos ou vasos do ramo aórtico
- Manutenção dos potenciais evocados somatossensoriais das extremidades inferiores e dos potenciais evocados motores para a monitorização neurofisiológica

Desvantagens Potenciais

- Requer maior nível de anticoagulação sistêmica
- Aumenta o risco de lesão vascular nos locais de canulação
- Aumenta o risco de eventos tromboembólicos
- Exige equipe de perfusão
- Necessita de monitorização de controle da pressão e do fluxo arterial corporal superior e inferior
- Aumenta a complexidade técnica da cirurgia

Shunt *de Gott*

Os shunts passivos possibilitam que o sangue seja desviado da aorta proximal para a aorta distal durante o pinçamento aórtico para reparo da aorta torácica. Um tipo específico é o shunt de Gott revestido de heparina. O fluxo sanguíneo da aorta proximal para a distal através do shunt depende da pressão aórtica proximal, do comprimento e do diâmetro do desvio e da pressão aórtica distal. A monitorização da pressão arterial femoral facilita a avaliação da perfusão aórtica distal e do fluxo de derivação. As vantagens do shunt de Gott são sua simplicidade, seu baixo custo e sua necessidade de anticoagulação parcial. Suas desvantagens incluem lesão vascular, deslocamento, sangramento e ateroembolismo.

Bypass *Parcial do Coração Esquerdo*

O controle da perfusão aórtica proximal e distal durante o reparo de AATA pode ser conseguido com BPCE. Essa técnica requer canulação atrial esquerda, geralmente por veia pulmonar esquerda. O sangue oxigenado do átrio esquerdo flui através do circuito de CEC para a aorta distal ou um ramo principal através da cânula arterial. O circuito da CEC pode incluir trocador de calor, oxigenador de membrana e/ou reservatório venoso. O grau de heparinização para BPCE é mínimo com circuitos revestidos de heparina sem um oxigenador. A anticoagulação sistêmica completa com TCA maior que 400 segundos é necessária para circuitos de CEC com oxigenadores de membrana e trocadores de calor. Durante o BPCE, a pressão arterial média proximal (PAM; artéria radial) geralmente é mantida na faixa de 80 a 90 mmHg. As taxas de fluxo na faixa de 1,5 a 2,5 L/minuto tipicamente mantêm uma PAM aórtica distal na faixa de 60 a 70 mmHg, monitorizada por um cateter arterial femoral. O avanço sequencial do pinçamento aórtico durante BPCE possibilita a reconstrução aórtica segmentar com diminuição da isquemia de órgão final. As vantagens do BPCE incluem

> **QUADRO 17.6** *Minimização de Risco de Paraplegia após Procedimentos Aórticos Torácicos ou Toracoabdominais*
>
> **Minimizar o Tempo de Pinçamento Aórtico**
> - Perfusão aórtica distal
> - Shunt passivo (Gott)
> - Bypass parcial do coração esquerdo
> - Circulação extracorpórea parcial
>
> **Hipotermia Deliberada**
> - Hipotermia sistêmica leve a moderada (32°C a 35°C)
> - Parada circulatória hipotérmica profunda (14°C a 18°C)
> - Hipotermia medular seletiva (resfriamento epidural, 25°C)
>
> **Aumento da Pressão de Perfusão da Medula Espinal**
> - Reimplante de ramos arteriais intercostais e segmentares críticos
> - Drenagem do líquido cefalorraquidiano (LCR) (pressão do LCR ≤ 10 mmHg)
> - Aumento da pressão arterial (pressão arterial média ≥ 85 mmHg)
>
> **Monitorização Intraoperatória da Função Neurofisiológica da Extremidade Inferior**
> - Potenciais evocados somatossensoriais
> - Potenciais evocados motores
>
> **Avaliação Neurológica Pós-operatória para Detecção Precoce de Paraplegia de Início Tardio**
> - Exames neurológicos seriados
>
> **Neuroproteção Farmacológica**
> - Glicocorticoides
> - Barbitúricos ou depressores do sistema nervoso central
> - Sulfato de magnésio
> - Manitol
> - Naloxona
> - Lidocaína
> - Papaverina intratecal

controle das pressões aórticas e da temperatura sistêmica, perfusão aórtica distal confiável e perfusão anterógrada seletiva de ramos importantes. Suas desvantagens incluem maior despesa, maior complexidade e exigência de anticoagulação sistêmica (Quadro 17.6). Uma técnica alternativa utiliza a CEC parcial pela veia femoral para perfusão da artéria femoral com ou sem oxigenador. Isso pode possibilitar perfusão distal sem necessidade de canulação do coração ou da aorta. No entanto, não oferece o controle obtido com o BPCE adequado.

Circulação Extracorpórea com Parada Circulatória Hipotérmica Profunda

Quando um AATA envolve o arco aórtico distal, impedindo um local de pinçamento adequado, a CEC com PCHP é necessária para possibilitar a conclusão da anastomose distal. Essa técnica tem um desfecho perioperatório aceitável para uma reconstrução importante da aorta toracoabdominal, porque também protege a medula espinal e os órgãos mesentéricos de isquemia. Se a CEC com PCHP for planejada para reparo de AATA por incisão de toracotomia esquerda, a ETE deve monitorizar para detecção de regurgitação aórtica de modo que qualquer distensão do VE com o início de assístole durante a hipotermia deliberada possa ser controlada com a inserção de uma cânula de drenagem. As desvantagens da CEC com PCHP incluem o período seguro limitado para PCHP, o risco de acidente vascular cerebral decorrente de perfusão aórtica retrógrada, o aumento da duração da CEC e um sangramento. Para AATA com extensão para o arco aórtico distal, um procedimento em tromba de elefante de dois estágios pode ser realizado em vez de usar CEC com PCHP. No procedimento em tromba de elefante em dois estágios, o enxerto transverso do arco aórtico é realizado primeiro por meio de esternotomia mediana, deixando um pequeno segmento de enxerto se estendendo para a aorta descendente. O segundo estágio do reparo é realizado por meio de uma incisão de toracotomia esquerda para acesso e anastomose da extremidade distal do enxerto do arco transverso até a extremidade proximal do enxerto aórtico torácico descendente. Esse reparo em dois estágios evita a necessidade de perfusão da CEC por via retrógrada pela aorta torácica descendente doente e diminui o risco de lesão do nervo laríngeo recorrente, do esôfago e da artéria pulmonar localizada na proximidade do arco distal da aorta.

Reparo de Aneurismas da Aorta Torácica com Stent Endovascular

Os enxertos de stent endovascular são enxertos em tubo reforçados por uma estrutura de arame que são colapsados dentro de um cateter para entrega e implantação dentro do lúmen aórtico. O princípio do TEVAR é que o complexo de stent implantado abranja o comprimento da aorta doente para excluir o fluxo sanguíneo na cavidade do aneurisma. O TEVAR requer uma zona de aterrissagem para cada extremidade do enxerto tubular.

Atualmente existem duas opções principais para o reparo endovascular do AATA, ou seja, o TEVAR total e o TEVAR híbrido. O reparo endovascular total de AATA requer stents personalizados que preservem os principais ramos da aorta com fenestrações ou ramos laterais. No reparo de AATA híbrido, a zona de aterrissagem do enxerto endovascular não fenestrado é criada por procedimentos de desramificação aórtica; por exemplo, as artérias renal e mesentérica são anastomosadas às artérias ilíacas. Essa abordagem híbrida também tem sido usada na reconstrução do arco aórtico em pacientes de alto risco com aneurismas do arco aórtico. Além disso, o TEVAR recentemente se estendeu proximalmente para tratamento de aneurismas selecionados da aorta ascendente.

Manejo Anestésico para Reparo Toracoabdominal de Aneurisma Aórtico

O manejo anestésico de pacientes submetidos ao reparo de AATA frequentemente requer ventilação pulmonar à direita em caso de toracotomia esquerda maior e intervenções anestésicas para evitar isquemia medular. A monitorização da pressão arterial radial direita é tipicamente preferida, especialmente se o reparo da aorta envolver o pinçamento da artéria subclávia esquerda ou o acesso endovascular cirúrgico pela artéria braquial esquerda. A monitorização da pressão arterial femoral é necessária quando a perfusão aórtica distal é planejada com BPCE ou com um shunt passivo. A monitorização hemodinâmica com CAP geralmente é útil para o manejo das técnicas de perfusão especializadas concomitantes já discutidas. O plano anestésico deve possibilitar a monitorização da medula espinal com PESS, PEM ou ambos, para contabilizar as reduções da função renal e as reduções na perfusão da medula espinal. Finalmente, uma estratégia para analgesia pós-operatória deve ser planejada.

Técnicas de Isolamento Pulmonar

A ventilação seletiva do pulmão direito, com colapso do pulmão esquerdo concomitante durante o reparo de AATA, melhora o acesso cirúrgico e protege o pulmão direito de sangramento do pulmão esquerdo. O colapso do pulmão esquerdo é tipicamente alcançado quando o brônquio principal esquerdo é intubado com tubo endobrônquico de duplo-lúmen (TDL) ou bloqueador brônquico. A orientação broncoscópica por fibra óptica de rotina garante a eficácia de qualquer técnica. O aumento do comprimento do brônquio principal esquerdo facilita o posicionamento de um TDL do lado esquerdo e, posteriormente, ancora-o durante a cirurgia. O bloqueio endobrônquico é obtido com um dos seguintes dispositivos: bloqueador Arndt, bloqueador Cohen ou tubo Univent. Cateteres endobrônquicos bloqueadores guiados por fio possibilitam que o cateter com ponta de balão seja guiado e posicionado de maneira precisa no brônquio principal esquerdo com um broncoscópio de fibra óptica. As vantagens de um TDL esquerdo incluem a capacidade de aplicar pressão positiva seletiva contínua das vias aéreas no pulmão esquerdo. Suas desvantagens incluem maior dificuldade em vias aéreas difíceis e lesão brônquica na anatomia endobrônquica distorcida. A principal vantagem do bloqueio endobrônquico é a sua compatibilidade com um tubo endotraqueal padrão de 8,0 mm existente. Isso é vantajoso em emergências e em vias aéreas difíceis. As desvantagens do bloqueio endobrônquico incluem aumento do tempo de colapso do pulmão esquerdo e desalojamento durante a cirurgia. A maioria dos pacientes necessitará de ventilação mecânica temporária no pós-operatório, geralmente por meio de um tubo endotraqueal de lúmen único. A equipe da UTI em geral não tem costume de tratar pacientes com TDL com seus riscos de mau posicionamento, obstrução das vias aéreas e dificuldade com secreções das vias aéreas. A troca de tubo endotraqueal pode ser um desafio se houver edema das vias aéreas. Um cateter para troca de tubo endotraqueal em combinação com laringoscopia direta frequentemente facilita a troca segura do tubo endotraqueal.

Paraplegia após Reparo de Aneurisma Aórtico Toracoabdominal

A paraplegia após reparo de AATA é uma complicação devastadora. A interrupção temporária da perfusão aórtica distal e o comprometimento das artérias segmentares da coluna durante reparo de AATA são eventos centrais na patogenia da isquemia medular e da paraplegia. Há múltiplos fatores contribuintes. O nível típico de isquemia da medula espinal após AATA é torácico médio e está associado a uma alta mortalidade perioperatória. Existem muitas estratégias de manejo para prevenção dessa complicação devastadora após AATA (Quadro 17.6).

O suprimento arterial da medula espinal fornece uma explicação parcial para as manifestações clínicas da paraplegia após o reparo de AATA. A artéria espinal anterior supre os dois terços anteriores da medula espinal e as artérias espinais posteriores suprem o terço posterior. Ramos de cada artéria vertebral se unem para formar a artéria espinal anterior, que desce ao longo da linha média da superfície anterior da medula espinal. A artéria espinal anterior às vezes é descontínua e é alimentada em uma extensão variável por artérias radiculares derivadas de artérias segmentares cervicais ascendentes, cervicais profundas, intercostais, lombares e sacrais. As artérias espinais posteriores também são derivadas das artérias vertebrais e recebem suprimento colateral das artérias radiculares posteriores. Os segmentos terminais da medula são supridos por artérias radiculares que se originam na rede arterial ilíaca interna e na rede arterial sacra. A medula espinal toracolombar tem tipicamente múltiplas fontes arteriais com uma vulnerabilidade clínica à isquemia significativa. Nessa região de transição, um suprimento sanguíneo importante é derivado de uma grande artéria radicular (artérias intercostais T9-T12 em 75% dos pacientes, T8-L3 em 15% e L1-L2 em 10%). Essa importante artéria é conhecida como artéria magna ou artéria de Adamkiewicz. A isquemia no território da artéria espinal anterior classicamente causa paralisia motora com preservação da propriocepção. A experiência clínica, entretanto, demonstrou que a isquemia medular após reparo de AATA é variável, assimétrica e pode afetar a função motora, sensorial ou ambas.

QUADRO 17.7	Técnicas para Diminuir o Risco de Isquemia Medular Intraoperatória

Hipotermia sistêmica leve
Drenagem lombar do líquido cefalorraquidiano
Resfriamento seletivo da medula espinal
Perfusão da aorta distal
Minimização do tempo isquêmico
Reconstrução da aorta segmentar
Preservação da artéria intercostal
Neuroproteção farmacológica
Monitorização do potencial evocado motor ou do potencial evocado somatossensorial
Aumento da pressão arterial

A paraplegia é definida como fraqueza motora dos membros inferiores com força muscular mais fraca que a gravidade. A paraparesia é definida como fraqueza nos membros inferiores com força muscular que possibilita o movimento pelo menos contra a gravidade. A isquemia medular pode ter início imediato e é definida como fraqueza dos membros inferiores ao acordar da anestesia em um período de 24 horas do procedimento. A isquemia medular de início tardio é definida como uma fraqueza da extremidade inferior que se segue a um exame neurológico pós-operatório normal após acordar da anestesia e é responsável por 37% dos pacientes com paraplegia pós-operatória. A isquemia medular com início tardio pode apresentar-se dias, semanas ou até mesmo meses após o reparo de AATA. A paraplegia de início imediato provavelmente é uma consequência da isquemia medular intraoperatória, que leva ao infarto que ocorreu durante a cirurgia. Em contraste com a paraplegia de início tardio, a recuperação com intervenção na paraplegia de início imediato não foi demonstrada de maneira consistente. Essa falta de resposta terapêutica provavelmente indica que ocorreu lesão irreversível na medula espinal. Consequentemente, as estratégias para prevenir a paraplegia de início imediato são direcionadas à proteção intraoperatória da medula espinal (Quadro 17.7). O objetivo da monitorização intraoperatória da medula espinal é detectar isquemia medular para intervenção imediata, a fim de melhorar a perfusão da medula espinal. A perfusão aórtica distal mantém a função da medula espinal durante o pinçamento aórtico e melhora a capacidade de monitorizar a integridade da medula espinal durante a cirurgia com PESS ou PEM.

A paraplegia de início tardio indica que, embora a medula espinal esteja protegida durante a cirurgia, permanece vulnerável à isquemia após a cirurgia. Embora as causas dessa síndrome não sejam completamente compreendidas, ela é frequentemente precedida por hipotensão. As estratégias para minimizar a paraplegia de início tardio incluem prevenção de hipotensão perioperatória, volta da anestesia precoce para subsequente avaliação neurológica seriada precoce e drenagem lombar do LCR (Quadro 17.8). Dadas as sequelas catastróficas da paraplegia permanente após reparo de AATA, todas as tentativas razoáveis para tratar a paraplegia de início tardio podem ser justificadas.

Drenagem Lombar do Líquido Cefalorraquidiano

A drenagem lombar do LCR é uma estratégia de proteção medular altamente recomendada para o reparo de AATA. A explicação fisiológica é que a redução da pressão do LCR melhora a pressão de perfusão da medula espinhal (PPME) e também pode fazer frente aos aumentos da pressão do LCR causados por pinçamento aórtico, reperfusão, aumento da pressão venosa central e/ou edema medular. A drenagem lombar do LCR é realizada

> **QUADRO 17.8** *Prevenção e Tratamento da Isquemia Medular Espinal de Início Tardio*
>
> Manutenção da pressão arterial média ≥ 85 mmHg
> Avaliação neurológica seriada de fraqueza dos membros inferiores ou perda sensorial
> Tratamento imediato para aumentar a pressão de perfusão medular
> Aumento da pressão arterial com terapia vasopressora
> Drenagem lombar do líquido cefalorraquidiano
> Hipotensão preventiva

com a inserção de um cateter de ventriculostomia com elastômero de silicone por meio de uma agulha Tuohy de calibre 14 no interespaço vertebral de L3-L4. O cateter é avançado no espaço subaracnóideo e firmemente preso à pele a aproximadamente 15 cm para evitar o movimento do cateter enquanto o paciente é anticoagulado. A extremidade aberta do cateter é anexada a um reservatório estéril e o LCR é drenado quando a pressão lombar do LCR excede 10 mmHg. A pressão lombar do LCR é medida com um transdutor de pressão com referência zero à linha média do cérebro. Atualmente, a melhor estratégia para gerenciar uma punção lombar traumática ou a drenagem do LCR sanguinolento não foi determinada. O cateter de drenagem lombar do LCR é inserido antes ou no momento da cirurgia para a drenagem do LCR até as primeiras 24 horas após a cirurgia. O cateter de drenagem lombar subsequentemente pode ser tampado e deixado no local pelas próximas 24 horas. Pode então ser removido, supondo-se exame neurológico normal e coagulação adequada.

As complicações potenciais da drenagem lombar do LCR incluem hematoma neuroaxial, fratura do cateter, meningite, hipotensão intracraniana e cefaleia espinal. A hemorragia neuroaxial após a inserção do dreno lombar permanece um risco em pacientes subsequentemente submetidos à anticoagulação sistêmica para CEC. Apesar desse risco, a segurança geral dessa técnica foi estabelecida em várias séries de casos. As medidas para minimizar o hematoma neuroaxial incluem o estabelecimento de coagulação normal para a inserção e a remoção do cateter do LCR, além de um intervalo de algumas horas entre a sua inserção e a heparinização para CEC. A taxa de complicação associada à drenagem do LCR para reparo da aorta torácica identificada em duas grandes séries parece ser de cerca de 1%, sem hematomas espinais. A drenagem excessiva do LCR é um dos principais fatores de risco para hipotensão intracraniana e subsequente hematoma subdural, sugerindo um protocolo limitado de drenagem do LCR. Para uso rotineiro, o LCR deve ser drenado sozinho, usando um reservatório de circuito fechado, quando a pressão lombar do LCR exceder 10 mmHg. A meningite é caracterizada por febre alta, estado mental alterado e pleocitose no LCR, frequentemente com bactérias. O risco de fratura do cateter pode ser minimizado com a remoção cuidadosa do cateter.

Aumento da Pressão Arterial

A otimização da PPME para proteção da medula espinal por meio do aumento da pressão arterial é reconhecida. Os princípios de aumento da pressão arterial e drenagem do LCR para prevenção e tratamento da isquemia medular pós-operatória estão relacionados à otimização da PPME. A isquemia medular após reparo de AATA é mais provável em caso de hipotensão, porque a rede colateral da artéria espinal foi reduzida devido a fatores como o comprometimento da artéria intercostal. As técnicas cirúrgicas que preservam a PPME incluem perfusão medular intraoperatória seletiva e revascularização da artéria intercostal com enxertos de interposição. A PPME é estimada como a PAM menos a pressão lombar do LCR. Em geral, a PPME deve ser mantida maior que 70 mmHg após reparo de AATA; ou seja, uma PAM de 80 a 100 mmHg.

Monitorização Neurofisiológica Intraoperatória

A monitorização neurofisiológica da medula espinal (PESS e/ou PEM) é recomendada como uma estratégia para o diagnóstico de isquemia medular para possibilitar intervenções neuroprotetoras intraoperatórias imediatas, como implante de artéria intercostal, hipertensão arterial relativa e drenagem do LCR. Essa estratégia de gerenciamento pode prevenir a paraplegia pós-operatória de início imediato. A monitorização do PESS é realizada pela aplicação de estímulos elétricos aos nervos periféricos e pelo registro do potencial evocado que é gerado no nível dos nervos periféricos, da medula espinal, do tronco encefálico, do tálamo e do córtex cerebral. Como o PESS monitoriza a integridade da coluna vertebral posterior, os PEM têm sido defendidos porque monitorizam as colunas vertebrais anteriores que tipicamente estão em risco durante o reparo de AATA. A monitorização do PEM é realizada por meio da aplicação de estímulo pareado ao couro cabeludo e pelo registro do potencial evocado gerado no músculo tibial anterior. A paraplegia causada por isquemia da medula espinal diminui significativamente os potenciais evocados das extremidades inferiores em comparação com as extremidades superiores. A comparação intraoperatória dos potenciais evocados das extremidades superiores e inferiores distingue a isquemia medular dos efeitos generalizados de anestésicos, hipotermia e/ou interferência elétrica. Conforme discutido anteriormente, o anestésico deve ser projetado para mínima interferência na estratégia de neuromonitorização selecionada.

Hipotermia da Medula Espinal

Além de PCHP e hipotermia sistêmica moderada, a hipotermia da medula espinal tópica é descrita com infusão peridural com solução salina a frio para evitar isquemia durante reparo de AATA. Essa técnica pode se disseminar ainda mais, devido ao seu benefício complementar e ao recente desenvolvimento clínico de um cateter especializado em contracorrente de lúmen fechado para o resfriamento epidural durante grandes reconstruções da aorta distal.

Proteção Farmacológica da Medula Espinal

Proteção farmacológica da medula espinal foi descrita com agentes como glicocorticoides sistêmicos em altas doses, manitol, papaverina intratecal e agentes anestésicos. Os agentes neuroprotetores adicionais que foram estudados a esse respeito incluem lidocaína, naloxona e magnésio. Embora existam vários agentes com potencial benefício, apenas alguns são utilizados rotineiramente na prática clínica.

Analgesia Pós-operatória após Reparo de Aneurisma Aórtico Toracoabdominal

Já se reconhece bem que a incisão toracoabdominal extensa é muito dolorosa. Pelo fato de a analgesia epidural ter revelado utilidade comprovada no desfecho desse tipo de incisão extensa, ela tipicamente faz parte do plano analgésico após o reparo de AATA. O momento oportuno para colocação do cateter peridural e analgesia deve levar em consideração o estado de anticoagulação perioperatório do paciente para minimizar o risco de hematoma neuroaxial. Além disso, o esquema de analgesia peridural deve ser formulado para um bloqueio predominantemente sensorial para possibilitar a avaliação motora em série das extremidades inferiores e minimizar a vasodilatação sistêmica a partir de uma simpatectomia. Por exemplo, a bupivacaína (0,05%), combinada com fentanil (2 µg/mL), pode ser iniciada em uma taxa basal de 4 a 8 mL/h após o paciente apresentar função neurológica normal. A administração em bolus de anestésico local concentrado através do cateter peridural deve ser desencorajada para evitar bloqueio simpático e hipotensão associada. O cateter peridural pode ser inserido antes da cirurgia, no momento da cirurgia ou no período pós-operatório.

Manejo Anestésico para Reparo Aórtico Endovascular Torácico

O TEVAR revolucionou o manejo do aneurisma de aorta torácica descendente e AATA com benefícios de desfecho clínico significativos. O manejo anestésico baseia-se nos princípios de cuidado para pacientes submetidos a reparo endovascular da aorta abdominal, mas com as preocupações adicionais de isquemia medular e acidente vascular cerebral. Tipicamente, esses pacientes são submetidos a um anestésico geral balanceado, com monitorização invasiva da pressão arterial e acesso venoso central. Alguns centros realizaram com sucesso esses procedimentos endovasculares utilizando uma técnica anestésica local ou regional. Entretanto, é importante diferenciar os efeitos do bloqueio neuroaxial dos efeitos da isquemia medular. A artéria radial direita é a preferida para a monitorização da pressão arterial, uma vez que a artéria subclávia esquerda frequentemente pode ser coberta e/ou a artéria braquial esquerda pode ser acessada como parte do procedimento. A ETE é razoável no TEVAR, no qual pode auxiliar em monitorização hemodinâmica, orientação de procedimento e detecção de vazamento interno. Os fatores de risco para acidente vascular cerebral após o TEVAR incluem história de acidente vascular cerebral prévio, ateroma de arco aórtico móvel e TEVAR da aorta torácica descendente proximal ou inteira. Portanto, a detecção do ateroma móvel no arco aórtico é um importante achado da ETE no TEVAR, pois prediz maior risco de acidente vascular cerebral. Os fatores de risco para isquemia da medula espinal após TEVAR incluem hipotensão perioperatória (diminuição da PPME), procedimentos aórticos torácicos abdominais/descendentes anteriores (comprometimento da rede arterial colateral espinal comprometida) e cobertura de toda a aorta torácica descendente (perda significativa das artérias intercostais). Consequentemente, as indicações para drenagem lombar no LCR incluem ampla cobertura planejada da aorta torácica descendente, história prévia de procedimentos aórticos torácicos abdominais/descendentes e paraparesia/paraplegia pós-operatória, apesar de hipertensão relativa.

DISSECÇÃO AÓRTICA

A dissecção aórtica resulta de uma laceração da íntima que expõe o meio à força pulsátil do sangue dentro do lúmen da aorta. O sangue pode sair do verdadeiro lúmen da aorta e dissecar a parede aórtica, criando um falso lúmen. A dissecção aórtica pode permanecer no local de entrada primário na laceração original da íntima ou pode se estender proximalmente, distalmente ou em ambas as direções. Também pode se estender aos vasos do ramo aórtico, causando oclusão do ramo, ou a camada da íntima pode cisalhar no local dos ramos, resultando em fenestrações da íntima. A propagação da dissecção para a raiz da aorta pode causar RA. A parede da aorta enfraquecida frequentemente resulta em dilatação aguda da aorta, que pode evoluir para ruptura, resultando em tamponamento pericárdico, exsanguinação ou ambos.

Há duas classificações geralmente aceitas de dissecção da aorta torácica quanto à localização e à extensão (Quadro 17.9).

Dissecção Aórtica Tipo A

As dissecções aórticas que envolvem a aorta ascendente (tipo A de Stanford) são consideradas emergências cirúrgicas. A taxa de mortalidade sem cirurgia de emergência é de cerca de 1%

> **QUADRO 17.9** *Classificação de Dissecção Aórtica Aguda*
>
> **Classificação de DeBakey**
> - Tipo I: Aorta inteira está envolvida (ascendente, arco e descendente)
> - Tipo II: Restrita à aorta ascendente
> - Tipo III: Laceração da íntima originada na aorta descendente com extensão distal ou retrógrada
> - Tipo IIIA: Laceração da íntima originada na aorta descendente com extensão distal ao diafragma ou proximal em direção ao arco aórtico
> - Tipo IIIB: Laceração da íntima originada na aorta descendente com extensão abaixo do diafragma ou proximalmente no arco aórtico
>
> **Classificação de Stanford**
> - Tipo A: Envolvimento da aorta ascendente e/ou do arco aórtico, independentemente do local de origem ou da extensão distal
> - Tipo B: Restrita à artéria descendente até origem da artéria subclávia esquerda

por hora nas primeiras 48 horas, 60% em cerca de 1 semana, 74% em 2 semanas e 91% em 6 meses. A intervenção cirúrgica imediata melhora significativamente a taxa de mortalidade, especialmente em pacientes com menos de 80 anos. As principais causas de mortalidade incluem ruptura, tamponamento cardíaco, isquemia miocárdica por dissecção coronariana, RA aguda grave, acidente vascular cerebral causado por dissecção braquiocefálica e síndromes de má perfusão, incluindo insuficiência renal, isquemia intestinal e isquemia de membros. Uma dissecção aórtica com menos de 2 semanas é classificada como aguda e com mais de 2 semanas é classificada como crônica. Essa distinção é clinicamente importante, pois após 2 semanas o risco de mortalidade atinge um platô e, portanto, a cirurgia de emergência não é necessariamente indicada.

Dissecção Aórtica Tipo B

As dissecções aórticas restritas à aorta torácica descendente (Stanford tipo B) devem ser tratadas clinicamente, a menos que ocorram complicações potencialmente fatais, como má perfusão e ruptura aórtica, além de dor intensa e/ou hipertensão, apesar da terapia medicamentosa agressiva. A mortalidade com o tratamento clínico nesse tipo de dissecção aórtica é significativamente menor que a mortalidade perioperatória. A maior mortalidade operatória deve-se às complicações graves da dissecção aórtica tipo B e à própria cirurgia. O TEVAR para a terapia de dissecção aguda complicada tipo B é altamente recomendado.

Manejo Anestésico para Dissecção Aórtica

A dissecção aórtica aguda é uma emergência médica. O tratamento clínico inicial é direcionado à dor e à redução da pressão arterial com agentes anti-hipertensivos. A terapia com vasodilatador deve ser iniciada para diminuir o estresse da parede com o controle da frequência cardíaca e da pressão arterial. Na presença de RA aguda, os β-bloqueadores devem ser utilizados com cautela, pois bloqueiam a taquicardia compensatória. Na ausência de contraindicações, os β-bloqueadores devem ser titulados para uma frequência cardíaca de 60 batimentos/minuto. O esmolol é um β-bloqueador particularmente útil, pois tem uma meia-vida farmacológica curta e pode ser titulado rapidamente. Em pacientes com contraindicações a β-bloqueadores, o controle da frequência cardíaca deve ser obtido com a titulação de bloqueadores dos canais de cálcio não di-hidropiridínicos, como verapamil ou diltiazem. Se a pressão arterial sistólica permanecer maior que 120 mmHg com controle adequado da frequência cardíaca, os vasodilatadores (p. ex., nitroprussiato, clevidipina ou nicardipina) devem ser titulados para reduções adicionais da pressão arterial, enquanto ainda se mantém a perfusão adequada dos órgãos vitais. A terapia vasodilatadora não deve ser iniciada antes do controle da frequência cardíaca para evitar taquicardia reflexa associada, que pode agravar a dissecção aórtica.

Em geral, o manejo anestésico da dissecção aórtica tipo A se assemelha ao manejo dos aneurismas da aorta ascendente que requerem PCHP. O manejo anestésico das dissecções aórticas tipo B assemelha-se ao manejo do reparo de AATA. Cateteres intravenosos de grosso calibre são essenciais para medicações intravenosas e rápida expansão do volume. Um cateter arterial radial para monitorização invasiva da pressão arterial é preferível a um cateter da artéria femoral para possibilitar canulação da CEC, dependendo da preferência do cirurgião. Se um déficit do pulso for detectado, o local para a monitorização da pressão arterial deve ser escolhido para representar melhor a pressão aórtica central. Um cateter venoso central ou um CAP para monitorizar a PVC, a pressão da artéria pulmonar e o débito cardíaco é útil. A inserção da ETE é realizada após a indução anestésica e pode ser utilizada para verificar o diagnóstico.

A indução da anestesia geral em pacientes hemodinamicamente estáveis com dissecção aórtica deve prosseguir de maneira cautelosa. A dose de fármacos anti-hipertensivos intravenosos pode necessitar ser reduzida no momento da indução anestésica para prevenir hipotensão grave quando combinada a fármacos anestésicos. A hipotensão também pode ocorrer na indução anestésica em resposta à atenuação do tônus do sistema nervoso simpático ou à diminuição da pré-carga cardíaca causada pela venodilatação e pela ventilação de pressão positiva em pacientes com hipertrofia concêntrica do VE preexistente. A resposta hipertensiva à intubação endotraqueal, a inserção de sonda de ETE e a esternotomia devem ser previstas e atenuadas com analgésicos narcóticos.

Tratamento Cirúrgico da Dissecção Aórtica Tipo A de Stanford

O reparo cirúrgico para dissecção aórtica tipo A requer a ressecção da extensão proximal da dissecção. O objetivo do reparo cirúrgico para dissecções tipo A é evitar ou à morte causada por RA, tamponamento cardíaco causado por ruptura da aorta ascendente, infarto do miocárdio causado por dissecção nos óstios coronarianos e acidente vascular cerebral causado por dissecção nos ramos do arco aórtico.

Embora a canulação arterial femoral seja popular para CEC, a canulação da aorta ascendente distal ou da artéria axilar (idealmente com um enxerto de ponta a ponta) tem sido associada a um desfecho clínico significativamente melhorado. Quando a canulação central através da aorta dissecada é escolhida, a ETE é obrigatória para verificar a colocação inicial do fio no lúmen verdadeiro. Continua sendo importante monitorizar a perfusão cerebral durante todo o procedimento cirúrgico para detecção e correção da má perfusão aguda. O uso de técnicas de perfusão cerebral seletiva com parada circulatória é razoável para reconstruções completas do arco, a fim de reduzir complicações neurológicas.

Em dissecções de DeBakey tipo I, a aorta torácica descendente dissecada frequentemente sofre degeneração aneurismática e é responsável por uma significativa mortalidade relacionada à aorta no longo prazo. Consequentemente, os desfechos de longo prazo após a dissecção tipo A extensa seriam significativamente melhorados se essa degeneração aórtica distal pudesse ser evitada. Foi relatado implante de stent anterógrado da aorta torácica descendente durante a realização de reparo do arco aórtico aberto para dissecção aórtica de DeBakey tipo I. Essa técnica também é conhecida como técnica endovascular em tromba de elefante com stent ou técnica em tromba de elefante congelado. A degeneração aneurismática de longo prazo da aorta torácica descendente é evitada por implante imediato de stent na fase de dissecção aguda.

Manejo Integrado de Dissecção Aórtica Tipo B de Stanford

A dissecção aórtica tipo B não complicada tem atualmente o melhor desfecho clínico quando administrada clinicamente. A terapia medicamentosa para dissecção aórtica tipo B é direcionada ao controle da hipertensão sistêmica para evitar formação de aneurisma aórtico, ruptura aórtica e extensão do aneurisma da aorta. Na presença de complicações potencialmente fatais, o TEVAR surgiu como uma alternativa terapêutica preferencial à cirurgia. As síndromes de má perfusão associadas à dissecção tipo B também podem ser tratadas com fenestração da íntima.

LESÃO AÓRTICA TRAUMÁTICA

As causas mais comuns de lesão aórtica traumática são é trauma torácico fechado ou lesões por desaceleração rápida associadas a acidentes automobilísticos ou quedas. Embora essa lesão possa ser fatal, a maioria dos pacientes apresenta lesões na região do istmo aórtico. Pacientes com lesão aórtica traumática comumente terão lesões significativas associadas. A ETE é útil no tratamento da lesão aórtica traumática porque é portátil, está frequentemente disponível na sala de cirurgia, fornece um diagnóstico rápido e não requer instrumentação aórtica ou injeção de contraste radiográfico. A ETE também pode detectar batimentos cardíacos, derrame pleural à esquerda, hipovolemia, disfunção ventricular decorrente de contusão miocárdica ou lesões vasculares decorrentes de feridas torácicas penetrantes. Suas desvantagens incluem imagens limitadas no contexto de lesões faciais, suspeitas de lesões na coluna cervical e lesões na aorta ascendente distal. Lesões da aorta ascendente ou do arco aórtico tipicamente requerem CEC com PCHP para reparo. As lesões do istmo aórtico podem ser reparadas através de uma toracotomia esquerda. A aorta torácica descendente em geral é reparada com um enxerto de interposição com o auxílio de BPCE. O risco de isquemia medular perioperatória é mínimo quando a perfusão aórtica distal é fornecida, pois apenas um segmento curto da aorta torácica é substituído. Embora o reparo aberto seja possível, o TEVAR surgiu como a intervenção preferida sempre que possível.

LEITURAS SUGERIDAS

Appoo JJ, Augoustides JG, Pochettino A, et al. Perioperative outcome in adults undergoing elective deep hypothermic circulatory arrest with retrograde cerebral perfusion in proximal aortic arch repair: evaluation of protocol-based care. *J Cardiothorac Vasc Anesth*. 2009;20:3-7.

Augoustides JG, Andritsos M. Innovations in aortic disease: the ascending aorta and aortic arch. *J Cardiothorac Vasc Anesth*. 2010;24:198-207.

Augoustides JG, Wolfe Y, Walsh EK, et al. Recent advances in aortic valve disease: highlights from a bicuspid aortic valve to transcatheter aortic valve replacement. *J Cardiothorac Vasc Anesth*. 2009;23:569-576.

Cheung AT, Pochettino A, Guvakov DV, et al. Safety of lumbar drains in thoracic aortic operations performed with extracorporeal circulation. *Ann Thorac Surg*. 2003;76:1190-1196.

Cheung AT, Weiss SJ, McGarvey ML, et al. Interventions for reversing delayed-onset postoperative paraplegia after thoracic aortic reconstruction. *Ann Thorac Surg*. 2002;74:413-419.

Davies RR, Gallo A, Coady MA, et al. Novel measurement of relative aortic size predicts rupture of thoracic aortic aneurysms. *Ann Thorac Surg*. 2006;81:169-177.

D'Elia P, Tyrrell M, Sobocinski J, et al. Endovascular thoracoabdominal aortic aneurysm repair: a literature review of early and midterm results. *J Cardiovasc Surg (Torino)*. 2009;50:439-445.

Erbel R, Aboyans V, Boileau C, et al. 2014 ESC Guidelines on the diagnosis and treatment of aortic diseases: document covering acute and chronic aortic diseases of the thoracic and abdominal aorta of the adult;

the task force for the diagnosis and treatment of aortic diseases of the European Society of Cardiology (ESC). *Eur Heart J.* 2014;35:2873-2926.

Estrera AL, Sheinbaum R, Miller CC, et al. Cerebrospinal fluid drainage during thoracic aortic repair: safety and current management. *Ann Thorac Surg.* 2009;88:9-15.

Etz CD, Weigang E, Hartert M, et al. Contemporary spinal cord protection during thoracic and thoracoab-dominal aortic surgery and endovascular aortic repair: a position paper of the vascular domain of the European Association for Cardiothoracic Surgery. *Eur J Cardiothorac Surg.* 2015;47:943-957.

Frederick JR, Wang E, Trubelja A, et al. Ascending aortic cannulation in acute type A dissection repair. *Ann Thorac Surg.* 2013;95:1808-1811.

Gega A, Rizzo JA, Johnson MH, et al. Straight deep hypothermic arrest: experience in 394 patients supports its effectiveness as a sole means of brain preservation. *Ann Thorac Surg.* 2007;84:759-766.

Goldstein SA, Evangelista A, Abhara S, et al. Multimodality imaging of diseases of the thoracic aorta in adults: from the American Society of Echocardiography and the European Association of Cardiovas-cular Imaging: endorsed by the Society for Cardiovascular Computed Tomography and the Society for Cardiovascular Magnetic Resonance. *J Am Soc Echocardiogr.* 2015;28:119-182.

Gutsche JT, Cheung AT, McGarvey ML, et al. Risk factors for perioperative stroke after thoracic endovascular aortic repair. *Ann Thorac Surg.* 2007;84:1195-1200.

Gutsche JT, Szeto W, Cheung AT. Endovascular stenting of thoracic aneurysm. *Anesthesiol Clin.* 2008;26:481-499.

Hiratzka LF, Bakris GL, Beckman JA, et al. 2010 ACCF/AHA/AATS/ACR/ASA/SCA/SCAI/SIR/STS/SVM guidelines for the diagnosis and management of patients with thoracic aortic disease: executive summary. A report of the American College of Cardiology Foundation, American Heart Association Task Force on Practice Guidelines, American Association for Thoracic Surgery, American College of Radiology, American Stroke Association, Society of Cardiovascular Anesthesiologists, Society for Cardiovascular Angiography and Interventions, and Society for Vascular Medicine. *J Am Coll Cardiol.* 2010;55:1509-1544.

LeMaire SA, Price MD, Green SY, et al. Results of open thoracoabdominal aortic aneurysm repair. *Ann Cardiothorac Surg.* 2012;1:286-292.

Milewski RK, Szeto WY, Pochettino A, et al. Have hybrid procedures replaced open aortic arch reconstruction in high-risk patients? A comparative study of elective open arch debranching with endovascular stent graft placement and conventional elective open total and distal aortic arch reconstruction. *J Thorac Cardiovasc Surg.* 2010;140:590-597.

Patel AY, Eagle KA, Vaishnava P. Acute type B aortic dissection: insights from the International Registry of Acute Aortic Dissection. *Ann Cardiothorac Surg.* 2014;3:368-374.

Qian H, Hu J, Du L, et al. Modified hypothermic circulatory arrest for emergent repair of acute aortic dissection type A: a single center experience. *J Cardiothorac Surg.* 2013;8:125.

Sloan TB, Edmonds HL, Kohl A. Intraoperative electrophysiologic monitoring in aortic surgery. *J Cardiothorac Vasc Anesth.* 2013;27:1364-1373.

Svensson LG, Kouchoukos NT, Miller DC, et al. 2008 expert consensus document on the treatment of descending thoracic aortic disease using endovascular stent grafts. *Ann Thorac Surg.* 2008;85:S1-S41.

Capítulo 18

Doenças Cardíacas Incomuns

Jonathan F. Fox, MD • Mark M. Smith, MD • Gregory A. Nuttall, MD • William C. Oliver, MD, Jr.

Pontos-chave

1. Tumores cardíacos são raros. Em geral, uma massa cardíaca é mais provavelmente uma vegetação ou um trombo do que um tumor. Os tumores secundários (metastáticos) são muito mais comuns que tumores cardíacos primários. Entre os tumores cardíacos primários, as lesões benignas são mais comuns do que os tumores malignos.
2. Os mixomas cardíacos historicamente têm sido considerados o tumor cardíaco mais comum. Pacientes com mixomas tipicamente apresentam sinais e sintomas atribuíveis a uma tríade de obstrução intracardíaca, embolia ou sintomas constitucionais.
3. Os fibroelastomas papilíferos são o tumor valvar cardíaco mais comum e podem ser a lesão benigna mais comum também. Tipicamente solitários, os fibroelastomas ocorrem com mais frequência nos folhetos da válvula mitral e da válvula aórtica. Uma vez considerado um achado benigno incidental, têm alta incidência de embolização coronariana e cerebral.
4. Os tumores cardíacos malignos primários são menos comuns que os tumores benignos. A esmagadora maioria dos tumores malignos primários é de sarcomas.
5. Os tumores cardíacos metastáticos são muito mais comuns que os tumores primários. O envolvimento pericárdico é o mais comum.
6. Os tumores carcinoides são tumores neuroendócrinos metastatizantes. Em pacientes com síndrome carcinoide, a cardiopatia carcinoide é comum e caracterizada por regurgitação tricúspide, regurgitação e estenose pulmonar mista e insuficiência cardíaca direita. Os principais pilares do tratamento são o manejo dos sintomas com análogos da somatostatina, terapia antitumoral e intervenção cirúrgica cardíaca.
7. As cardiomiopatias são um grupo heterogêneo de doenças que podem ser adquiridas ou genéticas e podem ser restritas ao coração (primárias) ou ser parte de um distúrbio sistêmico (secundárias). A American Heart Association subclassifica processos primários como genéticos, adquiridos ou mistos.
8. A cardiomiopatia dilatada é a mais comum das cardiomiopatias e pode ser adquirida, hereditária ou idiopática.
9. A cardiomiopatia hipertrófica é provavelmente a doença cardíaca hereditária mais comum e pode progredir para uma ou mais de três vias: (1) morte súbita cardíaca, (2) insuficiência cardíaca ou (3) fibrilação atrial, com ou sem acidente vascular cerebral cardioembólico.
10. As cardiomiopatias restritivas são heterogêneas e caracterizadas por comprometimento do relaxamento miocárdico e diminuição da complacência ventricular. Considerando que seus tratamentos são significativamente diferentes, a cardiomiopatia restritiva e a pericardite constritiva devem ser distinguidas.
11. O manejo de um forame oval patente incidental encontrado durante cirurgia cardíaca via ecocardiograma transesofágico continua evoluindo; entretanto, poucos dados sugerem que o fechamento oferece benefícios de morbidade ou mortalidade e pode, na verdade, aumentar o risco de acidente vascular cerebral pós-operatório.

Embora algumas das doenças discutidas sejam bastante raras e dificilmente encontradas fora de grandes centros de referência, outras condições, como doença renal crônica, são muito comuns e podem ser rotineiramente encontradas na população de pacientes. Independentemente da prevalência da doença ou da condição, contudo, o manejo anestésico ideal dependerá tanto de um entendimento completo dos achados patológicos e fisiopatológicos, como do reconhecimento de que o processo de doença pode afetar o anestésico tanto quanto o anestésico pode exacerbar o processo de doença.

TUMORES CARDÍACOS

Os tumores cardíacos pertencem à classe das massas cardíacas, que incluem vegetações e trombos, com os quais os tumores podem ser confundidos. Os tumores cardíacos podem ser classificados como primários ou secundários (metastáticos). Os tumores primários podem ser benignos ou malignos, enquanto tumores secundários podem envolver o coração por extensão direta (mama e pulmão), por extensão venosa (carcinoma de células renais e hepatocelular) ou por disseminação hematogênica (melanoma, mama e carcinoide) ou linfática (linfoma).

Em geral, os tumores cardíacos são raros e provavelmente uma massa cardíaca encontrada ecocardiográfica ou radiograficamente é um trombo ou uma vegetação, não um tumor. Os tumores metastáticos são mais comuns que os tumores cardíacos primários, com incidência na autópsia entre 2,3% e 18,3%, enquanto os tumores cardíacos primários têm uma taxa de incidência entre 0,0014% e 0,33%. Entre tumores primários, lesões benignas são mais comuns do que massas malignas. Nos adultos, os tumores benignos primários mais comuns são mixomas, embora várias séries atualmente sugiram que os fibroelastomas papilares podem, na verdade, ser mais comuns (Tabela 18.1). Em crianças, os rabdomiomas são o tumor benigno mais comum. Aproximadamente 15% a 25% dos tumores cardíacos primários são malignos, sendo os sarcomas os mais comuns em adultos e crianças. Tumores com altas taxas de metástases cardíacas incluem mesotelioma pleural, melanoma, adenocarcinoma de pulmão e carcinoma espinocelular e carcinoma de mama. Embora as metástases possam envolver o pericárdio, o epicárdio, o miocárdio ou o endocárdio, o envolvimento pericárdico é mais comum.

Tabela 18.1	Incidência de Tumores Cardíacos Benignos em Adultos e Crianças	
Neoplasias	Incidência (%) Adultos	Crianças
Mixoma	45	15
Lipoma	20	—
Fibrolelastoma papilar	15	—
Angioma	5	5
Fibroma	3	15
Hemangioma	5	5
Rabdomioma	1	45
Teratoma	<1	15

Reproduzida com permissão de Shapiro LM. Cardiac tumors: diagnosis and management. *Heart.* 2001;85:218.

Embora os tumores cardíacos possam ser clinicamente silenciosos e diagnosticados apenas na autópsia, os avanços na imagiologia facilitaram tanto o seu diagnóstico *ante-mortem* frequentemente incidental como a sua caracterização, uma vez detectados. A crescente sofisticação da ecocardiografia bidimensional, o advento da ecocardiografia tridimensional e o contínuo aprimoramento da tomografia computadorizada (TC) e da ressonância magnética (RM) possibilitaram a avaliação mais precoce, mais frequente e mais completa dos tumores cardíacos. Embora as lesões primárias malignas e os tumores metastáticos possam produzir sintomas constitucionais, até mesmo as massas histologicamente benignas podem causar sinais e sintomas preocupantes associados a obstrução intracardíaca e embolização extracardíaca.

O tratamento mais eficaz dos tumores primários é geralmente a ressecção cirúrgica, que apresenta uma mortalidade operatória de aproximadamente 2%. A taxa de recorrência nesses tumores varia entre 3% e 13%, mas parece estar relacionada a uma propensão biológica, não à técnica cirúrgica, como se acreditava anteriormente. O transplante cardíaco ortotópico tem sido recomendado para tumores irressecáveis, mas o benefício é indeterminado. Embora as lesões malignas sejam menos comuns, o risco cirúrgico e o desfecho para sua ressecção, em comparação com a ressecção benigna do tumor, em geral são significativamente piores, em especial nos pacientes mais jovens.

Tumores Benignos Primários

Mixoma

Frequentemente um desafio diagnóstico, os mixomas são neoplasias benignas, solitárias e de proliferação lenta. Microscopicamente, eles muitas vezes assemelham-se a trombos organizados, o que pode obscurecer sua identidade como um tumor cardíaco primário. Acredita-se que a massa pedunculada se origina de células indiferenciadas na fossa oval e no endocárdio adjacente, projetando-se para o átrio esquerdo (AE) e o átrio direito (AD) em 75% e 20% do tempo, respectivamente. No entanto, os mixomas aparecem em outros locais do coração, ocupando mais de uma câmara. Os mixomas predominam na faixa etária de 30 a 60 anos, mas qualquer faixa etária pode ser acometida. Mais de 75% dos pacientes acometidos são mulheres. Embora a maioria dos casos ocorra esporadicamente, 7% a 10% dos mixomas atriais ocorrem em um padrão familiar, com padrão de transmissão autossômico dominante conhecido como complexo de Carney.

Ocasionalmente um achado incidental na ecocardiografia, os mixomas podem produzir uma variedade de sintomas. A tríade clássica inclui embolia, obstrução intracardíaca e sintomas constitucionais. Aproximadamente 80% dos indivíduos exibirão o componente da tríade. O sintoma inicial mais comum, dispneia ao esforço, reflete obstrução da válvula mitral associada a mixomas do átrio esquerdo (Fig. 18.1). Devido à natureza pedunculada de alguns mixomas, a obstrução temporária do sangue pode causar hemólise, hipotensão, síncope ou morte súbita. Outros sintomas de obstrução mitral, semelhantes à estenose mitral, podem ocorrer, incluindo hemoptise, embolização sistêmica, febre e perda de peso. Se o tumor estiver obstruindo a válvula mitral, um *plop do tumor* pode ser ouvido após a segunda bulha cardíaca na ausculta do tórax. O ritmo sinusal persistente na presença desses sintomas pode ajudar a distinguir um mixoma atrial da estenose mitral. Hipertensão pulmonar grave sem envolvimento valvular mitral sugestivo sugere êmbolos pulmonares recorrentes, o que se sabe que ocorre com um mixoma no AD ou no ventrículo direito (VD). Ocasionalmente, os tumores cardíacos do lado direito podem aparecer como lesões cardíacas congênitas cianóticas, atribuíveis ao shunt intracardíaco.

Os achados em uma radiografia do tórax de um mixoma podem estar ausentes em aproximadamente 33% das pessoas. A calcificação na radiografia do tórax é mais diagnóstica de mixoma atrial direito, mas pode ocasionalmente estar presente com mixomas do

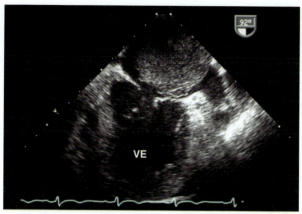

Fig. 18.1 Características ecocardiográficas transesofágicas de um grande mixoma atrial esquerdo. A visão de duas câmaras na fossa esofágica média mostra uma massa de 5 cm × 7 cm localizada no átrio esquerdo. *VE*, ventrículo esquerdo. (Reproduzida com permissão de Otto CM, ed. *Practice of Clinical Echocardiography*. 4th ed. Philadelphia: Saunders/Elsevier; 2012.)

átrio esquerdo. Antes da disponibilidade da ecocardiografia, a angiografia era utilizada para identificar mixomas; atualmente, a angiografia provavelmente só é útil para determinar a anatomia coronariana, se necessário. A TC e a RM podem ajudar a delinear a extensão de um tumor e sua relação com as estruturas cardíacas e torácicas vizinhas. A RM é especialmente valiosa no diagnóstico de mixoma quando as massas são equívocas ou estão abaixo do ideal com a ecocardiografia ou se o tumor tiver apresentação atípica. Pode surgir dificuldade na diferenciação entre um trombo e um mixoma, pois ambos são muito heterogêneos.

A ecocardiografia transtorácica (ETT) é excelente para identificar tumores intracavitários, pois não é invasiva, identifica o tipo de tumor e possibilita a visualização completa de cada câmara cardíaca. A ETT é a modalidade de imagem predominante para a triagem. A ecocardiografia transesofágica (ETE) possibilita melhor definição do tamanho e da localização do tumor e pode ser usada para identificar o local de fixação do tumor e a presença de múltiplas lesões.

Quando a principal razão para cirurgia cardíaca é a remoção de uma massa intracardíaca, uma avaliação ecocardiográfica transesofágica intraoperatória deve ocorrer antes da incisão cirúrgica para garantir que a massa ainda esteja presente e não tenha embolizado ou mesmo dissolvido, como no caso do trombo intracardíaco. No caso do mixoma, um exame intraoperatório na presença do cirurgião pode auxiliar na finalização do plano cirúrgico e na detecção de tumores não observados. Após a remoção do tumor, o objetivo da ETE é garantir que toda a massa visível seja removida e que não ocorram danos às estruturas adjacentes. Especificamente, no caso de um mixoma ligado ao septo atrial, é importante garantir que nenhum shunt interatrial tenha ocorrido após a ressecção. Se o tumor estiver anexado ou adjacente ao aparelho valvular, o examinador deve determinar se a válvula é competente após a remoção do tumor.

A primeira ressecção cirúrgica de um mixoma atrial foi realizada em 1954. Subsequentemente, a ressecção cirúrgica tem sido recomendada mesmo que o mixoma seja descoberto por acaso, principalmente porque o risco de embolização do sistema nervoso central pode ser de 30% a 40%. A cirurgia está associada a uma taxa de mortalidade entre 0% e 7%. Mais importante: estudos recentes mostram que a sobrevida em longo prazo de um indivíduo que foi submetido à ressecção de mixoma não é diferente daquela relacionada a populações pareadas por idade e sexo.

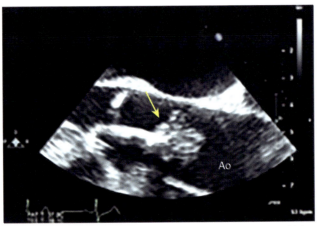

Fig. 18.2 Fibroelastoma papilífero de válvula aórtica gigante. Corte transesofágico no eixo longo com esôfago médio da válvula aórtica mostra a massa pedunculada de 4,7 cm presa à cúspide coronariana direita da válvula aórtica (*seta amarela*). Ao, abertura aórtica. (Reproduzida com permissão de Fine NM, Foley DA, Breen JF e Maleszewski JJ. Multimodal imaging of a giant aortic valve papillary fibroelastoma. *Case Rep Med.* 2013:705101.)

Fibroelastoma Papilar

Os papilomas (fibroelastoma papilar) são tumores benignos e raros que tendem a acometer as válvulas cardíacas. Os papilomas, na maioria das vezes únicos (90%), com tamanho de 1 cm a 4 cm, altamente papilares, pedunculados e avascularizados, são recobertos por uma camada única de endotélio que contém fibrilas elásticas finas em um estroma hialino (Fig. 18.2). Originam-se mais comumente do endocárdio valvar, usualmente envolvendo a superfície ventricular da válvula aórtica ou a superfície atrial da válvula mitral, mas apenas raramente tornam a válvula envolvida incompetente. Adultos com idades entre 40 e 80 anos são os mais acometidos, com uma idade média de 60 anos no momento da detecção. Muitos pacientes são assintomáticos; portanto, não é surpreendente que 47% desses tumores sejam descobertos por acaso durante ecocardiografia, cateterismo ou mesmo cirurgia cardíaca. Ecocardiograficamente, podem parecer semelhantes às vegetações observadas na endocardite ou podem ser confundidos com excrescências de Lambl, que tendem a ter aspecto mais nodular.

Apesar de se ter acreditado que os fibroelastomas papilíferos eram inofensivos, estudos *post-mortem* mostraram alta incidência de embolização nas circulações cerebral e coronariana. Não surpreendentemente, os sintomas com frequência estão relacionados a acidente vascular cerebral (AVC) ou ataque isquêmico transitório e infarto do miocárdio (IM). A ressecção cirúrgica é curativa, mas pode exigir reparo ou substituição vascular em 33% dos casos. A recorrência é muito rara.

Tumores Malignos Primários

Aproximadamente 25% dos tumores cardíacos primários são malignos e 95% desses são sarcomas. São encontrados infiltrando o AD e causando obstrução cavitária, mas podem ter apresentações clínicas variáveis com base na localização, o que torna o diagnóstico indefinido. Os tumores malignos primários geralmente ocorrem entre as idades de 30 e 50 anos e são precedidos por sintomas vagos, como dispneia, progredindo rapidamente para a morte. Os angiossarcomas, o sarcoma mais comum, são tumores vasculares de disseminação rápida que surgem mais frequentemente do AD e aparecem próximo à veia cava inferior (VCI), com extensão para o mediastino. Os sintomas apresentados incluem dor torácica e dispneia, insuficiência cardíaca congestiva progressiva (ICC) e derrame pericárdico sanguinolento. O tratamento é paliativo, porque a resposta à quimioterapia e à radiação é fraca. A ressecção pode ser possível, mas a sobrevida é inferior a 2 anos. Rabdomiossarcomas são tumores agressivos que possuem elementos celulares que se assemelham ao músculo estriado. A ressecção cirúrgica é possível, mas a metástase a distância reduz as chances de sucesso. A quimioterapia e a radiação são ineficazes.

Em geral, os tumores cardíacos primários malignos podem exigir uma combinação de cirurgia, radiação e quimioterapia para limitar a obstrução cavitária ao fluxo sanguíneo devido ao crescimento rápido e à metástase. A recorrência local tem maior probabilidade de causar morte do que metástase. Embora ainda controverso, o transplante cardíaco ortotópico pode ser considerado para tumores irressecáveis que envolvem apenas o coração, mas a sobrevida não se estende além de 1 a 2 anos. A taxa de morte intraoperatória com ressecção de tumor maligno é sete vezes maior do que a da ressecção benigna e a taxa de morbidade é duas vezes maior.

Tumores Metastáticos

Embora geralmente raros, os tumores cardíacos secundários ou metastáticos são muito mais comuns que os tumores primários. Esses tumores podem acometer principalmente o pericárdio, o epicárdio, o miocárdio ou o endocárdio. O local da metástase frequentemente fornece pistas sobre os meios de metástase. O acometimento pericárdico, por exemplo, frequentemente ocorre por extensão direta das estruturas intratorácicas circundantes ou disseminação linfática, enquanto lesões endocárdicas tipicamente refletem disseminação hematogênica e lesões epicárdicas e miocárdicas tendem a surgir da extensão linfática.

Os tumores que apresentam altas taxas de metástases cardíacas incluem mesotelioma (48,4%), melanoma (27,8%), adenocarcinoma pulmonar (21%), carcinoma indiferenciado de pulmão (19,5%), carcinoma espinocelular pulmonar (18,5%) e carcinoma de mama (15,5%), embora outras séries de autópsias sugiram que carcinoma de esôfago também possa ser comumente encontrado em casos de metástases cardíacas. Quando considerada por meio de extensão, a extensão direta é mais provável de ocorrer com tumores do pulmão, mama e esôfago, enquanto a semeadura hematogênica é mais provável com melanomas e a disseminação linfática está associada a linfomas e leucemias. A extensão venosa, que envolve principalmente as estruturas cardíacas do lado direito, ocorre com tumores de rins (carcinoma de células renais), fígado (carcinoma hepatocelular) e útero (leiomiossarcoma uterino).

Não é surpreendente que o prognóstico com o diagnóstico de doença cardíaca metastática seja sombrio. Em uma pequena série recente, 53,4% dos pacientes diagnosticados com lesões metastáticas faleceram em 1 ano. Embora a intervenção cirúrgica não seja tipicamente considerada, 53,5% dos pacientes com doença metastática nessa série foram submetidos à ressecção cirúrgica. Dos que foram submetidos à ressecção, 56,5% estavam vivos em 1 ano.

Considerações Anestésicas

O manejo anestésico de pacientes com tumores cardíacos é guiado, primeiramente, pelas comorbidades do paciente e, em segundo lugar, pela localização do tumor.

Além dos monitores-padrão da American Society of Anesthesiologists, que fornecem avaliação contínua de oxigenação, ventilação, circulação e temperatura, a anestesia para ressecção de um tumor cardíaco envolverá, sem dúvida, a colocação de uma linha arterial para monitorização hemodinâmica contínua e estabelecimento de acesso venoso central para administração de fármacos vasoativos, infusão de volume e monitorização da pressão. O momento da colocação da linha arterial em relação à indução anestésica deve ser orientado pelas comorbidades do paciente e pela experiência do provedor. Da mesma maneira, a escolha dos cateteres e os seus locais de colocação para acesso venoso central devem ser orientados pela condição patológica do paciente e pela habilidade cirúrgica do provedor.

O manejo anestésico é guiado pela localização do tumor, além de pela comorbidade do paciente. Os mixomas atriais esquerdos, por exemplo, provavelmente causarão obstrução da válvula mitral, em geral em conjunto com a hipertensão venosa pulmonar. O manejo anestésico será muito semelhante ao de um paciente com estenose mitral. Em contraste, os mixomas atriais direitos podem produzir sinais de insuficiência cardíaca direita que correspondem à obstrução da valva tricúspide. O posicionamento do paciente para a cirurgia deve ser cuidadosamente realizado para detectar uma restrição grave do retorno venoso, que pode ser seguida rapidamente de hipotensão profunda e arritmias. Um grande tumor pode aumentar a probabilidade de instabilidade hemodinâmica, enquanto pequenos tumores podem estar associados a maior risco de embolização. Arritmias perioperatórias, especialmente fibrilação atrial ou fluxo atrial, podem surgir em 25% desses pacientes e requerer tratamento imediato.

Tumores com Manifestações Cardíacas Sistêmicas

Tumores Carcinoides

Os tumores carcinoides são tumores neuroendócrinos metastáticos que surgem primariamente no intestino delgado, ocorrendo em 1 a 2 por 100.000 pessoas na população. Após o diagnóstico, 20% a 30% dos indivíduos com tumores carcinoides apresentam sintomas de síndrome carcinoide, caracterizada por sintomas vasomotores episódicos, broncoespasmo, hipotensão, diarreia e cardiopatia do lado direito atribuída à liberação de serotonina, histamina, bradicininas e prostaglandinas, frequentemente em resposta à manipulação ou à estimulação farmacológica. As manifestações da síndrome carcinoide ocorrem principalmente em pacientes com metástase hepática, que prejudica a capacidade do fígado de inativar grandes quantidades de substâncias vasoativas.

Inicialmente descrita em 1952, a doença cardíaca carcinoide pode ocorrer em 20% a 50% dos pacientes com síndrome carcinoide. O prognóstico melhorou substancialmente nos últimos 20 anos para indivíduos com tumores carcinoides malignos e doença cardíaca carcinoide, mas ainda causa morbidade e mortalidade consideráveis. A mediana da expectativa de vida é de 5,9 anos sem doença cardíaca carcinoide, mas cai para 2,6 anos se ela estiver presente.

A cardiopatia carcinoide caracteristicamente produz regurgitação tricúspide e estenose pulmonar mista e regurgitação, que resultam em grave insuficiência cardíaca direita. O crescimento do tumor no fígado possibilita que grandes quantidades de produtos tumorais atinjam o VD sem o benefício do metabolismo hepático de primeira passagem. Placas carcinoides compostas de miofibroblastos, colágeno e matriz mixoide são depositadas primariamente nas valvas tricúspide e pulmonar, provocando imobilidade e espessamento dos folhetos valvares e provocando as alterações valvares características. No momento da cirurgia, 80% das válvulas tricúspides mostraram-se incompetentes, em comparação com apenas 20% com estenose, enquanto as válvulas pulmonares acometidas tendem a ser igualmente divididas entre incompetência e estenose. O mecanismo exato que causa a lesão valvar é desconhecido, mas níveis altos de serotonina são por vezes encontrados em pacientes com doença cardíaca carcinoide. Menos de 10% dos pacientes com doença cardíaca carcinoide têm comprometimento cardíaco do lado esquerdo, possivelmente atribuível à inativação da serotonina nos pulmões, mas a válvula mitral ou aórtica pode ser acometida na presença de um carcinoide brônquico, um shunt intracardíaco direita-esquerda ou doença controlada fracamente com altos níveis de substâncias vasoativas circulantes.

Uma busca cuidadosa de forame oval patente (FOP) deve ser realizada, pois sua presença aumenta a possibilidade de envolvimento valvular do lado esquerdo.

Historicamente, o prognóstico de pacientes com síndrome carcinoide tem sido sombrio. Na ausência de tratamento, a sobrevida mediana foi de 38 meses a partir do momento do desenvolvimento de sintomas sistêmicos. Com o desenvolvimento de envolvimento cardíaco e doença cardíaca carcinoide franca, a sobrevida média caiu para desalentadores

11 meses. As melhorias no tratamento clínico e na técnica cirúrgica, no entanto, levaram a melhor controle do sintoma e a menor taxa de mortalidade. Embora a introdução dos análogos de somatostatina em meados da década de 1980 tenha sido associada ao melhor controle dos sintomas, não surgiu qualquer evidência de que seu uso estivesse associado à melhora da sobrevida. Atualmente, dois análogos de somatostatina estão disponíveis para tratamento: octreotida e lanreotida.

O tratamento do tumor e a síndrome carcinoide maligna não resultam na regressão da doença cardíaca carcinoide. A substituição cirúrgica das válvulas tricúspide e pulmonar com válvulas biológicas ou mecânicas é a única opção terapêutica viável. O momento ideal para a intervenção cirúrgica é incerto, mas deve ser considerado quando surgem sinais de insuficiência cardíaca direita, se não antes.

CONSIDERAÇÕES ANESTÉSICAS

Os pacientes com cardiopatia carcinoide que necessitam de intervenção cirúrgica cardíaca são um desafio anestésico. Uma crise carcinoide com liberação muito grande de mediador vasoativo é um evento com risco de morte que pode ser precipitado pela ansiedade e pelo medo do paciente em preparação para a intervenção cirúrgica. Uma variedade de agentes farmacológicos, como tiopental, meperidina, morfina, atracúrio e succinilcolina, bem como de catecolaminas, como epinefrina, norepinefrina, dopamina e dobutamina, tem sido implicada na precipitação da crise. Além disso, a estimulação física que pode ocorrer com laringoscopia e intubação endotraqueal, colocação de acesso vascular e colocação de cateteres urinários e a manipulação tumoral que pode ocorrer durante a ressecção tumoral também podem provocar uma rápida liberação de mediadores vasoativos.

O manejo perioperatório dos pacientes é facilitado com ótimo controle dos sintomas pré-operatórios por meio da administração cuidadosamente monitorizada e a supertitulação de uma formulação análoga à somatostatina de ação prolongada, suplementada no pré-operatório com injeções subcutâneas adicionais de medicamentos de curta ação. Algumas instituições iniciam uma infusão de octreotida em doses entre 50 e 100 μg por hora na noite anterior à cirurgia ou no dia da cirurgia na área de espera pré-operatória, enquanto se administram doses intravenosas adicionais de 20 a 100 μg conforme indicado clinicamente durante o manejo anestésico. Incidentalmente, deve-se notar que hiperglicemia grave pode ocorrer com octreotida em razão de sua inibição da secreção de insulina, especialmente em combinação com esteroides.

Pelo fato de a ansiedade e o estresse do paciente poderem provocar uma crise carcinoide, deve-se considerar a administração criteriosa de agentes ansiolíticos pré-operatórios. Uma variedade de estratégias tem sido recomendada; entretanto, para um paciente cujos sintomas são bem controlados no pré-operatório em um esquema com octreotida de ação longa e curta ou seu equivalente, é provável que os medicamentos usados sejam menos importantes do que a maneira como são usados e menos importantes do que a vigilância do anestesista.

Carcinoma de Células Renais

Embora o carcinoma de células renais não seja normalmente considerado tópico na anestesia cardíaca, os membros da equipe de anestesia cardíaca podem cada vez mais ter de tratar pacientes com carcinoma de células renais com extensão venosa significativa. Os cânceres de células renais representam 2% a 3% das neoplasias malignas em adultos, mas são as neoplasias renais mais comuns e mais mortais, sendo responsáveis por aproximadamente 90% de todos os cânceres renais e conferindo taxas históricas de mortalidade entre 30% e 40%. Embora classicamente diagnosticados por uma combinação de dor no flanco, hematúria e massa palpável, a maioria dos cânceres de células renais é encontrada incidentalmente durante a avaliação radiográfica por outras razões. Uma pequena proporção (2-3%) dos cânceres pode estar associada a síndromes familiares, como a doença de von Hippel-Lindau, embora tabagismo, obesidade e hipertensão sejam considerados os três principais fatores de risco modificáveis.

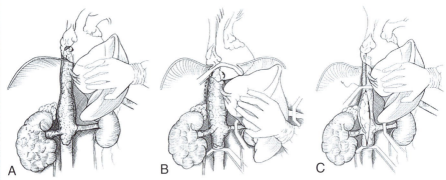

Fig. 18.3 Técnica cirúrgica para extração de tumores de nível IV, evitando circulação extracorpórea. (A) Mobilização do fígado fora da veia cava inferior (VCI) retro-hepática. (B) Dissecção da VCI e do tendão central do diafragma da parede abdominal posterior (*linhas tracejadas*) e clampeamento de VCI distal, átrio direito, veia renal esquerda e porta hepática. (C) Ordenha do tumor da VCI supradiafragmática, possibilitando que seja extraído sem esternotomia ou necessidade de circulação extracorpórea. (Reproduzida com permissão de Ciancio G, Shirodkar SP, Soloway MS et al. Renal carcinoma with supradiaphragmatic tumor thrombus: avoiding sternotomy and cardiopulmonar bypass. *Ann Thorac Surg*. 2010;89:507.)

Historicamente, a cirurgia para tumores de níveis III e IV tem sido realizada com circulação extracorpórea (CEC), frequentemente usando parada circulatória hipotérmica profunda. Na tentativa de evitar a exposição à circulação extracorpórea, para evitar a morbidade neurológica associada à hipotermia profunda e à parada circulatória e para evitar os danos da transfusão maciça, os cirurgiões desenvolveram estratégias para a ressecção com CEC sem parada hipotérmica e ressecção sem CEC, mesmo no caso de lesões que se estendem para o AD (Fig. 18.3).

CONSIDERAÇÕES ANESTÉSICAS

Em termos anestésicos, as preocupações mais importantes no atendimento de pacientes submetidos a nefrectomia radical e trombectomia de tumor serão o estabelecimento de acesso venoso adequado e a realização de um ecocardiograma transesofágico intraoperatório completo. A colocação de cateter de artéria pulmonar (CAP) pode ser desnecessária em pacientes com função biventricular pré-operatória normal e pode ser contraindicada em pacientes com trombo no tumor que se estende para o alto em direção à VCI supradiafragmática e ao AD. A colocação de cateteres venosos femorais para uso de volume intraoperatório pode ser de pouca utilidade, considerando a necessidade de interromper o fluxo sanguíneo da VCI para ressecção cirúrgica. Para os procedimentos com circulação extracorpórea, deve-se considerar evitar o uso de agentes antifibrinolíticos, considerando-se um estado de hipercoagulabilidade evidente do paciente, embora os dados para orientar uma escolha racional sejam praticamente inexistentes.

CARDIOMIOPATIA

Em 1995, a Organização Mundial da Saúde (OMS) e a International Society of Cardiology (ISC) redefiniram as cardiomiopatias de acordo com considerações fisiopatológicas dominantes ou, se possível, "fatores etiológicos/patogênicos". As cardiomiopatias foram então definidas como "doenças do miocárdio associadas à disfunção cardíaca". As cardiomiopatias originais, classificadas como cardiomiopatia dilatada (CMD), cardiomiopatia restritiva

(CMR) e cardiomiopatia hipertrófica (CMH), foram preservadas e a cardiomiopatia ventricular direita arritmogênica (CAVD), adicionada.

Com base na definição da American Heart Association (AHA), as cardiomiopatias podem ser divididas em classificações primárias e secundárias, dependendo do envolvimento de órgão primário. Enquanto as cardiomiopatias primárias são geralmente restritas ao miocárdio, as cardiomiopatias secundárias refletem o envolvimento miocárdico no contexto de um distúrbio sistêmico. As cardiomiopatias primárias que acometem principalmente o coração podem, por sua vez, ser classificadas como genéticas, mistas ou adquiridas (Fig. 18.4). As cardiomiopatias secundárias, em que o acometimento cardíaco ocorre no contexto de um distúrbio sistêmico, são mais numerosas (Quadro 18.1).

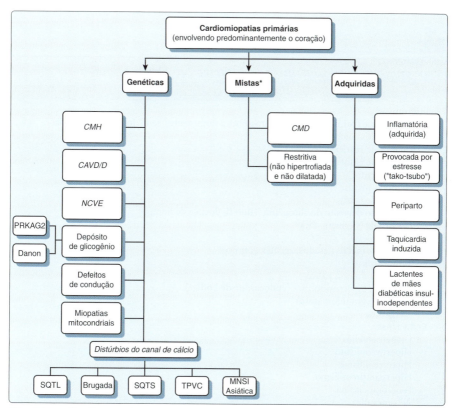

Fig. 18.4 Classificação das cardiomiopatias primárias pela American Heart Association. Predominantemente causas não genéticas, embora casos raros de cardiomiopatia primária de origem genética tenham sido relatados (ver texto para detalhes). *CAVD/D*, cardiomiopatia arritmogênica ventricular direita/displasia; *CMD*, cardiomiopatia dilatada; *CMH*, cardiomiopatia hipertrófica; *MNSI*, morte noturna súbita inexplicada; *NCVE*, não compactação do ventrículo esquerdo; *PRKAG2*, proteína quinase ativada por monofosfato de adenosina, subunidade gama-2; *SQTC*, síndrome do QT curto; *SQTL*, síndrome do QT longo; *TVPC*, taquicardia ventricular polimórfica catecolaminérgica. (Reproduzida com permissão de Maron BJ, Towbin JA, Thiene G, et al; American Heart Association; Council on Clinical Cardiology, Heart Failure and Transplantation Committee; Quality of Care and Outcomes Research and Functional Genomics and Translational Biology Interdisciplinary Working Groups; Council on Epidemiology and Prevention. Contemporary definitions and classification of the cardiomyopathies: an American Heart Association Scientific Statement from the Council on Clinical Cardiology, Heart Failure and Transplantation Committee; Quality of Care and Outcomes Research and Functional Genomics and Translational Biology Interdisciplinary Working Groups; and Council on Epidemiology and Prevention. *Circulation*. 2006;113:181.)

Para tornar o assunto ainda mais confuso, o European Society of Cardiology Working Group on Myocardial and Pericardial Diseases apresentou o próprio esquema de classificação em 2008. No esquema europeu, as cardiomiopatias foram divididas, como a OMS, a International Society e a Federation of Cardiology o fizeram, em ventrículo direito hipertrófico, dilatado, arritmogênico, restritivo e não classificável; e cada categoria, por sua vez, poderia ser subdividida em familiar e genética ou não familiar e não genética (Fig. 18.5).

Com a falta de um consenso sobre uma definição de cardiomiopatia e com seus inúmeros subtipos, é difícil, se não impossível, falar de seus fatores epidemiológicos, embora

QUADRO 18.1 *Classificação da American Heart Association de Cardiomiopatias Secundárias*

Infiltrativas[a]
    Amiloidose (primária, familiar autossômica dominante,[b] senil, formas secundárias)
    Doença de Gaucher[b]
    Doença de Hurler[b]
    Doença de Hunter[b]
Armazenamento[c]
    Hemocromatose
    Doença de Fabry
    Doença do depósito de glicogênio[b] (tipo II, doença de Pompe)
    Doença de Niemann-Pick[b]
Toxicidade
    Fármacos, metais pesados, agentes químicos
Endomiocárdicas
    Fibrose endomiocárdica
    Síndrome hipereosinofílica (endocardite de Löffler)
Inflamatória (granulomatosa)
    Sarcoidose
Endócrinas
    Diabetes melito[b]
    Hipertireoidismo
    Hipotireoidismo
    Hiperparatireoidismo
    Feocromocitoma
    Acromegalia
Cardiofaciais
    Síndrome de Noonan[b]
    Lentiginose[b]
Neuromusculares e neurológicas
    Ataxia de Friedreich
    Distrofia muscular de Duchenne[b]
    Distrofia muscular de Becker[b]
    Distrofia muscular de Emery-Dreifuss[b]
    Distrofia miotônica[b]
    Neurofibromatose[b]
    Esclerose tuberosa[b]
Deficiências nutricionais
    Beribéri (tiamina), pelagra, escorbuto, selênio, carnitina, *kwashiorkor*

QUADRO 18.1 Classificação da American Heart Association de Cardiomiopatias Secundárias (Cont)

Autoimune e colágeno
　Lúpus eritematoso sistêmico
　Dermatomiosite
　Artrite reumatoide
　Esclerodermia
　Poliarterite nodosa
Desequilíbrio eletrolítico
Consequência de tratamento de câncer
　Antraciclinas: doxorrubicina (Adriamicina), daunorrubicina
　Ciclofosfamida
　Radiação

[a]Deposição extracelular de substâncias anormais entre miócitos.
[b]Origem genética.
[c]Deposição extracelular de substâncias anormais dentro dos miócitos.
Reproduzido com permissão de Maron BJ, Towbin JA, Thiene G, et al; American Heart Association; Council on Clinical Cardiology, Heart Failure and Transplantation Committee; Quality of Care and Outcomes Research and Functional Genomics and Translational Biology Interdisciplinary Working Groups; Council on Epidemiology and Prevention. Contemporary definitions and classification of the cardiomyopathies: an American Heart Association Scientific Statement from the Council on Clinical Cardiology, Heart Failure and Transplantation Committee; Quality of Care and Outcomes Research and Functional Genomics and Translational Biology Interdisciplinary Working Groups; and Council on Epidemiology and Prevention. *Circulation.* 2006;113:1814.

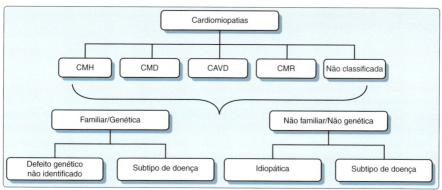

Fig. 18.5 Classificação das cardiomiopatias pela European Society of Cardiology (ver texto para detalhes). *CAVD*, cardiomiopatia arritmogênica do ventrículo direito; *CMD*, cardiomiopatia dilatada; *CMH*, cardiomiopatia hipertrófica; *CMR*, cardiomiopatia restritiva. (Reproduzida com permissão de Elliott P, Andersson B, Arbustini E, et al. Classification of the cardiomyopathies: a position statement from the European Society of Cardiology Working Group on Myocardial and Pericardial Diseases. *Eur Heart J.* 2008;29:271.)

provavelmente não incomuns. Somente a CMD, decorrente de qualquer causa, foi estimada com uma incidência anual de 5 a 8 casos por 100.000 habitantes e uma prevalência nos Estados Unidos de 36 casos por 100.000 habitantes, levando a aproximadamente 10.000 mortes anuais. A CMH é ainda mais comum, se não a cardiomiopatia hereditária mais comum, com uma prevalência estimada entre 1:500 e 1:200 e de pelo menos 700.000

Tabela 18.2 Características de Cardiomiopatias

Características	Cardiomiopatia Hipertrófica	Cardiomiopatia Dilatada	Cardiomiopatia Arritmogênica Ventricular Direita	Cardiomiopatia Restritiva
Clínicas				
Insuficiência cardíaca	Ocasional (VE)	Frequente (VE ou AV)	Frequente (VD)	Frequente (AV)
Arritmias	Arritmias atriais e ventriculares	Arritmias atriais e ventriculares, defeitos de condução	Taquicardia ventricular (VD), defeitos de condução	Fibrilação atrial
Morte súbita	0,7-11% ao ano	Frequente (ND)	Frequente (ND)	15% ao ano
Hemodinamicamente				
Função sistólica	Hiperdinâmica, obstrução do trato de saída (ocasionalmente)	Reduzida	Normal-reduzida	Quase normal
Função diastólica	Reduzida	Reduzida	Reduzida	Gravemente reduzida
Morfológicas				
Tamanho da cavidade ventricular	Reduzida (VE)	Aumentada (VE ou AA)	Aumentada (VD)	Normal ou reduzida (AV)
Átrio	Normal-aumentada (AE)	Aumentada (AE ou AA)	Aumentada (VD)	Aumentada (AA)
Espessura da parede	Aumentada, assimétrica (VE)	Normal-reduzida (VE ou AV)	Normal-reduzida (VD)	Normal (AV)

AA, ambos os átrios; *AD*, átrio direito; *AE*, átrio esquerdo; *AV*, ambos os ventrículos; *ND*, não determinado; *VD*, ventrículo direito; *VE*, ventrículo esquerdo.
Reproduzida com permissão de Franz WM, Müller OJ, Katus HA. Cardiomyopathies: from genetics to the prospect of treatment. *Lancet*. 2001;358:1628.

apenas nos Estados Unidos. Dada essa carga de doença, é provável que os provedores de anestesia encontrem pacientes com cardiomiopatia em unidades cirúrgicas cardíacas e não cardíacas.

Nas seções a seguir, este texto adota a classificação da OMS e da Sociedade Europeia, apresentando visões gerais de CMD, CMH, CMR e CAVD, seguidas, por sua vez, de uma discussão dos pontos salientes de seu manejo anestésico (Tabela 18.2).

Cardiomiopatia Dilatada

Conhecida anteriormente como cardiomiopatia congestiva ou cardiomiopatia idiopática, a CMD é de longe a mais comum das quatro cardiomiopatias em adultos na classificação da OMS e da Sociedade Europeia. Como avanços da biologia molecular e genética forneceram um melhor conhecimento sobre a patogenia das CMD, o termo *idiopática* tornou-se menos aplicável.

Reconhecendo as limitações de qualquer taxonomia, as CMD seguem um espectro de genético a adquirido com uma sobreposição no meio. A genética das CMD e a genética da CMD familiar são complicadas e as causas das CMD adquiridas são diversas (Quadro 18.2).

QUADRO 18.2 Causas de Cardiomiopatia Dilatada

Causas Idiopáticas

- Cardiomiopatia dilatada idiopática
- Displasia ventricular direita arritmogênica idiopática do ventrículo direito

Causas Familiares (Hereditárias)

- Autossômica dominante
- X-cromossômica
- Polimorfismo
- Outras

Causas Tóxicas

- Etanol
- Cocaína
- Adriamicina
- Catecolaminas em excesso
- Fenotiazinas, antidepressivos
- Cobalto
- Monóxido de carbono
- Chumbo
- Lítio
- Ciclofosfamida
- Metisergida
- Anfetamina
- Pseudoefedrina ou efedrina

Inflamatória: Causas Infecciosas

- Virais (coxsackievírus, parvovírus, adenovírus, ecovírus, vírus da *influenza*, vírus da imunodeficiência humana)
- Espiroqueta (leptospirose, sífilis)
- Protozoário (doença de Chagas, toxoplasmose, triquinose)

Inflamatória: Causas Não Infecciosas

- Doença vascular do colágeno (esclerodermia, lúpus eritematoso, dermatomiosite, artrite reumatoide, sarcoidose)
- Doença de Kawasaki
- Miocardite de hipersensibilidade

Causas de Outras Cardiomiopatias Adquiridas

- Cardiomiopatia pós-parto
- Obesidade

Causas Metabólicas e Nutricionais

- Tiamina
- Kwashiorkor, pelagra
- Escorbuto
- Deficiência de selênio
- Deficiência de carnitina

(Continua)

> **QUADRO 18.2** *Causas de Cardiomiopatia Dilatada (Cont.)*
>
> **Causas Endócrinas**
>
> - Diabetes melito
> - Acromegalia
> - Tireotoxicose
> - Mixedema
> - Uremia
> - Doença de Cushing
> - Feocromocitoma
>
> **Desequilíbrio Eletrolítico**
>
> - Hipofosfatemia
> - Hipocalcemia
>
> **Causas Fisiológicas**
>
> - Taquicardia
> - Insolação
> - Hipotermia
> - Radiação
>
> **Distúrbios Autoimunes**
>
> - Cardiomiopatias infiltrativas (cardiomiopatia dilatada geralmente após a progressão de cardiomiopatia restritiva; na fase terminal)
> - Amiloidose cardíaca
> - Hemocromatose
>
> **Cardiomiopatias Induzidas por Estresse e Catecolamina**
>
> - Estresse perioperatório
> - Estimulação adrenérgica
>
> Reproduzido com permissão de Bozkurt B. Heart failure as a consequence of dilated cardiomyopathy. In: Mann DL, Felker GM, eds. Heart Failure: A Companion to Braunwald's Heart Disease, 3rd ed. Philadelphia: Elsevier; 2016:301.

Em termos fenotípicos, as cardiomiopatias em estágio terminal são semelhantes, independentemente do evento que as desencadeou. Há dilatação macroscópica de todas as quatro câmaras cardíacas, afinamento modesto das paredes dos ventrículos e hipertrofia significativa dos miócitos e do coração como um todo, refletindo um miocárdio submetido à sobrecarga crônica de volume. Embora os folhetos das válvulas possam ser normais, a dilatação do coração tem sido associada a lesões regurgitantes, secundária ao deslocamento do músculo papilar e à má coaptação do folheto, produzindo a regurgitação mitral e/ou tricúspide frequentemente encontrada. As alterações histológicas não são específicas e, tipicamente, apresentam pouca indicação da causa. Microscopicamente, uma perda de tecido irregular e difuso com fibrose intersticial e cicatrização é demonstrada. O inchaço no sistema de condução produz o padrão de ramo frequentemente observado no eletrocardiograma (ECG).

Com as CMD, a função sistólica é desproporcionalmente prejudicada, embora a função diastólica também seja comprometida à medida que a função sistólica piora. À medida que a função contrátil diminui, o volume sistólico é inicialmente mantido pelo aumento do volume diastólico final. A dilatação ventricular, combinada com a regurgitação valvular, compromete as capacidades metabólicas do músculo cardíaco e produz uma falência

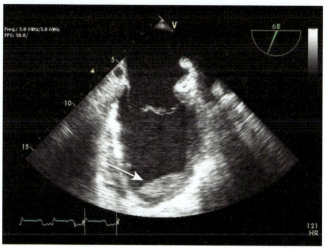

Fig. 18.6 Corte transesofágico de duas câmaras e com esôfago médio mostra um trombo (seta) no ápice do ventrículo esquerdo. (Reproduzida com permissão de Oliver WC, Mauermann WJ, Nuttall GA. Uncommon cardiac diseases. Em: Kaplan JA, Reich DL, Savino JS, eds. *Kaplan's Cardiac Anesthesia: The Echo Era*. 6th ed. Filadélfia: Saunders; 2011: 684.)

circulatória evidente. Mecanismos compensatórios podem possibilitar que os sintomas da disfunção do miocárdio passem despercebidos por um período prolongado.

A ecocardiografia é extremamente útil no manejo ambulatorial de pacientes com CMD. Os achados bidimensionais típicos são um ventrículo esquerdo (VE) dilatado com função sistólica globalmente diminuída. De fato, todos os marcadores de função sistólica (fração de ejeção, encurtamento fracional, volume sistólico, débito cardíaco [DC]) estão uniformemente diminuídos. Outros achados associados podem incluir um anel mitral dilatado com coaptação do folheto mitral incompleta, átrios dilatados, aumento do ventrículo direito e trombo no ápice do ventrículo esquerdo (Fig. 18.6). Em alguns casos, anormalidades de movimento da parede regional estarão presentes. Pacientes bem compensados com CMD podem ter apenas comprometimento leve da função diastólica. À medida que a doença progride e os pacientes tornam-se menos bem compensados, o padrão de enchimento diastólico do ventrículo esquerdo muda para o de enchimento restrito. Embora a função sistólica possa não mudar nesses pacientes, o aumento das pressões de enchimento associadas ao enchimento ventricular esquerdo restritivo frequentemente piorará os sintomas da ICC.

O manejo da ICC descompensada aguda continua evoluindo, mas o início da ICC reversa é um indicador de mau prognóstico para as pessoas com CMD. O tratamento inclui esquemas de medicação e intervenção do dispositivo com base na classe de sintomas (Tabela 18.3).

Os pacientes que são resistentes ao tratamento farmacológico para ICC receberam estimulação de dupla-câmara, cardiomioplastia, dispositivos de assistência ventricular esquerda (DAVE), procedimentos cirúrgicos cardíacos (não transplante) e transplante nos últimos anos. A terapia de ressincronização cardíaca com estimulação ventricular dupla melhora a classe funcional da New York Heart Association (NYHA) e a fração de ejeção 6 meses após o implante. A colocação de DAVE implantáveis possibilitou que os pacientes em estágio terminal chegassem ao transplante ou tornou-se terapia de destino para aqueles em que o transplante não é uma opção. Se a regurgitação mitral se desenvolver em pacientes com CMD, recomenda-se reparo ou substituição da válvula mitral. A intervenção cirúrgica nessa população de alto risco é segura e melhora a classificação e a sobrevida da NYHA. O transplante pode prolongar substancialmente a vida, com a sobrevida atual em 15 anos de 50%, se o paciente tiver menos de 55 anos de idade. No entanto, a disponibilidade

Tabela 18.3 Terapia Farmacológica e de Dispositivos para Insuficiência Cardíaca Crônica

Indicação	Inibidor da ECA	BRA	Agente Diurético	Beta-Bloqueador	Antagonista da Aldosterona	Glicosídeos Cardíacos	TRC	CDI
Disfunção assintomática do VE (NYHA classe I)	Indicado	Se o paciente for intolerante a ECA	Não indicado	Pós-IAM indicado[a]	IAM recente	(1) para controle da frequência com fibrilação atrial ou (2) Quando melhorado de IC mais grave e em ritmo sinusal	Pode ser considerado[a]	Indicado
IC sintomática (NYHA classe II)	Indicado	Indicado com ou sem uso de inibidor da ECA	Indicado se retenção de líquido estiver presente	Indicado	Indicado	(1) Com fibrilação atrial; (2) quando melhorado de IC mais grave em ritmo sinusal	Indicado[b]	
Piora da IC (NYHA classes III-IV)	Indicado	Indicado com ou sem uso de inibidor da ECA	Combinação de agentes diuréticos indicada	Indicado (sob cuidados de especialista)	Indicado	Indicado	Indicado[c]	Indicado
IC terminal (NYHA classe IV)	Indicado	Indicado com ou sem uso de inibidor da ECA	Combinação de agentes diuréticos indicada	Indicado (sob cuidados de especialista)	Indicado	Indicado	Indicado	Não indicado[a]

ECA, enzima conversora de angiotensina; BRA, bloqueador do receptor de angiotensina; BRE, bloqueio do ramo esquerdo; CDI, cardioversor-desfibrilador implantável; FE, fração de ejeção; FEVE, fração de ejeção do ventrículo esquerdo; IAM, Infarto do miocárdio; IC, insuficiência cardíaca; NYHA, New York Heart Association; TRC, terapia de ressincronização cardíaca; VE, ventrículo esquerdo.

[a]Pode ser considerado em pacientes com FEVE de 30% ou menos, de causa isquêmica, em ritmo sinusal com QRS de 150 milissegundos ou mais e com BRE morfológico.
[b]Indicado com QRS de 130 milissegundos ou mais com BRE morfológico ou QRS de 150 milissegundos ou mais com BRE não morfológico e FE de 30% ou menos.
[c]Indicado com QRS de 120 milissegundos ou mais com BRE ou QRS de 150 milissegundos ou mais, BRE não morfológico e FE de 35% ou menos.
[a]A utilização de CDI pode ser considerada em pacientes com IC de NYHA classe IV, que são submetidos a implante de um dispositivo de TRC.
Reproduzida com permissão de Mann DL, Zipes DP, Libby P, et al. *Braunwald's Heart Disease: A Textbook of Cardiovascular Medicine*, 10th ed. Philadelphia: Saunders; 2015;519.

limitada de órgãos e a morbidade relacionada ao medicamento sugerem que as melhorias na terapia do dispositivo, seja com DAVE, seja corações artificiais, podem proporcionar a melhor oportunidade de aumento da sobrevida.

Considerações Anestésicas

Os procedimentos cardíacos mais comuns para pacientes com CMD são correção da regurgitação mitral e tricúspide, colocação de um cardioversor-desfibrilador implantável (CDI) para arritmias ventriculares refratárias e colocação de um dispositivo (DAVE, coração artificial total) ou transplante cardíaco ortotópico. O manejo anestésico tem como objetivo minimizar ainda mais a depressão miocárdica, otimizar a pré-carga e reduzir criteriosamente a pós-carga.

Os indivíduos com CMD podem ser extremamente sensíveis aos medicamentos anestésicos cardiodepressivos. Historicamente, considerava-se que os opioides intravenosos em altas doses como o fentanil (30 µg/kg) proporcionavam excelentes analgesia e estabilidade hemodinâmica em pacientes com fração de menos de 30%, mas os opioides provavelmente contribuirão para depressão respiratória prolongada que pode retardar a extubação. Os narcóticos de ação curta, como o remifentanil, podem ser inadequados para pacientes submetidos à cirurgia cardíaca que apresentam função ventricular precária atribuível a alta incidência de bradicardia e hipotensão grave. Embora o etomidato tenha demonstrado pouco efeito sobre a contração do músculo cardíaco em pacientes submetidos a transplante cardíaco, a cetamina tem sido frequentemente recomendada para indução em pacientes graves, devido às suas ações cardiovasculares, atribuídas principalmente ao efeito simpatomimético do sistema nervoso central. O uso de propofol com cardiomiopatia pode ser preocupante, pois foi observada depressão cardiovascular, possivelmente atribuída a uma inibição da atividade simpática e a uma propriedade vasodilatadora. No entanto, no modelo de *hamster* cardiomiopático, nenhum efeito direto na contratilidade miocárdica foi observado com propofol. É prudente ter cautela com o propofol, como acontece com qualquer fármaco, devido aos seus efeitos inibitórios indiretos sobre a atividade simpática, na qual muitos pacientes com cardiomiopatia e função ventricular esquerda reduzida podem depender da estabilidade hemodinâmica. Como já referido anteriormente, no entanto, a escolha de determinado medicamento ou a combinação de fármacos é provavelmente menos importante do que a maneira como os medicamentos são usados.

Cardiomiopatia Hipertrófica

De acordo com as mais recentes diretrizes do American College of Cardiology (ACC) e da AHA, o termo preferido é um "estado de doença caracterizado por hipertrofia ventricular esquerda inexplicada, associada a câmaras ventriculares não dilatadas na ausência de outra doença cardíaca ou sistêmica que seria capaz de produzir a magnitude de hipertrofia evidente em determinado paciente". Embora a hipertrofia ventricular esquerda, tipicamente quantificada com ETT, mas cada vez mais avaliada com RM cardíaca, possa ser assimétrica, ela não precisa ser nem mostrar uma preferência pelo septo basal. Além disso, embora o diagnóstico clínico seja frequentemente feito no contexto de uma espessura de parede do ventrículo esquerdo de pelo menos 15 mm em adultos, praticamente qualquer espessura de parede, mesmo medições dentro da faixa normal, pode ser compatível com a doença. Em um nível microscópico, a CMH é uma anormalidade miocárdica primária com desarranjo sarcomérico e hipertrofia ventricular esquerda assimétrica. O aumento do tecido conjuntivo, combinado com miócitos significativamente desorganizados e hipertrofiados, contribui para as anormalidades diastólicas da doença que exibem aumento da rigidez da câmara, relaxamento prejudicado e um substrato eletrofisiológico instável, causando arritmias complexas e morte súbita.

A CMH é tanto global quanto comum, talvez a doença cardíaca hereditária mais comum, com uma prevalência de pelo menos 1:500, se não mais próxima de 1:200. Estima-se que ela acometa 700.000 americanos, se não mais. A CMH tem herança autossômica dominante,

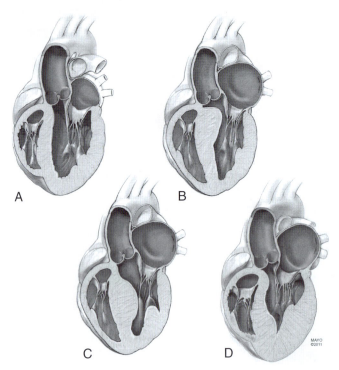

Fig. 18.7 Coração normal e variantes fenotípicas da cardiomiopatia hipertrófica. (A) Coração normal. (B) Hipertrofia septal basal isolada. (C) Hipertrofia septal ventricular média. (D) Hipertrofia apical. Note que pacientes individuais podem ter componentes de mais de um tipo de hipertrofia. (Reproduzida com permissão da Mayo Foundation for Medical Education and Research. Todos os direitos reservados. Ilustração N° EBW1078418-001-3.)

embora com expressividade variável e penetrância relacionada à idade. Sabe-se agora que mutações em pelo menos 11 genes diferentes causam CMH e que esses genes codificam proteínas tanto nos miofilamentos espessos quanto nos finos, bem como no disco Z terminal associado.

Na manifestação mais familiar da CMH, a hipertrofia assimétrica do septo do ventrículo basal esquerdo produz obstrução dinâmica do trato de saída do ventrículo esquerdo (TSVE). Mais de 50 anos de investigação clínica ensinaram, no entanto, que existem, na verdade, múltiplos padrões de hipertrofia e que ausência de hipertrofia basal, movimento anterior sistólico (MAS) da válvula mitral e obstrução associada dinâmica do TSVE não excluem o diagnóstico de CMH. Outros tipos morfológicos comuns, visualizados mais claramente com RM cardíaca do que com ETT, incluem a variante ventricular média e uma variante apical (Fig. 18.7). Clinicamente, os pacientes tendem a progredir ao longo de uma ou mais de três vias: morte súbita, insuficiência cardíaca e fibrilação atrial com ou sem AVC cardioembólico (Fig. 18.8).

A colocação de CDI é a única intervenção que comprovadamente prolonga a vida em pacientes com CMH. A terapia farmacológica com β-bloqueadores ou bloqueadores dos canais de cálcio pode oferecer alívio dos sintomas, mas não melhora a mortalidade. No entanto, os difusores apresentam algumas complicações, que ocorrem a uma taxa anual estimada de 4% a 5% e incluem descarga inapropriada do dispositivo, fratura ou deslocamento do eletrodo, infecção relacionada ao dispositivo e sangramento ou trombose associada ao dispositivo.

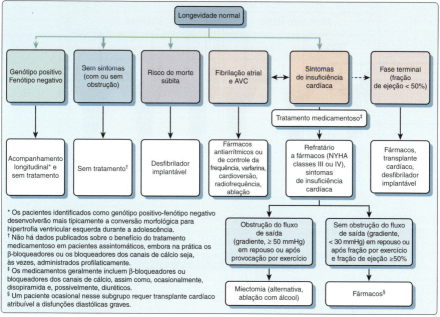

Fig. 18.8 Vias prognósticas e estratégias de tratamento para várias apresentações de cardiomiopatia hipertrófica. As vias não são necessariamente mutuamente exclusivas. *Espessura da seta colorida* representa a proporção de pacientes acometidos em cada via. NYHA, New York Heart Association. (Reproduzida com permissão de Maron BJ, Maron MS. Hypertrophic cardiomyopathy. *Lancet.* 2013;381:247.)

O segundo caminho pelo qual a CMH pode evoluir é o da insuficiência cardíaca, inicialmente diastólica e subsequentemente sistólica. Embora muitos pacientes com CMH permaneçam assintomáticos e tenham uma expectativa de vida normal, outros se tornarão sintomáticos, queixando-se de dispneia ao esforço, palpitações e dor torácica. Quase metade dos pacientes com CMH desenvolverá sinais e sintomas de insuficiência cardíaca. Embora os sintomas de insuficiência cardíaca frequentemente reflitam obstrução dinâmica do TSVE e comprometimento do fluxo anterógrado, especialmente sob as condições de hipovolemia, taquicardia e aumento da contratilidade, como pode ocorrer durante exercício ou estresse, eles podem ocorrer na ausência de obstrução, refletindo, ao contrário, um desequilíbrio do suprimento e da demanda miocárdica de oxigênio no contexto de coração macroscopicamente hipertrofiado com um endocárdio constantemente à beira da isquemia; função diastólica ventricular esquerda comprometida com relaxamento e complacência comprometidos; e presença frequente de regurgitação mitral dinâmica.

Para pacientes com hipertrofia assimétrica clássica do septo basal do ventrículo esquerdo, em oposição àqueles com CMH variante ventricular média ou apical, a obstrução ocorre quando o sangue é ejetado do ápice do VE através do trato de saída e através da válvula aórtica, passando por um canal de calibre cambiante criado pelo septo basal hipertrofiado e pelo MAS do aparelho valvar mitral. Hipovolemia, diminuição da resistência vascular sistêmica (RVS), taquicardia e aumento da contratilidade, que podem ocorrer com exercícios, estresse e intervenção cirúrgica sob anestesia, agem em conjunto, exacerbando a obstrução do trato da via de saída. Para fins de tomada de decisão clínica, é o pico (ou máximo) de gradiente instantâneo que influi nas decisões de tratamento. Um gradiente de repouso de 30 mmHg ou mais através do TSVE é compatível com obstrução basal e é um preditor independente de insuficiência cardíaca e morte, enquanto um gradiente de 50 mmHg ou

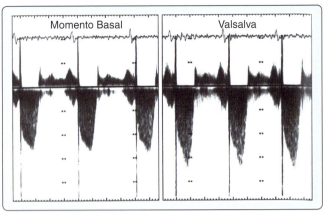

Fig. 18.9 Espectro Doppler de onda contínua obtido a partir do ápice demonstra obstrução dinâmica do trato de saída ventricular esquerdo (*VE*). Observe a típica configuração de pico tardio que se assemelha a punhal ou pista de esqui (*setas*). A velocidade de momento basal (*à esquerda*) é de 2,8 m/s, correspondendo ao pico do trato de saída do ventrículo esquerdo de 31 mmHg. Com a manobra de Valsalva (*à direita*), a velocidade aumenta para 3,5 m/s, correspondendo a um gradiente de 49 mmHg. (De Oh JK, Seward JB, Tajik AJ: The Echo Manual, ed 3, 2006. Usado com permissão da Mayo Foundation of Medical Education and Research. Todos os direitos reservados.)

mais, com repouso ou provocação, é suficiente para motivar a consideração de redução cirúrgica ou percutânea do septo em um paciente gravemente sintomático.

O ETT é a modalidade de escolha para a avaliação da CMH. Doppler de onda contínua é usado para quantificar o gradiente através do TSVE. O sinal Doppler tem uma aparência única de "forma de punhal" (Fig. 18.9). Com o folheto anterior provavelmente tanto empurrado quanto atraído para dentro do trato de saída, o jato de regurgitação mitral é tipicamente direcionado para a posição posterior (Fig. 18.10). Embora direcionada posteriormente, a regurgitação mitral associada à obstrução dinâmica do TSVE, mesmo quando grave, raramente requer intervenção cirúrgica e desaparecerá em grande parte após a causa ser abordada (especificamente, obstrução do TSVE secundária à hipertrofia septal basal).

Para pacientes com sintomas de insuficiência cardíaca atribuíveis à obstrução do fluxo de saída, o tratamento de primeira linha é a terapia farmacológica com β-bloqueadores com o propósito expresso de proporcionar alívio dos sintomas. Para pacientes incapazes de tolerar β-bloqueadores, os bloqueadores dos canais de cálcio não di-hidropiridínicos, como o verapamil e o diltiazem, são agentes de segunda linha, embora possam exacerbar a obstrução do trato de saída pela diminuição da pressão arterial média. Para pacientes que permanecem sintomáticos, apesar do tratamento com um dos bloqueadores ou com ambos os bloqueadores – β-bloqueadores e bloqueadores dos canais de cálcio –, os quais podem diminuir os gradientes induzidos pelo exercício, mas não basais, a disopiramida pode reduzir os gradientes do trato de saída e proporcionar um grau de alívio dos sintomas.

Para pacientes com sintomas persistentes apesar do tratamento farmacológico, a terapia intervencionista com ablação septal alcoólica ou miectomia cirúrgica é a próxima opção. Para pacientes com sintomas graves (classe funcional III ou IV da NYHA) e obstrução grave em repouso ou provocada do TSVE ($\geq$ 50 mmHg), apesar do tratamento clínico máximo, miectomia septal cirúrgica é uma indicação de classe I. Com a mortalidade operatória atualmente de menos de 1%, a miectomia septal tem o potencial de normalizar a expectativa de vida dos indivíduos acometidos.

Após a miectomia, a ETE é usada para avaliar o grau de regurgitação mitral residual e a evidência de obstrução continuada do MAS e do TSVE. O septo ventricular também

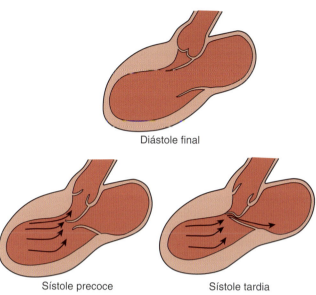

Diástole final

Sístole precoce   Sístole tardia

Fig. 18.10 Mecanismos de obstrução do trato de saída do ventrículo esquerdo (TSVE) na cardiomiopatia hipertrófica. O movimento sistólico anterior (MSA) do folheto anterior da válvula mitral começa na sístole, frequentemente durante a contração ventricular esquerda isovolêmica (não representada) quando os efeitos de Venturi são insignificantes. Quando a válvula aórtica se abre e a fase de ejeção da sístole prossegue (*imagens inferiores à esquerda e à direita*), o folheto da válvula mitral anterior é empurrado e atraído para dentro do TSVE. Além disso, o jato de regurgitação mitral associado ao MSA é classicamente direcionado em direção posterolateral (ver texto para detalhes). (Reproduzida com permissão de Oliver WC, Mauermann WJ, Nuttall GA. Uncommon cardiac diseases. In: Kaplan JA, Reich DL, Savino JS, eds. *Kaplan's Cardiac Anesthesia:The Echo Era*. 6th ed. Philadelphia: Saunders; 675-736; e de Ommen SR, Shah PM, Tadjique AJ. Left ventricular outflow tract obstruction in hypertrophic cardiomyopathy: past, presente and future. *Heart*. 2008;94:1276-1281, 2008.)

deve ser rigorosamente avaliado quanto à evidência de desvio por meio de defeito septal ventricular (DSV) iatrogênico. É comum ver pequenos shunts na área do TSVE a partir da transecção de vasos coronários no local da miectomia. É importante que esses shunts não sejam confundidos com desvios de um DSV. Quando um DSV iatrogênico ocorre, o desvio esperado seria do VE para o VD, ao contrário do fluxo observado no VE pela transecção dos ramos da artéria coronária septal. Além disso, o desvio através de um DSV deveria ocorrer predominantemente durante a sístole, enquanto o fluxo para o VE a partir dos perfurantes septais é predominantemente durante a diástole.

Para pacientes com sintomas graves, apesar do tratamento médico ideal, e para aqueles que são candidatos cirúrgicos precários ou apresentam forte desejo de evitar a cirurgia de coração aberto, a ablação de álcool septal é uma alternativa à miectomia septal. O objetivo do procedimento é identificar um ramo anterosseptal perfurante da artéria coronária descendente anterior esquerda que está suprindo a porção hipertrofiada e culpada do septo basal. Uma vez identificado esse vaso, 1 a 3 mL de etanol são infundidos para criar um infarto localizado, levando às subsequentes necrose e regressão da área do septo basal, o que contribui para a obstrução do trato de saída. Embora a remodelação ocorra nos meses subsequentes, a injeção pode afetar uma diminuição imediata do gradiente como resultado do atordoamento miocárdico. Está associado a maior risco de necessidade de colocação permanente de marca-passo; maior necessidade de repetição de procedimentos, secundária a obstrução recorrente ou persistente; e risco de arritmias ventriculares malignas atribuíveis ao infarto transmural que é produzido.

Considerações Anestésicas

Os pacientes mais desafiadores durante o manejo hemodinâmico são aqueles com hipertrofia assimétrica do septo basal e obstrução dinâmica do trato de saída. As afecções que favorecem a obstrução e, portanto, a hipotensão, são condições a serem evitadas e tratadas rapidamente caso ocorram: taquicardia, aumento da contratilidade, diminuição da RVS e hipovolemia.

Após miectomia, o bloqueio do ramo esquerdo ou o bloqueio parcial do ramo esquerdo é comum. O bloqueio pré-operatório do ramo direito aumenta o risco de bloqueio cardíaco pós-operatório completo.

Pacientes com variante apical da CMH merecem menção separada. Nesses pacientes, a hipertrofia apical não está associada a obstrução ou MAS, porém produz um tamanho pequeno de câmara, que, em combinação com um miocárdio hipertrofiado e rígido e um relaxamento diastólico anormal, provoca um prejuízo significativo no enchimento diastólico e resulta em volumes sistólicos anormalmente baixos. Embora sua fração de ejeção ventricular esquerda calculada possa ser normal ou mesmo supranormal, eles apresentam um índice cardíaco deprimido no contexto de seu baixo volume sistólico. Ele frequentemente precisa de pouca mudança do volume sistólico para cair de normotenso para desconfortavelmente hipotenso ou para levar as pressões de enchimento do lado esquerdo até o ponto de hipertensão venosa pulmonar.

Cardiomiopatia Restritiva

A CMR primária é uma doença miocárdica rara caracterizada, nas palavras da AHA e em concordância com a European Society of Cardiology, "por volume normal ou diminuído de ambos os ventrículos associado a aumento biatrial, espessura de parede VE normal e válvulas atrioventriculares normais, enchimento ventricular comprometido com fisiologia restritiva e função sistólica normal (ou quase normal)". Embora a CMD seja uma definição morfológica, a CMR é fisiopatológica, caracterizada por comprometimento do relaxamento do miocárdio e diminuição da complacência ventricular combinados, produzindo pressões de enchimento elevadas (Quadro 18.3).

No que diz respeito ao diagnóstico, é importante distinguir CMR de pericardite constritiva (PC), considerando que seus tratamentos são bem diferentes (Tabela 18.4). Nos dois transtornos, as pressões de enchimento são elevadas, embora na doença restritiva pressões elevadas reflitam um miocárdio enrijecido, enquanto na doença constritiva elas refletem a restrição de um pericárdio rígido. O tratamento para CMR deve ser baseado no processo de doença subjacente, se for conhecido (p. ex., terapia de reposição enzimática para as doenças de Gaucher e Fabry, esteroides para sarcoidose); caso contrário, a farmacoterapia é adaptada para o alívio dos sintomas de insuficiência cardíaca. Com o aumento biatrial, os pacientes com CMR são propensos à fibrilação atrial, para os quais a terapia para frequência e anticoagulação deve ser usada, se persistentes.

Considerações Anestésicas

Os indivíduos com CMR raramente são submetidos à cirurgia cardíaca. Uma exceção, no entanto, são os pacientes com amiloidose, que podem ser submetidos a colocação de dispositivo de assistência circulatória, transplante cardíaco ortotópico ou combinação de transplantes cardíaco e hepático.

A escolha dos fármacos de indução e manutenção certamente pode ser baseada em preocupações teóricas relacionadas às considerações fisiológicas do paciente, mas não existem dados baseados em evidências para apoiar clinicamente determinado esquema farmacológico. Os pacientes com amiloides cardíacos agendados para transplante podem apresentar hemodinâmica particularmente instável, se não francamente instável, no momento da indução. A combinação de disfunção diastólica gravemente comprometida e

QUADRO 18.3 Classificação de Tipos de Cardiomiopatia Restritiva de Acordo com a Causa

Causas Miocárdicas

Não Infiltrativas
- Cardiomiopatia idiopática[a]
- Cardiomiopatia familiar[a]
- Cardiomiopatia hipertrófica
- Esclerodermia
- Pseudoxantoma elástico
- Cardiomiopatia diabética

Infiltrativas
- Amiloidose[a]
- Sarcoidose[a]
- Doença de Gaucher
- Doença de Hurler
- Infiltração gordurosa

Doenças de depósito
- Hemocromatose
- Doença de Fabry
- Doença do depósito de glicogênio

Causas Endomiocárdicas

Fibrose endomiocárdica[a]
Síndrome hipereosinofílica
Doença cardíaca carcinoide
Cânceres metastáticos
Radiação[a]
Efeitos tóxicos da antraciclina[a]
Fármacos causadores de endocardite fibrosa (serotonina, metisergida, ergotamina, agentes mercuriais, bussulfano)

[a]Condições mais propensas a serem encontradas na prática clínica.

Reproduzido com permissão de Oliver WC, Mauermann WJ, Nuttall GA. Uncommon cardiac diseases. In: Kaplan JA, Reich DL, Savino JS, eds. Kaplan's Cardiac Anesthesia: The Echo Era, 6th ed. Philadelphia: Saunders; 2011:693.

---

enchimento ventricular prejudicado, provável insuficiência cardíaca sistólica e instabilidade autonômica com infiltração amiloide do sistema nervoso pode conspirar para produzir efeitos imprevisíveis até mesmo das doses mais criteriosas de fármacos.

Cardiomiopatia Arritmogênica do Ventrículo Direito

Anteriormente denominada *displasia arritmogênica do ventrículo direito*, a CAVD foi definida pela OMS em 1995 como "substituição fibrogordurosa progressiva do miocárdio do VD, inicialmente com envolvimento regional típico e mais tarde global do VD e algum envolvimento do VE, relativamente poupando o septo".

A CAVD é familiar em 30% a 50% das pessoas, com herança predominantemente autossômica dominante, expressividade variável e penetrância reduzida. A prevalência de CAVD foi estimada entre 1:2.000 e 1:5.000, com os homens acometidos na proporção de 3:1. Sua apresentação geralmente começa com arritmias, que variam de contrações ventriculares

Tabela 18.4 — Diferenciação entre Constrição Pericárdica e Restrição Miocárdica

Característica	Pericardite Constritiva	Cardiomiopatia Restritiva
Forma de onda de veia jugular	Elevada com descendente y menos rápida	Elevada com descendente y mais rápida Ondas A grandes
PAE > PAD	Ausente	Quase sempre
Ausculta	B_3 precoce de tom mais alto; sem B_4	B_3 tardia de tom baixo; B_4 em alguns casos
Regurgitação mitral ou tricúspide	Frequentemente ausente	Frequentemente presente
Raios X de tórax	Calcificação do pericárdio (20-30%)	Calcificação pericárdica rara
Tamanho cardíaco	Normal a aumentado	Normal a aumentado
Eletrocardiograma	Anormalidades de condução raras	Anormalidades de condução comuns
Ecocardiograma	Leve aumento dos átrios	Maior aumento dos átrios
Forma de onda da pressão ventricular direita	Padrão de raiz quadrada	Padrão de raiz quadrada; depressão e platô frequentemente menos proeminentes
Pressões diastólicas do coração direito e esquerdo	Dentro de 5 mmHg uma da outra em quase todos os casos	Raramente dentro de 5 mmHg uma da outra
Pico de pressão sistólica ventricular direita	Quase sempre < 60 mmHg, às vezes < 40 mmHg	Em geral > 40 mmHg, às vezes > 60 mmHg
Variação respiratória discordante do pico de pressões sistólicas ventriculares	Pressões sistólicas ventriculares direita e esquerda estão fora de fase com respiração	Em fase com respiração
Pulso paradoxal	Frequentemente presente	Raro
Imagem de TC e RM	Pericárdio espessado	Pericárdio raramente espessado
Biópsia endomiocárdica	Alterações normais ou inespecíficas	Anomalias inespecíficas

PAD, pressão atrial direita; *PAE*, pressão atrial esquerda; *RM*, ressonância magnética; *TC*, tomografia computadorizada.

Reproduzida com permissão de Hancock EW: Cardiomyopathy: Differential Diagnosis of restrictive cardiomyopathy and constrictive pericarditis. *Heart*. 2001;86:343-349; e Chatterjee K, Alpert J. Constrictive pericarditis and restrictive cardiomyopathy: similarities and differences. *Heart Fail Monit*. 2003;3:118-126.

Reproduzida com permissão de Oliver WC, Mauermann WJ, Nuttall GA. Uncommon cardiac diseases. Em: Kaplan JA, Reich DL, Savino JS, eds. *Kaplan's Cardiac Anesthesia: The Echo Era*. 6th ed. Philadelphia: Saunders; 2011:694.

prematuras a fibrilação ventricular originada no VD. A doença é agora conhecida por passar por três fases: (1) fase oculta sem sintomas, mas com algumas alterações eletrofisiológicas que colocam a pessoa em risco de morte súbita; (2) arritmias evidentes; (3) estágio avançado com perda miocárdica, envolvimento biventricular e ICC. O exame *post-mortem* revela perda difusa ou segmentar do miocárdio, principalmente no VD, substituída por tecido adiposo e fibroso; dilatação do ventrículo direito; e adelgaçamento da parede livre do ventrículo direito. A substituição do miocárdio por tecido adiposo e fibroso cria um ambiente excelente para uma arritmia fatal, possivelmente o primeiro sinal de CAVD. Embora seja uma doença rara, a CAVD é responsável por 20% de mortes súbitas em jovens. Os diagnósticos baseados nas aberrações graduadas pelos Critérios da Força-tarefa Revisada (maiores e menores) incluem alterações estruturais (diagnosticadas por ecocardiografia, RM e/ou angiografia ventricular direita), avaliação histológica, anormalidades ecocardiográficas, arritmias, estudos genéticos e história familiar. O diagnóstico pode depender da biópsia endomiocárdica para revelar as alterações distintas da CAVD, ainda que não compensador se a biópsia for obtida da área septal do miocárdio, conhecida por sua falta de características típicas.

Considerações Anestésicas

Durante o curso da CAVD, arritmias de natureza supraventricular e ventricular podem ocorrer. Como as arritmias são mais prováveis no período perioperatório, estímulos nocivos, hipovolemia, hipercarbia e anestesia leve devem ser minimizados no período intraoperatório e durante a recuperação. Entretanto, a anestesia geral, isoladamente, não parece ser arritmogênica. A acidose pode ser especialmente prejudicial em razão do efeito na geração de arritmias e na função miocárdica.

PROLAPSO DA VÁLVULA MITRAL

O prolapso da válvula mitral (PVM) com regurgitação mitral grave é um motivo comum para cirurgia cardíaca hoje. Como a anormalidade da válvula cardíaca mais comumente diagnosticada, o PVM ocorre em adultos saudáveis sob os demais aspectos ou em associação com muitas condições patológicas (Quadro 18.4) e é distribuído igualmente entre homens e mulheres. O PVM é uma condição degenerativa com mixoide encontrado no exame histológico, que causa o espessamento, o alongamento e uma alteração nas cordas. Atualmente, sabe-se que o PVM possui um espectro de anomalias valvares estruturais e funcionais que acomete 1% a 2% da população, dependendo dos critérios aceitos para o diagnóstico. Em pacientes com doença valvar mitral degenerativa, um espectro de doença é avaliado, variando de deficiência fibroelástica a doença de Barlow (Fig. 18.11). A deficiência fibroelástica foi identificada pela primeira vez por Carpentier como uma forma de PVM sem ondulação ou excesso de tecido valvar. O mecanismo é produção comprometida de tecido conjuntivo atribuível a uma deficiência de colágenos, elastinas e proteoglicanos, mas a causa é desconhecida. Ao contrário da doença de Barlow, os sintomas de deficiência fibroelástica geralmente chegam com ruptura de cordas, são frequentemente observados com o avanço da idade e incluem uma degeneração generalizada significativamente menos pronunciada da válvula mitral que a doença de Barlow. O reparo cirúrgico também é menos complexo.

Acredita-se que a doença de Barlow resulte de degeneração mixomatosa da válvula mitral, alongamento e afinamento das cordas tendíneas e presença de tecido valvar redundante e excessivo. O mecanismo é desconhecido, mas a regulação dos componentes da matriz extracelular parece ser uma questão primária. Os folhetos da válvula mitral normais podem ondular ligeiramente com o fechamento, mas, no PVM, folhetos mitrais redundantes prolapsam para o AE durante a sístole média a tardia (Fig. 18.12). O arqueamento superior dos folhetos mitrais acima do nível do anel atrioventricular é diagnóstico para o PVM. A distorção ou o mau funcionamento de qualquer uma das estruturas componentes da válvula mitral pode causar prolapso e gerar cliques audíveis ou regurgitação associada a um sopro. Se as cordas tendíneas forem alongadas, as válvulas podem ondular ainda mais e progredir para prolapso quando os folhetos da válvula não se opõem uns aos outros. O grau dessas mudanças determinará a presença de regurgitação mitral. A ecocardiografia tridimensional forneceu um novo *insight* sobre a caracterização da valvopatia mitral.

Por fim, mesmo histologicamente, as válvulas mitrais normais podem sofrer prolapso. A função normal da válvula mitral depende de vários fatores, incluindo o tamanho do VE e dos folhetos mitrais. Alterações nesses componentes podem causar PVM *inocente*.

QUADRO 18.4 Condições Associadas ao Prolapso da Válvula Mitral

Distúrbios do Tecido Conjuntivo – Genéticos

Prolapso da válvula mitral – isolado
Síndrome de Marfan
Síndrome de Ehlers-Danlos – tipos I, II e IV
Pseudoxantoma elástico
Osteogênese imperfeita
Doença renal policística

Outros Distúrbios Genéticos

Distrofia muscular de Duchenne
Distrofia miotônica
Síndrome do X frágil
Mucopolissacaridoses

Distúrbios Colágeno-Vasculares Adquiridos

Lúpus eritematoso sistêmico
Policondrite recidivante
Endocardite reumática
Politarterite nodosa

Outras Distúrbios Associados

Defeito do septo atrial – secundário
Cardiomiopatia obstrutiva hipertrófica
Síndrome de Wolff-Parkinson-White
Disfunção do músculo papilar
- Doença cardíaca isquêmica
- Miocardite

Trauma cardíaco
Pós-cirurgia de válvula mitral
Doença de von Willebrand

De Fontana ME, Sparks EA, Boudoulas H, Wooley CF. Mitral valve prolapse and the mitral valve prolapse syndrome. *Curr Probl Cardiol*. 1991;16(5):309-375.

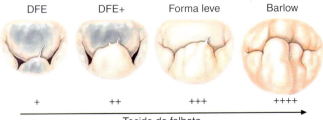

Fig. 18.11 Espectro de doença mitral degenerativa. Espectro de doença degenerativa inclui: deficiência fibroelástica (DFE) com folhetos finos e cordas rompidas (+), DFE de longa duração que causa alterações mixomatosas do segmento em prolapso (+ +), forma leve com doença mixomatosa e tecido excessivo em um ou mais segmentos do folheto (++ +) e doença de Barlow com alterações mixomatosas, excesso de tecido foliar e grande tamanho da válvula (++++). (Reproduzida com permissão de Adams DH, Rosenhek R, Falk V. Degenerative mitral valve regurgitation: best practice revolution. *Eur Heart J*. 2010;31:1958-1966.)

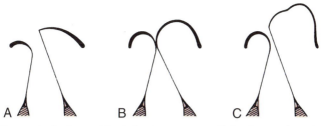

Fig. 18.12 Representação diagramática do funcionamento patológico do mecanismo da válvula mitral. (A) Regurgitação está presente com prolapso da válvula mitral. (B) A válvula mitral ondulada é demonstrada sem prolapso ou regurgitação. (C) Os folhetos mitrais ondulados e prolapsados são revelados com regurgitação. (Reproduzida com permissão da American Heart Association. De Barlow JB, Pocock WA. Mitral valve prolapse enigma – two decades later. *Mod Concepts Cardiovasc Dis*. 1984;53:13.)

Não há critério universal disponível para o diagnóstico de PVM. As características auscultatórias típicas são clique sistólico médio e sopro sistólico tardio. Determinadas manobras auxiliam no diagnóstico auscultatório da PVM, como Valsalva, agachamento ou elevações da perna, que alteram o volume diastólico final do ventrículo esquerdo para mudar o momento do clique dentro da sístole. Atualmente, o PVM é diagnosticado mais frequentemente com a ecocardiografia bidimensional, porque o reconhecimento e a avaliação da gravidade são superiores. Dada a natureza em forma de sela do anel mitral, o diagnóstico de PVM é tipicamente feito a partir de incidência de eixo longo paraesternal usando ETT. O PVM é definido como um deslocamento superior a 2 mm de um ou ambos os folhetos mitrais para o AE durante a sístole.

A maioria dos pacientes com PVM é assintomática; no entanto, estudos controlados revelaram a presença de palpitações em 50% dos pacientes. A função autonômica alterada, a responsividade a catecolaminas ou, possivelmente, uma combinação dos dois fatores pode ser responsável por queixas de dores torácicas, fadiga, palpitações, dispneia, tontura, síncope e ataques de pânico, entre outros. Esses sintomas e alguns achados clínicos de tipo corporal magro, pressão arterial baixa e anormalidades de repolarização eletrocardiográfica foram associados a PVM e são denominados *síndrome de PVM*. A regurgitação mitral é a complicação mais grave associada ao PVM. A regurgitação mitral grave desenvolve-se em aproximadamente 2% a 4% dos pacientes com PVM, dois terços dos quais são pacientes do sexo masculino. A maioria dos pacientes apresenta regurgitação mitral leve a moderada que não requer cirurgia. O PVM é a causa mais comum de regurgitação mitral grave e seu início indica a necessidade de intervenção terapêutica. Independentemente dos sintomas, o início da regurgitação mitral grave pode resultar na redução da expectativa de vida. O folheto posterior é acometido com mais frequência que o folheto anterior. As alterações são geralmente observadas no local da inserção das cordas, levando à ruptura das cordas e ao aprisionamento do folheto valvar. Com o desenvolvimento de regurgitação mitral grave, frequentemente surgem hipertensão pulmonar, aumento do átrio esquerdo e fibrilação atrial. O reparo precoce é recomendado para preservar a função ventricular esquerda e reduzir a probabilidade de fibrilação atrial. O manejo do PVM e da regurgitação mitral sem sintomas continua sendo reconsiderado em termos do momento para intervenção cirúrgica cardíaca, especialmente em vista do risco de reparo da válvula mitral e em vista de melhores desfechos associados à cirurgia mais precoce.

O reparo da válvula mitral é amplamente recomendado para o tratamento de PVM, comparado com a substituição. O reparo da válvula mitral confere uma sobrevida cirúrgica significativamente melhorada, bem como sobrevida de 5 e 10 anos, em comparação com a substituição da válvula mitral. As vantagens do reparo da válvula mitral, em comparação com a substituição, incluem menor risco de tromboembolismo, sangramento, endocardite infecciosa e melhor função ventricular, pois a estrutura da válvula está preservada. O prolapso do folheto posterior é o defeito mais comum na regurgitação mitral. O reparo do folheto posterior é historicamente de baixo risco, com reparos bilaterais do folheto apresentando maiores dificuldades técnicas. O reparo do prolapso anterior tem maior taxa de reoperação e menor sobrevida. Recentemente, o reparo da válvula mitral endovascular via dispositivos MitraClip (Abbott Vascular, Santa Clara, CA) surgiu como uma opção viável de tratamento para selecionar os candidatos não operáveis com regurgitação da válvula mitral.

A associação de arritmias e morte súbita com PVM é uma observação de longa data. Batimentos ventriculares e atriais prematuros, bloqueio atrioventricular e taquiarritmias supraventriculares ou ventriculares são comuns durante a monitorização ambulatorial em adultos com PVM. As causas dessas arritmias são multifatoriais, provavelmente combinando um substrato anatômico com alguma forma de disautonomia. A ocorrência de morte súbita com PVM em adultos tem sido debatida há anos. O risco é baixo, com uma taxa anual estimada em torno de 40 em 10.000, mas esse número é o dobro da taxa esperada na população. A morte súbita ocorre em famílias de pacientes com PVM. O ECG é anormal em aproximadamente dois terços das pessoas com PVM, mas a monitorização eletrocardiográfica ambulatorial não mostra excesso de arritmias atriais ou ventriculares, a menos que seja acompanhada por regurgitação mitral grave. Em geral, a maioria dos pacientes de baixo risco não necessita de tratamento para seus sintomas ou para prevenir morte súbita.

A endocardite bacteriana é uma complicação infrequente do PVM, mas sua incidência é três a oito vezes maior nesses indivíduos do que na população geral. As diretrizes atuais da AHA são muito específicas e não recomendam profilaxia antibiótica para indivíduos sem uma válvula cardíaca protética, cardiopatia congênita complexa (CCC), lesões pós-transplante valvular cardíaco ou história de endocardite bacteriana.

Considerações Anestésicas

A compreensão da ampla natureza da condição chamada PVM com relação a considerações anestésicas é importante. A maioria dos indivíduos com PVM passou por anestesia geral não complicada, por apresentar PVM sem complicações sérias, sendo muitas vezes referidas como síndrome de PVM. Os medicamentos anticolinérgicos pré-operatórios são mais recomendados, apesar de um aumento do tônus vagal no PVM. Uma profundidade anestésica moderada é desejável para minimizar os níveis de catecolaminas e arritmias potenciais. Cetamina e fármacos que têm efeitos simpatomiméticos devem ser administrados com cautela. Hipercapnia, hipoxia e distúrbios eletrolíticos aumentam a excitabilidade ventricular e devem ser corrigidos. Se o relaxamento muscular for desejado, o vecurônio é uma excelente escolha, porque não causa taquicardia.

Os pacientes com PVM com regurgitação mitral correm maior risco de complicações e justificam uma abordagem anestésica diferente daqueles com síndrome de PVM. Pacientes com formas mais graves de PVM podem evoluir rapidamente para ICC e exigir cirurgia cardíaca. A gravidade da regurgitação mitral influenciará fortemente o manejo anestésico. Aspectos únicos do manejo anestésico para cirurgia valvar mitral robótica envolvem canulação periférica de bypass, ventilação monopulmonar e, muitas vezes, técnicas anestésicas regionais (p. ex., bloqueio paravertebral) para facilitar a extubação pós-operatória imediata. O manejo anestésico para reparo de válvula mitral endovascular (MitraClip, Abbott Vascular, Santa Clara, CA) tipicamente requer anestesia geral para facilitar a manipulação ecocardiográfica transesofágica frequente para colocação adequada do dispositivo.

FORAME OVAL PATENTE

O FOP é o defeito congênito mais comum que envolve o septo atrial. Ar, trombo ou gordura podem trafegar via FOP do AD para o AE até a circulação sistêmica, causando um êmbolo paradoxal que pode afetar as circulações cerebrais ou coronárias. A capacidade de pronta e seguramente fechar um FOP com técnicas minimamente invasivas criou a necessidade de desenvolver diretrizes para abordar o manejo do FOP.

O forame oval está presente durante a circulação fetal para melhorar o transporte de sangue materno oxigenado das veias umbilicais através da válvula de Eustáquio seletivamente para o AE. Com o nascimento e o início da respiração, a resistência vascular pulmonar diminui, facilitando o fechamento funcional do forame oval. Se a cobertura do tipo retalho do septo primário não se fundir com o septo secundário ao longo de 1 ano, então há falha anatômica do fechamento, formando um FOP (Fig. 18.13). Em pacientes com FOP, qualquer condição que resulte em pressões atriais direitas que excedam as atriais esquerdas facilitará o shunt de direita-esquerda. Por outro lado, as cardiopatias do lado esquerdo que resultam em pressões atriais esquerdas que excedem em muito as pressões do átrio direito causarão shunt de esquerda-direita. Um indivíduo pode permanecer assintomático por anos com um FOP, dependendo do tamanho do desvio.

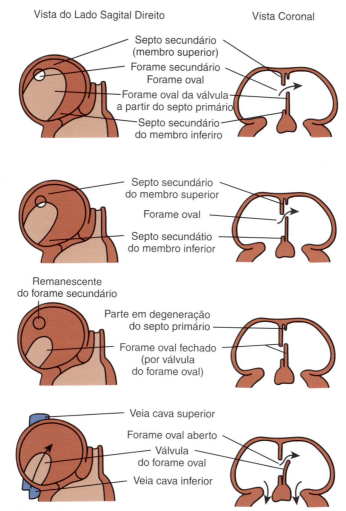

Fig. 18.13 Desenvolvimento embriológico do septo interatrial. (Reproduzida com permissão de Hara H, Virmani R, Ladich E, et al. Patent foramen ovale: current pathology, pathophysiology, and clinical status. *J Am Coll Cardiol*. 2005; 46: 1768–1776.)

A incidência de FOP na população tem variado, dependendo do estudo e da técnica de diagnóstico. A ETE tornou-se o padrão-ouro para diagnosticar FOP com uma resolução de imagem mais alta do que outros métodos e 100% de sensibilidade e especificidade com achados de autópsia. Pelo fato de a ETE ser mais invasiva, avanços técnicos adicionais na ETE e no Doppler transcraniano melhoraram sua sensibilidade e, quando combinados, podem ser adequados para fins de triagem do FOP.

A decisão de fechar um FOP incluirá fatores de risco individuais para acidente vascular cerebral ou outras complicações, como cefaleias migrainosas e síndrome de ortodeoxia de platipneia, que podem ocorrer no contexto de um FOP. Embolia paradoxal é mais comum se houver presença de um aneurisma septal atrial, uma grande válvula de Eustáquio, enxaquecas e uma idade de 50 anos ou mais. Os shunts médios a grandes, em combinação com os distúrbios da coagulação, estão altamente correlacionados com o êmbolo paradoxal. Para diagnosticar embolia paradoxal, é essencial realizar uma medida provocativa correta para garantir movimento do ar ou do contraste da direita para a esquerda. A solução salina agitada direcionada através de uma linha intravenosa com a manobra de Valsalva é mais comumente usada para confirmar o diagnóstico. O aumento da pressão intratorácica depois da manobra de Valsalva levará a um aumento temporário do retorno do sangue venoso após o término da manobra; portanto, a pressão atrial direita irá exceder a pressão atrial esquerda brevemente para possibilitar que o contraste administrado na veia jugular direita interna passe para o AE. Resultados falso-negativos podem ocorrer se a pressão atrial esquerda for elevada a tal ponto que a medida provocativa não cause shunt de direita-esquerda.

O manejo de um FOP depende de diversas variáveis e tem sido largamente debatido em razão dos resultados mistos de vários estudos recentes de grande porte e de várias metanálises. Hoje em dia, raramente se fecha cirurgicamente um FOP isolado com a segurança e a disponibilidade de fechamento percutâneo. Entretanto, o uso de ETE intraoperatória durante procedimentos cirúrgicos cardíacos aumentou o número de FOP diagnosticados incidentalmente. Não apenas mais FOP são fechados em porcentagem, mas, com o tempo, mais cirurgiões, em porcentagem, preferem fechá-los. A causa dessas tendências não é certa, mas um FOP diagnosticado incidentalmente durante a cirurgia cria um dilema para o cirurgião.

A decisão de fechar um FOP incidental durante a cirurgia cardíaca nem sempre é evidente, com base em riscos de curto e longo prazos para o paciente. Determinadas condições quase exigiriam o fechamento do FOP, como a inserção de um DAVE, que promoveria um êmbolo paradoxal ou o início de uma hipoxia grave, atribuível a pressões aumentadas do lado direito, que causam um grande shunt de direita-esquerda. Pouca evidência sugere que FOP incidentalmente descobertos em pacientes sem história respectiva aumentam a morbidade ou a mortalidade. Na verdade, um estudo demonstrou que uma alteração no plano cirúrgico para incluir o fechamento de um FOP incidental aumentava o risco de AVC. Determinados procedimentos cirúrgicos, como reparo ou substituição da válvula tricúspide ou mitral, que inclui CEC e atriotomia, exigem um desvio mínimo do procedimento originalmente planejado para fechar o FOP e, assim, incorrer em pouco risco. Em contraste, a cirurgia de revascularização da artéria coronária (CABG – coronary artery bypass graft) realizada sem CEC implicaria risco de CEC, pinçamento aórtico e outras complicações associadas à circulação extracorpórea. A decisão de fechar um FOP incidental nessas circunstâncias deve incluir um exame cuidadoso do risco percebido e do benefício para cada paciente individual.

Considerações Anestésicas

O manejo anestésico para o fechamento percutâneo do FOP tipicamente envolve sedação consciente. O manejo intraoperatório para o fechamento de um FOP incidental durante a cirurgia cardíaca requer muito pouco desvio do manejo anestésico do procedimento programado. No entanto, algumas precauções devem ser tomadas quando o FOP for identificado.

Os cuidados de rotina para evitar ar venoso devem ser padrão para cirurgia cardíaca, incluindo a injeção cuidadosa de medicamentos para remover o ar externo para que não entre no sistema venoso. Alguns provedores usam filtros de ar em linha em todas as linhas intravenosas, desde que a presença de FOP tenha sido identificada, mas essa prática não é generalizada. É importante avaliar o potencial de embolia paradoxal em qualquer paciente que precise de ventilação mecânica. Em situações em que a resistência vascular pulmonar possa aumentar, como durante a hipercapnia ou com pressão expiratória final positiva (PEEP – positive end-expirative pressure) maior que 15 mmHg, o potencial para shunt de direita-esquerda aumenta.

HEMORRAGIA PULMONAR

A hemorragia pulmonar ocorre em aproximadamente 1,5% dos pacientes com hemoptise, mas a mortalidade pode chegar a 85%. A definição de hemoptise maciça varia, mas é comumente caracterizada como mais de 600 mL de sangue expectorado durante 24 horas ou sangramento recorrente maior que 100 mL por dia durante vários dias. Quatrocentos mililitros de sangue no espaço alveolar prejudicam seriamente a oxigenação. A hemorragia pulmonar pode estabilizar, apenas para piorar novamente sem uma explicação evidente, refletindo sua natureza imprevisível. Notavelmente, a morte não é atribuível à instabilidade hemodinâmica com hemorragia, mas ao sangue excessivo nos alvéolos que causa hipoventilação e hipoxia refratária. A formação de coágulo pode levar à oclusão de segmentos brônquicos ou até mesmo do brônquio principal. Um atraso no início do tratamento devido à dificuldade de isolar a localização do sangramento contribui muito para a alta mortalidade por hemorragia pulmonar.

A hemoptise pode ocorrer com várias doenças e circunstâncias (Quadro 18.5). A hemoptise maciça geralmente é uma emergência, porque o distúrbio pulmonar subjacente minimiza a reserva fisiológica do paciente.

As opções terapêuticas para o sangramento dependem da extensão do sangramento. A broncoscopia flexível pode ser capaz de identificar a fonte do sangramento e realizar técnicas, como o uso de epinefrina e lavagem com solução salina fria para minimizar a hemorragia e possíveis bloqueadores brônquicos do balão para tamponar qualquer sangramento. Os avanços na broncoscopia tiveram sucesso com o uso de agentes aplicados topicamente, consistindo em uma malha de celulose regenerada e oxidada, injetada no local da hemorragia. Além disso, o uso do fator VIIa aplicado (FVIIa) topicamente tem sido relatado com sucesso na hemólise maciça, secundária a uma causa clínica, embora seu uso dessa maneira seja *off-label*. Outros medicamentos usados para reduzir o sangramento incluem Premarin, desmopressina, vasopressina e ácido tranexâmico. Com sangramento rápido ou persistente, um tubo endotraqueal de duplo-lúmen (TET) pode ser necessário para isolar o sangramento do pulmão não acometido.

O sangramento contínuo após estabilização e terapia conservadora exige embolização da artéria brônquica, que é considerada terapia de primeira linha para hemoptise maciça. Embora tenham sido relatadas taxas de sucesso de 75% a 98%, 16% a 20% dos pacientes sofrem ressangramento em 1 ano.

Se o sangramento persistir e/ou as terapias não cirúrgicas falharem ou não forem viáveis, o tratamento cirúrgico poderá ser necessário. Um local de sangramento localizado e uma função pulmonar suficiente são idealmente determinados antes da ressecção cirúrgica, uma vez que a pneumonectomia total pode ser necessária. As taxas de mortalidade pós--operatória variam tremendamente de 1% a 50%. A cirurgia é contraindicada naqueles com carcinoma de pulmão que invade traqueia, mediastino, coração ou grandes vasos, com malignidade terminal e com fibrose pulmonar progressiva.

Para reduzir o risco de ruptura da artéria pulmonar do CAP, a colocação de um CAP distalmente na artéria pulmonar deve ser evitada. Avançar o CAP mais de 5 cm além da

QUADRO 18.5 *Causas da Hemoptise Maciça*

Distúrbios Traqueobrônquicos

Amiloidose
Adenoma brônquico
Bronquiectasia[a]
Carcinoma broncogênico
Broncolitíase
Fístula broncovascular
Fibrose cística
Aspiração de corpo estranho
Trauma traqueobrônquico

Distúrbios Cardiovasculares

Cardiopatia congênita
Estenose mitral
Fístula arteriovenosa pulmonar
Êmbolo pulmonar séptico
Aneurisma torácico rompido
Malformação arteriovenosa

Doenças Parenquimatosas Localizadas

Amebíase
Aspergiloma[a]
Infecção micobacteriana atípica[a]
Coccidioidomicose
Abscesso pulmonar
Mucormicose
Tuberculose pulmonar[a]

Doenças Parenquimatosas Difusas

Síndrome de Goodpasture
Hemossiderose pulmonar idiopática
Poliarterite nodosa
Lúpus eritematoso sistêmico
Granulomatose de Wegener

Outras Causas

Ruptura de artéria pulmonar decorrente de cateter de artéria pulmonar
Iatrogênicas (p. ex., broncoscopia, cateterismo cardíaco)
Hipertensão pulmonar
Edema pulmonar
Infarto pulmonar

[a]Causas mais comuns.

Reproduzido com permissão de Thompson AB, Teschler H, Rennard SI. Pathogenesis, evaluation, and therapy for massive hemoptysis. *Clin Chest Med*. 1992;13:69.

---

válvula pulmonar não é aconselhável. O balão não deve ser insuflado contra o aumento da resistência, particularmente se o paciente recebeu medicamento anticoagulante ou após a separação da CEC. As formas de onda da artéria pulmonar devem sempre ser cuidadosamente observadas com insuflação e desinsuflação do balão. É aconselhável recolher o CAP para o VD no início da CEC ou retirar o CAP 5 cm imediatamente antes da CEC.

■ DOENÇA CARDÍACA PERICÁRDICA

O pericárdio é um saco de duas camadas que envolve o coração e os grandes vasos. A camada interna é uma membrana serosa (pericárdio visceral) que cobre a superfície do coração. A camada externa é um saco fibroso (pericárdio parietal) que é anexado aos grandes vasos, ao diafragma e ao esterno. O pericárdio parietal é uma membrana colágena rígida que é resistente à expansão aguda. O espaço entre as duas camadas é o espaço pericárdico, que normalmente contém até 50 mL de líquido transparente, que é o plasma ultrafiltrado. Ele pode dilatar gradualmente para aceitar grandes volumes de líquido, se for lentamente acumulado; no entanto, o rápido acúmulo de líquido leva ao tamponamento cardíaco. As duas camadas do pericárdio são unidas no nível dos grandes vasos e no tendão central do diafragma caudalmente e uma camada serosa estende-se por essas junções para alinhar o interior do saco fibroso (pericárdio parietal). O curso lateral do nervo frênico em ambos os lados do coração é uma relação anatômica importante, porque esse nervo é encapsulado no pericárdio e, portanto, pode ser facilmente danificado durante a pericardiectomia. O pericárdio não é essencial para a vida e a pericardiectomia não causa deficiência aparente, mas tem muitas funções sutis que são vantajosas. Em primeiro lugar, atua para minimizar a torção do coração e reduz o atrito dos órgãos circundantes.

Pericardite Aguda

A pericardite aguda é comum, mas a incidência real é desconhecida porque frequentemente não é identificada. Geralmente é autolimitada, com sintomas que duram 6 semanas. A pericardite aguda tem muitas causas (Quadro 18.6), sendo a mais comum a viral (30-50%). Os anestesiologistas encontram pacientes com pericardite aguda no

QUADRO 18.6 *Causas de Pericardite Aguda*

Idiopáticas
Infecciosas
- Viral
- Bacteriana
- Fúngica
- Parasitária

Imunológicas
- Infarto pós-miocárdico (síndrome de Dressler)
- Síndrome pós-cardiotomia
- Doença de Still
- Artrite reumatoide
- Lúpus eritematoso sistêmico
- Poliarterite

Neoplásica
Radiação
Traumática
Insuficiência renal
Induzida por fármacos

Reproduzido com permissão de Oakley CM. Myocarditis, pericarditis and other pericardial diseases. *Heart.* 2000;84:449-454.

Tabela 18.5	Causas de Pericardite Constritiva	
Causa		**Porcentagem**
Pericardite idiopática		40
Após cirurgia de revascularização da artéria coronária		30
Tuberculose		10
Induzida por radiação		5
Doença vascular colagenosa		5
Outras (neoplasia maligna, uremia, purulenta)		5

Reproduzida com permissão de Kabbani SS, LeWinter MM. Diastolic heart failure. Constrictive, restrictive, and pericardial. *Cardiol Clin.* 2000;18:505.

contexto de neoplasias malignas, infarto do miocárdio, síndrome pós-cardiotomia, uremia ou infecção, quando a cirurgia é necessária, porque os sintomas são incapacitantes e a terapia clínica falhou.

Pericardite Constritiva

A PC é uma fusão densa do pericárdio parietal e do pericárdio visceral que limita o enchimento diastólico do coração, independentemente da causa. As alterações no pericárdio podem levar a cicatrizes induzidas por um único episódio de pericardite aguda ou causadas por exposição prolongada a um processo inflamatório recorrente ou crônico. A Tabela 18.5 lista algumas das causas de PC crônica. Até 18% das pericardiectomias são atribuídas às cirurgias cardíacas anteriores, o que pode explicar o aumento no número de casos de PC nos últimos 15 anos.

Considerações Cirúrgicas sobre a Doença Pericárdica

A pericardiectomia é realizada para derrame pericárdico recorrente e PC refratária às terapias conservadoras. A dissecção pericárdica para pericardite efusiva é direta; no entanto, a pericardiectomia para PC é frequentemente um desafio cirúrgico, com uma mortalidade operatória de 5,9% a 11,9%. Pode ocorrer regurgitação tricúspide, semelhante à PC, com sinais de insuficiência cardíaca direita e sobrecarga de volume. A presença de regurgitação tricúspide pode identificar um subgrupo de pacientes com PC que apresentam doença mais avançada.

O baixo DC persistente imediatamente após a pericardiectomia é uma das principais causas de morbidade e mortalidade, ocorrendo em 14% a 28% dos pacientes no período pós-operatório imediato. Esses achados contrastam com a crença aceita de que o pericárdio é o problema nesses pacientes e o miocárdio é normal. Embora os pacientes com tamponamento cardíaco melhorem clinicamente após o pericárdio ser aberto, a melhora nem sempre é aparente imediatamente após a pericardiectomia para pacientes com PC. A melhora notável da função cardíaca pode levar semanas; no entanto, 90% dos pacientes apresentarão alívio dos sintomas no pós-operatório.

Considerações Anestésicas

As metas anestésicas para o manejo de pacientes com PC para pericardiectomia incluem minimização da bradicardia, depressão miocárdica e diminuição da pré-carga e da pós-carga. A monitorização do CAP é frequentemente utilizada devido ao risco de síndrome de baixo DC no pós-operatório. A síndrome de baixo DC se desenvolve em um subgrupo de pacientes com PC, independentemente da abordagem ou da extensão da pericardiectomia. Baixo DC, hipotensão e arritmias (atriais e ventriculares) são comuns durante a dissecção torácica. Devido ao enchimento diastólico ventricular limitado e relativamente fixo, o DC torna-se dependente da frequência. Se a função miocárdica ou a frequência cardíaca estiverem deprimidas, então β-agonistas ou estimulação melhorarão o DC. Pode ocorrer hemorragia catastrófica subitamente se átrio ou ventrículo for perfurado, necessitando de acesso venoso central adequado. Danos nas artérias coronárias também podem ocorrer durante a dissecção; portanto, é prudente a monitorização cuidadosa do ECG em busca de sinais de isquemia.

Tamponamento Cardíaco

O tamponamento existe quando o acúmulo de líquido no espaço pericárdico aumenta drasticamente a pressão intrapericárdica e limita o enchimento do coração. A taxa de acúmulo de líquido pericárdico, em vez do volume absoluto de líquido, é o determinante das sequelas de tamponamento. A tríade clássica de Beck de tamponamento agudo, que consiste em (1) diminuição da pressão arterial (2) aumento da pressão venosa e (3) um coração pequeno e silencioso, só é observada em 10% a 40% dos pacientes. Pode-se observar também pulso paradoxal (Fig. 18.14), que é uma queda na pressão arterial sistólica de mais de 10 mmHg durante a inspiração, causada por um volume sistólico ventricular esquerdo reduzido que é gerado pelo aumento do enchimento do coração direito durante a inspiração. O pulso paradoxal não é sensível ou específico para o tamponamento, pois pode estar presente naqueles com doença pulmonar obstrutiva, infarto do ventrículo direito ou PC. A monitorização hemodinâmica pode auxiliar no diagnóstico de tamponamento cardíaco. Por fim, a pressão atrial direita, a pressão diastólica da artéria pulmonar e a pressão de encunhamento capilar pulmonar estão equilibradas. O equilíbrio dessas pressões (dentro de 5 mmHg uma da outra) merece ação imediata para descartar tamponamento agudo. O ecocardiograma é o método atual de escolha e o método não invasivo mais confiável para detectar derrame pericárdico e excluir tamponamento.

As características ecocardiográficas do tamponamento incluem movimento exagerado do coração dentro do saco pericárdico em conjunto com colapso atrial e colapso ventricular. Os

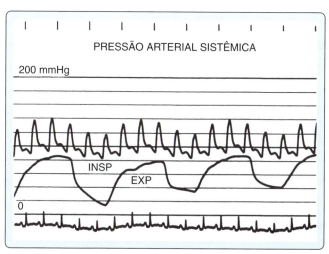

Fig. 18.14 Pulso paradoxal. Durante a inspiração (*INSP*), a pressão arterial sistólica cai mais de 12 mmHg. *EXP*, expiração. (Reproduzida com permissão de Reddy PS, Curtiss EI. Cardiac tamponade. *Cardiol Clin.* 1990;8:628.)

achados ecocardiográficos bidimensionais específicos que sustentam o tamponamento cardíaco incluem colapso diastólico do VD, inversão do AD durante a diástole, movimento septal ventricular anormal e variação do tamanho ventricular com o ciclo respiratório. O colapso diastólico das câmaras do lado direito ocorre em razão da pressão pericárdica que excede a pressão intracardíaca durante a diástole. O colapso do átrio direito é um achado específico durante o exame ecocardiográfico, se estiver presente por mais de um terço do ciclo cardíaco.

A pericardiocentese é indicada para tamponamento cardíaco com risco de morte, em conjunto com a ressuscitação volêmica, para manter as pressões adequadas de enchimento. Melhorias hemodinâmicas devem ocorrer após a pericardiocentese. Embora a pericardiocentese alivie os sintomas de tamponamento, deve-se buscar terapia definitiva direcionada à causa subjacente. As principais complicações da pericardiocentese incluem laceração da artéria coronária, punção cardíaca e pneumotórax. O tamponamento atribuível à hemorragia no paciente após cirurgia cardíaca requer exploração mediastinal imediata para determinar a fonte de sangramento e estabilizar a hemodinâmica.

Considerações Anestésicas

Hipotensão grave ou parada cardíaca tem acompanhado a indução da anestesia geral em pacientes com tamponamento. As causas incluem depressão miocárdica, simpatólise, diminuição do retorno venoso e alterações na frequência cardíaca que frequentemente acompanham os medicamentos anestésicos e a ventilação com pressão positiva. A ressuscitação requer drenagem imediata do líquido pericárdico. A pericardiotomia por meio de uma incisão subxifoide com apenas infiltração de anestesia local ou sedação leve é uma opção. Se a lesão intrapericárdica for confirmada, então a anestesia geral pode ser induzida após a descompressão do espaço pericárdico. Cetamina (0,5 mg/kg) e oxigênio a 100% têm sido utilizados com a infiltração de anestésico local na esternotomia preexistente para drenagem de tamponamento pericárdico grave. Respirações espontâneas, em vez de ventilação com pressão positiva, darão suporte ao DC de maneira mais eficaz até que o tamponamento seja aliviado. A correção de desarranjos metabólicos é obrigatória. A expansão volumétrica é provavelmente garantida em pacientes hipotensos. Da mesma forma que a PC, pacientes com tamponamento têm um volume sistólico relativamente baixo e fixo e, portanto, dependem de frequência cardíaca e enchimento adequado para manter o DC. Infusões de catecolaminas ou estimulação podem ser usadas para evitar bradicardia.

DOENÇAS DE ARTÉRIA CORONÁRIA E CARÓTIDA COMBINADAS

A combinação de endarterectomia de carótida (EAC) e cirurgia de CABG foi proposta pela primeira vez por Bernhard et al. em 1972 para reduzir a morbidade e a mortalidade de doenças carotídeas e coronarianas coexistentes. O interesse renovado nessa abordagem atualmente resulta de ensaios controlados recentes que demonstram os benefícios da EAC isolada para a estenose carotídea grave sintomática e assintomática. À medida que a população envelhece, o número de pacientes com estenose da bifurcação carotídea maior que 70% continuará aumentando. O resultado são mais pacientes com doenças carotídea e coronariana combinadas, mas sem consenso em relação ao seu tratamento.

É geralmente aceito que pacientes com doença carotídea sintomática submetidos à cirurgia de CABG têm um risco significativamente aumentado de AVC e merecem revascularização das doenças carotídea e coronariana como procedimento combinado ou em etapas. No entanto, o manejo da estenose carotídea *assintomática* unilateral ou bilateral continua evoluindo. A estenose carotídea grave assintomática é um risco para AVC hemisférico ipsolateral com cirurgia cardíaca e CEC, mas identificá-la no paciente assintomático dificulta a determinação dessa *verdadeira* avaliação de risco.

Considerações Anestésicas

Além da monitorização de rotina para cirurgia cardíaca, a eletroencefalografia ou outras modalidades para avaliar a integridade neurofisiológica são úteis, mas têm uma alta taxa de falso-positivos. Para o anestesiologista, é útil saber que a maioria dos AVC não pode ser atribuída a um evento intraoperatório adverso, como hipotensão ou fluxo baixo. No entanto, é mais difícil diferenciar um *verdadeiro* AVC de outros estados de comprometimento neurológico temporário associados à cirurgia de CABG, como sedação intensa, fraqueza muscular residual devido a um agente paralisante ou encefalopatia secundária a edema cerebral. Ao usar anestesia geral para EAC, os métodos clínicos para determinar a integridade neurológica são atrasados, assim como há um atraso no tratamento. O uso de um anestésico local para EAC no procedimento combinado revelou-se valioso para reduzir a exposição à anestesia e as complicações relacionadas ao shunt, possibilitando o reparo com menor risco de dano. A capacidade adicional de identificar o momento da lesão neurológica pode ser valiosa se comparada à anestesia geral. No entanto, ansiedade e dor devem ser controladas para minimizar a isquemia miocárdica durante EAC com anestesia local. A extubação precoce é desejável para possibilitar avaliação neurológica precoce em casos combinados.

A necessidade de instituição rápida de CEC durante um EAC acordado pode revelar-se um desafio. Outra possibilidade é o uso de anestesia geral para o EAC, seguido por um teste de despertar, para possibilitar a avaliação e o tratamento de qualquer lesão neurológica aparente antes de iniciar a CEC.

CIRURGIA CARDÍACA DURANTE A GRAVIDEZ

A doença cardíaca é um importante fator de risco para a morte materna e a morte fetal durante a gravidez, com uma incidência de 1% a 3%. É a causa mais comum de mortalidade não obstétrica durante a gravidez, sendo responsável por 10% a 15% de mortalidade materna. Pacientes obstétricos com cardiopatia apresentam grande risco de complicações sérias, em decorrência das alterações hemodinâmicas associadas à gravidez e ao parto. Se a cirurgia cardíaca for necessária durante ou imediatamente após a gravidez, o manejo anestésico exige uma avaliação das muitas alterações da gravidez e de seus efeitos na doença cardíaca correspondente e no bem-estar do feto.

Determinadas alterações fisiológicas da gravidez afetam negativamente a mulher com cardiopatia. A frequência cardíaca e o volume sistólico aumentam em 25% cada ao final do segundo trimestre. No início do terceiro trimestre, o volume intravascular expandiu em torno de 50%. Essas três alterações durante a gravidez causam um aumento de 50% no DC, que é agravado pela anemia fisiológica e pela compressão aortocava. As contrações do trabalho de parto podem aumentar rapidamente o DC já elevado. Esses aumentos do volume sanguíneo e do DC são especialmente difíceis para uma parturiente com doença cardíaca valvular. O aumento do DC aumentará a demanda miocárdica de oxigênio, exacerbando a ICC, e a baixa RVS piorará a perfusão coronária, causando isquemia miocárdica.

A valvopatia mitral é o distúrbio valvar mais comum que requer cirurgia na gravidez. A regurgitação mitral ou aórtica crônica pode, na verdade, estar associada a pequena melhora sintomática, secundária às alterações fisiológicas normais da gravidez. Por outro lado, as lesões valvares estenóticas não toleram muito essas alterações. As estenoses aórtica e mitral são problemas comuns que podem levar à deterioração hemodinâmica, forçando o parto de emergência antes da cirurgia cardíaca. A indicação mais frequente de cirurgia cardíaca de urgência durante a gravidez é a descompensação da ICC atribuída à estenose mitral. Desde o início da década de 1950, quando a cirurgia cardíaca com CEC em paciente grávida foi descrita pela primeira vez, a morbidade materna caiu de 5% para menos de 1%. A mortalidade fetal permanece alta, variando de 16% a 33%. Infelizmente, a mortalidade fetal está relacionada ao uso da CEC, à duração da cirurgia e à hipotermia. A natureza não fisiológica da CEC combina-se com as mudanças da gravidez levando a resposta e tolerância incertas tanto pela mãe quanto pelo feto. A CEC expõe o feto a muitos efeitos indesejáveis que podem ter consequências imprevisíveis. A iniciação da CEC ativa uma resposta inflamatória do corpo inteiro com múltiplos efeitos sobre coagulação, autorregulação, liberação de substâncias vasoativas, hemodiluição e outros processos fisiológicos que podem afetar adversamente tanto o feto quanto a mãe. A pressão arterial materna pode cair imediatamente após ou dentro de 5 minutos do início da CEC, diminuindo a perfusão placentária secundária a baixa RVS, hemodiluição e liberação de agentes vasoativos. Frequentemente, a variabilidade da frequência cardíaca fetal é perdida e também pode ocorrer bradicardia fetal (< 80 bpm) nesse momento. Como o fluxo sanguíneo uterino não é autorregulado e depende do fluxo sanguíneo materno, a diminuição da pressão arterial materna causa hipoxia fetal e bradicardia. O aumento dos fluxos de CEC (> 2,5 L/m² por minuto) ou da pressão de perfusão (> 70 mmHg) elevará o fluxo sanguíneo materno e geralmente retornará a frequência cardíaca fetal para 120 bpm. Uma taquicardia compensatória induzida por catecolaminas (170 bpm) pode ocorrer, o que sugere existência de um débito de oxigênio. No entanto, o aumento do fluxo de CEC e da pressão arterial média nem sempre corrige a bradicardia fetal e, se não, outras causas devem ser consideradas.

Os problemas com retorno venoso ou outros aspectos mecânicos da circulação extracorpórea também podem limitar o fluxo sistêmico, causando redução da perfusão placentária. Se a acidose persistir durante a CEC, outros fatores podem ser responsáveis por ela, em vez da baixa pressão arterial materna, como hipotermia materna, contrações uterinas ou medicamentos que são transferíveis para o feto. A monitorização da frequência cardíaca fetal é importante para avaliar a viabilidade fetal e as iniciativas terapêuticas subsequentes. A monitorização fetal reduz a mortalidade parcialmente pelo reconhecimento precoce de problemas.

Além do efeito da hipotermia sobre o estado acidobásico, a coagulação e as arritmias, ela pode precipitar contrações uterinas que limitam a perfusão placentária e apresentam risco de isquemia fetal e à sobrevida. A explicação para as contrações induzidas por hipotermia pode estar relacionada à diluição grave que acompanha a CEC e reduz os níveis de progesterona, ativando as contrações uterinas. Quanto mais avançada a idade gestacional do feto, mais prováveis são as contrações. Consequentemente, a monitorização uterina é fortemente recomendada se a CEC for necessária durante a gravidez. Se as contrações uterinas iniciarem durante a CEC, interrompê-las é de vital importância para a sobrevida fetal.

Considerações Anestésicas

As medicações para anestesia devem ser consideradas no contexto da doença cardíaca materna, da influência da CEC e dos efeitos no feto. A segurança materna e o desfecho ideal do feto devem ser assegurados. É importante estar ciente da segurança dos medicamentos mais comumente usados em anestesia cardíaca durante a gravidez. O risco de teratogênese com uma miríade de medicamentos e exposições do feto durante cirurgia cardíaca e CEC é alto, mas a maioria das crianças evitou os efeitos com sucesso. Nenhum agente anestésico demonstrou ser teratogênico em seres humanos.

INSUFICIÊNCIA RENAL E CIRURGIA CARDÍACA

Nos últimos anos, o número de indivíduos com insuficiência renal crônica (IRC) submetidos à cirurgia cardíaca aumentou entre 2% e 3% na população cirúrgica cardíaca. Pacientes com IRC podem não ser necessariamente dependentes de diálise antes da cirurgia, mas são mais propensos a desenvolver piora da função renal após a CEC do que aqueles com função renal pré-operatória normal. Como a IRC acelera o desenvolvimento da aterosclerose, muitos desses pacientes em seguida necessitarão de revascularização miocárdica. Sendo o paciente com IRC dependente ou não de diálise, ele é um desafio anestésico, em especial no que diz respeito ao manejo hídrico, do estado eletrolítico e de hemostasia. A capacidade de evitar a diálise no paciente com IRC não dependente de diálise é muito importante para o tempo de hospitalização e a mortalidade de longo prazo. Um esforço colaborativo do cirurgião cardíaco, do anestesiologista, do nefrologista e do cardiologista é fundamental para o atendimento desses pacientes. Infelizmente, a sobrevida de longo prazo ainda é muito reduzida, mesmo com morbidade perioperatória mínima.

Pacientes com IRC são mais propensos a sobrecarga de líquidos, hiponatremia, hipercalemia e acidose metabólica. O estado hemodinâmico e hídrico ideal antes da cirurgia é importante. A hemodiálise deve ser fortemente considerada no dia anterior à cirurgia, em especial naqueles estritamente dependentes de diálise. Pacientes com diálise crônica tendem a chegar à cirurgia com piora da função ventricular esquerda, possivelmente em decorrência de uma remoção ineficaz de resíduos e toxinas. A ICC pode ocorrer como resultado de hipervolemia e função ventricular esquerda deficiente, manifestando-se como edema pulmonar e desconforto respiratório. A diálise e a terapia clínica direcionadas para melhorar a função cardíaca podem ser necessárias para otimizar o paciente no pré-operatório. As medicações crônicas devem ser cuidadosamente revisadas para assegurar que determinados medicamentos, como os agentes anti-hipertensivos, sejam administrados. A importância do preparo pré-operatório para pacientes com IRC é evidenciada pela taxa de mortalidade significativamente alta associada à cirurgia de urgência.

A mortalidade perioperatória de pacientes com IRC submetidos à cirurgia cardíaca está associada a diversos fatores de risco. Uma creatinina pré-operatória de 2,5 mg/dL está associada a maior mortalidade mesmo naqueles pacientes com IRC não dependente de diálise. Esforços para encontrar agentes protetores renais em pacientes com alto risco de insuficiência renal ou naqueles com IRC não tiveram sucesso. Estudos prospectivos randomizados, duplo-cegos, que investigaram o uso de N-acetilcisteína em pacientes submetidos à CEC com IRC, encontraram resultados mistos. O fenoldopam, um agonista do receptor de dopamina-1, foi estudado em pacientes submetidos à CEC com níveis de creatinina pré-operatória acima de 1,5 mg/dL. Os pacientes receberam uma dose renal de dopamina ou fenoldopam no perioperatório. Os parâmetros pós-operatórios foram melhores apenas naqueles que receberam fenoldopam, sugerindo um efeito protetor renal, mas estudos adicionais são necessários. O manitol e o Lasix também podem prevenir a insuficiência renal pré-oligúrica.

Considerações Anestésicas

A IRC afeta a dosagem de medicamentos com grande volume de distribuição. A diminuição da concentração de proteína sérica diminui a ligação plasmática, levando a níveis mais elevados de fármacos livres para se ligarem a receptores. Muitos pacientes com IRC apresentam hipoalbuminemia. Em geral, os agentes de indução anestésica e os benzodiazepínicos são seguros para o uso em pacientes com IRC. Medicamentos que dependem totalmente da excreção renal têm um papel limitado. Fentanil e sufentanil podem ser mais eficazes para o tratamento da dor, porque a excreção não é necessariamente dependente, como é o caso do sulfato de morfina. Os agentes anestésicos voláteis utilizados na atualidade raramente apresentam qualquer disfunção renal adicional, mesmo com IRC subjacente, a menos que haja duração gravemente prolongada da anestesia. Relaxantes musculares e agentes para antagonismo da paralisia muscular têm graus variados de excreção renal.

Recomenda-se a indução de sequência rápida naqueles com IRC em resposta à probabilidade de retardo do esvaziamento gástrico. A contração significativa do volume extracelular também pode estar presente antes da indução da anestesia como resultado do jejum de 6 a 8 horas antes da cirurgia e da diálise dentro de 24 horas após a cirurgia, o que pode levar à hipotensão na indução. Como a exigência de líquidos geralmente é alta com CEC, um CAP é especialmente útil para gerenciar a administração de líquidos. A ETE pode complementar o manejo de líquidos por meio da avaliação de volume e função do ventrículo esquerdo. Antes do início da CEC, a administração de líquidos deve ser limitada, especialmente se o paciente for dependente de diálise. No paciente não dependente da diálise, deve-se administrar líquido para manter o débito urinário adequado, mas também para evitar pressões de enchimento cardiovascular excessivas que incitem edema pulmonar. Os líquidos não devem ser muito restritos, porque isso pode causar insuficiência renal aguda sobreposta à IRC. A dose baixa de dopamina tem sido recomendada para pacientes com IRC, mas seu valor é indeterminado.

Em geral, a IRC piora após CEC, em parte devido à combinação de fluxo não pulsátil, baixa perfusão renal e hipotermia. A pressão arterial média deve ser mantida acima de 80 mmHg. O estresse da cirurgia e a hipotermia podem comprometer a autorregulação, de modo que a vasoconstrição renal reduz o fluxo sanguíneo renal. O líquido necessário para iniciar a CEC pode reduzir significativamente a hemoglobina e a capacidade de transporte de oxigênio em vista da anemia preexistente da IRC sem a adição de eritrócitos ao volume inicial ou imediatamente após o início da CEC. Um hematócrito de 25% deve ser mantido durante a CEC. Eritrócitos lavados são recomendados para transfusão de eritrócitos a fim de diminuir os níveis excessivos de potássio e glicose no período intraoperatório. Os níveis plasmáticos de potássio devem ser verificados periodicamente. Pacientes com IRC frequentemente apresentam intolerância à glicose devido a uma resposta anormal à insulina; portanto, a determinação mais frequente dos níveis séricos de glicose é aconselhável.

O paciente anéfrico não tolera bem a hipervolemia pós-CEC associada à duração prolongada da CEC. A diálise pode ser realizada durante a CEC e é tecnicamente fácil e eficaz, pois pequenas moléculas (solutos urêmicos, eletrólitos) são removidos. Em vez de diálise durante a CEC, a hemofiltração (ultrafiltração) é mais frequentemente realizada de maneira eficaz, removendo o excesso de água sem a instabilidade hemodinâmica da diálise. O sangue circulante passa através das fibras ocas dos hemoconcentradores, que têm um tamanho de poro menor que a albumina (55.000 dáltons) e removem a água e os solutos. O potássio é eliminado, ajudando a reduzir a concentração excessiva de potássio comumente associada à administração de cardioplegia. A hemofiltração durante a CEC pode não atingir uma redução líquida no equilíbrio hídrico total geral do paciente, em parte porque um volume mínimo de líquido deve ser mantido no reservatório venoso do circuito extracorpóreo.

O sangramento excessivo após CEC não é incomum naqueles com IRC, em parte devido à disfunção plaquetária pré-operatória. Os medicamentos antifibrinolíticos são medidas farmacológicas usadas para reduzir com sucesso o sangramento excessivo e as necessidades transfusionais associadas à cirurgia cardíaca. O ácido tranexâmico, um antifibrinolítico sintético de baixo custo, é excretado principalmente pelos rins; consequentemente, uma redução de dose será necessária, com base no nível de creatinina pré-operatório.

No pós-operatório, se a diálise for necessária em pacientes com doença renal terminal, o risco de dependência de diálise é bastante aumentado. Se o paciente for dependente de diálise no pré-operatório, a diálise é geralmente retomada dentro de 24 a 48 horas após a cirurgia e depois de acordo com a rotina pré-operatória do paciente para otimizar o estado hídrico, eletrolítico e metabólico. A diálise pode ser necessária logo após o retorno da unidade cirúrgica, caso a mobilização de líquidos no espaço intravascular cause ICC. A terapia de substituição renal contínua pode ser instituída no período intraoperatório e no pós-operatório para manejar a insuficiência renal aguda com sobrecarga volumétrica e instabilidade metabólica com ótimos resultados em pacientes cardíacos. A terapia de substituição renal contínua tem se tornado muito popular nos pacientes cirúrgicos cardíacos nos últimos 10 anos, pois o enfermeiro à beira do leito pode direcionar o grau de fluxo de líquidos em resposta à alteração do estado hemodinâmico do paciente.

PROBLEMAS HEMATOLÓGICOS EM PACIENTES SUBMETIDOS À CIRURGIA CARDÍACA

Preocupações anestésicas para pacientes com problemas hematológicos que se submetem à cirurgia cardíaca são ainda mais complicadas pelo estresse que a circulação extracorpórea coloca na coagulação e nos sistemas de transporte de oxigênio. Hemofilia, aglutininas frias (AF), doença falciforme (DF), deficiência de antitrombina (AT) e doença de Von Willebrand (DvW) são alguns dos distúrbios hematológicos que podem exigir consideração especial se a CEC for usada.

Hemofilia

A hemofilia A é o terceiro distúrbio ligado ao cromossomo X mais comum, ocorrendo em 1 em cada 5.000 nascimentos de meninos. A hemofilia B, também conhecida como *doença de Christmas*, é igualmente uma doença ligada ao cromossomo X, com 25% da incidência de hemofilia A. O FVIII é fundamental para o funcionamento normal da cascata de coagulação. Com meia-vida de apenas 8 a 12 horas, o FVIII e o FIXa aceleram a ativação do fator X. A hemofilia é caracterizada por um sangramento espontâneo nas articulações e nos músculos em sua forma grave. O tratamento da hemofilia A e da hemofilia B depende principalmente da reposição do FVIII ou FIX, respectivamente.

A hemofilia leve tem níveis de fator entre 6% e 30% com sintomas ocasionais e representa 30% a 40% dos casos de hemofilia. A hemofilia moderada tem níveis de fator entre 1% e 5% e representa 10% dos casos de hemofilia. A hemofilia grave tem níveis de fator abaixo de 1%, com sangramento fácil que pode tornar-se grave durante a cirurgia se a atividade do fator permanecer em 1%. A hemofilia grave ocorre em aproximadamente 50% dos casos de hemofilia. A maioria dos pacientes chega à cirurgia com atividade de FVIII ou FIX menor que 5%. Embora um nível de fator próximo a 50% da normalidade seja considerado adequado para se alcançar a hemostasia cirúrgica não cardíaca, a demanda hemostática e as anormalidades de coagulação associadas à cirurgia cardíaca e à CEC necessitarão de um nível maior de FVIII. No pré-operatório, a atividade do FVIII deve ser de 80% a 100% para cirurgia cardíaca.

Anticorpos para FVIII ou FIX podem ocorrer em pacientes com hemofilia que receberam terapia de reposição. A incidência de inibidores de FVIII ou FIX é de 18% a 52% e de 2% a 16% da população com hemofilia, respectivamente. A titulação do inibidor caracterizará os pacientes como respondentes leves ou altos. Os respondentes altos apresentam risco grande porque a resposta anamnéstica pode gerar títulos de anticorpos muito altos, que podem tornar a terapia de reposição de fator totalmente ineficaz hemostaticamente. O problema com pacientes que desenvolvem inibidores e necessitam de cirurgia é a incapacidade de prever a hemostasia em qualquer ponto da hospitalização.

Doença de von Willebrand

A DvW é a anormalidade hemostática mais comumente herdada, com prevalência na população geral de 0,8%. A DvW é um distúrbio de sangramento autossômico dominante causado por uma deficiência e/ou anormalidade do fator de von Willebrand (FvW). Uma forma adquirida da DvW está associada a vários estados de doença e a vários medicamentos. A nomenclatura do complexo de FvW e FVIII foi padronizada para resolver confusões pregressas.

Cada subunidade de FvW tem um local para um receptor de plaquetas se ligar e o componente de matriz extracelular da parede do vaso para se associar. O FvW tem duas funções hemostáticas principais: (1) uma proteína transportadora e um estabilizador para FVIII; e (2) mediação da aderência plaquetária aos locais lesionados. Ele desempenha um papel crucial na mediação de aderência plaquetária, agregação plaquetária e coagulação durante condições de alto cisalhamento. Os pacientes com DvW têm anormalidade tanto do FvW como do FVIII. A DvW é classificada em três tipos principais e quatro subtipos (Tabela 18.6). Indivíduos com tipo 1 e tipo 2 compõem 70% e 20% das pessoas com DvW, respectivamente. A DvW tipo 3 representa apenas 10% dos indivíduos e é autossômica recessiva. Os indivíduos com DvW tipo 3 são gravemente acometidos e a apresentação é semelhante a indivíduos com hemofilia com atividade de FVIII muito baixa (1% a 4%).

Tabela 18.6	Classificação da Doença de von Willebrand	
Nova[a]	Antiga[a]	Características
1	I plaqueta, normal, I plaqueta baixa 1A, I-1, I-2, I-3	Deficiência quantitativa parcial do FvW
2[a]		Variantes qualitativas com diminuição da função dependente de plaquetas que está associada à ausência de multímeros de FvW de alto peso molecular
2B		Variantes qualitativas com maior afinidade para GPIb de plaquetas
2M		Variantes qualitativas com diminuição dependente de plaquetas que não é causada pela ausência de multímeros de FvW de alto peso molecular
2N		Variantes qualitativas com diminuição significativa da afinidade para o fator VIII
3		Praticamente uma completa deficiência do FvW

FvW, fator von Willebrand; *GPIb*, receptor de glicoproteína Ib.
[a]Reproduzida com permissão de Castaman G, Rodeghiero F. Current management of von Willebrand' s disease. *Drugs*. 1995;50:602.

A correção da deficiência do FvW pode ser realizada facilitando-se a liberação do FvW de locais de armazenamento *in vivo* ou pela administração de componentes exógenos. Cada tipo de DvW requer uma abordagem terapêutica específica. 1-Desamino-8-D-arginina vasopressina (DDAVP) é um análogo sintético do hormônio natural vasopressina sem o efeito pressor e é a primeira escolha para o tratamento na DvW; no entanto, nem todos os tipos de DvW respondem a ela. O DDAVP é eficaz na CvW tipo 1, mas imprudente na DvW tipo 2B, porque pode ocorrer trombocitopenia. É inútil na DvW tipo 3, porque não há reservas de FvW para liberar. O DDAVP não causa diretamente a liberação de FVIII/FvW da célula endotelial, mas estimula os monócitos a produzirem uma substância que libera o FvW. Uma resposta ao DDAVP deve ocorrer em 30 minutos, com um aumento de três a oito vezes do FVIII e do FvW, que pode persistir por 8 a 10 horas. Está prontamente disponível, é barato e apresenta risco mínimo para os pacientes, mas pode ser contraindicado naqueles com aterosclerose, ICC ou necessitados de terapia diurética. A administração intravenosa (0,3 µg/kg) requer de 20 a 30 minutos para evitar um declínio na pressão arterial média de 15% a 20%.

Os hemoderivados não devem ser administrados a pacientes com DvW, a menos que outro tratamento seja ineficaz ou contraindicado. Os concentrados de fator derivado de plasma são o padrão atual para terapia de reposição se o paciente for irresponsivo a DDAVP. Esses concentrados comercialmente disponíveis contêm grandes quantidades de FvW e FVIII, mas diferem em suas técnicas de purificação e remoção de patógenos e inativação. Em geral, a dosagem é de 60 a 80 UI/kg para uma dose em bolus do concentrado de fator para manter hemostasia. Infusões de plaquetas devem ser consideradas em pacientes com DvW tipo 3 se o sangramento persistir após a administração de concentrados de reposição.

Antitrombina

AT e proteína C são dois inibidores primários da coagulação. Existe um equilíbrio delicado entre o sistema pró-coagulante e os inibidores da coagulação (Tabela 18.7). AT é a mais abundante e importante dos inibidores da via de coagulação.

Tabela 18.7	Equilíbrio Normalmente Existente entre Pró-trombóticos e Forças Antitrombóticas Dentro da Circulação
Fatores Pró-trombóticos	**Fatores Antitrombóticos**
Trombina	Antitrombina
Fator Xa	Proteína C
Fator VIIa	Proteína S
Fator tecidual	Cofator II de heparina
Plaquetas ativadas	Inibidor da proteína do fator tecidual
Células endoteliais perturbadas	Trombomodulina
Outros	Cofator 2 da proteína C ativada
	Outros

Reproduzida com permissão de Blajchman MA. An overview of the mechanism of action of antithrombin and its inherited deficiency states. *Blood Coagul Fibrinolysis*. 1994;5(Suppl 1):S5.

A deficiência de AT pode ocorrer como uma deficiência congênita ou adquirida. Deficiências adquiridas são secundárias ao aumento do consumo de AT, à perda de AT do compartimento intravascular (insuficiência renal, síndrome nefrótica) ou à doença hepática (cirrose). Um nível normal de AT é de 80% a 120%, com atividade inferior a 50% considerada clinicamente importante.

Em contraste com o caso raro de deficiência de AT congênita, as deficiências adquiridas de AT são comumente encontradas em pacientes cirúrgicos cardíacos. A anticoagulação com heparina para CEC depende da AT para inibir a coagulação, pois a heparina, sozinha, não tem efeito sobre a coagulação. A heparina catalisa a inibição de AT da trombina em mais de 1.000 vezes, ligando-se a um resíduo de lisina na AT e alterando sua conformação. A trombina, na verdade, ataca a AT, desativando-a, mas no processo anexa a AT à trombina, formando o complexo AT-trombina. Esse complexo não tem atividade e é rapidamente removido. Trinta por cento da AT é consumida durante esse processo; consequentemente, os níveis de AT são reduzidos temporariamente. Se os níveis de AT não forem restaurados, então pode surgir uma condição chamada *resistência à heparina*. As muitas causas de resistência à heparina estão listadas no Quadro 18.7. A resistência à heparina é definida como a falha de uma dose específica de heparina (300-400 u/kg) em prolongar um tempo de coagulação ativada além de 480 segundos na preparação para o início da CEC. Falha em alcançar 480 segundos pode ser considerada anticoagulação inadequada com o risco de formação de trombo durante a CEC.

A resistência à heparina foi tratada rotineiramente com plasma fresco congelado (PFC) por muitos anos. No entanto, uma grande disparidade entre os níveis de AT após a AT recombinante, comparados com PFC, foi observada em um estudo prospectivo e randomizado de AT recombinante ou PFC para pacientes que foram consistentemente definidos como resistentes à heparina. Mais recentemente, duas unidades de PFC muitas vezes não conseguiram normalizar os níveis de AT em pacientes que foram definidos como resistentes à heparina. Uma dose de 75 µg/kg em bolus de AT recombinante melhorou efetivamente os níveis de AT pré-CEC de 56% a 75% ± 31%. O uso de hemoderivados alogênicos para tratar a deficiência de AT deve ser desencorajado.

Aglutininas Frias

As AF são comuns, mas raramente são importantes. A taxa de incidência em pacientes de cirurgia cardíaca varia entre 0,8% e 4%. Frequentemente associadas a neoplasias linforreticulares, pneumonia por micoplasma e mononucleose infecciosa, elas são autoanticorpos da classe da imunoglobulina M (IgM) direcionados contra o antígeno RBC I ou antígenos relacionados.

QUADRO 18.7	Doenças ou Situações que Causam Aumento de Resistência à Heparina

Endocardite infecciosa
Contrapulsação do balão intra-aórtico
Síndrome hipereosinofílica
Contraceptivos orais
Choque
Coagulação intravascular de baixo grau
Terapia prévia com heparina
Estreptoquinase anterior
Presença de um coágulo no corpo
Deficiência congênita de antitrombina
Gravidez
Síndrome do desconforto respiratório neonatal
Aumento dos níveis de plaquetas
Aumento dos níveis de fator VIII
Diminuição secundária nos níveis de antitrombina
Coagulação e utilização contínua de heparina

Reimpresso com permissão de Anderson EF. Heparin resistance prior to cardiopulmonary bypass. *Anesthesiology*. 1986;64:504.

As AF formam uma reação antígeno-anticorpo do complemento na superfície da membrana de hemácias que causa lise. O grau de hemólise está relacionado ao título circulante e à amplitude térmica das AF. Amplitude térmica, isto é, a temperatura do sangue abaixo da qual as AF reagirão, é a informação-chave para atribuir relevância clínica. O título e a amplitude térmica são determinados em uma faixa de temperaturas no soro por um teste de hemaglutinação indireta. A maioria das pessoas tem autoanticorpos frios que reagem a 4°C, mas em titulações muito baixas. Do ponto de vista patológico, a amplitude térmica é mais importante que a titulação. As AF patológicas causam aglomeração de eritrócitos e oclusão vascular que lesiona miocárdio, fígado e rim. Aumentar a temperatura rapidamente inativará as AF.

Os bancos de sangue rastreiam rotineiramente a presença de autoanticorpos a 37°C, mas os anticorpos, apenas reativos a temperaturas mais baixas, não são detectados. A importância da AF é determinada pela avaliação da aglutinação de eritrócitos em solução salina a 20°C e albumina a 30°C. Se não houver aglutinação, então hemólise significativa é improvável. Antes do início da CEC, o título e a amplitude térmica das AF devem ser determinados para evitar uma temperatura que causaria hemólise durante a CEC. No intraoperatório, as AF de baixa amplitude térmica podem ser determinadas misturando cardioplegia fria com parte do sangue do paciente para verificar a separação das células. A ocorrência de hemodiluição comumente associada à CEC pode enfraquecer a aglutinação e a hemólise em paciente com alta reatividade e alto título de AF expostas à hipotermia.

Se as AF forem suspeitadas ou identificadas no pré-operatório, então evitar hipotermia é o curso mais seguro. Apesar da CEC normotérmica, a cardioplegia a frio pode causar aglutinação de eritrócitos em pequenos vasos miocárdicos. Se a CEC hipotérmica for necessária, apesar da presença de AF, então as escolhas são plasmaférese pré-operatória, hemodiluição e manutenção da temperatura da CEC acima da amplitude térmica das AF (Fig. 18.15).

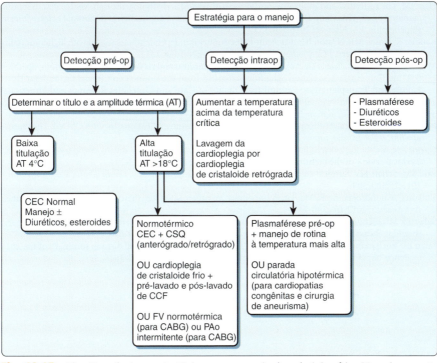

Fig. 18.15 Algoritmo ilustra a estratégia para o manejo de aglutinina fria. *PAo*, pinçamento aórtico; *CABG*, revascularização da artéria coronária; *CCF*, cardioplegia cristaloide fria; *CEC*, circulação extracorpórea; *CSQ*, cardioplegia de sangue quente; *FV*, fibrilação ventricular; *Intraop*, intraoperatório; *Pós-op*, pós-operatório; *Pré-op*, pré-operatório. (Reproduzida com permissão de Agarwal SK, Ghosh PK, Gupta D. Cardiac surgery and cold-reactive proteins. Ann Thorac Surg. 1995;60:1143.)

LEITURAS SUGERIDAS

Abraham WT. Cardiac resynchronization therapy for heart failure: biventricular pacing and beyond. *Curr Opin Cardiol*. 2002;17:346-352.

Anyanwu AC, Adams DH. Etiologic classification of degenerative mitral valve disease: Barlow's disease and fibroelastic deficiency. *Semin Thorac Cardiovasc Surg*. 2007;19:90-96.

Avidan MS, Levy JH, van Aken H, et al. Recombinant human antithrombin III restores heparin responsiveness and decreases activation of coagulation in heparin-resistant patients during cardiopulmonary bypass. *J Thorac Cardiovasc Surg*. 2005;130:107-113.

Barbara DW, Mauermann WJ, Neal JR, et al. Cold agglutinins in patients undergoing cardiac surgery requiring cardiopulmonary bypass. *J Thorac Cardiovasc Surg*. 2013;146:668-680.

Bruce CJ. Cardiac tumors. In: Otto CM, ed. *The Practice of Clinical Echocardiography*. Philadelphia, PA: Elsevier/Saunders; 2012:902-928.

Bruce CJ. Cardiac tumours. Diagnosis and management. *Heart*. 2011;97:151-160.

Castillo JG, Milla F, Adams DH. Surgical management of carcinoid heart valve disease. *Semin Thorac Cardiovasc Surg*. 2012;24:254-260.

Chandrasekhar S, Cook CR, Collard CD. Cardiac surgery in the parturient. *Anesth Analg*. 2009;108:777-785.

Dhoble A, Vedre A, Abdelmoneim SS, et al. Prophylaxis to prevent infective endocarditis: to use or not to use?. *Clin Cardiol*. 2009;32:429-433.

Elliott P, Andersson B, Arbustini E, et al. Classification of the cardiomyopathies: a position statement from the European Society of Cardiology Working Group on Myocardial and Pericardial Diseases. *Eur Heart J*. 2008;29:270-276.

Gersh BJ, Maron BJ, Bonow RO, et al. 2011 ACCF/AHA guideline for the diagnosis and treatment of hypertrophic cardiomyopathy: a report of the American College of Cardiology Foundation/American Heart Association Task Force on Practice Guidelines. *Circulation*. 2011;124:e783-e831.

Hare JM. The restrictive and infiltrative cardiomyopathies and arrhythmogenic right ventricular dysplasia/cardiomyopathy. In: Mann DL, Felker GM, eds. *Heart Failure: A Companion to Braunwald's Heart Disease*. Philadelphia, PA: Elsevier; 2016:318-333.

Kandler K, Jensen ME, Nilsson JC, et al. Acute kidney injury is independently associated with higher mortality after cardiac surgery. *J Cardiothorac Vasc Anesth*. 2014;28:1448-1452.

Maron BJ, Towbin JA, Thiene G, et al. Contemporary definitions and classification of the cardiomyopathies: an American Heart Association Scientific Statement from the Council on Clinical Cardiology, Heart Failure and Transplantation Committee; Quality of Care and Outcomes Research and Functional Genomics and Translational Biology Interdisciplinary Working Groups; and Council on Epidemiology and Prevention. *Circulation*. 2006;113:1807-1816.

Naqvi TZ. Restrictive cardiomyopathy: diagnosis and prognostic implications. In: Otto CM, ed. *The Practice of Clinical Echocardiography*. Philadelphia, PA: Saunders; 2012:542-564.

Naylor AR, Mehta Z, Rothwell PM, et al. Carotid artery disease and stroke during coronary artery bypass: a critical review of the literature. *Eur J Vasc Endovasc Surg*. 2002;23:283-294.

Said SM, Schaff HV. Surgical treatment of hypertrophic cardiomyopathy. *Semin Thorac Cardiovasc Surg*. 2013;25:300-309.

Staikou C, Chondrogiannis K, Mani A. Perioperative management of hereditary arrhythmogenic syndromes. *Br J Anaesth*. 2012;108:730-744.

Sukernik MR, Bennett-Guerrero E. The incidental finding of a patent foramen ovale during cardiac surgery: should it always be repaired? A core review. *Anesth Analg*. 2007;105:602-610.

Yawn BP, Buchanan GR, Afenyi-Annan AN, et al. Management of sickle cell disease: summary of the 2014 evidence-based report by expert panel members. *JAMA*. 2014;312:1033-1048.

Capítulo 19

Anestesia para Transplante de Coração, Pulmão e Coração-Pulmão

Andrew W. Murray, MBChB • Joseph J. Quinlan, MD

Pontos-chave

1. A denervação cardíaca é uma consequência inevitável do transplante cardíaco e a reinervação é, na melhor das hipóteses, parcial e incompleta.
2. Os fármacos que atuam diretamente no coração são os fármacos de escolha para alterar a fisiologia cardíaca após transplante cardíaco.
3. A vasculopatia coronariana do aloenxerto continua sendo a maior ameaça à sobrevida de longo prazo após transplante de coração.
4. A ampliação dos critérios dos doadores diminuiu o tempo para o transplante de pulmão.
5. O aprisionamento de ar em pacientes com doença pulmonar obstrutiva grave pode prejudicar a hemodinâmica e exige hipoventilação deliberada.
6. Os pulmões recém-transplantados devem ser ventilados com baixos volume corrente e pressão inspiratória, bem como com uma concentração de oxigênio inspirado tão baixa quanto puder ser tolerada.
7. A lesão de reperfusão é a causa mais comum de morte perioperatória.
8. A frequência de transplante de coração-pulmão diminuiu conforme a frequência de transplantes de pulmão aumentou.

TRANSPLANTE DE CORAÇÃO

A história do transplante de coração abrange quase um século. O transplante cardíaco heterotópico canino foi relatado pela primeira vez em 1905, mas esses esforços foram condenados por ignorância do funcionamento do sistema imunológico (Quadro 19.1). Mais pesquisas no final dos anos 1950 e no início dos anos 1960 prepararam o palco para o primeiro transplante cardíaco humano por Barnard em 1966. No entanto, houve poucos sobreviventes de longo prazo nesta época devido à deficiência continuada na compreensão e na modulação do sistema imunológico humano e o procedimento caiu em desprestígio geral. Pesquisas continuadas em centros selecionados (como a Stanford University) e lições aprendidas com o transplante renal levaram a maior compreensão das questões técnicas e imunológicas necessárias, então, no início da década de 1980, o transplante cardíaco ganhou ampla aceitação como uma opção realista para pacientes com cardiomiopatia terminal.

O transplante de coração apresentou um crescimento explosivo em meados da década de 1980, mas o número anual de transplantes cardíacos em todo o mundo atingiu um platô no início dos anos 1990 de aproximadamente 3.500 por ano. O fator que limita o crescimento contínuo é uma escassez de doadores adequados. Em fevereiro de 2015, havia pouco mais que 4.000 pacientes na lista de espera de transplante cardíaco da United Network for Organ Sharing (UNOS) (incluindo todos os candidatos dos Estados Unidos), um aumento de 25% em relação a 2004.

QUADRO 19.1 *Transplante de Coração*

Frequência de transplante permanece limitada pela oferta de doadores
A fisiopatologia antes do transplante é primariamente de insuficiência ventricular terminal
A fisiopatologia após o transplante reflete os efeitos da denervação
A vasculopatia coronariana do aloenxerto é uma complicação frequente de longo prazo

Durante esse mesmo período, a frequência de transplante cardíaco também aumentou (em aproximadamente 17%), mas não conseguiu acompanhar o aumento do tamanho da lista de espera. Apenas 2.431 transplantes de coração foram realizados nos Estados Unidos durante o ano civil de 2014, ligeiramente acima da média de 2.290 transplantes de coração por ano na década anterior. A mediana do tempo de espera para um enxerto cardíaco varia amplamente de acordo com o tipo sanguíneo (aproximadamente 52 dias para os receptores do tipo AB em contraste com 241 dias para os receptores do tipo O listados para o período de 2003 a 2004, com base nos dados da Organ Procurement and Transplantation Network [OPTN] em 1º de fevereiro de 2015). Dos pacientes listados para transplante cardíaco em 2009, 27,5% ficaram mais de 1 ano à espera de um transplante. Pacientes adultos na lista de espera para transplante de coração são atribuídos a um *status* de 1A, 1B ou 2. Os pacientes de *status* 1A necessitam de suporte circulatório mecânico, ventilação mecânica, inotrópicos de alta dose ou múltiplos, com monitorização contínua da pressão de enchimento do ventrículo esquerdo. Pacientes com *status* 1B requerem suporte circulatório mecânico por mais de 30 dias ou suporte inotrópico sem monitorização contínua da pressão de enchimento do ventrículo esquerdo. Todos os outros pacientes são classificados como de *status* 2. As indicações mais frequentes do receptor para transplante cardíaco em adultos continuam sendo cardiomiopatia idiopática ou isquêmica. Outros diagnósticos menos comuns incluem cardiomiopatia viral, doenças sistêmicas, como amiloidose, e cardiopatia congênita (CC) complexa.

A taxa de sobrevida em 1 ano após o transplante cardíaco foi de 79%, com uma taxa de mortalidade subsequente de aproximadamente 4%/ano. Houve apenas ligeira melhoria nas estatísticas de sobrevida na última década; a OPTN relata que as taxas de sobrevida de 1 e 3 anos após o transplante cardíaco para os transplantados nos Estados Unidos durante o período de 1997 a 2004 foram de aproximadamente 87% e 78%, respectivamente. A taxa de sobrevida em 1 ano após o transplante cardíaco repetido mais de 6 meses após o procedimento original é ligeiramente inferior (63%), mas substancialmente pior se realizado dentro de 6 meses do enxerto original (39%). Fatores de risco para o aumento da mortalidade têm sido associados a fatores dos receptores (transplante prévio, pareamento deficiente de antígenos leucocitários humanos, dependência do ventilador, idade e raça), fatores do centro médico (volume de transplantes cardíacos realizados, isquemia) e fatores do doador (raça, sexo, idade) e permaneceram relativamente inalterados nas últimas duas décadas. As mortes precoces são mais frequentemente causadas por falência do enxerto, enquanto as mortes em prazo intermediário são causadas por rejeição aguda ou infecção. As mortes tardias após o transplante cardíaco são mais frequentemente causadas por vasculopatia do aloenxerto, doença linfoproliferativa pós-transplante ou outras neoplasias malignas e rejeição crônica.

Seleção do Receptor

Os candidatos potenciais para transplante cardíaco geralmente são submetidos a uma avaliação multidisciplinar, incluindo história completa e exame físico, hematologia de rotina, exames bioquímicos (para avaliar função renal e função hepática), sorologia viral, eletrocardiograma, radiografia de tórax, testes de função pulmonar e cateterismo cardíaco direito e esquerdo. O eletrocardiograma, a ecocardiografia e as varreduras nucleares ambulatoriais são realizadas, se necessário. Os objetivos dessa avaliação são confirmar um diagnóstico de doença cardíaca em estágio final que não é passível de outras terapias e que provavelmente levará à morte dentro de 1 a 2 anos, bem como excluir disfunção de órgão extracardíaco que poderia levar à morte logo após o transplante cardíaco. Os pacientes tipicamente apresentam sintomas da classe IV da New York Heart Association (NYHA) e uma fração de ejeção do ventrículo esquerdo inferior a 20%. Embora a maioria dos centros evite um limite de idade rigoroso, os candidatos devem ter uma idade fisiológica abaixo de 60 anos. A detecção de hipertensão pulmonar e a determinação de que seja devida à elevação fixa da resistência vascular pulmonar (RVP) são cruciais; a mortalidade precoce por insuficiência do enxerto é três vezes maior em pacientes com aumento da RVP (gradiente transpulmonar > 15 mmHg ou RVP > 5 dinas • seg • cm^{-5}). Se um aumento da RVP for detectado, um coração de doador maior, um transplante cardíaco heterotópico ou um transplante de coração-pulmão (TCP) pode ser mais apropriado. Infecção ativa e tromboembolismo pulmonar recente com infarto pulmonar são contraindicações adicionais ao transplante cardíaco. Os resultados dessa extensa avaliação devem ser tabulados e disponibilizados para a equipe de anestesia, porque o transplante cardíaco é um procedimento de emergência.

Seleção de Doador e Coleta de Enxerto

Após um doador com morte encefálica ser identificado, o centro de transplante que o aceitou deve avaliar ainda a adequação do aloenxerto. Os centros geralmente preferem que os doadores estejam livres de doença cardíaca prévia e tenham menos de 35 anos, porque a incidência de doença arterial coronariana aumenta acentuadamente em idades mais avançadas. No entanto, a relativa escassez de doadores cardíacos adequados forçou muitos centros de transplante a considerarem doadores mais velhos sem fatores de risco e sintomas de doença arterial coronariana. Se for necessário e os serviços estiverem disponíveis no hospital doador, o coração pode ser ainda avaliado por ecocardiografia (para anormalidades regionais de movimento da parede) ou angiografia coronária, para complementar a palpação-padrão das coronárias na sala de cirurgia. A ausência de sepse, parada cardíaca prolongada, trauma torácico grave e alta necessidade de inotrópicos também são importantes. O doador é compatível com o possível receptor para compatibilidade do tipo sanguíneo ABO e tamanho (dentro de 20%, especialmente se o receptor tiver PVR alta); um exame de compatibilidade é realizado apenas se o exame de anticorpos pré-formados do receptor for positivo.

Os doadores podem apresentar distúrbios hemodinâmicos e metabólicos importantes que afetam adversamente a recuperação de órgãos. A maioria dos doadores com morte cerebral será hemodinamicamente instável. As razões para essa instabilidade incluem hipovolemia (secundária a diuréticos ou diabetes insípido), lesão miocárdica (possivelmente resultado de tempestade de catecolaminas durante períodos de aumento da pressão intracraniana) e tônus simpático inadequado devido a infarto do tronco cerebral. Os doadores frequentemente também apresentam anormalidades da função neuroendócrina, como níveis baixos de T_3 e T_4.

A cardiectomia do doador é realizada por meio de uma esternotomia mediana, geralmente em simultâneo com a recuperação de outros órgãos, como pulmões, rins e fígado. Apenas antes da coleta, o doador é heparinizado e uma cânula intravenosa é colocada na aorta ascendente para administração de cardioplegia convencional. A veia cava superior (VCS) é ligada e a veia cava inferior (VCI) é seccionada para descomprimir o coração, simultaneamente à administração de cardioplegia hipercalêmica fria na raiz da aorta. A aorta é pinçada quando o coração para de ejetar. O coração também é resfriado topicamente com solução salina gelada. Após a parada ser atingida, as veias pulmonares são separadas, a VCS é seccionada, a aorta ascendente é dividida imediatamente proximal à artéria inominada e a artéria pulmonar (AP) é transeccionada em sua bifurcação. O coração é então preparado para o transporte, sendo colocado em um saco plástico estéril que, por sua vez, é colocado em outra bolsa cheia de soro fisiológico gelado, tudo transportado em uma caixa de gelo. De todos os esquemas testados, a cardioplegia convencional mostrou-se mais eficaz na manutenção do desempenho cardíaco. O limite superior de tempo para armazenamento *ex vivo* de corações humanos parece ser de aproximadamente 6 horas.

Procedimentos Cirúrgicos

Transplante Cardíaco Ortotópico

O transplante cardíaco ortotópico é realizado por meio de uma esternotomia mediana e a abordagem geral é semelhante à utilizada para revascularização coronariana ou substituição valvar. Frequentemente, os pacientes terão sido submetidos à esternotomia mediana prévia; a esternotomia de repetição é realizada com cautela por meio de uma serra oscilante. A virilha deve ser preparada e coberta para fornecer uma via rápida para canulação da circulação extracorpórea (CEC), se necessário. Depois que o pericárdio é aberto, a aorta é canulada o mais distalmente possível e a VCI e a VCS são canuladas individualmente pelo átrio direito alto. A manipulação do coração antes da instituição da CEC é limitada se um trombo for detectado no coração com ecocardiografia transesofágica (ETE). Após o início da CEC e o pinçamento da aorta, o coração é interrompido e excisado (Fig. 19.1). A aorta e a AP são separadas e divididas logo acima do nível de suas válvulas e os átrios são seccionados em seus sulcos. Uma variante dessa abordagem clássica excisa totalmente os dois átrios, exigindo anastomoses bicavais. Essa técnica pode reduzir a incidência de arritmias atriais, preservar melhor a função atrial evitando a regurgitação tricúspide e aumentar o débito cardíaco (DC) após o transplante.

O enxerto do doador é então implantado com todos os esforços para manter a temperatura do tecido fria, começando com a anastomose do átrio esquerdo (AE). Se o forame oval estiver patente, ele é suturado para fechamento. O átrio direito do doador é aberto com uma incisão a partir da VCI até a base do apêndice atrial direito (AD) (para preservar o nó sinoatrial do doador) e a anastomose do AD é construída. Alternativamente, se a técnica bicaval for usada, as anastomoses individuais da VCI e da VCS são suturadas. As AP de doador e receptor são então reunidas de extremidade a extremidade, seguidas pela anastomose da aorta do doador à do receptor. Após a remoção do pinçamento aórtico, o coração é desaerado por meio de uma abertura na aorta ascendente. Imediatamente antes do desmame da CEC, uma das cânulas venosas é retirada para o átrio direito e a outra, removida. O paciente é então desmamado da CEC da maneira usual. Após a obtenção de hemostasia, os tubos mediastinais são colocados para drenagem, o pericárdio é deixado aberto e a ferida é fechada da maneira-padrão.

Transplante Cardíaco Heterotópico

Embora a colocação ortotópica do enxerto cardíaco seja ideal para a maioria dos pacientes, alguns receptores não são candidatos à cirurgia ortotópica e, em vez disso, o enxerto é colocado no tórax direito e conectado à circulação em paralelo com o coração receptor. As duas principais indicações para a colocação heterotópica são hipertensão pulmonar significativa irreversível e incompatibilidade de tamanho macroscópico entre o doador e o receptor. A colocação heterotópica pode evitar o desenvolvimento de insuficiência aguda do ventrículo direito (VD) no coração do doador incondicionado em face de pós-carga agudamente aumentada do VD.

A coleta no doador para colocação heterotópica é realizada da maneira anteriormente descrita, exceto que a veia ázigo é ligada e dividida para aumentar o comprimento da VCS do doador; a AP é extensamente dissecada para fornecer a AP principal e direita mais longa possível; e a VCI e as veias pulmonares direitas do doador são supersuturadas, com as veias

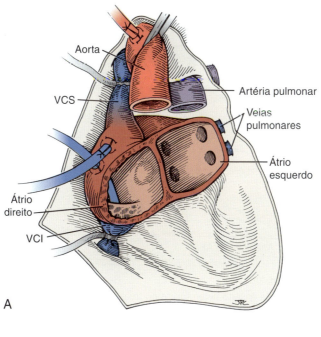

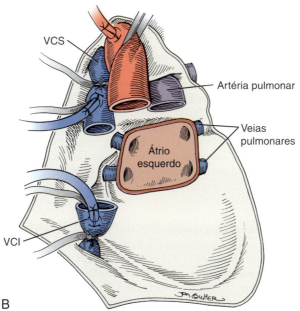

Fig. 19.1 Mediastino após excisão do coração, mas antes da colocação do aloenxerto. Cânulas venosas estão presentes na veia cava superior (*VCS*) e na veia cava inferior inferior (*VCI*) e a cânula arterial está presente na aorta ascendente. (A) Técnica ortotópica clássica. (B) Técnica anastomótica bicaval.

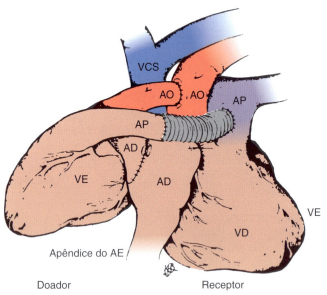

Fig. 19.2 Colocação de enxerto heterotópico no tórax direito, com anastomoses para o átrio esquerdo (*AE*) e o átrio direito (*AD*) correspondentes, aorta ascendente (*AO*) e enxerto de interposição para artéria pulmonar (*AP*) nativa. *VCS*, veia cava superior; *VD*, ventrículo direito; *VE*, ventrículo esquerdo. (De Cooper DKC, Lanza LP. Heart Transplantation: The Present Status of Orthotopic and Heterotopic Heart Transplantation. Lancaster, United Kingdom: MTP Press; 1984.)

pulmonares esquerdas incisadas para criar um único orifício amplo. A operação é realizada por meio de uma esternotomia mediana no receptor, mas a pleura direita é adentrada e extirpada. A VCS do receptor é canulada através do apêndice do AD e a VCI, via átrio direito inferior. Após a parada do coração receptor, a anastomose do AE é construída por meio de incisão do átrio esquerdo do receptor próximo à veia pulmonar superior direita e estendendo essa incisão inferiormente e, então, anastomosando os respectivos átrios esquerdos. O AD-VCS do receptor é então incisado e anastomosado ao AD-VCS do doador, após o que a aorta doadora é unida à aorta receptora da extremidade para o lado. Finalmente, a AP do doador é anastomosada à AP principal do receptor de uma maneira terminolateral se for suficientemente longa; caso contrário, elas são unidas por meio de um enxerto vascular interposto (Fig. 19.2).

Situações Especiais

Dispositivos mecânicos de assistência ventricular têm sido usados com sucesso para fazer a ponte dos pacientes que, de outra maneira, morreriam de insuficiência cardíaca aguda aguardando o transplante. Embora os dispositivos de assistência ventricular possam melhorar a sobrevida dos pacientes que aguardam o transplante, as complicações associadas ao seu uso podem impactar negativamente a sobrevida após o transplante. A técnica de transplante nesses pacientes é praticamente idêntica àquela do transplante ortotópico comum. No entanto, a esternotomia de repetição é obrigatória e essa esternotomia repetida está associada a maiores morbidade e mortalidade, bem como a mais usos de sangue no intraoperatório, maior tempo de internação pós-operatória na unidade de terapia intensiva (UTI) e de permanência hospitalar e maior frequência de reoperação por sangramento após transplante cardíaco subsequente.

Raramente, os pacientes apresentarão transplante cardíaco combinado com transplante de fígado. O aloenxerto cardíaco geralmente é implantado primeiro para possibilitar, de maneira melhor, que o paciente sobreviva a uma instabilidade hemodinâmica potencial associada à reperfusão de um aloenxerto hepático. O acesso intravenoso de grosso calibre é obrigatório. Protocolos convencionais de heparinização completa ou heparina de baixa dosagem com circuitos ligados à heparina podem ser utilizados. Uma cânula venosa pode ser deixada no átrio direito na conclusão do procedimento do transplante cardíaco para servir como um local de retorno para a revascularização venovenosa subsequente durante o transplante hepático.

Fisiopatologia antes do Transplante

A fisiopatologia dos candidatos ao transplante cardíaco é predominantemente a cardiomiopatia terminal. Normalmente, esses pacientes terão disfunção sistólica (caracterizada por diminuição do volume sistólico e aumento do volume diastólico final) e disfunção diastólica, caracterizada por aumento da pressão diastólica intracardíaca. Como os mecanismos compensatórios para manter o DC falham, as pressões do ventrículo esquerdo (VE) elevadas levam a aumentos das pressões venosas pulmonares e ao desenvolvimento de congestão vascular pulmonar e edema. Um processo semelhante ocorre se a falência do VD também ocorrer. O tônus simpático autônomo é aumentado em pacientes com insuficiência cardíaca, levando à vasoconstrição generalizada, bem como à retenção de sal e água. Vasoconstrição e dilatação ventricular se combinam para aumentar substancialmente a tensão da parede do miocárdio. Ao longo do tempo, os altos níveis de catecolaminas levam a uma diminuição na sensibilidade do coração e da vasculatura a esses agentes por meio de uma diminuição na densidade do receptor (i.e., infrarregulação) e a uma diminuição nos estoques de norepinefrina do miocárdio.

O tratamento da insuficiência cardíaca busca reverter ou antagonizar esses processos. Quase todos os candidatos serão mantidos com diuréticos; hipocalemia e hipomagnesemia secundárias a perdas urinárias são prováveis e o anestesista deve estar alerta para a possibilidade de um paciente estar hipovolêmico por diurese excessiva. Outro pilar da terapia são os vasodilatadores (como nitratos, hidralazina e inibidores da enzima conversora de angiotensina), que diminuem a impedância ao esvaziamento do VE e melhoram a função cardíaca e a sobrevida em pacientes com insuficiência cardíaca terminal. Paradoxalmente, o β-bloqueio incremental lento com agentes como o $β_1$-antagonista metoprolol também pode melhorar a hemodinâmica e a tolerância ao exercício em alguns pacientes que aguardam o transplante cardíaco. Pacientes sintomáticos, apesar dessas medidas, geralmente necessitam de terapia inotrópica. A digoxina é um inotrópico eficaz, mas fraco, e seu uso é limitado por efeitos colaterais tóxicos. Os inibidores da fosfodiesterase, como a anrinona, a milrinona e a enoximona, são eficazes, mas a terapia crônica é restrita pela preocupação com o aumento da mortalidade nos que recebem esses agentes. Portanto, os pacientes dependentes de inotrópicos são frequentemente tratados com infusões intravenosas de agonistas β-adrenérgicos, tais como dopamina ou dobutamina. Pacientes refratários até mesmo a essas medidas podem ter suporte com contrapulsação de balão intra-aórtico, mas seu uso é repleto de complicações vasculares significativas e essencialmente imobiliza o paciente. Muitos pacientes com baixo DC são mantidos sob tratamento com anticoagulantes, como varfarina, para prevenir embolização pulmonar ou sistêmica, especialmente se tiverem fibrilação atrial.

Fisiopatologia após Transplante

A fisiologia dos pacientes após transplante cardíaco é de interesse não apenas dos anestesistas nos centros de transplante cardíaco, mas também da comunidade de anestesiologia em geral, porque uma parte substancial desses pacientes retorna para procedimentos cirúrgicos subsequentes.

A denervação cardíaca é uma consequência inevitável do transplante cardíaco. Muitos estudos de longo prazo indicam que a reinervação é ausente ou, na melhor das hipóteses, parcial ou incompleta, em humanos. A denervação não modifica significativamente a função cardíaca basal, mas altera substancialmente a resposta cardíaca às demandas por aumento de DC. Normalmente, aumentos na frequência cardíaca podem aumentar rapidamente o DC, mas esse mecanismo não está disponível para o coração transplantado. A frequência cardíaca aumenta apenas gradualmente com o exercício e esse efeito é mediado por catecolaminas circulantes. Aumentos no DC em resposta ao exercício são, em vez disso, mediados principalmente por um aumento no volume sistólico. Portanto, a manutenção de pré-carga adequada em receptores de transplante cardíaco é crucial. A falta de inervação parassimpática provavelmente é responsável pela diminuição gradual da frequência cardíaca após o exercício observada em receptores de transplante, em vez do habitual declínio acentuado.

A denervação tem implicações importantes na escolha de agentes farmacológicos usados após o transplante cardíaco. Fármacos que atuam indiretamente no coração, através dos sistemas nervosos simpático (efedrina) ou parassimpático (atropina, pancurônio, edrofônio), geralmente são ineficazes. Fármacos com uma mistura de efeitos diretos e indiretos exibirão apenas seus efeitos diretos (levando à ausência de aumento normal do período refratário do nó atrioventricular com digoxina, taquicardia com infusão de norepinefrina e bradicardia com neostigmina). Assim, os agentes com efeitos cardíacos diretos (como epinefrina ou isoproterenol) são os fármacos de escolha para alterar a fisiologia cardíaca após o transplante. No entanto, os níveis cronicamente elevados de catecolaminas encontrados em receptores de transplante cardíaco podem atenuar o efeito dos agentes α-adrenérgicos, ao contrário das respostas normais aos agentes β-adrenérgicos.

A vasculopatia coronariana por enxerto continua sendo a maior ameaça à sobrevida de longo prazo após o transplante cardíaco. Os aloenxertos são propensos ao desenvolvimento acelerado de uma forma incomum de aterosclerose coronariana, que é caracterizada por envolvimento circunferencial difuso de segmentos arteriais coronários inteiros, em oposição à forma convencional de aterosclerose coronariana com placas focais frequentemente encontradas em posições excêntricas nas artérias coronárias proximais. A base fisiopatológica desse processo permanece indefinida, mas é provavelmente devida a uma ativação mediada por células imunes das células endoteliais vasculares para suprarregular a produção de fatores de crescimento de células do músculo liso. Mais da metade de todos os receptores de transplante cardíaco têm evidências de aterosclerose concêntrica 3 anos após o transplante e mais de 80% em 5 anos. Como a reinervação cardíaca aferente é rara, uma porção substancial dos receptores com vasculopatia acelerada terá isquemia silenciosa. Os métodos não invasivos de detecção de aterosclerose coronariana são insensíveis à detecção de vasculopatia de aloenxerto. Além disso, a angiografia coronária frequentemente subestima a gravidade da aterosclerose do aloenxerto; outros esquemas diagnósticos, como a ultrassonografia intravascular e a ecocardiografia com estresse por dobutamina, podem detectar anormalidades morfológicas ou isquemia funcional, respectivamente, na ausência de lesões angiograficamente significativas. Portanto, o anestesista deve supor que há um risco substancial de vasculopatia coronariana em qualquer receptor de transplante cardíaco depois dos 2 primeiros anos, independentemente dos sintomas, dos resultados do exame não invasivo e até mesmo da angiografia.

Manejo Anestésico

Avaliação e Preparação Pré-operatórias

O período pré-operatório é frequentemente marcado por restrições graves de tempo em razão da chegada iminente do coração do doador. No entanto, uma anamnese rápida deve rastrear a última ingestão oral, o uso recente de anticoagulantes, a deterioração intercorrente da função ventricular ou a mudança no padrão anginoso; um exame físico deve avaliar o estado atual do volume e uma revisão laboratorial (se disponível) e uma radiografia de tórax devem detectar a presença de disfunção renal, hepática ou pulmonar.

Muitos pacientes hospitalizados receberão suporte de infusões inotrópicas e/ou uma bomba de balão intra-aórtico e as taxas de infusão e o momento da última infusão devem ser revisados.

Equipamentos e fármacos semelhantes àqueles habitualmente usados para casos de rotina que exigem CEC devem estar preparados. Um β-agonista como a epinefrina deve estar prontamente disponível na forma de bolus e como infusão para tratar a insuficiência ventricular rapidamente, e um α agonista, como fenilefrina ou norepinefrina, é útil para compensar os efeitos vasodilatadores dos anestésicos, pois mesmo pequenas diminuições na pré-carga e na pós-carga podem causar alterações catastróficas no DC e na perfusão coronariana nesses pacientes.

A colocação de monitorização invasiva antes da indução facilitará a resposta rápida e precisa aos eventos hemodinâmicos durante a indução. Além da monitorização não invasiva padrão, um cateter arterial e um cateter de AP (CAP, com uma longa bainha estéril para possibilitar a remoção parcial durante o implante do enxerto) são colocados após o uso criterioso de sedação e anestésicos locais. Colocar o CAP em um local central, em vez de na artéria radial, evitará a discrepância entre a pressão arterial central e radial frequentemente observada após a CEC, mas também pode ser necessário canular uma artéria femoral para fluxo arterial para CEC, caso tenha havido uma esternotomia prévia. A flutuação do CAP na posição correta pode ser difícil devido à dilatação da câmara cardíaca e à regurgitação tricúspide grave. O acesso intravenoso de grosso calibre é obrigatório, especialmente se uma esternotomia já tiver sido realizada previamente, caso em que adesivos desfibriladores/estimuladores externos também podem ser úteis. O quadro hemodinâmico geral deve ser avaliado e otimizado o máximo possível antes da indução. Se a hemodinâmica parecer tênue, pode ser aconselhável iniciar ou aumentar a infusão de inotrópicos.

Indução

A maioria dos pacientes que se apresentam para transplante cardíaco não estará em estado de jejum e deve ser considerada com estômago cheio. Portanto, a técnica de indução deve ter como objetivo atingir rapidamente o controle das vias aéreas para impedir aspiração enquanto se evita depressão do miocárdio. Um esquema que combina hipnótico de curta duração com depressão miocárdica mínima (etomidato, 0,3 mg/kg), uma dose moderada de narcótico para amenizar a resposta taquicárdica à laringoscopia e à intubação (fentanil, 10 µg/kg) e succinilcolina (1,5 mg/kg) é popular; técnicas narcóticas em altas doses com ou sem benzodiazepínicos também têm sido defendidas. A vasodilatação deve ser combatida com α-agonista. A anestesia pode ser mantida com narcóticos e sedativos adicionais (benzodiazepínicos ou escopolamina).

Manejo Intraoperatório

Após a indução, o estômago pode ser descomprimido com um tubo orogástrico e uma sonda de ETE pode ser introduzida enquanto a bexiga é cateterizada. Um exame de ETE completo revelará informações úteis não imediatamente disponíveis de outras fontes, como presença de trombos cardíacos, volume e contratilidade ventricular, aterosclerose da aorta ascendente e do arco aórtico. Sangue compatível deve estar imediatamente disponível quando a cirurgia começa, em especial se o paciente tiver uma esternotomia prévia; pacientes não previamente expostos ao citomegalovírus devem receber sangue de doadores que também são negativos para o citomegalovírus. Esternotomia e canulação para CEC são realizadas conforme indicado anteriormente. O período anterior da CEC geralmente é sem intercorrências, além de arritmias e recuperação lenta da perfusão coronariana devido à manipulação do coração durante a dissecção e a canulação. O CAP deve ser retirado do coração direito antes da conclusão da canulação bicaval.

Uma vez iniciada a CEC, a ventilação é descontinuada e a ausência de frêmito nas artérias carótidas é documentada. A maioria dos pacientes terá um excesso de volume intravascular e a administração de um diurético e/ou o uso de hemofiltração via bomba podem ser benéficos por aumentar a concentração de hemoglobina. Uma dose de glicocorticoide (metilprednisolona, 500 mg) é administrada quando a última anastomose é concluída antes da liberação do pinçamento aórtico para atenuar qualquer resposta imune hiperaguda. Durante o período de reperfusão, a infusão de um inotrópico é iniciada tanto para a inotropia quanto para a cronotropia. A ETE é usada para monitorizar se as câmaras cardíacas estão adequadamente desaeradas antes do desmame da CEC.

O desmame da derivação começa depois que a ventilação é retomada e a cânula na VCS é removida. O coração do doador deve ser estimulado se houver bradicardia, apesar da infusão inotrópica. Após o paciente ser separado da CEC, o CAP pode ser colocado na posição. Pacientes com RVP aumentada correm o risco de falência aguda do VD e podem beneficiar-se de um vasodilatador pulmonar, como a prostaglandina E_1 (0,05-0,15 μg/kg/min). Raramente, esses pacientes precisarão de suporte com um dispositivo de assistência do VD. A ETE frequentemente fornecerá informações úteis adicionais sobre a função e o volume do coração direito e do coração esquerdo e documentará a dinâmica de fluxo normal através das anastomoses. A menos que uma anastomose bicaval tenha sido criada, uma crista de tecido redundante será evidente no átrio esquerdo e não deve causar alarme.

A protamina é então administrada para reverter o efeito da heparina após o desmame satisfatório da CEC. A coagulopatia continuada, apesar da protamina adequada, é comum após o transplante de coração, especialmente se houver uma esternotomia prévia. O tratamento é semelhante ao utilizado para outras coagulopatias pós-CEC: atenção meticulosa à hemostasia cirúrgica, administração empírica de plaquetas e subsequente adição de plasma fresco congelado e crioprecipitado guiada por exames subsequentes de coagulação. Após a hemostasia adequada ser atingida, a ferida é fechada de maneira-padrão e o paciente é transportado para a UTI.

Manejo e Complicações Pós-operatórios

O manejo na UTI após a conclusão do procedimento é essencialmente uma continuação do manejo anestésico após a CEC. O eletrocardiograma, as pressões arterial, venosa central e/ou AP e a saturação arterial de oxigênio são monitorizados continuamente. Receptores cardíacos continuarão exigindo infusões de β-adrenérgicos para cronotropia e inotropia por até 3 a 4 dias. Vasodilatadores podem ser necessários para controlar a hipertensão arterial e diminuir a impedância à ejeção do VE. Os pacientes podem ser desmamados de suporte ventilatório e extubados quando a hemodinâmica estiver estável e a hemorragia tiver cessado. O esquema imunossupressor de escolha (tipicamente consistindo em uso de ciclosporina, azatioprina e prednisona, ou tacrolimus e prednisona) deve ser iniciado após a chegada na UTI. A monitorização invasiva pode ser retirada à medida que o suporte inotrópico é desmamado e os tubos do mediastino devem ser removidos após a drenagem diminuir (geralmente após 24 horas). Os pacientes geralmente podem receber alta da UTI após 2 ou 3 dias.

As complicações iniciais após o transplante cardíaco incluem rejeição aguda e hiperaguda, insuficiência cardíaca, hipertensão arterial sistêmica e pulmonar, arritmias cardíacas, insuficiência renal e infecção. A rejeição hiperaguda é uma síndrome extremamente rara, mas devastadora, mediada por anticorpos citotóxicos pré-formados dos receptores contra antígenos do coração do doador. O coração do doador torna-se imediatamente cianótico devido à trombose microvascular e, finalmente, deixa de contrair. Essa síndrome é letal, a menos que o paciente possa ser sustentado mecanicamente até que um coração adequado seja encontrado. A rejeição aguda é uma ameaça constante no período pós-operatório imediato e pode apresentar-se de várias formas (p. ex., baixo DC, arritmias). A rejeição aguda ocorre com maior frequência durante o período inicial de 6 meses após o transplante, de modo que sua presença é monitorizada por biópsias endomiocárdicas em série, com biópsias adicionais para avaliar qualquer alteração aguda do estado clínico. A detecção da rejeição exige um aumento agressivo do nível de imunossupressão, geralmente incluindo pulsos de glicocorticoide ou uma mudança da ciclosporina para o tacrolimus. O baixo DC após o transplante pode refletir vários fatores causais: hipovolemia, estimulação adrenérgica inadequada, lesão miocárdica durante a coleta, rejeição aguda, tamponamento ou sepse. A terapia deve ser guiada por monitorização invasiva, ETE e biópsia endomiocárdica. A hipertensão sistêmica pode ser causada pela dor, portanto deve-se obter analgesia adequada antes de tratar a pressão arterial com um vasodilatador. Como a hipertensão pulmonar fixa terá sido excluída durante a avaliação do receptor, a hipertensão pulmonar após o transplante cardíaco geralmente será transitória e responsiva a vasodilatadores como prostaglandina E_1, nitratos ou hidralazina após colocação ortotópica ou heterotópica. Taquiarritmias atriais e ventriculares são comuns após transplante cardíaco; após a rejeição ser descartada como causa, os antiarrítmicos são usados para conversão ou controle (exceto aqueles que atuam por mecanismos indiretos, como a digoxina, ou aqueles com propriedades inotrópicas negativas, como β-bloqueadores e bloqueadores dos canais de cálcio). Quase todos os receptores precisarão de agonistas β-adrenérgicos ou estimulação para aumentar a frequência cardíaca no período perioperatório imediato, mas 10% a 25% dos receptores também precisarão de estimulação permanente. A função renal com frequência melhora imediatamente após o transplante, mas os imunossupressores, como a ciclosporina e o tacrolimus, podem prejudicar a função renal. Finalmente, a infecção é uma ameaça constante aos receptores imunossuprimidos. A pneumonia bacteriana é frequente no início do período pós-operatório, com infecções virais e fúngicas oportunistas tornando-se mais comuns após as primeiras semanas.

TRANSPLANTE DE PULMÃO

História e Epidemiologia

Embora o primeiro transplante de pulmão humano tenha sido realizado em 1963, problemas técnicos cirúrgicos e esquemas inadequados de preservação e imunossupressão impediram a ampla aceitação desse procedimento até meados da década de 1980 (Quadro 19.2). Os avanços nessas áreas, desde então, tornaram o transplante de pulmão uma opção viável para muitos pacientes com doença pulmonar terminal. De acordo com dados coletados pela UNOS entre 2000 e 2002, a frequência anual de transplante de pulmão permaneceu estagnada, com o número total ainda na média de 1.000. Temia-se que um crescimento do transplante de pulmão fosse limitado pela falta de órgãos doadores, com a demanda por órgãos ainda excedendo em muito a oferta. Esperava-se que isso fosse potencialmente exacerbado pelos dados publicados em 2009, revelando que o transplante de pulmão duplo oferecia menos hospitalizações e potencialmente melhor sobrevida de longo prazo. Apesar desses dados, desde 2003, o número de transplantes de pulmão duplo aumentou significativamente nos Estados Unidos, enquanto o número de transplantes de pulmão único permaneceu estagnado. O maior crescimento de transplante de pulmão duplo ocorreu na população com doença pulmonar obstrutiva crônica sem deficiência de alfa-1-antitripsina e doença pulmonar intersticial.

QUADRO 19.2 *Transplante de Pulmão*

Os critérios mais amplos do doador reduziram o tempo da listagem para o transplante
O óxido nítrico minimiza a lesão de reperfusão
Os pulmões de doadores devem ser ventilados com uma estratégia protetora (baixo oxigênio inspirado, baixo volume corrente/pressão inspirada) após o transplante

483

Estima-se que mais de 1 milhão de indivíduos com doença pulmonar em estágio terminal sejam potenciais receptores de transplantes pulmonares. A OPTN tem 1.643 pacientes listados como candidatos para transplante de pulmão nos Estados Unidos. Esse número não reflete com precisão o número de órgãos necessários, porque alguns pacientes necessitarão de transplante de pulmão bilateral. O tempo médio de transplante aumentou para até 451 dias em 1999; no entanto, mais recentemente, esse tempo diminuiu para 325 dias. Depois de estagnar de 2001 a 2003 com um pouco mais de 1.000 transplantes por ano, o número de transplantes nos Estados Unidos tem crescido constantemente desde 2010 até entre 1.700 e 1.900 por ano. Atualmente, cerca de 25% dos pacientes são transplantados em 251 dias. Grande parte dessa melhora foi observada em receptores com 50 anos ou mais. Uma explicação para isso pode ser a crescente leniência nos critérios de seleção de órgãos. O uso de critérios mais amplos não parece ter sido associado ao aumento da mortalidade. A mortalidade para pacientes em lista de espera também continuou caindo, de uma alta em 2001 de aproximadamente 500 para aproximadamente 198 em 2014. Embora parte dessa melhora possa ser atribuída ao melhor gerenciamento médico de pacientes na lista de espera, também é provável que seja devido a critérios ampliados para aceitação do transplante e ao aumento correspondente do número de transplantes realizados no ano.

Os dados de 1990 a 2012 mostraram uma sobrevida mediana de cerca de 5,7 anos. Receptores de transplante duplo de pulmão se saíram melhor do que os transplantes de pulmão único, com sobrevida mediana de 7,0 anos em comparação com 4,5 anos para transplantes de pulmão único. Melhores dados de sobrevida foram relatados em centros com vasta experiência nesses procedimentos (taxas de sobrevida em 1 ano de 82% para receptores de pulmão duplo e de 90% para receptores de pulmão único). A infecção é a causa mais frequente de morte no primeiro ano após o transplante, mas é superada em anos posteriores pela bronquiolite obliterante (BO). Causas adicionais de mortalidade são falha primária do enxerto, problemas técnicos com o procedimento e causas cardiovasculares. Em pacientes com maior sobrevida, as causas voltam-se mais para BO, rejeição crônica e malignidade.

Alguns dos pacientes mais desafiadores são aqueles com fibrose cística. As taxas de sobrevida em 1 ano de 79% e em 5 anos de 57% após o transplante pulmonar mostraram que, apesar da alta incidência de má nutrição e da quase onipresente colonização por organismos multirresistentes, esses pacientes ainda podem ser submetidos com sucesso ao transplante pulmonar com dados de desfecho aceitáveis.

O fato de os dados de sobrevida para o transplante de pulmão também estarem se tornando disponíveis é um sinal da maturidade dos procedimentos de retransplante de pulmão. O retransplante tem mortalidade precoce muito alta e uma taxa média de sobrevida de apenas 2,5 anos. Infecção e insuficiência de múltiplos órgãos antes da repetição do transplante estão associadas a um desfecho quase uniformemente fatal. Dados subsequentes da UNOS, no entanto, mostraram uma melhora, com a taxa de sobrevida em 1 ano de 66,3% nos pacientes com retransplante, em comparação com 83,8% na população de transplante primário. No entanto, ela é significativamente pior em 3 anos, com taxa de sobrevida repetida de 38,8% em comparação com 63,2% (Quadro 19.3).

Seleção do Receptor

Pelo fato de a doação de pulmões ser escassa, é importante selecionar os mais prováveis beneficiários do transplante de pulmão como receptores. Em geral, os candidatos devem estar terminalmente doentes com doença pulmonar terminal (classe III ou IV da NYHA, com uma expectativa de vida de aproximadamente 2 anos), estar psicologicamente estáveis e não ter doença clínica grave (especialmente infecção extrapulmonar) que comprometa outros sistemas orgânicos. Pacientes que já necessitam de ventilação mecânica

QUADRO 19.3 — Fatores de Risco para Maior Mortalidade

Centro de transplante menor: 30 transplantes por ano
Maior incompatibilidade de altura de doador e receptor
Receptor mais velho: mais de 55 anos
Bilirrubina mais alta
Oxigenoterapia suplementar mais alta
Menor débito cardíaco
Menor capacidade vital forçada
Maior creatinina

QUADRO 19.4 — Contraindicações Absolutas para Transplante Pulmonar Malignidade em 2 anos (preferencialmente 5 anos)

Doença significativa intratável em outro sistema de órgãos
Doença aterosclerótica não corrigida
Instabilidade clínica aguda: insuficiência hepática
Diátese hemorrágica que não é corrigível
Infecção por *Mycobacterium tuberculosis*
Infecções microbianas altamente virulentas ou resistentes
Deformidade da parede torácica
Obesidade
Falta de adesão clínica
Doença psiquiátrica que leva à não cooperação com o plano de manejo
Sistema de suporte social ausente
Abuso/dependência de substâncias
Estado funcional gravemente comprometido

são candidatos precários, embora o transplante de pulmão possa ser bem-sucedido nesse caso. Outros fatores, como idade avançada, cirurgia ou deformidade torácica prévia e dependência de esteroides, podem ser considerados contraindicações relativas por centros de transplante individuais. A doença hepática causada exclusivamente por disfunção do coração direito não deve impedir a candidatura (Quadros 19.4 e 19.5).

Os potenciais receptores passam por uma avaliação multidisciplinar de sua adequação, incluindo espirometria pulmonar, radiografia (exame simples e tomografia computadorizada de tórax) e ecocardiografia ou exame de aquisição de imagens multissincronizada. Pacientes com mais de 40 anos e aqueles com hipertensão pulmonar geralmente são submetidos a cateterismo cardíaco esquerdo para descartar aterosclerose coronariana significativa ou um shunt intracardíaco. A ETE pode transmitir dados (p. ex., defeito septal atrial imprevisto) que alterarão a abordagem cirúrgica subsequente em aproximadamente 25% dos pacientes com hipertensão pulmonar grave. Os candidatos aceitos frequentemente são submetidos a um esquema de condicionamento físico para reverter atrofia muscular e debilitação e manterem-se dentro de 20% do peso corporal ideal. Como o transplante de pulmão é um procedimento de emergência (limitado por um tempo de preservação pulmonar de 6 a 8 horas), os resultados dessa avaliação abrangente devem estar imediatamente disponíveis para a equipe de anestesiologia em todos os momentos.

QUADRO 19.5 *Contraindicações Relativas ao Transplante de Pulmão*

Idade > 65 anos com reserva funcional limitada
Obesidade
Desnutrição
Osteoporose grave
Cirurgia de ressecção pulmonar prévia
Ventilação mecânica ou suporte de vida extracorpóreo
Colonização bacteriana altamente resistente
Hepatites B e C
Infecção por HIV com carga viral detectável
Infecção por *Burkholderia* e *Mycobacterium abscessus* em que não se espera bom controle

Seleção do Doador e Coleta do Enxerto

A falta contínua de órgãos doadores adequados levou a uma liberalização dos critérios de seleção. Doadores de pulmão prospectivos que eram tabagistas não são mais rejeitados simplesmente com base em uma história de maços-ano. A tomografia computadorizada tem sido utilizada para avaliar a integridade estrutural do pulmão, particularmente em doadores que sofreram lesão torácica traumática. Os pulmões que têm contusão limitada a menos de 30% de um único lobo podem ser considerados adequados. Também tem havido maior uso de órgãos de doadores mais idosos, mas saudáveis sob os demais aspectos (55 a 60 anos), especialmente quando o período isquêmico será curto. Uma radiografia de tórax clara, resultados de gasometria normais, resultados não marcantes na broncoscopia, coloração de escarro e broncoscopia direta no intraoperatório e avaliação macroscópica confirmam a condição pulmonar satisfatória. Os pulmões são examinados para compatibilidade com o receptor para tipo sanguíneo ABO e tamanho (pulmões superdimensionados podem resultar em atelectasia grave e comprometimento do retorno venoso no receptor, especialmente após transplante de pulmão duplo). A sorologia do doador e as culturas traqueais orientarão a terapia antibacteriana e antiviral subsequente no receptor.

A maioria dos enxertos de pulmão é recuperada durante um procedimento de coleta de doador multivisceral. O coração é removido conforme descrito para o transplante cardíaco, usando oclusão de fluxo de entrada e parada cardioplégica, com divisão de VCI e VCS, aorta e AP principal. Imediatamente após o pinçamento, a vasculatura pulmonar recebe jato de solução conservadora extracelular gelada, que frequentemente contém prostaglandina E_1. Acredita-se que ela promova vasodilatação pulmonar, o que auxilia na distribuição homogênea da solução de conservação. Outros aditivos que foram incluídos são a nitroglicerina e o dextrano a 5% com baixo teor de potássio. O átrio esquerdo é dividido para deixar um manguito de AE adequado tanto para o enxerto cardíaco quanto para o(s) enxerto(s) pulmonar(es) com as veias pulmonares. Após o explante, o pulmão também pode receber o jato para limpar todas as veias pulmonares de qualquer coágulo. Depois que o pulmão é insuflado, a traqueia (ou brônquio para um pulmão isolado) é pinçada, dividida e grampeada. A insuflação do pulmão mostrou aumentar a tolerância à isquemia fria do órgão doador. O enxerto de pulmão é removido, ensacado e imerso em solução salina gelada para transporte. O uso de líquido de preservação extracelular mostrou-se benéfico na proteção dos pulmões contra lesão de isquemia/reperfusão. No entanto, o fator mais importante a considerar na determinação da resistência a isquemia/reperfusão é a duração da própria isquemia. Quando o tempo de isquemia excede 330 minutos, o risco de mortalidade aumenta rapidamente.

Procedimentos Cirúrgicos

Devido à relativa escassez de doadores de pulmão e ao achado de que os receptores podem ganhar uma tolerância significativa ao exercício mesmo com apenas um pulmão transplantado, o transplante de pulmão único costumava ser o procedimento de escolha para todos os candidatos a transplante de pulmão. Posteriormente, entretanto, os dados publicados indicaram melhores desfechos para os pacientes que receberam transplante de pulmão duplo. Existem determinadas situações em que, falando de maneira prática, é melhor transplantar os dois pulmões. Por exemplo, a presença de doença pulmonar associada à infecção crônica (fibrose cística e bronquiectasia grave) requer transplante de pulmão duplo para evitar que o pulmão do receptor atue como um reservatório de infecção e, subsequentemente, promova contaminação cruzada do aloenxerto. Pacientes com aprisionamento aéreo grave podem necessitar de transplante pulmonar duplo se a incompatibilidade ventilação/perfusão descontrolada for provável após o transplante.

Transplante de Pulmão Único

A escolha de qual pulmão transplantar geralmente é baseada em múltiplos fatores, incluindo evitar local operatório anterior, preferência pela remoção do pulmão nativo com a pior relação ventilação/perfusão e disponibilidade pulmonar do doador. O receptor é posicionado para uma toracotomia posterolateral, com a virilha ipsolateral preparada e exposta em caso de a CEC tornar-se necessária. Com o pulmão isolado, é realizada uma pneumonectomia, com especial cuidado para preservar um segmento de AP pelo maior tempo possível. Após a remoção do pulmão nativo doente, o aloenxerto é posicionado no tórax, com especial atenção para manter a temperatura do tecido frio. A anastomose brônquica é realizada primeiro. Uma anastomose telescópica é usada se houver discrepância significativa no tamanho entre o doador e o receptor. O objetivo da técnica é minimizar a chance de deiscência. Embora já tenha sido comum o empacotamento de anastomoses brônquicas com o omento, ele não produz benefícios adicionais quando uma anastomose telescópica é realizada. A AP é anastomosada em seguida e, finalmente, o manguito do átrio esquerdo no aloenxerto que contém orifícios venosos pulmonares é anastomosado ao átrio esquerdo nativo. O circuito pulmonar é então lavado com sangue e desaerado. A solução inicial é geralmente fria (4°C), mas é seguida por um jato morno (37°C). O jato morno geralmente é realizado durante a conclusão das anastomoses vasculares. A administração de pulmonoplegia visa a atingir uma reperfusão controlada. O conteúdo dessa solução está listado no Quadro 19.6.

Após a administração de glicocorticoides, os grampos vasculares são removidos e a reperfusão é iniciada. As anastomoses vasculares são inspecionadas para detecção de quaisquer áreas de hemorragia e então o pulmão é reinsuflado com uma série de ventilações até a capacidade residual funcional completa. Após atingir hemostasia adequada e gasometria satisfatória, os tubos torácicos são colocados, a ferida é fechada e o paciente é transportado para a UTI.

QUADRO 19.6 *Pneumoplegia Quente*

Hematócrito 18 a 20, com depleção de leucócitos
L-glutamato
L-Aspartato
Adenosina
Lidocaína
Nitroglicerina
Verapamil
Dextrose
Insulina

Transplante Pulmonar Duplo

As tentativas iniciais de transplante pulmonar duplo usando uma técnica em bloco por meio de esternotomia mediana foram afetadas por deiscência frequente de vias aéreas no pós-operatório em razão do suprimento vascular fraco da anastomose traqueal, por hemorragia causada por dissecção extensa do mediastino (que também resultou em denervação cardíaca), pela necessidade de CEC completa e parada cardioplégica (para facilitar as anastomoses arterial e venosa pulmonares) e pelo acesso precário ao mediastino posterior. O desenvolvimento subsequente da técnica de transplante pulmonar sequencial bilateral por meio de uma toracosternotomia em "garra" (essencialmente, dois transplantes pulmonares únicos realizados em sequência) evitou muitos dos problemas inerentes à técnica em bloco. Uma alternativa à utilização de uma incisão em garra em pacientes magros é uma abordagem por meio de duas toracotomias anterolaterais individuais. Isso pode resultar em um resultado estético particularmente agradável em pacientes do sexo feminino porque a cicatriz pode ficar escondida no sulco mamário. O uso da CEC é opcional, mas resulta em melhor exposição do mediastino posterior, melhorando a hemostasia, e a denervação cardíaca geralmente pode ser evitada. A cicatrização pleural geralmente é extensa em pacientes com fibrose cística e hemorragia e coagulopatia pós-operatórias são comuns e potencialmente exacerbadas se a CEC for necessária.

O transplante de ambos os pulmões é realizado em decúbito dorsal. A virilha é preparada e exposta para o caso de a CEC ser necessária. Se uma incisão em garra for usada, os braços são acolchoados e suspensos sobre a cabeça em uma tela de anestesia. No paciente magro cujas dimensões torácicas anteroposteriores são normais, os braços podem ser dobrados nos lados do paciente. A pneumonectomia do receptor e o implante do pulmão doado são realizados em sequência em ambos os lados, da mesma maneira descrita anteriormente para um transplante pulmonar único. O pulmão nativo com a pior função deve ser transplantado primeiro. Em pacientes cuja indicação para transplante é doença supurativa, a cavidade pleural é lavada por pulso com solução contendo antibiótico que foi adaptada ao perfil de sensibilidade antimicrobiana do paciente, embora não esteja claro se isso tem algum efeito na infecção subsequente. Além disso, o anestesista irriga a traqueia e os brônquios com solução iodófora diluída antes que o pulmão doador seja trazido para o campo cirúrgico.

Fisiopatologia antes do Transplante

Os pacientes com pulmões altamente complacentes e obstrução do fluxo expiratório não conseguem expirar completamente o volume corrente fornecido, resultando em pressão intrapleural positiva durante todo o ciclo respiratório (auto-PEEP [pressão expiratória final positiva] ou PEEP intrínseca), que diminui o retorno venoso e causa hipotensão. A presença de auto-PEEP é negativamente correlacionada ao o volume expiratório forçado em 1 segundo (VEF$_1$; porcentagem prevista) e positivamente correlacionada a resistência do fluxo pulmonar e à hipercarbia em repouso. A hiperinsuflação é uma complicação frequente da ventilação pulmonar única durante o transplante pulmonar em pacientes com doença pulmonar obstrutiva. A instabilidade hemodinâmica induzida por hiperinsuflação pode ser confirmada desconectando-se o paciente do ventilador por 30 segundos e abrindo o circuito respiratório para a atmosfera. Se a pressão arterial retornar ao seu valor de referência, a hiperinsuflação provavelmente é a causa subjacente. A hiperinsuflação pode ser melhorada com hipoventilação deliberada (diminuindo tanto o volume corrente como a frequência). Embora isso possa resultar em hipercarbia profunda, tensões elevadas de dióxido de carbono são geralmente bem toleradas na ausência de hipoxemia. A PEEP também pode diminuir o aprisionamento de ar, pois diminui a resistência expiratória durante a ventilação mecânica controlada. No entanto, a aplicação da PEEP requer uma monitorização rigorosa, pois, se o nível de PEEP extrínseca aplicado exceder o nível de auto-PEEP, pode haver aprisionamento aéreo adicional.

A insuficiência do VD frequentemente é encontrada em receptores de transplante de pulmão com hipertensão pulmonar devido a pós-carga de VD cronicamente aumentada. A resposta do ventrículo direito a um aumento crônico da pós-carga é hipertrofia, mas, subsequentemente, essa resposta adaptativa é insuficiente. Consequentemente, o volume sistólico do VD diminui e ocorre dilatação da câmara. A combinação de aumento da pós-carga para o ventrículo direito e volume sistólico reduzido (e subsequente diminuição do volume sistólico do VE) cria uma situação desfavorável de oferta e demanda que torna o ventrículo direito mais propenso a falhas. Deve-se ter em mente o seguinte ao cuidar de pacientes com disfunção grave (Quadro 19.7). Em primeiro lugar, aumentos da pressão intratorácica podem aumentar acentuadamente a RVP, levando a uma falha franca do VD em pacientes com disfunção crônica do VD. Alterações na função do VD podem ocorrer imediatamente após a adição de PEEP, aumentando o volume corrente ou diminuindo o tempo expiratório, e podem ter consequências devastadoras. Além disso, embora a expansão do volume intravascular na presença de RVP normal aumente o DC, a infusão com excesso de zelo em pacientes com RVP aumentada aumentará a pressão diastólica final do VD e o estresse da parede do VD, diminuindo o DC. Inotrópicos com propriedades vasodilatadoras (como dobutamina ou milrinona) frequentemente são uma escolha melhor do que o volume para aumentar o DC em caso de RVP aumentada. Além disso, o ventrículo direito tem uma demanda metabólica maior, porém menor pressão de perfusão coronariana do que o normal. O desempenho do VD pode ser aumentado pela melhora da pressão de perfusão coronariana do VD com agentes α-adrenérgicos, desde que esses vasoconstritores não aumentem desproporcionalmente a RVP. A vasopressina é uma boa escolha para alcançar esse resultado. Isso pode às vezes ser uma escolha melhor do que aumentar a pressão de perfusão com agentes β-adrenérgicos, pois o suprimento de oxigênio é aumentado sem grande aumento na demanda de oxigênio. Além disso, o uso de norepinefrina também revelou melhorar a relação entre as pressões sistêmicas e pulmonares. Finalmente, vasodilatadores como o nitroprussiato ou a prostaglandina E_1 podem ser eficazes na diminuição da RVP e na melhora da disfunção do VD no início do processo da doença, quando apenas a hipertensão pulmonar leve a moderada está presente. No entanto, eles são de valor notavelmente limitado na presença de hipertensão pulmonar grave terminal. A vasodilatação sistêmica e a exacerbação do desvio frequentemente limitam seu uso. O óxido nítrico inalado ativa a guanilato-ciclase e eleva o nível de monofosfato cíclico de guanosina, o que resulta em vasodilatação local; isso tem se mostrado promissor como meio de diminuir agudamente a RVP sem alterar a hemodinâmica sistêmica antes e

QUADRO 19.7 *Tratamento da Insuficiência Ventricular Direita Intraoperatória*

- Evitar grandes aumentos na pressão intratorácica provenientes de:
  - Pressão expiratória final positiva (PEEP)
  - Volumes correntes grandes
  - Tempo expiratório inadequado
- Volume intravascular
  - Aumentar a pré-carga se a resistência vascular pulmonar for normal
  - Confiar nos inotrópicos (dobutamina) se a resistência vascular pulmonar estiver aumentada
- Manter a pressão de perfusão coronariana do ventrículo direito com agonistas α-adrenérgicos
- Administração cautelosa de vasodilatadores pulmonares (evitar efeitos sistêmicos e gasosos)
  - Prostaglandina E_1 (0,05-0,15 µg/kg por min)
  - Óxido nítrico inalado (20-40 ppm)

durante a fase de explantação, assim como após o transplante pulmonar. O óxido nítrico diminui tanto a pressão da AP como o desvio intrapulmonar.

Além disso, a combinação de óxido nítrico inalatório e prostaciclina em aerossol teve efeito sinérgico, sem causar efeitos deletérios na pressão sistêmica de perfusão. O uso de óxido nítrico com ou sem prostaciclina inalatória pode ser útil para evitar CEC em pacientes submetidos a transplante de pulmão. Além dos medicamentos mencionados, pacientes com hipertensão pulmonar também podem ter começado com inibidores da fosfodiesterase-5, guanilato-ciclase solúvel e antagonistas dos receptores da endotelina. Os pacientes também podem estar sob infusão de prostaglandina no pré-operatório, o que deve ser mantido durante o procedimento de transplante.

Fisiopatologia após o Transplante Pulmonar

O implante do(s) pulmão(ões) do doador causa alterações marcantes na fisiologia respiratória do receptor. Em receptores de pulmão único, o padrão de compatibilidade ventilação/perfusão depende do processo original da doença. Por exemplo, com fibrose pulmonar, o fluxo sanguíneo e a ventilação gradualmente desviam-se para o pulmão transplantado, enquanto, em pacientes transplantados devido a doenças associadas à hipertensão pulmonar, o fluxo sanguíneo é quase que exclusivamente desviado para o pulmão transplantado, que ainda recebe apenas metade da ventilação total. Nesses pacientes, o pulmão nativo representa a maior parte da ventilação no espaço morto. O transplante resulta em denervação simpática e parassimpática obrigatória do pulmão do doador e, portanto, altera as respostas fisiológicas do músculo liso das vias aéreas. Respostas broncoconstritoras exageradas ao agonista muscarínico metacolina têm sido observadas em alguns (mas não em todos) estudos de receptores de pulmão denervado. O mecanismo de hiper-responsividade pode envolver sinapses colinérgicas, pois são os principais mediadores da broncoconstrição. Por exemplo, a estimulação elétrica de brônquios transplantados (que ativa os nervos colinérgicos) produz uma resposta hipercontrátil. Isso sugere uma liberação aumentada de acetilcolina das terminações nervosas colinérgicas devido à maior responsividade dos nervos parassimpáticos ou à perda da inervação inibitória. É improvável que esses efeitos sejam de origem pós-sináptica, pois o número e a afinidade dos receptores colinérgicos muscarínicos nos brônquios humanos transplantados são semelhantes aos dos controles. A reinervação durante semanas a meses subsequentes foi demonstrada em vários modelos animais, mas não havia qualquer evidência definitiva com relação à reinervação de pulmões humanos transplantados até que um pequeno estudo foi publicado em 2008, o qual mostrava o retorno da tosse reflexa a estímulos nocivos (distal à anastomose) em 12 meses. A função mucociliar é transitoriamente bastante prejudicada após o transplante de pulmão e permanece deprimida por até 1 ano após o procedimento. Assim, os receptores de transplante requerem aspiração endotraqueal particularmente agressiva para remover as secreções das vias aéreas.

O transplante pulmonar também altera profundamente o sistema vascular. A isquemia e a reperfusão, que são uma parte obrigatória do processo de transplante, danificam o endotélio. Apenas a isquemia fria diminui o relaxamento vascular mediado pelo β-adrenérgico monofosfato cíclico de adenosina em aproximadamente 40% e a reperfusão subsequente produz reduções ainda maiores no relaxamento do músculo liso vascular pulmonar mediado tanto por monofosfato cíclico de guanosina como por β-adrenérgico monofosfato cíclico de adenosina. O dano endotelial no aloenxerto pulmonar também resulta em capilares alveolares gotejantes e no desenvolvimento de edema pulmonar. A permeabilidade endotelial pulmonar é aproximadamente três vezes maior em pulmões de doadores do que em voluntários saudáveis. A regulação do tônus vasomotor pulmonar apenas por fatores humorais circulantes é outro efeito colateral da denervação. Alterações nos níveis dos mediadores circulantes ou na capacidade de resposta da vasculatura pulmonar a esses mediadores podem resultar em efeitos drásticos na vasculatura pulmonar. Um exemplo do primeiro é o achado de que o potente vasoconstritor endotelina está presente em níveis acentuadamente aumentados (duas a três vezes o normal) logo após o transplante e permanece aumentado por até 1 semana a partir de então. Alterações na resposta da vasculatura pulmonar denervada a agentes α_1-adrenérgicos e prostaglandina E_1, bem como redução na atividade do óxido nítrico, também foram demonstradas no pulmão agudamente denervado. Respostas disfuncionais aos mediadores podem ser exageradas se a CEC for necessária. A RVP pode ser substancialmente diminuída com a administração de óxido nítrico inalado após a reperfusão. Ainda não está claro se o óxido nítrico também melhora a lesão de reperfusão. Vários estudos sugerem que o óxido nítrico previne ou modula a lesão de reperfusão conforme medido pela diminuição da água do pulmão, atividade de peroxidase lipídica e agregação de neutrófilos no enxerto. No entanto, vários estudos sugerem que, embora o óxido nítrico tenha um efeito sobre a hemodinâmica pulmonar, ele não melhora a lesão de reperfusão.

A prostaciclina aerossolizada inalatória também diminui a RVP após a reperfusão e melhora a oxigenação sem o risco teórico adicional de agravar a lesão de reperfusão. A prostaciclina inalatória tem aproximadamente a mesma eficácia do óxido nítrico no tratamento de pulmões prejudicados por lesões de reperfusão e oferece o benefício adicional de ser menos dispendiosa.

Diante desses distúrbios fisiopatológicos, não é de surpreender que a RVP aumente no pulmão transplantado. No entanto, o que o médico observa no paciente transplantado pulmonar dependerá da gravidade da disfunção vascular pulmonar presente antes da cirurgia. As pressões da AP diminuem drasticamente durante o transplante de pulmão em pacientes que tinham hipertensão pulmonar antes do transplante e as pressões continuam reduzidas durante semanas a meses depois. Concomitantemente com a diminuição da pressão da AP, há uma diminuição imediata do tamanho do VD após o transplante pulmonar naqueles pacientes com hipertensão pulmonar preexistente, bem como um retorno a uma geometria mais normal do septo interventricular. Ambos os efeitos são mantidos ao longo de várias semanas a meses. Embora os índices ecocardiográficos da função do VD (variação da área fracional do VD) não tenham demonstrado melhora consistente no período pós-transplante imediato, vários outros estudos documentaram melhora da função do VD nos primeiros meses após o transplante pulmonar. Um achado surpreendente é de que a depressão persistente da função VD (definida como alteração basal da área fracional de VD inferior a 30% com falha em aumentar após o transplante em pelo menos 5% ou 20% do valor basal) foi estatisticamente associada à morte no perioperatório imediato.

Manejo Anestésico

Avaliação e Preparação Pré-operatórias

A reavaliação pré-transplante imediata pertinente ao manejo intraoperatório inclui a história e o exame físico para avaliar deterioração intercorrente ou anormalidades adicionais que afetam o manejo anestésico. Uma atenção especial deve ser dada ao estado físico recente, especialmente quando a avaliação do transplante foi realizada há mais de 9 a 12 meses. A diminuição do nível máximo de atividade física a partir do momento da avaliação inicial pode ser um sinal de doença pulmonar progressiva ou piora da função do VD. A maioria dos pacientes é mantida em oxigênio suplementar nasal, mas é levemente hipoxêmica. Os pacientes que estão acamados ou aqueles que fazem uma pausa entre frases ou palavras enquanto falam possuem pouca reserva funcional e provavelmente apresentam instabilidade hemodinâmica durante a indução. O tempo e a natureza da última ingestão oral devem ser determinados para auxiliar na decisão do método apropriado de proteger e garantir a via aérea. O exame físico deve concentrar-se na avaliação das vias aéreas para facilitar a laringoscopia e a intubação, na presença de qualquer disfunção pulmonar reversível, como broncoespasmo, e de sinais de insuficiência cardíaca. Pacientes com esclerodermia podem apresentar dificuldade nisso, pois frequentemente têm abertura bucal pequena e, em alguns casos, podem ter amplitude de movimento cervical restrita. Novos dados laboratoriais frequentemente não estão disponíveis antes do início do tratamento anestésico, mas atenções especiais devem ser direcionadas a avaliação da radiografia de tórax em busca de sinais de pneumotórax, derrame ou hiperinsuflação, pois podem afetar o manejo subsequente.

O equipamento necessário para esse procedimento é análogo ao usado em qualquer procedimento no qual a CEC e a parada cardíaca sejam possibilidades reais. Peças especiais obrigatórias do equipamento incluem algum método para isolar a ventilação de cada pulmão; embora os bloqueadores brônquicos tenham seus defensores, os tubos endobrônquicos de duplo-lúmen oferecem as vantagens de fácil mudança do pulmão ventilado, aspiração do pulmão não ventilado e ventilação pulmonar independente e fácil após a cirurgia. Um tubo endobrônquico de duplo-lúmen esquerdo é adequado para praticamente todos os casos de transplante de pulmão (mesmo transplante de pulmão esquerdo). Independentemente do uso de um bloqueador brônquico ou de um tubo de duplo-lúmen, um broncoscópio de fibra óptica é absolutamente necessário para verificar rápida e inequivocamente o posicionamento correto do tubo, avaliar as anastomoses brônquicas e limpar as secreções das vias respiratórias. Um broncoscópio de tamanho adulto oferece melhor campo de visão e maior capacidade de aspiração superior, mas pode ser usado apenas com tubos de duplo-lúmen de 41 ou 39 French. Um ventilador com baixa complacência interna é necessário para ventilar adequadamente os pulmões não complacentes de receptores com doença pulmonar restritiva ou pulmões doados que sofrem de lesão de reperfusão. A capacidade adicional do ventilador de fornecer ventilação controlada a pressão também é importante, especialmente para os pacientes com doença fibrótica pulmonar ou lesão por reperfusão. Receptores de pulmão único com pulmões altamente complacentes podem necessitar de ventilação pulmonar independente com um segundo ventilador após o transplante. Um CAP capaz de estimar a fração de ejeção do ventrículo direito (FEVD) pode ser útil no diagnóstico da insuficiência do VD e de sua resposta a inotrópicos e vasodilatadores, bem como a resposta do ventrículo direito ao pinçamento da AP. No entanto, os cateteres de FEVD não são precisos na presença de regurgitação tricúspide significativa ou quando mal posicionados. A oximetria venosa mista contínua é benéfica para avaliar a distribuição de oxigênio tecidual em pacientes sujeitos a descompensação cardíaca súbita e grave no decorrer da operação, assim como as respostas à terapia. Um sistema de infusão rápida pode salvar vidas em casos nos quais ocorre hemorragia grave devido a vazamentos anastomóticos, ligadura cirúrgica inadequada dos vasos colaterais mediastinais, aderências da parede torácica ou coagulopatia após CEC.

Indução de Anestesia

Pacientes que se apresentam para transplante de pulmão frequentemente chegam à área da sala de cirurgia sem pré-medicação. Na verdade, muitos serão internados diretamente de casa para a sala de cirurgia. Devido à natureza do procedimento planejado e aos muitos meses na lista de espera para o transplante, esses pacientes em geral ficam extremamente ansiosos. Considerando o risco de depressão respiratória decorrente de sedativos em pacientes cronicamente hipóxicos, hipercápnicos ou ambos, apenas o uso mais criterioso de benzodiazepínicos ou narcóticos intravenosos é necessário. A administração assídua de anestesia local adequada durante a colocação de monitorização invasiva também melhorará consideravelmente as condições tanto para o paciente quanto para o anestesista. A monitorização-padrão não invasiva típica dos procedimentos cardiovasculares é usada (i.e., duas derivações de eletrocardiograma, incluindo uma derivação precordial, manguito de pressão arterial, oximetria de pulso, capnografia e medição de temperatura). É necessário acesso intravenoso suficiente para administrar volumes grandes de líquido rapidamente. Em geral, dois cateteres de grosso calibre (cateteres de calibre 16 ou, preferencialmente, de calibre 14 ou uma bainha introdutora de 19 French) são colocados. Os pacientes para transplante pulmonar sequencial bilateral que foram submetidos a toracosternotomia em garra devem ter cateteres intravenosos colocados nas veias jugulares interna ou externa, porque cateteres intravenosos colocados perifericamente não são confiáveis quando os braços são dobrados no cotovelo e suspensos da tela de anestesia. O cateter intra-arterial é um requisito absoluto para a monitorização da pressão arterial e para a obtenção de amostras para gasometria. A monitorização contínua por meio de eletrodo de fibra óptica colocado no cateter arterial ocasionalmente pode ser útil se essa tecnologia estiver disponível. Uma artéria femoral deve ser deixada livre de acesso vascular para possibilitar o acesso de canulação para CEC ou oxigenação por membrana extracorpórea (ECMO – extracorporeal membrane oxygenation). Embora a artéria radial ou braquial possa ser usada em pacientes com transplante pulmonar único, esses locais não são ideais para aqueles que precisarão de CEC (p. ex., transplantes duplos em bloco ou pacientes com hipertensão pulmonar grave), porque a pressão transduzida pode refletir de maneira imprecisa a pressão aórtica central durante e após a CEC, bem como para pacientes submetidos à toracoesternotomia em garra, devido ao posicionamento dos braços. Um cateter arterial axilar também pode ser útil nessas últimas situações citadas, pois fornece uma medida mais precisa da pressão aórtica central e possibilita amostragem de sangue mais próxima do que faz a perfusão do cérebro. Isso pode ser importante se a CEC parcial com uma cânula arterial femoral for usada, pois pode ocorrer perfusão diferencial das metades superior e inferior do corpo. Um CAP é inserido através das veias jugulares internas ou externas. Uma sonda de ETE é colocada após as vias aéreas serem protegidas. A monitorização da pressão da AP é mais útil em pacientes com hipertensão pulmonar preexistente, especialmente durante a indução e durante a ventilação monopulmonar inicial (VMP) e o pinçamento da AP. A posição do CAP deve ser verificada por ETE para garantir que ele esteja residindo na AP principal.

Se o procedimento for planejado sem CEC, deve-se ter cuidado para garantir que o paciente seja mantido em temperatura fisiológica ideal para minimizar a coagulopatia e os aumentos do consumo de oxigênio. Isso pode ser alcançado com um cobertor aquecido na cama, na cabeça e nos braços do paciente e nas pernas abaixo dos joelhos. Um líquido mais quente também é útil nesse sentido.

Três princípios principais devem guiar a formulação de um plano de indução: (1) proteger a via aérea; (2) evitar depressão miocárdica e aumentos da pós-carga do VD em pacientes com disfunção do VD; e (3) evitar e reconhecer hiperinsuflação pulmonar em pacientes com complacência pulmonar aumentada e obstrução do fluxo aéreo expiratório (Quadro 19.8). Todos os transplantes de pulmão são feitos em caráter de emergência e a maioria dos pacientes terá feito ingestão oral recente e deve ser considerada com o estômago cheio. Como a aspiração durante a indução seria catastrófica, todas as medidas devem ser tomadas para proteger as vias aéreas. Pacientes com anormalidades conhecidas ou suspeitadas da anatomia das vias aéreas devem ser intubados acordados após anestesia tópica ser aplicada à via aérea. Embora uma indução intravenosa de sequência rápida convencional com hipnótico de curta duração (como o etomidato, 0,2 a 0,3 mg/kg), uma pequena quantidade de narcótico (p. ex., até 10 μg/kg de fentanil) e succinilcolina geralmente sejam tolerados, pacientes com disfunção grave do VD podem apresentar instabilidade hemodinâmica profunda em resposta

QUADRO 19.8 *Princípios-chave da Indução Anestésica para Transplante Pulmonar*

Proteger as vias aéreas
Indução de sequência rápida intravenosa *versus* indução narcótica gradual com pressão cricoide contínua
Evitar depressão miocárdica e aumentar a pós-carga ventricular direita
Evitar hiperinflação pulmonar

a esse esquema de indução. Para esses pacientes, recomenda-se uma indução mais gradual, com maior dependência de altas doses de narcóticos e ventilação com aplicação contínua de pressão cricoide. Também deve ser considerada a possibilidade de iniciar um inotrópico ou indicador antes da indução para possibilitar suporte do ventrículo direito. Os pacientes com doença bolhosa ou pulmões fibróticos que necessitem de altas pressões de insuflação podem desenvolver pneumotórax durante o início da ventilação de pressão positiva. Reduções agudas na SaO_2, acompanhadas de dificuldade na ventilação dos pulmões e hipotensão refratária, devem gerar fortes suspeitas de desenvolvimento de pneumotórax de tensão. A função do VD pode ser prejudicada durante a indução por depressão miocárdica induzida por fármacos, aumento da pós-carga ou por isquemia secundária à dilatação aguda do VD. Agentes que atuam como depressores do miocárdio devem ser evitados nesses pacientes. Aumentos na pós-carga do VD podem resultar de anestesia inadequada, exacerbação da hipoxemia crônica e hipercarbia e acidose metabólica, bem como aumento da pressão intratorácica em razão da ventilação com pressão positiva. A hipotensão sistêmica é pouco tolerada, porque o aumento da pressão diastólica final do VD diminuirá a rede de pressão de perfusão coronariana do VD. Além disso, o aumento crônico da pós-carga do VD aumenta as necessidades metabólicas do miocárdio do VD. Após a traqueia ser intubada e a ventilação com pressão positiva, iniciada, a prevenção de hiperinsuflação em pacientes com complacência pulmonar aumentada ou doença bolhosa é crucial. Volumes correntes pequenos, baixas frequências respiratórias e razão inspiratória/expiratória (I:E) devem ser usados mesmo que isso possibilite aumento do dióxido de carbono expirado (hipercapnia permissiva), embora se deva prestar atenção ao efeito dessa ação sobre a pressão arterial pulmonar. Se a instabilidade hemodinâmica ocorrer com a ventilação com pressão positiva, o ventilador deve ser desconectado do paciente. Se a hiperinsuflação for a causa da hipotensão, a pressão sanguínea aumentará dentro de 10 a 30 segundos após o início da apneia. A ventilação pode então ser retomada em um volume corrente e/ou em frequência compatível com a estabilidade hemodinâmica.

A anestesia pode ser mantida usando uma variedade de técnicas. Uma dose moderada de narcóticos (5 a 15 µg/kg de fentanil ou equivalente), combinada com baixas doses de anestésico inalatório, oferece as vantagens de estabilidade hemodinâmica, alta concentração de oxigênio inspirado, profundidade anestésica rapidamente titulável e possibilidade de extubação no pós-operatório imediato. Pacientes com disfunção grave do VD que não conseguem tolerar mesmo baixas concentrações de anestésicos inalatórios podem exigir uma técnica narcótica pura. O óxido nitroso geralmente não é utilizado devido à exigência de uma alta concentração inspirada de oxigênio durante todo o procedimento e aos possíveis efeitos deletérios se êmbolos gasosos ou pneumotórax oculto estiverem presentes.

Manejo Intraoperatório

A instituição de VMP ocorre antes da dissecção hilar e pode comprometer a hemodinâmica ou as trocas gasosas (Quadro 19.9). Os pacientes com complacência pulmonar diminuída podem tolerar o VMP com volume corrente normal e pouca alteração na hemodinâmica. Em contrapartida, os pacientes com complacência pulmonar aumentada e obstrução das vias aéreas frequentemente exibirão instabilidade hemodinâmica acentuada, a menos que o volume corrente diminua e o tempo expiratório seja aumentado. A magnitude da hipoxemia geralmente atinge o pico cerca de 20 minutos após o início da VMP. A hipoxemia durante a VMP pode ser tratada com pressão positiva contínua nas vias aéreas aplicada ao pulmão não ventilado, PEEP ao pulmão ventilado, ou ambas. A pressão positiva contínua nas vias aéreas tenta oxigenar a fração do shunt, mas pode interferir na exposição cirúrgica. A PEEP tenta minimizar a atelectasia no pulmão ventilado, mas pode aumentar concomitantemente o shunt através do pulmão não ventilado. O tratamento definitivo do shunt no pulmão não ventilado é proporcionado pelo isolamento rápido e pelo pinçamento da AP do pulmão não ventilado. O pneumotórax no lado não operatório pode ocorrer durante o VMP se um volume corrente grande for usado.

QUADRO 19.9 Princípios de Manejo para Ventilação Monopulmonar durante Transplante de Pulmão

- Volume corrente e frequência respiratória
  - Manter em pacientes com complacência pulmonar normal ou diminuída (hipertensão pulmonar primária, fibrose)
  - Diminuir o volume corrente e a frequência em pacientes com maior complacência (p. ex., doença pulmonar obstrutiva) para evitar hiperinsuflação (hipercapnia permissiva)
- Manter a oxigenação por:
  - 100% de oxigênio inspirado
  - Aplicação de pressão positiva contínua nas vias aéreas (5-10 cm H_2O) ao pulmão não ventilado
  - Adição de pressão expiratória final positiva (5-10 cm H_2O) ao pulmão ventilado
  - Reinsuflação pulmonar intermitente se necessário
  - Ligadura cirúrgica da artéria pulmonar do pulmão não ventilado
- Estar alerta ao desenvolvimento de pneumotórax no lado não cirúrgico
  - Redução acentuada da saturação de oxigênio, dióxido de carbono expirado
  - Aumento acentuado das pressões de pico nas vias aéreas
  - Maior risco com doença pulmonar bolhosa
- Terapia
  - Alívio da tensão
  - Retomada da ventilação
  - Circulação extracorpórea de emergência

QUADRO 19.10 Indicações para Circulação Extracorpórea durante Transplante Pulmonar

Índice cardíaco	< 2 L/min/m^2
SvO_2	< 60%
Pressão arterial média	< 50 a 60 mmHg
SaO_2	< 85% a 90%
pH	< 7,00

O pinçamento da AP geralmente é bem tolerado, exceto em face da hipertensão pulmonar com reserva reduzida do VD. Se o grau de comprometimento do VD for incerto, faz-se uma tentativa de 5 a 10 minutos de pinçamento da AP; em seguida, o ventrículo direito é avaliado por medições seriadas de DC e FEVD e pela inspeção por ETE. Um decréscimo significativo no DC pode ser um preditor dos pacientes que necessitarão de suporte extracorpóreo. Outras indicações de CEC no transplante de pulmão estão relacionadas no Quadro 19.10.

Os pacientes com hipertensão pulmonar grave (mais de dois terços da pressão sistêmica) geralmente serão colocados em CEC antes do pinçamento da AP. O uso intraoperatório de óxido nítrico (20 a 40 partes por milhão [ppm]) pode possibilitar que alguns procedimentos prossigam sem o uso de CEC.

O transplante pulmonar em geral pode ser realizado sem o auxílio da CEC; mesmo durante o transplante bilateral sequencial de pulmão, as equipes experientes utilizam a CEC para apenas 25% dos pacientes. Embora a CEC possa fornecer hemodinâmica estável, ela está associada a um aumento na necessidade de transfusão. Além disso, a função do enxerto (como refletido pelo gradiente alveolar-arterial de oxigênio) pode ser comprometida, o relaxamento vascular pulmonar mediado por monofosfato cíclico de guanosina dependente do endotélio e por β-adrenérgico monofosfato cíclico de adenosina pode ser prejudicado em um grau maior e um período mais longo de ventilação mecânica pode ser necessário. Várias circunstâncias excepcionais requerem CEC: presença de hipertensão pulmonar grave, porque o pinçamento da AP provavelmente resultará em insuficiência aguda do VD e alagamento do pulmão não pinçado, reparo de anomalias cardíacas associadas (p. ex., forame oval patente, defeitos do septo atrial ou ventricular), tratamento de instabilidades hemodinâmicas ou de troca gasosa graves, transplante lobar intervivos de aparentados. A hipercarbia geralmente é bem tolerada e não deve ser considerada um requisito para a CEC em si. Portanto, a frequência de CEC dependerá dos fatores da população receptora, como a prevalência de doença vascular pulmonar terminal e anomalias cardíacas associadas.

O uso de cânulas venosas e arteriais femorais para CEC durante o transplante pulmonar pode levar à drenagem venosa deficiente e/ou à perfusão diferencial das partes inferior e superior do corpo. Além disso, o fluxo sanguíneo pulmonar nativo continua e pode atuar como um shunt intrapulmonar durante o que será a CEC parcial. Nesse caso, os vasos cerebrais recebem esse sangue dessaturado, enquanto a parte inferior do corpo é perfundida com sangue completamente oxigenado do circuito da CEC. Esse efeito é detectável pela gasometria de amostras retiradas de artérias adequadas ou por sondas de oxímetro de pulso adequadamente localizadas. O tratamento inclui medidas convencionais para aumentar o retorno venoso e aumentar o fluxo do bypass ou colocar uma cânula venosa no átrio direito, se isso for viável. O anestesista também deve maximizar a concentração inspirada de oxigênio e adicionar PEEP para diminuir o desvio intrapulmonar. Se todas as outras medidas falharem, a fibrilação ventricular pode ser induzida usando corrente alternada, embora isso seja extremamente raro.

ECMO também tem sido sugerida como um método alternativo de CEC durante o transplante de pulmão. Tem sido sugerido que o uso de ECMO com circuitos ligados à heparina pode melhorar o desfecho dos transplantes de pulmão único e duplo, diminuindo a quantidade de edema pulmonar. Um benefício adicional dessa técnica é que ela limpa o campo operatório da cânula de derivação, tornando o transplante do lado esquerdo não impedido como o transplante do lado direito. Outro benefício adicional do uso de ECMO *in situ* é que a reperfusão dos pulmões pode ser mais facilmente controlada, porque o DC em trânsito no pulmão recém-transplantado pode ser controlado com precisão. Esse é especialmente o caso para pacientes com hipertensão pulmonar avançada.

Se a CEC for utilizada, o desmame do suporte circulatório ocorre quando as anastomoses do enxerto estão completas. A ventilação é retomada com uma estratégia de proteção pulmonar semelhante à utilizada no ensaio ARDSnet (Acute Respiratory Distress Syndrome Network – Rede de Síndrome do Desconforto Respiratório Agudo). Isso demonstrou que pacientes com baixa complacência relacionada à síndrome do desconforto respiratório agudo tiveram uma redução de 22% na taxa de mortalidade ao aplicar volumes correntes de 6 mL/kg e pressão de platô menor que 30 cm H_2O. Minimizar a fração inspirada de oxigênio pode ajudar a prevenir a geração de radicais livres de oxigênio e modular a lesão de reperfusão. FiO_2 pode ser reduzida ao mínimo necessário para manter a SpO_2 maior que 90%. Atenção especial deve ser direcionada para avaliar e apoiar a função do VD durante esse período, visto que a falha do VD é a razão mais frequente de falha no desmame. Embora o ventrículo direito frequentemente possa ser observado no campo cirúrgico, a ETE é mais valiosa para a visualização das propriedades funcionais dessa estrutura nesse momento. A ETE também possibilita a avaliação da AP e das anastomoses de veias pulmonares. O diâmetro da AP deve ser maior que 1 cm. A avaliação das veias pulmonares deve demonstrar um diâmetro bidimensional de pelo menos 0,5 cm com a presença de fluxo medido pelo Doppler colorido. Além disso, a avaliação com Doppler de onda pulsada deve produzir taxas de fluxo menores que 100 cm/segundo para indicar a adequação da anastomose. Deve-se tomar cuidado para medir essas taxas de fluxo com ambos os pulmões sendo perfundidos, pois as medições poderiam estar erradas se medidas com uma AP pinçada. Suporte inotrópico com dobutamina ou epinefrina, bem como vasodilatação pulmonar com nitroglicerina, nitroprussiato, milrinona ou óxido nítrico, pode ser necessário se a disfunção do VD for evidente. A milrinona tem a vantagem de promover efeitos tanto inotrópicos como vasodilatadores; no entanto, sua administração pode ser complicada pela hipotensão sistêmica significativa.

A coagulopatia após o desmame da CEC é comum. A gravidade da coagulopatia pode ser pior após transplante duplo do que após transplante único de pulmão, provavelmente devido à dissecção mais extensa, à presença de colaterais e cicatrizes e à maior duração da CEC. Fatores sob o controle do anestesista incluem reversão incompleta dos efeitos da heparina, que devem ser analisados pelo tempo de coagulação ativado. Da mesma maneira, a anticoagulação deliberada preexistente (p. ex., causada pela varfarina) deve ser corrigida de maneira agressiva com plasma fresco congelado. Como a disfunção plaquetária é comum após a CEC, a administração empírica é justificada se a coagulopatia persistir. Os sistemas trombótico e fibrinolítico são ativados durante o transplante de pulmão, especialmente se a CEC for utilizada, e, embora a aprotinina possa reduzir essa ativação e talvez reduzir a hemorragia perioperatória, ela foi retirada da produção. A utilidade do ácido épsilon-aminocaproico, do ácido tranexâmico e da desmopressina (DDAVP) na reposição da aprotinina nessa situação ainda é desconhecida, embora alguns dados preliminares sugiram que o ácido tranexâmico possa ser semelhante em eficácia à aprotinina.

A reperfusão sem CEC frequentemente é acompanhada por uma diminuição ligeira a moderada da pressão arterial sistêmica e, ocasionalmente, é complicada por hipotensão grave. Esse é geralmente o resultado de vasodilatação sistêmica profunda. O fator causal é desconhecido, mas pode ser causado por cargas iônicas, como potássio ou aditivos, como a prostaglandina E_1, em soluções de preservação ou por substâncias vasoativas geradas durante a isquemia e a reperfusão. Essa hipotensão geralmente responde bem a grandes doses de agentes α-adrenérgicos e, felizmente, é de curta duração. Os agentes de maior utilidade nessa situação são a norepinefrina e a vasopressina. A ventilação é retomada com uma estratégia de proteção pulmonar idêntica àquela usada no desmame da CEC.

Pacientes com complacência pulmonar aumentada preexistente, como encontrada na doença pulmonar obstrutiva crônica, podem manifestar grande disparidade na complacência pulmonar após o transplante pulmonar único. O pulmão do doador normalmente exibirá complacência normal a diminuída, dependendo da presença de lesão de reperfusão. Isso resultará em hiperinsuflação relativa do pulmão nativo e subinsuflação, com perda da capacidade residual funcional no pulmão do doador. A hiperinsuflação do pulmão nativo pode causar instabilidade hemodinâmica devido ao deslocamento do mediastino, especialmente se a PEEP for aplicada. Portanto, os pacientes que apresentam sinais de hiperinsuflação durante a VMP, que melhora com a hipoventilação deliberada, devem ser tratados com ventilação pulmonar independente após a reperfusão. Para realizar isso, o ventilador pós-operatório do paciente é levado para a sala de cirurgia enquanto o pulmão do doador está sendo implantado. Quando todas as anastomoses são concluídas, o pulmão do doador é ventilado com frequência e volume corrente normais (8 a 10 mL/kg), com PEEP inicialmente aplicada a 10 cm H_2O. Essas configurações podem ser ajustadas de acordo com a gasometria. A maior parte da troca de gás ocorrerá no pulmão transplantado. O pulmão nativo é ventilado com baixo volume corrente (2 a 3 mL/kg) e baixa frequência (2 a 4/min) sem PEEP. O objetivo é evitar que esse pulmão superinsufle ou desenvolva um grande shunt. A troca de dióxido de carbono ocorre predominantemente no pulmão doado.

Embora algum grau de edema pulmonar comumente seja detectado por meio de radiografias do tórax após a cirurgia, é incomum encontrar edema pulmonar grave na sala de cirurgia imediatamente após a reperfusão do enxerto. No entanto, quando ocorre, o edema pulmonar pós-perfusão pode ser drástico e ameaçador à vida. As secreções espumosas rosadas podem exigir aspiração quase constante para manter uma via aérea patente e podem ser acompanhadas por trocas gasosas graves e anormalidades na complacência. O tratamento inclui altos níveis de PEEP utilizando ventilação pulmonar seletiva, diurese e restrição de volume. Ocasionalmente, os pacientes podem necessitar de suporte com ECMO durante vários dias até a resolução da lesão de reperfusão; uma alta porcentagem de pacientes que são assim tratados sobrevive.

A analgesia adequada é crucial para esses pacientes com o objetivo de facilitar a extubação mais precocemente possível, a deambulação e a participação em exercícios espirométricos para aumentar ou preservar a função pulmonar. A analgesia narcótica peridural lombar ou torácica proporciona excelente analgesia, minimizando a sedação. A colocação de cateter peridural nos casos em que existe uma expectativa elevada da necessidade de CEC permanece um tópico controverso.

Manejo e Complicações Pós-operatórios

O manejo pós-operatório de rotina do receptor de transplante de pulmão continua com muitos dos modos de monitorização e com muitas das terapias iniciados na sala de cirurgia. A ventilação de pressão positiva é continuada por pelo menos algumas horas; se a ventilação pulmonar diferencial foi utilizada no período intraoperatório, é continuada no período pós-operatório imediato. Como o enxerto de pulmão é propenso ao desenvolvimento de edema pulmonar em razão da preservação/reperfusão e da perda da drenagem linfática, a administração de líquidos é minimizada e a diurese é encorajada quando apropriado. Quando a hemorragia cessa, a radiografia de tórax é clara e o paciente atende aos critérios convencionais de extubação, o tubo endotraqueal pode ser removido. As terapias antibacterianas, antifúngicas e antivirais profiláticas, bem como o esquema imunossupressor de escolha, são iniciadas após a chegada à UTI.

As complicações técnicas cirúrgicas são incomuns imediatamente após o transplante de pulmão, mas podem estar associadas à alta morbidade. A obstrução venosa pulmonar geralmente se manifesta como edema pulmonar persistente e agudo do pulmão transplantado. A ETE com fluxo colorido e Doppler mostrará orifícios venosos pulmonares estreitados com fluxo turbulento de alta velocidade e perda da forma de onda fásica normal. Deve-se suspeitar de obstrução anastomótica da AP se as pressões de AP não diminuírem após a reperfusão do enxerto pulmonar. Se a PA direita estiver obstruída, isso geralmente é evidente em um exame de ETE da mesma maneira que para obstrução venosa pulmonar; geralmente, é muito mais difícil inspecionar adequadamente a anastomose de AP esquerda com ETE, embora alguns centros tenham relatado alta taxa de sucesso. O diagnóstico pode ser feito de maneira definitiva medindo-se o gradiente de pressão através da anastomose, seja pela inserção de agulhas em ambos os lados da anastomose, para transduzir as respectivas pressões, seja avançando o CAP através dela. Entretanto, deve-se tomar cuidado para não medir esse gradiente enquanto a AP contralateral está pinçada, porque o desvio de todo o DC através de um pulmão exagerará o gradiente presente. A angiografia e a análise de perfusão também são úteis para realizar esse diagnóstico, mas não estão imediatamente disponíveis na sala de cirurgia. A deiscência, ou obstrução brônquica, é extremamente rara no período perioperatório imediato e pode ser avaliada pela broncoscopia com fibra óptica.

O pneumotórax deve ser uma preocupação constante do anestesista, principalmente envolvendo o lado não cirúrgico. O diagnóstico de pneumotórax no lado não operatório durante a toracotomia é extremamente difícil. Um aumento repentino das pressões de insuflação com deterioração das trocas gasosas e possivelmente hipotensão é típico. No entanto, esses mesmos achados são possíveis com hiperinsuflação, tamponamento mucoso ou mau posicionamento do tubo endobrônquico. A suspensão temporária da ventilação e a broncofibroscopia imediata podem descartar as explicações anteriores e um desvio para cima do mediastino no campo cirúrgico pode ser observado na presença de pneumotórax hipertensivo. Se esse diagnóstico for fortemente suspeitado, a toracostomia por agulha no campo pode salvar vidas. Alternativamente, o cirurgião pode ser capaz de dissecar através do mediastino diretamente e descomprimir o tórax não operatório, facilitando a reinsuflação.

O pneumopericárdio hipertensivo e o hemotórax pós-operatório com incompatibilidade completa entre ventilação e perfusão são outras complicações raras relatadas após transplante de pulmão. Os pacientes com hipertensão pulmonar e hipertrofia do VD ocasionalmente podem desenvolver obstrução dinâmica do fluxo do VD quando o transplante diminui acentuadamente a pós-carga do VD; o diagnóstico pode ser confirmado usando ETE. A rejeição hiperaguda de um tipo semelhante ao visto no transplante cardíaco não foi observada no transplante pulmonar.

A causa mais comum de óbito no período perioperatório imediato é a disfunção do enxerto decorrente de lesão de reperfusão, que geralmente apresenta-se com hipoxemia, infiltrados pulmonares, baixa complacência pulmonar, hipertensão pulmonar e insuficiência do VD. Se não houver razões técnicas para explicar a hipertensão pulmonar e a insuficiência do VD, deve-se suspeitar de disfunção no enxerto. Infelizmente, poucos tratamentos melhorarão especificamente a disfunção do enxerto e a terapia é amplamente de suporte. A terapia vasodilatadora para diminuir diretamente a RVP e, portanto, a póscarga do VD pode melhorar a hemodinâmica e, em alguns casos, as trocas gasosas. Tanto a prostaglandina E_1 como os nitratos podem reverter a hipoxemia grave e a hipertensão pulmonar após o transplante pulmonar, mas esses últimos atenuam o aumento da transcrição de genes vasoconstritores (como a endotelina e o fator de crescimento derivado de plaquetas) induzido por hipoxia. Na verdade, uma infusão profilática de baixa dose de prostaglandina E_1 foi relatada por preservar a tensão de oxigênio arterial sem alterar a hemodinâmica pulmonar e a melhora na hemodinâmica pulmonar e na troca gasosa em pacientes com disfunção do enxerto também foi relatada com a administração de óxido nítrico. Em comparação com pacientes-controle históricos que desenvolveram disfunção do enxerto antes do advento do óxido nítrico, a inalação de óxido nítrico diminuiu a duração da ventilação mecânica, a frequência das complicações das vias aéreas e a mortalidade. A melhora da hemodinâmica e da troca de gases pode refletir a capacidade do óxido nítrico de compensar a diminuição da atividade do fator relaxante derivado do endotélio após o transplante. Se o óxido nítrico tiver sido usado para controlar a hipertensão pulmonar após a cirurgia, deve ser desmamado gradualmente para evitar qualquer vasoconstrição pulmonar de rebote. Finalmente, a ECMO pode ser usada para apoiar o paciente até que haja recuperação adequada da função pulmonar.

A infecção é uma ameaça constante nesses pacientes imunossuprimidos. A cobertura antibiótica profilática destina-se a agentes comumente causadores de pneumonias nosocomial e aspirativa, porque são comuns em doadores. A cobertura pode ser modificada caso os resultados da cultura da traqueia do doador estejam disponíveis. Pacientes com fibrose cística devem receber antibióticos direcionados a bactérias encontradas nos pulmões nativos antes do transplante. Deve-se suspeitar de infecção como causa de qualquer infiltrado encontrado na radiografia de tórax, especialmente se houver febre ou leucocitose, mas pode ser difícil distinguir entre infecção e lesão de reperfusão e rejeição. A broncoscopia diagnóstica e a lavagem broncoalveolar são úteis na definição da terapia e na diferenciação entre infecção e rejeição, mas a biópsia pulmonar aberta é ocasionalmente necessária para o diagnóstico definitivo. Os pacientes que são soronegativos para agentes virais aos quais o doador era soropositivo (p. ex., citomegalovírus) necessitarão de terapia antiviral profilática. Episódios de rejeição são comuns e podem ocorrer vários dias após o transplante. A rejeição frequentemente se apresenta como novos infiltrados na radiografia de tórax no cenário de troca gasosa em deterioração. A broncoscopia com biópsia transbrônquica ajuda a descartar outras causas de deterioração e documenta as alterações agudas consistentes com a rejeição. A terapia para rejeição aguda do pulmão consiste em grandes pulsos de esteroides como a metilprednisolona ou na mudança dos agentes imunossupressores (ciclosporina para tacrolimus ou vice-versa). O óxido nítrico expirado mostrou ser um indicador de rejeição crônica em pacientes pós-transplante de pulmão. Foi demonstrado que as medidas do óxido nítrico expirado diminuem com a troca da ciclosporina pelo tacrolimus, refletindo uma diminuição na inflamação na mucosa pulmonar. O óxido nítrico expirado pode ser uma ferramenta útil para observar pacientes quanto à presença ou à alteração da rejeição crônica do enxerto.

Uma das complicações mais graves do transplante pulmonar ocorre tardiamente. BO é uma síndrome caracterizada por lesão aloimune que leva à obstrução de pequenas vias aéreas com cicatriz fibrosa. Pacientes com BO apresentam tosse, dispneia progressiva, obstrução na espirometria de fluxo e infiltrado intersticial na radiografia de tórax. A terapia para essa síndrome inclui aumento da imunossupressão, agentes citolíticos (que têm sido usados com vários graus de sucesso) ou retransplante em casos refratários.

Transplante Pulmonar Intervivos de Aparentados

A escassez de pulmões de doadores adequados resultou em tempos de espera nas listas de transplante de mais de 2 anos, durante os quais até 30% dos candidatos sucumbem à sua doença. Programas de transplante de pulmão intervivos de parentes têm sido desenvolvidos para abordar as necessidades de candidatos a transplante de pulmão com deterioração aguda que se espera que impeça a sobrevivência. O enxerto bem-sucedido de um único lobo para crianças com displasia broncopulmonar ou síndrome de Eisenmenger, ou dois lobos para crianças e adultos jovens com fibrose cística, encorajou vários centros a considerar esses procedimentos. As questões de manejo anestésico relacionadas a esses empreendimentos foram revisadas. Os candidatos a doadores devem ser submetidos a uma avaliação rigorosa para garantir que não haja contraindicação à doação do lóbulo e que a doação não seja coagida. A lobectomia do doador é realizada por meio de uma toracotomia posterolateral padrão. De especial interesse para o anestesiologista durante esses procedimentos são a exigência da VMP, para otimizar a exposição cirúrgica, da infusão contínua de prostaglandina E_1, para promover a vasodilatação pulmonar, e da administração de heparina e esteroides imediatamente antes da coleta do lóbulo. O manejo anestésico do receptor é idêntico ao de um transplante pulmonar padrão, exceto pelo fato de que o uso de CEC é obrigatório para o transplante lobar bilateral.

TRANSPLANTE CORAÇÃO-PULMÃO

História e Epidemiologia

A frequência diminuída do transplante coração-pulmão desde 1990 reflete que ele está sendo suplantado pelo transplante de pulmão. O número de TCP em todo o mundo atingiu o pico de 241 em 1989, mas houve um declínio contínuo nos anos subsequentes para aproximadamente metade desse número. Apenas 173 candidatos a TCP foram registrados na UNOS desde março de 2005, menos de 5% do número na lista de transplantes de pulmão. As indicações mais comuns dos receptores permanecem como hipertensão pulmonar primária, CC (incluindo síndrome de Eisenmenger) e fibrose cística.

A taxa de sobrevida em 1 ano após o transplante de coração-pulmão é de 60%, significativamente menor do que para transplante cardíaco ou pulmonar isolado. A mortalidade nos anos subsequentes é de aproximadamente 4% ao ano, semelhante à do transplante cardíaco. Os fatores de risco para o aumento da mortalidade após TCP são dependência do receptor ao ventilador, sexo masculino do receptor e uma idade do doador superior a 40 anos. As mortes precoces são mais frequentemente causadas por falência do enxerto ou hemorragia, enquanto as mortes em médio e longo prazos são principalmente devidas à infecção e a BO, respectivamente. O TCP repetido é um procedimento raro e é provável que continue assim, porque a taxa de sobrevida em 1 ano após a repetição do TCP é desanimadora (28%).

Seleção do Receptor

Como mais pacientes com hipertensão pulmonar e fibrose cística são tratados com transplante pulmonar isolado, é provável que indicações para transplante de coração-pulmão sejam limitadas à CC com hipertensão pulmonar irreversível não passível de reparo durante o transplante de pulmão simultâneo ou doenças com hipertensão pulmonar e disfunção ventricular esquerda grave concomitante.

Seleção do Doador e Coleta de Enxerto

Os potenciais doadores de coração-pulmão devem satisfazer não só os critérios para doadores de coração, como também para doação de pulmão, ambos descritos anteriormente neste capítulo. A coleta de enxerto é realizada de maneira semelhante à descrita anteriormente para o transplante cardíaco. Após a mobilização dos vasos maiores e da traqueia, a parada cardíaca é induzida pela oclusão do fluxo de entrada e por infusão de cardioplegia fria na raiz da aorta. Após a parada, a AP é lavada com uma solução fria de conservação que frequentemente contém prostaglandina E_1. A aorta ascendente, a VCS e a traqueia são seccionadas e o bloco coração-pulmão é retirado após dissecção para liberação do esôfago. A traqueia é pinçada e o enxerto é imerso em solução fria antes de ser ensacado para transporte.

Procedimentos Cirúrgicos

A operação geralmente é realizada por meio de uma esternotomia mediana, mas uma toracosternotomia também é uma abordagem aceitável. Ambas as pleuras são incisadas. Quaisquer aderências pulmonares são retiradas antes da anticoagulação para bypass. Cânulas para CEC são colocadas de maneira semelhante à do transplante cardíaco. Após a aorta ser pinçada, o coração é excisado de maneira semelhante à do transplante de coração ortotópico. Cada pulmão é então removido individualmente, incluindo suas veias pulmonares. As vias aéreas são divididas no nível dos respectivos brônquios principais para anastomoses bibrônquicas. Para uma anastomose traqueal, a traqueia é liberada no nível da carina sem tirar seu suprimento sanguíneo e uma anastomose é construída logo acima do nível da carina. A anastomose atrial é realizada de maneira semelhante à do transplante cardíaco ortotópico e, finalmente, a aorta é unida à aorta receptora. Após a retirada do ar e a reperfusão, o paciente é desmamado da CEC, a hemostasia é alcançada e a ferida é fechada.

Fisiopatologia antes do Transplante

A fisiopatologia dos receptores de TCP combina os elementos discutidos anteriormente neste capítulo. Os pacientes geralmente apresentam insuficiência biventricular terminal com hipertensão pulmonar grave. A anatomia cardíaca pode ser caracterizada por malformações congênitas complexas. Se a obstrução do fluxo de ar pulmonar estiver presente, há perigo de hiperinsuflação após a aplicação de ventilação de pressão positiva.

Fisiopatologia após Transplante

Assim como com receptores de coração isolados, a fisiologia dos receptores de TCP é caracterizada por denervação cardíaca, ataque isquêmico cardíaco transitório durante a coleta do enxerto, transporte e implantação, suscetibilidade de longo prazo para vasculopatia e rejeição aceleradas do enxerto. Como é o caso para os receptores de pulmão, os receptores coração-pulmão têm respostas do músculo liso das vias aéreas e vasculares pulmonares denervadas, ataque isquêmico pulmonar transitório, drenagem linfática pulmonar alterada e limpeza mucociliar comprometida.

Manejo Anestésico

O manejo anestésico de transplante coração-pulmão assemelha-se, mais estreitamente, ao transplante de coração do que ao de pulmão, porque o uso da CEC é obrigatório. Após a colocação de monitorização invasiva e não invasiva semelhante à utilizada para o transplante cardíaco, a anestesia pode ser induzida com qualquer uma das técnicas anteriormente descritas para o transplante de coração e pulmão. Assim como no transplante de pulmão, a prevenção da depressão miocárdica e a proteção e o controle das vias aéreas são fundamentais. Embora um tubo endotraqueal de duplo-lúmen não seja obrigatório, ele ajudará na exposição do mediastino posterior à hemostasia após o desmame da CEC. Caso contrário, o manejo anestésico antes da CEC é semelhante ao do transplante cardíaco.

Um bolus de glicocorticoide (p. ex., metilprednisolona, 500 mg) é administrado quando o pinçamento aórtico é removido. Após um período de reperfusão, inicia-se uma infusão de inotrópicos e o coração é inspecionado com ETE para desaeração adequada. A ventilação é reiniciada com volume corrente e frequência normais, juntamente com a adição de PEEP (5-10 cm) antes do desmame da CEC. Após o desmame bem-sucedido da CEC, o CAP pode ser avançado novamente para a AP. A protamina é então administrada para reverter a anticoagulação induzida pela heparina. A concentração de oxigênio inspirado geralmente pode ser reduzida para níveis menos tóxicos com base na gasometria.

Os problemas encontrados após desmame da CEC são semelhantes àqueles após transplante cardíaco ou pulmonar isolado. A lesão de reperfusão e a disfunção pulmonar podem comprometer a troca gasosa, então a administração de cristaloides deve ser minimizada. Ocasionalmente, o edema pulmonar pós-perfusão pode exigir suporte com altos níveis de PEEP e oxigênio inspirado na sala de cirurgia. A insuficiência ventricular geralmente responde a um aumento no suporte β-adrenérgico. Ao contrário do transplante cardíaco ou pulmonar isolado, a insuficiência franca do VD é incomum imediatamente após o transplante de coração-pulmão, a menos que a preservação pulmonar seja macroscopicamente inadequada. Frequentemente, há presença de coagulopatia após TCP e deve ser tratada de maneira agressiva com protamina adicional (se indicado), plaquetas e plasma fresco congelado.

Manejo e Complicações Pós-operatórios

Os princípios do tratamento pós-operatório imediato dos receptores de TCP são uma combinação dos receptores cardíacos e pulmonares isolados. A monitorização invasiva e não invasiva realizada na sala de cirurgia é continuada. O suporte inotrópico é continuado de maneira semelhante à do transplante cardíaco. O suporte ventilatório é similar àquele após o transplante pulmonar; a menor concentração inspiratória aceitável de oxigênio é usada para evitar toxicidade de oxigênio e o paciente é desmamado após a hemodinâmica ter permanecido estável por várias horas, a hemorragia ter cessado e a troca gasosa satisfatória estar presente. A diurese é incentivada. Finalmente, o esquema imunossupressor de escolha é iniciado.

A infecção é uma complicação mais frequente e grave nos receptores de coração-pulmão do que em receptores isolados de coração. Infecções bacterianas e fúngicas são especialmente comuns no primeiro mês após o transplante, com patógenos virais e outros (*Pneumocystis carinii* e *Nocardia*) ocorrendo nos meses subsequentes.

Semelhantemente a transplantes cardíacos ou pulmonares isolados, os episódios de rejeição são comuns no início do transplante coração-pulmão. A rejeição pode ocorrer independentemente no coração ou no pulmão. A terapia é semelhante àquela para rejeição de enxertos cardíacos ou pulmonares isolados.

Os enxertos cardíacos em blocos de coração-pulmão são propensos a vasculopatia coronariana acelerada de maneira semelhante àquela dos enxertos cardíacos isolados.

Assim como no transplante de pulmão, uma complicação tardia temida do transplante de coração-pulmão é a BO. Aproximadamente 33% dos receptores de coração-pulmão desenvolvem esse processo. Relatos anedóticos indicam que os pacientes mais afetados também apresentam vasculopatia coronariana acelerada.

LEITURAS SUGERIDAS

Atluri P, Gaffey A, Howard J, et al. Combined heart and liver transplantation can be safely performed with excellent short- and long-term results. *Ann Thorac Surg.* 2014;98:858.

Awad M, Czer LS, Mirocha J, et al. Prior sternotomy increases the mortality and morbidity of adult heart transplantation. *Transplant Proc.* 2015;47:485.

Canter CE, Shaddy RE, Bernstein D, et al. Indications for heart transplantation in pediatric heart disease: a scientific statement from the American Heart Association Council on Cardiovascular Disease in the Young; the Councils on Clinical Cardiology, Cardiovascular Nursing, and Cardiovascular Surgery and Anesthesia; and the Quality of Care and Outcomes Research Interdisciplinary Working Group. *Circulation.* 2007;115:658.

Chetham P. Anesthesia for heart or single or double lung transplantation. *J Card Surg.* 2000;15:167-174.

Dipchand AI, Kirk R, Edwards LB, et al. The Registry of the International Society for Heart and Lung Transplantation: Sixteenth Official Pediatric Heart Transplantation Report—2013; focus theme: age. *J Heart Lung Transplant.* 2013;32:979.

Gabbay E, Walters EH, Orsida B, et al. Post-lung transplant bronchiolitis obliterans syndrome (BOS) is characterized by increased exhaled nitric oxide levels and epithelial inducible nitric oxide synthetase. *Am J Respir Crit Care Med.* 2000;162:2182-2187.

Gilbert S, Dauber J, Hattler B, et al. Lung and heart-lung transplantation at the University of Pittsburgh 1982-2002. *Clin Transpl.* 2002;16:253-261.

Hoskote A, Carter C, Rees P, et al. Acute right ventricular failure after pediatric cardiac transplant: predictors and long-term outcome in the current era of transplantation medicine. *J Thorac Cardiovasc Surg.* 2010;139:146.

Itescu S, Burke E, Lietz K, et al. Intravenous pulse administration of cyclophosphamide is an effective and safe treatment for sensitized cardiac allograft recipients. *Circulation.* 2002;105:1214.

Ko WJ, Chen YS, Lee YC. Replacing cardiopulmonary bypass with extracorporeal membrane oxygenation in lung transplantation operations. *Artif Organs.* 2001;25:607-612.

Kwak YL, Lee CS. The effect of phenylephrine and norepinephrine in patients with chronic pulmonary hypertension. *Anesthesia.* 2002;57:9.

Lang Jr JD, Leill W. Pro: Inhaled nitric oxide should be used routinely in patients undergoing lung transplantation. *J Cardiothorac Vasc Anesth.* 2001;15:785-789.

McIlroy DR, Pilcher DV, Snell GI. Does anaesthetic management affect early outcomes after lung transplant? An exploratory analysis. *Br J Anesth.* 2009;102:506-514.

Quader MA, Wolfe LG, Kasirajan V. Heart transplantation outcomes in patients with continuous-flow left ventricular assist device-related complications. *J Heart Lung Transplant.* 2014;34:75.

Tallaj JA, Pamboukian SV, George JF, et al. Have risk factors for mortality after heart transplantation changed over time? Insights from 19 years of Cardiac Transplant Research Database study. *J Heart Lung Transplant.* 2014;33:1304.

Thabut G, Mal H, Cerrina J, et al. Graft ischemic time and outcome of lung transplantation: a multicenter analysis. *Am J Respir Crit Care Med.* 2005;171:786:American Thoracic Society.

Trivedi JR, Cheng A, Singh R. Survival on the heart transplant waiting list: impact of continuous flow left ventricular assist device as bridge to transplant. *Ann Thorac Surg.* 2014;98:830.

Voeller RK, Epstein DJ, Guthrie TJ, et al. Trends in the indications and survival in pediatric heart transplants: a 24-year single-center experience in 307 patients. *Ann Thorac Surg.* 2012;94:807.

Weiss ES, Allen JG, Merlo CA, et al. Factors indicative of long-term survival after lung transplantation: a review of 836 10 year survivors. *J Heart Lung Transplant.* 2010;29:240-246.

Whitson BA, Lehman A, Wehr A, et al. To induce or not to induce: a 21st century evaluation of lung transplant immunosuppression's effect on survival. *Clin Transplant.* 2014;28:450.

Capítulo 20

Tromboendarterectomia Pulmonar para Hipertensão Pulmonar Tromboembólica Crônica

Dalia A. Banks, MD, FASE • William R. Auger, MD •
Michael M. Madani, MD

Pontos-chave

1. A incidência de doença tromboembólica é difícil de ser estimada devido à natureza inespecífica de apresentação dos sintomas e à falta de consciência do distúrbio.
2. Hipertensão pulmonar tromboembólica crônica (HPTEC) resulta do desaparecimento incompleto de um êmbolo pulmonar ou de um êmbolo pulmonar recorrente.
3. A causa da HPTEC após EP agudo não é totalmente compreendida. Os mecanismos propostos incluem anormalidades em enzimas fibrinolíticas ou resistência do trombo à fibrinólise.
4. A tromboendarterectomia pulmonar (TEP) é o tratamento mais eficaz para pacientes com HPTEC.
5. Os pacientes tipicamente apresentam dispneia progressiva aos esforços e intolerância ao exercício devido ao aumento da resistência vascular pulmonar (RVP), diminuição do débito cardíaco e exigências de ventilação-minuto aumentadas, secundários ao aumento do espaço morto alveolar.
6. O cateterismo cardíaco do lado direito define a gravidade da hipertensão pulmonar e o grau de disfunção cardíaca.
7. Pacientes com RVP pré-operatória maior que 1.000 dinas·s·cm^{-5} têm maior taxa de mortalidade operatória, mas uma RVP pré-operatória acentuadamente aumentada não contraindica tratamento cirúrgico.
8. Complicações pós-cirúrgicas incluem: edema pulmonar de reperfusão e persistência da hipertensão pulmonar.
9. O Riociguat é o primeiro medicamento aprovado pela Food and Drug Administration dos Estados Unidos para tratar determinados pacientes com HPTEC.
10. A angioplastia pulmonar com balão é uma abordagem alternativa à TEP em pacientes considerados portadores de doença tromboembólica crônica cirurgicamente inacessível.
11. O edema pulmonar de reperfusão e o sangramento das vias aéreas são duas das complicações da TEP mais difíceis de manejar.

A hipertensão pulmonar tromboembólica (HPTEC) é uma forma de hipertensão pulmonar (HP) caracterizada por obstrução completa ou parcial do leito vascular pulmonar, como resultado de um coágulo fibrótico, organizado, intraluminal, recorrente ou residual, que causa aumento da resistência vascular pulmonar (RVP), HP grave e, subsequentemente, insuficiência cardíaca direita. Sua incidência é difícil de estimar em razão da incerteza em relação à frequência de embolia pulmonar (EP) aguda e à porcentagem de pacientes nos quais o êmbolo não desaparece. A incidência reflete uma ampla gama, de menos de 1% a 9% dos pacientes com EP aguda.

A triagem para HPTEC em pacientes com HP ou dispneia inexplicada é de suma importância porque essa forma de HP é potencialmente curável com tromboendarterectomia pulmonar (TEP), também conhecida como endarterectomia pulmonar. O sucesso da cirurgia está centrado na endarterectomia do trombo fibroso organizado na íntima e em parte das camadas mediais da árvore vascular pulmonar. O transplante pulmonar é outra opção potencial, mas geralmente não é uma escolha para pacientes com HPTEC devido ao risco de morte enquanto ainda na lista de espera, à falta de oferta de órgãos, ao custo e ao risco de agentes imunossupressores, de infecção e de rejeição.

CLASSIFICAÇÃO DA HIPERTENSÃO PULMONAR

As classificações da HP começaram em 1973 na conferência da Organização Mundial da Saúde (OMS) e desde então passaram por várias revisões, à medida que a avaliação da doença e o tratamento da HP evoluíram. Atualmente a HP é dividida em cinco subgrupos distintos de pacientes que compartilham características específicas (Quadro 20.1).

A classificação adicional da HP define a presença de padrões pré-capilares (grupos I, III, IV e V) ou pós-capilares (grupo II). A HPTEC é a HP pré-capilar, conforme avaliado por cateterismo cardíaco direito, caracterizado por pressão média da artéria pulmonar (PAPm) maior que 25 mmHg com pressão de encunhamento capilar pulmonar normal inferior a 15 mmHg e uma RVP elevada superior a 300 dinas·s·cm^{-5}. A HP pós-capilar secundária à doença cardíaca do lado esquerdo é a forma mais frequente de HP e é caracterizada por PAPm maior que 25 mmHg e pressão de encunhamento capilar pulmonar maior que 15 mmHg com RVP normal. É importante diferenciar a hipertensão arterial pulmonar (HAP) da hipertensão venosa pulmonar no grupo II, dada a alta prevalência de cardiopatia do lado esquerdo. A ecocardiografia é uma ferramenta essencial para triagem inicial e avaliação da HP (Tabela 20.1).

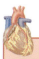

QUADRO 20.1 *Classificação Revisada da Organização Mundial da Saúde da Hipertensão pulmonar*

Grupo I: Hipertensão arterial pulmonar (HAP) e outros subtipos de HAP
Grupo II: Doença cardíaca do lado esquerdo
Grupo III: Doença respiratória e hipoxemia
Grupo IV: Hipertensão pulmonar tromboembólica crônica
Grupo V: Causas variadas

Adaptado de McLaughlin V, Langer A, Tan M et al. Contemporary trends in the diagnosis and management of pulmonary arterial hypertension. *Chest*. 2013; 143: 324-332.

Tabela 20.1 — Ecocardiografia na Triagem Inicial e Avaliação da Hipertensão Pulmonar

Concluída?	Item de ação	Observações
☐	Registro da PSAP estimado	• Subestimado quando o alinhamento do feixe de Doppler é precário ou quando o jato da RT é mínimo • Superestimado em pacientes com anemia significativa ou em alguns casos de jato de RT agitado com solução salina no Doppler de onda contínua (de franjamento) • Presume ausência de estenose pulmonar • A PSAP ecocardiográfica não equivale à pressão de AP média (definição de HP por diretrizes é baseada na hemodinâmica invasiva: pressão média de AP $\geq$ 25 mmHg)
☐	Avaliar o tamanho e a função do VD	• Sinais de aumento do VD (incidência em quatro câmaras apical): ventrículo direito partilha o ápice com ventrículo esquerdo, ventrículo direito maior que ventrículo esquerdo, diâmetro basal do VD > 4,2 cm • Hipertrofia VD (subcostal): espessura da parede diastólica final do VD > 5 mm • Disfunção sistólica do VD: mudança de área fracionária < 35%, ESPAT < 1,6 cm, velocidade do Doppler tecidual do VD < 10 cm/s na base da parede livre do VD (anel tricúspide) • Achatamento septal: na sístole = sobrecarga de pressão do VD: na diástole = sobrecarga de volume do VD
☐	Avaliar para detecção de sinais de RVP elevada	• Incisura de TSVD no perfil Doppler de ondas pulsadas é um sinal de RVP elevada • Velocidade de RT máxima (m/s)/TSVD ITV (cm) < 0,18: RVP improvável é elevada
☐	Estimativa do estado do volume	• Usar tamanho e colapsabilidade da VCI (manobra inspiratória) para determinar a pressão do AD • Fluxo da veia hepática: reversão do fluxo sistólico pode ser um sinal de RT grave, sobrecarga do VD e/ou aumento da rigidez do VD • Sinais de sobrecarga ou aumento do AD: área do AD > 18 cm², septo interatrial curvando-se da direita para a esquerda
☐	Avaliar a gravidade da RT	• Características sugestivas de RT grave: jato denso de RT no Doppler de onda contínua, sinal de corte da onda V e reversão sistólica de fluxo na imagem de Doppler de onda pulsada
☐	Avaliar para detecção de derrame pericárdico	• Em pacientes com HAP, presença de derrame pericárdico = sinal de mau prognóstico
☐	Avaliar para detecção de causas de HP (doença do lado esquerdo, lesões de derivação)	• Cardiopatia do lado esquerdo: procurar disfunção sistólica ventricular esquerda evidente, grau 2, ou disfunção diastólica pior, doença da válvula aórtica ou mitral grave e anormalidades menos comuns do lado esquerdo do coração (p. ex., cardiomiopatia hipertrófica, *cor triatriatum*) • Lesões de derivação: realizar estudo com bolha de solução salina agitada

Tabela 20.1	Ecocardiografia na Triagem Inicial e Avaliação da Hipertensão Pulmonar *(Cont.)*	
Concluída?	**Item de ação**	**Observações**
☐	Diferenciar a HAP da HPV	• Sinais que favorecem a HPV: aumento do AE (tamanho do AE > tamanho do AD), septo interatrial arqueia da esquerda para a direita, relação E/A > 1,2 E/e' (lateral) > 11 lateral e" < 8 cm/s • Em pacientes com PSAP significativamente elevada em repouso: o padrão de disfunção diastólica de grau 1 (relação E/A < 0,8) favorece o diagnóstico de HAP em razão do AE subpreenchido e da diminuição da complacência do VE secundária à interação VD-VE (compressão extrínseca do ventrículo esquerdo por ventrículo direito)

AD, átrio direito; *AE,* átrio esquerdo; *AP,* artéria pulmonar; *ESPAT,* excursão sistólica de plano anular tricúspide; *HAP,* hipertensão arterial pulmonar; *ITV,* integral tempo-velocidade; *HP,* hipertensão pulmonar; *HPV,* hipertensão vascular pulmonar; *PSAP,* pressão sistólica da artéria pulmonar; *relação E/A,* relação entre velocidades de influxo mitral precoce e tardia (atrial); *RT,* regurgitação tricúspide; *RVP,* resistência vascular pulmonar; *TSVD,* trato de saída do ventrículo direito; *VCI,* veia cava inferior; *VD,* ventrículo direito; *VE,* ventrículo esquerdo.
Reimpressa com permissão de McLaughlin V, Shah S, Souza R, et al. Management of pulmonary arterial hypertension. *J Am Coll Cardiol.* 2015;65;1976-1997.

FISIOPATOLOGIA

Acredita-se que a EP aguda ou recorrente seja um evento incitante no desenvolvimento da HPTEC. O desaparecimento incompleto do êmbolo, seguido por organização do trombo e fibrose, leva à obstrução parcial ou total do vaso. Além disso, o remodelamento vascular nas artérias pulmonares distais (arteriopatia pulmonar) também pode contribuir para o aumento da RVP e é a causa de HP residual observada em alguns pacientes após TEP bem-sucedida em outros aspectos. A EP não resolvida na árvore arterial pulmonar proximal causa obstrução vascular de duas maneiras: canalização do coágulo, que leva a múltiplos pequenos canais endotelizados, separados por bandas e teias, ou organização de coágulo de fibrina ou canalização ausente, que leva a tecido conjuntivo fibroso denso que oclui completamente o lúmen arterial. Esse tampão fibroso é firme e aderente à parede arterial e o desafio cirúrgico é remover o suficiente do tampão fibroso como uma unidade para reduzir a resistência vascular sem romper a parede arterial.

A história natural de EP na maioria dos pacientes é a resolução completa do evento tromboembólico com restauração do fluxo sanguíneo normal e da hemodinâmica. No entanto, em alguns pacientes, a resolução embólica é incompleta, resultando no desenvolvimento de HPTEC. O mecanismo pelo qual o material tromboembólico permanece não resolvido não é totalmente compreendido. Uma variedade de fatores pode desempenhar um papel. O volume da substância embólica pode simplesmente sobrecarregar o sistema lítico, com a oclusão total de um ramo arterial maior impedindo que o material lítico atinja e dissolva o êmbolo completamente. Os êmbolos podem ser feitos de substâncias como o trombo fibroso bem organizado, que não pode ser dissolvido por mecanismos normais. Alguns pacientes podem ter tendências à formação de trombos, um estado de hipercoagulabilidade ou mecanismos líticos anormais. Defeitos maiores de perfusão no momento do diagnóstico, doença tromboembólica idiopática, pressão alta da AP (PAP) no momento da apresentação e história de múltiplos êmbolos pulmonares são fatores de risco para o desenvolvimento de HPTEC após uma EP aguda.

Outros fatores de risco identificados incluem: shunts ventriculoatriais, marca-passos infectados, esplenectomia, tromboembolismo venoso prévio, tromboembolismo venoso recorrente, grupo sanguínco diferente de O, anticoagulante lúpico ou anticorpos antifos-folípídicos, terapia de substituição da tireoide ou história de doença maligna. Apesar de ser um fator de risco para tromboembolismo venoso, a prevalência de estados trombofílicos hereditários (deficiências de antitrombina III, proteína C e proteína S, mutações no fator II e fator V de Leiden) é semelhante à dos indivíduos-controle normais ou dos pacientes com HP idiopática. Em contraste, os anticorpos anticoagulantes lúpicos ou antifosfolipídicos podem ser encontrados em até 21% dos pacientes com HPTEC e níveis aumentados de fator VIII foram identificados em 41% dos pacientes com HPTEC. Finalmente, estudos preliminares de pequeno porte sugerem a possibilidade de anormalidades estruturais e funcionais de fibrinogênio em pacientes com HPTEC que talvez confiram resistência à fibrinólise.

MANIFESTAÇÕES CLÍNICAS

Uma história de um evento tromboembólico agudo anterior não está presente em 25% a 30% dos pacientes diagnosticados com HPTEC. Assim, um alto índice de suspeita é importante para o diagnóstico de HPTEC em qualquer paciente com dispneia aos esforços e com intolerância ao exercício, mesmo sem evidência de EP prévia. No início do processo da doença, os pacientes podem passar por um "período de lua de mel", no qual os sinais e os sintomas da HP não são evidentes. Os sintomas aparecem quando o ventrículo direito é incapaz de aumentar a contratilidade de maneira insuficiente para aumentar a pré-carga do ventrículo esquerdo (VE) e o débito cardíaco (DC) durante o exercício. A dispneia progressiva por esforço é frequentemente o sintoma inicial da HPTEC e, infelizmente, é com frequência atribuída a condições clínicas mais comuns, como doença pulmonar obstrutiva, obesidade ou falta de condicionamento. A dispneia por esforço resulta de aumento da RVP que limita o DC e de aumento das necessidades respiratórias devido ao aumento do espaço morto alveolar.

À medida que a doença evolui e o lado direito do coração falha, os pacientes podem desenvolver ascite, saciedade precoce, plenitude epigástrica ou do quadrante superior direito, edema, dor torácica e pré-síncope ou síncope. Outros sintomas podem incluir tosse não produtiva, hemoptise e palpitações. A disfunção da prega vocal esquerda e a rouquidão podem surgir devido à compressão do nervo laríngeo recorrente esquerdo entre a aorta e uma AP principal esquerda aumentada. No início do processo da doença, o exame físico pode ser normal ou revelar um componente pulmonar acentuado da segunda bulha cardíaca. Sopros de fluxo pulmonar ou ruídos auscultados sobre os campos pulmonares são causados por fluxo sanguíneo turbulento por meio de trombos parcialmente ocluídos ou recanalizados. Esses sopros do fluxo são ouvidos em 30% dos pacientes com HPTEC e não são encontrados na HP idiopática.

No processo mais tardio da doença, os pacientes apresentam síncope relacionada com esforço e dispneia de repouso. Os sinais físicos estão longe de ser uniformes e o exame físico pode ser surpreendentemente pouco recompensador se a insuficiência do ventrículo direito (VD) ainda não estiver presente, mesmo em pacientes com dispneia grave. Os achados físicos de insuficiência VD, como distensão venosa jugular, elevação do VD, cisão fixa da segunda bulha cardíaca, sopro de regurgitação tricúspide (RT), galope no VD, hepatomegalia, ascite e edema podem aparecer nos estágios posteriores da doença. A maioria dos pacientes é hipóxica, com tensão arterial de oxigênio no ar ambiente no intervalo de 65 mmHg. Essa hipoxia é resultado da incompatibilidade entre ventilação/perfusão ($\dot{V}/\dot{Q}$) e baixa saturação venosa mista de oxigênio. A hipoxemia acentuada em repouso implica disfunção do VD ou a presença de considerável shunt de direita-esquerda, tipicamente por meio de forame oval patente (FOP). A tensão do dióxido de carbono é levemente reduzida com a compensação metabólica (redução do bicarbonato). A ventilação do espaço morto é aumentada, juntamente com incompatibilidade $\dot{V}/\dot{Q}$, embora essas características estejam precariamente correlacionadas com o grau de obstrução vascular pulmonar.

AVALIAÇÃO DIAGNÓSTICA

Exames da Função Pulmonar

Exames da função pulmonar básica não fornecem indícios específicos para o diagnóstico de HPTEC, e são mais úteis na avaliação de pacientes com doença pulmonar parenquimatosa coexistente ou obstrução do fluxo de ar. Vinte por cento dos pacientes com HPTEC apresentam um defeito restritivo leve a moderado, frequentemente resultado de cicatrizes parenquimatosas causadas por infarto pulmonar anterior. Da mesma maneira, uma redução modesta da capacidade de difusão do pulmão em única respiração para monóxido de carbono (D_{LCO}) pode estar presente em alguns pacientes com HPTEC. Um valor normal não exclui o diagnóstico e uma redução grave de D_{LCO} indica que o leito vascular pulmonar distal está significativamente comprometido, tornando provável um diagnóstico alternativo.

Radiografia do Tórax

A radiografia do tórax pode não ser notável nos estágios iniciais da HPTEC. No entanto, à medida que a doença evolui com o desenvolvimento de HP, o leito vascular pulmonar proximal aumenta. Em alguns pacientes com doença tromboembólica crônica das AP principal ou lobar, esse aumento central da AP pode ser assimétrico. Esse não é um achado radiográfico nos pacientes com HP resultante de doença de pequenos vasos. À medida que o ventrículo direito se adapta ao aumento da RVP, podem-se observar sinais radiográficos de aumento da câmara, como obliteração do espaço retroesternal e proeminência da borda cardíaca direita. Regiões pulmonares relativamente avascularizadas podem ser observadas se um trombo organizado comprometeu o fluxo sanguíneo para aquela área. Nessas regiões pulmonares de perfusão precária, opacidades alveolares periféricas, lesões lineares semelhantes a cicatrizes e espessamento pleural podem ser encontrados como resultado de lesão parenquimatosa e infarto.

Ecocardiografia Transtorácica

A ecocardiografia transtorácica (ETT) é uma modalidade de triagem frequentemente usada em pacientes com suspeita de HP. Muitas vezes, fornece a primeira indicação objetiva da presença de PAP elevada ou comprometimento do VD. A tecnologia atual possibilita estimativas de PAP sistólica (usando a análise Doppler da velocidade de RT), junto com o DC e o desempenho do VD. Aumento das câmaras cardíacas direitas e do RT resultante, movimento de achatamento ou paradoxal do septo interventricular e invasão de um ventrículo direito aumentado na cavidade ventricular esquerda, que resulta em comprometimento do enchimento do VE, são achados em pacientes com HP significativa. A ecocardiografia com contraste usando solução salina intravenosa agitada pode mostrar a presença de uma derivação intracardíaca, como resultado de um FOP ou de outro defeito septal não detectado anteriormente. O ecocardiograma também é útil para descartar disfunção do VE, doença valvular ou cardiopatia congênita, que podem causar HP. Em alguns pacientes com suspeita de HPTEC, a ETT que mostra PAP normais ou minimamente elevadas em repouso pode algumas vezes demonstrar aumento substancial da PAP ou dilatação do ventrículo direito com esforço.

Cintilografia de Perfusão/Ventilação

O próximo passo na avaliação dos pacientes para HPTEC é a aquisição de um exame $\dot{V}/\dot{Q}$. Para aqueles pacientes com diagnóstico de HP e para pacientes com dispneia de origem desconhecida e suspeita de doença vascular pulmonar, o exame $\dot{V}/\dot{Q}$ é o teste de triagem recomendado para HPTEC. Na HPTEC, pelo menos um defeito de perfusão incompatível segmentado ou maior está presente, mas mais comumente são vários (Fig. 20.1). Nos

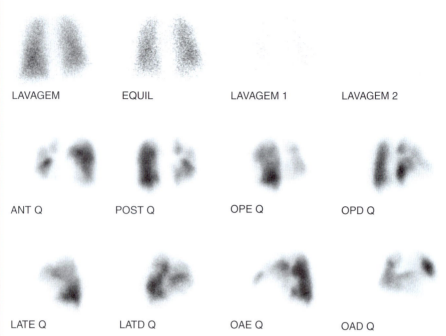

Fig. 20.1 Exame de ventilação-perfusão pulmonar. Anormalidades de perfusão incompatíveis incluem o lobo superior esquerdo "hipoperfundido", com defeitos de perfusão segmentar dispersos na língula e em todo o pulmão direito. *ANT*, anterior; *EQUIL*, equilíbrio; *LATD*, lateral direito; *LATE*, lateral esquerdo; *OAD*, oblíquo anterior direito; *OAE*, oblíquo anterior esquerdo; *OPD*, oblíquo posterior direito; *OPE*, oblíquo posterior esquerdo; *POST*, posterior; *Q*, perfusão.

pacientes com doença vascular pulmonar de pequenos vasos, os resultados da varredura de perfusão são normais ou apresentam um aspecto "mosqueado", caracterizado por defeitos não segmentares. O maior valor de uma varredura $\dot{V}/\dot{Q}$ como exame de triagem é que um padrão de perfusão relativamente normal exclui o diagnóstico de HPTEC cirúrgica. Os pesquisadores também observaram que a magnitude dos defeitos de perfusão exibidos por pacientes com HPTEC com doença operável pode subestimar o grau de obstrução vascular pulmonar determinado pela angiografia. Portanto, HPTEC deve ser considerada e uma avaliação para doença operável é necessária, mesmo se a varredura $\dot{V}/\dot{Q}$ demonstrar um número limitado de defeitos de perfusão incompatíveis ou regiões de hipoperfusão relativa ("zonas cinzentas").

Embora um exame de perfusão anormal seja observado em pacientes com HPTEC, esse achado não possui especificidade. Vários outros distúrbios que afetam os vasos pulmonares proximais podem resultar em achados de varredura semelhantes aos da HPTEC e, assim, mais exames de imagem diagnósticos são necessários. Dependendo da disponibilidade de modalidade de imagem e perícia interpretativa, a angiografia convencional baseada em cateter – angiotomografia computadorizada pulmonar (ATCP) – e a ressonância magnética (RM) são os métodos mais valiosos para definir a anatomia vascular pulmonar de grandes vasos e fornecer as informações diagnósticas necessárias para a confirmação de HPTEC.

Angiografia Pulmonar Baseada em Cateteres

A angiografia pulmonar baseada em cateteres tem sido tradicionalmente considerada o padrão-ouro para confirmar o diagnóstico de HPTEC e avaliar a extensão proximal da doença tromboembólica crônica na avaliação de pacientes para TEP. Na maioria das

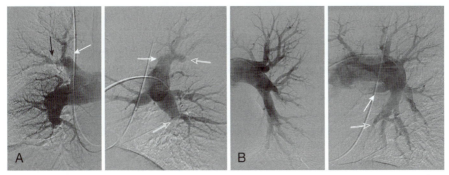

Fig. 20.2 (A) Angiograma pulmonar de acompanhamento que mostra características angiográficas compatíveis com doença tromboembólica crônica: estreitamento da "teia" (*seta preta*); oclusão do vaso proximal, lobo superior direito anterior (*setas brancas sólidas*); e lesões em "bolsas" arredondadas da artéria do lobo posterior direito e da artéria pulmonar descendente direita (*seta branca aberta*). (B) O angiograma pulmonar esquerdo demonstra oclusão quase completa da língula proximal (*seta branca sólida*) e estreitamento segmentar do lobo inferior esquerdo anterior, mais bem visualizado na incidência lateral (*seta branca aberta*).

circunstâncias, um angiograma pulmonar adequadamente realizado, incluindo projeções laterais, fornece informações suficientes para fundamentar uma decisão sobre a localização crônica do trombo e a acessibilidade cirúrgica. O aspecto angiográfico da HPTEC é distinto dos defeitos de enchimento intraluminais bem definidos da EP aguda. Os padrões angiográficos encontrados na HPTEC refletem os complexos padrões de organização e recanalização que ocorrem após um evento tromboembólico agudo. Vários padrões angiográficos foram descritos na HPTEC, incluindo "defeitos da bolsa", redes ou faixas de AP, irregularidades da íntima, estreitamento angular abrupto e frequente das AP principais e obstrução completa dos vasos principais, lobares ou segmentares no ponto de origem. Na maioria dos pacientes com HPTEC, dois ou mais desses achados angiográficos estão presentes, tipicamente envolvendo ambos os pulmões (Fig. 20.2).

Tomografia Computadorizada do Tórax

Com os avanços da tecnologia, a ATCP do tórax tem desempenhado um papel cada vez maior na avaliação das HPTEC. Determinados achados de tomografia computadorizada (TC) vascular e parenquimatosa são observados em pacientes com doença tromboembólica crônica. Esses achados incluem "perfusão em mosaico" do parênquima pulmonar, aumento das AP centrais e das câmaras cardíacas direitas, variabilidade no tamanho dos vasos lobares e em nível segmentar com redução no calibre dos vasos daqueles envolvidos com trombos crônicos e lesões periféricas, semelhantes a cicatrizes, em regiões pulmonares mal perfundidas. Com o realce do contraste da vasculatura pulmonar durante a TC, o trombo organizado pode ser observado nos vasos pulmonares, muitas vezes de maneira excêntrica. Estreitamento associado de AP, estenoses ou bandas da teia, dilatação do vaso pós-estenose e outras irregularidades da íntima também podem ser observados. Esses sinais radiológicos são distintos do achado isolado de defeitos de enchimento intraluminal observados com tromboembolismo agudo. Com o tempo apropriado para o bolus de contraste intravenoso para ATCP, é possível a opacificação da circulação pulmonar e da circulação sistêmica. Esse tipo de imagem possibilita o exame tanto do leito vascular pulmonar quanto de várias características cardíacas, incluindo o tamanho da câmara cardíaca, a posição e a forma do septo interventricular (desviado em direção ao ventrículo esquerdo no cenário de sobrecarga de pressão VD), a presença de anormalidades cardíacas congênitas, a drenagem venosa pulmonar anômala, o tamanho e a distribuição dos vasos colaterais decorrentes da circulação arterial sistêmica, como as artérias brônquicas fora da aorta e os vasos colaterais originários dos vasos coronários.

O que permanece incompletamente avaliado é a utilidade da ATCP na determinação da operabilidade em determinados subgrupos de pacientes com HPTEC. Isso se tornou particularmente relevante porque as técnicas cirúrgicas possibilitam a ressecção de material tromboembólico crônico no nível do vaso segmentar. A experiência clínica demonstrou que a ausência de trombo no revestimento ou íntima espessada dos vasos centrais na ATCP não exclui o diagnóstico de HPTEC ou a possibilidade de ressecção cirúrgica. Os exames que comparam diretamente a ATCP com a angiografia pulmonar convencional são limitados.

As informações complementares fornecidas pela TC são de grande valia, não apenas para detectar distúrbios do parênquima pulmonar e do mediastino, mas também na diferenciação da HPTEC de "mímica radiológica". Em pacientes com HPTEC e doença pulmonar intersticial coexistente ou enfisema, a TC pode definir a extensão e a localização do processo pulmonar parenquimatoso. Uma tentativa de TEP que leva à doença do parênquima pulmonar representa risco de um desfecho pós-operatório indesejável; essas circunstâncias, portanto, devem excluir um paciente da consideração cirúrgica. Quando um exame de V̇/Q̇ demonstra ausência ou ausência quase completa da perfusão para um pulmão inteiro, a TC é um estudo essencial para descartar a compressão vascular pulmonar extrínseca da adenopatia mediastinal, da fibrose ou da neoplasia. As "mímicas" da HPTEC como sarcomas primários dos vasos pulmonares proximais, arterite de vasos pulmonares médios a grandes (p. ex., arterite de Takayasu ou sarcoidose) e fibrose mediastinal envolvendo AP proximais ou veias pulmonares são frequentemente reveladas com TC.

Ressonância Magnética

Em alguns centros de especialidade em HPTEC, RM e angiorressonância (ARM) para visualizar o leito vascular pulmonar têm se mostrado métodos confiáveis para o diagnóstico de HPTEC e para determinar os candidatos à cirurgia. Em um estudo de 34 pacientes com HPTEC, pode-se observar material tromboembólico aderente à parede envolvendo as AP centrais até o nível segmentar. Teias e bandas intraluminais, bem como afunilamento e cortes anormais de vasos, também foram detectadas. Os pesquisadores também mostraram que a RM foi superior à angiografia por subtração digital (ASD) para determinar a localização proximal do material tromboembólico crônico ressecável.

Características adicionais da RM que podem ser úteis na avaliação de pacientes com HPTEC incluem imagens de cine, que possibilitam uma avaliação da função do VD e do VE e fornece dados sobre volumes sistólico final e diastólico final, fração de ejeção e massa muscular. Além disso, imagens de contraste de fase podem ser usadas para medir o DC, junto com o fluxo arterial pulmonar e sistêmico.

Avaliação do Paciente com Hipertensão Pulmonar Tromboembólica Crônica para Tromboendarterectomia Pulmonar

A avaliação de um paciente com suspeita de HPTEC tem o objetivo de estabelecer o diagnóstico, determinando se a TEP é viável e, após avaliação cuidadosa de comorbidades, riscos e benefícios antecipados, se o tratamento cirúrgico deve ser realizado. Uma vez confirmado o diagnóstico de HPTEC, a próxima consideração para estabelecer a candidatura à cirurgia de qualquer paciente é a determinação da acessibilidade cirúrgica das lesões trombóticas crônicas e, desse modo, a "operabilidade" (Quadro 20.2). Apesar dos avanços em diagnósticos e da expansão da experiência cirúrgica, essa avaliação continua subjetiva. A

QUADRO 20.2 *Critérios de Seleção do Paciente para Tromboendarterectomia Pulmonar*

- Presença de doença tromboembólica crônica cirurgicamente ressecável
- Doença tromboembólica crônica sintomática, com ou sem hipertensão pulmonar e disfunção cardíaca direita em repouso
- Ausência de doenças concomitantes que representam ameaça imediata à vida
- Desejo do paciente de tratamento cirúrgico baseado na insatisfação com função cardiorrespiratória ou prognóstico deficientes
- Disposição do paciente em aceitar o risco de mortalidade do procedimento cirúrgico de tromboendarterectomia pulmonar.

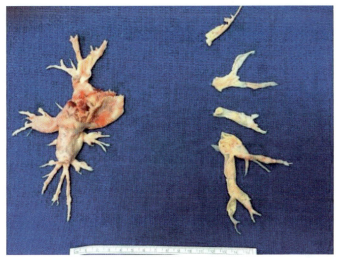

Fig. 20.3 Material removido no momento da tromboendarterectomia pulmonar que mostra trombo organizado acompanhado de coágulo semiorganizado que começa na artéria pulmonar principal direita, enquanto, à esquerda, trombo de nível segmentar foi endarterectomizado. Hemodinâmica pulmonar pré-operatória: pressão média atrial direita, 10; pressão arterial pulmonar, 88/33 (média 55); índice cardíaco, 2,09 L/min/m². Hemodinâmica pós-operatória: pressão venosa central, 9; pressão arterial pulmonar, 43/15 (média 24); índice cardíaco, 4,8 L/min/m² por minuto.

experiência com a interpretação dos estudos de diagnóstico descritos nas seções anteriores e o conhecimento das capacidades da equipe cirúrgica em um centro especializado para TEP determinam quais lesões tromboembólicas crônicas podem ser removidas. À medida que se adquire experiência cirúrgica, torna-se possível ressecar não apenas a doença da AP principal e do nível lobar, mas também lesões tromboembólicas crônicas segmentares mais distais (Fig. 20.3). Embora a experiência inicial com procedimentos de TEP tenha se concentrado no tratamento de pacientes com HP e insuficiência do VD, as indicações para intervenção cirúrgica ampliaram-se, incluindo aqueles pacientes com doença tromboembólica crônica sintomática sem HP em repouso. Um relato de 42 pacientes com doença tromboembólica crônica sintomática e uma PAPm basal inferior a 25 mmHg concluiu que a TEP resultou em uma melhora significativa no estado funcional e na qualidade de vida. A tromboendarterectomia e a reperfusão de regiões pulmonares antes do desenvolvimento de HP significativa podem impedir o desenvolvimento da arteriopatia de pequenos vasos neste grupo de pacientes.

É igualmente essencial para a definição dos candidatos à cirurgia a avaliação dos riscos perioperatórios. A realização correta do cateterismo cardíaco do lado direito possibilita que o médico determine com precisão a gravidade da HP e o grau de disfunção do VD nos pacientes com HPTEC submetidos à avaliação cirúrgica. Observações iniciais indicaram que pacientes com HP grave, como definido por uma RVP maior que 1.000 dinas·s·cm^{-5}, apresentam maior risco de mortalidade no perioperatório. Embora as taxas de mortalidade perioperatória em todo o mundo tenham diminuído, os pacientes com HP mais grave e aqueles com insuficiência ventricular direita descompensada decorrente de HPTEC permanecem em maior risco. Madani et al. relataram um declínio no risco global de mortalidade operatória de 2,2% após TEP em 500 pacientes operados entre 2006 e 2010; nesse mesmo grupo, os pacientes com RVP pré-operatória maior que 1.000 dinas·s·cm^{-5} apresentaram uma taxa de mortalidade de 4,1% em comparação com 1,6% naqueles pacientes com uma RVP menor que 1.000 dinas·s·cm^{-5}.

Finalmente, deve-se prever que a TEP resultará em um desfecho significativo para o paciente submetido a esse procedimento complexo e tecnicamente desafiador. Pacientes com condições comórbidas significativas, como enfisema grave ou aqueles com doença maligna relacionada com a vida, não apenas estão em risco perioperatório considerável, mas também não são propensos a perceber o benefício do estado funcional da TEP. Embora a operação fosse viável tecnicamente, uma intervenção tão agressiva poderia ser imprudente. Além disso, quando o grau de HP parece desproporcional à extensão da doença tromboembólica crônica acessível, aparente pela angiografia, e não se espera que a ressecção cirúrgica resulte em melhora substancial da hemodinâmica pulmonar, o tratamento cirúrgico não deve ser realizado. Infelizmente, essa avaliação continua sendo subjetiva. Em tentativas anteriores de estabelecer critérios objetivos pelos quais a doença de pequenos vasos pudesse contribuir para a RVP em pacientes com HPTEC, a análise da forma de onda da oclusão da AP foi usada para "particionar" os componentes proximais *versus* distais da resistência vascular. Embora seja necessário equipamento especializado e a obtenção de formas de onda de oclusão adequadas possa ser difícil nessa população de pacientes, os dados disponíveis dessa técnica enfatizam a heterogeneidade das lesões vasculares pulmonares presentes na HPTEC; os pacientes com doença operável tinham maior grau de resistência a montante.

CIRURGIA

Histórico

A doença tromboembólica crônica não foi reconhecida como uma entidade diagnóstica distinta até o final da década de 1920. A primeira tentativa cirúrgica para remover o trombo aderente da parede da PA foi relatada em 1958. Essa cirurgia marcante distinguiu a endarterectomia, em vez da embolectomia, como o procedimento cirúrgico de escolha para a doença tromboembólica crônica. Em 1961 e 1962, hipotermia sistêmica com circulação extracorpórea (CEC) foi usada para realizar duas endarterectomias bem-sucedidas. Desde que as modificações progressivas à técnica cirúrgica foram feitas, essas melhorias atingiram uma redução nas taxas de mortalidade de 1% a 2%.

Procedimento de Tromboendarterectomia Pulmonar

A TEP é o único tratamento curativo para HPTEC, com taxas de mortalidade periprocedimento menores que 2% a 5% em centros experientes, hemodinâmica quase normalizada, e melhora substancial dos sintomas clínicos na maioria dos pacientes. As decisões de tratamento em HPTEC devem ser feitas por uma equipe de HPTEC e baseadas em discussões interdisciplinares entre clínicos gerais, radiologistas e cirurgiões especialistas. A condição do paciente não deve ser considerada inoperável, a menos que pelo menos dois cirurgiões experientes em TEP independentes tenham avaliado o paciente. A avaliação detalhada do paciente no pré-operatório e a seleção, a técnica cirúrgica e anestésica e o manejo meticuloso pós-operatório são essenciais para o sucesso da cirurgia. Após a endarterectomia completa, pode-se esperar um decréscimo significativo da RVP com quase normalização da hemodinâmica pulmonar. O procedimento segue quatro princípios básicos, mas importantes:

1. A endarterectomia deve ser bilateral; portanto, a abordagem é realizada através de uma esternotomia mediana.
2. A identificação do plano de dissecção correto é crucial e o plano deve ser identificado em cada um dos ramos segmentar e subsegmentar.
3. A visualização perfeita é essencial e a endarterectomia distal completa não pode ser realizada sem o uso de parada circulatória. A parada circulatória geralmente é limitada a 20 minutos de cada vez e é suportada pelo resfriamento a 18°C.
4. A endarterectomia completa até as extremidades distais dos vasos menores é essencial.

A endarterectomia deve ser bilateral porque a doença tromboembólica bilateral está presente em quase todos os pacientes com HPTEC e a HP é um fenômeno bilateral. Historicamente, muitos relatos descrevem operações unilaterais e, ocasionalmente, ainda são realizadas por toracotomia lateral em centros inexperientes. No entanto, a abordagem unilateral ignora a doença do lado contralateral, submete o paciente a risco hemodinâmico durante o pinçamento da AP, não possibilita visibilidade adequada, devido à presença contínua de fluxo sanguíneo brônquico, e expõe o paciente a uma operação repetida no lado contralateral. Além disso, os canais colaterais desenvolvem-se na HPTEC não apenas através das artérias brônquicas, mas também a partir dos vasos diafragmáticos, intercostais e pleurais. A dissecção do pulmão no espaço pleural através de uma incisão de toracotomia pode, portanto, ser extremamente sanguinolenta. A esternotomia mediana, além de fornecer acesso bilateral, evita a entrada nas cavidades pleurais e possibilita a pronta instituição da CEC.

A CEC é essencial para garantir a estabilidade cardiovascular quando a cirurgia é realizada e para resfriar o paciente a fim de possibilitar a parada circulatória. É necessária uma excelente visibilidade, em um campo sem sangue, para definir um plano de endarterectomia adequado e, em seguida, acompanhar a amostra de TEP profundamente nos vasos subsegmentares. Devido ao fluxo sanguíneo brônquico abundante geralmente presente nesses casos, períodos de parada circulatória são necessários para garantir a perfeita visibilidade. No entanto, relatos esporádicos descreveram o desempenho dessa operação sem parada circulatória. Os períodos de parada circulatória são limitados a 20 minutos, com restauração do fluxo sanguíneo entre cada parada. Com a experiência, a endarterectomia geralmente pode ser realizada com um único período de parada circulatória em cada lado. Uma verdadeira endarterectomia no plano do meio deve ser realizada. É essencial observar que a remoção do trombo visível é, em grande parte, incidental a essa operação.

Quando a CEC é iniciada, o resfriamento da superfície começa com uma jaqueta com touca e uma manta de resfriamento corporal e o sangue é resfriado com o oxigenador da bomba. Durante o resfriamento, um gradiente de não mais que 10°C entre a temperatura do sangue arterial e da bexiga ou do reto é mantido. O resfriamento geralmente leva de 45 a 60 minutos. Quando ocorre fibrilação ventricular, uma saída de ar adicional é colocada no átrio esquerdo através da veia pulmonar superior direita. Essa saída evita distensão do átrio esquerda (AE) e do VE decorrente de grande quantidade de fluxo sanguíneo brônquico.

> **QUADRO 20.3** *Classificação de Tromboembolia da University of California San Diego*
>
> Nível I: Doença tromboembólica crônica nas principais artérias pulmonares
> Nível IC: Oclusão completa de uma artéria pulmonar principal com doença tromboembólica crônica
> Nível II: Doença tromboembólica crônica que começa no nível das artérias lobares ou nas artérias pulmonares descendentes principais
> Nível III: Doença tromboembólica crônica que começa no nível das artérias segmentares.
> Nível IV: Doença tromboembólica crônica que começa no nível das artérias subsegmentares
> Nível 0: Nenhuma evidência de doença tromboembólica crônica em nenhum dos pulmões
>
> De Madani MM, Jamieson SW, Pretorius V, et al. Subsegmental pulmonar endarterectomy: time for new surgical classification. Abstract presented at the International CTEPH Conference, Paris, 2014.

Cinco categorias de doença oclusiva pulmonar relacionada com trombo podem ser observadas. O sistema de classificação da University of California San Diego (UCSD) descreve os diferentes níveis da amostra tromboembólica e corresponde ao grau de dificuldade da endarterectomia (Quadro 20.3). O nível 0 é sem evidências de presença de doença tromboembólica crônica. Em outras palavras, ocorreu um erro de diagnóstico ou talvez um pulmão não esteja completamente acometido pela doença tromboembólica; ambas as situações são raras. Essa entidade é caracterizada por doença intrínseca de pequenos vasos, embora o trombo secundário possa ocorrer como resultado da estase. A doença de pequenos vasos pode não ter relação com eventos tromboembólicos (HP "primária") ou pode ocorrer em relação à hipertensão tromboembólica como resultado de um estado de fluxo alto ou de alta pressão em vasos previamente não acometidos, semelhante à geração da síndrome de Eisenmenger. Os pesquisadores acreditam que "interferência" simpática do lado contralateral afetado ou áreas estenóticas no mesmo pulmão também podem estar presentes.

A doença nível I refere-se à condição na qual o material tromboembólico está presente e é facilmente visível na abertura das AP principais direita e esquerda. Um subconjunto da doença nível I, nível Ic, é a oclusão completa da AP esquerda ou direita e a não perfusão desse pulmão. A oclusão completa pode representar uma doença totalmente diferente, em especial quando é unilateral e no lado esquerdo. Esse grupo de pacientes, tipicamente de mulheres jovens com oclusão completa da AP esquerda, pode não ter reperfusão do pulmão acometido apesar de uma endarterectomia completa, indicando uma doença vascular pulmonar intrínseca diferente não relacionada à doença tromboembólica.

No nível II, a doença começa na região lobar ou nas artérias de nível intermediário e a AP principal não é acometida. A doença nível III é limitada à doença tromboembólica originada apenas nos vasos segmentares. O nível IV é a doença dos vasos subsegmentares, sem qualquer outra doença observada em níveis mais proximais. A doença nível III e a doença nível IV apresentam as situações cirúrgicas mais desafiadoras. A doença é muito distal e está restrita aos ramos segmentar e subsegmentar. Esses níveis são mais frequentemente associados a supostos trombos repetitivos de fontes de extremidade superior, cateteres de demora de longo prazo, eletrodos de marca-passo ou shunts ventriculoatriais.

Após a conclusão das endarterectomias, a CEC é reinstituída e o aquecimento é iniciado. Metilprednisolona (500 mg, por via intravenosa) e manitol (12,5 g, por via intravenosa) são administrados e durante o aquecimento um gradiente de temperatura de não mais do que 10°C é mantido entre o perfusato e a temperatura corporal, com um máximo de temperatura do perfusato de 37°C. Se a resistência vascular sistêmica (RVS) for alta, o nitroprussiato é administrado para promover vasodilatação e aquecimento.

Quando a arteriotomia pulmonar esquerda é reparada, a saída de ar da AP é substituída na AP esquerda. Se a ecocardiografia transesofágica (ETE) intraoperatória mostrar evidência de defeito septal, o átrio direito é aberto e examinado. Qualquer comunicação intra-atrial é fechada. Embora a RT seja invariável nesses pacientes e seja frequentemente grave, o reparo da válvula tricúspide não é realizado a menos que uma anormalidade estrutural independente da válvula tricúspide esteja presente. Se a morfologia da válvula tricúspide for normal, a sua competência retorna com a remodelação do VD ao longo de alguns dias de pós-operatório. Se outros procedimentos cardíacos forem necessários, tais como cirurgias da artéria coronária ou da válvula aórtica ou mitral, são realizados durante o período de reaquecimento sistêmico. O resfriamento miocárdico é suspenso após a conclusão de todos os procedimentos cardíacos. A saída de ar do AE é removida e o local da ventilação é reparado. Todo o ar é retirado do coração e o pinçamento aórtico é removido. Quando o paciente é reaquecido, a CEC é interrompida. Apesar da duração da CEC, a hemostasia é prontamente obtida e os hemoderivados são geralmente desnecessários. O fechamento da ferida é rotineiro. A diurese vigorosa é usual nas primeiras horas após a CEC.

▣ MANEJO ANESTÉSICO DE PACIENTES SUBMETIDOS À TROMBOENDARTERECTOMIA PULMONAR

Considerações Hemodinâmicas e Indução Anestésica

No dia da cirurgia, um cateter intravenoso periférico de grosso calibre e um cateter arterial radial são colocados na área pré-operatória. Os benzodiazepínicos são administrados ocasionalmente para sedação, mas com extrema cautela, com monitorização total e preferencialmente na sala de cirurgia. A sedação deve ser administrada caso a caso, observando-se que a ansiedade e a dor podem aumentar a RVP, enquanto a sedação excessiva pode causar hipercarbia e hipoxia, levando à acidose que exacerba a RVP elevada. Um cateter de AP (CAP) pode ser colocado no pré-operatório, mas geralmente é usado após a indução anestésica.

A HPTEC, de acordo com sua classificação como HP pré-capilar, é caracterizada pela função sistólica do VE normal e pela hemodinâmica anormal do lado direito. Assim, a indução e a tomada de decisão estão centradas na função do VD. O ventrículo direito é tipicamente hipertrofiado e dilatado e está associado a um átrio direito dilatado. Pacientes submetidos à TEP têm uma RVP fixa e disfunção concomitante do VD; portanto, qualquer redução significativa da pressão arterial média durante a indução pode comprometer a perfusão do VD e causar colapso cardiovascular. A manutenção de uma RVS adequada, um estado inotrópico adequado e um ritmo sinusal normal serve para preservar a hemodinâmica sistêmica, bem como a perfusão coronariana do VD. Tentativas de reduzir a RVP farmacologicamente usando nitroglicerina ou nitroprussiato devem ser evitadas, pois esses agentes têm eficácia mínima no tratamento da RVP relativamente fixa e resultam em redução da RVS que compromete a perfusão coronariana do VD e a função ventricular direita, levando rapidamente à hipotensão e ao colapso cardiovascular. O óxido nítrico inalatório (NO – nitric oxide) tem uso seguro, mas alguns pacientes não respondem a ele e raramente é necessário na indução. A administração de vasopressores, como fenilefrina ou vasopressina, é vital no tratamento da hipotensão e na promoção da perfusão adequada do VD. Apesar de uma RVP relativamente fixa, deve-se tentar minimizar as condições que aumentam ainda mais a RVP, como episódios de hipoxia e hipercarbia.

> **QUADRO 20.4** *Sinais de Colapso Iminente*
>
> - Pressão diastólica final do ventrículo direito > 15 mmHg
> - Regurgitação tricúspide grave
> - Resistência vascular pulmonar > 1.000 dinas·s·cm^{-5}

A escolha dos medicamentos de indução anestésica depende do grau de instabilidade hemodinâmica. O etomidato é frequentemente usado porque mantém o tônus simpático e não tem efeito depressivo miocárdico direto significativo. A succinilcolina ou o rocurônio podem ser usados para alcançar um ambiente de intubação rápida e o controle da via aérea. Recomenda-se que a titulação de narcóticos para neutralizar a resposta à intubação ocorra após o controle da ventilação para evitar rigidez e hipoventilação. O suporte inotrópico com uma infusão de catecolamina é usado em pacientes com alto risco de colapso cardiovascular (Quadro 20.4).

Um CAP é colocado rotineiramente após a indução, não antes, porque os dados do cateterismo cardíaco à direita estão geralmente disponíveis para revisão no pré-operatório. A ETE pode ser muito útil para orientar a colocação do CAP e confirmar a posição do CAP na AP. Pacientes submetidos à TEP tendem a ter átrio e ventrículo direitos dilatados, tornando a colocação do CAP potencialmente difícil. Um CAP é vital para avaliar o impacto da intervenção cirúrgica na reatividade vascular pulmonar. Pacientes com doença avançada podem não ser capazes de deitar em posição supina ou em posição de Trendelenburg, o que às vezes pode levar ao colapso cardiorrespiratório. Se a ETT pré-operatória revelar evidência de trombos do átrio direito (AD), do VD ou da AP principal, a ETE é realizada imediatamente após a indução e antes da colocação do CAP. Nesse exemplo, a colocação do CAP é orientada com ETE e o CAP é deixado na veia cava superior (a 20 cm) até a conclusão do procedimento cirúrgico. Como todos os pacientes submetidos à TEP também são submetidos a CEC prolongada e parada circulatória, um cateter arterial femoral é colocado após a indução para monitorizar a pressão arterial após a CEC porque um cateter de artéria radial subestima de maneira significativa a pressão arterial sistêmica com um gradiente de até 20 mmHg.

A monitorização da função cerebral SEDLine (Hospira, Lake Forest, IL) é usada para monitorizar o eletroencefalograma. Esse eletroencefalógrafo processado em quatro canais fornece confirmação da isoeletricidade cerebral e, portanto, uso mínimo de oxigênio pelo cérebro antes da parada circulatória. Ele também serve como um monitor para o nível de consciência durante o procedimento. A espectroscopia de infravermelho próximo cerebral é usada para monitorizar o estado de saturação de oxigênio cerebral do paciente dentro dos tecidos do lobo frontal durante o procedimento e a parada circulatória. O dispositivo é um método não invasivo de estimar a saturação de oxigênio venoso do bulbo jugular (SjvO$_2$) e, portanto, o equilíbrio de oxigênio cerebral global no cenário clínico. Pacientes com saturação de oxigênio cerebral menor que 40% por mais de 10 minutos tiveram um aumento na incidência de disfunção neurocognitiva.

A monitorização da temperatura é obtida de várias maneiras durante todos os procedimentos de TEP para possibilitar a quantificação precisa dos gradientes térmicos e garantir resfriamento e reaquecimento. A temperatura da bexiga e as sondas retais são usadas para a estimativa da temperatura central. Uma sonda de membrana timpânica é usada para a estimativa da temperatura do cérebro e o CAP mede a temperatura do sangue.

A hemodiluição normovolêmica aguda geralmente é usada em caso de um aumento do hematócrito inicial, sem a presença de qualquer doença cardíaca concomitante. Tipicamente, 1 a 2 unidades de sangue total são colhidas após a indução anestésica, dependendo do hematócrito inicial, e são substituídas por coloide, se necessário, para manter a estabilidade hemodinâmica. A hemodiluição normovolêmica aguda tem adicionado benefícios à parada circulatória hipotérmica profunda, pois ajudará a diminuir a viscosidade do sangue, otimizará o fluxo sanguíneo capilar e promoverá um resfriamento uniforme. Esse sangue total colhido autólogo é reinfundido após a administração de protamina, fornecendo assim plaquetas e fatores e substituindo os fatores de coagulação diluídos, resultantes da atividade da bomba. Os agentes antifibrinolíticos não são usados rotineiramente com TEP, pois os pacientes são inerentemente hipercoaguláveis.

A ETE é usada rotineiramente em pacientes submetidos à TEP para monitorizar a hemodinâmica, avaliar a função VD e VE, identificar trombo intracardíaco ou doença valvular e avaliar a função ventricular direita e a desaeração após o bypass. Uma avaliação completa do septo intra-atrial é realizada para descartar FOP, que tem uma incidência de 35% na população com TEP. Todos os pacientes são avaliados com dois métodos: Doppler colorido e contraste ecocardiográfico agitado. A imagem do contraste ecocardiográfico agitado é particularmente útil se os resultados do exame de imagem com Doppler colorido forem inconclusivos. A pressão positiva a 30 cm H_2O é aplicada por 10 segundos e, com a liberação da manobra de Valsalva, é injetado o contraste ecocardiográfico agitado (sangue agitado ou albumina a 5% sem adição de ar). O exame de contraste ecocardiográfico é preferencialmente realizado após o paciente ser preparado e coberto com o campo porque ocorreram casos de colapso hemodinâmico após injeção de contraste. A maioria dos FOP é reparada no intraoperatório. Um algoritmo para avaliação do exame de FOP é mostrado na Figura 20.4. Em casos raros, quando os resultados da operação não são favoráveis e altas pressões do lado direito são esperadas, o FOP é deixado aberto como um "escape" para melhorar a função do VD e aumentar o DC à custa de alguma hipoxemia. Neste caso, o fechamento de um FOP pode ser prejudicial para o estado clínico, reduzindo o enchimento do VE e aumentando o enchimento do ventrículo direito não complacente.

A cabeça do paciente é envolvida em uma manta de resfriamento porque todos os pacientes tratados com TEP são submetidos à parada circulatória. O sistema de cobertura da cabeça é composto de dois itens: o dispositivo de resfriamento Polar Care 500 (balde de resfriamento, bomba, suporte da bomba e transformador de energia AC), que é reutilizável, e a touca efetiva, que é um item de uso único. Em uma série de 55 pacientes que usaram esse dispositivo durante a parada circulatória, a temperatura média da membrana timpânica foi

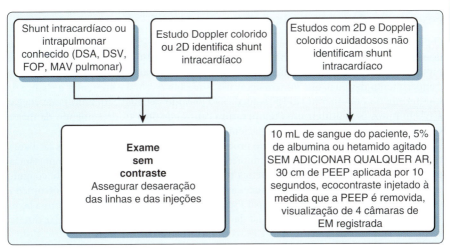

Fig. 20.4 Algoritmo para realização de estudo intraoperatório de contraste ecocardiográfico para procedimentos de tromboendarterectomia pulmonar. *DSA*, defeito do septo atrial; *DSV*, defeito do septo ventricular; *EM*, esôfago médio; *FOP*, forame oval patente; *MAV*, malformação arteriovenosa; *PEEP*, pressão expiratória final positiva; *2D*, bidimensional.

de 15,1°C. O envoltório de cabeça fornece resfriamento suficiente para o cérebro, envolve toda a cabeça e é muito mais fácil de usar do que bolsas de gelo.

Primórdios da Circulação Extracorpórea, Resfriamento e Parada Circulatória Hipotérmica

O tempo de pré-CEC é geralmente curto, a menos que seja planejada a revascularização da artéria coronária concomitante. O sistema de CEC é iniciado com 1.000 mL de Plasma-Lyte A (Baxter, Deerfield, IL), 100 mL de albumina a 25%, 5 a 12 mL (100 unidades/kg) de heparina, 12,5 g de manitol e 50 mL de bicarbonato de sódio 8,4%. Para parada circulatória, 30 mg/kg de metilprednisolona até uma dose máxima de 3 g são adicionados ao inicial e cerca de 500 mg são adicionados no reaquecimento. O esteroide funciona teoricamente como estabilizador de membrana celular e agente anti-inflamatório. Fenitoína (15 mg/kg) é administrada pelo perfusionista para profilaxia de convulsão pós-operatória, após o início da CEC.

O resfriamento começa imediatamente após o início da circulação, utilizando ajuste de temperatura da CEC e mantas de resfriamento presentes por baixo do paciente, em conjunto com o envoltório da cabeça. Possibilitar tempo adequado para resfriar e aquecer o paciente em cada direção usando temperaturas retais, vesicais, timpânicas, da AP e perfusato com gradientes térmicos apropriados garante resfriamento e aquecimento uniformes e completos, respectivamente. Propofol, 2,5 mg/kg, é administrado imediatamente antes do início da parada circulatória hipotérmica profunda para assegurar isoeletricidade completa. A monitorização da função cerebral SEDLine é usada para esse propósito porque o resfriamento cerebral pode ser desigual ou incompleto e êmbolos cerebrais podem ocorrer, pois a TEP é um procedimento aberto; em caso de atividade eletroencefalográfica esparsa, ela monitorizará qualquer atividade residual.

O seguinte deve ser confirmado antes da parada circulatória: o eletroencefalograma é isoelétrico, a temperatura da membrana timpânica é menor que 18°C, temperaturas vesical e retal são mais baixas que 20°C e todos os cateteres de monitorização para o paciente estão desligados, para diminuir o risco de arrastamento de ar para dentro da vasculatura durante a exsanguinação.

Fase de Reaquecimento e Separação da CEC

O perfusato de reaquecimento não deve exceder 37°C e o gradiente entre as temperaturas do sangue e da bexiga ou do reto não deve ser maior que 10°C. O aquecimento promove rapidamente a formação de bolhas gasosas sistêmicas, dessaturação de oxigênio cerebral e aquecimento desigual, que podem agravar a isquemia cerebral e aumentar a chance de hipotermia no pós-operatório (pós-queda). O período de reaquecimento pode chegar a 120 minutos para atingir uma temperatura central de 36,5°C, dependendo da massa corpórea e da perfusão sistêmica do paciente.

A separação da CEC segue o mesmo processo da maioria das outras cirurgias cardíacas, com algumas pequenas exceções. A comunicação com o cirurgião é de extrema importância, pois a classificação cirúrgica da doença tromboembólica e a quantidade de coágulo organizado que foi removida com sucesso determinarão quanto suporte inotrópico e vasopressor (se houver) é necessário para se separar da CEC. Com endarterectomia bem-sucedida, ocorrem redução substancial da RVP e melhora da função ventricular direita, como revelado imediatamente após CEC com ETE (Fig. 20.5).

Se houver HP residual, o paciente pode precisar de suporte inotrópico agressivo (p. ex., dopamina, 3-7 µg/kg por minuto; ou epinefrina, 0,03-0,15 µg/kg por minuto) em associação com vasodilatadores pulmonares, como a milrinona, e prostaciclina ou NO inalatórios. O NO inalatório é preferido porque atua na vasculatura pulmonar com efeitos sistêmicos

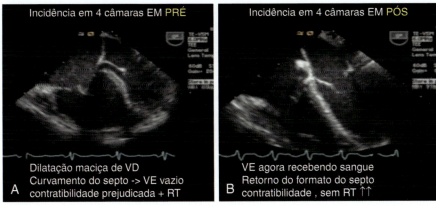

Fig. 20.5 (A) Incidência de quatro câmaras esofágica média (*EM*) em paciente com hipertensão pulmonar tromboembólica crônica antes de tromboendarterectomia pulmonar (TEP). Observe o átrio direito gravemente dilatado, o ventrículo direito e o septo interatrial e intraventricular arqueando em direção ao átrio esquerdo e ao ventrículo esquerdo (*VE*). (B) Após a TEP bem-sucedida, observe a melhora no tamanho do átrio direito e do ventrículo direito (*VD*). *RT*, regurgitação tricúspide.

mínimos. O átrio direito é rotineiramente ritmado a uma frequência de 90 a 100 batimentos/min com eletrodos de estimulação epicárdica temporários para garantir o enchimento incompleto do VD, reduzindo a tensão da parede. Os eletrodos epicárdicos ventriculares também são colocados, mas são usados apenas se a condução atrioventricular estiver comprometida. O dióxido de carbono expirado é uma medida fraca de adequação da ventilação e não representa o verdadeiro dióxido de carbono arterial nesses pacientes antes e depois da CEC, porque a ventilação do espaço morto é parte integrante do processo da doença. O gradiente arterial de dióxido de carbono expirado geralmente melhora após tratamento cirúrgico bem-sucedido, mas a resposta e o tempo variam. A ventilação por minuto mais alta é frequentemente necessária para compensar acidose metabólica que se desenvolve a partir de CEC, parada circulatória e hipotermia. Antes da separação da CEC, o ar intracardíaco e a função de VD e VE são avaliados com ETE e CAP. Com resultados cirúrgicos bem-sucedidos, melhora imediata da função do VD e resolução da distorção e do achatamento do septo interventricular são observadas na ETE intraoperatória. Com a resolução drástica da HP após TEP, o fluxo diastólico transmitral melhora de maneira previsível. Não surpreendentemente, essa mudança correlaciona-se a melhora do DC e do índice cardíaco (IC).

Para padronizar a ventilação e manter hiperventilação no pós-operatório, um ventilador de transporte portátil é utilizado para transportar pacientes para a unidade de cuidados intensivos após TEP. Se o cuidado pós-operatório não apresentar intercorrências, a maioria dos pacientes recebe alta da unidade no segundo ou terceiro dia de pós-operatório, com alta hospitalar subsequente em aproximadamente 1 a 2 semanas após a cirurgia.

Manejo do Sangramento das Vias Aéreas

O edema pulmonar de reperfusão e o sangramento das vias aéreas são duas das complicações mais temidas da TEP. Os anestesiologistas devem, portanto, estar preparados para fornecer manobras diagnósticas e terapêuticas para essas complicações raras e verificar rotineiramente o tubo endotraqueal durante a fase de reaquecimento antes da separação da CEC para inspecionar se há sangramento ou líquido espumoso no tubo endotraqueal.

A maioria dos casos de sangramento é espontânea e só é descoberta após a retomada da ejeção cardíaca. No entanto, o cirurgião pode prever sangramento se houver suspeita de uma lesão adventícia durante a TEP e ajudar a identificar prontamente o lado brônquico que precisa ser isolado. Se sangue escuro e franco for observado no tubo endotraqueal após a separação da CEC, isso geralmente indica uma violação cirúrgica da barreira hematoaérea em um dos ramos da AP. Em contrapartida, o sangue espumoso rosado geralmente indica lesão precoce e grave de reperfusão e é suspeito quando a TEP aumenta o fluxo sanguíneo para um vaso anteriormente ocluído. O manejo do sangramento das vias aéreas concentra-se na prevenção de exsanguinação e manutenção de troca gasosa adequada. O manejo conservador consiste em pressão expiratória final positiva, isolamento pulmonar do segmento com sangramento com bloqueador brônquico, reversão da heparina e correção de coagulopatias. Essas manobras geralmente reduzem o sangramento menor e a lesão de reperfusão. Se o sangramento for reconhecido antes da separação da CEC, o cirurgião deve possibilitar a ejeção breve pelo coração com a área de sangramento sob visualização direta com broncoscopia de fibra óptica ultrassonográfica para estabelecer o local do sangramento. É feita uma tentativa de isolar o segmento afetado usando o bloqueio brônquico para evitar o derramamento de sangue para outros segmentos e causar comprometimento do fluxo aéreo e da troca gasosa. Portanto, imediatamente antes da separação da CEC, deve-se dar atenção especial à otimização da oxigenação e da ventilação. Além disso, enquanto o paciente está em uso de CEC e com o orifício da AP na aspiração, pode-se tentar trocar o tubo endotraqueal por um tubo endotraqueal maior (9-10 mm). Isso possibilita o uso de um broncoscópio grande junto com um Uniblocker de 9 Fr (LMA North America, San Diego, CA). Recomendamos o uso de um cateter para troca da via aérea devido à alta incidência de má visualização direta resultante de sangramento, edema e condições subótimas. O uso do Uniblocker é bom para o isolamento de um pulmão ou lobo, enquanto o bloqueador Arndt (Cook Medical, Bloomington, IN) é mais apropriado para o isolamento de um segmento específico. O uso de tubo de duplo-lúmen não é recomendado porque apresenta um desafio quando se utiliza um broncoscópio grande que possui capacidades superiores de aspiração e diagnóstico. Nos casos de pequenas lesões adventícias, o balão bloqueador pode ser esvaziado sob visualização direta e a ventilação normal pode ser retomada; entretanto, se houver hemorragia persistente, é necessário o isolamento pulmonar contínuo.

Em circunstâncias graves, nas quais oxigenação, ventilação e hemodinâmica inadequadas persistem, várias formas de suporte de vida extracorpóreo devem ser consideradas. Existem três opções:

1. Com disfunção biventricular, oxigenação por membrana extracorpórea venoarterial (ECMO – extracorporeal membrane oxygenation) pode ser usada com anticoagulação.
2. Com disfunção do VD e função preservada do VE, a ECMO com cânula para fluxo de entrada de AD e fluxo de saída de AP contornando e descarregando o ventrículo direito ajuda na troca gasosa e apoia a função do VD.
3. Com função de VD e VE preservada, a ECMO venovenosa usando um circuito ligado à heparina, sem anticoagulação sistêmica, melhora a oxigenação, mas não fornece suporte ventricular.

Um algoritmo para o manejo da hemorragia pós-CEC é apresentado na Figura 20.6. O Cateter Avalon Elite Bicaval de Duplo-Lúmen (Maquet, Rastatt, Alemanha) é tipicamente inserido através da técnica de Seldinger na veia jugular interna direita com orientação por ultrassonografia e ETE. Uma incidência bicaval usando o Doppler de fluxo colorido é usada para garantir que o jato de saída esteja voltado para a válvula tricúspide. Essa técnica é eficiente, não requer anticoagulantes e mantém a troca gasosa adequada com a preservação do fluxo pulmonar e do fluxo sistêmico pulsátil, enquanto possibilita que os processos hemostáticos naturais reparem a AP ou o leito capilar acometido. O reparo natural é geralmente concluído após 24 a 48 horas, possibilitando o desmame da ECMO. A terceira causa mais comum de morte perioperatória em pacientes submetidos à TEP é hemorragia pulmonar maciça após TEP, com HP residual e edema pulmonar de reperfusão como as duas principais causas.

522

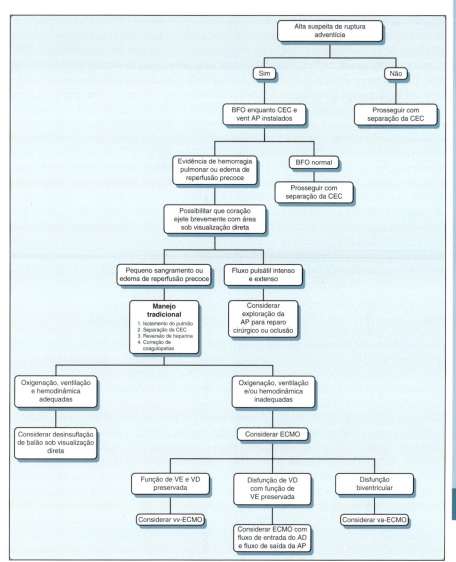

Fig. 20.6 Algoritmo para manejo da hemorragia pulmonar pós-circulação extracorpórea para o procedimento de tromboendarterectomia pulmonar. *AD*, átrio direito; *AP*, artéria pulmonar; *BFO*, broncoscopia por fibra óptica; *CEC*, circulação extracorpórea; *ECMO*, oxigenação por membrana extracorpórea; *VD*, ventrículo direito; *VE*, ventrículo esquerdo; *va*, venoarterial; *vv*, venovenoso. (Reimpressa com permissão de Cronin B, Maus T., Pretorius V, et al. Caso 13 - 2014: management of pulmonar hemorrhage after pulmonary endarterectomy with venoveous extracorporeal membrane oxygenation without systemic anticoagulation. J Cardiothoracic Vasc Anesth. 2014;28(6):1667-1676.)

MANEJO DO PACIENTE NO PÓS-OPERATÓRIO

Em muitos aspectos, os princípios do manejo pós-operatório de pacientes submetidos à TEP são semelhantes aos que acompanham outros procedimentos que exigem esternotomia e CEC. O desejo de minimizar o tempo de ventilação mecânica, o uso de medicações vasoativas para suporte inotrópico e hemodinâmico, o tratamento de feridas, o manejo de dreno torácico mediastinal, o uso de antibióticos "profiláticos", o controle da dor e o tratamento de arritmias pós-operatórias e coagulopatias são problemas comuns enfrentados pelos médicos, enfermeiros, farmacêuticos e terapeutas respiratórios que cuidam dos pacientes após TEP.

No entanto, vários aspectos dessa cirurgia frequentemente apresentam desafios pós-operatórios únicos. Por exemplo, a duração média da CEC de aproximadamente 4 horas é um fator de risco para coagulopatia e redução na contagem de plaquetas, que podem resultar em perda sanguínea mediastinal transitória, porém significativa. Um modesto aumento no nível de creatinina no pós-operatório também é frequentemente observado, embora a necessidade de diálise seja rara. Um aumento transitório dos níveis séricos de transaminases, presumivelmente decorrente de hipoperfusão prolongada, também é observado. A hipotermia profunda frequentemente resulta em acidose metabólica pós-operatória durante a fase de reaquecimento e parada circulatória prolongada tem sido associada a alterações do estado mental pós-operatório e delírio. O próprio procedimento de endarterectomia altera drasticamente a fisiologia cardiopulmonar no pós-operatório imediato. Após TEP bem-sucedida, ocorre uma redução significativa da pós-carga do VD e as regiões pulmonares supridas por vasos previamente ocluídos por trombo organizado recebem fluxo sanguíneo pulmonar drasticamente aumentado. A compreensão dessas alterações fisiológicas imediatas fornece uma justificativa para o manejo exclusivo do paciente pós-TEP.

Manejo Hemodinâmico da Tromboendarterectomia Pós-pulmonar e da Hipertensão Pulmonar Persistente

Os resultados hemodinâmicos imediatos após TEP efetiva incluem reduções da PAP e da RVP (pós-carga no VD) e melhoras da função do VD e do DC. Contudo, a disfunção transitória do nó sinusal, que muitas vezes requer estimulação atrial, ocorre frequentemente durante os primeiros dias de pós-operatório. Essa disfunção provavelmente resulta dos efeitos residuais da hipotermia e da cardioplegia intraoperatórias. Além disso, apesar de uma redução na pós-carga do VD, alguma disfunção persistente do VD pode ser observada. Como visto na ecocardiografia, um grau de tensão no VD pode persistir, embora o padrão seja diferente do observado no pré-operatório. Acreditamos que essa tensão do VD possa resultar dos efeitos residuais da hipotermia (incluindo o uso de uma jaqueta de resfriamento cardíaco) e da cardioplegia, como resposta à baixa complacência vascular pulmonar, ou da pericardiotomia durante a TEP. O suporte inotrópico modesto é geralmente eficaz na manutenção de DC adequado durante esse breve período. Às vezes, uma RVS persistentemente baixa acompanha TEP na ausência de evidências de infecção ou efeito de medicação. Como no caso anterior, a hipotermia profunda pode ser responsável por esse fenômeno e o agonista α-adrenérgico é geralmente eficaz no suporte da pressão arterial. Em raras ocasiões, a insuficiência suprarrenal pode ser a base para essa hipotensão e os níveis de cortisol (após a administração do hormônio adrenocorticotrófico) devem ser avaliados para verificar esse diagnóstico. Alguns pacientes não alcançam PAP normais e função do VD após a TEP; a incidência está entre 5% e 35% dos pacientes operados. Explicações plausíveis incluem doença tromboembólica crônica residual que não pode ser ressecada cirurgicamente ou uma quantidade significativa de arteriopatia coexistente de pequenos vasos.

Falta informação de longo prazo sobre o nível de HP residual que afeta negativamente o estado funcional e a sobrevida. No período pós-operatório imediato, disfunção significativa do VD complica muito o curso clínico. Atenção ao estado de oxigenação e manejo cuidadoso do volume, correção do desequilíbrio acidobásico, suporte inotrópico e, por vezes, o uso de terapia medicamentosa direcionada para HP com administração parenteral de prostanoide podem ser necessários para dar suporte aos pacientes durante esse período pós-operatório tênue. Em circunstâncias extremas, o suporte de ECMO tem sido usado quando outras medidas falham, particularmente quando há insuficiência respiratória hipóxica concomitante. O sucesso com essa abordagem pressupõe um componente de reversão da instabilidade cardiopulmonar e, às vezes, esse manejo agressivo pode ser visto como uma ponte para o transplante de órgãos no cenário agudo.

Outras Considerações Pulmonares e Manejo da Hipoxemia

Após a TEP bem-sucedida, a perfusão pulmonar muda, com fluxo sanguíneo preferencialmente indo para regiões supridas por AP que foram abertas. Essa mudança é acompanhada por uma redução da perfusão em regiões pulmonares não envolvidas com material trombótico crônico, um fenômeno chamado de *roubo de perfusão*. Embora essa reperfusão de parênquima pulmonar previamente não perfundido seja a base para a redução da pós-carga do VD, os desvios de perfusão pós-operatória são responsáveis pela incompatibilidade $\dot{V}/\dot{Q}$, um importante contribuinte para o desenvolvimento da lesão pulmonar de reperfusão aguda. Essa forma de lesão pulmonar aguda ocorre na região pulmonar endarterectomizada, está associada a vários graus de hipoxemia (razão entre pressão parcial de oxigênio arterial e fração inspirada de oxigênio [relação P/F] < 300), começa dentro de 72 horas da cirurgia e ocorre na ausência de uma explicação clínica alternativa para os infiltrados pulmonares na radiografia de tórax. A base fisiopatológica é incompletamente compreendida, embora observações iniciais sugerissem um mecanismo de alta permeabilidade mediado por inflamação. Essas observações foram sustentadas por experiência anedótica com altas doses de corticosteroides, resultando em reduções na incidência e na gravidade da resposta de reperfusão. Além disso, um ensaio clínico randomizado controlado por placebo, que examina o uso de um análogo de selectina para bloquear a aderência e a migração de neutrófilos, mostrou reduzir o risco relativo de lesão pulmonar em 50% em pacientes submetidos à TEP. Entretanto, estudos de seguimento bem delineados que investigavam o uso perioperatório de corticosteroides em altas doses não mostraram eficácia e o declínio da incidência ao longo dos anos dessa complicação pós-operatória sem causa evidente, ou a mudança no manejo cirúrgico ou anestésico, coloca em questão a resposta "inflamatória" como a única base fisiológica para a lesão pulmonar. Além disso, relatos de que uma maior RVP pré-operatória está associada a uma maior incidência de lesão pulmonar após TEP e mais observações de que doença microvascular pós-capilar pode ser observada em pacientes com HPTEC sugerem que um componente hemodinâmico contribui para a lesão pulmonar por reperfusão após TEP.

A abordagem a pacientes com lesão pulmonar por reperfusão é principalmente de suporte e a intensidade da intervenção depende do grau de hipoxemia. As dificuldades no manejo dessa população de pacientes são aumentadas pela mudança no fluxo sanguíneo pulmonar que ocorre como observado anteriormente: o mecanismo compensatório normal da vasoconstrição pulmonar hipóxica é embotado em regiões pulmonares lesionadas, recebendo uma grande porcentagem de fluxo sanguíneo, resultando em regiões que são edematosas, mal ventiladas e não complacentes. Nas formas mais leves, a diurese para diminuir o edema pulmonar e o oxigênio suplementar podem ser o único tratamento necessário. Para uma lesão pulmonar mais grave, a diurese agressiva, as estratégias ventilatórias protetoras dos pulmões e o tratamento imediato da infecção concomitante do pulmão (se houver) são os pilares do tratamento. Para lesão pulmonar grave, quando outras medidas falharam, o suporte de ECMO foi usado com sucesso. O uso de NO inalatório para corrigir a incompatibilidade $\dot{V}/\dot{Q}$ pode estar associado à melhora da oxigenação em alguns pacientes, pelo menos inicialmente. No entanto, essa abordagem não foi consistentemente eficaz em um pequeno estudo de pacientes com outras formas de lesão pulmonar. Da mesma maneira, é improvável que o uso da estratégia de ventilação pulmonar com baixo volume durante o período pós-TEP imediato, como fator independente, previna a lesão pulmonar por reperfusão.

A hipoxemia no pós-operatório imediato também pode ser simplesmente secundária à atelectasia em uma região de pulmão recém-reperfundido. Ajustes do ventilador utilizando volumes correntes ligeiramente mais elevados, pressão expiratória final positiva e manobras de recrutamento pulmonar podem ser efetivos em melhorar a correspondência $\dot{V}/\dot{Q}$ nesse cenário. Para pacientes extubados, a mobilização e as manobras agressivas de recrutamento pulmonar para diminuir atelectasias geralmente melhoram a oxigenação.

Baixo $\dot{V}/\dot{Q}$ e hipoxemia resultante podem ser observados após cirurgias de TEP na ausência de lesão pulmonar evidente. Esses achados podem ser resultado de um estado de alto índice de perfusão em regiões pulmonares relativamente pequenas após a endarterectomia de vasos segmentares e subsegmentares. Além de medidas de suporte e suplementação de oxigênio, não existe qualquer tratamento específico para essa condição. Essa troca de perfusão melhora com o tempo.

Profilaxia de Trombose Pós-operatória e Anticoagulação

Uma vez que a hemostasia tenha sido alcançada nas primeiras horas após TEP, a profilaxia da trombose é tipicamente iniciada com heparina subcutânea e uso de dispositivos de compressão pneumática. A experiência sugeriu que pacientes com história de síndrome antifosfolipídica, pacientes com HPTEC que passaram por ressecção de nível 1C e aqueles com evidência de evento tromboembólico recente apresentam maior risco de trombose pós-operatória, inclusive nos vasos pulmonares. Para esses pacientes, a anticoagulação no nível terapêutico é tentada no pós-operatório inicial desde que não ocorra hemorragia significativa.

A anticoagulação durante a vida é fortemente aconselhada em pacientes que foram submetidos à TEP. Após os fios de estimulação epicárdica serem removidos e procedimentos invasivos adicionais serem improváveis, a varfarina é iniciada com uma relação normalizada internacional alvo (INR – international normalized ratio) de 2,5 a 3,5. Embora os dados não apresentem o nível ideal de anticoagulação ao longo do tempo, a recorrência tromboembólica é rara em pacientes que foram mantidos com terapia anticoagulante prolongada. A individualização do plano de cuidados é enfatizada. Por exemplo, em pacientes internados com síndrome antifosfolipídeo que apresentam trombofilia considerável, os alvos de INR são frequentemente mais altos. Para pacientes mais velhos e para aqueles que estejam tomando agentes antiplaquetários, ter uma INR entre 2,0 e 3,0 é prática comum. O uso de anticoagulantes orais mais recentes, que visam à trombina ou ao fator Xa, ainda precisa ser examinado nessa população de pacientes.

IV ABORDAGEM NÃO CIRÚRGICA À DOENÇA TROMBOEMBÓLICA CRÔNICA

Terapia Clínica Direcionada à Hipertensão Pulmonar

A TEP é a opção de tratamento preferida para pacientes com HPTEC. No entanto, os subgrupos de pacientes nos quais a terapia medicamentosa com alvo de HP foi examinada em ensaios randomizados e controlados por placebo incluem pacientes considerados portadores de HPTEC inoperável e pacientes com HP residual após TEP. A terapia medicamentosa com alvo de HP também é às vezes benéfica como uma ponte para TEP em pacientes pré-operatórios com HP grave e disfunção do VD (Quadro 20.5).

Dados existentes não justificaram o uso rotineiro de terapia medicamentosa direcionada a HP em pacientes com HPTEC operável como ponte para o tratamento cirúrgico, embora a lógica determine que um subgrupo de pacientes com HPTEC com HP grave e falência do VD possa beneficiar-se da estabilização hemodinâmica antes de ser submetido à indução anestésica e ao estresse cardiopulmonar da cirurgia. Apesar das incertezas em torno da terapia medicamentosa, um número crescente de pacientes com HPTEC com doença cirúrgica recebe tratamento clínico no pré-operatório.

QUADRO 20.5	*Grupos de Pacientes com Hipertensão Pulmonar Tromboembólica Crônica Considerados para Terapia Clínica Direcionada para Hipertensão Pulmonar*

- Pacientes com hipertensão pulmonar tromboembólica crônica inoperável
- Pacientes com hipertensão pulmonar residual após um procedimento cirúrgico de tromboendarterectomia
- Pacientes com hipertensão pulmonar tromboembólica crônica nos quais as comorbidades são tão significativas que o tratamento cirúrgico é contraindicado
- Pacientes com hipertensão pulmonar grave e insuficiência cardíaca direita, nos quais a terapia clínica direcionada para hipertensão pulmonar pode ser uma "ponte clinicamente estabilizadora" para o tratamento cirúrgico

Angioplastia Pulmonar com Balão Percutâneo

O uso de angioplastia pulmonar com balão (APB) no manejo de pacientes selecionados com doença tromboembólica crônica cresceu. A aplicação dessa técnica a um paciente com HPTEC foi relatada pela primeira vez em 1988. Em 2001, a APB foi descrita como uma alternativa à TEP em pacientes com suspeita de HPTEC cirurgicamente inacessível ou naqueles cujas comorbidades impediam a consideração cirúrgica.

Centros especializados no Japão relataram a maior experiência com APB. Em um estudo prospectivo de 12 pacientes considerados com HPTEC não cirúrgica e "estabilizados" com vasodilatadores pulmonares (incluindo dois pacientes com HP residual após TEP), Sugimura et al. realizaram múltiplas sessões de angioplastia até que a PAPm fosse menor que 30 mmHg. Essa abordagem não apenas resultou em uma melhora geral na hemodinâmica e no estado funcional do pulmão, mas também, quando comparada aos controles históricos, mostrou uma melhora na sobrevida. Hemoptise leve a moderada foi observada em 50% dos pacientes após esse procedimento. Em 68 pacientes, Mizoguchi et al. relataram um refinamento do procedimento de angioplastia no qual a seleção do tamanho adequado do balão foi feita usando ultrassonografia intravascular; a hipótese era de que essa técnica poderia reduzir a incidência de lesão pulmonar por reperfusão pós-procedimento. Embora 60% dos pacientes tenham desenvolvido um grau de lesão de reperfusão (incluindo o desenvolvimento de "escarro sanguíneo"), melhoras na PAPm (45,4 ± 9,6 a 24,0 ± 6,4 mmHg) e no estado funcional foram relatadas. Um paciente morreu de insuficiência de VD 28 dias após o procedimento. O papel final da APB no tratamento de pacientes com HPTEC requer avaliação contínua. A seleção adequada do paciente, a técnica de procedimento ideal para evitar lesão pulmonar de reperfusão ou lesão vascular pulmonar, o momento apropriado de APB repetidas, os benefícios hemodinâmicos e a melhora funcional devem ser determinados.

ECOCARDIOGRAFIA INTRAOPERATÓRIA EM PACIENTES COM HIPERTENSÃO PULMONAR TROMBOEMBÓLICA CRÔNICA

A HPTEC resulta em uma miríade de mudanças que levam a alterações funcionais e morfológicas dos ventrículos direito e esquerdo. A avaliação ecocardiográfica de pacientes com HPTEC inclui um exame completo de todas as estruturas cardíacas. Esse exame abrange a avaliação da anatomia e da função do VD, incluindo dilatação e hipertrofia, com atenção à movimentação do septo interventricular à esquerda. Portanto, as incidências esofágica média (EM) de quatro câmaras, eixo curto aórtico ascendente EM, fluxo de entrada-saída do VD e bicaval são essenciais.

A incidência de *quatro câmaras EM* é a primeira visualização usada para avaliar a dilatação e a hipertrofia do VD, o tamanho do AD e a função da válvula tricúspide. O ventrículo direito exibe várias alterações em resposta à pressão crônica e à sobrecarga de volume nesse ventrículo. A resposta vista como resultado da pós-carga aumentada crônica inclui alterações de dilatação adaptadas ao volume, bem como alterações relacionadas à pressão, como aumento do VD, hipertrofia e movimento septal paradoxal que subsequentemente leva à insuficiência do VD.

O ventrículo direito normal tipicamente ocupa dois terços, em área transversal, da área do VE. Com o aumento do VD, seu tamanho torna-se maior que dois terços, compartilhando o ápice cardíaco; enquanto acentuadamente aumentado, o ventrículo direito torna-se maior que o ventrículo esquerdo, formando o ápice cardíaco. Uma maneira eficaz de avaliar rapidamente o ventrículo direito é observando a composição do ápice cardíaco na incidência de quatro câmaras EM.

A hipertrofia ventricular direita é o mecanismo compensatório para o ventrículo direito manter o volume sistólico na presença de RVP aumentada. Normalmente, a espessura da parede livre do VD na diástole final é de 5 mm de diâmetro. Com HP crônica grave de longa duração, a hipertrofia do VD pode exceder 10 mm de espessura e uma banda moderadora proeminente pode ser observada. Essa medida pode ser obtida nas incidências de quatro câmaras EM, fluxo de entrada-saída da EM ou papilar média transgástrica, frequentemente auxiliadas pelo uso da ecocardiografia modo M.

O ventrículo direito é normalmente adaptado para ejetar contra um circuito pulmonar de baixa pressão. Com elevação aguda ou crônica da PAP, ocorre disfunção sistólica do VD. O ventrículo direito tem um movimento tipo "peristáltico" característico que começa com a contração na porção do influxo, seguida pelo ápice, e termina com a contração do infundíbulo do fluxo de saída. Várias modalidades têm sido sugeridas para avaliar a função sistólica do VD.

A *excursão sistólica do plano anular tricúspide* é uma medida da função sistólica global do VD e um indicador prognóstico na HP. Essa excursão é a quantidade de encurtamento da base do anel da válvula tricúspide em direção ao ápice no pico da sístole, medindo-se assim a excursão entre a diástole final e a sístole final. O valor normal é mais de 16 mm; um valor menor que 15 mm está associado ao risco de mortalidade.

O *movimento do septo interventricular* é observado com sobrecarga do VD, resultando em achatamento do septo e perda da forma crescente natural do VD, levando, assim, ao típico sinal em "formato em D", mais perceptível na incidência do eixo curto papilar médio transgástrico (Fig. 20.7). Os ventrículos direito e esquerdo compartilham o septo interventricular, que é geralmente côncavo em direção ao ventrículo direito durante todo o ciclo cardíaco. A avaliação da natureza e do momento de achatamento do septo em relação a diástole *versus* sístole pode ajudar a diferenciar a sobrecarga de volume do VD e a sobrecarga de pressão no VD. Em condições caracterizadas por sobrecarga de volume do VD, o septo é achatado na diástole final, enquanto, na sobrecarga de pressão, o septo é achatado na sístole final. Com HPTEC grave e sobrecarga de pressão, as pressões do lado direito excedem as pressões do lado esquerdo tanto na sístole quanto na diástole, para que o septo possa permanecer deformado ao longo do ciclo cardíaco, uma condição que pode, em seguida, levar ao comprometimento do enchimento do VE e à redução do DC. O *índice de excentricidade* (IE) é a razão entre o diâmetro anteroposterior e o septolateral do ventrículo esquerdo na incidência transgástrica do eixo curto médio. Em valores normais, o IE tem um valor de 1 tanto na sístole como na diástole. Nos casos com sobrecarga de pressão, o valor do IE é maior que 1 durante a sístole final, enquanto na sobrecarga de volume é maior que 1 na diástole final.

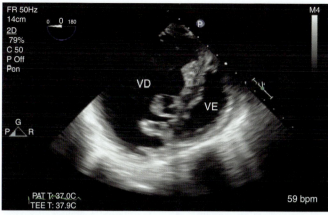

Fig. 20.7 Incidência média transgástrica de eixo curto papilar mostrando achatamento do septo interventricular como resultado de pressão ou sobrecarga de volume do ventrículo direito que leva ao típico sinal em forma de D. *VD*, ventrículo direito; *VE*, ventrículo esquerdo.

A *imagem do tecido com Doppler de onda pulsada* possibilita avaliar o pico de velocidade sistólica (S') da parede basal livre do VD na incidência de quatro câmaras EM. Um pico de velocidade sistólica inferior a 10 cm/s sugere uma função anormal do VD. O pico de velocidade sistólica correlaciona-se bem com a fração de ejeção do VD com uso de RM cardíaca.

O *índice de desempenho miocárdico do VD (IDM do VD)*, também conhecido como índice de Tei, é outra avaliação global do desempenho cardíaco sistólico e do desempenho cardíaco diastólico do VD que combina tanto os intervalos de tempo sistólicos como os diastólicos. O IDM do VD é facilmente obtido usando-se dois métodos:

1. Método de Doppler pulsado de dois ciclos cardíacos separados é usado.
2. Método de Doppler tecidual de um único ciclo cardíaco. O IDM do VD maior que 0,4 por Doppler de onda pulsada e maior que 0,55 pelo Doppler tecidual significa comprometimento da função do VD. O índice de Tei é simples, não invasivo e fácil de estimar.

A *posição e o movimento do septo interatrial* servem como um substituto da função do VD. Em caso de HPTEC e de insuficiência do ventrículo direito, a pressão alta à direita é transmitida para o átrio direito, levando à dilatação, aumentando a pressão do AD e deslocando o septo interatrial em direção ao átrio esquerdo (Fig. 20.8). Em caso de HP de longa duração e insuficiência evidente do VD, a redução do DC leva a aumento do volume do lado direito e da pressão diastólica que, quando transmitida para o átrio direito, causa dilatação do AD. Os pacientes com HPTEC frequentemente apresentam derrames pericárdicos correlacionados ao aumento da pressão do AD. Elevações acentuadas das pressões de VD e AD podem levar ao comprometimento da drenagem linfática e venosa do pericárdio que resulta em derrames pericárdicos. Da mesma maneira, a pressão elevada do AD e a RT grave podem comprometer a drenagem do seio coronário e levar a um seio coronariano dilatado, mais bem visualizado na incidência profunda de quatro câmaras EM.

Pacientes com HPTEC com pressão de AD elevada de longa duração apresentam maior incidência de FOP do que os estimados 25% observados na população adulta. As incidências de quatro câmaras EM, fluxo de entrada-saída do VD EM e bicavais EM são usadas para avaliar o FOP, com ajuda de Doppler de fluxo colorido ou injeção de solução salina agitada.

A *incidência de fluxo de entrada-saída do VD de EM* é frequentemente usada para avaliar a hipertrofia da parede livre do VD, bem como avaliar a velocidade de pico da regurgitação. A PAP sistólica pode ser estimada facilmente usando a velocidade de pico da RT (V_{RT}) com

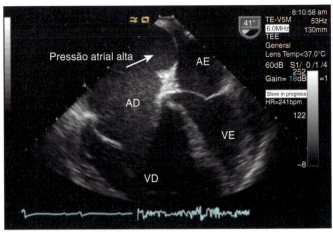

Fig. 20.8 Incidência esofágica média de quatro câmaras mostrando ventrículo direito dilatado (*VD*), átrio direito (*AD*) com aumento da pressão atrial direita (*seta*) e ventrículo esquerdo (*VE*) com subenchimento. *AE*, átrio esquerdo; *FC*, frequência cardíaca.

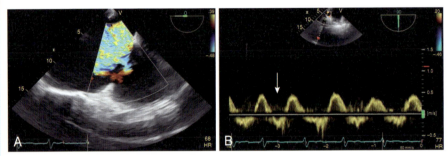

Fig. 20.9 (A) Incidência em quatro câmaras esofágica média mostrando um ventrículo direito dilatado com regurgitação tricúspide grave. (B) Reversão da veia hepática, com reversão da onda S (*seta*). *FC*, frequência cardíaca.

Doppler de onda contínua e aplicando a equação de Bernoulli modificada ($\Delta P = 4v^2$) com a adição de pressão venosa central.

Não é incomum encontrar dificuldade na flutuação do CAP devido à RT grave, bem como átrio direito e ventrículo direito dilatados. A ETE é rotineiramente usada para flutuar o CAP usando as incidências bicaval e de fluxo de entrada-saída do VE EM.

A pressão do AD pode ser aproximada por imagem da veia cava inferior (VCI) por ecocardiografia. O diâmetro da VCI não deve exceder 1,7 cm e deve entrar em colapso de pelo menos 50% durante a inspiração espontânea em pessoas saudáveis. A presença de uma VCI dilatada e a falta de mais de 50% de colapso inspiratório implicam elevação da pressão do AD na faixa de 10 a 14 mmHg. Em casos mais graves, nos quais a pressão do AD é maior do que 20 mmHg, o diâmetro da VCI não entra em colapso com a ventilação.

A insuficiência do ventrículo direito leva finalmente à dilatação do VD, com anel da válvula tricúspide dilatado e tração das cordas que resultam em RT significativa. Essa condição é confirmada por uma *contração da veia* maior que 0,7 cm e reversão sistólica do fluxo da veia hepática (Fig. 20.9). Notavelmente, a RT não se correlaciona diretamente ao grau de HP, mas ao grau de aumento do VD e a alterações na geometria do VD. O ecocardiograma ajuda a avaliar o grau de RT antes e depois do tratamento cirúrgico.

As incidências de *eixo curto aórtico ascendente de EM* e de eixo curto do arco aórtico esofágico superior frequentemente são utilizadas para avaliar a vasculatura pulmonar quanto à presença de coágulos. Portanto, uma avaliação completa em todo o sistema venoso, do lado direito do coração e da vasculatura pulmonar é necessária. Os indícios indiretos de formação de trombos incluem átrio direito e ventrículo direito dilatados, dispositivos intracardíacos ou presença de contraste ecocardiográfico espontâneo. A AP principal dilatada e a AP direita também são comuns em HPTEC.

O prolapso da válvula mitral (PVM) tem sido descrito em pacientes com HPTEC como "pseudo-PVM". Acredita-se que o fenômeno resulte da deformação da pressão do ventrículo esquerdo pelo ventrículo direito, levando à distorção do anel valvar mitral. O IE foi maior para pacientes com PVM e deformação do ventrículo esquerdo em comparação com pacientes sem PVM e sem deformação. A redução da HP após a TEP inverteu essa deformação e possibilitou a resolução do "pseudo-PVM".

O relaxamento do VE observado em pacientes com HPTEC é largamente o resultado do baixo volume do VE e da sua pouca capacidade de enchimento e não é causado apenas pela distorção da câmara do VE secundária aos efeitos geométricos de aumento do VD. Os padrões de enchimento diastólico do VE melhoram com a resolução da HP após TEP bem-sucedida. A velocidade transmitral E (pico de enchimento precoce [onda E]) aumenta e as velocidades de S (fluxo anterógrado sistólico [onda S]) e D (onda de fluxo anterógrado diastólico [onda D]) aumentam significativamente, sugerindo maior pré-carga com melhora do DC. A ETE é fundamental no manejo intraoperatório de pacientes com HPTEC para avaliação do ventrículo direito, da válvula tricúspide, do átrio direito e do trombo intracardíaco ou de outras doenças cardíacas. Também possibilita a avaliação cardiovascular pós-CEC e a avaliação da desaeração das câmaras cardíacas, bem como as alterações que afetam o ventrículo direito.

DESFECHO E FUTURO DA HIPERTENSÃO PULMONAR TROMBOEMBÓLICA CRÔNICA

Com o aumento da conscientização sobre a HPTEC e com vários centros cardiovasculares de grande porte em todo o mundo que realizam o procedimento, o progresso do tratamento cirúrgico e clínico melhorou os desfechos.

A literatura mundial relatada sobre essa cirurgia (exclusiva da UCSD) é de mais de 3.000 casos. A taxa de mortalidade na UCSD diminuiu significativamente, de 16%, na década de 1980, para 1,3% em 2012, e, apesar da população de pacientes com maior risco, a taxa de mortalidade declinou para 1% a 2% (Fig. 20.10). Essa mudança provavelmente reflete a evolução e os refinamentos em todos os aspectos da assistência ao paciente: diagnóstico pré-operatório correto, preparação meticulosa para a cirurgia, avanços na técnica cirúrgica e anestésica e melhor manejo pós-operatório. O segredo para o sucesso desse procedimento é a estreita colaboração de várias equipes médicas, incluindo medicina pulmonar, anestesiologia, perfusão e cirurgia cardíaca.

Os esforços da comunidade internacional produziram um registro prospectivo para acompanhamento de longo prazo e conscientização contínua sobre a HPTEC. A TEP revolucionou o tratamento da HPTEC, proporcionando melhoras significativas e permanentes no estilo de vida. Com aumento da conscientização sobre a doença, excelentes desfechos cirúrgicos em centros especializados e inovações na terapia clínica, o tratamento da HP grave resultante de HPTEC está agora ao alcance de muitos pacientes em todo o mundo. No entanto, muitas questões ainda precisam ser respondidas por meio de estudos e inovações futuros.

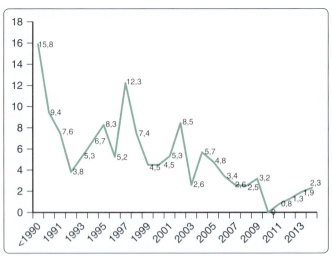

Fig. 20.10 Taxas de mortalidade perioperatória: University of California San Diego.

LEITURAS SUGERIDAS

Adams A, Fedullo PF. Postoperative management of the patient undergoing pulmonary endarterectomy. *Semin Thorac Cardiovasc Surg*. 2006;18:250-256.

Auger WR, Kerr KM, Kim NH, et al. Evaluation of patients with chronic thromboembolic pulmonary hypertension for pulmonary endarterectomy. *Pulm Circ*. 2012;2:155-162.

Bermudez CA, Rocha RV, Sappington PL, et al. Initial experience with single cannulation for venovenous extracorporeal oxygenation in adults. *Ann Thorac Surg*. 2010;90:991-995.

Bossone E, D'Andrea A, D'Alto M, et al. Echocardiography in pulmonary arterial hypertension: from diagnosis to prognosis. *J Am Soc Echocardiogr*. 2013;26:1-14.

Cronin B, Maus T, Pretorius V, et al. Management of pulmonary hemorrhage after pulmonary endarterectomy with venovenous extracorporeal membrane oxygenation without systemic anticoagulation. *J Cardiothorac Vasc Anesth*. 2014;28(6):1667-1676.

D'Armini AM, Morsolini M, Mattiucci G, et al. Pulmonary endarterectomy for distal chronic thromboembolic pulmonary hypertension. *J Thorac Cardiovasc Surg*. 2014;148(3):1005-1011.

Fedullo PF, Auger WR, Kerr KM, et al. Chronic thromboembolic pulmonary hypertension. *N Engl J Med*. 2001;345:1465.

Ikeda K, MacLeod DB, Grocott HP, et al. The accuracy of a near-infrared spectroscopy cerebral oximetry device and its potential value for estimating jugular venous oxygen saturation. *Anesth Analg*. 2014;119(6):1381-1392.

Jamieson SW, Kapelanski DP, Sakakibara N, et al. Pulmonary endarterectomy; experience and lessons learned in 1,500 cases. *Ann Thorac Surg*. 2003;76:1457.

Kerr KM. Pulmonary artery sarcoma masquerading as chronic thromboembolic pulmonary hypertension. *Nat Clin Pract Cardiovasc Med*. 2005;2:108-112.

Kreitner K-F, Ley S, Kauczor H-U, et al. Chronic thromboembolic pulmonary hypertension: pre- and postoperative assessment with breath-hold magnetic resonance techniques. *Radiology*. 2004;32:535-543.

Madani MM, Auger WR, Pretorius V, et al. Pulmonary endarterectomy: recent changes in a single institution's experience of more than 2,700 patients. *Ann Thorac Surg*. 2012;94:97-103.

McLaughlin V, Langer A, Tan M, et al. Contemporary trends in the diagnosis and management of pulmonary arterial hypertension. *Chest*. 2013;143(2):324-332.

Mizoguchi H, Ogawa A, Munemasa M, et al. Refined balloon pulmonary angioplasty for inoperable patients with chronic thromboembolic pulmonary hypertension. *Circ Cardiovasc Interv*. 2012;5:748-755.

Pengo V, Lensing AW, Prins MH, Thromboembolic Pulmonary Hypertension Study Groupet al. Incidence of chronic thromboembolic pulmonary hypertension after pulmonary embolism. *N Engl J Med*. 2004;350:2257-2264.

Raisinghani A, Ben-Yehuda O. Echocardiography in chronic thromboembolic pulmonary hypertension. *Semin Thorac Cardiovasc Surg*. 2006;18:230-235.

Simonneau D, Gatzoulis M, Adatia I, et al. Updated clinical classification of pulmonary hypertension. *J Am Coll Cardiol*. 2013;62(suppl):D34-D41.

Sugimura K, Fukumoto Y, Satoh K, et al. Percutaneous transluminal pulmonary angioplasty markedly improves pulmonary hemodynamics and long-term prognosis in patients with chronic thromboembolic pulmonary hypertension. *Circ J.* 2012;76:485-488.

Svyatets M, Tolani K, Zhang M, et al. Perioperative management of deep hypothermic circulatory arrest. *J Cardiothorac Vasc Anesth.* 2010;24(4):644-655.

Thistlethwaite PA, Kemp A, Du L, et al. Outcomes of pulmonary thromboendarterectomy for treatment of extreme thromboembolic pulmonary hypertension. *J Thorac Cardiovasc Surg.* 2006;131:307-313.

Willemink MJ, van Es HW, Koobs L, et al. CT evaluation of chronic thromboembolic pulmonary hypertension. *Clin Radiol.* 2012;67:277-285.

Wolf M, Boyer-Neumann C, Parent F, et al. Thrombotic risk factors in pulmonary hypertension. Eur Respir J. 2000;116:503.

Capítulo 21

Procedimentos na Sala de Cirurgia Híbrida

Waseem Zakaria Aziz Zakhary, MD • Joerg Karl Ender, MD

Pontos-chave

1. Uma sala de cirurgia híbrida combina recursos avançados de imagem a um centro cirúrgico em completa operação.
2. A substituição de válvula aórtica transcateter (TAVR) é recomendada para pacientes com estenose aórtica sintomática grave que não são operáveis e que se encontram em alto risco por necessitarem de substituição cirúrgica de válvula aórtica e por apresentarem uma sobrevida prevista pós-TAVR de mais de 12 meses.
3. As complicações vasculares são as complicações mais comuns com a abordagem transfemoral.
4. O conceito de imagem multimodal desempenha um papel importante na avaliação pré-procedimento.
5. A presença de uma equipe cardíaca (*heart team)* é um pré-requisito para o estabelecimento de um programa de TAVR.
6. Técnicas de reparo da válvula mitral à base de cateteres são guiadas principalmente por ecocardiografia transesofágica.

As salas cirúrgicas híbridas foram concebidas há duas décadas. Elas foram primeiramente projetadas para combinar intervenções coronárias percutâneas (ICP) e implantes de stents com procedimentos minimamente invasivos de revascularização da artéria coronária (CABG – coronary artery bypass graft). Contudo, a construção generalizada de salas de cirurgia híbridas começou somente após o desenvolvimento de substituições de válvulas transcateter. Após o primeiro relato de valvuloplastia percutânea com balão bem-sucedida em pacientes com estenose aórtica (EA) grave em 1983, a primeira substituição de válvula aórtica transcateter em humanos (TAVR – transcatheter aortic valve replacement) foi realizada em 2002. Apesar dos altos custos e da complexidade estrutural, houve aumento constante de novas salas de cirurgia híbridas como resultado do desenvolvimento de mais e mais intervenções percutâneas, que requerem uma instalação que combina as capacidades do laboratório de cateterismo angiográfico à sala de cirurgia cardíaca. Procedimentos típicos realizados nas salas de cirurgia híbridas incluem TAVR, reparo da valva mitral percutânea, reparo da aorta endovascular torácica (TEVAR – thoracic endovascular aortic repair), implante percutâneo de válvula pulmonar, explantes de marca-passo implantável e de eletrodos de cardioversor-desfibrilador e procedimentos coronários e valvulares combinados.

CONSIDERAÇÕES TÉCNICAS

Definição de uma Sala de Cirurgia Híbrida

Uma sala de cirurgia híbrida combina recursos avançados de imagem a um centro cirúrgico em completo funcionamento. Isso significa que recursos angiográficos, fluoroscópicos e outros recursos de imagem (p. ex., tomografia computadorizada [TC], ecocardiograma) são integrados a uma sala de cirurgia cardíaca.

Equipamento e Layout

Além dos componentes de um centro cirúrgico, os seguintes recursos devem estar disponíveis:

1. Fluoroscopia de alta qualidade (geralmente com imagem em painel plano) em uma sala revestida de chumbo.
2. Integração de outras modalidades, como sistema biplano, TC com braço em C, ultrassom integrado e sistemas de navegação eletromagnética (opcional).
3. Uma área de controle para técnicos em radiologia dentro ou fora da sala de cirurgia híbrida com uma visão direta para o campo cirúrgico.
4. Uma mesa de operação de fibra de carbono não metálica, radiolucente, fina, que possa acomodar tanto a angiografia como operações abertas. Também deve ser integrada ao sistema de imagens para evitar colisões. Devido à falta de peças metálicas, algumas funções da mesa de operação são perdidas, como o movimento isolado das partes superior ou inferior do corpo do paciente. No entanto, um tampo flutuante com função de inclinação multidirecional é necessário para uma manobra precisa do cateter.
5. Tamanho adequado da sala (74,3 m^2 a 93 m^2 ou mais) para acomodar o equipamento exigido pelos cirurgiões cardíacos ou vasculares e pelos cardiologistas intervencionistas, bem como equipe de anestesia, equipe de enfermagem, perfusionista e técnicos de radiologia. O posicionamento cuidadoso do equipamento é necessário para possibilitar a conversão rápida para cirurgia convencional, se necessário.
6. Monitores montados no teto colocados em posições que possibilitem que todos os membros da equipe (cirurgiões, anestesiologistas e intervencionistas) visualizem as imagens simultaneamente. Imagens de angiografia, ecocardiografia e monitorização hemodinâmica precisam ser exibidas.
7. Aquecimento circulante, ventilação e fluxo de ar laminar para fornecer fluxo de ar inalterado adequado para cirurgias convencionais.
8. Iluminação adequada de alta potência para intervenções cirúrgicas.
9. Outros requisitos inevitáveis, como número adequado de tomadas de energia, saídas de gás e de sucção, tanto para a máquina de anestesia quanto para o sistema de CEC, e saídas de água quente e fria para a CEC.
10. Equipamento: mostradores e monitores de alta definição, analisador de oxigênio (O_2), aspiração, suprimento de O_2, desfibrilador/carrinho de reanimação, equipamento ecocardiográfico, ultrassonografia, equipamento de anestesia, equipamento de CEC, bombas de seringa, proteção contra radiações (junto com o sistema de imagem), aquecedores de sangue e acesso a banco de sangue, monitorização laboratorial no ponto de cuidado para gasometria e parâmetros de coagulação, assim por diante. Devido às complicações com risco de morte que podem ser encontradas durante o procedimento, carrinhos de choque prontos para uso, que consistem em qualquer equipamento necessário em caso de emergência, devem estar disponíveis.
11. Um ambiente estéril completo.

SISTEMAS DE IMAGEM

Fluoroscopia

A fluoroscopia pode ser portátil ou fixa. Em geral, os sistemas fixos possibilitam maior qualidade de imagem e menor exposição à radiação em comparação com os sistemas portáteis. O braço C fixo pode ser montado no teto ou no chão. Os sistemas montados no teto não ocupam espaço no chão da sala de cirurgia, mas precisam de tetos mais altos, o que afeta a iluminação, o posicionamento do monitor e o fluxo de ar laminar. Embora essas desvantagens possam ser evitadas usando sistemas montados no chão, eles tomam espaço disponível no chão. O sistema de operação da fluoroscopia produz uma quantidade considerável de calor e ruído, sendo adequado que seja colocado fora da sala de cirurgia híbrida.

Angiografia de Subtração Digital

Essa técnica é usada para visualizar os vasos sanguíneos e identificar quaisquer anormalidades sem interferência de estruturas de fundo. Na TAVR, ela é usada para identificação das artérias coronárias imediatamente antes do implante da válvula.

Ecocardiografia

A ecocardiografia transesofágica (ETE) é usada no pré-procedimento de TAVR, durante o procedimento e no pós-procedimento para o diagnóstico da doença e de complicações. A ETE 3D em tempo real pode ser uma ferramenta útil que facilita a manobra do sistema de distribuição e o posicionamento adequado da prótese aórtica. A ecocardiografia transtorácica (ETT) pode ser usada em intervenções realizadas sob cuidados anestésicos monitorizados (CAM) nos quais a ETE não é possível.

SEGURANÇA DE RADIAÇÃO

O aspecto mais importante da segurança radiológica é a educação. Toda a equipe deve entender como reduzir a dose de radiação e a exposição. Determinadas medidas de segurança devem estar disponíveis durante os procedimentos. As salas de cirurgia híbridas devem ter paredes e portas revestidas de chumbo. Tanto as blindagens portáteis como as integradas para a equipe devem ser consideradas durante o projeto de uma sala de cirurgia híbrida. Além disso, os aventais de chumbo devem ser anexados à mesa. Aventais de chumbo em número suficiente devem ser pendurados em um espaço dedicado fora da sala de cirurgia híbrida para toda a equipe. Finalmente, a exposição à radiação deve ser medida regularmente para toda a equipe.

SUBSTITUIÇÃO DA VÁLVULA AÓRTICA TRANSCATETER

Seleção do Paciente e Indicações

Atualmente, a TAVR é recomendada para pacientes com EA sintomática grave que são inoperáveis ou apresentam alto risco de precisar de troca valvar aórtica (TVA) cirúrgica e têm previsão de sobrevida pós-TAVR superior a 12 meses. Os pacientes de alto risco são geralmente definidos como aqueles com escore de 10% da Society of Thoracic Surgeons (STS) ou de 20% do European System for Cardiac Operative Risk Evaluation (EuroSCORE). De acordo com a American Heart Association (AHA) e o American College of Cardiology (ACC), o alto risco é definido como um risco de mortalidade previsto pela STS (PROM) de 8% ou mais; ou dois ou mais índices de fragilidade (moderada a grave); ou até dois sistemas de órgãos principais comprometidos, que não devem ter melhora no pós-operatório; ou o possível impedimento específico do procedimento.

A abordagem da seleção de pacientes para TAVR é ideal com uma equipe multidisciplinar (EMD) que inclui cardiologista primário, cirurgião cardíaco, cardiologista intervencionista, ecocardiografista, especialistas em imagem (TC ou ressonância magnética cardíaca [RMC]), especialista em insuficiência cardíaca e doença valvar, anestesiologista cardíaco, enfermeiro e especialistas em reabilitação cardíaca. No mínimo, cardiologistas, cirurgiões cardíacos, anestesiologistas cardíacos e um especialista em imagem devem estar envolvidos na prática clínica diária.

As questões a seguir devem ser discutidas durante o processo de seleção do paciente:

1. Indicação para substituição valvar aórtica (SVA), cirúrgica ou TAVR.
2. Avaliação de risco e indicação de TAVR.
3. Viabilidade do procedimento para paciente específico e escolha do acesso mais adequado (p. ex., doença arterial periférica grave).
4. Seleção de tipo e tamanho de válvula específica para o paciente individual.

Outros fatores que podem afetar o processo de tomada de decisão incluem disponibilidade, experiência e compromisso institucional com gerenciamento de pacientes de alto risco, habilidades técnicas, resultados locais, padrões de encaminhamento e preferência do paciente.

Indicação para a Substituição da Valva Aórtica: Cirúrgica ou Transcateter

O diagnóstico de EA não deve diferir de acordo com o fato de a técnica minimamente invasiva ser ou não escolhida, mas deve ser feito de acordo com as diretrizes estabelecidas. A ecocardiografia e, até certo ponto, o cateterismo cardíaco são as principais ferramentas diagnósticas para EA. Os critérios ecocardiográficos para definição de EA grave incluem diminuição da abertura sistólica de uma válvula estenótica calcificada ou congênita com área de válvula aórtica (AVA) de 1,0 cm^2 ou menos, AVA indexada de 0,6 cm^2/m^2 ou menos, velocidade aórtica de 4,0 m/s ou superior e/ou um gradiente de pressão transvalvar médio de 40 mmHg ou mais. Os pacientes sintomáticos podem ter insuficiência cardíaca, síncope, dispneia ao esforço, angina ou pré-síncope por história ou em teste de esforço. A SVA é recomendada para pacientes assintomáticos, desde que a fração de ejeção do ventrículo esquerdo (FEVE) seja de 50% ou menos. A ecocardiografia de estresse pode ser útil durante a avaliação de EA de baixo fluxo/baixo gradiente. Se o estresse resultar em aumento do volume sistólico e AVA maior que 0,2 cm^2 com pouca alteração no gradiente de pressão, não é EA grave; com verdadeira EA grave, os pacientes têm uma área valvular fixa com aumentos no volume sistólico e no gradiente de pressão durante um estado de estresse.

Avaliação de Risco e Indicação para TAVR

Os escores mais comumente usados para avaliação de risco são o escore de risco da STS, o EuroSCORE e o EuroSCORE logístico relacionado. Cinco fatores de risco têm importância especial, seja por causa de seu impacto no desfecho, seja porque não estão apresentados em modelos de risco, apesar de sua prevalência. Esses fatores são doença renal crônica, doença arterial coronariana, doença pulmonar crônica, doença valvar mitral e disfunção sistólica. Alguns pacientes geralmente são elegíveis para a SVA cirúrgica, mas em razão de anormalidades locais da doença podem ser agendados para TAVR (p. ex., calcificação grave da aorta ascendente, aorta de porcelana, ateroma aórtico friável e terapia de radiação prévia do mediastino). Dois outros fatores que podem afetar a decisão sobre a cirurgia são (1) muito idosos com comorbidades associadas e (2) fragilidade e futilidade.

QUADRO 21.1 Critérios de Inclusão e Contraindicações para a TAVR

Critérios de Inclusão

- Estenose da válvula aórtica calcificada
- Ecocardiografia: gradiente médio > 40 mmHg ou velocidade do jato > 4,0 m/s e AVA < 0,8 cm^2 ou AEO indexada < 0,5 cm^2/m^2
- Alto risco para SVA convencional avaliado por um intervencionista cardíaco e dois cirurgiões cardiotorácicos experientes
- Sintomáticos

Contraindicações (os candidatos serão excluídos se qualquer uma das seguintes condições estiverem presentes)

- Absolutas
    - Ausência de uma equipe cardíaca e nenhuma cirurgia cardíaca no local
    - Adequação da TAVR, como alternativa à SVA, não confirmada por uma equipe cardíaca
- Clínicas
    - Estimativa de expectativa de vida < 1 ano
    - Melhora da qualidade de vida por TAVR improvável devido a comorbidades
    - Doença grave primária associada a outras válvulas com grande contribuição para os sintomas do paciente, que só podem ser tratados cirurgicamente
- Anatômicas
    - Tamanho inadequado do anel (< 18 mm, > 29 mm) (ao usar os dispositivos atuais)
    - Trombo no ventrículo esquerdo
    - Endocardite ativa
    - Risco elevado de obstrução do óstio coronário (calcificação valvar assimétrica, distância pequena entre anel e óstio coronário, seios aórticos pequenos)
    - Placas com trombos móveis na aorta ascendente ou no arco aórtico
    - Para abordagem transfemoral/subclávia: acesso vascular inadequado (tamanho do vaso, calcificação, tortuosidade)
- Relativas
    - Válvula bicúspide ou não calcificada
    - Doença arterial coronariana não tratada com necessidade de revascularização
    - Instabilidade hemodinâmica
    - FEVE < 20%
    - Para abordagem transapical: doença pulmonar grave, ápice do VE não acessível
    - Doença valvar aórtica mista (estenose aórtica e regurgitação aórtica com regurgitação aórtica predominante > 3+)
    - Cardiomiopatia hipertrófica
    - Demência incapacitante grave
    - Insuficiência renal (creatinina > 3,0 mg/dL) e/ou doença renal terminal que requer diálise crônica
    - Hipertensão pulmonar grave e disfunção do VD

AEO, área efetiva do orifício; *AVA*, área da válvula aórtica; *FEVE*, fração de ejeção do ventrículo esquerdo; *SVA*, substituição valvar aórtica; *TAVR*, substituição valvular aórtica transcateter; *VD*, ventrículo direito; *VE*, ventrículo esquerdo.

Os critérios de inclusão e exclusão têm sido submetidos a muitas modificações como resultado dos avanços tecnológicos e das especificações de válvulas de última geração. Outras contraindicações clínicas e anatômicas também devem ser consideradas: endocardite de válvula, risco elevado de obstrução do óstio coronariano (calcificação valvar assimétrica, curta distância entre anel e óstio coronariano, seios aórticos pequenos) e doença arterial coronariana não tratada que requer revascularização (Quadro 21.1).

Viabilidade do Procedimento para Pacientes Específicos e Escolha do Acesso

As vias de acesso para TAVR incluem transfemoral, transapical, transaórtica (via minito-rotacotomia ou miniestenotomia anterior esquerda), supracsternal (aórtica/inominada), transcarotídea ou axilar e subclávia. O acesso caval-aórtico também foi descrito para TAVR, em que a entrada percutânea é obtida na aorta abdominal por meio da veia femoral pela veia cava inferior adjacente. Todas essas vias são retrógradas, com exceção das abordagens transapical e transeptal, que são anterógradas. As abordagens mais comuns são transfemorais e transapicais.

A via de acesso primário é transfemoral, desde que o diâmetro dos vasos femorais seja de 6 mm a 8 mm ou maior e o grau de aterosclerose o permita. As complicações vasculares são as mais comuns com a abordagem transfemoral devido a dispositivos de grosso calibre e à doença aterosclerótica dos pacientes. Doenças vasculares periféricas com calcificação vascular relacionada, diâmetro arterial estreito, tortuosidade e trombo intramural ou dissecção são os fatores mais importantes. O planejamento do acesso requer a avaliação do tamanho do lúmen e do grau de calcificação e tortuosidade do vaso. A TC de alta qualidade de cortes finos com contraste que se estende da artéria femoral até a artéria subclávia é considerada o estudo-chave nesse contexto. A angiografia e a ultrassonografia intravascular podem ser adjuvantes. As limitações da abordagem transfemoral serão menores com o uso de válvulas de perfil mais simples e de geração mais recente e redução no tamanho da bainha de distribuição. O acesso subclávio é uma abordagem alternativa para a TAVR, com menos lesão vascular relatada, mas neuropatias do plexo raras foram relatadas. O acesso à artéria subclávia esquerda poderia ser uma escolha inadequada para pacientes submetidos à CABG prévia com anastomose mamária interna esquerda, devido ao risco de isquemia miocárdica durante a oclusão temporária da artéria.

As abordagens aórticas transapical e direta são comparáveis. Ambas têm a desvantagem de ser uma técnica cirúrgica que viola a parede torácica e a vantagem de evitar o arco aórtico com uma redução teórica da incidência de acidente vascular cerebral (AVC). Além disso, como a distância do ponto de entrada até implantação é curta, a implantação é mais fácil e mais precisa.

A abordagem transapical tem o risco de ruptura ventricular e sangramento com ameaça à vida. O conceito de imagem multimodal desempenha um papel importante na avaliação pré-procedimento, não apenas para ajudar a determinar a viabilidade do procedimento, mas também para avaliar o tamanho do acesso e do anel aórtico. Isso inclui angiografia e cateterismo cardíaco, ecocardiografia, tomografia computadorizada com múltiplos detectores (TCMD) e ressonância magnética (RM). Algumas contraindicações relativas ou absolutas podem ser descobertas durante exames de imagem, como válvula bicúspide, trombo ventricular esquerdo (VE), regurgitação mitral significativa com calcificações do anel mitral, risco anatômico substancialmente alto de obstrução ostial coronariana (<10 mm) e endocardite infecciosa.

Seleção do Tipo e do Tamanho da Válvula Específica para o Paciente

Devido à variedade de válvulas presentes no mercado atualmente, muitos cardiologistas usam o conceito de seleção de válvula "dependente da anatomia". A proximidade grande dos óstios coronários, a largura e a altura dos seios, o septo ventricular membranoso com o feixe de His e o folheto anterior da valva mitral são importantes em termos anatômicos.

As técnicas de imagem desempenham um papel importante em:

- Identificação do tamanho adequado da prótese.
- Medição da distância dos óstios coronários a partir do anel aórtico para evitar a oclusão pelo stent da válvula (> 11 mm).
- diâmetro da aorta tubular de 45 mm a partir do anel valvar aórtico no caso do uso de CoreValve, que é projetada para ter uma estrutura com ganchos implantados na aorta

supra-anular. Esse. diâmetro deve ser menor que 40 a 45 mm de acordo com o tamanho da válvula.

- Presença de ateroma na aorta torácica.
- Outras disfunções valvares, especialmente regurgitação mitral.
- Hipertrofia do trato de saída do ventrículo esquerdo (TSVE) e do septo.
- Diâmetro dos vasos femorais.

Tamanho da prótese: É necessário superdimensionar ligeiramente para evitar deslocamento dessas válvulas sem suturas. O subdimensionamento pode levar à regurgitação paravalvar (RPV) ou à embolização da válvula, enquanto o superdimensionamento pode levar à implantação incompleta da válvula ou à ruptura do anel. A medição por TC com contraste é a técnica ideal para o dimensionamento do anel aórtico antes da TAVR; o anel é maior que o medido por ETE em 1,5 ± 1,6 mm.

As medidas de ETE tridimensional são superiores às medidas de ETE 2D e estão intimamente correlacionadas às da TCMD. A ETT subestima o tamanho do anel em até 15% ou 1,36 mm. A ETE 3D também é muito precisa na medição do diâmetro real do anel aórtico por meio do alinhamento adequado dos eixos curto e longo da válvula aórtica. Ela deve ser usada sempre que a TC não estiver disponível. Dimensionamento usando RM cardíaca também pode ser uma alternativa à TC. A experiência do cirurgião é o principal fator na seleção de válvulas.

Na ausência de aterosclerose grave e tortuosidade vascular grave, o tamanho da artéria femoral é considerado o principal fator limitante na determinação da via mais adequada para TAVR. As bainhas possibilitam acesso ao vaso sem perda de sangue quando se usa uma válvula hemostática. O diâmetro da bainha diminuiu com o passar do tempo, de 25 Fr na primeira geração para 18 Fr na terceira geração (ou mesmo 14 Fr em bainhas expansíveis [Edwards Lifesciences, Irvine, Califórnia]). O diâmetro do vaso menor que 6 mm (medido por angiografia, ultrassonografia ou TC) atualmente é considerado inadequado para a bainha menor. A válvula Edwards SAPIEN consiste em uma válvula de pericárdio bovino de três folhetos, pré-tratada para diminuir a calcificação, montada em um stent de aço inoxidável expansível por balão, que pode ser implantado transfemoral ou transapicalmente. A CoreValve (agora produzida comercialmente pela Medtronic, Irvine, Califórnia) tem um stent de nitinol autoexpansível contendo uma válvula pericárdica porcina. Essa válvula tem sido usada por uma abordagem retrógrada, por acesso transfemoral, subclávio ou aórtico direto. Diversas válvulas transcateter mais recentes estão em vários estágios de avaliação.

Considerações Logísticas

A presença de uma equipe cardíaca é um pré-requisito para o estabelecimento de um programa de TAVR. A presença de cirurgia cardíaca, anestesiologista e CEC no local é essencial, independentemente da localização na sala de cirurgia, no laboratório de cateterismo cardíaco (LCC) ou na sala de cirurgia híbrida. Durante um procedimento de TAVR, os pacientes podem necessitar de conversão para cirurgia cardíaca de emergência se ocorrer uma complicação que não pode ser administrada de maneira conservadora. Embora muitos pacientes de TAVR não sejam candidatos a substituições valvares aórticas convencionais, a CEC de resgate deve ser instituída para possibilitar a correção de complicações reversíveis. Outras medidas em caso de complicações maiores devem ser discutidas com o paciente antes do procedimento. Essas decisões devem ser documentadas nas notas médicas e discutidas com toda a equipe médica envolvida no procedimento.

Algumas complicações (p. ex., obstrução coronariana, lesão do vaso) não exigem cirurgia aberta, mas muito apoio para o intervencionista de outros membros da equipe, como anestesiologistas e radiologistas. É evidente que esses procedimentos complicados precisam da abordagem da EMD e de uma sala de cirurgia híbrida que forneça um ambiente adequado à equipe para garantir a segurança e a eficácia do procedimento e para gerenciar as complicações que possam surgir.

Equipe Multidisciplinar

Duas questões importantes devem ser destacadas ao se desenvolver um programa de TAVR. Primeiro, não é um procedimento individual que pode ser feito apenas por um grupo de médicos longe de outros membros da equipe. Essa abordagem de equipe, que também é conhecida como uma abordagem EMD, é essencial para um procedimento bem-sucedido. Embora a importância da colaboração total entre cardiologista intervencionista e cirurgião cardíaco seja óbvia, é ainda mais importante incorporar outros profissionais essenciais de outros grupos de médicos (p. ex., anestesiologia, radiologia, cardiologia não invasiva, terapia intensiva) no processo. Segundo, é importante enfatizar que o programa de tratamento com TAVR é um processo que começa fora da sala de cirurgia com a avaliação do paciente e a seleção de adequação para esse procedimento e não para após o procedimento, mas continua no período pós-operatório.

Responsabilidades para os diferentes membros da equipe cardíaca devem ser designadas antes do início do procedimento:

- Normalmente, a instrumentação do paciente e o manejo anestésico pertencem ao anestesista.
- A intervenção em si é realizada por cardiologistas, cirurgiões cardíacos ou (idealmente) ambos.
- Implante de marca-passo temporário transvenoso pode ser realizado pelo anestesiologista a partir da veia jugular ou pelo intervencionista a partir da veia femoral.
- A estimulação rápida pode ser induzida pelo anestesiologista ou pelo intervencionista. Independentemente de quem for responsável, a comunicação clara é obrigatória.
- Imagem ecocardiográfica é realizada pelo anestesiologista ou por um ecocardiografista.

Manejo Anestésico

Técnica Anestésica

A decisão sobre se o paciente recebe anestesia geral (AG) ou anestesia local (AL) do local de acesso, com ou sem sedação, ou cuidados anestésicos monitorizados (CAM), depende da via de acesso, da prática institucional e das comorbidades do paciente. A AG continua sendo o pilar no manejo de pacientes submetidos à TAVR. Em muitas instituições (especialmente na Europa), a TAVR transfemoral é realizada sob CAM com resultados satisfatórios. A TAVR transapical é feita sob AG ou, em casos raros, com uso de anestesia peridural torácica. Caso contrário, outras abordagens de acesso são feitas sob AG principalmente devido à falta de experiência e familiaridade com esses procedimentos.

As vantagens de usar uma técnica de CAM incluem evitação de efeitos depressores circulatórios da AG, uso reduzido de fármacos vasoativos, monitorização fácil do sistema nervoso central intraoperatório em caso de AVC embólico, tempo de procedimento reduzido, recuperação mais rápida do paciente, necessidade de um nível mais baixo de cuidados pós-operatórios e menor tempo de permanência no hospital. Mesmo quando AL ou CAM é usada, o anestesista tem de estar preparado para mudar para AG em situações de emergência.

Por outro lado, a AG tem as próprias vantagens. A via aérea é protegida, evitando-se a intervenção das vias aéreas de emergência no caso de uma situação hemodinâmica desfavorável. O uso de ETE sob AG é de particular importância no diagnóstico e no tratamento no período intraoperatório. Nenhum anestésico é superior ao outro. Em geral, os anestésicos de curta duração com menos efeitos hemodinâmicos são preferidos para garantir a extubação precoce após o procedimento. Etomidato, propofol, remifentanil, sevoflurano e desflurano são os anestésicos mais frequentemente utilizados.

Considerações sobre Anestésicos Relacionados ao Procedimento

MONITORIZAÇÃO

Além da monitorização-padrão (eletrocardiograma [ECG], oximetria de pulso, CO_2 expiratório, concentração de gás anestésico e pressão arterial não invasiva), a monitorização invasiva é obrigatória devido à natureza complicada do procedimento, às comorbidades do paciente, ao comprometimento cardiovascular intraoperatório (especialmente com estimulação rápida) e à possibilidade de complicações com risco de morte. Os cateteres arterial e venoso central devem ser inseridos sob AL ou AG. Embora um cateter de artéria pulmonar tenha sido recomendado, ainda há debate sobre se é necessário em todo paciente. Pode ser útil em pacientes com hipertensão pulmonar moderada a grave, pois a hipertensão pulmonar, por si só, é um risco independente de mortalidade em pacientes submetidos à TAVR. Nesses pacientes, o uso de CEC femorofemoral eletiva também pode ser considerado. Pelo menos um cateter de acesso venoso de grande calibre deve ser inserido para reposição volêmica. O débito urinário e a monitorização da temperatura são úteis.

ESTIMULAÇÃO VENTRICULAR RÁPIDA

A estimulação ventricular rápida é uma questão especial e importante durante o procedimento. É essencial não ter ejeção com parada cardíaca durante a valvoplastia aórtica com balão e durante a implantação de uma válvula expansível por balão, como a válvula SAPIEN. Por outro lado, o perfil mais longo da CoreValve, que se estende do anel aórtico para a aorta supracoronariana, possibilita a sua liberação gradual sem necessidade de estimulação rápida. A fase de estimulação rápida é geralmente breve e o coração recupera-se em segundos após a interrupção da estimulação rápida. A comunicação durante esse período é essencial. Um claro comando de "estimulação rápida ligada" deve ser seguido pela clara reação de que a estimulação rápida foi iniciada e o coração não ejeta mais. No final da manobra, o comando "estimulação rápida desligada" deve ser seguido pela reação "estimulação rápida está desligada" e pelo estado de circulação (recuperação da pressão arterial e da frequência cardíaca).

Ecocardiografia Transesofágica

A ETE é uma das duas mais importantes modalidades de imagem intraoperatória utilizadas durante a TAVR. Fica lado a lado com a fluoroscopia para um processo de TAVR bem-sucedido. A exposição à radiação para o paciente e a equipe é o principal problema da fluoroscopia. Apesar disso, é amplamente utilizada devido à sua capacidade de avaliar melhor os locais do fio-guia e do cateter e a posição do stent da válvula. Por outro lado, a ETE, apesar de muito útil nesse contexto, é utilizada no intraoperatório apenas em pacientes com AG.

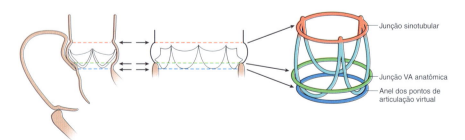

Fig. 21.1 Os vários anéis associados ao anel aórtico. *VA*, ventriculoarterial. (Modificada de Piazza N, de Jaegere P, Schultz C, et al. Anatomy of the aortic valvar complex and its implications for transcatheter implantation of the aortic valve. Circ Cardiovasc Interv. 2008;1:74-81).

A válvula aórtica possui anatomia especial que aumenta as dificuldades de avaliação por imagem, sendo importante que o ecocardiografista tenha boa compreensão do que é chamado anel aórtico funcional para uma boa orientação da TAVR. O anel aórtico funcional contém os seguintes componentes: o anel aórtico, o segmento sinusal, com os seios de Valsalva e as origens das artérias coronárias, e a junção sinotubular, onde o segmento sinusal se une à aorta tubular ascendente. A definição de *anel aórtico* varia significativamente entre os operadores. O anel aórtico tem pelo menos três definições. É o anel formado pela junção ventriculoarterial anatômica, o anel formado pelo ponto de articulação na fixação do folheto valvar ao miocárdio ou o anel formado no topo dos folhetos valvulares na junção sinotubular (Fig. 21.1). Na verdade, o anel de "pontos articulados" mais usado é um anel virtual, pois não há plano anatômico para esse anel. Anatomicamente, está localizado na parte superior do TSVE, abaixo dos outros dois anéis. Verificou-se que o anel aórtico funcional não é uma estrutura esférica, mas elíptica, com diâmetros maiores e menores, o que torna as medições mais difíceis, com necessidade de avaliação do tipo multiplanos, em vez de um plano (2D). Imagens tridimensionais por ETE ou TCMD desempenham um papel importante para superar esse problema.

A ETE deve ser usada antes, durante e após procedimentos de TAVR para avaliar vários fatores.

AVALIAÇÕES PRÉ-PROCEDIMENTOS

- A gravidade da EA e da regurgitação aórtica associada, se presente.
- Morfologia e anormalidades do sistema de válvula aórtica (cúspides, anel, raiz).
- Tamanho do anel aórtico: o diâmetro do anel aórtico anteroposterior na sístole no ponto de articulação das cúspides, seja com incidência de eixo longo 2D, seja em incidências 3D no eixo longo e no eixo curto usando o modo de reconstrução multiplanar.
- Tamanho e função do VE.
- Anel aórtico para a distância dos óstios coronarianos, que deve ser maior que 11 mm para evitar oclusão coronária inadvertida durante o implante. Ambos os modos, 2D e 3D, são usados. Para o óstio da coronária esquerda, deve-se usar reconstrução multiplanar 3D, enquanto o óstio coronariano direito pode ser medido também em uma visão de eixo longo 2D.
- Diâmetro da aorta tubular (um diâmetro > 45 mm é uma contraindicação para implante de CoreValve).
- Presença de ateroma na aorta torácica.
- Outras disfunções valvares, especialmente regurgitação mitral.
- TSVE e hipertrofia septal.

AVALIAÇÕES INTRAPROCEDIMENTO

- O local da punção ventricular na abordagem transapical usando incidência de duas câmaras esofágica média.
- A posição adequada de fios, balão e sistemas de distribuição de válvulas durante e após a implantação. Durante a abordagem transapical, é importante assegurar que o fio-guia não esteja preso no aparelho da válvula mitral. Os cordões da válvula mitral e o grau de regurgitação mitral devem sempre ser reavaliados, já que o avanço do cateter nessas circunstâncias representa risco de lesão da válvula mitral e regurgitação mitral aguda. O eco 3D em tempo real é superior na visualização do aparelho valvar mitral.
- A gravidade e a localização (e, às vezes, a causa) de regurgitação transvalvular e RPV. Métodos semiquantitativos de avaliação da RPV incluem a reversão do fluxo diastólico da aorta descendente e a porcentagem de extensão circunferencial de RPV.
- A válvula após o implante em relação aos gradientes de pressão, área valvar e índice de velocidade adimensional, quando aplicável.
- Função global e regional do VE e do ventrículo direito (VD), especialmente após as fases de estimulação rápida.

- Possíveis complicações (anormalidades do movimento da parede regional, regurgitação mitral, derrame/tamponamento pericárdico, dissecção ou trauma aórtico e oclusão coronariana da artéria circunflexa).

AVALIAÇÕES PÓS-PROCEDIMENTO

- Função e posição da prótese valvar aórtica.
- Função do VE e regurgitação mitral.
- Qualquer complicação possível (p. ex., tamponamento pericárdico).
- Acompanhar uma regurgitação paraprotética, se presente.

Fluoroscopia Intraoperatória

O posicionamento da válvula é atualmente baseado em fluoroscopia com ou sem orientação por ETE (em pacientes recebendo somente CAM/AL). Originalmente, o operador depende das calcificações aórticas que aparecem na visualização 2D da fluoroscopia para o posicionamento da válvula.

Angiografia por Subtração Digital

A angiografia por subtração digital (ASD) é usada principalmente para visualizar os vasos sanguíneos e identificar qualquer anormalidade sem interferência de estruturas de fundo. A visualização avançada de todo o fluxo da ASD (iflow) com codificação por cores é outro avanço nesse campo, que possibilita ao operador visualizar toda a árvore vascular em apenas uma imagem.

Tomografia Computadorizada com Multidetectores

A TCMD é o método "padrão-ouro" na avaliação da geometria complexa da válvula aórtica. Ela pode fornecer quase todas as informações necessárias para TAVR. É utilizada na avaliação de tamanho e forma do anel, grau de calcificação, distância entre o anel e os óstios coronarianos e no planejamento do alinhamento coaxial preciso do stent-válvula ao longo da linha central da válvula e da raiz aórticas. Além disso, a aterosclerose da aorta iliofemoral e da aorta toracoabdominal pode ser facilmente avaliada.

A reconstrução tridimensional do coração é um método muito útil e realista que pode ser usado na fase desejada do ciclo cardíaco (p. ex., 30% a 40% da sístole) para avaliação da área valvar e do anel. A reconstrução quadridimensional do coração para todo o ciclo cardíaco pode ser feita, mas com uma alta dose de radiação. Outro risco que deve ser considerado é o agente de contraste iodado de baixa osmolaridade, que causa nefropatia por contraste. A varredura sem contraste não é a ideal, mas a avaliação de tamanho, calcificação e tortuosidade do vaso é viável.

A forma elíptica do anel aórtico confere especial importância à reconstrução da TC 3D, já que possibilita a medição tanto de diâmetros máximos como mínimos do anel, que pode ser medido também por ETE 3D, mas não por ETE 2D. Uma diferença de 2 mm ou mais entre o diâmetro máximo do anel aórtico e da prótese nominal pela TCMD é considerada um fator de risco independente para RPV pós-operatória moderada a grave.

Complicações

Em alguns pacientes que necessitaram de estimulação rápida relativamente longa devido a múltiplos ajustes às posições do balão ou da válvula antes da insuflação, ocorreu atordoamento cardíaco que não se recuperou sem suporte clínico ou mecânico. Geralmente, um bolus pequeno de metaraminol (0,5 a 1 mg), fenilefrina (0,1 a 0,5 mg) ou norepinefrina (10 a 20 µg) é suficiente para a recuperação. Epinefrina (10 a 20 µg) às vezes é necessária e pode ser injetada através do cateter venoso central ou diretamente no cateter *pigtail* da raiz da aorta, utilizado para a administração de contraste. Essa injeção direta na aorta é mais eficaz, especialmente com um coração sem contração. A massagem cardíaca externa deve ser iniciada, sem demora, para obtenção de débito cardíaco e pressão de perfusão coronariana aceitáveis. A falha dessas medidas deve levar a equipe a avançar para o suporte circulatório mecânico usando CEC de emergência. A instituição de CEC não deve levar muito tempo e as cânulas arterial e venosa são inseridas sobre os fios-guia femorais já *in situ* para situações de emergência. Durante esse tempo, a situação deve ser avaliada para se descobrir qualquer complicação possível que levou à condição. Às vezes a única manobra de resgate é a conversão para uma cirurgia aberta através de uma esternotomia. Essa decisão deve ser discutida com o paciente antes que a operação ocorra. Os pacientes sob AL geralmente apresentam sensações desagradáveis e náusea durante a fase de estimulação rápida e hipotensão, o que é angustiante quando essa fase é prolongada. Isso pode exigir a mudança para AG e a rápida proteção da via aérea com um tubo endotraqueal, adicionando uma carga maior ao anestesiologista durante essa situação crítica. Além disso, o anestesiologista deve ajudar a encontrar a razão para a insuficiência circulatória usando ETE; no entanto, isso não deve acontecer antes do atendimento e do tratamento do paciente. As possíveis causas de colapso hemodinâmico agudo grave durante o procedimento que podem ser descobertas por ETE incluem embolização valvar, regurgitação aórtica grave, regurgitação mitral grave, ruptura ou dissecção da aorta, perfuração do ventrículo esquerdo ou do ventrículo direito e hipovolemia. A fibrilação ventricular é outra complicação rara que pode surgir após a estimulação ventricular rápida e que exige rápida desfibrilação. Placas adesivas de desfibrilador externo devem ser anexadas a todos os pacientes antes do procedimento. Os níveis de eletrólitos, especialmente o potássio, devem ser medidos e corrigidos.

As duas complicações mais comuns (raras, ≈ 1% dos casos) que causam conversão à cirurgia aberta são embolização valvar no ventrículo esquerdo e lesão aórtica relacionada ao procedimento, incluindo ruptura do anel, dissecção aórtica e perfuração. Apesar do manejo ativo dessas complicações, incluindo a equipe cirúrgica utilizando CEC, a taxa de mortalidade ainda é muito alta, variando de 46% a 67%. Embora seja mais alta em pacientes internados com dissecção ou perfuração aórtica (80%), é de cerca de 33% após regurgitação aórtica grave. Para ruptura anular, perfuração miocárdica e embolização da prótese, as taxas de mortalidade são de 67%, 50% e 40%, respectivamente.

A obstrução da artéria coronária, que ocorre em cerca de 0,7% dos casos, afeta principalmente a artéria principal esquerda e requer intervenção coronariana de emergência com taxa de sucesso de 82% e mortalidade em 30 dias de 41%. Outra complicação relativamente comum é a lesão vascular; as ocorrências variam de 1,9% a 17,3% dos pacientes e a mortalidade é aumentada em 2,4 a 8,5 vezes. Essas complicações podem exigir cirurgia, implante de stent endovascular avançado, uso de balão ou ultrassonografia intravascular.

As complicações comuns da TAVR são sangramento maior, lesão vascular, bloqueio cardíaco, lesão renal aguda, vazamento paravalvar, AVC e infarto do miocárdio pós-procedimento.

Lesão Vascular

Como mencionado anteriormente, as complicações vasculares (p. ex., ruptura, perfuração, dissecção, hematoma e pseudoaneurisma) eram comuns (até 27%) no início da era de TAVR, especialmente com a abordagem transfemoral, devido a sistemas de distribuição valvular relativamente grandes, falta de experiência e ferramentas de avaliação inadequadas do sistema vascular pré-operatório. Essas complicações têm efeitos negativos sobre a morbidade e a mortalidade. Nos últimos anos, o tamanho dos sistemas de distribuição da válvula foi reduzido e a avaliação precisa de todo o sistema vascular tornou-se disponível.

A lesão vascular deve ser considerada se houver instabilidade hemodinâmica ou diminuição na concentração de hemoglobina no final do procedimento. Uma boa comunicação com o operador é essencial nessa situação.

Hemorragia Pericárdica

Essa complicação com risco de vida pode surgir a qualquer momento do procedimento. Ocorre tanto por ruptura anular quanto por perfuração do fio-guia. A ruptura anular e a perfuração ventricular ou aórtica pelo fio-guia são muito graves e geralmente requerem esternotomia e reparo cirúrgico. O sangramento venoso pelo fio-guia ou pelo fio do marca-passo pode ser controlado pela drenagem pericárdica e por observação atenta.

Anormalidades do Sistema de Condução e Arritmias

Como o nó atrioventricular e o feixe de His passam superficialmente pelo septo interventricular, eles são passíveis de lesões durante procedimentos cirúrgicos da válvula aórtica por traumatismo mecânico, edema tecidual ou inflamação local. Essa disfunção pode ser temporária ou permanente, para a qual um marca-passo permanente deve ser implantado. Os mesmos problemas ocorrem durante TAVR, especialmente com stents valvares longos que se estendem para o TSVE, como com a CoreValve, baixa implantação da válvula ou superdimensionamento. A incidência para marca-passo permanente após o implante de uma CoreValve varia de 23,4% a 39%, enquanto é de apenas 4,9% a 6% para a válvula SAPIEN.

Mau Posicionamento da Válvula

Isso inclui implante baixo (no TSVE) ou alto (em raiz aórtica) da válvula ou embolização valvular no pior cenário. A implantação baixa da válvula no TSVE pode afetar o folheto mitral anterior, além do alto risco de bloqueio cardíaco no pós-operatório. Por outro lado, o implante valvular elevado na raiz da aorta acarreta um risco de obstrução do óstio coronário, levando a isquemia miocárdica e potencial colapso cardiovascular. Para evitar atraso no implante de stent em pacientes de alto risco, pode-se utilizar inserção de stent profilática ou pelo menos um fio na artéria coronária esquerda antes da colocação da válvula.

A regurgitação aórtica paraprotética pode ocorrer como resultado de mau posicionamento valvar, subdimensionamento, calcificações valvares extensas ou expansão incompleta da válvula. A regurgitação moderada é encontrada em cerca de 70% dos pacientes após TAVR. A regurgitação de moderada a grave ocorre em 11,7% dos pacientes e é um preditor independente de mortalidade em médio a longo prazo. As opções de tratamento para regurgitaçao moderada e grave incluem uma segunda dilatação por balão, laços e implante de válvula-em-válvula. A dilatação do segundo balão deve ser feita com cuidado, pois pode causar ruptura da válvula.

A técnica de estimulação rápida é muito importante durante a implantação da válvula, uma vez que qualquer ejeção cardíaca durante essa fase pode levar ao mau posicionamento da válvula. Portanto, o marca-passo temporário deve ser ajustado para um modo fixo sem sensibilidade, com débito máximo para minimizar o risco de ejeção ventricular.

A embolização da válvula no ventrículo esquerdo ou na aorta é uma complicação que geralmente requer intervenção cirúrgica. Ela também foi tratada com implante de um segundo dispositivo e deixando a válvula deslocada com segurança na aorta descendente.

Acidente Vascular Cerebral

No início da era da TAVR, as complicações neurológicas eram incômodas. Recentemente, a incidência de AVC diminuiu de 7,8% para entre 2,1% e 2,8%, mas ainda é maior do que na SVA cirúrgica. O AVC na TAVR tem muitas causas, incluindo material aterótico da aorta ascendente ou do arco, material calcificado da válvula aórtica nativa, tromboembolismo em decorrência dos cateteres utilizados no procedimento, microembolia gasosa durante a canulação do VE, hipotensão prolongada ou dissecção dos vasos braquiocefálicos. A manipulação da raiz e da válvula aórticas por fios-guia e cateteres, bem como durante o implante da prótese, é a fase crítica em que a embolia mais ocorre.

Disfunção Renal

A lesão renal aguda ocorre em 12% a 21% (8,3%-57% em outros estudos) dos pacientes e é reversível na maioria dos casos. Diabetes melito, doença vascular periférica, insuficiência renal crônica e necessidade de hemotransfusões aumentam sua incidência.

Perspectivas Futuras para TAVR

A tecnologia de TAVR continua melhorando o processo e superando os problemas já conhecidos, assim como encontrando novas aplicações para o procedimento. A tendência para sistemas menores de introdutores reduziu as complicações vasculares. Novos tamanhos de válvulas estão sendo produzidos para se ajustarem a pacientes maiores. TAVR válvula-em-válvula, TAVR em válvula aórtica bicúspide, TAVR em grupos cirúrgicos de médio e baixo risco e em pacientes mais jovens e TAVR para regurgitação da válvula aórtica estão sob investigação clínica. Além disso, novas vias de acesso foram usadas com pacientes para os quais nenhuma das vias de acesso conhecidas é viável.

REPARO DA VÁLVULA MITRAL TRANSCATETER: CLIPE MITRAL

Diferentes técnicas de reparo da válvula mitral transcateter foram desenvolvidas ao longo dos últimos anos abordando os folhetos, o anel mitral ou o ventrículo esquerdo. Essas técnicas geralmente imitam técnicas cirúrgicas bem conhecidas. O MitraClip (Abbott Laboratories, Abbott Park, IL) é a técnica de reparo da válvula mitral à base de cateter mais comumente usada. Ele simula a técnica de borda a borda cirúrgica descrita por Alfieri et al. e cria uma válvula mitral de duplo-orifício (Fig. 21.2).

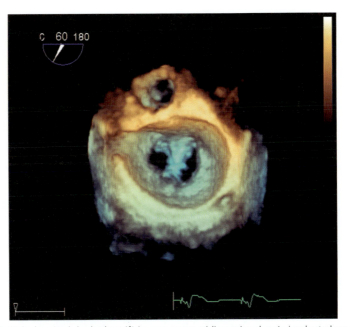

Fig. 21.2 Válvula mitral de duplo-orifício com zoom tridimensional após implante bem-sucedido do MitraClip.

Seleção dos Pacientes e Indicações

O procedimento de MitraClip deve ser considerado em pacientes com regurgitação mitral estrutural crônica grave (classificação de Carpentier tipo II) ou regurgitação mitral secundária grave crônica ou funcional em pacientes que são gravemente sintomáticos (classe funcional III ou IV da New York Heart Association) com um risco proibitivo para cirurgia ou considerados inoperáveis, anatomia favorável para um procedimento de reparo e uma expectativa de vida razoável (> 1 ano).

Os escores de risco rotineiramente utilizados, como EuroSCORE logístico, EuroSCORE II ou STS-PROM, superestimam a mortalidade prevista nesses pacientes. Descobriu-se que o procedimento tem baixo índice de complicações e mortalidade intra-hospitalar.

Vias de Acesso

O procedimento é realizado pela veia femoral esquerda. Primeiro, um guia direcionável é colocado através de uma punção transeptal no átrio esquerdo. Em seguida, um sistema de distribuição do clipe junto com o dispositivo MitraClip é introduzido através do guia. Após a captura de ambos os folhetos, o MitraClip é fixado, criando a válvula mitral de duplo-orifício típica.

Manejo Anestésico

Geralmente, esse procedimento é realizado sob AG para criar condições ideais para o intervencionista e o ecocardiografista, embora tenha havido algumas tentativas de realizar esse procedimento em pacientes sedados. Devido ao perfil de alto risco dos pacientes, a pressão arterial invasiva e os cateteres venosos centrais são obrigatórios, enquanto o uso de cateter de artéria pulmonar não é recomendado. A extubação precoce logo após o procedimento pode ser alcançada na maioria dos pacientes. O procedimento pode ser realizado no LCC ou na sala de cirurgia híbrida.

Complicações

Complicações como perfuração atrial com derrame pericárdico ou tamponamento são extremamente raras e podem ser tratadas sem o uso de CEC.

Técnicas de Imagem e Orientação

Em contraste com a TAVR, esse procedimento é guiado principalmente por eco. A angiografia pode ser utilizada para punção transeptal e visualização dos vasos da virilha. No entanto, a orientação do sistema MitraClip é realizada pela ETE. Os principais passos são:

- Punção transeptal
- Introdução do cateter-guia orientável no átrio esquerdo
- Avanço do sistema de distribuição do clipe no átrio esquerdo
- Direcionamento e posicionamento do MitraClip acima da válvula mitral
- Alinhamento do clipe
- Avanço do MitraClip no ventrículo esquerdo
- Preensão dos folhetos e avaliação da inserção adequada do folheto (Fig. 21.3)
- Controle da inserção do folheto
- Controle funcional do resultado (regurgitação mitral residual, nova estenose mitral)
- Avaliação do defeito septal atrial residual iatrogênico após a retirada do cateter-guia mais direcionável.

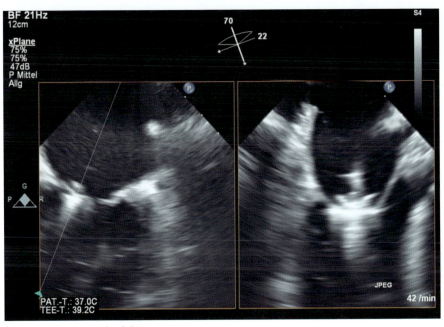

Fig. 21.3 Preensão dos folhetos.

Para a maioria das etapas principais, a ETE 3D em tempo real no modo de zoom de setor amplo ou no modo X-plano é preferível à ETE 2D.

SUBSTITUIÇÃO DA VÁLVULA PULMONAR TRANSCATETER (VÁLVULA MELODY)

O trato de fluxo de saída do ventrículo direito (TSVD), a artéria e a válvula pulmonares estão sujeitos a muitas anormalidades de origem congênita (tetralogia de Fallot com atresia pulmonar e tronco arterioso) ou de origem adquirida (cirurgia de Ross). Esses pacientes são frequentemente tratados com colocação cirúrgica de um conduto da artéria ventricular direita para a artéria pulmonar (VD-AP). Os condutos do TSVD desenvolvem estenose, insuficiência ou ambos ao longo do tempo, devido ao desenvolvimento de calcificação, proliferação da íntima e degeneração do enxerto; consequentemente, ocorre disfunção do VD por sobrecarga de volume e/ou pressão. Esses pacientes são submetidos a múltiplas reoperações de conduto de TSVD. O implante de stents metálicos de condutos estenóticos diminui as pressões do VD e está associado a melhora hemodinâmica imediata e vida útil potencialmente prolongada do conduto. Não obstante, essa opção de tratamento causa regurgitação pulmonar significativa. A substituição valvular pulmonar transcateter proporciona uma boa opção para os casos sem o risco de reoperação.

A válvula pulmonar transcateter Melody (Medtronic, Minneapolis, MN) tem sido usada para tratar a disfunção do conduto do TSVD há mais de 10 anos, com sucesso do procedimento, excelente função de curto prazo e baixas taxas de reintervenção e reoperação em 1 ano.

A válvula Melody é composta de uma válvula venosa jugular bovina e um stent expansível com balão. O stent valvulado é cravado em um sistema de distribuição balão-em-balão de carga frontal (Ensemble, Medtronic). Para implantação, o balão interno é insuflado primeiro, seguido pela insuflação do balão externo. A utilidade de um sistema balão-em-balão aumenta a estabilidade do stent no balão durante a implantação. O dispositivo está disponível apenas em um tamanho, embora o sistema de distribuição esteja disponível em três tamanhos.

LEITURAS SUGERIDAS

Agarwal S, Tuzcu EM, Krishnaswamy A, et al. Transcatheter aortic valve replacement: current perspectives and future implications. *Heart*. 2015;101:169-177.

Armstrong AK, Balzer DT, Cabalka AK, et al. One-year follow-up of the Melody transcatheter pulmonary valve multicenter post-approval study. *JACC Cardiovasc Interv*. 2014;7:1254-1262.

Arnold SV, Reynolds MR, Lei Y, et al. Predictors of poor outcomes after transcatheter aortic valve replacement: results from the PARTNER (Placement of Aortic Transcatheter Valve) trial. *Circulation*. 2014;129:2682-2690.

Costopoulos C, Latib A, Maisano F, et al. Comparison of results of transcatheter aortic valve implantation in patients with severely stenotic bicuspid versus tricuspid or nonbicuspid valves. *Am J Cardiol*. 2014;113:1390-1393.

Frohlich GM, Lansky AJ, Webb J, et al. Local versus general anesthesia for transcatheter aortic valve implantation (TAVR)–systematic review and meta-analysis. *BMC Med*. 2014;12:41.

Guarracino F, Baldassarri R, Ferro B, et al. Transesophageal echocardiography during MitraClip(R) procedure. *Anesth Analg*. 2014;118:1188-1196.

Holmes Jr DR, Mack MJ, Kaul S, et al. 2012 ACCF/AATS/SCAI/STS expert consensus document on transcatheter aortic valve replacement: developed in collaboration with the American Heart Association, American Society of Echocardiography, European Association for Cardio-Thoracic Surgery, Heart Failure Society of America, Mended Hearts, Society of Cardiovascular Anesthesiologists, Society of Cardiovascular Computed Tomography, and Society for Cardiovascular Magnetic Resonance. *J Thorac Cardiovasc Surg*. 2012;144:e29-e84.

Jilaihawi H, Chakravarty T, Weiss RE, et al. Meta-analysis of complications in aortic valve replacement: comparison of Medtronic-Corevalve, Edwards-Sapien and surgical aortic valve replacement in 8,536 patients. *Catheter Cardiovasv Interv*. 2012;80:128-138.

Jilaihawi H, Doctor N, Kashif M, et al. Aortic annular sizing for transcatheter aortic valve replacement using cross-sectional 3-dimensional transesophageal echocardiography. *J Am Coll Cardiol*. 2013;61:908-916.

Kaneko T, Davidson MJ. Use of the hybrid operating room in cardiovascular medicine. *Circulation*. 2014;130:910-917.

Klein AA, Skubas NJ, Ender J. Controversies and complications in the perioperative management of transcatheter aortic valve replacement. *Anesth Analg*. 2014;119:784-798.

Miller DC, Blackstone EH, Mack MJ, et al. Transcatheter (TAVR) versus surgical (AVR) aortic valve replacement: occurrence, hazard, risk factors, and consequences of neurologic events in the PARTNER trial. *J Thorac Cardiovasc Surg*. 2012;143:832-843:e13.

Nishimura RA, Otto CM, Bonow RO, et al. 2014 AHA/ACC guideline for the management of patients with valvular heart disease: a report of the American College of Cardiology/American Heart Association Task Force on Practice Guidelines. *J Am Coll Cardiol*. 2014;63:e57-e185.

Patel PA, Ackermann AM, Augoustides JGT, et al. Anesthetic evolution in transcatheter aortic valve replacement: expert perspectives from high-volume academic centers in Europe and the United States. *J Cardiothorac Vasc Anesth*. 2017;31:777 790.

Patel PA, Gutsche JT, Vernick WJ, et al. The functional aortic annulus in the 3D era: focus on transcatheter aortic valve replacement for the perioperative echocardiographer. *J Cardiothorac Vasc Anesth*. 2015;29:240-245.

Piazza N, De Jaegere P, Schultz C, et al. Anatomy of the aortic valvar complex and its implications for transcatheter implantation of the aortic valve. *Circ Cardiovasc Interv*. 2008;1:74-81.

Roy DA, Schaefer U, Guetta V, et al. Transcatheter aortic valve implantation for pure severe native aortic valve regurgitation. *J Am Coll Cardiol*. 2013;61:1577-1584.

Sintek M, Zajarias A. Patient evaluation and selection for transcatheter aortic valve replacement: the heart team approach. *Prog Cardiovasc Dis*. 2014;56:572-582.

Smith CR, Leon MB, Mack MJ, et al. Transcatheter versus surgical aortic-valve replacement in high-risk patients. *N Engl J Med*. 2011;364:2187-2198.

Sürder D, Pedrazzini G, Gaemperli O, et al. Predictors for efficacy of percutaneous mitral valve repair using the MitraClip system: the results of the MitraSwiss registry. *Heart*. 2013;99:1034-1040.

Tang GH, Lansman SL, Cohen M, et al. Transcatheter aortic valve replacement: current developments, ongoing issues, future outlook. *Cardiol Rev*. 2013;21:55-76.

Vahanian A, Alfieri O, Andreotti F, et al. Guidelines on the management of valvular heart disease (version 2012): The Joint Task Force on the Management of Valvular Heart Disease of the European Society of Cardiology (ESC) and the European Association for Cardio-Thoracic Surgery (EACTS). *Eur J Cardiothorac Surg*. 2012;42:S1-S44.

Willson A, Toggweiler S, Webb JG. Transfemoral aortic valve replacement with the SAPIEN XT valve: step-by-step. *Semin Thorac Cardiovasc Surg*. 2011;23:51-54.

Capítulo 22

Dispositivos de Assistência Mecânica para Insuficiência Cardíaca

Marc E. Stone, MD • Joseph Hinchey, MD, PhD

Pontos-chave

1. O suporte circulatório mecânico (SCM) para o coração com insuficiência tornou-se um dos pilares do tratamento moderno de pacientes com insuficiência cardíaca aguda e crônica refratária a intervenções farmacológicas e outras intervenções habituais.
2. Os desfechos com SCM melhoraram tão drasticamente que o foco principal desse campo atualmente afastou-se da sobrevida simples indo em direção à mitigação de risco e à minimização de eventos adversos.
3. Os dados retirados da experiência adquirida com a primeira geração de dispositivos pulsáteis podem não ser mais aplicáveis na era atual de suporte não pulsátil, mas as valiosas lições aprendidas continuam ajudando a moldar o manejo e a tomada de decisões clínicas.
4. Além das indicações tradicionais para SCM (p. ex., ponte de curto prazo para recuperação e ponte de longo prazo para transplante), o SCM é empregado atualmente para uma variedade de indicações modernas de curto e longo prazos.
5. O estado do paciente no momento da implementação do SCM de resgate é um fator determinante do desfecho. A deterioração da implementação tardia está associada a resultados piores.
6. O momento da implantação de um dispositivo de assistência ventricular esquerda duradoura (DAVE) (p. ex., ponte para transplante e/ou como terapia de destino) e a otimização perioperatória do estado nutricional do paciente são fatores-chave que determinam o desfecho.
7. Os dispositivos de suporte não pulsáteis suplantaram a primeira geração de dispositivos de assistência ventricular pulsáteis em todo o mundo e os desfechos melhoraram drasticamente com a tecnologia atualmente disponível.
8. A oxigenação por membrana extracorpórea está sendo incorporada cada vez mais frequentemente aos algoritmos modernos de suporte de vida extracorpórea.
9. O coração artificial total implantável sofreu um ressurgimento de interesse como ponte para o transplante para pacientes com insuficiência biventricular e em outros cenários em que um DAVE sozinho não seria ideal.

A ERA ATUAL DE SUPORTE CIRCULATÓRIO MECÂNICO

O suporte circulatório mecânico (SCM) para o coração com insuficiência tornou-se um pilar do manejo atual de pacientes com insuficiência cardíaca aguda e crônica refratária às intervenções farmacológicas e a outras intervenções habituais. Na verdade, os sucessos atingidos até hoje têm sido tão significativos que o foco principal desse campo agora mudou da simples sobrevida para a mitigação de risco e a minimização de eventos adversos.

551

Inegavelmente, os avanços contínuos na tecnologia de dispositivos tornaram isso possível, mas, combinados às crescentes análises da experiência de manejo de pacientes, nós agora temos uma melhor compreensão sobre a seleção ideal de pacientes e o momento da intervenção, a expectativa de melhora significativa da função de múltiplos órgãos durante o suporte do dispositivo de assistência ventricular (DAV) e as formas como fatores de risco preexistentes e demográficos podem resultar em complicações.

Embora alguns dados retirados da experiência com a primeira geração de dispositivos pulsáteis já não possam ser aplicáveis na era moderna de suporte não pulsátil, as lições valiosas aprendidas ajudam a moldar o manejo e a tomada de decisão clínica. Todos esses fatores resultaram agora em uma aceitação mais ampla de DAV por médicos e pacientes como uma estratégia de manejo, bem como um uso mais precoce dos DAV durante a deterioração cardíaca de um paciente. Como tal, além das indicações tradicionais para SCM (p. ex., ponte de curto prazo para recuperação e ponte de longo prazo para transplante), o SCM é empregado atualmente em uma variedade de indicações de curto e longo prazos, incluindo o resgate de pacientes de situações com baixo débito cardíaco agudo (ponte para sobrevida imediata), prevenção de dano miocárdico adicional após um evento isquêmico, prevenção da deterioração na função de um órgão multissistêmico, como uma medida contemporizada para ganhar tempo para recuperação, como uma ponte para o próximo passo do tratamento, como uma ponte para uma candidatura melhor (para transplante) e, cada vez mais, como uma estratégia final de tratamento para insuficiência cardíaca em fase terminal (terapia de destino).

Algo igualmente importante para os avanços na tecnologia SCM tem sido o compartilhamento formal de dados de desfechos de centros em todo o país por meio do INTERMACS (Interagency Registry for Mechanically Assisted Circulatory Support – Registro Interagências para Suporte Circulatório Mecanicamente Assistido), uma base de dados de registros norte-americanos patrocinada pelo National Heart, Lung and Blood Institute; pela Food and Drug Administration (FDA); e pelos Centers for Medicare and Medicaid Services. O INTERMACS foi estabelecido em 2005 para pacientes adultos que recebem terapia com dispositivo SCM de longo prazo para tratar insuficiência cardíaca avançada. Existe na Europa um banco de dados semelhante, chamado EuroMACS. Bases de dados adicionais coletam dados de SCM pediátricos (PEDIMACS) e dados sobre pacientes adultos com insuficiência cardíaca com níveis INTERMAC mais elevados (menos doentes) (discutidos mais adiante) ainda sendo tratados de maneira conservadora (MEDAMACS).

O INTERMACS coleta dados clínicos sobre pacientes implantados com dispositivos SCM duráveis em 1 semana, 1 mês, 3 meses, 6 meses e a cada 6 meses depois disso. Os desfechos principais após o implante (p. ex., morte, explante, reinternação e eventos adversos) são atualizados com frequência e também como parte dos intervalos de acompanhamento definidos. Os pontos finais adicionais incluem o nível de função e a qualidade de vida dos pacientes e as melhorias relatadas em ambas as áreas têm sido convincentes. Esses dados provaram ser inestimáveis para adequadas estratificação de risco e seleção de pacientes e, à medida que novos dispositivos são introduzidos, a documentação dos desfechos funcionais além da simples sobrevida ajuda a diferenciar o valor dos dispositivos SCM.

O sexto relatório anual do INTERMACS, divulgado em 2014, resume a inscrição e os desfechos de mais de 12.300 pacientes implantados com DAVE entre 2006 e 2013. Esse último relatório da INTERMACS revela o cenário dinâmico e em expansão do SCM moderno:

- O montante de pacientes agora excede 2.000 implantes de DAV por ano somente nos Estados Unidos e o número de centros de implantação nos Estados Unidos cresceu para 158.
- Em 1 ano, a sobrevida global com um dispositivo SCM durável agora chega a 80%. Essa é uma melhora significativa em relação à sobrevida de 1 ano de 52% demonstrada com o HeartMate VE pulsátil no estudo REMATCH relatado em 2001 e é um avanço

maior quando comparado aos pacientes clinicamente tratados naquele ensaio que demonstrou uma taxa de sobrevida em 1 ano de apenas 25%.

- A taxa de sobrevida global em 2 anos com um dispositivo SCM durável agora chega a 70%, a taxa de sobrevida de 3 anos agora se aproxima de 60% e a taxa de sobrevida de 4 anos agora se aproxima de 50%. A taxa de sobrevida após a terapia de destino é agora superior a 75% em 1 ano e superior a 50% em 3 anos.

A sobrevida melhorou drasticamente nos últimos anos, mas isso também foi influenciado pelo implante anterior no curso da deterioração cardíaca de um paciente. A classificação a esse respeito é representada pelo nível INTERMACS, uma escala de condição clínica que varia de 1 a 7. Um paciente INTERMACS 7 está simplesmente nos estágios avançados de insuficiência cardíaca, com a condição clínica do paciente piorando à medida que o número de perfil INTERMACS fica mais baixo. Um INTERMACS 4 tem sintomas em repouso, um INTERMACS 3 é hemodinamicamente estável, mas dependente do agente inotrópico, um INTERMACS 2 está deteriorando clinicamente com sinais de disfunção de órgãos-alvo, apesar do uso de agentes inotrópicos, e o INTERMACS 1 encontra-se em choque cardiogênico.

Com base nos dados de desfecho coletivo no registro INTERMACS, diretrizes para a implantação de dispositivos foram desenvolvidas. Para a implantação eletiva precoce de um DAVE durável, em níveis INTERMACS numericamente mais altos (5-7), os riscos de eventos adversos podem superar os benefícios. Por outro lado, a espera até que o paciente esteja bem abaixo no nível INTERMACS (1 ou 2) com a insuficiência de órgãos multissistêmicos está associada a uma baixa probabilidade de resgate final e sobrevida precária. Consequentemente, pelo menos nos Estados Unidos, pacientes eletivos para DAVE estão sendo implantados com DAVE duráveis quando em um nível INTERMACS 3 (e, em alguns casos, 4), porque esse parece ser o melhor momento para equilibrar riscos e benefícios e alcançar os melhores desfechos.

Até 2009, o SCM era usado com mais frequência como uma ponte para o transplante. A partir de 2010, o uso da terapia de destino tem crescido exponencialmente, uma vez que o HeartMate II recebeu aprovação como dispositivo terapêutico de destino. Os dados do INTERMACS mostram que a terapia de destino é agora a utilização mais comum do SCM nos Estados Unidos, respondendo por 41,6% de todos os implantes de DAVE no período de tempo entre 2011 e 2013 (em comparação com 14,7% em 2006-2007). A ponte para candidatura (para transplante) é agora a segunda indicação mais comum para os DAV. A porcentagem de pacientes listados para transplante no momento da implantação do DAV diminuiu para 21,7% em 2011-2013, em comparação com 42,4% em 2006-2007. A ponte de recuperação e a ponte para a próxima decisão com DAV de curto prazo e/ou oxigenação por membrana extracorpórea (ECMO – extracorporeal membrane oxygenation) atualmente constituem apenas uma porcentagem muito pequena do uso dessa tecnologia, em comparação com indicações de longo prazo.

SUPORTE CIRCULATÓRIO MECÂNICO: TEORIA E PRÁTICA

O choque cardiogênico pode ser definido como a incapacidade do coração de fornecer fluxo sanguíneo suficiente para atender às exigências metabólicas do corpo, apesar da presença de volume intravascular adequado. Geralmente, o choque cardiogênico envolve hipotensão prolongada (pressão arterial sistólica [PAS] < 90 mmHg ou 30 mmHg abaixo do momento basal), débito cardíaco baixo com pressões de enchimento central altas (p. ex., índice cardíaco < 2,2 L/min/m^2 com pressão de encunhamento capilar pulmonar [PCWP – pulmonar capillary wedge pressure] > 12 mmHg) e sinais de diminuição da perfusão tecidual.

O que distingue o choque cardiogênico das outras formas de choque é o comprometimento mecânico da função da bomba. Após o paciente desenvolver insuficiência mecânica da bomba e os volumes e as pressões intracardíacos começarem a subir, os círculos viciosos

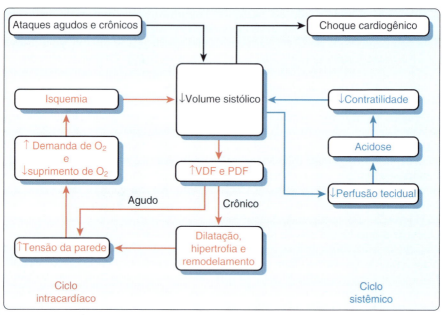

Fig. 22.1 Círculos viciosos que levam ao choque cardiogênico. *PDF*, pressão diastólica final; *VDF*, volume diastólico final.

(Fig. 22.1) podem resultar em um desequilíbrio na oferta e na demanda de oxigênio do miocárdio, piorando a isquemia e resultando em reduções adicionais da função ventricular. O choque cardiogênico finalmente ocorre se o ciclo não for quebrado.

As manipulações e a otimização de pré-carga, pós-carga, frequência cardíaca e contratilidade são geralmente os tratamentos de primeira linha para insuficiência cardíaca aguda. A facilitação da recuperação requer a manutenção do suprimento adequado de oxigênio miocárdico, com a menor demanda miocárdica de oxigênio possível.

As terapias farmacológicas podem melhorar a hemodinâmica e estabilizar o paciente com insuficiência cardíaca leve ou talvez moderada. Na insuficiência grave, entretanto, o manejo farmacológico com inotrópicos e vasopressores ocorre devido ao aumento da demanda miocárdica de oxigênio e à diminuição da perfusão para as circulações periféricas e esplâncnicas durante tentativas de atingir a hemodinâmica central aceitável. Para o miocárdio, a estimulação β-adrenérgica pode melhorar a contratilidade das áreas que estão bem perfundidas, mas aumentará muito a demanda miocárdica de oxigênio, alimentando e estimulando o círculo vicioso.

A vasoconstrição pode melhorar as pressões de perfusão coronariana e sistêmica, mas, dependendo do vasoconstritor utilizado, a estimulação α-adrenérgica aumentará tanto as resistências vasculares sistêmicas quanto as pulmonares, dificultando a ejeção dos ventrículos com insuficiência. Isso é especialmente problemático quando há insuficiência do ventrículo direito (VD), porque aumentará a carga de trabalho do ventrículo direito, que já está em dificuldades. Além disso, a vasoconstrição intencional muitas vezes deixa os leitos periféricos e esplâncnicos subperfundidos.

A redução da pós-carga com vasodilatadores é uma estratégia comum para ajudar o coração com insuficiência porque o princípio fisiológico do acoplamento ventriculoarterial sustenta que, independentemente da mecânica sistólica intrínseca deficiente do ventrículo com insuficiência, sua função geral como uma bomba pode ser melhorada diminuindo a pós-carga contra a qual ele deve bombear. No entanto, a redução da pós-carga no contexto do desenvolvimento de choque cardiogênico resulta em hipotensão e má perfusão tecidual, o que predispõe o paciente à falência de múltiplos órgãos e ao mau prognóstico.

É onde a assistência circulatória mecânica pode desempenhar um papel importante, quebrando efetivamente o ciclo e melhorando o equilíbrio entre o suprimento e a demanda do miocárdio, bem como a perfusão sistêmica. Ao descomprimir o ventrículo defeituoso, é abordada a tensão aumentada da parede que está afetando adversamente a relação oferta-demanda, o que potencialmente estabelece o cenário para a recuperação do miocárdio. Concomitantemente, a perfusão efetiva é retomada para o coração e o restante do corpo, o que pode evitar a falência de múltiplos órgãos.

Assim, ao usar um dispositivo mecânico para controlar a função de bombeamento do ventrículo, os danos do choque cardiogênico podem ser tratados com uma intervenção, ainda que extremamente invasiva, com potenciais vantagens e desvantagens. Assim, a implementação da assistência mecânica é muitas vezes abordada de maneira gradual.

O Papel da Bomba com Balão Intra-aórtico

O primeiro passo que atinge o problema de maneira específica é a implementação da contrapulsação da bomba de balão intra-aórtico (IABP – intraaortic balloon pump). Apesar do fato de ter sido introduzida em 1968, a IABP continua sendo um DAV comumente usado (especialmente nos Estados Unidos) porque a contrapulsação com uma IABP adequadamente oportuna simultaneamente aumenta o suprimento de oxigênio miocárdico e diminui a demanda de oxigênio, sendo frequentemente um tratamento efetivo para a insuficiência do ventrículo esquerdo (VE).

A Figura 22.2 demonstra uma IABP implantada. O dispositivo foi inserido por via percutânea na artéria femoral e, em seguida, avançado retrogradamente até a aorta, em sua posição correta, que é imediatamente distal à artéria subclávia esquerda. A insuflação do balão durante a diástole oclui a aorta e desloca o sangue arterial, aumentando abruptamente a pressão da raiz da aorta. Isso aumenta a pressão de perfusão coronariana, que aumenta o suprimento de oxigênio miocárdico (supondo que o paciente tenha um nível adequado de hemoglobina saturada). A desinsuflação abrupta imediatamente antes da próxima ejeção sistólica diminui a pressão na aorta de maneira súbita, facilitando a ejeção anterógrada a partir do coração pela diminuição da impedância até a abertura da válvula aórtica. Isso resulta em aumento do volume sistólico e diminuição do trabalho miocárdico e, portanto, menor demanda de oxigênio no ventrículo esquerdo com dificuldade. Tem sido relatado que uma bomba de balão de funcionamento correto e com tempo adequado pode aumentar o débito cardíaco em 20% ou talvez em 30% e diminuir a pós-carga em até 15%. Dos dois, acredita-se geralmente que é a diminuição da demanda de oxigênio que mais beneficia o ventrículo com insuficiência suportado por esse dispositivo. Em quadro de atordoamento agudo do miocárdio (p. ex., como resultado de um infarto agudo do miocárdio [IAM]), essa diminuição da demanda de oxigênio pode ajudar a preparar a recuperação miocárdica. No caso de uma deterioração aguda de um ventrículo com falha crônica, a IABP pode ser usada para estabilizar a hemodinâmica como uma ponte para a intervenção. Outros benefícios relatados da contrapulsação da IABP incluem redução na acidose sistêmica e melhorias na perfusão cerebral e microcirculatória renal. No entanto, embora uma bomba de balão seja bem conhecida por melhorar a função cardíaca e a hemodinâmica global, como mencionado anteriormente, ela aumenta o débito cardíaco anterógrado em apenas 25% a 30%, no máximo, e não aumentará se houver uma completa ausência de débito do VE. Como intervenção isolada, não o se pode esperar que a IABP resgate um paciente de uma insuficiência miocárdica catastrófica.

O momento apropriado para insuflação e desinsuflação do balão é fundamental para a realização dos benefícios hemodinâmicos do dispositivo. O gatilho usual para a insuflação do balão é a onda R do eletrocardiograma (ECG) do paciente; no

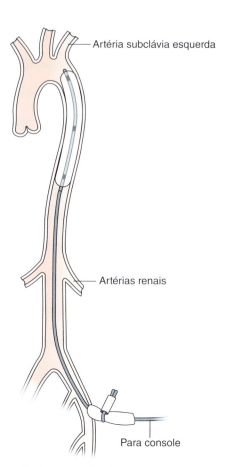

Fig. 22.2 Bomba de balão intra-aórtico.

entanto, um traçado de pressão arterial e picos de estimulação também pode ser usado. Independentemente do gatilho utilizado, conforme ilustrado na Figura 22.3, a insuflação deve sempre coincidir com a incisura dicrótica do traçado arterial e deve continuar ao longo da diástole. A desinsuflação deve ocorrer sempre na diástole final, imediatamente antes da próxima ejeção sistólica. A insuflação e a desinsuflação em qualquer outro ponto no ciclo cardíaco devem ser corrigidas manualmente por ajustes no momento do balão. A Figura 22.4 mostra e discute possíveis erros de temporização. O hélio é utilizado como gás de insuflação na IABP devido à sua baixa viscosidade e à sua natureza inerte. Dependendo do nível de assistência requerido, o balão pode ser acionado com cada ciclo cardíaco (o chamado auxílio 1:1), em ciclos alternados (1:2), a cada três ciclos (1:3) e assim por diante. Razões de 1:2 ou 1:3 são ideais para otimizar o tempo de insuflação e desinsuflação.

As contraindicações para o uso da IABP incluem insuficiência aórtica clinicamente significativa, aneurismas aórticos e placas ateroscleróticas friáveis significativas na aorta. No entanto, a ampla disponibilidade da ecocardiografia para avaliar pacientes com problemas cardíacos, bem como o uso quase rotineiro da ecocardiografia transesofágica (ETE) durante a colocação da IABP no ambiente operatório, pode detectar doença aterosclerótica significativa no arco e na aorta descendente e ajudar a identificar os pacientes de alto risco.

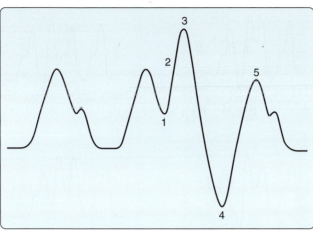

Fig. 22.3 Insuflação da bomba de balão intra-aórtico (IABP) em tempo oportuno. A figura demonstra um traçado de pressão arterial retirado de um paciente com IABP. O primeiro pulso visto à esquerda é a forma de onda familiar de um pulso arterial. Uma IABP é acionada para insuflar durante o segundo pulso, gerando uma forma de onda sinusoidal típica de insuflação-desinsuflação do balão. O terceiro pulso representa uma ejeção assistida devido à ação da IABP. As características da forma de onda típica do balão incluem o seguinte. *1.* O ponto de insuflação do balão coincidindo com o local da incisura dicrótica do paciente (representando o fechamento da válvula aórtica no final da sístole). *2.* Uma inclinação acentuada da pressão crescente, indicando insuflação rápida do balão. Isso cria um rápido aumento na pressão da raiz da aorta até o ponto de alcance 3. *3.* O pico de pressão diastólica assistida perfundindo as artérias coronárias enquanto a IABP é insuflada. Esse aumento na pressão de perfusão coronariana cria o suprimento de oxigênio miocárdico aumentado que se associa à ação da IABP. *4.* Uma inclinação acentuada do declínio da pressão indica uma desinsuflação rápida do balão, resultando em uma diminuição da pressão da raiz da aorta diastólica final. Essa pós-carga localizada reduzida diminui a impedância à abertura da válvula aórtica no início da sístole e cria a demanda miocárdica reduzida de oxigênio associada à ação da IABP. *5.* O pico de pressão sistólica assistida do próximo batimento perfundindo o corpo. A pressão sistólica atingida por essa ejeção foi obtida com menos trabalho miocárdico graças à IABP. Dependendo do nível de assistência necessária, o balão pode ser acionado a cada ciclo cardíaco (a chamada assistência 1:1), em ciclos alternados (1:2), a cada três ciclos (1:3) e assim por diante.

Enquanto uma dissecção da aorta ascendente ainda contraindica o uso de IABP, uma dissecção da aorta descendente pode não constituir mais uma contraindicação absoluta ao uso de IABP porque, nesta era da ecocardiografia, a ETE pode ser usada para garantir que o dispositivo permaneça no lúmen verdadeiro da aorta.

As indicações para a IABP não mudaram, mas o seu uso rotineiro tornou-se recentemente um tanto controverso, especialmente na Europa. Estima-se que 5% a 10% dos pacientes desenvolverão choque cardiogênico após um IAM e as taxas de sobrevida precoce para esses pacientes sempre foram da ordem de 5% a 21%. No entanto, 75% dos pacientes que não responderam a intervenções farmacológicas demonstraram melhora hemodinâmica apenas com a terapia com IABP e as taxas de sobrevida imediata nesses pacientes foram relatadas como próximas de 93% quando tratadas com contrapulsação de IABP. Embora décadas de estudos não randomizados e ensaios clínicos observacionais tenham relatado esse benefício do uso de IABP, até recentemente, dados limitados estavam disponíveis em ensaios randomizados sobre os desfechos de pacientes com choque cardiogênico de IAM nos quais a contrapulsação da IABP havia sido empregada.

Na era da trombólise como tratamento primário de IAM, a IABP recebeu recomendação de classe I em diretrizes internacionais. No entanto, nas atuais diretrizes internacionais

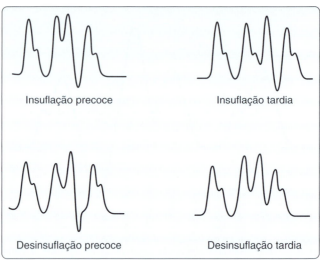

Fig. 22.4 Erros de temporização da bomba de balão intra-aórtico (IABP). A *insuflação precoce*, antes da incisura dicrótica (i.e., antes da conclusão da ejeção sistólica) força imediatamente a válvula aórtica a fechar, resultando em ejeção sistólica prematuramente terminada. Isso resulta em diminuição do volume sistólico para esse ciclo cardíaco e em aumento da pré-carga para o próximo ciclo cardíaco. Isso não apenas reduz um débito cardíaco já comprometido, mas os volumes diastólicos finais agudamente aumentados estressam o ventrículo com insuficiência aumentando a tensão na parede, que pode aumentar a demanda miocárdica de oxigênio, prejudicar a perfusão e levar à isquemia. Assim, a insuflação precoce deve ser corrigida porque aumenta a demanda miocárdica de oxigênio e diminui o suprimento de oxigênio miocárdico. A *insuflação tardia*, após a incisura dicrótica, não aumenta idealmente a pressão de perfusão coronária. Assim, o suprimento de oxigênio do miocárdio não é maximamente aumentado. A *desinsuflação precoce* possibilita tempo para a pressão da raiz aórtica retornar ao momento basal antes da ejeção sistólica e, portanto, falha em diminuir a impedância para abrir a válvula aórtica. Assim, a demanda miocárdica de oxigênio não é diminuída. Lembre-se de que é a diminuição da demanda miocárdica de oxigênio que mais beneficia o ventrículo com insuficiência e possibilita maior volume sistólico com menos trabalho miocárdico. A *desinsuflação tardia* pode ser identificada por uma falha na queda da pressão de volta ao valor de momento basal ou, idealmente, abaixo da linha de base, antes da próxima ejeção sistólica. A desinsuflação tardia impede a ejeção sistólica como um pinçamento aórtico. O ventrículo é forçado a desenvolver uma pressão tão alta para abrir a válvula aórtica que a tensão da parede ventricular aumenta significativamente, o que aumenta a demanda miocárdica de oxigênio, prejudica a perfusão e pode levar à isquemia.

(Quadro 22.1), na era das intervenções coronarianas percutâneas (ICP), a recomendação para o uso rotineiro de IABP em caso de choque cardiogênico do IAM foi rebaixada da classe I para a classe IIa nas diretrizes de 2013 da American Heart Association (AHA) e para uma recomendação de classe IIb nas diretrizes europeias, com base em dados de registro e em um pequeno número de metanálises retrospectivas e ensaios randomizados que falharam em demonstrar um benefício em relação à mortalidade com o uso do dispositivo. No entanto, uma série de preocupações e críticas sérias (p. ex., em relação à seleção do paciente e ao momento da intervenção) foram levantadas sobre metodologias e protocolos usados nesses estudos (e, portanto, em ensaios analisados nas metanálises) e suas conclusões negativas foram questionadas em nível internacional, porque vários ensaios e várias análises modernos demonstraram benefícios de desfecho do uso de IABP na população com choque cardiogênico de IAM.

Um resumo dos dados publicados disponíveis no momento da redação deste artigo sobre o uso rotineiro de IABP para tratar o paciente com choque cardiogênico de IAM é como se segue:

1. Não há dados sólidos para apoiar o uso rotineiro da IABP no tratamento de IAM com ou sem choque cardiogênico, certamente quando o dispositivo é implantado após a ICP.

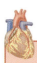

> **QUADRO 22.1** *Diretrizes de 2013 da ACCF/AHA para IAMCST para o uso de IABP e DAV*
>
> **Classe I**
> 1. A revascularização de emergência com ICP ou revascularização do miocárdio é recomendada em pacientes adequados com choque cardiogênico devido à falha da bomba após o IAMCST, independentemente do atraso no início do IAM. (Nível de evidência: B)
> 2. Na ausência de contraindicações, a terapia fibrinolítica deve ser administrada em pacientes com IAMCST e choque cardiogênico, candidatos inadequados para ICP ou CABG. (Nível de evidência: B)
>
> **Classe IIa**
> 1. O uso de contrapulsação da IABP pode ser útil para pacientes com choque cardiogênico após o IAMCST que não se estabilizam rapidamente com a terapia farmacológica. (Nível de evidência: B)
>
> **Classe IIb**
> 1. DAVE alternativos para suporte circulatório podem ser considerados em pacientes com choque cardiogênico refratário. (Nível de evidência: C)
>
> ACCF, American College of Cardiology Foundation; AHA, American Heart Association; CABG, cirurgia de revascularização da artéria coronária; DAV, dispositivo de assistência ventricular; DAVE, dispositivos de assistência ventricular esquerda; IABP, bomba de balão intra-aórtico; IAM, infarto agudo do miocárdio; IAMCST, infarto do miocárdio com supradesnivelamento do segmento ST; ICP, intervenção coronária percutânea.
> De O 'Gara PT, Kushner FG, Ascheim DD, et al. 2013 ACCF/AHA guideline for the management of ST-elevation myocardial infarction: executive summary: a report of the American College of Cardiology Foundation/American Heart Association Task Force on Practice Guidelines: developed in collaboration with the American College of Emergency Physicians and Society for Cardiovascular Angiography and Interventions. *Catheter Cardiovasc Interv.* 2013;82(1):E1–E27.

2. Por outro lado, nenhum dado sólido sustenta a prevenção do uso de uma IABP de maneira oportuna em pacientes adequadamente selecionados que possam se beneficiar da otimização hemodinâmica que ele pode proporcionar. No geral, o dano mínimo foi demonstrado pelo seu uso, especificamente em relação à incidência de acidente vascular cerebral, sangramento, complicações isquêmicas periféricas e sepse.
3. Existem dados sugerindo que a inclusão rotineira de uma IABP antes da ICP de alto risco diminui o número de complicações do procedimento e a necessidade de resgate.
4. Há dados que sugerem que a mortalidade em longo prazo é melhorada pela inclusão oportuna de uma IABP quando colocada antes da ICP para melhorar a isquemia miocárdica, descomprimir o ventrículo esquerdo isquêmico e auxiliar o fluxo anterógrado.

Claramente, a IABP permanece útil para estabilizar e melhorar a hemodinâmica dos pacientes selecionados com baixo débito cardíaco. Não pode, no entanto, aumentar substancialmente o débito cardíaco anterógrado em pacientes com insuficiência grave do VE. É aqui que entra em jogo o SCM mais formal. Apesar da ausência de dados sólidos e de apenas uma recomendação de classe IIb nas atuais diretrizes do American College of Cardiology (ACC)/AHA relativas ao SCM para situações agudas (Quadro 22.1), a sobrevida imediata de choque cardiogênico agudo de qualquer origem será mínima se nada for feito e é decepcionantemente baixa (<20%) se for instituído apenas tratamento clínico.

Implementação de Suporte Circulatório Mecânico

Quando o paciente com ventrículo com insuficiência não melhora substancialmente após tentativas habituais de otimizar e maximizar, incluindo uma IABP, os sinais de que o paciente provavelmente precisa de SCM formal incluem os seguintes:

- Hipotensão (pressão arterial média [PAM] <60 mmHg ou PAS <90 mmHg)
- Índice cardíaco < 2 litros por minuto [LPM]/m^2
- PCWP ou pressão atrial direita (PAD) > 20 mmHg
- Resistência vascular sistêmica (RVS) > 2.000 dina-s/cm
- Oligúria, baixa saturação venosa mista de oxigênio e aumento do lactato.

Não se pode enfatizar demais que os números fixos não melhorarão inevitavelmente o desfecho. Mesmo se uma hemodinâmica central um pouco aceitável puder ser criada farmacologicamente, é muito importante considerar evidências de má perfusão de órgãos e dos periféricos, como oligúria, baixa saturação venosa mista de oxigênio e elevação das taxas séricas de lactato como indicações da necessidade de suporte da circulação de maneira mais formal.

Além disso, é extremamente importante que o fracasso das manobras habituais de estabilizar de modo adequado o paciente seja prontamente reconhecido, porque a experiência das últimas décadas mostrou que o momento da implementação do SCM é o fator mais importante no desfecho do paciente.

Não se pode esperar para iniciar o suporte até que ocorra um choque cardiogênico profundo com deterioração da função do órgão principal. Alguma recuperação pode ser possível com a restauração da perfusão adequada, mas é muito difícil prever, e estudo após estudo mostrou que o estado do paciente no momento da implantação é o principal determinante do desfecho. *Quanto mais se espera, pior será o resultado.*

Para fornecer SCM formal, o coração e os grandes vasos devem ser canulados e conectados a uma bomba. A Figura 22.5 mostra as estratégias clássicas de canulação no coração

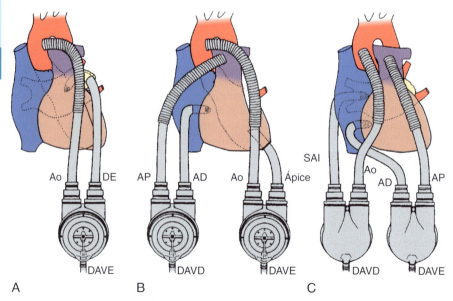

Fig. 22.5 (A-C) Estratégias clássicas de canulação para suporte circulatório mecânico. *AE*, átrio esquerdo; *AD*, átrio direito; *Ao*, aorta; *AP*, artéria pulmonar; *DAVD*, dispositivo de assistência ventricular direita; *DAVE*, dispositivo de assistência ventricular esquerda; *SIA*, sulco interatrial.

e nos grandes vasos que, até recentemente, eram as únicas opções, independentemente de qual dispositivo do fabricante fosse selecionado para fornecer o suporte.

Embora o desvio de sangue para a bomba forneça o volume sistólico que é ejetado, ele também facilita a descompressão do ventrículo com insuficiência, o que é fundamental, porque a diminuição da tensão da parede ventricular reduz drasticamente a demanda de oxigênio do miocárdio, interrompendo o ciclo de agravamento da insuficiência ventricular. Também deve ser considerado que os DAV atualmente disponíveis não proporcionam quaisquer oxigenação ou remoção de resíduos do sangue, mas simplesmente atuam como bombas que podem promover a perfusão da circulação do arterial a jusante do ventrículo com insuficiência. É possível com alguns dispositivos, no entanto, introduzir um oxigenador de membrana em linha e um sistema de remoção de dióxido de carbono extracorpóreo (CO_2) para pacientes com insuficiência respiratória concomitante.

Uma vez que a decisão de fornecer SCM foi tomada, um dispositivo apropriado é selecionado. Inúmeros dispositivos diferentes podem estar disponíveis e o dispositivo selecionado para determinado paciente depende principalmente dos seguintes fatores:

1. A duração prevista do suporte necessário (diferentes dispositivos têm diferentes durações de uso previstas enraizadas em sua engenharia e há considerações sobre a aprovação do FDA dos vários dispositivos).
2. Se é necessário suporte univentricular ou biventricular (alguns dispositivos são projetados para dar suporte apenas ao ventrículo esquerdo, embora alguns possam ser configurados para suporte de ambos simultaneamente).
3. O grau de disfunção pulmonar de tal forma que a ECMO seja necessária.
4. A urgência da situação (alguns dispositivos podem ser implantados rapidamente, talvez até à beira do leito, ao passo que outros requerem transferência para a sala de cirurgia para esternotomia e circulação extracorpórea [CEC]).
5. A disponibilidade do dispositivo.

Como a experiência de tratamento de pacientes no campo cresceu e os desfechos melhoraram com os dispositivos mais avançados, houve uma mudança interessante em relação à pergunta "Quem precisa de um DAV?" na direção de uma questão mais pertinente, "Quem provavelmente não deveria receber um?" As únicas contraindicações absolutas até mesmo para o uso temporário de DAV são fatores prognósticos que impediriam a sobrevida, mesmo com a restauração da perfusão para os órgãos vitais e os tecidos periféricos. Assim, o potencial de recuperação é o primordial. Em muitas ocasiões, entretanto, a lesão miocárdica é, pelo menos inicialmente, o problema primário e mais contraindicações relativas ao suporte do DAV precisarão ser consideradas.

O Quadro 22.2 lista uma série de considerações comumente encontradas e de contraindicações relativas ao suporte de DAV que incluem uma variedade de questões anatômicas e de outros fatores dos pacientes que criam problemas de gerenciamento, dificultam a colocação ou o uso do DAV, tornam as complicações mais prováveis ou tornam a recuperação significativa improvável. Embora o avanço dos dispositivos modernos e das estratégias de gerenciamento tenham tornado algumas das contraindicações relativas essencialmente discutíveis, tudo deve ser considerado e tratado.

SUPORTE DE CURTA PERMANÊNCIA

Os dados do INTERMACS revelam que o suporte SCM de curta permanência constitui uma relativa minoria do uso dessa tecnologia, mas o uso de um DAV como ponte para a recuperação continua sendo crucial para a sobrevida de pacientes com insuficiência cardíaca grave, refratária e aguda. No entanto, a concepção tradicional de uso de curto prazo de um DAV apenas como uma ponte para a recuperação foi agora expandida para incluir conceitos

QUADRO 22.2 *Condições ou Comorbidades que Dificultam a Colocação ou o Uso do Dispositivo de Assistência Ventricular, Tornam o Paciente mais Propenso a Ter Complicações Maiores ou Tornam a Recuperação Significativa Improvável*

Contraindicação Absoluta

- O paciente não sobreviverá, independentemente da restauração da perfusão sistêmica adequada

Contraindicações Relativas ou Questões que Precisam Ser Abordadas

- O paciente não é um candidato a transplante (a menos que terapia de destino ou ponte para candidatura melhorada seja a intenção e um DAVE durável esteja sendo implantado)
- Válvulas protéticas *in situ*
- Insuficiência aórtica clinicamente significativa
- Insuficiência tricúspide clinicamente significativa
- Estenose mitral ou tricúspide
- Cardiopatia congênita
- Derivações intracardíacas
- Cirurgia cardíaca prévia
- Estado nutricional precário
- Extremos da área da superfície corporal
- Doença sistêmica avançada (DPOC grave, malignidade, DHT, DRT, sepse, distúrbio neurológico progressivo etc.)

DPOC, doença pulmonar obstrutiva crônica; DHT, doença hepática terminal; DRT, doença renal terminal; DAVE, dispositivo de assistência ventricular esquerda.

QUADRO 22.3 *Cenários Clínicos Comuns em que o Suporte Circulatório Mecânico de Curto Prazo Pode Ser Indicado*

Miocárdio atordoado após cirurgia de coração aberto
Infarto agudo do miocárdio
Falha de transplante cardíaco
Choque cardiogênico devido à miocardite aguda
Cardiomiopatia induzida por estresse
Complicação em laboratório de cateterismo cardíaco
Insuficiência do ventrículo direito no paciente já com suporte de dispositivo de assistência ventricular esquerda

como uma ponte para a sobrevida imediata, ponte para a próxima decisão, ponte para uma ponte e ponte para cirurgia (às vezes em outro centro). É comum o SCM ser implementado para possibilitar o transporte de pacientes para um centro de transplante.

Assim, conforme listado no Quadro 22.3, cenários comuns em que a inserção temporária de DAV pode ser indicada incluem insuficiência ventricular devido a miocárdio atordoado após cirurgia cardíaca aberta, IAM, falha de transplante cardíaco, choque cardiogênico por miocardite aguda, cardiomiopatia induzida por estresse, complicação no laboratório de cateterismo cardíaco e quadro de falha do ventrículo direito no paciente já em uso de DAVE.

Dispositivos Disponíveis para Suporte de Curta Permanência

Antes de 1992, quando o Abiomed BVS 5000 tornou-se clinicamente disponível, bombas centrífugas padrão foram usadas para fornecer assistência circulatória mecânica univentricular ou biventricular de curto prazo. Atualmente, esse tipo de dispositivo muito básico seria usado para aplicações pediátricas (com cânulas de pequeno calibre para limitar o fluxo) ou para ECMO; os médicos estão começando a incorporar a ECMO com mais frequência aos esforços de ressuscitação como uma ponte para a próxima decisão. Essa estratégia foi denominada *suporte de vida extracorpóreo*, em que um paciente com choque cardiogênico refratário com desfecho incerto é colocado em ECMO por alguns dias. Dessa maneira, um dispositivo centrífugo menos caro é usado para determinar se há probabilidade razoável de sobrevida, antes de comprometer o paciente a um DAV mais formal (e muito mais caro). Como resultado da experiência, a utilização de ECMO apresenta probabilidade de aumentar nessas circunstâncias, concomitantemente à disponibilidade de dispositivos mais avançados que estão substituindo a tecnologia de cabeçote centrífugo padrão.

CentriMag

O CentriMag (Thoratec Corporation, Pleasanton, CA, Fig. 22.6) é uma bomba centrífuga pequena com propulsor com levitação magnética que atualmente está sendo amplamente utilizada nos Estados Unidos, na Europa e em outras partes do mundo para fornecer suporte de curta permanência para praticamente qualquer indicação moderna. Tal como acontece com outros dispositivos de curto prazo, a própria cabeça da bomba continua paracorpórea durante o suporte, conectada a cânulas no coração e nos grandes vasos, de modo que possa ser utilizada para suporte do lado esquerdo, do lado direito ou de modo biventricular.

Os dispositivos de suporte de curta permanência anteriores geralmente eram pulsáteis e feitos de poliuretano e outros materiais subótimos; eles incluíam válvulas artificiais e tinham alto índice de trombose. Em contrapartida, o CentriMag produz fluxo contínuo não pulsátil e seu *design* tem vantagens demonstráveis. O propulsor do CentriMag é magneticamente levitado e hidrodinamicamente suspenso no sangue do paciente; não há rolamento central e, sem um rolamento, menos calor é produzido. Como resultado, há menos hemólise e, portanto, menos resposta inflamatória, menor vasoconstrição periférica e menor oclusão microvascular relacionada com a hemoglobina plasmática livre. Também pode haver uma incidência menor de eventos tromboembólicos e o desarranjo dos testes da função hepática geralmente observados após alguns dias com uma cabeça de bomba centrífuga padrão não é visto quase na mesma medida à CentriMag.

Apesar de seu tamanho pequeno, a própria bomba pode fornecer taxas de fluxo de até 9,9 LPM e pode bombear através de um oxigenador de membrana se a ECMO for desejada. Essa versatilidade aliada ao seu perfil de desempenho superior tornou o CentriMag o dispositivo de escolha para suporte de curto prazo em muitas instituições experientes.

No momento da redação deste texto, o CentriMag está aprovado pela FDA por 30 dias como um dispositivo de assistência ventricular direita (DAVD), mas apenas por 6 horas como um DAVE. Deve ser entendido, no entanto, que o uso *off-label* do CentriMag como um DAVE por períodos de mais de 6 horas é comum. Uma versão menor chamada PediVAS é aprovada para 6 horas de uso como um DAVE ou um DAVD. Publicações recentes de experiências usando o CentriMag para suporte biventricular como uma ponte para a próxima decisão relatam sobrevida de 30 dias na faixa de 44% a 73%.

Ponte para Sobrevida Imediata: Conceitos e Dispositivos

Um determinante importante do sucesso geral da ponte para a recuperação é a rapidez com a qual o ventrículo com insuficiência pode ser descomprimido e a retomada da perfusão sistêmica adequada, garantida. Uma das limitações reconhecidas dos dispositivos atualmente disponíveis como uma ponte para recuperação após um ataque agudo do miocárdio

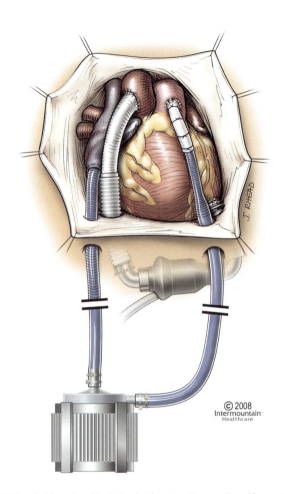

Fig. 22.6 CentriMag da Thoratec. (Cortesia de Thoratec Corporation, Pleasanton, CA.)

é que eles devem ser implantados na sala de cirurgia cardíaca, geralmente utilizando CEC. Mesmo supondo a disponibilidade imediata da sala de cirurgia, do dispositivo e das equipes de cirurgia, de anestesia, de perfusão e de enfermagem necessárias, os atrasos são inevitáveis. À parte a seleção precária de pacientes, é concebível que um fator que contribuiu para as baixas taxas de ponte bem-sucedida para recuperação observadas no passado foi o atraso no tratamento devido à disponibilidade de sala de cirurgia e equipe. Durante esse intervalo, o ventrículo com insuficiência era invariavelmente sobrecarregado por pressão e volume, enquanto os leitos esplâncnicos e os tecidos periféricos eram subperfundidos.

A implantação de um dispositivo de resgate rapidamente ao primeiro reconhecimento da insuficiência ventricular refratária (seja aguda, seja aguda na crônica) no setor de emergência, no laboratório de cateterismo cardíaco ou em uma unidade de terapia intensiva sem a necessidade de esternotomia e CEC é, teoricamente, uma opção superior. Além disso, as complicações comumente encontradas da CEC, como sangramento perioperatório e sequelas da resposta inflamatória sistêmica, seriam minimizadas. Após a sobrevida imediata ser assegurada, essas estratégias/esses dispositivos podem ser concebivelmente trocados por outros que sejam capazes de fornecer um período de suporte mais longo. Considerações como essas levaram ao desenvolvimento de dispositivos inovadores de assistência de curto prazo e continuam a impulsionar o uso de estratégias consagradas de novas maneiras.

Oxigenação por Membrana Extracorpórea

A ECMO pode ser rapidamente implantada em centros experientes como uma intervenção que salva vidas para fornecer suporte cardiopulmonar temporário como uma ponte para a sobrevida imediata, como uma ponte para recuperação e/ou como uma ponte para suporte por um dispositivo de suporte de longa permanência. Desenvolvido a partir da tecnologia da CEC na década de 1970, um circuito simples de ECMO geralmente usa apenas uma cabeça de bomba centrífuga, um oxigenador de membrana e um trocador de calor. A sobrevida até a alta hospitalar sempre foi a melhor para pacientes neonatais a termo com insuficiência respiratória, mas a experiência sugere que adultos apropriadamente selecionados também podem se beneficiar. Claramente, considerações semelhantes orientam a seleção de pacientes para ECMO assim como para a implementação aguda de SCM em geral, com uma alta probabilidade de recuperação sendo a principal consideração antes de iniciar a terapia. Pacientes com prognóstico clínico sombrio além de sua insuficiência respiratória ou cardiopulmonar, aqueles com falência orgânica multissistêmica e aqueles que já foram intubados e ventilados mecanicamente por vários dias no momento da intervenção proposta provavelmente não demonstrarão desfechos ideais da ECMO.

Quando a insuficiência respiratória é a questão principal e o coração é capaz de fornecer débito adequado para potencialmente atender às necessidades circulatórias, a ECMO venovenosa (VV) pode fornecer a oxigenação e ventilação necessárias do sangue. Nessa estratégia, o sangue venoso é drenado a partir de uma cânula caval (introduzida pelas vias femoral ou jugular), bombeado por meio de um oxigenador de membrana e retornado à circulação venosa (geralmente ao nível do átrio direito).

Pacientes tanto com insuficiência respiratória como da bomba cardíaca são mais bem apoiados por ECMO venoarterial (VA), na qual o sangue venoso é oxigenado, ventilado e bombeado de volta para a circulação arterial. Essa estratégia está essencialmente fornecendo CEC. Embora as canulações para ECMO VA possam ser periféricas (p. ex., veia femoral para artéria femoral) ou centrais (p. ex., átrio direito para aorta), a canulação venosa central geralmente fornece descompressão ideal das câmaras cardíacas, o que é importante para a recuperação miocárdica.

Assim, tanto a ECMO VV como a VA fornecem suporte respiratório, mas apenas a ECMO VA fornece SCM. As complicações potenciais de ECMO abrangem todas as inerentes à circulação extracorpórea, incluindo sangramento (devido à necessidade de anticoagulação durante o suporte) e isquemia do membro distal a cânulas inseridas na periferia.

A ecocardiografia desempenha um papel importante na determinação do tipo de ECMO necessária (VV vs. VA) para garantir posicionamento adequado das cânulas, avaliar a extensão da descompressão ventricular, monitorizar a potencial recuperação do miocárdio e auxiliar na tomada de decisão subsequente.

As diretrizes atuais da AHA para ressuscitação cardiopulmonar conferem à ECMO uma recomendação de classe IIb (pode ser considerada, o benefício pode compensar o risco) para cenários clínicos em que a recuperação é possível. Um artigo de posição, publicado em 2011 pelo European Extracorporeal Life Support (ECLS), descreve indicações, contraindicações e vários aspectos do manejo do paciente em relação à ECMO.

Impella e TandemHeart

Os DAV percutâneos (DAVp) Impella (Abiomed, Danvers, MA; Fig. 22.7) e TandemHeart (CardiacAssist, Pittsburgh, PA; Fig. 22.8) representam potenciais pontes para dispositivos de sobrevida imediatos. Ambos são projetados para dar suporte ao ventrículo esquerdo com insuficiência e ambos são rapidamente implantados por via percutânea no momento do diagnóstico de insuficiência ventricular aguda na sala de emergência, no laboratório de cateterismo cardíaco ou na unidade de terapia intensiva. Não há necessidade de esternotomia e CEC, o que tem claras vantagens potenciais (como discutido anteriormente).

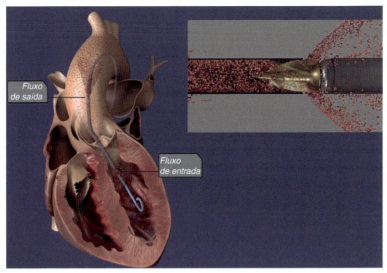

Fig. 22.7 Dispositivo de suporte Impella. (Cortesia de Abiomed Inc., Danvers, MA.)

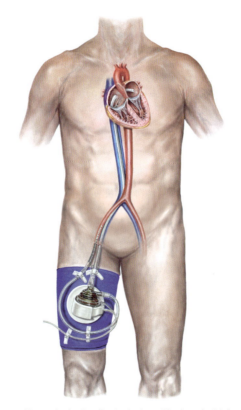

Fig. 22.8 TandemHeart. (Cortesia de CardiacAssist Inc., Pittsburgh, PA.)

Apesar do enorme potencial desses dispositivos quando empregados precocemente como uma intervenção de salvamento, o uso mais frequente de ambos os dispositivos tem sido nos laboratórios de cateterismo e eletrofisiologia como uma margem extra de segurança para pacientes de alto risco submetidos a intervenções percutâneas de alto risco e intervenções eletrofisiológicas hemodinamicamente desafiadoras (p. ex., ablação da taquicardia ventricular ou vias de fibrilação). O uso menos frequente tem sido como uma ponte para a sobrevida ou a recuperação imediata.

Infelizmente, de modo similar à experiência inicial com os próprios DAV em si, quando esses dispositivos se tornaram disponíveis, foram implementados para resgate apenas como último recurso, uma vez que os pacientes já haviam desenvolvido choque cardiogênico profundo e disfunção orgânica refratária à farmacologia e à contrapulsação da IABP. Não surpreendentemente, isso levou inicialmente a resultados abaixo do ideal. Os desfechos, no entanto, estão supostamente melhorando e esses dispositivos podem, em última instância, demonstrar benefício sobre ECMO ou DAV de longo prazo em caso de insuficiência isolada de VE ou VD sem disfunção pulmonar, anormalidade valvar importante ou insuficiência biventricular. Consequentemente, as experiências clínicas com esses dispositivos para resgate agudo aparecem agora na literatura revisada por pares publicada. Parece haver uma vantagem desses dispositivos sobre a IABP em termos do nível de suporte fornecido e do débito que podem gerar, mas com maior risco de sangramento, e as situações clínicas em que podem ser idealmente empregados ainda estão sendo elucidadas.

IMPELLA

O sistema de bomba Impella é uma família de dispositivos de suporte de fluxo contínuo microaxial que pode ser usado para suporte dos ventrículos esquerdo, direito ou de ambos. Ensaios clínicos destinados a estabelecer a eficácia e a utilização ideal de cada dispositivo Impella estão em andamento.

Os membros implantáveis percutaneamente da família Impella incluem o LP 2,5 (fornece 2,5 LPM de fluxo como um DAVE), o LP 5,0 (fornece 5 LPM de fluxo como DAVE) e o RP recentemente aprovado (fornece 4 LPM de fluxo como um DAVD). Outros membros da família Impella incluem versões diretamente implantáveis para suporte ventricular esquerdo e direito (DE e DD). Todos esses dispositivos são aprovados pela FDA e, teoricamente, contêm a recomendação internacional de classe IIb para o uso de DAV na população de choque cardiogênico decorrente de IAM.

Conforme ilustrado na Figura 22.7, os dispositivos percutâneos DAVE Impella podem ser inseridos pela abordagem arterial retrógrada femoral ou subclávia através da válvula aórtica até o ventrículo esquerdo para bombear o sangue para a aorta ascendente, descarregando ativamente o ventrículo esquerdo. Contraindicações relativas a essa abordagem incluem doença valvar aórtica significativa ou carga aterosclerótica significativa na aorta (p. ex., placas móveis ou estenose vascular). O Impella RP é inserido pela veia femoral através do átrio direito e até a artéria pulmonar, descarregando o ventrículo direito com insuficiência e garantindo o fluxo sanguíneo pulmonar como um DAVD.

Embora razoavelmente fácil de implantar com fluoroscopia ou orientação por ETE, a maior parte do uso do LP 2,5 tem sido no laboratório de cateterismo cardíaco ou no laboratório de eletrofisiologia como uma margem extra de segurança para pacientes de alto risco submetidos a ICP e ablações de arritmia. Isso ocorre porque o fluxo de 2,5 LPM é geralmente insuficiente para resgate ao acomodar as necessidades circulatórias de um adulto com choque cardiogênico. Desde a década de 1990, foi entendido que o estado do paciente no momento da implementação do SCM é o principal determinante do desfecho. SCM precoce e suficiente leva aos melhores desfechos possíveis. Cardiologistas e médicos emergencistas são os provedores que devem tomar a decisão de empregar SCM quando os pacientes apresentam sintomas agudos, tipicamente no setor de emergência. A causa do choque cardiogênico e a seleção adequada de pacientes também são fatores críticos. O desfecho de um jovem com diagnóstico agudo de miocardite não pode ser comparado a um idoso com doença arterial coronariana, insuficiência cardíaca de longa data e níveis variáveis de deterioração multissistêmica. Além disso, também é importante considerar que simplesmente prevenir a morte iminente não é o mesmo que prolongar uma alta qualidade de vida. As metas de cuidado são importantes para essas decisões.

Em comparação com o LP 2,5, o Impella 5,0 pode produzir uma quantidade fisiologicamente relevante de fluxo anterógrado e há uma experiência crescente com o uso desse dispositivo como uma ponte para a sobrevida imediata, uma ponte para recuperação e uma ponte para cirurgia. Em contraste com a experiência com o LP 2,5 no caso de choque cardiogênico por IAM, uma publicação de 2013 relatou os resultados de uma avaliação multicêntrica do Impella 5,0 como dispositivo de resgate para insuficiência de VE após cardiotomia. As taxas de sobrevida foram muito encorajadoras, com taxas de sobrevida de 30 dias, 3 meses e 1 ano de 94%, 81% e 75%, respectivamente. É importante considerar que, no SCM para pós-cardiotomia, a insuficiência do VE está associada a desfechos superiores quando comparada com o SCM para o choque cardiogênico do IAM. Isso está provavelmente relacionado a intervalos mais curtos que separam o diagnóstico e o tratamento ativo. Uma publicação recente também relatou a utilidade do Impella 5,0 como uma ponte para melhorar a candidatura ao transplante com um DAVE de longo prazo durável.

TANDEMHEART

O DAVp TandemHeart (CardiacAssist, Pittsburgh, PA) usa uma bomba centrífuga de tamanho completo e uma estratégia de canulação percutânea que resulta em descompressão razoável do ventrículo esquerdo com insuficiência e rápida retomada da perfusão sistêmica. Como ilustrado na Figura 22.8, com esse dispositivo, uma cânula de influxo venosa percutânea longa é avançada de modo retrógrado a partir da veia femoral através do átrio direito e através do septo interatrial até o átrio esquerdo. Até 5 LPM de vazão contínua e não pulsátil do dispositivo centrífugo (preso à perna do paciente) são direcionados à artéria femoral para manter a perfusão sistêmica.

O TandemHeart possui uma marca CE na Europa e é aprovado pela FDA nos Estados Unidos para até 6 horas de uso como DAVE. Em diretrizes atuais, o TandemHeart tem recomendação de classe IIb para o tratamento do choque cardiogênico por IAM. Embora esse dispositivo tenha sido previsto para ser uma ponte rapidamente implantável em comparação com um dispositivo de sobrevida imediata, a necessidade de uma punção transeptal guiada por fluoroscopia e/ou ecocardiografia pode limitar a facilidade de implantação e seria impossível implementar esse dispositivo durante a ressuscitação.

A superioridade do TandemHeart em fornecer SCM quando comparado a uma bomba de balão foi relatada em vários estudos, mas há uma escassez de dados publicados em relação ao DAVE TandemHeart por si. As principais complicações com o TandemHeart parecem ser sangramento nos locais de canulação e isquemia do membro. O desalojamento da cânula também é um problema em potencial. O TandemHeart é atualmente o tema de um ensaio essencial multicêntrico denominado TRIS (TandemHeart to Reduce Infarct Size – TandemHeart para Reduzir o Tamanho do Infarto) que avalia o salvamento do miocárdio em pacientes com IAM e a experiência com o uso do TandemHeart à medida que o DAVE está crescendo.

Um estudo de 2013 comparou desfechos de 79 pacientes em suporte para choque cardiogênico agudo com suporte de TandemHeart, Impella 5,0 e ECMO VA convencional. No geral, a mortalidade intra-hospitalar, as taxas de desmame bem-sucedido, as taxas de ponte de sucesso para uma ponte com dispositivo de longo prazo e a incidência de complicações nos membros não diferiram entre os dispositivos. A idade mais jovem foi o único preditor de melhora na sobrevida hospitalar e as considerações de custo favoreceram a ECMO.

A Figura 22.9 descreve um algoritmo lógico de tomada de decisão para SCM no cenário de choque cardiogênico refratário grave, mas o que funciona bem em uma instituição pode não ser generalizável para outra. Assim, cada instituição deveria idealmente desenvolver o próprio algoritmo, levando em conta dispositivos, recursos e experiências.

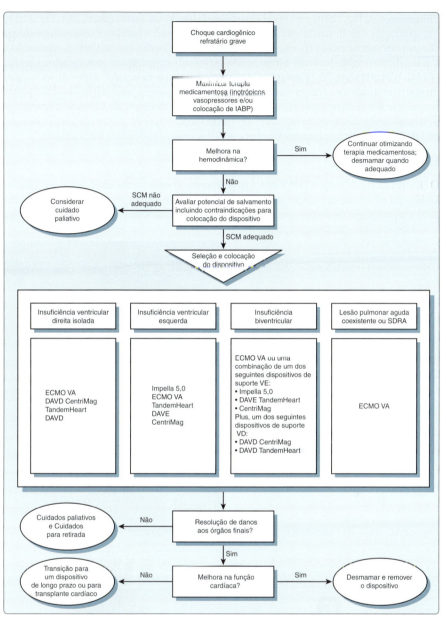

Fig. 22.9 Algoritmo de tomada de decisão lógica para suporte circulatório mecânico (SCM) em caso de choque cardíaco refratário grave. *DAVD*, dispositivo de assistência ventricular direita; *DAVE*, dispositivo de assistência ventricular esquerda; *ECMO VA*, oxigenação por membrana extracorpórea venoarterial; *IABP*, bomba de balão intra-aórtico; *SDRA*, síndrome do desconforto respiratório agudo.

SUPORTE DE LONGA PERMANÊNCIA

Como revelado pelos dados do INTERMACS, dispositivos duráveis de longa permanência estão sendo implantados a cada ano em milhares de pessoas que, de outra maneira, sucumbiriam à insuficiência cardíaca. Alguns DAV de longa permanência estão disponíveis no momento da redação desta publicação, mas apenas o HeartMate II (Thoratec Corporation,

Pleasanton, CA; Fig. 22.10) e o DAVH HeartWare (HeartWare, Framingham, MA; Fig. 22.11) são aprovados e estão atualmente em uso regular nos Estados Unidos. Existem dispositivos eficazes em outros países (p. ex., Berlin Heart INCOR, Berlin Heart, Berlim, Alemanha). Vários dispositivos duráveis novos ainda estão sob investigação nos Estados Unidos (p. ex., o HeartMate III, Thoratec Corporation, Pleasanton, CA). Além disso, alguns dispositivos usados ou aprovados anteriormente ainda podem ser empregados com pouca frequência em centros específicos, mas uma discussão completa de todos os dispositivos potencialmente disponíveis está além do escopo deste capítulo. O coração artificial total está de fato em uso nos Estados Unidos e será discutido em detalhes mais adiante.

HeartMate II

O HeartMate II é de longe o DAVE de longa permanência mais comumente usado nos Estados Unidos no momento da redação deste texto. Aprovado como uma ponte para transplante em 2008 e para terapia de destino em 2010, o dispositivo é uma bomba de fluxo axial pequena,

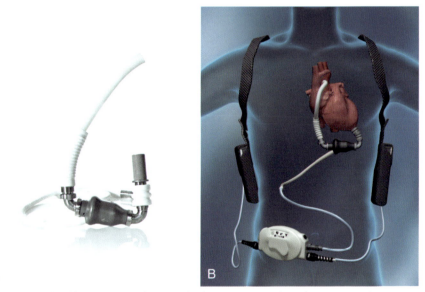

Fig. 22.10 (A) e (B) HeartMate II. (Cortesia de Thoratec Corporation, Pleasanton, CA.)

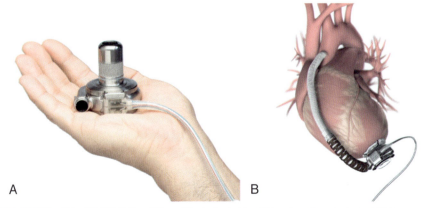

Fig. 22.11 (A) e (B) DAVH HeartWare. (Cortesia da HeartWare Inc., Framingham, MA.)

aproximadamente do tamanho de uma pilha D, com um propulsor rotativo em forma de parafuso de Arquimedes. Tem um volume interno de 63 mL e um débito máximo de 10 LPM contra uma pressão média de 100 mmHg. Esse é um dispositivo de fluxo contínuo que inicialmente resulta em uma circulação predominantemente não pulsátil, mas a pulsatilidade retorna na maioria dos pacientes após o ventrículo começar a se recuperar. Segundo o fabricante, mais de 16.000 pacientes em todo o mundo foram implantados com o HeartMate II, com a maior duração de suporte maior que 8 anos. De todos os pacientes implantados com esse dispositivo com o propósito de transplante, 87% receberam um transplante cardíaco.

A Figura 22.10 mostra como o dispositivo é configurado internamente. O único componente externo visível é um sistema de transmissão que sai da pele do abdome, geralmente à direita, em algum local onde há conveniência entre os quadrantes superior e inferior. O dispositivo retira sangue do ápice do VE e bombeia o sangue continuamente para a aorta ascendente. Isso não impede que o ventrículo esquerdo ejete através da válvula aórtica e a quantidade de suporte fornecida pelo dispositivo depende de vários fatores, incluindo função miocárdica intrínseca, pré-carga e pós-carga.

DAVH Heartware

O dispositivo de assistência ventricular HeartWare (DAVH) é uma bomba centrífuga de vazão contínua pequena, posicionada intrapericardialmente, com um propulsor acionado por modo magnético, suspenso hidrodinamicamente, sem rolamento. Tecnicamente, o DAVH é um dispositivo de terceira geração porque não tem rolamento. Típico para uma bomba centrífuga, velocidades de rotação de 2.000 a 3.000 rpm podem produzir mais de 10 LPM de fluxo. Há o controlador de sistema externo habitual e a fonte de alimentação, que são conectados ao dispositivo por um sistema de transmissão tunelado. A configuração do DAVH é mostrada na Figura 22.11.

O DAVH foi marcado pela CE para uso clínico na Europa em 2009, foi aprovado pela Australian Therapeutic Goods Administration (TGA) em 2011 e recebeu aprovação da FDA como uma ponte para transplante nos Estados Unidos em novembro de 2012, seguindo sua demonstração como não inferior a outros dispositivos implantáveis no estudo ADVANCE. Nesse ensaio, 140 pacientes implantados com o DAVH foram seguidos por 180 dias ou até transplante ou morte e seus desfechos foram comparados com 544 pacientes implantados com outros dispositivos comercialmente disponíveis. Dos 140 no grupo experimental, aos 180 dias, 62% ainda eram apoiados pelo seu dispositivo original, 29% tinham sido transplantados, 5% necessitaram de troca de dispositivos (2% para trombose por bomba) e 4% morreram. Em geral, a taxa de sobrevida em 1 ano foi de 85%.

O DAVH, devido ao seu tamanho pequeno, também tem sido usado como um DAVD implantável. A experiência com o uso do DAVH para o suporte do VD (embora limitado nesse momento) está aumentando constantemente. O DAVH já está aprovado como dispositivo para uso em terapia de destino em Ontário (desde 2012) e prevê-se que os dados do estudo ENDURANCE e do ensaio suplementar ENDURANCE, que começou a inscrever pacientes no final de 2013, estabelecerão o DAVH como dispositivo para esse uso nos Estados Unidos.

Uma análise recente da experiência do mundo real com o DAVH HeartWare ao longo de 4 anos no Reino Unido revelou uma taxa de sobrevida de 75% em 1 ano e de 66% em 2 anos. Deve-se considerar, no entanto, que os pacientes europeus são geralmente implantados em níveis INTERMACS mais baixos (maior gravidade) do que nos Estados Unidos, o que pode ser responsável pela menor taxa de sobrevida quando comparado ao estudo ADVANCE conduzido nos Estados Unidos.

COMPLICAÇÕES DO SUPORTE CIRCULATÓRIO MECÂNICO

À medida que os desfechos melhoraram, a sobrevida simples de pacientes com suporte mecânico tornou-se menos problemática e o foco principal da pesquisa do SCM mudou para a otimização dos desfechos por meio da limitação de eventos adversos. Infelizmente, nenhum método de estratificação de risco ou sistema de pontuação foi concebido para prever os vários eventos adversos inerentes à população de SCM. Por exemplo, embora o escore pré-implantação da Avaliação de Falha de Órgão Sequencial (SOFA – Sequential Organ Failure Assessment) tenha sido relatado recentemente para predizer a sobrevida de maneira confiável após 6, 9, 12, 24 e 36 meses de suporte, o escore SOFA não previu outros eventos adversos de longo prazo (p. ex., acidente vascular cerebral, sangramento, infecção, necessidade de colocação de bomba). Também é importante entender que, em razão de princípios mecânicos distintos, materiais e especificações funcionais dos dispositivos modernos, todos os dados, os índices preditivos e os escores de estratificação de risco gerados durante a era dos dispositivos pulsáteis de geração mais avançada não podem ser extrapolados para a geração atual de dispositivos não pulsáteis.

Em geral, houve grande redução nas taxas de eventos adversos específicos com os dispositivos de fluxo contínuo em comparação com a primeira geração de dispositivos pulsáteis, de acordo com o INTERMACS e outras fontes de dados. Por outro lado, apenas diminuições pequenas na carga total de eventos adversos foram relatadas na era atual em comparação à era anterior. Embora as taxas de alguns problemas clássicos tenham diminuído significativamente (p. ex., sangramento mediastinal, insuficiência do VD, talvez acidente vascular cerebral), as taxas de alguns problemas importantes (p. ex., insuficiência renal e insuficiência respiratória) não mudaram. Além disso, surgiram novas complicações que não existiam na primeira geração de dispositivos pulsáteis, como malformações arteriovenosas no trato gastrointestinal, síndrome de von Willebrand que resulta em sangramento gastrointestinal e intracerebral e trombose de bomba, entre outras.

Novas informações estão surgindo rapidamente e determinadas complicações modernas do suporte DAV são atualmente relacionadas a alguns fatores preexistentes e/ou aspectos da moderna tecnologia SCM.

- Malformações arteriovenosas gastrointestinais são vistas atualmente como resultado do fluxo não pulsátil produzido pelos dispositivos modernos de SCM, já que são conhecidas por se formarem em pacientes com estenose aórtica grave (síndrome de Heyde).
- A síndrome de von Willebrand adquirida (pela perda de monômeros de von Willebrand de alto peso molecular) é agora entendida como resultado das tensões de cisalhamento impostas pelos dispositivos de fluxo contínuo.
- A trombose da bomba foi observada com frequência surpreendentemente alta com o HeartMate II e o DAVH. A partir de aproximadamente 2011, a taxa tromboses da bomba HeartMate II confirmadas aos 3 meses após o implante subiu de aproximadamente 2,2% a 8,4% até 2013. Isso foi alarmante, porque anteriormente a mediana do tempo desde o implante até a identificação de qualquer incidência de trombose da bomba foi de 18,6 meses. Até o momento, qualquer motivo para esse aumento permanece indefinido. Com toda a probabilidade, esse é um problema multifatorial. Além de projetar mudanças para o HeartMate II introduzido em 2010 (um novo selamento de gelatina dos enxertos), como revisado por Lindenfeld e Keebler, causas potenciais adicionais da taxa aumentada e do número de tromboses do HeartMate II podem ter incluído anticoagulação inadequada e/ou terapia antiplaquetária durante o suporte de DAV, superestimação do nível real de anticoagulação presente, uso e dosagem de agentes estimuladores da eritropoiese, angulação anormal da cânula de fluxo de entrada e/ou de saída, taxas de fluxo estrategicamente reduzidas, produção de calor pelo rolamento, infecção, fibrilação atrial e insuficiência de VD. Para o DAVH, a adição de sinterização de titânio no conduto de influxo (que deve estimular o crescimento de uma neoíntima não trombogênica, como estava presente no HeartMate I pulsátil de primeira geração) em 2011 parece ter diminuído a incidência de trombose de DAVH durante a experiência clínica inicial com o dispositivo. Hemólise e aumento dos níveis de lactato desidrogenase são agora reconhecidos como sinais premonitórios de trombose. Eles podem ser

monitorizados e as estratégias farmacológicas podem ser empregadas em muitos casos como alternativas à troca de dispositivos ou ao transplante. Além disso, novas associações estão sendo estabelecidas entre eventos adversos e fatores de risco potencialmente modificáveis. Por exemplo, o acidente vascular cerebral foi recentemente associado à deficiência de vitamina D e também à PAS elevada durante o suporte.

CORAÇÕES ARTIFICIAIS TOTAIS

Dos dispositivos originais movidos pneumaticamente com seus consoles de controle externo maciço para o coração de substituição implantável controlado por computador AbioCor (Abiomed, Danvers, MA), um coração artificial mecânico total (TAH – total artificial heart) que poderia substituir permanentemente o coração humano com insuficiência tem sido objeto de intensa pesquisa e desenvolvimento por décadas.

O primeiro TAH era uma bomba biventricular acionada pneumaticamente desenvolvida por Dr. Domingo Liotta et al. na década de 1960. Esse dispositivo (o TAH Liotta) foi implantado em um paciente de 47 anos de idade com insuficiência cardíaca grave pelo Dr. Denton Cooley e foi usado por 64 horas como uma ponte para o transplante cardíaco. O paciente morreu de pneumonia por *Pseudomonas* 32 horas após seu transplante, mas o coração de Liotta provou que um dispositivo mecânico poderia ser usado com sucesso clinicamente para manter um paciente e, de fato, a intenção original desse dispositivo era a substituição permanente do coração com insuficiência. O segundo implante em humano, o TAH Akutsu III, foi usado com sucesso por 55 horas como ponte para transplante em um paciente de 36 anos com insuficiência cardíaca em estágio final. O TAH Jarvik-7 foi implantado como coração substituto permanente (dispositivo de destino) em agosto de 1985 em um homem de 61 anos com cardiomiopatia primária e doença pulmonar obstrutiva crônica. Embora o paciente tenha sobrevivido apenas 112 dias, a duração de sua sobrevida foi encorajadora.

Coração Artificial Total Temporário SynCardia

A partir de 1991, o Jarvik-7 era conhecido como o TAH CardioWest. Agora conhecido como TAH temporário Syncardia (TAH-t; SynCardia Systems Inc., Tucson, AZ), a atual encarnação desse dispositivo está em uso como uma ponte para o transplante em mais de 100 centros na América do Norte, na Europa, na Ásia e na Austrália/na Nova Zelândia.

O TAH-t é uma bomba biventricular, pneumaticamente acionada, ortotopicamente posicionada, que pesa menos de 227 g e pode produzir mais de 9 LPM de fluxo pulsátil. Válvulas protéticas de disco basculante de metal dentro do dispositivo exigem anticoagulação durante o suporte. A aprovação do FDA desse TAH como uma ponte para o transplante veio em 2004 e uma marca CE foi concedida para seu uso na Europa em 2006.

Esse dispositivo tem testemunhado grande ressurgimento do interesse nos últimos anos como um dispositivo de suporte implantável para pacientes com insuficiência biventricular em estágio final (em vez de suporte biventricular com DAV paracorpóreos), como uma ponte para o retransplante em pacientes com rejeição e insuficiência de um coração transplantado (em vez de implantar um DAVE) e quando há falha do DAVE (em vez de troca de dispositivo).

De acordo com o fabricante, mais de 1.400 implantações já foram realizadas, com a mais longa duração de suporte em aproximadamente 4 anos. A taxa de sucesso da ponte para o transplante com esse dispositivo foi relatada como sendo de aproximadamente 75% a 80% por mais de uma década, mas ainda não se sabe se esse sucesso continuará a se manifestar à medida que o número de implantes cresce além dos limites dos estudos clínicos. Assim como em outros dispositivos usados para fornecer SCM, acidente vascular cerebral e infecções são encontrados, mas os dados referentes às taxas dessas complicações não estão atualmente disponíveis no banco de dados do INTERMACS. Uma publicação recente de atualização no *Texas Heart Institute Journal* relatou que "a maioria" (4%) dos acidentes vasculares cerebrais associados ao TAH ocorrem essencialmente no período perioperatório e a taxa de infecções fatais com esse dispositivo é de aproximadamente 2%. Como produz fluxo pulsátil, a síndrome de von Willebrand adquirida e as complicações de sangramento decorrentes de malformações arteriovenosas (agora comumente observadas com DAV de fluxo contínuo) podem não ser observadas com o TAH-t.

Originalmente alimentado e controlado por um console de controle maciço ("Big Blue"), a disponibilidade de um controlador pequeno de colocação junto ao corpo que pesa menos de 7 kg (o *driver* portátil Freedom) agora possibilita a fácil locomoção e a alta hospitalar. Um controlador ainda menor estará disponível em breve, assim como uma versão menor do próprio TAH (com ventrículos de 50 mL), para uso em adultos pequenos e em crianças. Ironicamente, embora tenha sido originalmente concebido e usado como um dispositivo de destino, o TAH-t só agora é atualmente objeto de um estudo formal de terapia de destino.

Coração para Substituição Implantável AbioCor

O coração de substituição implantável AbioCor (Abiomed, Danvers, MA; Fig. 22.12) potencialmente representa um grande avanço na tecnologia do coração artificial, porque na verdade é totalmente implantável, não havendo cabos, conduítes ou fios percutâneos. O dispositivo é acionado por motor, portanto não é necessária uma fonte de ar comprimido para acionar a ação de bombeamento, possibilitando aos pacientes mobilidade completa sem a necessidade de um controlador portátil ou vestível. O dispositivo em si pesa aproximadamente 1 kg e é implantado ortotopicamente.

O AbioCor é indicado para pacientes não elegíveis para transplante que tenham menos de 75 anos e insuficiência biventricular terminal. A transferência de energia transcutânea é usada (em vez de um cabo percutâneo) para alimentar o bombeamento hidráulico motorizado dos ventrículos artificiais com energia e controle do sistema. Válvulas unidirecionais artificiais dentro do dispositivo exigem anticoagulação durante o suporte.

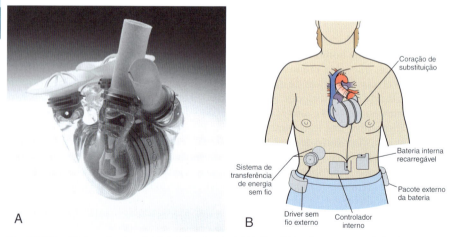

Fig. 22.12 (A) Coração de substituição implantável AbioCor. (B) Implantação ortotópica do coração de substituição implantável AbioCor. O coração com insuficiência nativo é removido e o AbioCor é implantado ortotopicamente, anastomosado aos manguitos dos átrios nativos e dos grandes vasos. A tecnologia de transferência de energia transcutânea elimina a necessidade de fios percutâneos. (Cortesia de Abiomed, Inc., Danvers, MA.)

Um número relativamente pequeno (14) de implantes deste dispositivo na University of Louisville e em outros três centros no início dos anos 2000 demonstrou uma quantidade moderada de sucesso (sobrevida de mais de 1 ano foi alcançada, mas houve alto índice de infarto e infecção e algumas falhas no dispositivo).

A FDA negou inicialmente a solicitação de aprovação desse dispositivo em 2005, citando questões de "qualidade de vida *versus* quantidade de vida", mas o AbioCor acabou recebendo aprovação da FDA em 2006 sob o Humanitarian Device Exemption Program (Programa Humanitário de Isenção de Dispositivo), em grande parte como resultado do testemunho de pacientes e familiares daqueles que tinham o suporte em relação à capacidade dos pacientes com o suporte de estarem presentes para "compartilhar eventos de vida significativos" com suas famílias. Um número muito pequeno de implantes aparentemente seguiu como parte de um estudo pós-venda, mas não há publicações recentes sobre esse dispositivo e ele não está mais disponível.

CONSIDERAÇÕES ANESTÉSICAS PERIOPERATÓRIAS PARA SUPORTE DE DAV

A abordagem anestésica para o paciente que requer o implante de DAV depende inteiramente da urgência da situação. Os pacientes que necessitam de suporte de DAV com urgência estão em situação extrema e os profissionais de saúde podem fazer pouco além de prestar cuidados de suporte até que o paciente possa ser colocado na CEC. Em contrapartida, os pacientes que apresentam um implante eletivo de DAV como uma ponte para o transplante ou como terapia de destino têm insuficiência cardíaca terminal e, quando medicamente otimizados, podem parecer bem, apesar da função cardíaca significativamente deprimida. Alguns pacientes que se apresentam para inserção eletiva de DAVE sofreram uma descompensação aguda de insuficiência cardíaca de longa duração e serão admitidos no pré-operatório em uma unidade de terapia intensiva com tratamento farmacológico (p. ex., milrinona, nesiritida, dobutamina) e terapia de contrapulsação com balão intra-aórtico na tentativa de estabilizar e otimizar a hemodinâmica.

Independentemente de sua aparência externa, todos os pacientes que necessitam de suporte DAV descompensam com facilidade até mesmo das mais transitórias das aberrações hemodinâmicas (p. ex., taquicardia, bradicardia, hipercarbia, perda do ritmo sinusal, alterações súbitas no estado de volume, hipotensão) e devem ser abordados com cautela.

Pacientes que se Apresentam para Implante Eletivo de DAVE

A função cardíaca gravemente deprimida é a principal consideração no manejo de todos os pacientes que se apresentam para inserção de DAVE. A maioria apresentará cardiomiopatia dilatada acompanhada de regurgitação mitral, disfunção diastólica, anel tricúspide dilatado com regurgitação tricúspide funcional e graus variados de hipertensão pulmonar. Insuficiência renal, doença vascular cerebral e coagulopatia leve devido à congestão hepática não são incomuns. Como a doença coronariana tornou-se uma das causas mais comuns de insuficiência cardíaca (31,8% de todos os pacientes atualmente listados para transplante cardíaco), a isquemia em andamento é uma preocupação em potencial. Muitos desses pacientes terão sido submetidos a cirurgias cardíacas prévias (p. ex., cirurgia de revascularização da artéria coronária, reparo/substituição valvar, remodelagem ventricular, correção de cardiopatia congênita), acrescentando os riscos concomitantes de esternotomia repetida às preocupações com a anestesia. Por fim, é comum que essa população tenha um marca-passo e/ou um cardioversor-desfibrilador implantável que deve ser administrado de maneira perioperatória.

Questões Relacionadas a Medicamentos Ambulatoriais

Os pacientes que se apresentam para o implante eletivo de DAVE geralmente são tratados com medicações que reduzem a pós-carga, promovem diurese, previnem arritmias, controlam a frequência cardíaca e antagonizam o remodelamento miocárdico adverso que acompanha a insuficiência cardíaca crônica progressiva. Os agentes tipicamente empregados incluem inibidores da enzima conversora de angiotensina (ECA), bloqueadores dos receptores da angiotensina, antagonistas da aldosterona, amiodarona, β-bloqueadores, diuréticos e digoxina. Embora eficazes para a otimização pré-operatória dessa população, os agentes com meias-vidas de longa duração, como os inibidores da ECA e a amiodarona, resultam em vasodilatação significativa que precisará ser tratada e combatida farmacologicamente no período após a derivação. Quando factível, é geralmente recomendado suspender os diuréticos no período pré-operatório imediato, em uma tentativa de diminuir a relativa hipovolemia e a depleção de eletrólitos observados com esses agentes comumente usados. Atualmente, não há consenso sobre a suspensão ou não dos inibidores da ECA no pré-operatório.

Otimização Nutricional Pré-operatória

É amplamente compreendido que a desnutrição pré-operatória predispõe a população cirúrgica geral a uma série de complicações pós-operatórias, incluindo cicatrização tardia da ferida e aumento do risco de infecção. O estado nutricional também foi estabelecido como um importante determinante de sobrevida em pacientes com insuficiência cardíaca e em pacientes com DAV há evidências crescentes de que a nutrição, medida por substitutos tradicionais, como albumina sérica e índice de massa corporal, é um determinante crítico da sobrevida pós-implante. Em um estudo de Lietz et al., o estado nutricional pré-operatório precário foi identificado como um dos vários preditores de desfechos ruins pós-implantação como parte de um escore de estratificação de risco. Mais recentemente, a hipoalbuminemia pré-operatória foi relatada como um fator de risco independente de mortalidade em uma grande coorte de pacientes com dispositivos não pulsáteis. Curiosamente, a correção pós-operatória dos níveis de albumina também se correlacionou a uma vantagem de sobrevida significativa nesse estudo.

Os indicadores pós-operatórios de estado nutricional subótimo, como baixos níveis de pré-albumina, também se correlacionaram ao aumento da mortalidade nessa população. Com base nesses achados, a otimização agressiva do estado nutricional tornou-se um componente importante do manejo do paciente antes e depois das operações. Em pacientes refratários às abordagens convencionais de melhora nutricional, a alimentação enteral e/ou parenteral deve ser considerada. É importante ressaltar que a nutrição parenteral, apesar de ter uma associação tradicional com risco aumentado de infecção, mostrou ser uma alternativa segura e eficaz à nutrição enteral no pré-operatório de pacientes com DAV e pode revelar-se um componente-padrão da otimização nutricional perioperatória em pacientes refratários a outros métodos.

Período Pré-operatório Imediato

É prudente fornecer oxigênio suplementar (via cânula nasal ou máscara facial) e monitorizar os sinais vitais durante o período pré-operatório, especialmente se medicamentos ansiolíticos forem administrados. O potencial para hipoventilação sempre existe com a sedação e essa população geralmente não tolera quedas súbitas no tônus simpático, hipoxemia e resistência vascular pulmonar potencialmente aumentada que pode acompanhar a acidose respiratória súbita. A inserção pré-indução de um cateter intra-arterial para a monitorização da pressão arterial é de importância fundamental para pacientes com função cardíaca gravemente deprimida.

Indução e Manutenção

O plano anestésico deve levar em consideração o grau grave de disfunção cardíaca e a potencial insuficiência de órgãos preexistente. A insuficiência cardíaca é pelo menos parcialmente compensada por um estado adrenérgico elevado e os agentes de indução anestésica que embotam de maneira acentuada o tônus simpático devem ser evitados, pois podem resultar em descompensação ou colapso cardiovascular rápido. Além disso, as metas de manejo dos pacientes com insuficiência cardíaca devem incluir também a prevenção da depressão da função cardíaca induzida pelo agente anestésico e de condições hemodinâmicas que aumentam a demanda miocárdica, como taquicardia e aumento da pós-carga ventricular. Em resumo, a estratégia de indução deve ter como objetivo encontrar um equilíbrio entre a profundidade adequada da anestesia e a manutenção da estabilidade hemodinâmica.

O etomidato (0,2 mg/kg IV) é um agente indutor ideal para pacientes com insuficiência cardíaca, pois não causa uma redução significativa da RVS nem diminui a contratilidade miocárdica. Uma técnica de indução baseada em um opioide de alta dose (p. ex., fentanil 50 a 100 μg/kg) e em um agente bloqueador neuromuscular provavelmente resultará em várias horas de estabilidade hemodinâmica. A bradicardia resultante com altas doses de opioides, no entanto, poderia resultar em mais reduções do débito cardíaco. Além disso, a amnésia é geralmente inadequada apenas com narcóticos e suporte ventilatório será necessário durante várias horas após o término do procedimento. Assim, técnicas de opioides em altas doses são menos frequentemente utilizadas hoje em dia.

A cetamina continua sendo um agente alternativo extremamente útil em pacientes com função ventricular gravemente reduzida. A indução da cetamina (1 a 2,5 mg/kg IV ou 2,5 a 5 mg/kg IM) seguida de uma infusão de manutenção (50 a 100 μg/kg/min) geralmente proporciona uma excelente estabilidade hemodinâmica, assegurando analgesia e amnésia adequadas. Antes de administrar cetamina, uma pequena dose de midazolam (p. ex., 1 a 2 mg IV) em geral é administrada para, teoricamente, diminuir os potenciais efeitos colaterais psicomiméticos pós-emergência que podem ocorrer em alguns pacientes e um antissialagogo (p. ex., glicopirrolato 0,2 mg IV) é geralmente empregado, o que é comumente equilibrado por suas propriedades simpatomiméticas indiretas. Em caso de insuficiência cardíaca avançada, em que a compensação parcial é obtida por meio da ativação crônica do sistema adrenérgico e da infrarregulação dos receptores β-adrenérgicos miocárdicos, há um risco teórico de desmascarar e monitorizar principalmente os efeitos depressores diretos da cetamina no coração com doses adequadas para indução.

Assim, uma técnica-padrão balanceada que consiste em pequenas doses de midazolam, etomidato como agente de indução, doses moderadas de opioide (p. ex., dose total de fentanil 10-20 μg/kg), um agente bloqueador neuromuscular e agentes inalatórios voláteis potentes conforme tolerado é frequentemente usada em pacientes bem otimizados. Como regra geral, entretanto, altas doses de todos os potentes agentes voláteis inalatórios são pouco toleradas nessa população, pois todas elas interferem no manejo do cálcio e nos mensageiros secundários de nucleotídeos cíclicos no miocárdio. Em comparação com os outros agentes atualmente disponíveis, o sevoflurano parece causar menos depressão miocárdica e redução da RVS, embora baixas concentrações de isoflurano sejam comumente usadas sem dificuldade. Além da depressão miocárdica direta e da vasodilatação, os agentes anestésicos inalatórios também podem afetar adversamente a automaticidade miocárdica, a condução do impulso e a refratariedade, potencialmente resultando em fenômenos de reentrada e arritmias. As arritmias são especialmente prováveis quando a concentração distribuída de um agente é aumentada abruptamente.

Uma vez que sangramento perioperatório é um problema comum após o implante de DAV, um agente antifibrinolítico (p. ex., ácido ε-aminocaproico ou ácido tranexâmico) é usado durante esses casos.

Monitorização

Além dos monitores-padrão da American Society of Anesthesiologists (p. ex., ECG, CO_2 expiratório, temperatura, oximetria de pulso e pressão arterial), cateter intra-arterial, cateter de artéria pulmonar e ETE são rotineiramente empregados durante o implante de DAVE.

Antes do implante de DAVE, a ETE é usada para detectar patologias anatômicas que:

- impedem o enchimento ideal do DAVE (p. ex., estenose mitral, regurgitação tricúspide grave, disfunção grave do VD);
- diminuem o potencial de descompressão ideal do VE (p. ex., regurgitação aórtica); e
- causam complicações após DAVE estar em funcionamento (p. ex., forame oval patente, defeito do septo atrial, trombo intracardíaco, aterosclerose da aorta ascendente, placas da aorta ascendente móveis).

Durante o implante de DAVE, a ETE é usada para:

- garantir a posição adequada da cânula de fluxo de entrada (no centro do ventrículo esquerdo, apontando para a válvula mitral; muitas vezes a visão de duas câmaras esofágica média a um ângulo de 90 graus revela melhor a posição da cânula, mas a imagem tridimensional também pode ser útil');e
- assegurar desareação adequada do dispositivo (e do coração) antes e depois da ativação do suporte.

Período Pós-implante

A hemodinâmica pode inicialmente ser bastante instável, uma vez que o suporte do DAVE está comprometido até que o volume intravascular seja restaurado, o tônus vasomotor seja restabelecido tanto no circuito sistêmico quanto nos leitos pulmonares e a função do VD seja otimizada. Assim, apesar de um dispositivo que funcione adequadamente, os agentes inotrópicos e vasoativos são frequentemente necessários para possibilitar a separação da CEC. Determinadas estratégias de manejo parecem ser mais vantajosas do que outras e uma compreensão da fisiologia do estado de suporte de DAVE auxilia grandemente a tomada de decisão.

EFEITOS POTENCIAIS DO SUPORTE COM DAVE NA FUNÇÃO VENTRICULAR DIREITA

Dados da era de DAV pulsáteis relataram consistentemente a resposta do ventrículo direito à descompressão do VE por um DAVE para incluir aumento da pré-carga do VD, aumento da complacência do VD, redução da pós-carga do VD e diminuição geral da contratilidade do VD. Também foi estabelecido que distúrbios preexistentes ou perioperatórios do VD (p. ex., isquemia regional, insuficiência ventricular crônica precariamente compensada, ataques inflamatórios) podem predispor o paciente a profunda deterioração da função do VD quando o suporte do DAVE está envolvido.

Para entender a descompensação do VD no cenário pós-implantação de DAVE, vários princípios fisiológicos importantes devem ser apreciados; ou seja, interdependência

QUADRO 22.4 *Princípios Fisiológicos Importantes nos Dispositivos de Assistência Ventricular*
Interdependência ventricular
Efeitos circulatórios em série
Acoplamento ventriculoarterial

ventricular, efeitos circulatórios em série e acoplamento ventriculoarterial (Quadro 22.4). Primeiro, o conceito de *interdependência ventricular* concentra-se na natureza contínua das fibras musculares entre a parede livre do ventrículo direito e do ventrículo esquerdo e a presença de um septo interventricular comum (SIV), que resulta em acoplamento anatômico e mecânico dos ventrículos. Segundo, o conceito de *efeitos circulatórios em série* sustenta que é o débito do ventrículo direito que preenche o DAVE e que o débito do DAVE, por sua vez, torna-se a pré-carga do ventrículo direito. Terceiro, o conceito de *acoplamento ventriculoarterial* sustenta que não importa quão comprometida esteja a mecânica sistólica intrínseca do ventrículo, a câmara pode sempre funcionar melhor como uma bomba se a pós-carga contra a qual ela deve bombear for reduzida. Adicionalmente, devem-se avaliar as propriedades anatômicas e fisiológicas exclusivas do ventrículo direito no que se refere à função da bomba.

A ejeção de sangue do ventrículo direito é realizada por duas ações simultâneas separadas: (1) compressão da câmara causada pela contração da camada única de fibras transversais que compõem a parede livre do VD e (2) uma torção causada pela contração sequencial das duas camadas de fibras septais obliquamente orientadas.

Na ausência de torção septal normal, a ejeção do VD deve ser produzida apenas pela contração da parede basal que contém uma camada única de fibras predominantemente transversais. Essa compressão pode nem sempre fornecer força contrátil suficiente para garantir o débito cardíaco adequado, especialmente se a resistência vascular pulmonar estiver aumentada. Há muito se sabe que a função septal normal pode compensar a perda da parede livre do VD em relação ao desempenho sistólico global do VD, mas a parede livre do VD não consegue compensar sempre a perda da função septal e a insuficiência do VD parece ser um problema principalmente quando o septo se torna disfuncional.

Talvez o efeito mais evidente da descompressão do VE por um DAVE seja a mudança potencial do SIV para a esquerda, mas o arqueamento do SIV para a esquerda cria o que foi chamado *desvantagem septal arquitetural* porque a distorção da arquitetura normal do SIV leva as camadas musculares septais obliquamente orientadas em outros aspectos a assumirem uma orientação mais transversal em relação umas às outras, com subsequente perda de torção do septo normal. Inúmeros pesquisadores demonstraram a contribuição fundamental do SIV para a função de bomba VD e há muito tempo tem sido demonstrado que, enquanto a função septal não é comprometida, a contração da parede livre do VD tem pouca importância no que diz respeito ao desenvolvimento geral da pressão do VD e no fluxo de volume.

Outra consequência da deformação do septo é a disfunção do sistema de condução elétrica devido ao estiramento das vias de condução. Os atrasos na condução intraventricular, que resultam na contração dissincrônica do ventrículo, levam à diminuição da função sistólica geral. Além disso, está claro que o atordoamento do SIV é comum após CEC prolongada, apesar do melhor dos esforços de proteção miocárdica, e pode haver efeitos eletrofisiológicos residuais adversos da cardioplegia que podem persistir durante o período inicial após CEC. Um dos fatores, ou ambos os fatores, pode atuar aumentando o graude disfunção septal. Assim, a descompressão do ventrículo esquerdo desempenha um grande papel na predisposição em momento basal para falência do VD, porque causa desvio septal para a esquerda, o que pode resultar em disfunção septal, mas esse não é o único fator predisponente à insuficiência do ventrículo direito durante o suporte do DAVE.

O DAVE e o ventrículo direito existem em série, como bombas codependentes em um circuito. Como o ventrículo direito pode ser mecanicamente desfavorecido em razão da disfunção septal de várias causas quando o suporte do DAVE está envolvido, ele pode não tolerar nem mesmo uma pré-carga modestamente aumentada. As fontes potenciais de aumento da pré-carga do VD durante o suporte do DAVE incluem altos débitos de DAVE, necessidade de transfusões perioperatórias de sangue e hemoderivados e o potencial de aumento da regurgitação tricúspide se o nível de descompressão do VE resultar em deslocamento septal. As causas potenciais de aumento da regurgitação tricúspide incluem: (1) deformação do anel tricúspide e (2) distração do aparelho subvalvular fixado ao SIV, resultando em insuficiência de aposição dos folhetos.

Apesar da predisposição à disfunção do VD baseada na interdependência ventricular e de potenciais problemas que podem advir dos efeitos circulatórios em série, parece que o efeito benéfico da diminuição da pós-carga do VD devido à ação do DAVE ainda tende a superar qualquer comprometimento da mecânica sistólica intrínseca do VD. Uma melhora geral na função da bomba do VD é geralmente observada durante o suporte do DAVE em pacientes com resistência vascular pulmonar normal. Isso ilustra o princípio do *acoplamento ventriculoarterial*, no qual uma separação conceitual da mecânica sistólica do VD da função geral da bomba geral do VD revela a importância crítica da pós-carga do VD.

Como discutido em detalhes anteriormente, e como pode ser inferido do sucesso da fisiologia de Fontan, a função de bombeamento do VD é provavelmente dispensável no paciente com DAVE, desde que a resistência vascular pulmonar seja normal. A resistência vascular pulmonar, no entanto, nem sempre é normal após o implante do DAVE. Em muitos pacientes, a resistência vascular pulmonar aumenta devido à lesão endotelial vascular pulmonar de mediadores inflamatórios resultantes da exposição prolongada à circulação extracorpórea, bem como das transfusões de sangue e plaquetas no perioperatório. Outras causas incluem as de rotina encontradas no cuidado de pacientes críticos, como hipoxemia, hipercarbia, acidose, hipotermia, grandes volumes correntes, dor e infusões de catecolaminas. A Figura 22.13 demonstra as consequências potenciais do aumento da pós-carga do VD.

Além disso, os papéis potenciais dos eventos e os manejos perioperatórios não podem ser desconsiderados na etiologia da potencial insuficiência do VD durante o suporte do DAVE. Inúmeros fatores potencialmente influenciam o desfecho do paciente, incluindo momento da inserção do DAVE no curso da insuficiência cardíaca do paciente, desventuras cirúrgicas, atordoamento da distribuição da artéria coronária direita durante a CEC e hipotensão no período pós-CEC comprometendo a perfusão coronariana. Embora ataques isquêmicos ou outras lesões à parede livre do VD não pareçam ter grande influência no desenvolvimento de insuficiência VD quando o suporte de DAVD está envolvido, ataques isquêmicos ao septo provavelmente terão consequências profundamente negativas.

A qualidade dos cuidados perioperatórios também é um determinante importante de sucesso na implantação de DAVE e é imperativo que a equipe que cuida de pacientes imediatamente após a implantação de DAVE seja bem versada na fisiologia relevante e nos riscos associados. Enquanto a hipovolemia relativa é um problema comum no paciente com suporte de DAVE, cargas de volume maiores são um problema potencial para o ventrículo direito, que já está mecanicamente em desvantagem, e o manejo de líquidos deve ser abordado criteriosamente. Talvez a maior preocupação seja o aumento da resistência vascular pulmonar. Como descrito anteriormente, após o septo ficar deformado devido à descompressão do VE, as fibras de orientação transversal só podem gerar pressão suficiente para ejetar em um leito vascular pulmonar de baixa resistência. Assim, entre a fisiologia do estado apoiado pelo DAVE e os potenciais eventos perioperatórios e os cuidados pós-operatórios

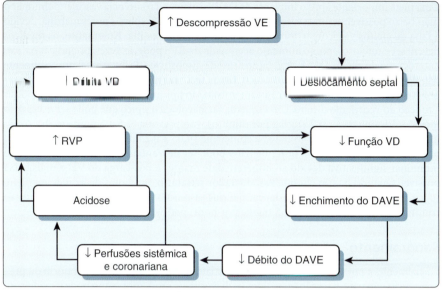

Fig. 22.13 Consequências potenciais do aumento da pós-carga do ventrículo direito (*VD*). *DAVE*, dispositivo de assistência ventricular esquerda; *RVP*, resistência vascular pulmonar; *VE*, ventricular esquerdo.

necessários, há muitas razões pelas quais o ventrículo direito está em risco aumentado de insuficiência durante o suporte de DAVE.

Estado de Volume Intravascular

Os DAVE são dependentes de volume adequado na câmara VE. A maioria dos pacientes com DAVE eletivo terá iniciado sobrecarga de volume e terá um ventrículo esquerdo maciçamente dilatado. Com os dispositivos não pulsáteis, se a quantidade de sangue removido do ventrículo pela ação contínua de DAV ultrapassa a quantidade de sangue presente no ventrículo esquerdo, ocorre o *suckdown*; isto é, o DAV de fluxo contínuo suga o ventrículo vazio, o que resulta em menores débito e hipotensão. Assim, o objetivo do manejo perioperatório de líquido é manter um estado euvolêmico, senão um pouco hipervolêmico (que pode ajudar a minimizar as necessidades vasopressoras), supondo que o ventrículo direito sem suporte e potencialmente disfuncional é capaz de lidar com a carga volêmica. O ventrículo esquerdo também desloca o SIV para a esquerda, alterando a geometria do ventrículo direito, o que diminui sua função (a desvantagem arquitetural septal discutida anteriormente), sendo a diminuição da função ventricular direita outra razão importante para uma pré-carga inadequada para um DAVE. Além disso, o efeito do posicionamento cirúrgico e/ou dos afastadores deve ser monitorizado de modo a não obstruir o retorno venoso ao ventrículo direito e altas pressões intratorácicas (p. ex., volumes correntes excessivamente grandes) devem ser evitadas quando o tórax é fechado pela mesma razão. De modo geral, os DAVE geralmente funcionam bem, desde que haja volume intravascular suficiente (e função do VD) para o enchimento da bomba, mas o manejo deve ser individualizado.

Pós-carga e Contratilidade

Em geral, a vasodilatação profunda que frequentemente acompanha o implante do DAVE requer administração de vasoconstritores para manter pressões de perfusão adequadas.

Uma meta importante após o implante de DAVE é manter a resistência vascular pulmonar o mais baixo possível; assim, a vasopressina pode ter vantagens sobre a norepinefrina, devido à falta de efeitos vasoconstritores pulmonares da vasopressina. No entanto, os médicos devem ser cautelosos, pois o aumento acentuado da RVS pode, às vezes, prejudicar o fluxo anterógrado de alguns DAVE. A geração atual de dispositivos de fluxo axial provavelmente não será afetada, mas o débito dos novos dispositivos centrífugos miniaturizados pode ser sensível à pós-carga. Agentes inotrópicos também são tipicamente necessários para suportar a função do ventrículo direito. Um esquema farmacológico típico que pode ser necessário inclui milrinona (0,3 a 0,75 µg/kg por minuto), vasopressina (2,5 a 5 unidades/h), óxido nítrico (20 a 40 partes por milhão) e epinefrina (0,05 a 0,25 µg/kg por minuto). Como observado anteriormente, a norepinefrina pode ser desvantajosa se houver hipertensão pulmonar significativa devido ao imperativo de manter a pós-carga do VD a mais baixa possível. Quando há um choque vasodilatador refratário, um bolus de azul de metileno (0,5 a 2 mg/kg) pode ajudar a restaurar o tônus vasomotor. Em casos graves, uma infusão contínua de azul de metileno (0,5 mg/kg por hora) pode ser necessária.

Sangramento

Casualmente, e por uma série de razões potenciais, o sangramento intraoperatório ou pós-operatório não parece ser tão grave com os dispositivos modernos como pode ter sido com os grandes dispositivos pulsáteis, mas a coagulopatia após o implante de DAV continua comum, apesar do uso rotineiro de agentes antifibrinolíticos, e a transfusão de plaquetas, crioprecipitado e plasma fresco congelado (PFC) é frequentemente necessária para restaurar a competência hemostática. No entanto, os profissionais devem ser cautelosos, porque a infusão rápida de grandes volumes pode precipitar a insuficiência do VD. Além disso, existe um risco significativo de lesão pulmonar associada à transfusão (LPAT) com a transfusão de plaquetas e PFC. Quando disponível, a tromboelastografia pode ser extremamente útil para ajudar a orientar a transfusão criteriosa de hemoderivados. Concentrados de fator, como os concentrados de complexo protrombínico (CCP), representam uma alternativa convincente ao PFC, tanto a partir da perspectiva de evitar sobrecarga de volume quanto da LPAT. Quando comparados ao PFC, os CCP mostraram restaurar os fatores-alvo e reverter a coagulopatia dependente de fatores mais rapidamente, com volume adicional insignificante e menor risco de LPAT.

Outra fonte de coagulopatia associada exclusivamente ao implante de DAVE envolve a disfunção do fator de von Willebrand (FvW). Forças completas geradas por alguns dispositivos DAV promovem a clivagem de multímeros de FvW pela metaloprotease ADAMTS13, levando a uma deficiência adquirida do FvW e ao aumento da tendência para sangramento gastrointestinal, sangramento no local da ferida e epistaxe. Dados recentes de uma população de quase 1.000 pacientes com HeartMate II demonstraram incidência geral de 38% e prevalência de sangramento, com sangramento gastrointestinal em 29% dos implantados como terapia de destino e 13% daqueles implantados como ponte para transplante. Assim, as estratégias para controlar o sangramento nesses pacientes devem idealmente incluir o uso de concentrados contendo FvW, concentrados de fator VIII, antifibrinolíticos e desmopressina (DDAVP).

Papel da Ecocardiografia Transesofágica Pós-implante

Após a colocação do DAVE, a ETE é usada para:

- Assegurar descompressão adequada do VE (mas não obliteração incompleta da cavidade do VE).
- Assegurar que a função do VD não se deteriore (pode necessitar de DAVD também).

- Assegurar que a regurgitação tricúspide não piore (pode ser necessária anuloplastia).
- Reavaliar se há forame oval patente (deve ser fechado se detectado).
- Auxiliar no diagnóstico de novos problemas do paciente que surgem no período pós-operatório (p. ex., hipovolemia, tamponamento, mau alinhamento ou obstrução da cânula).

LEITURAS SUGERIDAS

Aaronson KD, Slaughter MS, Miller IW, et al. Use of an intrapericardial, continuous-flow, centrifugal pump in patients awaiting heart transplantation. *Circulation*. 2012;125(25):3191-3200.

Beckmann A, Benk C, Beyersdorf F, et al. Position article for the use of extracorporeal life support in adult patients. *Eur J Cardiothorac Surg*. 2011;40:676-681.

Chamogeorgakis T, Rafael A, Shafii AE, et al. Which is better: a miniaturized percutaneous ventricular assist device or extracorporeal membrane oxygenation for patients with cardiogenic shock?. *ASAIO J*. 2013;59(6):607-611.

Copeland JG, Smith RG, Arabia FA, et al. Cardiac replacement with a total artificial heart as a bridge to transplantation. *N Engl J Med*. 2004;351:859-867.

Geisen U, Heilmann C, Beyersdorf F, et al. Non-surgical bleeding in patients with ventricular assist devices could be explained by acquired von Willebrand disease. *Eur J Cardiothorac Surg*. 2008;33:679-684.

Hanke AA, Joch C, Gorlinger K. Long-term safety and efficacy of a pasteurized nanofiltrated prothrombin complex concentrate (Beriplex P/N): a pharmacovigilance study. *Br J Anaesth*. 2013;110:764-772.

John R, Long JW, Massey HT, et al. Outcomes of a multicenter trial of the Levitronix CentriMag ventricular assist system for short-term circulatory support. *J Thorac Cardiovasc Surg*. 2011;141:932-939.

Kato TS, Kitada S, Yang J, et al. Relation of preoperative serum albumin levels to survival in patients undergoing left ventricular assist device implantation. *Am J Cardiol*. 2013;112(9):1484-1488.

Kirklin JK, Naftel DC, Pagani FD, et al. Sixth INTERMACS annual report: a 10,000-patient database. *J Heart Lung Transplant*. 2014;33(6):555-564.

Landis ZC, Soleimani B, Stephenson ER, et al. Severity of end-organ damage as a predictor of outcomes after implantation of left ventricular assist device. *ASAIO J*. 2015;61(2):127-132.

Lietz K, Long JW, Kfoury AG, et al. Outcomes of left ventricular assist device implantation as destination therapy in the post-REMATCH era: implications for patient selection. *Circulation*. 2007;116:497-505.

Lindenfeld J, Keebler ME. Left ventricular assist device thrombosis: another piece of the puzzle?. *JACC Heart Fail*. 2015;3(2):154-158.

O'Gara PT, Kushner FG, Ascheim DD, et al. 2013 ACCF/AHA guideline for the management of ST-elevation myocardial infarction: a report of the American College of Cardiology Foundation/American Heart Association Task Force on Practice Guidelines. *Circulation*. 2013;127(4):e362-e425.

Patel MR, Smalling RW, Thiele H, et al. Intra-aortic balloon counterpulsation and infarct size in patients with acute anterior myocardial infarction without shock. The CRISP AMI randomized trial. *JAMA*. 2011;306(12):1329-1337.

Rose EA, Gelijns AC, Moskowitz AJ, et al. Long-term use of a left ventricular assist device for end-stage heart failure. *N Engl J Med*. 2001;345(20):1435-1443.

Saleh S, Liakopoulos OJ, Buckberg GD. The septal motor of biventricular function. *Eur J Cardiothorac Surg*. 2006;29(S):S126-S138.

Sarkar J, Golden PJ, Kajiura LN, et al. Vasopressin decreases pulmonary-to-systemic vascular resistance ratio in a porcine model of severe hemorrhagic shock. *Shock*. 2015;43:475-482.

Stainback RF, Estep JD, Agler DA, et al. Echocardiography in the Management of Patients with Left Ventricular Assist Devices: Recommendations from the American Society of Echocardiography. *J Am Soc Echocardiogr*. 2015;28:853-909:245.

Starling RC, Moazami N, Silvestry SC, et al. Unexpected abrupt increase in left ventricular assist device thrombosis. *N Engl J Med*. 2014;370(1):33-40.

Stern DR, Kazam J, Edwards P, et al. Increased incidence of gastrointestinal bleeding following implantation of the HeartMate II LVAD. *J Card Surg*. 2010;25:352-356.

Thiele H, Zeymer U, Neumann FJ, et al. Intraaortic balloon support for myocardial infarction with cardiogenic shock. *N Engl J Med*. 2012;367:1287-1296.

Capítulo 23

Reoperação em Cirurgia Cardíaca

Amanda J. Rhee, MD • Joanna Chikwe, MD

Pontos-chave

1. A reoperação em cirurgia cardíaca apresenta maior risco que a primeira cirurgia, pois os pacientes geralmente são mais velhos, apresentam mais comorbidades e têm doença cardiovascular mais avançada. Além disso, a resternotomia pode ser perigosa devido a aderências de estruturas cardíacas ao esterno. Os condutos de revascularização podem não estar disponíveis devido ao uso anterior e a frequência de substituição de válvula em comparação com reparo de válvula é maior.
2. Anamnese completa, avaliação clínica e revisão de imagens devem ser realizadas – com particular atenção para avaliar o risco de cirurgia comparado com a possibilidade de tratamento clínico com especialização multidisciplinar – antes de se tomar a decisão de prosseguir.
3. As preparações anestésicas de pré-indução incluem colocação de placas desfibriladoras, marca-passo ou ajustes do desfibrilador e uso de monitorização invasiva se houver possibilidade de estratégias de canulação periférica e técnicas de circulação extracorpórea alternativa, como o resfriamento antes da esternotomia.
4. A reexploração de emergência é uma situação de alto risco em que a intervenção cirúrgica acelerada é necessária, geralmente em situações de sangramento com tamponamento pericárdico. Devem-se fazer previsão de transfusão, obter suporte hemodinâmico e ter heparina pronta para administração se há previsão de possível circulação extracorpórea.

Na prática contemporânea, 3% a 4% das cirurgias de enxerto de revascularização do miocárdio e aproximadamente 10% dos procedimentos cirúrgicos valvares são reoperações. A reoperação em cirurgia cardíaca tem um risco incremental de mortalidade e morbidade se comparada com a primeira cirurgia cardíaca, ou cirurgia cardíaca primária, porque os pacientes geralmente são mais velhos, com comorbidades adicionais e doença cardíaca mais avançada, bem como em razão dos desafios técnicos específicos apresentados pela cirurgia cardíaca anterior. A abordagem cirúrgica para incisão e canulação em reoperações de cirurgia coronariana e valvar frequentemente difere de maneira significativa da abordagem utilizada nos casos primários e eventos intraoperatórios adversos que exigem mudanças imediatas na estratégia planejada são comuns e frequentemente previsíveis. A avaliação e o planejamento pré-operatórios com a equipe cirúrgica são, portanto, particularmente importantes, porque o cuidado ideal ao paciente pode exigir a modificação de vários aspectos das abordagens anestésicas cardíacas padronizadas. A incidência de reexploração de emergência varia de 1% a 5% após a cirurgia cardíaca e os desafios primários estão relacionados ao gerenciamento efetivo da instabilidade cardiopulmonar maior e à garantia de uma cirurgia segura e eficiente, seja no centro cirúrgico, seja fora do ambiente cirúrgico.

REOPERAÇÃO EM CIRURGIA CARDÍACA

Indicações para Reoperações em Cirurgia Cardíaca

As indicações para reoperação em cirurgia cardíaca baseiam-se nos mesmos princípios da cirurgia cardíaca primária. No entanto, o risco incremental de resternotomia, a ausência de condutos para revascularização, a maior idade e a comorbidade desse grupo de pacientes e a probabilidade de substituição valvar em vez de reparo são considerações adicionais. Consequentemente, o limiar para recomendar a cirurgia em vez de abordagens clínicas ou transcateter é maior para pacientes reoperatórios. A maioria dos pacientes com estenoses de artéria coronária ou do enxerto sintomáticas após cirurgia de revascularização é mais efetivamente tratada por intervenção coronariana percutânea (ICP). Os pacientes muito sintomáticos com lesões significativas no enxerto da artéria descendente anterior esquerda são geralmente considerados para obtenção de benefício sintomático e prognóstico da reoperação de cirurgia de revascularização do miocárdio. As principais indicações para reoperação em cirurgia valvar incluem disfunção da valva protética (para a qual os resultados do implante valvulado transcateter ainda são preliminares) e endocardite, que é uma contraindicação à substituição da válvula transcateter. Os vazamentos paravalvares são cada vez mais tratados com colocação percutânea de dispositivos de oclusão. A reoperação tardia para regurgitação tricúspide grave isolada está associada particularmente a alta mortalidade e a grande morbidade em razão da alta prevalência de disfunção ventricular direita moderada a grave no pré-operatório, hipertensão arterial pulmonar e disfunção de múltiplos órgãos nessa população.

Avaliação Pré-operatória

História

Os pacientes submetidos à reoperação em cirurgia cardíaca geralmente são mais velhos, têm mais comorbidades e doença cardiovascular mais avançada do que os pacientes submetidos a uma primeira cirurgia. A decisão de operar geralmente depende da correlação entre um relatório preciso sobre a natureza, o momento e a gravidade dos sintomas e os achados de exames diagnósticos e do equilíbrio entre os benefícios da intervenção e o aumento do risco de mortalidade e morbidade representado pela reoperação. Além disso, o histórico clínico deve estabelecer detalhes de todos os procedimentos cardiovasculares anteriores, incluindo data e tipo de ICP; qualquer cirurgia cardíaca prévia, incluindo incisões; história de dificuldade de intubação ou reação adversa à anestesia, insuficiência respiratória ou traqueostomia; coagulopatia e transfusões sanguíneas; sepse pós-operatória e disfunção orgânica. Embora a análise dos riscos geralmente favoreça a continuidade da medicação antiplaquetária até a cirurgia em pacientes submetidos à cirurgia primária, esse pode não ser o caso de pacientes agendados para reoperação cirúrgica, que correrão maior risco de coagulopatia e sangramento no pós-operatório. Pode ser apropriado internar os pacientes no pré-operatório para descontinuar a anticoagulação oral e passar para um esquema de ação mais curta, como uma infusão de heparina.

Exame Clínico

Um dos fatores de risco mais importantes para desfechos desfavoráveis é a fragilidade. Embora isso não seja bem definido e, consequentemente, não seja incluído na maioria dos modelos de risco, é um julgamento relativamente fácil, embora subjetivo, feito com frequência ao se olhar para um paciente. O exame físico de todos os pacientes encaminhados para cirurgia cardíaca inclui uma inspeção cuidadosa de todo o tórax e de todo o abdome. Os pacientes podem deixar de mencionar procedimentos cirúrgicos distantes cardíacos e torácicos, os quais podem se tornar evidentes apenas nas incisões, que podem ser inframamárias, por toracotomia posterior ou axilares. Todas as incisões, incluindo locais de colheita de condutos, locais de inserção de marca-passo ou desfibrilador e locais potenciais de canulação periférica para circulação extracorpórea (CEC) nas extremidades superiores e inferiores, devem ser avaliadas em busca de sinais de infecção distante ou recente, má cicatrização e complicações vasculares, tais como estenose ou formação de aneurismas. A avaliação das vias aéreas inclui inspeção da incisura supraesternal e da traqueia para evidência de traqueostomia anterior.

Exames de Imagens

Com exceção dos pacientes adultos jovens sem fatores de risco para doença arterial coronariana adquirida ou congênita, todos os pacientes devem ter cateterismo cardíaco recente, incluindo angiografia coronária, para avaliar a patência e a anatomia de vasos nativos e qualquer revascularização da artéria coronária (CABG – coronary artery bypass graft). Em pacientes jovens, angiotomografia coronariana geralmente fornece informações suficientes sobre a anatomia coronariana. Os angiogramas coronários devem ser revisados para determinar se os enxertos estão próximos ou mesmo aderentes ao esterno.

A tomografia computadorizada (TC) sem contraste fornece visualização útil de calcificação e segmentos aneurismáticos ao longo de toda a árvore arterial, desde a raiz da aorta até os vasos femorais, que podem determinar a escolha do local de canulação. A presença de grandes quantidades de material protético indica aderências potencialmente graves. O contraste intravenoso pode ser usado na angiotomografia para demonstrar o curso de enxerto de revascularização mais claramente; é necessário contraste para avaliar a patência, o que fornece informações detalhadas sobre a presença de doença vascular periférica, que é particularmente relevante se uma canulação arterial periférica for planejada, ou sobre o paciente provavelmente necessitar de bomba de balão intra-aórtico.

A ecocardiografia é necessária para quantificar a função ventricular direita e esquerda, a presença de hipertensão pulmonar e a natureza e o grau de qualquer disfunção valvar. A ecocardiografia transesofágica (ETE) é particularmente valiosa na avaliação detalhada de endocardite da prótese valvar e falha no reparo da valva ou no caso de as janelas ecocardiográficas transtorácicas serem precárias.

Antes da Indução

Dias antes da Indução

Pacientes de reoperação necessitam fazer os mesmos exames laboratoriais que os pacientes submetidos pela primeira vez a uma cirurgia. A presença de disfunção renal ou hepática no início do estudo significa que se deve dar uma atenção especial à manutenção de fluxos sistêmicos adequados, à pressão de perfusão e à drenagem venosa na CEC. Os pacientes com anemia e trombocitopenia pré-operatória, particularmente se eles têm áreas de baixa superfície corporal, são mais propensos a precisar de hemoderivados do que se estivessem sendo submetidos à cirurgia pela primeira vez. Em pacientes de reoperação, os benefícios hemostáticos de suspensão dos fármacos antiplaquetários (particularmente terapia antiplaquetária dupla) antes da cirurgia superam os riscos de isquemia coronariana aguda. Em pacientes com síndromes coronarianas agudas ou risco de tê-las, os fármacos antiplaquetários de curta duração podem ser usados como uma ponte para a cirurgia. A heparina intravenosa deve ser interrompida 4 a 6 horas antes da cirurgia planejada e as infusões de eptifibatide (Integrilin), pelo menos 12 a 24 horas antes. A suspensão de vasodilatadores de ação prolongada, particularmente os inibidores da enzima conversora de angiotensina, por 48 horas antes da cirurgia pode reduzir o risco de vasoplegia pós-operatória.

Imediatamente antes da Indução

As placas externas adesivas do desfibrilador devem ser fixadas ao paciente antes da indução. As placas externas do desfibrilador são retidas por todo o caso por vários motivos: as pás internas geralmente não podem ser usadas devido a aderências densas; a eletrocauterização de aderências próximas ao miocárdio pode induzir diretamente a fibrilação ventricular; e os danos aos enxertos da revascularização patentes durante a dissecção mediastinal podem causar isquemia grave do miocárdio e provocar fibrilação ventricular.

Uma proporção significativa de pacientes em reoperação tem dispositivos eletrônicos cardiovasculares implantáveis que devem ser verificados no pré-operatório por um indivíduo familiarizado com o dispositivo para verificar a sua funcionalidade e elaborar um plano para o manejo intraoperatório. O modo de função do desfibrilador de um dispositivo cardioversor implantável deve ser desativado durante a cirurgia. Caso contrário, choques de desfibrilação (que podem precipitar assistolia ou fibrilação ventricular) podem ser desencadeados pelo eletrocautério. Os dispositivos devem ser analisados novamente e as configurações adequadas de desfibrilação e estimulação, restauradas no pós-operatório, antes da remoção de fios de estimulação epicárdicos temporários. As placas externas do desfibrilador devem permanecer no lugar durante todo o período em que os dispositivos permanentes estiverem desativados.

Em casos de reoperação em que os tempos de CEC podem ser prolongados, com vasoplegia associada ou estados de baixo débito cardíaco, os traçados de pressão arterial das artérias distais são frequentemente atenuados e podem não ser confiáveis. A presença de dois cateteres arteriais é particularmente valiosa em pacientes de reoperação. O plano deve ser discutido com a equipe cirúrgica porque a canulação e a estratégia cirúrgica determinarão a localização disponível e a utilidade desses cateteres.

Anestesia

Podem ser usadas técnicas balanceadas e de alta dose de narcóticos no ambiente de reoperação. Deve-se dar atenção especial aos pacientes com alto risco de colapso cardiovascular durante a indução, como aqueles com estenose crítica de tronco de artéria coronária esquerda não protegida (ou equivalente de tronco), estenose aórtica grave ou tamponamento cardíaco. A esternotomia de emergência, a massagem cardíaca interna e a instituição de CEC central geralmente não estão possíveis devido a aderências que impedem o acesso rápido e seguro ao mediastino. Portanto, em pacientes de reoperação considerados em risco particularmente alto de descompensação cardiovascular durante a indução anestésica, talvez seja apropriado posicionar as linhas arterial e central no paciente acordado e, em seguida, realizar preparo e colocação de campo para esternotomia e/ou canulação femoral rápida com o cirurgião desinfectado antes de a anestesia ser induzida.

Antes da Incisão

A estratégia e a ordem de esternotomia, heparinização, canulação e instituição de bypass podem ser muito diferentes em uma reoperação, porque a sequência mais segura desses passos é determinada pelo risco representado pela resternotomia (Tabela 23.1). O sangue testado para compatibilidade deve ser verificado e disponibilizado imediatamente antes da incisão. Os circuitos de CEC devem ser totalmente preparados e as linhas de derivação devem ser levadas até o campo antes da esternotomia, tempo durante o qual o perfusionista, o anestesiologista e o enfermeiro circulante devem estar presentes.

Incisão

A incisão da pele do esterno geralmente é feita de maneira padrão e em seguida os fios esternais são destorcidos, cortados e curvados para os lados ou totalmente removidos. Isso pode resultar, teoricamente, na laceração de estruturas vasculares próximas, incluindo o ventrículo direito. Alguns cirurgiões optam rotineiramente por realizar uma dissecção inicial sob o esterno, usando orientação toracoscópica. Nos casos em que se acredita que uma aorta aneurismática está densamente aderente à tábua esternal posterior, uma pequena incisão transversa pode ser feita no segundo ou no terceiro espaços intercostais esquerdos para possibilitar que a aorta seja dissecada e liberada antes da esternotomia mediana.

A tábua esternal anterior é dividida com uma serra oscilante. Sob um período opcional de apneia, a tábua posterior é então dividida ao longo de todo o seu comprimento, com a serra oscilante ou uma tesoura de ponta romba pesada. Essa parte da esternotomia representa o maior risco para as estruturas subjacentes. A lesão dessas estruturas é particularmente problemática porque hemorragia e instabilidade hemodinâmica podem impedir a conclusão da esternotomia – caso em que o cirurgião terá acesso cirúrgico insuficiente para tratar a lesão de maneira eficaz. Para minimizar o risco desse cenário, os cirurgiões costumam tentar descomprimir as estruturas do mediastino solicitando ao anestesiologista que mantenha a ventilação e, no caso dos pacientes que foram canulados e heparinizados, pedindo ao perfusionista para exsanguinar o paciente na bomba temporariamente. Em ocasiões raras, a opção mais segura é iniciar a CEC com canulação periférica, resfriamento do paciente e interrupção da circulação antes da incisão da pele e da esternotomia (Tabela 23.1). O eletrocautério é usado para dissecar o coração longe da borda esternal esquerda e, em seguida, da borda esternal direita. A retração excessiva do esterno antes que essa dissecção esteja completamente concluída pode resultar em ruptura do ventrículo direito. Outras possíveis complicações durante essa dissecção inicial são as arritmias ventriculares, incluindo fibrilação como resultado de eletrocauterização nas proximidades do miocárdio e lesão de enxerto de artéria mamária interna (AMI) esquerda patente, resultando em isquemia miocárdica e alta probabilidade de disfunção ventricular e/ou fibrilação ventricular.

A dissecção mediastinal subsequente é direcionada para a obtenção de acesso à canulação central e aos locais de pinçamento aórtico, especificamente a aorta e o átrio direito. Uma técnica "sem toque" é usada para enxertos de derivação para evitar embolização distal e isquemia miocárdica. As lesões mais comuns durante essa fase de dissecção são do átrio direito, que é frequentemente de paredes finas e densamente aderente em locais de canulação e atriotomia prévias. Essas lesões em geral podem ser tratadas com fechamento primário, mas ocasionalmente a instituição de CEC é obrigatória para se realizar um reparo.

Para pacientes submetidos a um procedimento valvar mitral, tricúspide ou (ocasionalmente) aórtico, uma toracotomia direita pode ser menos perigosa do que uma esternotomia mediana. Essa técnica é utilizada para reduzir o risco de lesões nas estruturas adjacentes ao tímpano. A desvantagem da abordagem por toracotomia direita é que o acesso à borda lateral do coração, à aorta ascendente e à valva aórtica é limitado.

Canulação

A ancoragem arterial e/ou venosa para CEC pode ser periférica, central ou uma combinação de ambas. A escolha depende dos riscos decorrentes da reentrada esternal e da presença de doença arterial periférica, bem como da presença de múltiplos locais de cirurgia anterior na aorta e no átrio direito, que podem limitar o espaço disponível para a canulação central. Por exemplo, a presença de múltiplas anastomoses de enxerto patentes na aorta pode favorecer a canulação arterial periférica. Para pacientes com alto risco de lesão catastrófica às estruturas mediastinais, a canulação arterial (e, em certos casos, venosa) pode ser realizada perifericamente antes da esternotomia. A escolha da cânula deve levar em consideração a área de superfície corporal do paciente: se a cânula venosa for muito pequena, o perfusionista não conseguirá drenar o retorno venoso adequadamente: se a cânula arterial for muito pequena, o perfusionista não conseguirá fornecer fluxo arterial adequado sem pressões de linha excessivas. Se os vasos periféricos forem pequenos para possibilitar cânulas de tamanho adequado, geralmente é possível acrescentar cânulas adicionais posteriormente, se necessário, para melhorar a adequação da perfusão sistêmica.

Tabela 23.1 Estratificação de Esternotomias de Baixo, Médio e Alto Risco, com Resumo da Estratégia Operatória Adaptada para Abordar os Riscos

Avaliação Pré-operatória de Risco	Estratégia Intraoperatória
Aumento do risco de lesão maior	Resternotomia de baixo risco: • Cirurgia cardíaca prévia sem enxertos coronários de revascularização • Estruturas aórticas e mediastinais a uma distância segura do esterno	• Resternotomia, dissecção das aderências, canulação aortocaval padrão; iniciar derivação; prosseguir com adesiólise residual e procedimento cirúrgico cardíaco • Opcional: expor os locais de canulação periférica antes da esternotomia
	Resternotomia com risco moderado: • Enxertos patentes de derivação coronária que fica > 1 cm do esterno, incluindo a artéria mamária interna (AMI) esquerda patente para a artéria coronária descendente anterior esquerda voltada para a lateral do esterno	• Como acima • Opcional: canulação arterial periférica, com 5.000 unidades de heparina administradas e linha arterial lavada intermitentemente por perfusão; resternotomia e divisão de aderências como acima • Se ocorrer lesão vascular maior, a canulação venosa pode ser realizada periférica e centralmente e, depois, circulação extracorpórea (CEC) com heparinização completa é iniciada
	Resternotomia de alto risco: • Enxerto de AMI esquerda patente cruzando linha média perto do esterno, ventrículo direito aderente ao esterno, aorta normal bem próxima do esterno • Resternotomia de terceira ou quarta vez	• Canulação periférica e arterial com heparinização completa antes de resternotomia • Opcional: instituir CEC, suspender ventilação e drenar retorno venoso ao reservatório de bomba para descomprimir o lado direito do coração
	Resternotomia de muito alto risco: • Enxerto de AMI esquerda patente cruzando linha média aderente ao esterno e grande área do miocárdio em risco, enxerto de tubo aórtico ou aneurisma aderente do esterno	• Canulação periférica e arterial com heparinização completa, instituição de CEC, resfriamento antes de resternotomia • Opcional: parada circulatória sob hipotermia moderada durante esternotomia

Adaptada de Akujuo A, Fischer GW, Chikwe J. Current concepts in reoperative cardiac surgery. *Semin Cardiothorac Vasc Anesth.* 2009;13:206-214.

A artéria e a veia axilares direita ou esquerda podem ser expostas por uma incisão de 5 cm no sulco deltopeitoral. O uso da artéria axilar para canulação arterial oferece menos risco de isquemia de membros e de eventos cerebrovasculares do que o uso da artéria femoral, que é menos bem colateralizada e fornece fluxo arterial retrógrado. A complicação mais comum da canulação da artéria axilar envolve trauma nos ramos do plexo braquial que estão intimamente envolvidos com a artéria. A lesão da artéria em si, que causa isquemia, dissecção e hiperperfusão, também é possível. Os riscos de isquemia e dissecção são minimizados pela canulação de um enxerto em T suturado à artéria axilar, em vez de canular diretamente a artéria. A instituição de CEC via enxerto em T pode ser associada à hiperperfusão do braço ipsolateral. Se apenas a canulação arterial for realizada perifericamente, não é necessário heparinizar completamente o paciente inicialmente. Uma dose única de 5.000 unidades de heparina será suficiente para manter a linha livre de trombos, se o perfusionista passar jatos na cânula intermitentemente antes da instituição da CEC. A heparinização total a um tempo de coagulação ativada maior que 480 segundos é geralmente necessária antes da canulação venosa, do uso de sucção por bomba (cardiotomia) ou da instituição de CEC, embora as políticas possam variar de instituição para instituição.

A principal indicação para canulação venosa periférica (que exige heparinização completa) antes da esternotomia é a decisão do cirurgião de instituir a CEC antes da esternotomia. A veia axilar é, por vezes, usada, mas a veia femoral maior, que tem um curso mais reto para o átrio direito, promove acesso e drenagem venosa mais confiáveis. Uma complicação importante da canulação venosa e arterial do fêmur, que pode não se manifestar até mais tarde no caso, é a hemorragia retroperitoneal causada pela perfuração do vaso femoral ou uma ilíaco ou pela dissecção retrógrada da aorta. Um sangramento retroperitoneal significativo ou dissecção em CEC são caracterizados por baixos fluxos, baixas pressões sistêmicas, drenagem venosa precária devido à perda de volume circulante e, subsequentemente, distensão abdominal decorrente do acúmulo de hematoma e da estase venosa.

Circulação Extracorpórea

O paciente pode ser colocado em CEC antes da resternotomia, se indicado. A instituição segura da CEC deve ser confirmada pelo anestesiologista, pelo perfusionista e pelo cirurgião. Isso é ainda mais importante caso o paciente tenha sido colocado em CEC com emergência pelo fato de a escolha da cânula e a colocação não terem sido ideais.

Se a proximidade das estruturas cardíacas do lado direito do esterno for uma preocupação (particularmente o ventrículo direito em pacientes com hipertensão pulmonar grave), algum cirurgião toma a precaução de drenar temporariamente o volume circulante para o reservatório venoso do circuito da CEC antes da esternotomia. Isso tem a vantagem teórica de descomprimir o lado direito do coração, o que pode reduzir o risco de lesão decorrente da serra esternal. Após a esternotomia ser concluída, o restante da dissecção mediastinal pode ser realizado com o paciente em CEC ou não, dependendo dos desafios apresentados por aderências e patologia. Embora o início precoce da CEC aumente o tempo de bypass, provavelmente reduz o risco de lesões em estruturas importantes e não parece aumentar a morbidade, a mortalidade ou o sangramento pós-operatório. O principal motivo para isso não ser feito rotineiramente é que o paciente é totalmente heparinizado enquanto a lise de aderências é realizada, potencialmente levando a um aumento das necessidades de transfusão durante o procedimento; o resgate de hemácias pode minimizar as transfusões.

Proteção Miocárdica

Considerando que a abordagem à proteção miocárdica para reoperação em cirurgia cardíaca segue os mesmos princípios básicos da primeira cirurgia (descompressão do coração, geralmente em parada diastólica fria para minimizar a demanda miocárdica de oxigênio), há muitos fatores adicionais que comumente afetam a estratégia de proteção miocárdica. Pacientes submetidos à reoperação em cirurgia cardíaca tipicamente têm pior função miocárdica e doenças coronariana e valvular mais avançadas do que os pacientes submetidos à primeira cirurgia. Na maioria das reoperações, os desafios técnicos aumentam significativamente o tempo de pinçamento. Se um ou mais enxertos de AMI patentes estiverem presentes, eles prefundirão a circulação coronariana com fluxo sanguíneo sistêmico após pinçamento da aorta. A lavagem subsequente da solução cardioplégica do miocárdio com sangue sistêmico, que geralmente é mais quente e normocalêmico, fará com que o coração retome a atividade elétrica. Se isso não for abordado, as áreas do miocárdio não perfundidas pela AMI podem tornar-se isquêmicas. Se houver mais do que insuficiência aórtica leve, a parada fibrilatória resultará em distensão ventricular, a menos que o ventrículo esquerdo esteja drenado e que o fluxo sanguíneo retrógrado da aorta possa tornar a cirurgia valvar mitral muito desafiadora nesse cenário.

A cardioplegia retrógrada é uma adjuvante útil, mas a colocação correta de um cateter no seio coronário é mais desafiadora em pacientes de reoperação, pois a palpação manual geralmente é impedida por aderências diafragmáticas. Consequentemente, o cirurgião fica mais dependente de ETE para avaliar a colocação do seio coronariano e é essencial que se monitorize continuamente a pressão do seio coronariano durante a cardioplegia para confirmar uma resposta adequada à pressão. Além disso, se a aorta estiver aberta, o cirurgião deve visualizar cardioplegia efluente a partir dos óstios coronários principais esquerdo e direito.

Manejo da Coagulação

Devido à grande área de dissecção (particularmente em um paciente totalmente heparinizado) e ao tempo prolongado de CEC, a coagulopatia é comum em pacientes de reoperação. Os exames no ponto de atendimento, como testes de função plaquetária e tromboelastografia, e os algoritmos de transfusão são úteis para orientar a terapia para a restauração da hemostasia e a minimização das necessidades de transfusão.

Cenários Intraoperatórios de Emergência

Os eventos adversos intraoperatórios ocorrem em 3% a 10% dos procedimentos cardíacos de reoperação, sendo que 25% ocorrem antes da esternotomia ou durante esse procedimento e a maior parte do restante ocorre durante a dissecção mediastinal antes da instituição da CEC. Lesões potencialmente ameaçadoras à vida relacionadas à esternotomia incluem trauma nos enxertos patentes de revascularização do miocárdio (que são as estruturas mais frequentemente lesionadas) e lesão da aorta. Além disso, lesões no átrio direito, no ventrículo direito e na veia inominada são comuns e desafiadoras, especialmente em pacientes com insuficiência cardíaca direita. A reposição volêmica rápida via cateteres venosos periféricos ou centrais grandes ou cânula arterial pode ser necessária. Uma lesão importante das estruturas arteriais é imediatamente letal, seja por hemorragia, seja por isquemia miocárdica, e geralmente requer imediatas heparinização, canulação e instituição de CEC.

No caso de uma grande instabilidade hemodinâmica que provavelmente necessitará de CEC (incluindo sangramento maior), o anestesiologista deve administrar uma dose de heparina suficiente para instituir a CEC (300-400 unidades/kg ou uma dose de titulação *in vitro* calculada para exceder 2,5-3,0 unidades/mL de sangue). Supondo que não há acesso a locais centrais de canulação, os locais extratorácicos devem ser canulados com emergência e a CEC, iniciada. Quando o paciente estiver totalmente heparinizado e uma cânula arterial estiver instalada, o "bypass de sucção" pode ser iniciado para possibilitar uma CEC parcial temporária. Nesse cenário, todo o retorno venoso para o circuito da CEC vem da sucção da cardiotomia ("sugadores coronarianos") colocada no mediastino e/ou de estruturas cardíacas laceradas até que a canulação venosa possa ser estabelecida. O paciente ainda deve ser ventilado porque o lado esquerdo do coração provavelmente está ejetando o sangue que retorna das veias pulmonares. O período de derivação por aspiração de cardiotomia deve ser o mais curto possível; hemólise extensa resulta do fluxo turbulento e da mistura com o ar no tubo de cardiotomia.

Se houver uma lesão importante na aorta, a instituição de CEC isoladamente não será suficiente para controlar o problema. O objetivo primário é obter algum grau de controle do sangramento por compressão direta ou oclusão suficiente para possibilitar CEC efetiva por vários minutos. O restabelecimento da continuidade aórtica geralmente requer a instituição de hipotermia sistêmica para que a aorta possa ser avaliada e reparada durante um período de parada circulatória hipotérmica moderada.

Se uma CABG for inadvertidamente lacerada ou transeccionada, é possível reduzir o risco de isquemia miocárdica resultante e fibrilação ventricular por meio da inserção de um shunt intracoronário para restaurar o fluxo através da porção lesionada. Contudo, com frequência é necessário instituir a CEC rapidamente. Esse é claramente o caso se supradesnivelamento de ST significativo, bradicardia ou fibrilação ventricular estiver associado a sangramento arterial nesse cenário. O objetivo principal inicialmente é a descompressão do ventrículo esquerdo e a restauração da circulação sistêmica adequada. O objetivo final é a restauração da perfusão coronariana por meio de reparo da lesão ou substituição do enxerto.

REEXPLORAÇÃO DE EMERGÊNCIA

Indicações

A reexploração de emergência é necessária em aproximadamente 1% a 3% dos pacientes nas primeiras horas aos primeiros dias após a cirurgia cardíaca. A resternotomia de emergência é indicada para o manejo definitivo de tamponamento cardíaco e hemorragia mediastinal aguda. A resternotomia de emergência possibilita massagem cardíaca interna (que revelou aumentar o índice cardíaco para 1,3 L/min por m^2 a partir de 0,6 L/min por m^2 no tórax fechado), colocação de fios de estimulação epicárdica, alívio do pneumotórax hipertensivo, desfibrilação interna e manejo do sangramento excessivo do mediastino. Consequentemente, a outra indicação principal para a reexploração de emergência é a parada cardíaca que não responde satisfatoriamente a alguns minutos de ressuscitação cardiopulmonar e é provável que tenha uma causa que possa ser resolvida por resternotomia de emergência. Após a cirurgia cardíaca, 20% a 50% das paradas cardíacas resultam em esternotomia de emergência.

Com exceção de sangramento cirúrgico catastrófico ou tamponamento cardíaco agudo, o momento da intervenção para o sangramento excessivo do mediastino é quase sempre sujeito a algum debate. Quando a equipe cirúrgica tem preocupações específicas sobre os locais de sangramentos cirúrgicos, o limiar para a reexploração cirúrgica pode ser baixo. Pode ser muito mais elevado em caso de coagulopatia significativa, particularmente se um esforço prolongado for feito para assegurar a hemostasia na sala de cirurgia. Em geral, as indicações de que o paciente pode exigir reexploração do sangramento incluem (1) mais de 400 mL de sangramento em 1 hora; (2) mais de 200 mL/hora por mais de 2 horas; (3) mais de 2 L de perda de sangue em 24 horas; (4) taxa crescente de sangramento, particularmente na ausência de coagulopatia; e (5) sangramento associado a hipotensão, baixo débito cardíaco ou tamponamento.

Considerações Gerais

Considerações anestésicas e cirúrgicas em pacientes submetidos à reexploração de emergência diferem daquelas em pacientes submetidos à reoperação em cirurgia cardíaca, incluindo revisão cirúrgica da cirurgia de revascularização miocárdica ou outros procedimentos cardíacos em situações de pós-operatório imediato. Em caso de reexploração de emergência, os pacientes são hemodinamicamente instáveis e frequentemente submetidos à ressuscitação cardiopulmonar com massagem cardíaca externa. O gatilho para a resternotomia de emergência pode ter sido precedido por várias horas de baixo débito cardíaco, com distúrbios metabólicos profundos. No caso de hemorragia persistente, o paciente pode ser coagulopático e já ter recebido transfusões em massa. A reexploração de emergência geralmente ocorre na unidade de terapia intensiva se o paciente estiver muito instável para ser transferido para a sala de cirurgia. A preparação avançada na forma de exercícios práticos e de desenvolvimento do protocolo da equipe é importante para ajudar a superar as desvantagens de acesso reduzido à equipe, ao equipamento e ao espaço na sala de cirurgia, que podem ser grandes obstáculos para a ressuscitação segura e eficaz desses pacientes. Além disso, quanto maior o tempo entre o procedimento de cirurgia cardíaca índice e a parada cardíaca, menor a probabilidade de que a causa da parada cardíaca possa ser efetivamente resolvida pela resternotomia de emergência.

LEITURAS SUGERIDAS

Akujuo A, Fischer GW, Chikwe J. Current concepts in reoperative cardiac surgery. *Semin Cardiothorac Vasc Anesth.* 2009;13:206-214.

Braunwald E, Antman EM, Beasley JW. ACC/AHA guideline update for the management of patients with unstable angina and non–ST-segment elevation myocardial infarction—2002: summary article. *Circulation.* 2002;106:1893-1900.

Breglio A, Anyanwu A, Itagaki S, et al. Does prior coronary bypass surgery present a unique risk for reoperative valve surgery!. *Ann Thorac Surg.* 2013,95.1005-1008.

Chikwe J, Adams DH. Frailty: the missing element in predicting operative mortality. *Semin Thorac Cardiovasc Surg.* 2010;22:109-110.

Crooke GA, Schwartz CF, Ribakove GH, et al. Retrograde arterial perfusion, not incision location, significantly increases the risk of stroke in reoperative mitral valve procedures. *Ann Thorac Surg.* 2010;89:723-729.

Dunning J, Fabbri A, Kolh PH, et al. Guideline for resuscitation in cardiac arrest after cardiac surgery. *Eur J Cardiothorac Surg.* 2009;36:3-28.

Etz CD, Plestis KA, Kari FA, et al. Axillary cannulation significantly improves survival and neurologic outcome after atherosclerotic aneurysm repair of the aortic root and ascending aorta. *Ann Thorac Surg.* 2008;86:441-446:discussion 446–447.

Ferraris VA, Saha SP, Oestreich JH, et al. 2012 Update to The Society of Thoracic Surgeons guideline on use of antiplatelet drugs in patients having cardiac and noncardiac operations. *Ann Thorac Surg.* 2012;94:1761-1781.

Ghanta RK, Kaneko T, Gammie JS, et al. Evolving trends of reoperative coronary artery bypass grafting: an analysis of The Society of Thoracic Surgeons Adult Cardiac Surgery Database. *J Thorac Cardiovasc Surg.* 2013;145:364-372.

Roselli EE, Pettersson GB, Blackstone EH, et al. Adverse events during reoperative cardiac surgery: frequency, characterization, and rescue. *J Thorac Cardiovasc Surg.* 2008;135:316-323.

Shore-Lesserson L, Manspeizer HE, DePario M, et al. Thromboelastography-guided transfusion algorithm reduces transfusions in complex cardiac surgery. *Anesth Analg.* 1999;88:312-319.

The Society of Thoracic Surgeons Task Force on Resuscitation After Cardiac SurgeryThe Society of Thoracic Surgeons expert consensus for the resuscitation of patients who arrest after cardiac surgery. *Ann Thorac Surg.* 2017;103:1005-1020.

Thourani VH, Suri RM, Gunter R, et al. Contemporary real-world outcomes of surgical aortic valve replacement in 141,905 low-risk, intermediate-risk and high-risk patients. *Ann Thorac Surg.* 2015;99:55-61.

Yusuf S, Zhao F, Mehta SR, et al. Effects of clopidogrel in addition to aspirin in patients with acute coronary syndromes without ST-segment elevation. *N Engl J Med.* 2001;345:494-502.

Capítulo 24

Segurança do Paciente na Sala de Cirurgia Cardíaca

Joyce A. Wahr, MD, FAHA • T. Andrew Bowdle, MD, PhD, FASE • Nancy A. Nussmeier, MD, FAHA

Pontos-chave

1. Os pacientes cirúrgicos cardíacos apresentam risco significativo de eventos adversos evitáveis. Esses eventos ocorrem por erro humano, seja por tomada de decisão ruim (diagnóstico, decisão de tratamento), seja por ações deficientes (falha na implementação correta do plano).
2. O erro humano é ubíquo e não pode ser evitado ou eliminado por forte tentativa ou eliminando-se aquele que erra. A redução de erros humanos requer mudanças no sistema que evitem que ocorram erros ou que impeçam que os erros atinjam o paciente.
3. A privação do sono e a fadiga podem tornar a pessoa mais propensa a cometer um erro. Embora as horas dos residentes sejam limitadas, as de outros médicos nos Estados Unidos não o são, ao contrário do que ocorre em outros países.
4. Competências não técnicas, tais como liderança, comunicação, cooperação e conscientização da situação são cruciais para a segurança do paciente, mas raramente são ensinadas. Distrações, interrupções, ruídos e alarmes contribuem para erros técnicos e aumentam as taxas de mortalidade na cirurgia cardíaca.
5. A comunicação é a principal causa dos eventos sentinela, seja por falta de informações, seja por mal-entendidos. O uso de protocolos de comunicação estruturados reduz erros. As transferências realizadas sem protocolo envolvem números significativos de itens omitidos.
6. O treinamento da equipe reduz as taxas de mortalidade, mas deve ser feito com preparação cuidadosa e com reciclagem regular.
7. Instruções cirúrgicas que usam uma lista de verificação reduzem significativamente as taxas de mortalidade cirúrgica. As reuniões de balanço possibilitam que as equipes identifiquem riscos e formulem melhorias.
8. A simulação é um meio eficaz para ensinar habilidades técnicas e não técnicas e possibilitar que as equipes treinem para eventos raros, mas perigosos.
9. Auxílios cognitivos devem estar disponíveis em todas as salas de cirurgia para fornecer orientação durante eventos de crise raros (p. ex., hipertermia maligna, atividade elétrica sem pulso).
10. Erros de medicação ocorrem aproximadamente em 1 a cada 150 a 200 casos anestésicos. A Anesthesia Patient Safety Foundation publicou um conjunto de recomendações para reduzir erros de medicação, incluindo padronização, uso de tecnologia, como códigos de barra e bombas de infusão inteligentes, tendo o envolvimento da farmácia em todas as etapas do processo de medicação e construindo uma cultura de segurança.

Os pacientes cirúrgicos cardíacos adoecem e morrem, a cada ano, devido a eventos decorrentes de efeitos adversos evitáveis e são mais propensos a terem eventos adversos do que outros pacientes cirúrgicos (12,2% *vs.* 3%), com 54% desses eventos considerados evitáveis. Esses números podem subestimar a taxa real de eventos adversos. Apesar de significativa atenção, a erradicação desses eventos médicos evitáveis mostrou-se difícil, em grande parte porque a educação médica continua focada em aspectos técnicos da medicina, não nos em aspectos técnicos. Muito mais tempo é gasto ensinando aos residentes de anestesia como canular a veia jugular interna do que como se comunicar claramente e sem erro ou como entender as complexidades do erro humano.

A segurança do paciente envolve tanto fazer a coisa certa (aplicar as melhores práticas para cada situação), como fazer a coisa certa da maneira certa (evitar erros humanos). Embora a maior parte deste livro seja dedicada à discussão da coisa certa a fazer em determinada circunstância, este capítulo discute os dois requisitos para a prática segura: (1) formulação do plano correto para o atendimento ao paciente (implementação de melhores práticas baseadas em evidências); e (2) execução do plano sem falhas (prevenir ou corrigir o erro humano.)

A CIÊNCIA DA SEGURANÇA

A ciência rigorosa da segurança do paciente melhorou a compreensão de como os erros ocorrem e de como projetar práticas seguras, testá-las para eficácia, implementar mudanças de maneira eficaz e medir a eficácia das intervenções, garantindo melhorias.

Um desses estudos observacionais abrangentes sobre os perigos na sala de cirurgia cardíaca foi realizado no grupo Locating Errors Through Networked Surveillance — Localização de Erros por meio de Vigilância em Rede (LENS) como parte do projeto FOCUS (Flawless Operative Cardiac Unified Systems — Sistemas Unificados de Cirurgia Cardíaca sem Falhas). Esse estudo colaborativo envolveu a Society of Cardiovascular Anesthesiologists e consistiu nas observações de 20 cirurgias cardíacas por uma equipe de observadores treinados, incluindo engenheiros de fatores humanos, anestesiologistas e psicólogos organizacionais. A análise identificou uma miríade de perigos na sala de cirurgia cardíaca e detalhou a interação complexa de estrutura organizacional (falta de políticas), comportamentos de trabalho em equipe (comunicação precária), deficiências do sistema (suporte inadequado que requer múltiplas soluções alternativas), equipamentos e tecnologias (mal projetados e integrados), falhas individuais (consciência situacional). A complexidade das interações entre sistemas, provedores e processos destaca a verdade de que uma solução simples para a segurança do paciente não é viável. Especialistas de uma variedade de disciplinas serão chamados para examinar todos os aspectos do tratamento cirúrgico cardíaco perioperatório e integrar as soluções propostas.

ERRO HUMANO

Teoria do Erro Humano

A universalidade do erro humano é bem conhecida e aceita em praticamente todas as esferas da vida, exceto, talvez, na medicina. Aqui espera-se que médicos e provedores sejam perfeitos, que os deslizes cognitivos naturais e os vieses inerentes à vida diária sejam superados pela importância do trabalho que está sendo feito e pelo fato de que vidas estão em jogo.

A exploração requintada do erro humano e dos acidentes do sistema deixou claro que a segurança do paciente na sala de cirurgia cardíaca não ocorrerá pela identificação e pela eliminação de médicos isolados propensos ao erro. Em geral, se o sistema for projetado de tal forma que uma pessoa possa cometer determinado erro, é praticamente garantido que outro ser humano também o cometerá. Por exemplo, apesar de um Alerta de Evento Sentinela da Joint Commission em 2006 para alertar os provedores de cuidados sobre os erros perigosos tornados possíveis pelo uso de conectores universais (Luer), centenas de pacientes morreram desde então porque líquidos intravenosos, linhas de pressão ou alimentação enteral foram erroneamente conectadas a cateteres epidurais ou linhas arteriais e vice-versa. A mudança apropriada do sistema está sendo implementada atualmente, com

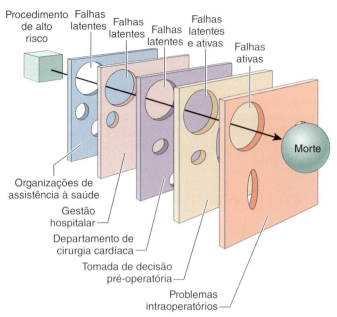

Fig. 24.1 Modelo de acidente. Falhas ativas e latentes em organizações de saúde, gerenciamento hospitalar e erro humano individual podem contribuir para eventos adversos durante procedimentos de alto risco. (De Carthey J, de Leval MR, Reason JT. The human factor in cardiac surgery: errors and near misses in a high technology medical domain. *Ann Thorac Surg.* 2001;72:300-305.)

conectores exclusivos para tubulação intravenosa, arterial, de alimentação enteral e de pressão e cateteres neuroaxiais estabelecidos pela International Standards Organization.

Sistemas altamente complexos como a saúde ou a indústria de energia nuclear são muito mais vulneráveis, embora muitos dos piores eventos comecem com um passo em falso trivial (p. ex., anel-O não testado em baixas temperaturas no foguete do ônibus espacial). Mesmo quando o evento inicial é um erro humano, corrigir ou evitar desfechos adversos quase sempre requer uma mudança no sistema. O modelo de queijo suíço de Reason agora é bem aceito para demonstrar como as defesas do sistema devem estar implementadas para prevenir ou pelo menos detectar erros humanos antes que os pacientes sofram danos (Fig. 24.1).

Preparação Pessoal (Fadiga, Estresse)

Conclui-se que trabalhar por mais de 16 horas consecutivas é inseguro tanto para estagiários (aumento acentuado de risco de um acidente durante a condução para casa) quanto para os seus pacientes (falha de atenção, erros graves e erros de diagnóstico). Após 24 horas acordado, o comprometimento do tempo de reação é comparável àquele produzido por uma concentração de álcool no sangue de 0,10 g/dL. Pessoas com privação de sono têm pouca capacidade de reconhecer sua fadiga, reduzindo sua capacidade de trabalhar com segurança. Um levantamento de médicos residentes sugeriu que os erros relacionados à fadiga que resultam em morte ou lesão de um paciente não são incomuns.

A fadiga tem sido implicada como fator contribuinte para comprometimento do desempenho, incidentes críticos e erros na anestesia. As horas de trabalho e as escalas dos anestesistas os expõem à ruptura circadiana, com privação aguda e crônica do sono, causando fadiga. Os anestesiologistas podem ser mais suscetíveis até mesmo à privação moderada do sono quando comparados a outras especialidades médicas, devido à vigilância necessária para fornecer cuidados anestésicos precisos.

Em um estudo bem projetado, realista e baseado em simulações, tanto em estado de privação de sono quanto em estado de repouso, 12 residentes anestesiaram um paciente simulado por 4 horas. O grupo de pessoas com privação do sono teve uma tendência a menor vigilância com tempos de resposta mais lentos. O grupo com privação do sono demorou numericamente mais tempo para detectar e corrigir eventos clínicos anormais e, durante o esquema anestésico simulado, quase um terço do grupo com privação de sono adormeceu em algum momento. Da mesma maneira, quando pesquisados, 50% dos perfusionistas relataram que realizaram circulação extracorpórea (CEC) após 36 horas de vigília; 15% dos perfusionistas pesquisados relataram episódios de microssono durante a realização de CEC. Dois terços relataram erros relacionados à fadiga e 6,7% relataram acidentes de perfusão graves relacionados à fadiga.

Vigilância durante a Realização de Ecocardiografias Transesofágicas

A introdução e o subsequente uso generalizado da ecocardiografia transesofágica (ETE) trouxe um grande avanço para a cirurgia cardíaca e para a anestesia tanto para o diagnóstico como para a monitorização intraoperatória. Anedoticamente, notamos momentos em que toda a atenção na sala de cirurgia está focada na máquina de ETE, não no paciente, especialmente com os estagiários. Isso parece ser mais perceptível durante a fase de aprendizagem sobre a ETE do que com os médicos mais experientes.

Essa área necessita de mais investigação, mas deve-se considerar onde a máquina de ETE é colocada em relação ao paciente e aos outros monitores. O anestesiologista que trabalha sozinho pode ser mais vulnerável, uma vez que a atenção pode ser concentrada em apenas um lugar de cada vez. Embora todos os anestesiologistas cardíacos reconheçam a ergonomia precária de máquinas e monitores, nenhum estudo definiu as melhores práticas.

TRABALHO EM EQUIPE E COMUNICAÇÃO

Como observado anteriormente, eventos adversos ou erros humanos evitáveis na sala de cirurgia cardíaca frequentemente estão relacionados não à habilidade técnica ou à base de conhecimento, mas a falhas cognitivas, do trabalho em equipe ou do sistema. Habilidades como comunicação, cooperação e liderança são reconhecidas como componentes fundamentais do trabalho em equipe e as deficiências nessas habilidades têm sido associadas a desfechos adversos.

Falhas de comunicação, fatores humanos e deficiências de liderança têm sido as três principais causas subjacentes a eventos sentinelas em cada revisão da The Joint Commission desde 2004. Em uma revisão de desfechos cirúrgicos levados à justiça, uma falha de comunicação entre os cuidadores foi responsável por desfecho adverso em 87% dos casos. Claramente, os comportamentos e a comunicação do trabalho em equipe são cruciais para a segurança do paciente.

Interrupções, Distrações, Eventos Maiores e Menores

A sala de cirurgia cardíaca é um ambiente altamente complexo, onde profissionais de várias disciplinas interagem com equipamentos complicados e frequentemente mal projetados para realizar intervenções perigosas – geralmente sob restrições significativas de tempo – em pacientes internados com doença cardíaca desafiadora e outras comorbidades. Apesar da necessidade aparente de concentração silenciosa, distrações e interrupções dominam o dia. Nos casos de cirurgia cardíaca, as aberturas das portas são em média de 19,2/hora; 22,8/hora se dispositivos protéticos estiverem envolvidos. O tráfego na sala de cirurgia, a abertura de portas, conversas, alarmes e até música podem resultar em um nível de ruído excessivo. Não é de admirar que as falhas de trabalho em equipe que resultam em rupturas de fluxo cirúrgico tenham ocorrido a uma taxa de 11,7/hora.

Os membros da equipe percebem interrupções e distrações, bem como os comportamentos da equipe, de acordo com sua disciplina específica. Os cirurgiões tendem a subestimar as interrupções e consideram que seu efeito no desempenho é pequeno, diferentemente de enfermeiros ou observadores treinados. Demasiadas vezes, perturbações e distrações significativas são simplesmente tratadas como aborrecimentos e parte do trabalho diário. Os dados mostram, no entanto, que os erros técnicos e os desfechos adversos dos pacientes aumentam à medida que as interrupções se acumulam.

Equipamentos e Alarmes

A quantidade e a complexidade do equipamento necessário para as cirurgias cardíacas são significativas. Problemas relacionados a equipamentos são responsáveis por 10% a 12% das interrupções de fluxo. Embora o design ergonômico seja conhecido por ser um fator importante na segurança do paciente, ele tem sido de qualidade insatisfatória, tanto para o design e o layout da sala de cirurgia, quanto para o design dos equipamentos. As salas de cirurgia construídas há anos ou décadas agora estão necessariamente atravancadas com equipamentos, sendo que cada dispositivo exige cabos elétricos e de comunicação.

Em um estudo de interrupções observadas em 10 cirurgias cardíacas, 33% das rupturas de fluxo foram relacionadas ao design e ao layout físico da sala de cirurgia. Uma revisão de literatura sobre os riscos associados à cirurgia cardíaca identificou quatro maneiras pelas quais os equipamentos prejudicam o paciente: (1) design e ergonomia ruins; (2) mau treinamento ou negligência com o uso; (3) manutenção e conservação ruins; e (4) risco inerente ao uso do dispositivo (p. ex., risco de que uma sonda de ETE cause lesão esofágica). Dispositivos e equipamentos médicos são tipicamente projetados por engenheiros que passam pouco tempo no ambiente em que os dispositivos serão usados. Ainda mais rara é a participação de engenheiros de fatores humanos na avaliação pré-compra de equipamentos para a forma e a função específicas do dispositivo, bem como para a integração do equipamento ao layout físico existente de uma sala de cirurgia típica. Como resultado, a interação entre pessoas e tecnologias na sala de cirurgia fica abaixo do ideal. Talvez a contribuição individual mais angustiante para o ruído na sala de cirurgia seja a frequência dos alarmes. Os alarmes são claramente projetados para alertar para parâmetros fora da norma, mas uma sala de cirurgia cardíaca típica tem cerca de 18 alarmes, cada um com alertas visuais e sonoros escolhidos pelo fabricante. Infelizmente, o volume ou a tonalidade do alarme não tem uma lógica. Um alarme de "não ventilação" pode ser silencioso e quase indetectável, enquanto o alarme do umidificador de ar pode ser de arrepiar os cabelos. Foi relatado que 359 alarmes ocorreram por cirurgia cardíaca, a uma frequência de 1,2/minuto. Em um estudo, descobriu-se que 90% dos alarmes eram de eventos falso-positivos, muitas vezes fazendo com que esses alarmes fossem desligados ou ignorados. Em um estudo de 731 advertências de alarme, apenas 7% foram considerados úteis e 13% foram desencadeados por uma intervenção planejada. Apesar de os ruídos e as interrupções serem preocupantes, ainda mais preocupante é a tendência a ignorar ou desligar os alarmes quando eles se tornam muito irritantes, resultando potencialmente em um evento adverso grave evitável. A Joint Commission tornou o gerenciamento de alarmes uma meta em 2012, mas a verdadeira correção exigirá uma abordagem nacional (ou internacional) abrangente para padronizar o volume e o tom dos alarmes por sistema (p. ex., ventilação, cardíaca) e por urgência e exigir que todos os fabricantes atendam a essas normas.

Trabalho em Equipe

No mundo altamente complexo da cirurgia cardíaca, o trabalho em equipe e a comunicação são fundamentais para o desfecho. Os membros da equipe (especialmente os médicos) não

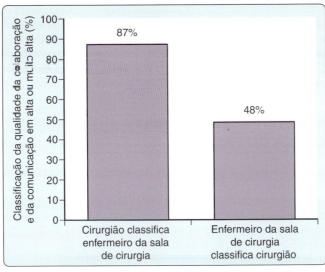

Fig. 24.2 Diferenças nas percepções do trabalho em equipe entre cirurgiões e enfermeiros de centro cirúrgico. (De Makary MA, Sexton JB, Freischlag JA, et al. Operating room teamwork among physicians and nurses: teamwork in the eye of the beholder. *J Am Coll Surg.* 2006;202:746-752.)

são muito bons para avaliar seu nível de habilidade em comunicação e trabalho em equipe. Em vários estudos, o trabalho em equipe e as habilidades de comunicação dos cirurgiões e dos anestesiologistas foram avaliados muito mais por eles mesmos do que por enfermeiros e membros da equipe de perfusão. Em um estudo, os cirurgiões avaliaram a qualidade do trabalho em equipe de outros cirurgiões como alta ou muito alta em 85% das vezes, enquanto os enfermeiros classificaram a colaboração com cirurgiões como alta ou muito alta em apenas 48% do tempo (Fig. 24.2).

Comunicação

Um aspecto muito específico da comunicação é aquele exigido durante uma transição de cuidados de um profissional para outro (substituição durante procedimentos cirúrgicos) ou entre equipes (da sala de cirurgia para a unidade de terapia intensiva [UTI]), denominado "passagem". A passagem é essencialmente um processo contemporâneo de passar informações específicas do paciente de um cuidador para outro para garantir a continuidade e a segurança do atendimento ao paciente. A comunicação padronizada da passagem foi uma meta de segurança da The Joint Commission em 2006. As passagens ocorrem várias vezes durante os procedimentos cirúrgicos, quando os membros são substituídos e ocorrem múltiplas passagens entre as equipes: da cardiologia à cirurgia cardíaca, da equipe pré-operatória à equipe intraoperatória, até mesmo da anestesia à perfusão no início de CEC, da sala de cirurgia à UTI, da UTI à enfermaria e, finalmente, do hospital de volta ao médico de atendimento primário ou ao cardiologista. Um grupo revisou 258 casos de negligência cirúrgica em que o erro levou à lesão de um paciente; 60 casos envolveram falhas de comunicação. Quarenta e três por cento das falhas ocorreram durante uma passagem e 19% ocorreram nos departamentos. A maioria das falhas de comunicação (92%) era verbal, envolvia apenas um transmissor e um receptor e foi igualmente resultado da omissão de informações essenciais (49%) e da interpretação errônea (44%).

Esses erros são compreensíveis, dadas a complexidade dos procedimentos cirúrgicos cardíacos, as *nuances* da fisiologia dos pacientes (frequentemente entendidas tanto em um nível subconsciente quanto em um nível consciente) e as distrações frequentes que surgem durante o atendimento ao paciente. As passagens raramente ocorrem em um ambiente silencioso e as distrações são comuns. Ocasionalmente, não ocorre qualquer passagem. Uma revisao da literatura retrata as passagens como altamente variáveis, não estruturadas e realizadas sob pressão de tarefas concorrentes. Em um estudo de passagens de cirurgia cardíaca pediátrica, itens de conteúdo importantes foram relatados apenas 53% do tempo e distrações ocorreram a uma frequência de 2,3/minuto de relato.

INTERVENÇÕES PARA MELHORAR A SEGURANÇA DO PACIENTE

Está claro na discussão anterior que os aspectos não técnicos dos procedimentos cirúrgicos cardíacos desempenham um papel vital nos desfechos dos pacientes. Esforços para melhorar esses aspectos de cirurgias cardíacas são necessários para diminuir o número de pacientes que sofrem danos evitáveis. As principais áreas de enfoque incluem os seguintes: padronização do cuidado tanto quanto possível, incluindo a implementação de melhores práticas baseadas em evidências; realização de treinamento formal e prática em comportamentos e habilidades de trabalho em equipe; implementação de instruções pré-cirurgia e uso de recursos cognitivos, como listas de verificação; uso de relatórios regulares para identificar áreas em que melhorias são necessárias; fortalecimento de protocolos de comunicação estruturados durante procedimentos cirúrgicos e durante as transições de cuidados, uso de simulação para fornecer práticas direcionadas tanto para habilidades não técnicas quanto para os aspectos técnicos do gerenciamento de crises.

Embora tenha sido demonstrado que essas intervenções aumentam a satisfação de pacientes e funcionários e reduzem taxas de mortalidade, intervenções são frequentemente enfrentadas com ambivalência na melhor das hipóteses e com hostilidade na pior das hipóteses. Como observado, essa resposta pode ter várias causas: superestimação do nível de habilidade; desconto dos efeitos de estresse, fadiga e interrupções; e visão de que a imposição de diretrizes externas limita o cuidado individualizado do paciente ou é insultante para a inteligência e a dedicação dos membros da equipe.

Treinamento para o Trabalho em Equipe

As evidências apresentadas anteriormente (de que habilidades precárias no trabalho em equipe estão diretamente associadas a erros técnicos e desfechos adversos ao paciente) indicam que treinamentos específicos para trabalho em equipe devem melhorar os desfechos. Muitos pesquisadores e especialistas apontaram para o uso, pela indústria da aviação, do Gerenciamento de Recursos da Tripulação (CRM – Crew Resource Management) para conseguir um excelente trabalho em equipe e reduzir erros e acidentes, e sugeriram que equipes médicas adotem o CRM. Os componentes-chave eficazes do trabalho em equipe são semelhantes entre aviação e medicina: liderança e gestão, consciência situacional, tomada de decisão compartilhada, cooperação e coordenação. No entanto, o efeito do ensino de CRM para equipes cirúrgicas foi misto. Quando os pilotos foram trazidos para ensinar a equipe cirúrgica como realizar avaliações eficazes, nenhuma mudança nas atitudes de segurança ocorreu entre os médicos experientes e houve apenas uma mudança modesta entre os médicos iniciantes.

Listas de Verificação e Relatórios

As listas de verificação (*checklists*) são auxílios cognitivos simples que podem melhorar o desempenho de tarefas simples (compras) ou de empreendimentos complexos (aterrissar um avião de combate em um convés de porta-aviões) e servem como lembretes de tarefas rotineiras que, de outra forma, poderiam ser negligenciadas. As listas de verificação têm sido usadas com sucesso para garantir a conclusão de etapas críticas em vários procedimentos cirúrgicos, bem como na preparação para anestesia.

As listas de verificação podem ajudar a impulsionar a implementação das melhores práticas, geralmente reduzindo diretrizes volumosas a um conjunto simples das melhores práticas baseadas em evidências mais críticas. O Projeto Keystone implementou uma lista de cinco elementos fundamentais baseados em evidências para evitar infecções da corrente sanguínea associadas à linha central (ICSALC). Nas 108 UTI participantes, a taxa média de ICSALC caiu de 2,7 por 1.000 cateteres-dia para 0 em 3 meses e a taxa média diminuiu de 7,7 por 1.000 cateteres-dia para 1,4 em 18 meses. As listas de verificação baseadas em evidências semelhantes reduziram as taxas de mortalidade e pneumonia associadas à ventilação mecânica. Os relatórios são revisões dos pontos mais importantes do plano e possibilitam que as equipes desenvolvam um modelo mental rigorosamente compartilhado da operação a ser realizada. Na aviação, até mesmo as corridas de treinamento que foram realizadas inúmeras vezes antes pela mesma equipe começam com instruções extensas. Durante uma instrução, todos os membros da equipe assumem a mesma hierarquia em termos de levantar preocupações e identificar vulnerabilidades. Na cirurgia, como era comum na aviação antes da implementação do CRM, hierarquias rigorosas inibem estagiários e profissionais de níveis inferiores a levantar preocupações ou questionar o plano. Muitas pessoas da equipe da sala de cirurgia relatam que teriam dificuldade em se manifestar, mesmo que acreditassem que a segurança do paciente estava comprometida. Sem intervenção formal ou treinamento da equipe, poucas instruções, se houver, são realizadas e existe pouca concordância sobre o que constitui uma instrução. O SURPASS é uma lista de verificação que abrange todo o contínuo da cirurgia e inclui uma instrução pré-cirúrgica e outra pós-cirúrgica. A implementação da ferramenta SURPASS reduziu a taxa de complicações de 27,3% para 16,7% e diminuiu a taxa de mortalidade de 1,5% para 0,8% em uma série. Uma revisão de processos encerrados de eventos adversos que ocorreram antes da implementação concluiu que cerca de 40% dos eventos teriam sido evitados com o uso da ferramenta SURPASS.

As instruções melhoram o desempenho da equipe e exigem pouco tempo. Em uma análise de 37.133 instruções, verificou-se que elas tinham uma média de 2,9 minutos e os relatórios, 2,5 minutos. A implementação de instruções reduziu o número de eventos não rotineiros em procedimentos cirúrgicos cardíacos em 25% e aumentou a percepção de que operações em local errado seriam evitadas. Após a introdução de instruções em 16 centros cirúrgicos cardíacos, as interrupções de fluxo cirúrgico diminuíram de 5,4 por caso para 2,8, sendo que as interrupções resultantes do conhecimento inadequado do procedimento diminuíram de 4,1 para 2,2 e os eventos de má comunicação diminuíram de 2,5 por caso para 1,2. As instruções melhoraram a comunicação, reduziram o número de falhas de comunicação por caso, de 3,95 para 1,31, e identificaram novos problemas ou lacunas de conhecimento.

Relatórios e Aprendizagem a partir de Defeitos

Os relatórios regulares da equipe no final dos procedimentos cirúrgicos podem servir como um meio de identificar perigos e formular melhorias. Embora os relatórios sejam frequentemente discutidos em conjunto com as instruções e ocorram no mesmo contexto das instruções, eles diferem em momento de ocorrência, conteúdo, propósito e prática. Os relatórios devem ocorrer no final de cada procedimento cirúrgico e fornecer uma oportunidade para a equipe refletir sobre o procedimento e verbalizar as lições aprendidas ou as deficiências identificadas. Pode ser tão simples quanto perguntar: "Tudo correu tão bem como queríamos (ou como esperávamos) hoje?" Os relatórios possibilitam que a equipe se reúna para corrigir problemas e encontrar maneiras de melhorar o desempenho no próximo caso. Eles dão às equipes a oportunidade de identificar riscos e vulnerabilidades latentes, desenvolver e implementar melhorias no sistema, abordar as áreas de fragilidade do trabalho em equipe e formular planos futuros.

SEGURANÇA DA MEDICAÇÃO

Erros de Medicamentos

Evidências substanciais indicam que os erros de administração de fármacos são comuns na prática anestésica. A incidência de erros de administração de medicamentos em uma prática acadêmica nos Estados Unidos parece ser semelhante à relatada em outras partes do mundo. Em um estudo de autorrelato realizado em um único centro nos Estados Unidos, foram encontradas uma taxa de erro de 0,40% (35 em 8.777 ou 1 em 203 casos de anestesia) e uma taxa de pré-erro de 0,19% (17 em 8.777). Mais recentemente, um estudo observacional constatou que um erro de medicação ou reação adversa a fármacos ocorreu em uma de cada cinco cirurgias.

A maioria dos erros de fármacos relatados pode ser classificada (Tabela 24.1). Em um estudo, quase 50% dos erros foram erros de preparação de seringas e fármacos, com 18,9% sendo trocas de seringas corretamente rotuladas e 20,8% causados pela seleção errada de ampola ou frasco, resultando em uma seringa incorretamente rotulada. O uso incorreto ou a falha do equipamento foi de 26%, a via incorreta foi de 14% e o erro de comunicação, de 4%. A administração de um medicamento na sala de cirurgia é um procedimento complexo, com até 41 etapas envolvidas na primeira administração de um medicamento. Os especialistas em fatores humanos classificam 36 dessas etapas como comportamento automático, enquanto 5 etapas exigem atenção, decisão e julgamento conscientes. Tradicionalmente, o anestesiologista realiza todas as etapas sozinho, eliminando a oportunidade de uma dupla checagem, que é comum em outros locais da medicina, em que um farmacêutico verifica a prescrição do médico e um enfermeiro verifica ambos.

Além disso, os procedimentos cirúrgicos cardíacos que exigem CEC apresentam a situação relativamente incomum em que o anestesiologista e os perfusionistas podem estar administrando fármacos por via intravenosa. Os perfusionistas frequentemente administram fármacos anestésicos durante a CEC e podem administrar uma variedade de outros fármacos também. Raramente, o perfusionista também pode ser um anestesiologista, mas o fato de o anestesiologista supervisionar o perfusionista na administração de medicamentos varia, dependendo da situação específica da prática. As bombas de infusão têm se tornado cada vez mais prevalentes na sala de cirurgia cardíaca e oferecem vantagens significativas, incluindo a capacidade de administrar volumes muito pequenos de líquidos ou fármacos

Tabela 24.1	**Tipos de Erros de Fármacos**
Tipo de Erro	**Definição**
Dose incorreta	Dose incorreta do medicamento pretendido
Substituição	Fármaco incorreto em vez do fármaco desejado; uma troca de seringa ou frasco
Omissão	Fármaco pretendido não administrado (p. ex., negligência de redosagem de antibiótico)
Repetição	Dose extra de um fármaco pretendido
Via incorreta	Fármaco pretendido administrado erroneamente por uma via não pretendida
Outro	Fármaco administrado quando contraindicado; infusão rápida de fármaco que deveria ser administrado lentamente; antibiótico administrado antes da coleta de culturas microbianas

Modificada de Webster CS, Merry AF, Larsson L. et al. The frequency and nature of drug administration error during anaesthesia. *Anaesth Intensive Care*. 2001;29:494-500 e reproduzido com a gentil permissão da Australian Society of Anesthetists.

a taxas precisamente programadas. Eles não são, no entanto, uma panaceia para os erros de medicação. De 2005 a 2009, a Food and Drug Administration (FDA) dos Estados Unidos recebeu aproximadamente 56.000 notificações de eventos adversos associados ao uso de bombas de infusão, incluindo inúmeras lesões e mortes. Os eventos adversos foram relacionados a problemas de hardware (falhas de bateria, faíscas e incêndios), bem como a problemas de software (mensagens de erro, gravação dupla de um único acionamento da tecla, de tal maneira que 10 se torna 100). No entanto, como qualquer anestesiologista pode atestar, muitos foram relacionados a problemas de design de interface com o usuário ou de fatores humanos. Além dos problemas com as bombas, o erro do usuário é comum. A conformidade com a biblioteca de medicamentos é fundamental para a prevenção de erros, mas uma revisão sistemática encontrou inúmeros estudos mostrando altas taxas de anulação de alertas suaves pelo usuário, bem como uma taxa de conformidade variável com o uso de bibliotecas de medicamentos.

Prevenção de Erros na Administração de Fármacos

Em 2010, a Anesthesia Patient Safety Foundation convocou uma conferência de consenso de mais de 100 participantes para desenvolver estratégias para melhorar a segurança da medicação no centro cirúrgico. As declarações de consenso concentraram-se em quatro áreas principais: padronização, tecnologia, envolvimento da farmácia e cultura (Quadro 24.1). A padronização manteve o foco principalmente em ter uma única concentração de um fármaco disponível na sala de cirurgia, mas também envolveu a utilização de bandejas de fármacos padronizadas em todos os locais de anestesia e com uma

QUADRO 24.1 *Recomendações do Anesthesia Patient Safety Foundation Consensus para Melhoria da Segurança de Medicamentos na Sala de Cirurgia*

Padronização
1. Medicamentos de alto alerta (p. ex., fenilefrina e epinefrina) devem estar disponíveis em concentrações padronizadas ou diluentes preparadas pela farmácia em uma forma pronta para uso (bolus ou infusão), que seja adequada para pacientes adultos e pediátricos. As infusões devem ser administradas por um dispositivo inteligente controlado eletronicamente que contém biblioteca de medicamentos.
2. Seringas e infusões prontas para uso devem ter rótulos padronizados, totalmente compatíveis, legíveis por máquina.
3. *Ideias adicionais*
    a. Currículo interdisciplinar e uniforme para segurança na administração de medicamentos disponível para todos os programas e todas as instalações de treinamento
    b. Sem versões concentradas de agentes potencialmente letais na sala de cirurgia
    c. Repetição da leitura obrigatória em um ambiente para fármacos de altíssimo alerta, como a heparina
    d. Localização padronizada de medicamentos em todas as estações de anestesia em uma instituição
    e. Método conveniente exigido para guardar todas as seringas usadas e todos os recipientes de medicamentos até o caso ser concluído
    f. Bibliotecas e protocolos de infusão padronizados em toda a instituição
    g. Conectores padronizados específicos da via de tubagem (intravenosa, arterial, epidural, enteral)

(Continua)

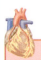

> **QUADRO 24.1** *Recomendações do Anesthesia Patient Safety Foundation Consensus para Melhoria da Segurança de Medicamentos na Sala de Cirurgia (Cont.)*
>
> **Tecnologia**
> 1. Cada local de anestesia deve ter um mecanismo para identificar os medicamentos antes da retirada ou da administração (leitor de código de barras) e um mecanismo para fornecer feedback, suporte à decisão e documentação (sistema automatizado de informações).
> 2. *Ideias adicionais*
>   a. Treinamento em tecnologia e orientação para dispositivos para todos os usuários, possivelmente exigindo certificação formal
>   b. Interfaces com o usuário aprimoradas e padronizadas em bombas de infusão
>   c. Listas de verificação de segurança obrigatórias incorporadas em todos os sistemas da sala de cirurgia
>
> **Farmácia/Pré-preenchidos/Pré-misturados**
> 1. Os medicamentos preparados pelo provedor de rotina devem ser descontinuados sempre que possível.
> 2. Farmacêuticos clínicos devem fazer parte da equipe perioperatória e da sala de cirurgia.
> 3. Kits de medicação pré-preparados padronizados por tipo de caso devem ser usados sempre que possível.
> 4. *Ideias adicionais*
>   a. Currículo interdisciplinar e uniforme para a segurança na administração de medicamentos para todos os profissionais de anestesia e todos os farmacêuticos
>   b. Treinamento aprimorado de farmacêuticos de sala de cirurgia, especificamente como consultores perioperatórios
>   c. Implantação de máquinas de dispensação automatizadas ubíquas na suíte da sala de cirurgia (com comunicação com a farmácia central e seu sistema de gerenciamento de informações)
>
> **Cultura**
> 1. Estabelecer uma "cultura justa" para relatar erros (incluindo quase erros) e discussão sobre as lições aprendidas.
> 2. Estabelecer uma cultura de educação, compreensão e responsabilização por meio de um currículo obrigatório e de educação médica continuada e por meio da disseminação de histórias dramáticas no Boletim da APSF e em vídeos educativos.
> 3. Estabelecer uma cultura de cooperação e reconhecimento dos benefícios do paradigma STPC (padronização, tecnologia, farmácia/pré-preenchido/pré-misturado e cultura) dentro de e entre instituições, organizações profissionais e agências de credenciamento.
>
> Reimpresso de Eichhorn JH. APSF hosts medication safety conference: consensus group defines challenges and opportunities for improved practice. *APSF Newslett*. 2010; 25: 1-8.

concentração única de infusões administradas por dispositivos de infusão com bibliotecas de medicamentos. Acreditava-se que o envolvimento da farmácia seria crucial para a redução de erros, desde as responsabilidades educacionais até o gerenciamento de todo o processo de dispensação, desde o pedido dos fármacos até o fornecimento aos anestesistas. Dispositivos de leitura de código de barras representam uma tecnologia subutilizada e os fármacos com código de barras no ponto de atendimento para verificar a correção do medicamento e da dose são amplamente considerados uma solução tecnológica que poderia melhorar a precisão da administração do medicamento. A FDA emitiu uma regra em fevereiro de 2004 (atualizada em abril de 2014) que exige códigos de barras na maioria dos medicamentos que necessitam de prescrição, em determinados fármacos isentos de prescrição e em hemoderivados. A FDA acredita que um uso efetivo do código de barras poderia resultar em uma redução de 50% nos erros de medicação, evitando 500.000 eventos adversos e erros transfusionais e economizando 93 bilhões de dólares em 20 anos.

Algumas bombas de infusão usam bibliotecas de medicamentos com limites de dosagem pré-definidos e alertam o profissional se os parâmetros de dosagem inseridos resultarão em uma dose que esteja fora dos limites de dosagem pré-definidos. As bombas de infusão inteligentes, embora não sejam perfeitas, mostraram repetidamente interceptar e evitar erros, principalmente taxa e dose erradas. Uma bomba inteligente pode interceptar erros durante várias etapas no processo de fornecimento de medicação. A maioria dos erros interceptados representou um baixo nível de dano, mas alguns estudos incluíram exemplos de erros múltiplos de fármacos de alto alerta (100 vezes a dose pretendida de norepinefrina) ou subdoses de mais de 100 vezes.

REDUÇÃO DA VULNERABILIDADE DO SISTEMA

A seção anterior enfocou as intervenções individuais projetadas para melhorar o trabalho em equipe e a comunicação e evitar determinados erros comuns na sala de cirurgia cardíaca. No entanto, a maioria das iniciativas de melhoria da qualidade em cirurgia cardíaca representa abordagens abrangentes, multidisciplinares e em múltiplas unidades.

O Geisinger Health System em Danville, Pensilvânia, pediu aos cirurgiões para desenvolver um pacote de cuidados para pacientes submetidos à cirurgia de revascularização da artéria coronária que seria baseado em evidências e conectado aos processos de cuidados. Uma abordagem de melhoria contínua foi usada para melhorar a implementação do pacote. Melhorias significativas foram observadas em readmissões em UTI, readmissões hospitalares, uso de hemoderivados e custos globais. Desenvolvido em 2006, esse programa tornou-se um verdadeiro programa de "pagamento por desempenho", no qual os cirurgiões recebem um salário-base com incentivos baseados em parâmetros de satisfação e desfechos do paciente.

Multicentros corporativos em cirurgia cardíaca foram desenvolvidos com o objetivo de compartilhar dados específicos do local e dados específicos do médico, bem como identificar as melhores práticas; esses colaboradores melhoraram a qualidade e a segurança nas últimas duas décadas. O primeiro modelo colaborativo começou em 1987 com a formação do Northern New England Cardiovascular Disease Study Group (Grupo de Estudo de Doenças Cardiovasculares do Norte da Nova Inglaterrra). Cinco hospitais na Nova Inglaterra concordaram em compartilhar os dados demográficos, de processo e de desfechos dos pacientes e desenvolveram métodos ajustados ao risco para criar modelos preditivos. A variabilidade das taxas de mortalidade reais *versus* previstas levou a visitas ao local e a reuniões presenciais frequentes para compreender como as diferenças nas práticas afetaram os desfechos. As equipes se reuniram para compartilhar práticas e desenvolver, testar e implementar protocolos padronizados. Esse modelo de aprendizagem compartilhada levou a reduções das taxas de mortalidade geral, taxas de mortalidade menores em mulheres submetidas a cirurgias cardíacas, redução das taxas de reexploração por sangramento significativo e uso mais apropriado de ácido acetilsalicílico em pacientes submetidos à cirurgia de revascularização da artéria coronária.

LEITURAS SUGERIDAS

Arriaga AF, Bader AM, Wong JM, et al. Simulation based trial of surgical-crisis checklists. *N Engl J Med.* 2013;368:246-253.

Barbeito A, Lau WT, Weitzel N, et al. FOCUS: the Society of Cardiovascular Anesthesiologists' initiative to improve quality and safety in the cardiovascular operating room. *Anesth Analg.* 2014;119:777-783.

Catchpole K, Mishra A, Handa A, et al. Teamwork and error in the operating room—analysis of skills and roles. *Ann Surg.* 2008;247:699-706.

Catchpole K, Wiegmann D. Understanding safety and performance in the cardiac operating room: from 'sharp end' to 'blunt end'. *BMJ Qual Saf.* 2012;21:807-809.

Craig R, Moxey L, Young D, et al. Strengthening handover communication in pediatric cardiac intensive care. *Paediatr Anaesth.* 2012;22:393-399.

Culig MH, Kunkle RF, Frndak DC, et al. Improving patient care in cardiac surgery using Toyota production system based methodology. *Ann Thorac Surg.* 2011;91:394-399.

ElBardissi AW, Duclos A, Rawn JD, et al. Cumulative team experience matters more than individual surgeon experience in cardiac surgery. *J Thorac Cardiovasc Surg.* 2013;145:328-333.

ElBardissi AW, Wiegmann DA, Henrickson S, et al. Identifying methods to improve heart surgery: an operative approach and strategy for implementation on an organizational level. *Eur J Cardiothorac Surg.* 2008;34:1027-1033.

Hudson CC, McDonald B, Hudson JK, et al. Impact of anesthetic handover on mortality and morbidity in cardiac surgery: a cohort study. *J Cardiothorac Vasc Anesth.* 2015;29:11-16.

Manser T, Foster S. Effective handover communication: an overview of research and improvement efforts. *Best Pract Res Clin Anaesthesiol.* 2011;25:181-191.

Martinez EA, Marsteller JA, Thompson DA, et al. The Society of Cardiovascular Anesthesiologists' FOCUS initiative: Locating Errors Through Networked Surveillance (LENS) project vision. *Anesth Analg.* 2010;110:307-311.

Martinez EA, Thompson DA, Errett NA, et al. Review article: high stakes and high risk: a focused qualitative review of hazards during cardiac surgery. *Anesth Analg.* 2011;112:1061-1074.

Nagpal K, Abboudi M, Fischler L, et al. Evaluation of postoperative handover using a tool to assess information transfer and teamwork. *Ann Surg.* 2011;253:831-837.

Palmer 2nd G, Abernathy 3rd JH, Swinton G, et al. Realizing improved patient care through human-centered operating room design: a human factors methodology for observing flow disruptions in the cardiothoracic operating room. *Anesthesiology.* 2013;119:1066-1077.

Rothschild JM, Keohane CA, Rogers S, et al. Risks of complications by attending physicians after performing nighttime procedures. *JAMA.* 2009;302:1565-1572.

Schmid F, Goepfert MS, Kuhnt D, et al. The wolf is crying in the operating room: patient monitor and anesthesia workstation alarming patterns during cardiac surgery. *Anesth Analg.* 2011;112:78-83.

Spiess BD, Rotruck J, McCarthy H, et al. Human factors analysis of a near-miss event: oxygen supply failure during cardiopulmonary bypass. *J Cardiothorac Vasc Anesth.* 2015;29:204-209.

Thompson DA, Marsteller JA, Pronovost PJ, et al. Locating Errors Through Networked Surveillance: a multimethod approach to peer assessment, hazard identification, and prioritization of patient safety efforts in cardiac surgery. *J Patient Saf.* 2015;11:143-151.

Trew A, Searles B, Smith T, et al. Fatigue and extended work hours among cardiovascular perfusionists: 2010 survey. *Perfusion.* 2011;26:361-370.

Wadhera RK, Parker SH, Burkhart HM, et al. Is the "sterile cockpit" concept applicable to cardiovascular surgery critical intervals or critical events? The impact of protocol-driven communication during cardiopulmonary bypass. *J Thorac Cardiovasc Surg.* 2010;139:312-319.

Seção V

Circulação Extracorpórea

Capítulo 25

Manejo da Circulação Extracorpórea e Proteção de Órgãos

Hilary P. Grocott, MD, FRCPC, FASE •
Mark Stafford-Smith, MD, CM, FRCPC, FASE •
Christina T. Mora-Mangano, MD

Pontos-chave

1. A circulação extracorpórea (CEC) se associa a algumas perturbações fisiológicas profundas. O sistema nervoso central, os rins, o intestino e o coração são especialmente vulneráveis a eventos isquêmicos associados à circulação extracorpórea.
2. Idade avançada é o fator de risco mais importante para acidente vascular cerebral e disfunção neurocognitiva após CEC.
3. Lesão renal aguda pela CEC pode contribuir diretamente para desfechos insatisfatórios.
4. Fármacos como a dopamina e os diuréticos não previnem insuficiência renal após CEC.
5. Atordoamento do miocárdio representa lesão causada por curtos períodos de isquemia do miocárdio que podem ocorrer durante a CEC.
6. Complicações gastrointestinais após CEC incluem pancreatite, sangramento gastrointestinal, infarto intestinal e colecistite.
7. Complicações pulmonares, como atelectasia e derrames pleurais, são comuns depois de cirurgia cardíaca com CEC.
8. Embolização, hipoperfusão e processos inflamatórios são mecanismos fisiopatológicos centrais responsáveis por disfunção de órgãos após CEC.
9. Continua a haver controvérsia referente ao manejo ideal de fluxo sanguíneo, pressão e temperatura durante a CEC. A perfusão deve ser adequada para dar suporte às constantes exigências de oxigênio; pressões médias acima de 70 mmHg podem beneficiar os pacientes com aterosclerose cerebral e/ou difusa. As temperaturas do sangue arterial jamais devem exceder 37,5°C.
10. Disfunção de órgãos não pode ser definitivamente prevenida durante cirurgia cardíaca com técnicas sem circulação extracorpórea.

A American Society of Anesthesiologists (ASA) afirma que a ausência de pessoal da área de anestesiologia durante a condução de uma anestesia geral viola o primeiro dos Padrões para Monitorização Anestésica Básica da ASA. A ausência de um membro da equipe de anestesiologia durante circulação extracorpórea (CEC) fica abaixo do padrão de atenção aceito. No mínimo, o papel do anestesiologista durante a CEC é manter o estado anestésico – tarefa mais desafiadora do que o caso habitual quando a pressão arterial, a frequência cardíaca e o movimento do paciente fornecem informações referentes à profundidade da anestesia. As complexidades da CEC e a integração necessária dos fatores de risco com as *nuances* da cirurgia cardíaca justificam o constante pensar e repensar em como a condução da CEC e da cirurgia modula os riscos e quais estratégias de proteção precisam de implementação.

METAS E MECÂNICA DA CIRCULAÇÃO EXTRACORPÓREA

O circuito de CEC se destina a realizar quatro funções importantes: oxigenação e eliminação de dióxido de carbono, circulação do sangue, resfriamento e reaquecimento sistêmicos, desvio do sangue do coração para oferecer um campo cirúrgico sem sangue. Tipicamente, o sangue venoso é drenado por gravidade do lado direito do coração para um reservatório que serve como grande câmara de mistura para todo o retorno sanguíneo, para os líquidos adicionais adicionais e para os fármacos. Como (na maioria dos casos) não se emprega pressão negativa, a quantidade de drenagem venosa é determinada pela pressão venosa central (PVC), pela altura da coluna entre o paciente e o reservatório e pela resistência ao fluxo no circuito venoso. A pressão negativa intensificará a drenagem venosa e é usada em algumas abordagens, inclusive na CEC com acesso à porta. O retorno venoso pode ser diminuído deliberadamente (como é feito quando se restaura o volume sanguíneo do paciente antes de sair da derivação) pela aplicação de um pinçamento venoso. A partir do reservatório, o sangue é bombeado a um oxigenador e a uma unidade de troca de calor antes de atravessar um filtro arterial e retornar ao paciente. Componentes adicionais do circuito, em geral, incluem bombas e tubos para aspiração da cardiotomia, ventilação e oferta de cardioplegia e recirculação, bem como monitores dos gases sanguíneos em série, detectores de bolhas, monitores da pressão e portas de amostragem de sangue. Uma representação esquemática de um circuito típico é retratada na Figura 25.1.

Os locais de canulação e o tipo de circuito de CEC usado são dependentes do tipo de operação planejada. A maioria dos procedimentos cardíacos usa CEC plena, na qual o sangue é drenado do lado direito do coração e retorna à circulação sistêmica pela aorta. O circuito de CEC realiza a função do coração e dos pulmões. A canulação aortoatriocaval é o método preferido de canulação para CEC, embora a canulação arteriovenosa femoral possa ser a técnica de escolha para acesso de emergência, esternotomia "refeita" e outras situações clínicas em que a canulação aórtica ou atrial não seja possível. Procedimentos envolvendo a aorta torácica costumam ser realizados utilizando derivação parcial, na qual uma parte do sangue oxigenado é removida do lado esquerdo do coração e retornada à artéria femoral. A perfusão dos vasos da cabeça e das extremidades superiores é realizada pelo coração batendo e a perfusão distal é providenciada abaixo do nível do pinçamento por fluxo retrógrado pela artéria femoral. Todo o sangue atravessa a circulação pulmonar, eliminando a necessidade de um oxigenador.

PARÂMETROS FISIOLÓGICOS DA CIRCULAÇÃO EXTRACORPÓREA

O objetivo primário da CEC é a manutenção da perfusão sistêmica e da respiração. Surge uma controvérsia com referência a se a oxigenação e a perfusão sistêmicas devem ser "ótimas ou máximas" ou "adequadas ou suficientes". Notavelmente, depois de mais de 60 anos de CEC, existe uma discordância contínua no que tange a muitas questões fundamentais de manejo da circulação extracorpórea. Clínicos e investigadores discordam sobre quais as melhores estratégias para os objetivos de pressão arterial, fluxo da bomba, hematócrito, temperatura, manejo dos gases sanguíneos ou

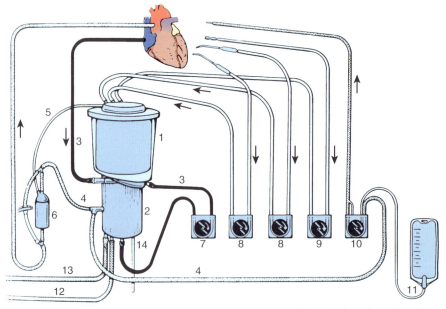

Fig. 25.1 Componentes do circuito extracorpóreo. *1*, Reservatório integral de cardiotomia; *2*, feixe do oxigenador de membrana; *3*, acesso do sangue venoso; *4*, acesso do sangue arterial; *5*, acesso de expurgo do filtro arterial; *6*, filtro do acesso arterial; *7*, bomba de sangue venoso (também chamada cabeça da bomba arterial; essa bomba força o sangue venoso através do oxigenador de membrana e do sangue arterial à raiz da aorta do paciente; *8*, bomba de aspiração de cardiotomia; *9*, bomba de saída de ar ventricular; *10*, bomba de cardioplegia; *11*, cardioplegia com cristaloide; *12*, acesso de entrada de água; *13*, acesso de entrada de ar. (De Davis RB, Kauffman JN, Cobbs TL, Mick SL. *Cardiopulmonary Bypass.* New York: Springer-Verlag; 1995:239.)

modo de perfusão (pulsátil *vs.* não pulsátil). Conquanto cada um desses parâmetros fisiológicos costume ser considerado individualmente, a aplicação de cada um tem efeitos órgão-específicos.

EFEITOS DA CIRCULAÇÃO EXTRACORPÓREA SOBRE OS ÓRGÃOS FINAIS

A cirurgia cardíaca moderna continua a ser desafiada pelo risco de disfunção orgânica e pelas morbidade e mortalidade que a acompanham. Algumas vias comuns de lesão podem ser responsáveis pela disfunção orgânica tipicamente associada à cirurgia cardíaca. A CEC, em si mesma, inicia uma resposta inflamatória no corpo todo, com liberação de vários mediadores inflamatórios causadores de lesão. Acrescente-se a isso as várias comorbidades preexistentes no paciente e o potencial para lesão isquêmica orgânica causada por embolização e hipoperfusão, para que se torne claro o porquê de ocorrerem lesões aos órgãos. A maior parte das cirurgias cardíacas, em razão da própria natureza, causa certo grau de lesão miocárdica. Outros sistemas corpóreos podem ser afetados pelas agressões perioperatórias associadas à cirurgia cardíaca (particularmente a CEC), incluindo rins, pulmões, trato gastrointestinal (GI) e sistema nervoso central.

A seção a seguir descreve as várias síndromes de disfunção de órgãos que podem ocorrer em pacientes submetidos a procedimentos cirúrgicos cardíacos, com particular ênfase direcionada a estratégias para reduzir essas lesões.

LESÃO DO SISTEMA NERVOSO CENTRAL

Incidência e Significância da Lesão

A disfunção do sistema nervoso central depois de CEC representa um espectro de entidades clínicas que variam de déficits neurológicos, ocorridos em aproximadamente 25% a 80% dos pacientes, a acidente vascular cerebral manifesto, ocorrendo em 1% a 5% dos pacientes. A disparidade significativa entre estudos sobre a incidência desses desfechos cerebrais adversos se relaciona, em parte, à sua definição e às numerosas diferenças metodológicas na determinação dos desfechos neurológicos e neurocognitivos. Avaliações retrospectivas *versus* prospectivas dos déficits neurológicos são responsáveis por uma parte significativa dessa inconsistência, assim como a experiência e a perícia do examinador. A programação dos exames pós-operatórios também afeta as determinações do desfecho. Por exemplo, a taxa de déficits cognitivos pode chegar a 80% para os pacientes na alta, entre 10% e 35% em aproximadamente 6 semanas depois de revascularização cirúrgica da artéria coronária (CABG – coronary artery bypass graft) e a 10% a 15% mais de 1 ano depois da cirurgia. Têm sido relatadas taxas mais altas de déficits cognitivos 5 anos depois da cirurgia, quando até 43% dos pacientes têm déficits documentados.

Embora a incidência desses déficits varie grandemente, nunca é demais ressaltar a significância dessas lesões. Lesão cerebral é um desfecho dos mais perturbadores em cirurgia cardíaca. Conseguir um tratamento bem-sucedido para o coração do paciente pela cirurgia planejada, mas descobrir que o paciente já não tem uma função cognitiva tão boa ou está imobilizado por um acidente vascular cerebral, é uma tragédia. Há enormes consequências pessoais, familiares e financeiras de se prolongar a vida do paciente com cirurgia apenas para diminuir significativamente a qualidade de vida. O óbito depois de CABG, embora tenha alcançado níveis relativamente baixos na década passada (em geral menos de 1% no total), é cada vez mais atribuível a uma lesão cerebral.

Fatores de Risco para Lesão do Sistema Nervoso Central

As estratégias bem-sucedidas para proteção do cérebro e de outros órgãos no perioperatório começam com um conhecimento minucioso dos fatores de risco e da fisiopatologia envolvida. Os fatores de risco para lesão do sistema nervoso central podem ser considerados de diferentes pontos de vista. A maioria dos estudos que descrevem os fatores de risco leva em conta apenas o acidente vascular cerebral. Poucos descrevem fatores de risco para disfunção neurocognitiva. Embora frequentemente se admita que seus fatores de risco respectivos sejam semelhantes, poucos estudos têm relatado consistentemente os riscos pré-operatórios de perda cognitiva depois da cirurgia cardíaca. Fatores como estado cognitivo basal insatisfatório (pré-operatório), escolaridade (i. e., a escolaridade mais alta é fator de proteção), idade, diabetes e tempo de CEC são frequentemente descritos.

O acidente vascular cerebral se caracteriza melhor com respeito aos fatores de risco. Embora os estudos difiram um pouco quanto a todos os fatores de risco, certas características dos pacientes consistentemente se correlacionam a um aumento do risco de lesão neurológica associada à cirurgia cardíaca. Em um estudo conduzido pelo Multicenter Study of Perioperative Ischemia (Estudo Multicêntrico de Isquemia Pós-operatória) com 2.018 pacientes de 24 centros, determinou-se a incidência de desfecho cerebral adverso depois de CABG e se analisaram os fatores de risco. Foram definidos dois tipos de desfechos cerebrais adversos. O tipo I incluiu acidente vascular cerebral não fatal, ataque isquêmico transitório, estupor ou coma na ocasião da alta e óbito causado por acidente vascular cerebral ou encefalopatia hipóxica. O tipo II incluiu nova deterioração da função intelectual, confusão, agitação, desorientação e déficit de memória sem evidências de lesão focal. Um total de 129 (6,1%) dos 2.108 pacientes teve um desfecho cerebral adverso no período perioperatório.

Os desfechos tipo I ocorreram em 66 (3,1%) dos 2.108 pacientes e os desfechos tipo II, em 63 (3,0%) dos 2.108 pacientes. A análise de regressão logística passo a passo identificou oito preditores independentes de desfechos tipo II (Tabela 25.1).

Em uma análise subsequente da base de dados do mesmo estudo, desenvolveu-se um índice de risco de acidente vascular cerebral usando fatores pré-operatórios (Fig. 25.2). O índice de risco permitiu o cálculo pré-operatório do risco de acidente vascular cerebral com base na combinação ponderada dos fatores pré-operatórios, incluindo idade, angina instável, diabetes melito, doença neurológica, cirurgia de artéria coronária ou outra cirurgia cardíaca, doença vascular e doença pulmonar. De todos os fatores na análise Multicenter Study of Perioperative Ischemia e em múltiplas outras análises, a idade parece ser o preditor mais esmagadoramente robusto de acidente vascular cerebral e de disfunção neurocognitiva depois de cirurgia cardíaca. Tuman et al. descreveram que idade tem um impacto maior sobre o desfecho neurológico do que infarto do miocárdio (IM) perioperatóio ou estados de baixo débito cardíaco (EBDC) depois de cirurgia cardíaca (Fig. 25.3).

Avaliou-se a influência do gênero sobre os desfechos cerebrais perioperatórios adversos depois de cirurgia cardíaca. As mulheres parecem ter um risco mais alto para acidente vascular cerebral depois de cirurgia cardíaca do que os homens.

Outro fator de risco consistente para acidente vascular cerebral depois de cirurgia cardíaca é a presença de doença cerebrovascular e de doença ateromatosa da aorta. Com respeito à doença cerebrovascular, os pacientes que tinham apresentado um acidente vascular cerebral ou um ataque isquêmico transitório prévio tiveram maior probabilidade de sofrer um acidente vascular cerebral perioperatório. Mesmo na ausência de doença cerebrovascular sintomática, como a presença de um sopro carotídeo, o risco de acidente vascular cerebral aumenta com a intensidade da doença carotídea.

Embora a presença de doença cerebrovascular seja um fator de risco para acidente vascular cerebral perioperatório, nem sempre se corelaciona bem à presença de aterosclerose aórtica significativa. A doença ateromatosa da aorta ascendente, do arco

Tabela 25.1	Fatores de Risco para Desfechos Cerebrais Adversos após Cirurgia Cardíaca	
Fator de Risco	**Desfechos Tipo I**	**Desfechos Tipo II**
Aterosclerose aórtica proximal	4,52 (2,52-8,09)[a]	
História de doença neurológica	3,19 (1,65-6,15)	
Uso de IABP	2,60 (1,21-5,58)	
Diabetes melito	2,59 (1,46-4,60)	
História de hipertensão	2,31 (1,20-4,47)	
História de doença pulmonar	2,09 (1,14-3,85)	2,37 (1,34-4,18)
História de angina instável	1,83 (1,03-3,27)	
Idade (por década adicional)	1,75 (1,27-2,43)	2,20 (1,60-3,02)
PA sistólica na admissão > 180 mmHg		3,47 (1,41-8,55)
História de consumo excessivo de álcool		2,64 (1,27-5,47)
História de CABG		2,18 (1,14-4,17)
Arritmia no dia da cirurgia		1,97 (1,12-3,46)
Terapia com anti-hipertensivos		1,78 (1,02-3,10)

CABG, revascularização da artéria coronária; *IABP*, bomba com balão intra-aórtico; *PA*, pressão arterial.

[a]*Odds ratio* ajustada (intervalos de confiança de 95%) para desfechos cerebrais tipo I e tipo II associados a fatores de risco selecionados do Multicenter Study of Perioperative Ischemia (Estudo Multicêntrico de Isquemia Perioperatória).

De Arrowsmith JE, Grocott HP, Reves JG, Newman MF. Central nervous system complications of cardiac surgery. *Br J Anaesth* 2000;84:378–393.

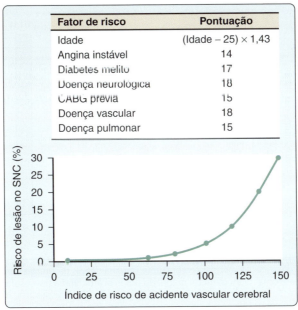

Fig. 25.2 Risco pré-operatório de acidente vascular cerebral para pacientes submetidos a CABG. O risco de acidente vascular cerebral do paciente individual pode ser determinado a partir da pontuação no índice de risco cumulativo correspondente no nomograma. *CABG*, revascularização da artéria coronária; *SNC*, sistema nervoso central. (Modificada de Arrowsmith JE, Grocott HP, Reves JG, Newman MF. Central nervous system complications of cardiac surgery. *Br J Anaesth*. 2000;84:378-393.)

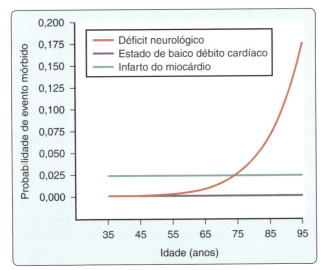

Fig. 25.3 O efeito relativo da idade sobre a probabilidade predita de morbidades neurológica e cardíaca depois de cirurgia cardíaca. (Modificada de Tuman KJ, McCarthy RJ, Najafi H, Ivankovich AD. Differential effects of advanced age on neurologic and cardiac risks of coronary artery operations. *J Thorac Cardiovasc Surg*. 1992;104:1510-1517.)

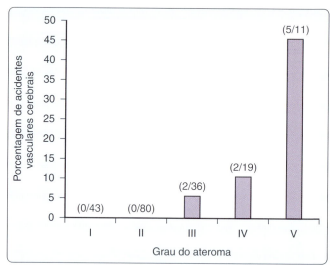

Fig. 25.4 Taxa de acidente vascular cerebral uma semana depois de cirurgia cardíaca em função de gravidade do ateroma. O ateroma foi graduado por ecocardiografia transesofágica da seguinte maneira: I, normal; II, espessamento da íntima; III, placa < 5 mm de espessura; IV, placa > 5 mm de espessura; V, qualquer placa com um segmento móvel. (De Hartman GS, Yao FS, Bruefach M 3rd, et al. Severity of aortic atheromatous disease diagnosed by transesophageal echocardiography predicts stroke and other outcomes associated with coronary artery surgery: a prospective study. *Anesth Analg.* 1996;83:701-708.)

aórtico e da aorta torácica descendente tem sido consistentemente implicada como fator de risco para acidente vascular cerebral em pacientes cirúrgicos cardíacos. O uso generalizado da ecocardiografia transesofágica (ETE) e da ultrassonografia epiaórtica tem acrescentado novas dimensões para a detecção de doença ateromatosa aórtica e a compreensão de sua relação com o risco de acidente vascular cerebral. Essas modalidades de imagens têm permitido que se faça o diagnóstico de doença ateromatosa de maneira mais sensível e detalhada, contribuindo grandemente para a informação referente ao risco de acidente vascular cerebral em potencial. O risco de embolia cerebral por ateroma aórtico foi descrito cedo na história da cirurgia cardíaca e tem sido descrito repetidamente com detalhes desde então. Estudos têm relatado consistentemente taxas cada vez mais altas de acidente vascular cerebral para pacientes com envolvimento aórtico ateromatoso (particularmente nos segmentos ascendente e do arco). Essa relação é mostrada na Figura 25.4.

Causas de Lesão Perioperatória do Sistema Nervoso Central

Como a disfunção do sistema nervoso central representa uma ampla variedade de lesões, torna-se um tanto difícil diferenciar as causas individuais desses vários tipos de lesões (Quadro 25.1). Com frequência elas são agrupadas e superficialmente discutidas como representando diferentes intensidades em um contínuo de lesão cerebral. Isso provavelmente representa mal as diferentes causas dessas lesões. A seção a seguir aborda acidente vascular cerebral e lesão cognitiva (Tabela 25.2) e suas respectivas causas são diferenciadas quando apropriado.

Embolização Cerebral

Macroêmbolos (de placa ateromatosa) e microêmbolos (gasosos e particulados) são gerados durante a CEC e muitos êmbolos seguem o caminho para a vasculatura cerebral. Os macroêmbolos são responsáveis por acidente vascular cerebral, sendo os microêmbolos

QUADRO 25.1 Contribuintes em Potencial para Complicações no Sistema Nervoso Central após Circulação Extracorpórea

Embolia cerebral
Hipoperfusão global
Inflamação
Hipertermia cerebral
Edema cerebral
Disfunção da barreira hematoencefálica
Genética

Tabela 25.2 Contribuintes em Potencial como Causas de Disfunção Cognitiva após Cirurgia Cardíaca

Causa	Possíveis Contextos
Microêmbolos cerebrais	Gerados durante circulação extracorpórea (CEC); mobilização de material ateromatoso ou arrastamento de ar do campo operatório; injeções de ar no reservatório venoso da aparelhagem da CEC
Hipoperfusão cerebral global	Hipotensão, oclusão por êmbolo ateromatoso, levando a um acidente vascular cerebral
Inflamação (sistêmica e cerebral)	Efeitos lesivos da CEC, como interação do sangue com superfícies estranhas da bomba-oxigenador; regulação para mais do RNAm da cicloxigenase pró-inflamatória
Hipertermia cerebral	Hipotermia durante a CEC; hipertermia durante e após cirurgia cardíaca, como no reaquecimento agressivo
Edema cerebral	Edema por hipoperfusão cerebral global ou aumento da pressão venosa cerebral por má colocação da cânula
Disfunção da barreira hematoencefálica	Inflamação cerebral difusa; isquemia por microembolização cerebral
Influências genéticas	Efeitos de polimorfismos de nucleotídeo único sobre o risco de lesão neurológica ou de comprometimento da recuperação pela lesão

implicados no desenvolvimento de encefalopatias menos graves. As fontes para os microêmbolos são numerosas e incluem aqueles gerados de novo a partir das interações do sangue na aparelhagem da CEC (p. ex., agregados de plaquetas-fibrina) e os gerados no corpo pela produção e pela mobilização de material ateromatoso ou arrastamento de ar a partir do campo operatório. Outras fontes de embolia incluem resíduos carregados de lipídeos que podem ser acrescentados pela aspiração da cardiotomia. Outras embolias gasosas podem ser geradas por injeções no reservatório venoso da própria aparelhagem da CEC.

Hipoperfusão Cerebral Global

O conceito de que a hipoperfusão cerebral global durante a CEC pode levar a complicações neurológicas e neurocognitivas origina-se dos primeiros dias da cirurgia cardíaca, quando a hipotensão sistêmica significativa (em grau e duração) era um evento relativamente comum. Embora esse conceito (de que a hipotensão levaria à hipoperfusão cerebral global) faça sentido intuitivamente, estudos que têm examinado a relação entre a pressão arterial média (PAM) e o declínio cognitivo depois de cirurgia cardíaca não conseguiram mostrar alguma relação significativa.

Não é esse o caso para o acidente vascular cerebral, para o qual se demonstrou uma associação entre hipotensão e a presença de uma aorta significativamente ateromatosa com aumento do risco para acidente vascular cerebral. Entretanto, não é uma relação clara e provavelmente representa uma interação entre macroembolismo e hipoperfusão cerebral global. É provável, por exemplo, que, se uma área do cérebro que estiver sendo perfundida por um vaso cerebral for ocluída por um êmbolo ateromatoso, possa ficar mais suscetível à hipoperfusão se a perfusão colateral for comprometida por hipotensão sistêmica concomitante.

Fatores Relacionados à Temperatura

Durante o reaquecimento de CEC hipotérmica, é possível que se passe do ponto na temperatura cerebral devido ao reaquecimento agressivo, em geral visando a diminuir o tempo em CEC e o tempo total na sala de cirurgia. Essa hipertermia cerebral pode ser responsável por parte das lesões ocorridas no cérebro. O período pós-operatório também é um tempo crítico em que a hipertermia pode contribuir para a lesão cerebral. Não está claro se a hipertermia causa lesões novas ou exacerba uma lesão que já tenha ocorrido (p. ex., lesão que poderia ser induzida por microembolização cerebral ou hipoperfusão cerebral global). Admite-se que o cérebro é lesado durante a CEC e, como se sabe que lesão cerebral experimental causa hipertermia (decorrente de lesão hipotalâmica), a hipertermia demonstrada no período pós-operatório pode ser causada por ocorrência ou extensão da lesão cerebral. No entanto, se a hipertermia resultar de resposta inflamatória à CEC, a própria hipertermia pode induzir ou exacerbar uma lesão cerebral.

Inflamação

Embora se saiba bem que o sangue interage com as superfícies estranhas da bomba-oxigenador, estimulando uma resposta inflamatória profunda, os efeitos em órgãos finais sistêmicos dessa resposta inflamatória estão menos claramente definidos. Em contextos que não de cirurgia cardíaca, demonstra-se que a reação inflamatória lesa diretamente o cérebro (p. ex., encefalopatia mediada por sepse), mas também se sabe que resulta como resposta a várias lesões cerebrais (p. ex., acidente vascular cerebral isquêmico). Não há evidências diretas de que a inflamação cause desfecho cerebral adverso associado à cirurgia cardíaca; entretanto, existem algumas evidências indiretas de suporte. Há evidências genéticas cada vez maiores associando inflamação a desfechos cerebrais adversos, tanto em acidente vascular cerebral como em perda cognitiva.

Edema Cerebral

O edema cerebral após CEC tem sido relatado em vários estudos. A explicação para a ocorrência de edema cerebral precocemente no período posterior ao *bypass* ainda não é clara. Pode ser causado por edema citotóxico decorrente de hipoperfusão cerebral global ou possivelmente por edema cerebral induzido por hiponatremia. Edema cerebral generalizado devido a aumento da pressão venosa central causado por má colocação da cânula, o que frequentemente ocorre durante CEC, é mais uma razão. Especificamente, o uso de cânula venosa de duplo estágio muitas vezes pode levar à congestão venosa cerebral durante o deslocamento vertical do coração ao longo do acesso às artérias coronárias epicárdicas laterais e posteriores. Esses estudos não deixam claro se o edema resulta da lesão que ocorre durante a CEC, levando ao declínio cognitivo, ou se o próprio edema causa diretamente a lesão por aumentos consequentes da pressão intracraniana com diminuições globais ou regionais do fluxo sanguíneo cerebral (FSC) e resultante isquemia.

Disfunção da Barreira Hematoencefálica

A função da barreira hematoencefálica (BHE) é auxiliar em manter a homeostase do meio celular extracelular, protegendo o cérebro contra flutuações em várias concentrações de íons, neurotransmissores e fatores de crescimento que estão presentes no soro. O impacto da CEC sobre a função e a integridade da BHE não está ainda claramente estabelecido.

É difícil determinar se as alterações na integridade da BHE, caso estejam presentes, seriam a causa primária de disfunção cerebral ou simplesmente resultado de outros eventos iniciais, como a isquemia (i. e., por microembolização cerebral) ou de um evento inflamatório cerebral difuso. Alterações da BHE poderiam causar uma parte do edema cerebral que tem sido demonstrado ou originar-se de edema cerebral se o edema resultasse em lesão isquêmica (por aumentos da pressão intracraniana).

Estratégias Neuroprotetoras

Redução de Êmbolos

Existem múltiplas fontes de êmbolos particulados e gasosos durante cirurgia cardíaca. No próprio circuito da CEC, geram-se êmbolos particulados, sob a forma de agregados de plaquetas-fibrina e outros resíduos. Os êmbolos gasosos podem ser criados no circuito ou ampliados, se já presentes, por fatores como cavitação relacionada à turbulência e potencialmente até por drenagem venosa assistida por vácuo. Ar nos tubos de retorno venoso é invariavelmente manipulado pelo circuito (i. e., reservatório, oxigenador e filtros arteriais). A capacidade do circuito de impedir o trânsito de êmbolos gasosos através do oxigenador varia consideravelmente entre os fabricantes e continua a ser uma fonte significativa de embolia. O impacto das intervenções perfusionistas na carga embólica cerebral também tem sido confirmado.

Quantidades significativas de ar podem ser arrastadas do campo cirúrgico para o próprio coração; foi proposto inundar o campo com dióxido de carbono como medida efetiva para reduzir essa fonte embólica. Sua capacidade de reduzir especificamente a lesão cerebral não foi rigorosamente avaliada, embora tenha demonstrado reduzir significativamente a quantidade de bolhas detectadas por ETE no coração depois de cirurgia cardíaca. Mesmo com o uso de dióxido de carbono no campo cirúrgico, quantidades significativas de ar entranhado podem estar presentes. Embora o desenho do reservatório oxigenador-venoso tente eliminar esse ar antes que chegue à cânula de influxo, o filtro do acesso arterial manipula grande quantidade do que sobra. A capacidade do filtro arterial de remover todas as fontes de êmbolos (gasosos ou particulados) tem limitações significativas e, apesar de seu uso, os êmbolos podem atravessar facilmente e entrar na raiz da aorta.

A cânula aórtica pode ser muito importante para reduzir a produção de êmbolos cerebrais. A colocação da cânula em uma área da aorta com grande carga de ateroma pode causar a geração direta de êmbolos provenientes dos "jatos de areia" do material aterosclerótico na aorta. Verificou-se que o uso de uma cânula aórtica longa, em que a ponta da cânula se situe além da origem dos vasos cerebrais, reduz a carga de êmbolos. O tipo de cânula pode, por si só, ser um fator importante. Vários desenhos têm permitido a redução de vários "jatos de areia" emanados da cânula aórtica. O sangue que retorna do campo cirúrgico pelo uso da aspiração da cardiotomia pode contribuir significativamente para a carga particulada no circuito da CEC e subsequentemente no cérebro. O uso de dispositivos de salvamento de células para processar o sangue derramado antes de retorná-lo ao reservatório venoso pode minimizar a quantidade de material particulado ou carregado de lipídeos que contribui para a embolização. A maior parte desse material é pequena o suficiente ou tão significativamente deformável (em razão de seu conteúdo lipídico), que consegue atravessar filtros arteriais de 20 a 40 μm. Há vários problemas, entretanto, com os poupadores de células. Um é o custo dispendido para seu uso e o outro são os efeitos colaterais de reduzir plaquetas de fatores de coagulação por meio de seus processos de lavagem intrínsecos. O uso modesto do salvamento de células até certo volume de sangue, embora ainda não definido, é provavelmente prudente. Apesar desse embasamento, os resultados de estudos que examinaram o desfecho neurológico têm mostrado efeitos variáveis do uso de poupadores de células sobre o desfecho cognitivo.

Manejo de Aterosclerose Aórtica

O uso generalizado de ETE e de varredura epiaórtica complementar (e preferivelmente de rotina) tem contribuído grandemente para a compreensão dos riscos envolvidos no manejo de pacientes com uma aorta gravemente ateromatosa. Existem evidências indiscutíveis associando acidente vascular cerebral a ateroma. No entanto, a força da associação entre ateroma e o declínio cognitivo visto depois de cirurgia cardíaca é menos clara. Independentemente de o ateroma causar ou não disfunção cognitiva, sua contribuição para o acidente vascular cerebral associado a cirurgias cardíacas é suficiente para justificar estratégias de manejo.

Uma das dificuldades ao interpretar estudos que têm avaliado estratégias para evitar os ateromas é a ausência de algum tipo de mascaramento dos investigadores. Na maioria dos casos, escolhe-se uma estratégia com base na presença de ateroma conhecido e os resultados desses pacientes são comparados a controles históricos. Não está claro o que constitui a melhor estratégia. Podem-se usar múltiplas técnicas para minimizar o material ateromatoso liberado da parede da aorta que entra na circulação cerebral. Elas variam desde otimizar a colocação da cânula aórtica na aorta até uma área relativamente desprovida de placa para o uso de cânulas especializadas que reduzam os jatos de areia da parede aórtica. Evitar o pinçamento com oclusão parcial para colocação de enxerto proximal de veia, realizando todas as anastomoses em uma única aplicação de pinçamento aórtico, é algo que demonstrou benefício. Cânulas especializadas que contêm tecnologias de filtragem e outros meios para defletir êmbolos para pontos mais distais têm sido desenvolvidas e estudadas. A tecnologia está avançando rapidamente e dispositivos anastomóticos para as artérias coronárias proximais (e distais) estão se tornando cada vez mais disponíveis e se concentram em minimizar a manipulação da aorta ascendente. Nenhuma dessas manipulações aórticas ainda produziu resultados neuroprotetores significativos em grandes ensaios clínicos prospectivos e randomizados, mas seu potencial é promissor.

Perfusão Pulsátil

Um grande acúmulo de literatura hoje compara a fisiologia da perfusão pulsátil com a não pulsátil. Todavia, ainda não se tem certeza se a CEC pulsátil mostra melhora clínica robusta em alguma medida de desfecho, em comparação com a CEC tradicional não pulsátil. As alegações de vantagens do fluxo pulsátil são efetivamente compensadas por estudos conflitantes de desenho semelhante.

A CEC não pulsátil é o tipo mais comumente praticado de perfusão artificial. Por mais que pareça intuitivo que esse tipo de fluxo de bomba não fisiológico e não pulsátil seja prejudicial, existe total falta de dados sugerindo que usar o fluxo pulsátil durante CEC clínica tenha benefício neurológico. Uma limitação significativa à maioria dos estudos de pulsatilidade é que, em função das limitações técnicas, a verdadeira pulsatilidade "fisiológica" quase nunca é efetuada. Em lugar disso, produzem-se variações das ondas de pulso sinusoidais que não replicam a cinética e a hidrodinâmica da pulsação fisiológica normal. Uma diferença fundamental entre fluxo pulsátil e não pulsátil é a necessidade de energia hidráulica adicional e aplicada para movimentar o sangue quando se usa o fluxo pulsátil. Sabe-se que essa cinética extra melhora o trânsito das hemácias, a perfusão capilar e a função linfática. A CEC pode influenciar muitas das propriedades do sangue (viscosidade) e a própria vasculatura (tônus, tamanho e geometria das artérias) em decorrência de hemodiluição, hipotermia, alteração da deformabilidade das hemácias e redistribuição do fluxo. Como resultado dessas alterações, a geração do que parece ser uma onda de *pressão* pulsátil normal pode não resultar em uma onda de *fluxo* pulsátil normal. Simplesmente reproduzir a pressão pulsátil não é suficiente para garantir a reprodução do fluxo pulsátil nem permite a quantificação de energética.

Tecnologias pulsáteis mais modernas podem reproduzir melhor o estado biológico normal da pulsatilidade cardíaca. Tecnologias computadorizadas que permitem criar um padrão de perfusão mais fisiológico têm demonstrado, pelo menos experimentalmente, a preservação da oxigenação cerebral. No entanto, a maioria dos estudos não apresenta evidências convincentes sugerindo que se justifique o fluxo pulsátil de rotina durante CEC, como pode ser obtido por tecnologia amplamente disponível.

Manejo Acidobásico: Alfa-Stat versus pH-Stat

O manejo acidobásico ideal durante a CEC vem sendo discutido há muito tempo. Teoricamente, o manejo alfa-stat mantém a autorregulação normal do FSC com o acoplamento do metabolismo cerebral ($CMRO_2$) ao FSC, permitindo oferta adequada de oxigênio enquanto se minimiza o potencial para embolias. Embora estudos mais antigos não tenham conseguido documentar uma diferença de desfecho neurológico ou neuropsicológico entre as duas técnicas, estudos mais recentes mostraram reduções do desempenho cognitivo quando se usou o manejo pH-stat, particularmente em casos com tempos prolongados de CEC. O manejo com pH-stat (i. e., CO_2 é acrescentado ao fluxo de ar fresco do oxigenador) resulta em um FSC mais alto do que o necessário para as demandas metabólicas do cérebro. Essa perfusão de luxo traz o risco de oferta excessiva de êmbolos ao cérebro. Exceto por cirurgia cardíaca congênita para a qual a maior parte dos dados de desfechos apoiam o uso de manejo pH-stat em razão de sua melhora no resfriamento homogêneo do cérebro antes da parada circulatória, dados de desfechos em adultos sustentam apenas o uso de manejo alfa-stat.

Temperatura e Estratégias de Reaquecimento

O uso de alguma hipotermia continua a ser um pilar do manejo perioperatório no paciente cirúrgico cardíaco. Seu uso generalizado se relaciona a seu suposto, embora não comprovado definitivamente, efeito protetor global aos órgãos. Embora a hipotermia tenha um efeito mensurável sobre a supressão do metabolismo cerebral (aproximadamente 6% a 7% de declínio por 1°C), é provável que seus outros efeitos protetores sejam mediados por ações não metabólicas. No cérebro isquêmico, por exemplo, a hipotermia moderada tem efeitos multimodais. Embora demonstrações experimentais sobre isso sejam abundantes, os exemplos clínicos de neuroproteção pela hipotermia têm sido evasivos.

Assim como a hipotermia tem alguns prováveis efeitos protetores sobre o cérebro, a hipertermia, de maneira oposta e desproporcional, tem alguns efeitos prejudiciais. Embora os estudos já referidos não tenham demonstrado efeito neuroprotetor, há evidências emergentes de que, se algum grau de neuroproteção puder ser proporcionado pela hipotermia, pode vir a ser anulado pelo período de reaquecimento obrigatório que precisa vir a seguir. Embora existam numerosos pontos para monitorizar a temperatura durante cirurgia cardíaca, vários deles merecem consideração especial. Uma das lições aprendidas dos três ensaios clínicos de calor *versus* frio, bem como de outras informações referentes a gradientes de temperatura entre o circuito de CEC, a nasofaringe e o cérebro, é sobre a importância de monitorizar (e usar como alvo) um ponto de temperatura relevante para o órgão de interesse. Se for o corpo, é apropriado medir a temperatura central na bexiga, no reto, na artéria pulmonar ou no esôfago. No entanto, se a temperatura do cérebro for a desejada, é importante ver substitutos de temperatura cerebral. Eles incluem a temperatura nasofaríngea e a temperatura da membrana timpânica. Testes desses locais com temperaturas diferentes têm demonstrado que vastos gradientes de temperatura aparecem no corpo e no cérebro. É provável que, durante períodos de fluxo rápido (p. ex., durante o reaquecimento), esses gradientes de temperatura sejam máximos.

Manejo da Pressão Arterial Média durante Circulação Extracorpórea

A relação entre pressão arterial durante CEC e FSC é pertinente para entender se a PAM pode ser otimizada para reduzir as lesões neurológicas. Clinicamente, os dados disponíveis sugerem que, em um paciente normal em geral, o FSC durante CEC hipotérmica não pulsátil usando manejo dos gases sanguíneos por alfa-stat depende grandemente da PAM, uma vez que a PAM esteja dentro da faixa autorregulatória para o paciente ou próximo a (50-100 mmHg). Hipertensão essencial como comorbidade, contudo, provavelmente inclui um desvio para a direita da curva autorregulatória. O grau em que ocorre esse desvio para a direita não é claro, mas seria razoável esperar que seja de pelo menos 10 mmHg, sugerindo que a faixa mais baixa de fluxo sanguíneo autorregulatório tem mais probabilidade de ficar entre 60 mmHg e 70 mmHg do que em 50 mmHg. Além disso, o diabetes pode levar a distúrbios autorregulatórios que tornam o FSC mais passivo frente à pressão do que nos pacientes sem diabetes.

Embora os dados relacionando PAM com desfecho neurológico e neurocognitivo depois de cirurgia de CABG sejam inconclusivos, a maioria dos dados sugere que a PAM durante CEC não é o preditor primário de declínio cognitivo ou acidente vascular cerebral depois de cirurgia cardíaca. No entanto, com o aumento da idade, a PAM durante a CEC pode desempenhar um papel na melhora da perfusão colateral cerebral para regiões embolizadas, melhorando os desfechos neurológico e cognitivo. Alguns dados experimentais no contexto cirúrgico não cardíaco sugerem que a perfusão colateral para áreas de penumbra do cérebro que sofrem lesão isquêmica é relativamente protegida por pressão de perfusão mais alta. De um modo geral, parece que a PAM (na faixa normal) tem pouco efeito sobre o desfecho cognitivo, mas, naqueles com ateroma aórtico significativo, pode ser prudente aumentar modestamente a pressão arterial.

Em vez de escolher um limiar de pressão arterial específico ou fixo (e discutivelmente arbitrário) com base em dados precedentes conflitantes, uma abordagem mais prudente pode ser individualizar os alvos de pressão arterial com base no conceito emergente de *feedback* fisiológico em tempo real com base na oximetria cerebral. Tecnologias como a oximetria cerebral fundamentada em espectroscopia de luz próxima ao infravermelho têm desempenhado um papel importante no direcionamento dessa abordagem. Isso pode permitir a determinação de alvos de pressão arterial individuais dirigidos por autorregulação.

Manejo da Glicose

A hiperglicemia é uma ocorrência comum durante o transcorrer da cirurgia cardíaca. A administração de cardioplegia contendo glicose e as alterações da secreção de insulina e de resistência a ela induzidas por resposta ao estresse aumentam o potencial para hiperglicemia significativa. Repetidamente, demonstra-se que a hiperglicemia compromete o desfecho neurológico depois de isquemia cerebral focal e global. A explicação para esse efeito adverso provavelmente se relaciona aos efeitos que a hiperglicemia tem sobre a conversão anaeróbica da glicose em lactato, o que, em última análise, causa acidose intracelular e compromete a homeostase intracelular e o metabolismo. Um segundo mecanismo de lesão se relaciona a um aumento da liberação de aminoácidos excitotóxicos em resposta à hiperglicemia no contexto de isquemia cerebral. Se a hiperglicemia for prejudicial ao cérebro, o limiar para piorar as lesões parece ser de 180 a 200 mg/dL.

Ainda não ficou esclarecido o tipo apropriado de manejo perioperatório da glicemia e não se sabe se afeta adversamente o desfecho neurológico em pacientes submetidos à CEC. A principal dificuldade no tratamento da hiperglicemia tem relação com a falta de efetividade da terapia com insulina. Usar quantidades excessivas de insulina durante períodos hipotérmicos pode levar a uma hipoglicemia de rebote depois da CEC. Estudos que têm tentado manter a normoglicemia durante cirurgia cardíaca com o uso de um protocolo de insulina mostram que, mesmo com tratamento agressivo com insulina, a hiperglicemia costuma ser resistente e pode realmente predispor os pacientes a uma hipoglicemia pós-operatória. Publicações têm sustentado a preocupação sobre aumentar potencialmente os efeitos adversos ao exercer controles glicêmicos rígidos. Tentar mediar lesões pode predispor os pacientes a mais lesões.

Cirurgia Cardíaca sem CEC

A revascularização cirúrgica do miocárdio sem CEC (OPCAB – off-pump coronary artery bypass) frequentemente é usada para o tratamento cirúrgico de coronariopatia. O impacto sobre os desfechos cerebrais adversos depois de cirurgia cardíaca tem sido variavelmente relatado. Embora dados iniciais sugerissem menos declínio cognitivo depois de procedimentos de OPCAB, a maioria dos estudos não tem visto sua eliminação completa. As razões para isso ainda não estão claras, mas provavelmente refletem a fisiopatologia complexa envolvida. Por exemplo, se processos inflamatórios desempenharem um papel no início ou na propagação da lesão cerebral, a OPCAB, com seu uso continuado de esternotomia, administração de heparina e amplas oscilações hemodinâmicas, todas as quais podem contribuir para uma resposta ao estresse e inflamatória, pode ser uma razão significativa pela qual ainda se vê disfunção cognitiva. A manipulação da aorta ascendente, com a embolização particulada que a segue, ainda é comumente usada.

Neuroproteção Farmacológica

Nenhuma terapia farmacológica foi aprovada pela Food and Drug Administration (FDA) ou por agências regulatórias estrangeiras para prevenção ou tratamento de lesão cerebral associada a cirurgias cardíacas, apesar de numerosas investigações prévias de agentes farmacológicos específicos nesse contexto (Tabela 25.3). A falha em discernir algum composto único que pudesse proteger o cérebro não é peculiar da cirurgia cardíaca. Com exceção da trombólise, não há outras terapias no campo médico geral também.

TIOPENTAL

O tiopental foi um dos primeiros agentes investigados como neuroprotetor em potencial para pacientes submetidos a uma cirurgia cardíaca. O mecanismo proposto se relacionava aos efeitos supressores dos barbitúricos sobre o metabolismo cerebral. Esse mecanismo, em associação com dados experimentais publicados sobre os efeitos benéficos dos barbitúricos, fez deles uma escolha lógica para cirurgia cardíaca. No entanto, os resultados de investigações adicionais do uso de tiopental não foram tão positivos. Esses ensaios clínicos negativos e os efeitos colaterais da sedação prolongada com barbitúricos serviram para esfriar o otimismo pelos barbitúricos. Os efeitos benéficos do tiopental poderiam não estar relacionados a um efeito neuroprotetor direto, mas a um efeito indireto em reduzir embolias. Os conhecidos efeitos vasoconstritores cerebrais do tiopental (correspondendo o FSC com uma redução do $CMRO_2$ induzida pelo barbitúrico) podem resultar em uma redução da carga embólica ao cérebro durante CEC e, assim sendo, em um efeito benéfico sobre o desfecho neurológico. Subsequentemente, mostrou-se que a própria isoeletricidade não é necessária para incorrer um benefício neuroprotetor pelos barbitúricos.

Tabela 25.3	Agentes Estudados como Neuroprotetores Farmacológicos durante Cirurgia Cardíaca	
Agente	**Agente**
Tiopental	Lidocaína
Propofol	β-bloqueadores
Acadesina	Pegorgoteína
Aprotinina	Inibidor do complemento C5 (pexelizumabe)
Nimodipina	Lexipafant (antagonista do fator ativador de plaquetas)
Gangliosídeo GM_1	Clometiazol
Dextrometorfano	Cetamina
Remacemida	

PROPOFOL

O propofol tem efeitos semelhantes aos do tiopental sobre o $CMRO_2$ e tem algumas propriedades antioxidantes e antagonistas dos canais de cálcio. Em associação a dados de suporte de estudos de isquemia cerebral experimental, o propofol tem sido avaliado como um neuroprotetor no contexto de cirurgia cardíaca. Em um ensaio clínico randomizado ($N = 215$) de doses de supressão de descargas do propofol, não houve efeito benéfico sobre o desfecho cognitivo após 2 meses. Os investigadores concluíram que as doses causadoras de supressão de descargas no eletroencefalograma (EEG) não ofereceram neuroproteção durante cirurgia cardíaca valvar. Nenhum outro estudo em cirurgia cardíaca para outras patologias avaliou os efeitos do propofol no cérebro.

APROTININA

Em um grande ensaio clínico multicêntrico de aprotinina para reoperação CABG e cirurgia valvar, avaliando perda de sangue – redução dos efeitos, o grupo de aprotinina em alta dose teve uma taxa mais baixa de acidentes vasculares cerebrais, em comparação com o placebo ($P = 0,032$). Tem havido muitas investigações sobre o mecanismo em potencial para neuroproteção derivada da aprotinina. O entusiasmo inicial se concentrou em seus efeitos anti-inflamatórios potencialmente preventivos de algumas das sequelas inflamatórias adversas da isquemia cerebral. No entanto, a aprotinina pode ter efeitos benéficos independentes de qualquer efeito neuroprotetor por meio de um efeito indireto de modulação de embolia cerebral. Se um fármaco reduzir a quantidade de sangue contendo material particulado que retorna do campo operatório ao reservatório de cardiotomia (por diminuição da perda sanguínea total), também pode diminuir os êmbolos cerebrais e as consequências neurológicas resultantes.

Mais recentemente, Mangano et al. relataram efeitos adversos em potencial da aprotinina em seu estudo observacional de 4.374 pacientes. Nesse estudo, os pacientes que tinham recebido aprotinina apresentaram uma taxa significativamente mais alta de complicações cerebrovasculares ($P < 0,001$). O Blood Conservation Using Antifibrinolyitics: A Randomized Trial (BART) relatou uma redução significativa do sangramento, mas um risco de mortalidade total com aprotinina, em comparação com outros antifibrinolíticos. Embora o estudo de Mangano e o ensaio clínico BART tenham contribuído para a retirada de aprotinina do mercado, permanece a relevância dos efeitos neurológicos em potencial da inibição da calicreína.

NIMODIPINA

O cálcio desempenha um papel central na propagação de lesão isquêmica cerebral. Por essa razão, bem como por um efeito benéfico demonstrado do bloqueador dos canais de cálcio nimodipina em hemorragia subaracnóidea e isquemia cerebral experimental, realizou-se um ensaio clínico randomizado, duplo-cego, controlado com placebo e em centro único para avaliar o efeito da nimodipina sobre os desfechos de cirurgia valvar. O ensaio clínico não se completou depois de problemas de segurança referentes a um aumento da taxa de sangramentos e óbitos no grupo da nimodipina terem levado um conselho de revisão externo a suspender o estudo. Também não houve diferença nos déficits neuropsicológicos entre os grupos de placebo e nimodipina nessa revisão de ínterim. Por isso, o efeito verdadeiro desse fármaco ou dos bloqueadores dos canais de cálcio semelhantes ainda não foi inteiramente conhecido nesse contexto.

LIDOCAÍNA

A lidocaína intravenosa, em razão de suas propriedades como um agente bloqueador dos canais de sódio e dos efeitos anti-inflamatórios em potencial, tem sido investigada como neuroprotetor em cirurgia cardíaca. Ela não pode ser recomendada no momento como neuroprotetor clínico em cirurgia cardíaca, mas continua a ser investigada.

β-BLOQUEADORES

Embora o uso de β-bloqueadores em pacientes com doença cardíaca tenha sido direcionado predominantemente à prevenção de eventos adversos sobre o miocárdio, em um estudo de desfechos neurológicos depois de cirurgia cardíaca, os β-bloqueadores demonstraram ter efeitos mistos nos desfechos neurológicos. O apoio para um potencial efeito neuroprotetor dos β-bloqueadores veio de um estudo sobre o carvedilol, conhecido por ter efeitos antagonistas adrenérgicos mistos, bem como por atuar como antioxidante e inibidor de apoptose. Qualquer benefício em potencial da terapia com β-bloqueador precisa ser ajustado por dados recentes na população de cirurgias não cardíacas que demonstraram prejuízo neurológico. O ensaio clínico POISE, embora tenha demonstrado redução de IAM, apontou aumento da taxa de acidentes vasculares cerebrais em pacientes randomizados para receber metoprolol no perioperatório. Não está claro como essa informação diz respeito à população cirúrgica cardíaca.

ESTEROIDES

Os corticosteroides são considerados há muito tempo agentes em potencial de proteção cerebral, em parte em razão de sua capacidade de reduzir a resposta inflamatória. Considera-se a inflamação um fator importante em propagar lesão cerebral mediada por isquemia. No entanto, com exceção de lesão da medula espinal, jamais foi demonstrado que os esteroides possuem propriedades neuroprotetoras clínicas significativas. Parte de sua falta de efeito pode resultar da hiperglicemia que, em geral, vem após sua administração. A hiperglicemia, em modelos animais e em vários estudos humanos de lesão cerebral, associa-se à piora do desfecho neurológico. No maior ensaio clínico jamais feito sobre um agente potencialmente neuroprotetor em cirurgia cardíaca, não foi possível mostrar algum efeito benéfico em acidente vascular cerebral, desfecho cognitivo ou delírio. A administração de esteroides com a intenção de conferir certo grau de neuroproteção durante cirurgia não pode ser recomendada.

CETAMINA

Os efeitos neuroprotetores de S(+D)-cetamina, anestésico frequentemente usado, que também é um antagonista do receptor N-metil-D-aspartato (NMDA), foram avaliados em pequeno estudo ($N = 106$) que recrutou pacientes cirúrgicos cardíacos. A incidência de disfunção neurocognitiva 10 semanas depois da cirurgia tendeu a ser mais baixa no grupo cetamina (20% para a cetamina *vs.* 25% para os controles; $P = 0,54$), mas, como o estudo não teve suficiente poder estatístico, isso não foi uma mudança significativa. O interesse na cetamina tem sido renovado por seu potencial de reduzir a incidência de delírio. Esse fármaco aguarda ensaios clínicos maiores para determinar seu benefício em potencial. Embora haja algumas evidências experimentais dando suporte a seu papel como neuroprotetor, as evidências clínicas são insuficientes para dar suporte a seu uso nessa indicação específica.

LESÃO RENAL AGUDA

Apesar da preocupação, por quase meio século, com a seriedade da disfunção renal como complicação depois de cirurgia cardíaca, a lesão renal aguda (LRA) persiste como preditor prevalente e importante de óbito precoce. Mesmo durante procedimentos em que não há evidências de LRA com base nos níveis séricos de creatinina, marcadores mais sutis costumam demonstrar lesão tubular renal. Graus crescentes de LRA depois de cirurgia cardíaca se associam a um pior prognóstico, a custos mais altos e à utilização de mais recursos por curto e longo prazos. O grau de LRA também prediz pior sobrevida de longo prazo em pacientes que retornam para casa. Embora parte do mal associado à LRA simplesmente reflita seu acompanhamento de outras complicações sérias como "epifenômeno" (sepse), também há evidências fortes de que a LRA, em si, contribua para desfecho adverso. Acúmulo de "toxinas urêmicas" além da creatinina tem efeitos adversos generalizados sobre a maioria dos sistemas de órgãos e, na doença renal crônica, que é onde isso é mais estudado, a depuração inadequada de toxinas urêmicas afeta adversamente a sobrevida.

Mesmo quando se evita diálise pós-operatória, a forte relação da LRA com desfecho adverso continua a abastecer a pesquisa de terapias para proteger o rim. Embora evitar a prática das numerosas agressões renais reconhecidas seja abordagem bem estabelecida para reduzir as taxas de LRA, a pesquisa de estratégias renoprotetoras, por outro lado, tem sido extremamente desapontadora.

Evolução Clínica, Incidência e Significância

O procedimento cirúrgico específico é importante ao considerar LRA pós-operatória. A incidência varia amplamente por operação, tendo cada cirurgia cardíaca a própria agressão renal característica e o próprio padrão de alteração de creatinina plasmática. Por exemplo, a creatinina costuma cair imediatamente depois de CABG (presumivelmente em decorrência de hemodiluição), mas depois se eleva, tipicamente chegando ao valor máximo no dia 2 do pós-operatório, depois retornando aos valores basais ou até abaixo deles nos dias subsequentes. Até 30% dos pacientes que passam por CABG sofrem uma agressão suficiente para atender aos critérios de limiar de LRA (p. ex., critérios RIFLE-lesão/AKIN: elevação de creatinina > 0,3 mg/dL ou 50% nas primeiras 48 horas). A incidência publicada, desse modo, varia de acordo com a definição de lesão renal, bem como com o modo como a instituição relata seus resultados.

De 1% a 3% dos pacientes que sofrem LRA grave o suficiente para precisar de diálise após CABG, até 60% morrerão antes da alta hospitalar e muitos dos sobreviventes precisarão de diálise contínua ou ficarão com doença renal crônica. A taxa de "recuperação renal" depois de LRA também é difícil de predizer, mas evidências que estão surgindo sugerem que ela é altamente associada ao desfecho e aparentemente independente de LRA.

Fatores de Risco e Fisiopatologia da Lesão Renal Aguda Relacionada a Cirurgias

Numerosos estudos têm caracterizado os fatores de risco para nefropatia após cirurgia cardíaca (Fig. 25.5). Apesar de um conhecimento cada vez maior de disfunção renal perioperatória, fatores de risco conhecidos são responsáveis por apenas um terço da variabilidade observada na elevação da creatinina após cirurgia cardíaca. Os fatores de risco relacionados a procedimentos incluem operações de emergência e reoperações, procedimentos valvares e cirurgia que exijam um período de parada circulatória ou com durações prolongadas de CEC. Infecção e sepse, fibrilação atrial e indicadores de estados com baixo débito cardíaco (EBDC), incluindo a necessidade de agentes inotrópicos e de inserção de uma bomba com balão intra-aórtico (IABP – intraaortic balloon pump) durante a cirurgia, também se associam a um comprometimento renal.

Os fatores de risco demográficos pré-operatórios identificados incluem idade avançada, aumento do peso corporal, etnia afrodescendente, hipertensão e pressão diferencial larga, anemia em condições basais, doença aterosclerótica periférica ou carotídea, diabetes, hiperglicemia pré-operatória e/ou hemoglobina A1c elevada em não diabéticos, redução da função do ventrículo esquerdo (VE) e doença pulmonar obstrutiva. Vale observar que doença respiratória crônica basal não é fator de risco para LRA, mas, como pequenos graus de comprometimento renal adicional podem levar à diálise quando está presente doença renal grave na condição basal, esses indivíduos têm risco mais alto de diálise. Existe uma predisposição genética para LRA que explica a maior variação em LRA depois de cirurgia cardíaca do que fatores de risco clínicos convencionais isolados.

Por meio de varredura epiaórtica intraoperatória, a carga de ateroma na aorta ascendente mostra correlação com LRA. De modo semelhante, LRA pós-operatória se correlaciona com à carga de êmbolos arteriais. Outras fontes de êmbolos podem ser relevantes para LRA em

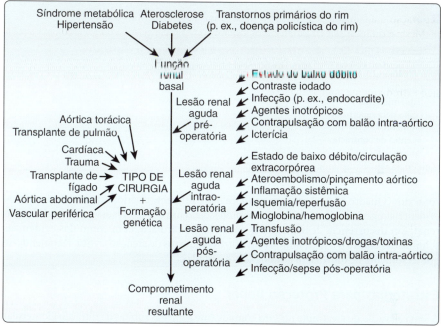

Fig. 25.5 Numerosas fontes de agressões ao rim desempenham um papel variavelmente importante para cada paciente durante o período perioperatório. (Usada com permissão e modificada de Stafford-Smith M, Patel UD, Phillips-Bute BG, et al. Acute kidney injury and chronic kidney disease after cardiac surgery. *Adv Chronic Kidney Dis.* 2008;15:257-277.)

algumas circunstâncias. Gotículas de gordura, elementos particulados e bolhas são comuns durante cirurgia cardíaca. Infartos embólicos renais com qualquer origem têm forma de cunha e envolvem o córtex e a medula adjacentes, destacando o arranjo vascular e a falta de redundância de perfusão renal.

Muitos elementos de cirurgia cardíaca contribuem para o risco de hipoperfusão e LRA mediada por isquemia-reperfusão. Embolia, EBDC e catecolaminas exógenas contribuem, levando à depleção de fosfato de alta energia celular, a acúmulo de cálcio, à geração de radicais livres de oxigênio, à ativação local de leucócitos e à ativação do fator nuclear-κB (NF-κB). A canulação da artéria femoral pode ser complicada por isquemia do membro inferior e tem sido responsável por LRA mioglobinúrica. Mioglobina e hemoglobina ligam-se avidamente ao óxido nítrico e se acredita que causem LRA por meio dos efeitos vasoconstritores, mas também por citotoxicidade direta e franca obstrução tubular.

A retirada do mercado do agente antifibrinolítico aprotinina elimina uma preocupação com a toxicidade renal perioperatória para pacientes de cirurgia cardíaca. Ao contrário, os antifibrinolíticos análogos da lisina, ácido ε-aminocaproico e ácido tranexâmico, podem fazer retornar as preocupações em função de seus efeitos renais de transbordamento de pequenas proteínas para o interior da urina (proteinúria tubular). Embora a proteinúria tubular geralmente anuncie lesão tubular, com os antifibrinolíticos análogos da lisina isso é completamente resolvido em 15 minutos depois que o agente é descontinuado. Outras nefrotoxinas perioperatórias incluem alguns antibióticos, agonistas α-adrenérgicos, ciclosporina e anti-inflamatórios não esteroides. No entanto, não se sabe qual é o efeito resultante sobre LRA pós-cirurgia cardíaca da vasoconstrição mediada por $α_1$ e a vasodilatação renal dopaminérgica e mediada por $α_2$ com um comprometimento hemodinâmico.

Têm surgido evidências consideráveis com respeito ao potencial de as soluções coloidais, particularmente os hidroxietil amidos, contribuírem para LRA em alguns

QUADRO 25.2 · *Contribuintes para Lesão Renal durante Circulação Extracorpórea*

Embolia
Isquemia renal
Lesão pela reperfusão
Pigmentos
Agentes de contraste
Hidroxietil amidos

contextos (Quadro 25.2). A cirurgia cardíaca não é diferente e vários estudos têm fornecido evidências sugerindo que os hidroxietil amidos sejam um dos fatores associados à disfunção renal. Em decorrência desses estudos em cirurgia cardíaca, bem como das evidências acumuladas contra o uso de amidos em outros contextos de atenção crítica, recomenda-se que as soluções de hidroxietil amidos sejam evitadas.

Estratégias para Proteção Renal

A lenta elevação de creatinina no soro consequente a quedas súbitas da filtração glomerular agora é considerada inadequada como sinal para renoproteção aguda, assim como as ondas Q são tardias demais para serem úteis na cardioproteção. Quando se emprega a creatinina no soro, sugere-se que a demora obrigatória no reconhecimento da LRA explique alguns dos resultados desapontadores de estudos de renoproteção no passado. Desenvolver e validar instrumentos para um diagnóstico mais rápido de LRA tornaram-se prioridade. A esperança é que se identifiquem logo biomarcadores precoces de LRA que desempenhem um papel na proteção renal, do modo como ocorre com a isoenzima miocárdica da creatina fosfoquinase (CPK-MB) e a troponina atualmente para a proteção do miocárdio.

Não obstante, apesar de suas limitações como biomarcador precoce, a creatinina sérica continua a ser importante ferramenta clínica por seus muitos outros usos. Incontestavelmente, o acúmulo de creatinina serve como padrão-ouro de prognóstico no anúncio de LRA, sendo altamente preditivo de outros desfechos adversos importantes, incluindo óbito. É muito limitada a validação até para os mais promissores biomarcadores precoces de LRA mais novos ou faltam estudos de comparação. Além da lesão, a creatinina sérica caracteriza a recuperação renal, diferentemente da maioria dos biomarcadores para LRA. A recuperação renal, refletida por declínio dos níveis de creatinina, é altamente preditiva de desfecho no curto e no longo prazos além da magnitude da agressão renal. Finalmente, está ganhando popularidade a generalização entre estudos e contextos de definições de consenso à base da creatinina para RLA, como RIFLE e AKIN.

Biomarcadores Precoces de Lesão Renal Aguda

Além da creatinina sérica, a corrida é para identificar um ou mais "biomarcadores precoces" para RLA. Por ser condição cujo paradigma de tratamento demanda pronta intervenção, a LRA atualmente não tem equivalentes a CPK-MB, troponina e segmento ST para o coração.

Embora apenas alguns novos candidatos a biomarcadores precoces envolvam um substituto "ideal" para a creatinina, a maioria envolve uma de três consequências da LRA: dano das células tubulares, disfunção das células tubulares e resposta adaptativa ao estresse do rim. Por exemplo, as células renais lesadas deixam escapar o conteúdo diretamente na urina; essa estratégia confirma os biomarcadores de LRA com enzimúria tubular, incluindo β-*N*--acetil-β-D-glicosaminidase e pelo menos oito outros candidatos. Monitorizar marcadores da resposta do rim ao estresse oferece mais uma estratégia para reconhecimento de LRA, incluindo alguns favoritos, os quais incluem lipocalcina associada à gelatinase dos neutrófilos, IL-18 urinária e pelo menos três outros candidatos. A monitorização da pressão parcial de oxigênio (Po_2) urinária simples se correlaciona a alterações nos níveis de oxigênio medular renal e prediz subsequente LRA em pacientes de cirurgia cardíaca.

Vários grandes estudos observacionais prospectivos estão atualmente em andamento e podem ajudar a identificar o(s) vencedor(es) na corrida dos biomarcadores precoces de LRA. Será importante que os defensores cirúrgicos e de anestesia destaquem as questões dos biomarcadores de LRA peculiares da cirurgia para que não deixem de ser considerados na busca mais ampla de definições de consenso para LRA.

Manejo da Circulação Extracorpórea e o Rim

Questões básicas no manejo da CEC que se relacionam ao rim envolvem o balanço entre oferta e demanda de oxigênio, particularmente para a medula renal. A pressão de perfusão (PAM durante a CEC) e a capacidade de transporte de oxigênio (relacionada a hemodiluição e transfusão) abordam as questões de oferta, sendo o uso de hipotermia direcionado à modulação da demanda renal de oxigênio.

Hipotermia profunda é um componente altamente efetivo da estratégia de proteção usada durante transplante renal. Hipotermia leve durante a CEC, portanto, pareceria um componente lógico de uma estratégia de proteção renal perioperatória. No entanto, três estudos separados não encontraram benefício em proteção da hipotermia leve durante CEC.

Baixa pressão arterial na CEC tipicamente não se associa à característica de hipoperfusão do choque hipovolêmico e aos EBDC, condições altamente associadas à LRA. Estudos abordando o papel da pressão de perfusão não têm mostrado associação com LRA. Vale observar que estão surgindo alguns dados sobre inter-relação entre limites autorregulatórios cerebrais (i. e., definição de alvos individuais da pressão arterial) e LRA após cirurgia cardíaca.

Acredita-se que a hemodiluição moderada reduza o risco de lesão renal durante cirurgia cardíaca por meio da melhora relacionada à viscosidade sanguínea no fluxo sanguíneo regional. No entanto, a prática da hemodiluição extrema (hematócrito < 20%) durante a CEC tem sido associada a um desfecho renal adverso após cirurgia cardíaca. Estudos sugerem que a alteração profunda do hematócrito (queda > 50%) pode até ser menos bem tolerada, destacando a importância de uma estratégia clínica, incluindo transfusão somente depois que sejam tomadas todas as medidas para evitar a hemodiluição.

O controle glicêmico durante a CEC tem sido identificado como uma oportunidade em potencial para atenuar LRA. Apesar da adoção generalizada de protocolos intensivos de insulina, numerosos estudos subsequentes têm falhado em reproduzir os achados de Van den Berghe de benefício. Em um estudo combinando o manejo pós-operatório semelhante ao de Van den Berghe de 400 pacientes cirúrgicos cardíacos randomizados para terapia intraoperatória intensiva com insulina (alvo de 80-100 mg/dL) *versus* manejo habitual, Gandhi et al. não encontraram benefício e as taxas de diálise não foram diferentes (6/199 *vs.* 4/201; $P = 0,54$), observando-se até um aumento inesperado da mortalidade em 30 dias e de acidentes vasculares cerebral com o controle rígido.

Intervenção Farmacológica

Existe muito pouco, em termos de intervenções à disposição do clínico, para prevenir ou tratar farmacologicamente LRA estabelecida no perioperatório. As mudanças propostas para melhorar a probabilidade de sucesso em encontrar estratégias renoprotetoras têm incluído aumentar o tamanho dos estudos elaborados para ver o benefício, caso esteja presente, e, como já mencionado, melhorar a detecção oportuna de LRA para permitir uma intervenção mais precoce.

Infelizmente, em razão das limitações dos atuais instrumentos de pesquisa, a maioria das terapias renoprotetoras em potencial não foi sujeita ao rigor de um grande ensaio clínico randomizado nem a uma metanálise e nenhuma teve a oportunidade ser usada imediatamente depois do início da LRA. A seguir, descrevem-se dados adicionais, incluindo a fundamentação e os estudos existentes para algumas dessas terapias.

DOPAMINA

Os agonistas dos receptores de dopamina (D_1) mesentéricos aumentam o fluxo sanguíneo renal, diminuem a resistência vascular renal e intensificam a natriurese e a diurese. Apesar da ausência de evidências clínicas de renoproteção, essa racionalização tem sido usada para justificar o uso de dopamina em baixa dose ("dose renal") (< 5 µg/kg por min) há décadas. No entanto, numerosos estudos duplo-cegos e randomizados em vários contextos cirúrgicos e não cirúrgicos têm falhado em demonstrar benefícios renais. Apesar da falta de benefício e das preocupações acumuladas referentes ao uso de dopamina em baixas doses, muitos centros continuam a usar esse agente para renoproteção.

FENOLDOPAM

O mesilato de fenoldopam, um derivado da benzazepina, é um agonista seletivo dos receptores D_1. Embora aprovado primeiramente como anti-hipertensivo, o fenoldopam tem se mostrado promissor na prevenção de nefropatia induzida por contraste. Há, contudo, muito pouco já caminhado com estudos randomizados e controlados para avaliar o agente como terapia para disfunção renal pós-operatória.

DIURÉTICOS

Os diuréticos aumentam a geração de urina por reduzirem a recaptação do conteúdo tubular. Isso pode ser obtido por numerosos mecanismos, incluindo inibição de mecanismos ativos que levam à recaptação de solutos (p. ex., diuréticos de alça), alteração do gradiente osmótico no conteúdo tubular, favorecendo a permanência dos solutos no túbulo (p. ex., manitol), ou influências hormonais que afetem o balanço de atividades do túbulo para aumentar a geração de urina (p. ex., peptídeo natriurético atrial). O princípio geral da renoproteção dos agentes diuréticos é que aumentar o fluxo tubular de solutos pelos túbulos renais lesados manterá a patência tubular, evitando algumas das consequências adversas da obstrução tubular, incluindo oligúria ou anúria e possivelmente a necessidade de diálise. Também tem sido proposto que outras propriedades específicas dos agentes (p. ex., efeitos antioxidantes, redução do transporte ativo) tenham efeitos benéficos no contexto de lesão renal isquêmica.

Os diuréticos de alça, como a furosemida, produzem vasodilatação cortical renal e inibem o transporte reabsortivo na alça ascendente medular espessa, fazendo com que mais soluto permaneça no túbulo renal e aumentando a produção de urina. Diferentemente das evidências de experimentos com animais, vários estudos clínicos não têm mostrado benefício e possivelmente há até dano na terapia perioperatória com diuréticos em pacientes de cirurgia cardíaca. Embora eles possam tornar mais difícil a necessidade de diálise em pacientes responsivos, por manter o balanço hídrico, há insuficientes evidências dando suporte ao uso de rotina dos diuréticos de alça como agentes renoprotetores específicos. No entanto, em situações de hemoglobinúria grave, podem facilitar a produção de urina e a depuração tubular dessa nefrotoxina.

O manitol, um diurético osmótico, tem sido avaliado em vários estudos de pacientes cirúrgicos cardíacos. Embora se documente um aumento da diurese, pouquíssimos estudos têm avaliado cuidadosamente a disfunção renal pós-operatória nesses pacientes. Além da falta de efeito benéfico sobre o rim, vários estudos têm identificado um potencial nefrotóxico do manitol em alta dose, especialmente em pacientes com insuficiência renal preexistente.

N-ACETILCISTEÍNA

A *N*-acetilcisteína é um antioxidante que aumenta o sistema de retirada endógena de glutationa e que tem se mostrado promissora como agente de renoproteção por atenuar a nefropatia induzida por contraste intravenoso. O peso das evidências, incluindo quatro metanálises, sugere que os benefícios em potencial que possam existir com a nefropatia por contraste não são pertinentes aos pacientes perioperatórios.

AGONISTAS ADRENÉRGICOS

Os receptores α_1 e α_2 adrenérgicos no rim modulam efeitos vasoconstritores e vasodilatadores, respectivamente. Agentes que atenuam a vasoconstrição renal podem ter potencial na renoproteção por fármacos porque a vasoconstrição mais provavelmente contribui para a fisiopatologia da LRA. A clonidina, um α_2 agonista, demonstrou experimentalmente inibir a liberação de renina e causar diurese e foi avaliada em um modelo experimental de LRA, confirmando seu potencial como agente de renoproteção. Apesar de ter sustentação positiva, a clonidina não tem ganhado aceitação popular como agente de renoproteção. É notável que a diminuição da vasoconstrição mediada por receptores α_1-adrenérgicos aferentes tem sido sugerida como explicação para o benefício protetor renal do bloqueio epidural torácico em pacientes de cirurgias cardíacas.

BLOQUEADORES DOS CANAIS DE CÁLCIO

O diltiazem é o bloqueador dos canais de cálcio que tem sido mais avaliado como agente de renoproteção em cirurgia cardíaca, com sua habilidade de antagonizar sinais de vasoconstrição e relatos de efeitos benéficos em modelos experimentais de insuficiência renal aguda tóxica e isquêmica. No entanto, em humanos, numerosos pequenos ensaios clínicos randomizados e um estudo retrospectivo se combinam para oferecer um quadro confuso, incluindo evidências que sugerem a terapia com diltiazem em pacientes de cirurgia cardíaca como tendo pequenos benefícios renais, nenhum benefício ou até um prejuízo em potencial.

BICARBONATO DE SÓDIO

A infusão perioperatória de bicarbonato de sódio recentemente atraiu atenção em razão da redução de LRA, em comparação com uma infusão de solução salina como placebo em 100 pacientes pós-cirurgia cardíaca. Apesar das evidências de que a hidratação fundamentada em bicarbonato de sódio parece ser benéfica em outros contextos, como na nefropatia induzida por contraste, a considerável carga adicional de líquido e sódio necessária com essa terapia tem levantado preocupação em alguns clínicos.

INIBIDOR DA ENZIMA CONVERSORA DE ANGIOTENSINA E BLOQUEADORES DOS RECEPTORES DA ANGIOTENSINA I

O sistema renina-angiotensina-aldosterona medeia a vasoconstrição e é importante para a regulação parácrina da microcirculação renal. Os agentes inibidores da enzima conversora de angiotensina (ECA) e os bloqueadores dos receptores da angiotensina I atuam inibindo fases na ativação do sistema renina-angiotensina-aldosterona. Embora os inibidores da ECA e os bloqueadores dos receptores da angiotensina tenham demonstrado efeitos em tornar mais lenta a progressão da maioria das doenças renais crônicas, seu papel na LRA não está bem estudado.

LESÃO DO MIOCÁRDIO

Desde os primeiros dias da moderna cirurgia cardíaca, há relatos sobre a disfunção perioperatória do miocárdio e a morbidade mortalidade associadas. As evidências, incluindo substancial necrose celular subendocárdica, levaram à conclusão de que essa lesão resultou de uma oferta inadequada de substrato ao miocárdio metabolicamente ativo. Otimizar a proteção do miocárdio durante cirurgia cardíaca envolve vários compromissos inerentes em permitir que a cirurgia seja realizada em um campo relativamente imóvel e sem sangue, enquanto se preserva a função miocárdica no pós-operatório. Os pressupostos fundamentais dessa proteção estão centrados no uso criterioso de hipotermia, junto com indução e manutenção de parada cardíaca diastólica eletromecânica quimicamente induzida. Apesar dos esforços contínuos dirigidos à proteção do miocárdio, fica claro que a lesão do miocárdio, embora reduzida, ainda continua a ser um problema e, com ela, o fenótipo representativo de disfunção miocárdica no pós-operatório.

Incidência e Significância da Disfunção do Miocárdio após Circulação Extracorpórea

Diferentemente de outros órgãos em risco de dano durante cirurgia cardíaca, admite-se, em razão da exata natureza do alvo da operação realizada, que todos os pacientes que passam por cirurgia cardíaca sofrerão algum grau de lesão do miocárdio. Embora a lesão venha a ser subclínica, representada somente por elevações assintomáticas de maneira geral das enzimas cardíacas, ela com frequência se manifesta mais abertamente. O grau em que essas enzimas são liberadas pelo miocárdio lesado, em geral em níveis suficientemente altos, que atendam aos critérios para IM, relaciona-se ao desfecho perioperatório depois da cirurgia cardíaca.

Fatores de Risco para Lesão do Miocárdio

Com uma coorte de pacientes cada vez mais doentes se apresentando para cirurgia cardíaca, muitos com síndromes isquêmicas agudas ou disfunção significativa do VE, nunca foi tão grande a necessidade de otimizar a proteção do miocárdio para minimizar a disfunção do miocárdio consequente ao pinçamento aórtico e à cardioplegia. O contínuo aumento de transplantes cardíacos e de outras cirurgias complexas no paciente com insuficiência cardíaca tem servido para abastecer a pesquisa de melhores estratégias de proteção ao miocárdio.

Fisiopatologia da Lesão do Miocárdio

O miocárdio atordoado representa a disfunção miocárdica posterior a um breve evento isquêmico. É diferenciada da disfunção reversível associada à isquemia crônica, chamada hibernação. O atordoamento do miocárdio tipicamente se resolve ao longo de 48 a 72 horas depois do evento isquêmico e com frequência é observado depois de pinçamento da aorta com parada cardioplégica. Fatores importantes que contribuem para o atordoamento incluem não apenas as consequências metabólicas da privação de oxigênio, mas também a condição pré-mórbida do miocárdio, a lesão pela reperfusão, as alterações agudas dos sistemas de transdução de sinais e os efeitos dos mediadores inflamatórios circulantes.

As consequências metabólicas da privação de oxigênio se tornam aparentes segundos depois da oclusão da artéria coronária. Com a rápida depleção de fosfatos de alta energia, logo vêm o acúmulo de lactato e a acidose intracelular nos miócitos, com o subsequente desenvolvimento de disfunção contrátil. Quando declinam os níveis de trifosfato de adenosina (ATP) nos miócitos até um nível crítico, a subsequente incapacidade de manter os gradientes de eletrólitos necessários para o transporte ativo (Na^+, K^+, Ca^{2+}) leva a edema celular, sobrecarga intracelular de Ca^{2+} e perda da integridade da membrana.

Previsivelmente, com a liberação do pinçamento transaórtico e a restauração do fluxo sanguíneo, ocorre reperfusão do miocárdio. Com a reperfusão, torna-se questão significativa para consideração o paradoxo, representado pelo balanço da restauração necessária para o metabolismo normal, que também serve como substrato para a produção de radicais livres prejudiciais. A reperfusão causa rápido aumento da produção de radicais livres em minutos e desempenha papel importante em iniciar o atordoamento do miocárdio.

Além da suprarregulação dos radicais livres, a reperfusão do miocárdio associada à lesão isquêmica aguda do miocárdio induz inflamação mediada por neutrófilos e um conjunto de componentes inflamatórios humorais. Prostaglandinas também são geradas durante a reperfusão e seus efeitos adversos parecem ser sinérgicos com os aumentos de cálcio intracelular.

Um potencial mecanismo adicional para disfunção do miocárdio específico do contexto de CEC se relaciona a alterações agudas propostas na transdução β-adrenérgica de sinal. A dessensibilização aguda e a infrarregulação dos receptores β-adrenérgicos do miocárdio durante a CEC têm sido demonstradas depois de cirurgia cardíaca. Embora não esteja claro o papel das grandes elevações de catecolaminas circulantes vistas com a CEC sobre o mau funcionamento β-adrenérgico, tem sido proposto que um aumento da incidência de EBDC pós-CEC e a redução da responsividade a agentes inotrópicos possam ser atribuídos, em parte, a esse efeito.

Proteção do Miocárdio durante Cirurgia Cardíaca: Cardioplegia

Otimizar o estado metabólico do miocárdio é fundamental para preservar sua integridade. Os principais efeitos da temperatura e da atividade funcional (trabalho contrátil e elétrico) sobre a taxa metabólica do miocárdio têm sido extensamente descritos. Com a instituição da CEC, o esvaziamento do coração reduz significativamente o trabalho contrátil e o consumo de oxigênio pelo miocárdio (Mvo_2). Anular esse trabalho cardíaco reduz o Mvo_2 em 30% a 60%. Com reduções de temperatura subsequentes, o Mvo_2 diminui ainda mais e, com indução de parada cardíaca e hipotermia, 90% das necessidades metabólicas do coração podem ser reduzidas. As reduções de temperatura diminuem a taxa metabólica para todos os estados eletromecânicos (batimentos ou fibrilações) do miocárdio.

Embora a cirurgia cardíaca com o coração vazio e batendo ou sob condições de fibrilação hipotérmica (ambas com suporte de CEC) seja realizada algumas vezes, o pinçamento aórtico com parada cardioplégica continua a ser o método mais prevalente de preservação do miocárdio. Com base no princípio de reduzir as demandas metabólicas, a introdução de hipotermia seletiva do miocárdio e a cardioplegia (i. e., parada diastólica) marcou grande avanço clínico na proteção ao miocárdio. Com os vários aditivos em soluções para cardioplegia (elaborados para otimizar o miocárdio durante a parada e atenuar a lesão por reperfusão) e o uso de cardioplegia aquecida, a ideia de oferecer substratos metabólicos (em oposição a apenas reduzir as necessidades metabólicas) também é lugar-comum. Empregam-se várias abordagens efetivas para cardioplegia química. O sucesso clínico de uma estratégia de cardioplegia pode ser julgado por sua capacidade de obter e manter parada contínua rápida em todas as regiões do miocárdio, retorno rápido da função depois da remoção do pinçamento aórtico e mínimas necessidades inotrópicas para a separação bem-sucedida da CEC. Composição, temperatura e via de oferta constituem os itens fundamentais da proteção ao miocárdio derivada da cardioplegia.

Composição das Soluções de Cardioplegia

A composição das várias soluções para cardioplegia usadas durante cirurgia cardíaca varia tanto entre as instituições como entre cirurgiões individuais. Em termos muito gerais, a cardioplegia pode ser classificada em soluções contendo sangue e não contendo sangue (i. e., cristaloides). Enquanto a cardioplegia cristaloide caiu em descrédito, a cardioplegia com sangue, em várias combinações de temperaturas e vias de oferta, é a solução mais usada. No entanto, mesmo na categoria de cardioplegia com sangue, os constituintes químicos individuais da solução variam consideravelmente com respeito ao acréscimo de numerosos aditivos. A Tabela 25.4 descreve os vários aditivos para soluções de cardioplegia, junto com o correspondente embasamento para seu uso. Embora todas as soluções de cardioplegia contenham níveis mais altos de potássio do que os fisiológicos, as soluções

Tabela 25.4 Estratégias para a Redução de Lesão Isquêmica com Cardioplegia

Princípio	Mecanismo	Componente
Redução da demanda de O_2	Hipotermia	Sangue, cristaloide, gelo semiderretido, lavagem
	Perfusão Tópica/Lavagem	
	Assistolia	KCl, adenosina (?), agentes hiperpolarizantes
Oferta e uso de substratos	Oxigênio	Sangue, perfluorocarbonos, cristaloide (?)
	Glicose	Sangue, glicose, citrato-fosfato-dextrose
	Aminoácidos	Hipotermia (fator Rosenthal), infusões intermitentes
	Tampões	Sangue, trometamina, histidina, bicarbonato, fosfato
	Otimização do metabolismo	Indução de calor (37°C), reperfusão aquecida
Redução da sobrecarga de Ca^{2+}	Hipocalcemia	Citrato, bloqueadores dos canais de Ca^{2+}, abridores dos canais de K (?)
Redução do edema	Hiperosmolaridade	Glicose, KCl, manitol
	Pressão de infusão moderada	50 mmHg

De Vinten-Johansen J, Thourani VH. Myocardial protection: an overview. *J Extra Corpor Technol.* 2000; 32:38-48.

usadas para a indução de parada diastólica contêm as concentrações mais altas de potássio, opostamente às soluções usadas para a manutenção da cardioplegia. Além do ajuste para eletrólitos, a manipulação de tampões (p. ex., bicarbonato, trometamina), agentes osmóticos (p. ex., glicose, manitol, potássio) substratos metabólicos (p. ex., glicose, glutamato e aspartato) constitui a variação mais comum no conteúdo da cardioplegia. A oxigenação da cardioplegia cristaloide antes da infusão tem por objetivo aumentar o metabolismo aeróbico, mas a capacidade limitada de transporte de oxigênio do cristaloide torna crítico um declínio rápido da taxa metabólica por parada diastólica imediata e sustentada para a cardioproteção efetiva com essa técnica.

A cardioplegia com sangue tem a vantagem em potencial de oferecer oxigênio suficiente ao miocárdio isquêmico para sustentar o metabolismo basal ou até aumentar os depósitos de fosfato de alta energia, também possuindo propriedades de limpeza dos radicais livres. Embora os pacientes cirúrgicos cardíacos com baixo risco pareçam estar igualmente bem com proteção cardioplégica cristaloide ou com sangue, são fortes as evidências de que os pacientes em estado mais crítico, incluindo aqueles com o coração "em depleção de energia", têm melhores resultados usando cardioplegia com sangue.

A infusão de uma única dose de reperfusão aquecida (37°C) para cardioplegia (a chamada *hot shot*) contendo substratos metabólicos (i. e., glicose, glutamato e aspartato) pouco antes da remoção do pinçamento aórtico é preferida por alguns clínicos. A fundamentação para isso são as evidências de que a normotermia intensifica de modo máximo o metabolismo aeróbico do miocárdio e a recuperação depois de um período isquêmico.

Temperatura da Cardioplegia

A composição das soluções de cardioplegia varia consideravelmente; em contraste, a temperatura do miocárdio durante a cardioplegia é quase uniformemente reduzida entre

10°C e 12°C ou menos pela infusão de cardioplegia refrigerada e resfriamento tópico externo com lama de gelo. No entanto, a introdução da cardioplegia aquecida tem desafiado essa necessidade antes considerada universal de hipotermia para proteção bem-sucedida do miocárdio. Embora a cardioplegia hipotérmica seja a temperatura mais comumente usada, numerosas investigações têm examinado faixas de temperatura mornas (27-30°C) e quentes (37-38°C) para a administração de cardioplegia. Grande parte do trabalho que visou a determinar a temperatura ideal da solução de cardioplegia se concentra no fato de que, embora claramente ofereça algumas vantagens ao miocárdio ao suprimir o metabolismo (particularmente quando se oferece cardioplegia intermitente), a hipotermia pode ter alguns efeitos prejudiciais.

Os efeitos deletérios da hipotermia incluem aumento do risco de edema do miocárdio (por inibição da atividade das bombas de íons) e comprometimento da função de vários receptores de membrana, dos quais algumas terapias farmacológicas dependem (como os vários aditivos às soluções de cardioplegia). As outras desvantagens da cardioplegia hipotérmica, além da produção da inibição metabólica do miocárdio, são um aumento da viscosidade do plasma e uma diminuição da deformabilidade das hemácias. Assim sendo, têm sido exploradas investigações com o intuito de usar temperaturas mais altas na cardioplegia.

Vias de Oferta de Cardioplegia

Caso se utilize cardioplegia morna ou quente, a administração contínua dessa cardioplegia necessita ser assegurada. A cardioplegia retrógrada, na qual se introduz um cateter de cardioplegia no seio coronário, permite a administração quase contínua de cardioplegia. A oferta retrógrada também é útil nas situações em que a cardioplegia anterógrada seja problemática, como na insuficiência aórtica grave ou durante cirurgia da raiz da aorta ou da valva aórtica (e, frequentemente, da mitral) (Quadro 25.3). Também permite a distribuição de cardioplegia a áreas do miocárdio irrigadas por vasos coronários significativamente estenosados. A pressão de perfusão aceitável para limitar edema perivascular e hemorragia precisa ser situada a menos de 40 mmHg.

A cardioplegia retrógrada tem, de fato, algumas limitações. Embora a abordagem retrógrada se mostre efetiva em oferecer cardioplegia adequadamente ao ventrículo esquerdo, uma vez que os shunts e o sangue vão ao átrio e aos ventrículos pelas veias cardíacas mínimas e por várias conexões arteriossinusoidais, o ventrículo e o septo direitos frequentemente recebem oferta inadequada de cardioplegia. Também podem ocorrer dificuldades com a oferta retrógrada se o cateter no seio coronário for colocado além da veia cardíaca magna ou se ocorrerem variantes anatômicas que se comuniquem com veias sistêmicas, como a veia cava superior (VCS) esquerda persistente. Como a cardioplegia retrógrada é ineficiente para produzir parada do coração batendo, a indução da parada com essa técnica precisa ser alcançada por uma infusão anterógrada única de cardioplegia antes de sua instituição.

QUADRO 25.3 *Usos para Cardioplegia Retrógrada*

Associada com cardioplegia anterógrada
Na presença de insuficiência aórtica
Para cirurgia da valva aórtica (e mitral)
Para perfundir artérias coronárias gravemente doentes

COMPLICAÇÕES GASTROINTESTINAIS

Incidência e Significância

As complicações GI após cirurgia cardíaca, embora ocorrendo com relativa infrequência (0,5-5,5%), anunciam um risco significativamente alto de desfechos adversos globais para o paciente. A variabilidade nos relatos de incidência de complicações GI se deve, em parte, a um reflexo de como são definidas, bem como dos variáveis fatores de risco do paciente e da operação nas coortes estudadas. Por mais devastadoras que sejam, em função da sua incidência relativa baixa, são poucos os estudos das complicações GI. Embora as complicações GI mais comumente consideradas incluam pancreatite, sangramento GI, colecistite e perfuração ou infarto intestinal, também se descreve hiperbilirrubinemia (bilirrubinemia total > 3,0 mL/dL) como complicação importante depois de cirurgia cardíaca.

Além de sua associação a outros eventos mórbidos, as complicações adversas GI se associam significativamente a aumento da mortalidade após cirurgia cardíaca. A taxa média de mortalidade entre subtipos de complicações GI no estudo de McSweeney foi de 19,6%, enquanto em outras publicações a taxa de mortalidade varia de 13% a 87%, com uma taxa de mortalidade média global de 33%. Até mesmo a complicação aparentemente insignificante de haver uma dosagem laboratorial de bilirrubina total aumentada se associou a uma *odds ratio* de 6,6 de óbito no estudo de McSweeney, em comparação com uma *odds ratio* de 8,4 para todos os desfechos GI adversos combinados. Além do efeito significativo sobre a mortalidade, a ocorrência de um desfecho GI adverso também aumenta significativamente a incidência de IM perioperatório, de insuficiência renal e de acidente vascular cerebral, bem como prolonga significativamente o tempo de permanência na unidade de terapia intensiva (UTI) e no hospital.

Fatores de Risco

Uma longa lista de fatores de risco pré-operatórios, intraoperatórios e pós-operatórios para complicações GI tem sido identificada em alguns estudos. Como muitos fatores se associam entre si, somente quando esses fatores de risco são examinados em análises multivariáveis se compreende com mais precisão quais são os fatores de risco mais significativos para complicações viscerais depois de cirurgia cardíaca. No pré-operatório, idade (> 75 anos), história de insuficiência cardíaca congestiva, presença de hiperbilirrubinemia (> 1,2 mg/dL), procedimentos cardíacos combinados (p. ex., CABG mais valva), operação cardíaca repetida, fração de ejeção pré-operatória abaixo de 40%, elevações pré-operatórias do tempo de tromboplastina parcial, cirurgias de emergência; no intraoperatório, CEC prolongada, uso de ETE e transfusão de sangue; e no pós-operatório, necessidade de suporte prolongado de inotrópicos ou vasopressores, uso de IABP para o tratamento de EBDC e suporte ventilatório prolongado são todos os fatores de risco. Esses fatores identificam o paciente com alto risco e emprestam certa credibilidade à fisiopatologia global e às causas suspeitadas desses eventos adversos. Se houver uma ligação comum entre todos esses riscos, é que muitos desses fatores se associariam ao comprometimento da oferta de oxigênio ao leito esplâncnico.

Fisiopatologia e Fatores Causais

Comumente ocorrem comprometimentos da perfusão esplâncnica até durante a condução normal de cirurgia cardíaca. Quando isso é sobreposto a um débito cardíaco (DC) pré-operatório já deprimido ou quando se associa a EBDC prolongados no pós-operatório, o comprometimento do fluxo sanguíneo esplâncnico se perpetua ainda mais. A resposta inflamatória sistêmica da própria CEC pode ser iniciada por hipoperfusão esplâncnica por meio de translocação de endotoxina do intestino para a circulação. Uma hipoperfusão

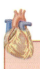

> **QUADRO 25.4** *Proteção do Trato Gastrointestinal durante Circulação Extracorpórea*
>
> Evite doses altas de vasopressores
> Mantenha alto fluxo de perfusão
> Reduza as manobras produtoras de êmbolos

esplâncnica, como nova ocorrência, pode ser consequência das substâncias vasoativas humorais liberadas por inflamação remota ao intestino. Outro fator causal diretamente relacionado à hipoperfusão esplâncnica é o ateroembolismo. Suporte ventilatório prolongado é mais um fator causal para complicações GI, tendo sido descrita por várias linhas de investigação uma relação entre ventilação prolongada e eventos adversos GI; isso provavelmente resulta de um efeito direito da ventilação com pressão positiva, que compromete o DC e, subsequentemente, a perfusão esplâncnica.

Protegendo o Trato Gastrointestinal durante Cirurgia Cardíaca

Como em outros aspectos da proteção aos órgãos, os fatores causais críticos precisam ser abordados com terapias planejadas específicas (Quadro 25.4). Infelizmente, como com a maioria das estratégias de proteção aos órgãos, a principal limitação ao se fazer recomendações definitivas é uma falta global de grandes estudos prospectivamente randomizados e bem controlados que forneçam dados de suporte para qualquer técnica em particular.

Manejo da Circulação Extracorpórea

Como tem sido demonstrado que a própria CEC compromete o fluxo sanguíneo esplâncnico, modificações em sua condução podem ter alguns efeitos salutares sobre a integridade do trato GI. Vários estudos têm enfocado a questão da importância relativa de pressão *versus* fluxo durante a CEC, demonstrando que provavelmente é mais benéfico manter uma taxa de fluxo adequada na derivação do que apenas manter a pressão durante a derivação. O acréscimo de vasoconstritores significativos para manter uma PAM adequada artificialmente na presença de fluxo inadequado na CEC pode levar a maior comprometimento do fluxo sanguíneo esplâncnico. Também não se sabe qual é a temperatura ideal da CEC para proteger o intestino. Assim como o reaquecimento agressivo pode lesar o cérebro, existem algumas evidências de que o reaquecimento pode causar aumentos no metabolismo visceral, tornando qualquer passagem de ponto na temperatura suspeita de alterar adversamente o balanço de consumo e a oferta de oxigênio no intestino.

Redução de Êmbolos

Enquanto claramente ocorrem microembolização e macroembolização ao leito esplâncnico durante CEC e possivelmente até durante o período depois da derivação, há poucos dados para determinar se estratégias de redução de êmbolos alteram o desfecho GI. Parece prudente evitar manobras (i. e., canulação aórtica e pinçamento) em áreas de carga alta de ateroma, o que constitui um pressuposto geral de cirurgia cardíaca para a prevenção de todas as complicações.

Fármacos

Vários fármacos vasoativos têm sido usados para melhorar o fluxo sanguíneo esplâncnico durante a CEC. É provável que a maioria desses fármacos, como inibidores da fosfodiesterase III, dobutamina e outros agentes inotrópicos, mantenham ou melhorem o fluxo sanguíneo esplâncnico, não por um efeito direto sobre a vasculatura, mas pela melhora inerente do DC. Um fármaco cada vez mais comum no contexto de cirurgia cardíaca é a vasopressina. Embora a vasopressina claramente aumente a PAM sistêmica, ela o faz à custa de comprometimentos graves do fluxo sanguíneo esplâncnico. Apesar de sempre haver vantagens e desvantagens na escolha de qual agente vasoativo usar, se o fato de ter uma PAM muito baixa é prejudicial a outros sistemas de órgãos, a escolha de usar vasopressina deve pelo menos ser feita com o conhecimento de que pode ter um efeito adverso sobre o fluxo sanguíneo esplâncnico.

Cirurgia Cardíaca sem CEC

Existem poucas evidências de que o uso de cirurgia cardíaca sem CEC seja de algum modo benéfico para o trato GI. Uma razão para essa falta de aparente diferença entre cirurgia cardíaca com e sem CEC novamente pode estar relacionada como o denominador comum da perfusão esplâncnica. A cirurgia OPCAB é repleta de comprometimento hemodinâmico que, por si, pode levar a períodos prolongados de hipoperfusão esplâncnica ou pode ser resultado da administração concomitante de vasopressores para manter a hemodinâmica normal durante as frequentes manipulações do coração.

LESÃO PULMONAR DURANTE CIRURGIA CARDÍACA

Incidência e Significância

Disfunçao pulmonar foi uma das primeiras complicações reconhecidas da cirurgia cardíaca empregando CEC. No entanto, à medida que ocorreram avanços na técnica operatória e nas tecnologias de perfusão da CEC, a frequência e a intensidade globais dessa complicação diminuíram. Justaposta aos avanços em cirurgia cardíaca, que levaram a uma redução global das complicações, está uma população de pacientes em evolução que agora compreende um grupo de risco mais alto com um grau mais alto de comorbidades pulmonares, aumentando seus riscos de disfunção pulmonar pós-operatória. Com o advento das técnicas de *fast-track*, até pequenos graus de disfunção pulmonar têm surgido novamente como contribuintes significativos para a morbidade do paciente e a potencial necessidade de ventilação pós-operatória prolongada. Como com a maior parte da disfunção de órgãos pós-operatória, existe uma variedade na intensidade da disfunção. Discutivelmente, ocorre algum grau de disfunção pulmonar na maioria dos pacientes depois de cirurgia cardíaca; entretanto, isso se manifesta clinicamente apenas quando o grau de disfunção é particularmente grave ou a reserva pulmonar está significativamente comprometida. Como resultado, até pequena disfunção pulmonar relacionada a CEC pode causar problemas significativos em alguns pacientes.

A variedade completa de complicações pulmonares publicadas inclui atelectasia simples, derrames pleurais, pneumonia, edema pulmonar cardiogênico, embolia pulmonar e vários graus de lesão pulmonar aguda, que vão da leve até a mais grave (i. e., síndrome do desconforto respiratório agudo [SDRA]). Embora a via final comum em todos esses tipos de complicações com disfunção pulmonar seja a ocorrência de hipoxemia, essas complicações variam amplamente quanto a incidência, causa e significância clínica. Atelectasia e derrames pleurais são as anormalidades pulmonares mais comumente vistas depois de cirurgia cardíaca, apresentando-se em mais de 60% dos pacientes. A atelectasia é comumente atribuída a alguns eventos intraoperatórios e pós-operatórios. Com a indução de anestesia geral, implica-se a compressão física do lobo inferior esquerdo para auxiliar na exposição do coração e facilitar a dissecção da artéria torácica interna, bem como a apneia ocorrida durante a condução da CEC. As causas pós-operatórias incluem os esforços respiratórios insuficientes pelos pacientes com comprometimento da tosse, falta de inspirações profundas e derrames pleurais. Apesar de uma alta incidência dessas complicações radiograficamente reconhecidas, a significância clínica é relativamente baixa.

Semelhantemente à atelectasia, os derrames pleurais, apesar de ocorrerem comumente depois da cirurgia cardíaca (40-50%), raramente causam morbidade perioperatória significativa. Mais comuns no tórax esquerdo, provavelmente como consequencia do sangramento pela dissecção da artéria torácica interna, outras causas dos derrames pleurais se relacionam a uma continuação do sangramento no pós-operatório, edema pulmonar por causas cardiogênicas ou não cardiogênicas e pneumonia. A pneumonia após cirurgia cardíaca também tem uma incidência variável, mas uma significância muito mais alta para o resultado global para o paciente. As taxas publicadas de pneumonia variam amplamente de 2% a 22%. Pneumonia ocorrida logo depois de cirurgia cardíaca prenuncia um desfecho insatisfatório, ilustrado em um estudo por uma taxa de mortalidade de 27%. Fatores que aumentam o risco de pneumonia pós-operatória incluem tabagismo, presença de doença pulmonar obstrutiva crônica, outras complicações pulmonares que exijam intubação prolongada, insuficiência cardíaca significativa e transfusão de grandes volumes de hemoderivados.

Fisiopatologia e Fatores Causais

Estudos têm demonstrado alterações induzidas pela CEC nas propriedades mecânicas (i. e., elastância ou complacência e resistência) do aparelho pulmonar (particularmente o pulmão, em oposição à parede torácica) e alterações na permeabilidade capilar pulmonar. Tem sido demonstrado que o comprometimento das trocas gasosas resulta de atelectasia com perda global concomitante do volume pulmonar. A maior parte da pesquisa que enfoca o desenvolvimento de aumentos da permeabilidade vascular pulmonar (levando a vários graus de edema pulmonar) como principal causa de comprometimento das trocas gasosas que ocorrem durante cirurgia cardíaca resulta em alto gradiente alveoloarterial (a-a).

A causa da disfunção pulmonar e da SDRA depois de cirurgia cardíaca é complexa, porém gira amplamente em torno da resposta inflamatória sistêmica induzida pela CEC com seu aumento associado da permeabilidade endotelial pulmonar. Um tema central sobre a causa é uma suprarregulação significativa na inflamação induzida devido à interação entre o sangue e as superfícies estranhas do aparelho coração-pulmão ou à inflamação relacionada às consequências da hipoperfusão esplâncnica com subsequente translocação de quantidades significativas de endotoxina para a circulação. A endotoxina é pró-inflamatória e tem efeitos diretos na vasculatura pulmonar. Além da inflamação mediada pela CEC, relata-se inflamação mediada por endotoxemia. Vários estudos têm identificado a transfusão de concentrados de hemácias (> 4 unidades) como fator de risco para SDRA em pacientes cirúrgicos cardíacos.

Tromboembolismo Pulmonar

Embora não seja uma lesão pulmonar ocorrida como resultado direto da própria CEC, a trombose venosa profunda (TVP) e a embolia pulmonar ocorrem com regular frequência na população cirúrgica cardíaca. A incidência de embolia pulmonar depois de cirurgia cardíaca varia de 0,3% a 9,5%, tendo uma taxa de mortalidade que se aproxima de 20%. A incidência de embolia pulmonar parece ser mais baixa depois de cirurgia valvar, em comparação com a CABG, o que pode ser causado pela anticoagulação iniciada logo depois da cirurgia valvar.

A incidência de TVP é de 17% a 46%, sendo a maioria dos casos assintomática. As incidências mais altas foram relatadas de séries que usaram ultrassonografia das extremidades inferiores para examinar populações de modo mais abrangente. Há relatos de TVP para a perna de onde foram colhidos os enxertos de veia safena e da perna contralateral.

> **QUADRO 25.5** *Estratégias para Proteção dos Pulmões*
>
> Fração de oxigênio inspirado (FiO$_2$) reduzida durante a circulação extracorpórea
> Baixo volume corrente pós-operatório
> Respiração na capacidade vital antes da separação da circulação extracorpórea

As recomendações para profilaxia de TVP em cirurgia cardíaca são aspirina e meias de compressão elástica em pacientes que deambulam em 2 a 3 dias depois da cirurgia e heparina com baixo peso molecular e meias de compressão sequencial nos pacientes que não deambulam.

Proteção Pulmonar

Estratégias Ventilatórias

Vários estudos têm examinado o uso de pressão positiva contínua nas vias aéreas (CPAP – continuous positive airway pressure) durante CEC como meio de minimizar o decréscimo do gradiente A-a que pode ocorrer depois da cirurgia. De um modo geral, é improvável que a CPAP desempenhe algum papel importante em prevenir ou tratar disfunção pulmonar que ocorra no contexto de cirurgia cardíaca.

O conteúdo inspirado de oxigênio dos gases que os pulmões recebem durante o período de apneia da CEC pode ter um efeito sobre o gradiente A-a, provavelmente em razão da potencialização do efeito da FiO^2 mais alta sobre a capacidade de atelectasia (a chamada atelectasia de absorção) nesses gradientes. Com esses achados em mente, seria prudente reduzir a FiO^2 aos níveis do ar ambiente durante a CEC. Várias terapias simples podem ser introduzidas antes da separação da CEC, incluindo toalete traqueobrônquica adequada e oferta de várias respirações em capacidade vital que reduzam a quantidade de atelectasia que tenha ocorrido durante a derivação (Quadro 25.5).

Proteção Pulmonar Farmacológica

ESTEROIDES

As terapias com anti-inflamatórios podem ter um papel em moderar os efeitos dos tipos mais significativos de disfunção pulmonar que ocorrem depois de cirurgia cardíaca e que têm inflamação como o fator causal central. No entanto, com exceção dos corticosteroides, poucas terapias anti-inflamatórias estão disponíveis para uso de rotina. O uso de corticosteroides pode reduzir a quantidade de inflamação sistêmica medida pelas citocinas circulantes. No entanto, isso não se acopla a uma redução da disfunção pulmonar.

MANEJO DA CIRCULAÇÃO EXTRACORPÓREA

Período Pré-CEC

Um objetivo importante dessa fase é preparar o paciente para a CEC (Quadro 25.6). Essa fase invariavelmente envolve duas etapas fundamentais: anticoagulação e canulação vascular. Com raras exceções, a heparina ainda é o anticoagulante clinicamente usado para CEC. A dose, o método de administração e as opiniões quanto ao que constitui anticoagulação adequada são variáveis. A heparina precisa ser administrada antes da

> **QUADRO 25.6** *Conduta antes da Circulação Extracorpórea*
>
> Anticoagulação
> Canulação do coração
> Monitorização cuidadosa para minimizar a disfunção de órgãos
> Proteção do coração
> Preparação para circulação extracorpórea

canulação para CEC, mesmo que a canulação precise ser feita de emergência. Falhar em fazer isso é arriscar trombose no paciente e no circuito extracorpóreo. Depois de administrada a heparina, dá-se costumeiramente um período de pelo menos 3 minutos para a circulação sistêmica e o início do efeito; realiza-se então um tempo de coagulação ativado ou uma medida da concentração de heparina, demonstrando a obtenção real da anticoagulação adequada.

Canulação Vascular

A principal etapa a seguir na fase pré-CEC é a canulação vascular. O objetivo da canulação vascular é fornecer acesso por onde a bomba de CEC desvie todo o sangue venoso sistêmico para a bomba-oxigenador nas pressões venosas mais baixas possíveis e oferecer sangue oxigenado à circulação arterial em pressão e fluxo suficientes para manter a homeostase sistêmica.

Canulação Arterial

A canulação arterial, em geral, é estabelecida antes da canulação venosa para permitir a reanimação volêmica do paciente, caso seja necessária. A aorta ascendente é o ponto preferido para canulação aórtica porque é facilmente acessível, não exige incisão adicional, acomoda uma cânula maior para oferecer fluxo maior em uma pressão reduzida e traz um risco mais baixo de dissecção aórtica, em comparação a outros pontos de canulação arterial (artérias femorais ou ilíacas). Como a hipertensão aumenta o risco de dissecção aórtica durante a canulação, a pressão aórtica pode ser temporariamente reduzida (PAM < 70 mmHg) durante aortotomia e inserção da cânula. Várias complicações em potencial se associam à canulação aórtica, incluindo embolização de ar ou de resíduos ateromatosos, canulação inadvertida de vasos do arco aórtico, dissecção aórtica e outras lesões da parede dos vasos.

Revisões e relatórios clínicos enfatizam a importância da embolização como principal mecanismo de lesão cerebral focal nos pacientes cirúrgicos cardíacos. Está crescendo o uso intraoperatório de ultrassonografia epiaórtica bidimensional como guia para escolha de pinçamento e local para canulação. A artéria femoral ou a artéria axilar, mas não a aorta ascendente, pode ser canulada para perfusão sistêmica. Esses pontos alternativos podem ser usados quando a canulação da aorta ascendente é considerada relativamente contraindicada, como em aterosclerose aórtica grave, aneurisma ou dissecção da aorta ou necrose medial cística conhecida. Historicamente, o anestesiologista pesquisava evidências de mau posicionamento da cânula, procurando um empalidecimento unilateral da face, palpando delicadamente os pulsos carotídeos para verificar se haveria nova diminuição unilateral e aferindo a pressão arterial em ambos os braços para verificar a presença de novas assimetrias. No entanto, as avaliações robustas de simetria do FSC podem ser mais confiavelmente feitas com o uso de oximetria cerebral por espectroscopia de luz próxima ao infravermelho.

Canulação Venosa

A canulação venosa pode ser obtida usando-se cânula atrial única introduzida no átrio direito e direcionada inferiormente (Fig. 25.6). Os orifícios de drenagem, nessa cânula com múltiplos estágios, estão localizados na veia cava inferior (VCI) e no átrio direito para drenar o sangue que retorna das extremidades inferiores e da VCS e do seio coronário, respectivamente. Essa técnica tem a vantagem de ser mais simples, mais rápida e de necessitar de apenas uma incisão; entretanto, a qualidade da drenagem pode ser facilmente comprometida quando o coração é elevado para exposição cirúrgica. A técnica de canulação bicaval, exigida nos casos de necessidade de acesso ao átrio direito, envolve canular separadamente a VCS e a VCI (Fig. 25.7). Alças colocadas em torno dos vasos podem ser apertadas para desviar todo o fluxo sanguíneo das cavas para longe do coração. O sangue que retorna ao átrio direito do seio coronário não será drenado usando essa técnica, de modo que é necessária uma abertura adicional ou uma atriotomia.

Durante a CEC, o sangue continuará a retornar ao ventrículo esquerdo a partir de várias fontes, inclusive das veias brônquicas e das veias coronárias mínimas, bem como o sangue que atravessa a circulação pulmonar. Fontes anormais de sangue venoso incluem VCS esquerda persistente, shunts sistêmico-pulmonares e regurgitação aórtica. É importante evitar o enchimento e a distensão do VE durante a CEC para prevenir o reaquecimento do miocárdio, minimizar a tensão da parede do VE e limitar a demanda de oxigênio do

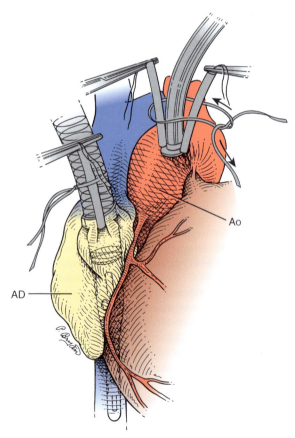

Fig. 25.6 Canulação aórtica *(Ao)* e atrial direita *(AD)* simples em dois estágios. Observe os orifícios de drenagem da cânula venosa no átrio direito e na veia cava inferior. (De Connolly MW. *Cardiopulmonary Bypass*. New York: Springer-Verlag; 1995:59.)

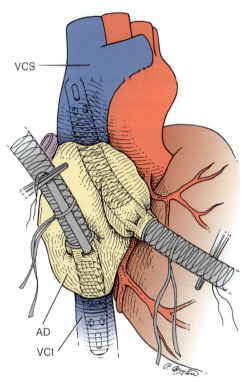

Fig. 25.7 Posição da canulação de dois vasos do átrio direito *(AD)* com colocação de orifícios de drenagem na veia cava superior *(VCS)* e na veia cava inferior *(VCI)*. A cânula aórtica não é mostrada. (De Connolly MW. *Cardiopulmonary Bypass*. New York: Springer-Verlag; 1995:59.)

miocárdio. Isso pode ser efetuado com o uso de uma cânula de drenagem no ventrículo esquerdo por meio da veia pulmonar superior esquerda. Locais alternativos incluem a artéria pulmonar, a raiz da aorta ou diretamente o ventrículo esquerdo por meio do ápice ventricular.

Cânulas venosas, usando uma cânula em múltiplos estágios ou bicaval, são grandes e podem comprometer o retorno venoso da VCI ou da VCS. A obstrução da veia cava superior é detectada por congestão venosa da cabeça e do pescoço, edema conjuntival e elevação da pressão da VCS. A obstrução da veia cava inferior é bem mais insidiosa, apresentando-se apenas como diminuição das pressões de enchimento em função do reduzido retorno venoso.

A canulação venosa femoral algumas vezes é usada para CEC sem esternotomia ou antes da esternotomia ou para CEC sem canulação do átrio direito (p. ex., procedimentos refeitos, aneurismas da aorta ascendente). Em razão do tamanho comparativamente pequeno da cânula venosa femoral e de seu comprimento longo, o retorno venoso pode ser comprometido, mas é otimizado quando a ponta da cânula é avançada (sob ETE) até ser colocada no nível da junção VCS-átrio direito. Pode-se aplicar pressão negativa cinética ou assistida por vácuo para melhorar a drenagem.

Outras Preparações

Uma vez que a anticoagulação e a canulação estejam completas, a CEC pode ser instituída. Como geralmente há um comprimento redundante do cateter da artéria pulmonar no ventrículo direito e o coração é manipulado durante a CEC, há uma tendência para migração distal do cateter para os ramos da artéria pulmonar. Essa migração distal do cateter aumenta os riscos de "encunhar excessivamente" e de causar dano à artéria pulmonar. Durante a fase pré-CEC, é aconselhável retirar o cateter da artéria pulmonar 3 cm a 5 cm para diminuir a probabilidade desses eventos indesejáveis. Também é aconselhável verificar a integridade do acesso vascular e dos dispositivos de monitorização. Um cateter na artéria pulmonar colocado através da veia jugular externa ou subclávia pode dobrar ou ficar ocluído com a abertura completa do afastador esternal. Se estiver sendo usada ETE, o transdutor deve ser colocado no modo "congelamento" e a ponta do endoscópio, colocada na posição neutra e destravada. Deixar o emissor da varredura eletrônica ligado durante CEC hipotérmica acrescenta calor (em alguns modelos de ETE) ao esôfago e à parede posterior do ventrículo.

Antes de iniciar a CEC, o anestesiologista deve avaliar a profundidade da anestesia e a adequação do relaxamento muscular. É importante manter a paralisia para impedir movimentos do paciente que poderiam resultar em desalojamento de cânulas do circuito da CEC e para para impedir tremores quando a hipotermia for induzida (com os aumentos acompanhantes do consumo de oxigênio). Costuma ser difícil determinar a profundidade da anestesia durante vários estágios da CEC. Como a pressão arterial, a frequência cardíaca, o diâmetro das pupilas e a divisão autônoma do sistema nervoso são profundamente afetados pela circulação extracorpórea (p. ex., o coração está em assistolia, a pressão arterial é grandemente influenciada pelo fluxo sanguíneo do circuito e ocorre sudorese com o reaquecimento), essas variáveis não refletem confiavelmente o estado anestésico. Embora a hipotermia diminua os requisitos anestésicos, é necessário fornecer analgesia, hipnose e relaxamento muscular durante a CEC. Adjuntos úteis para avaliar a profundidade da anestesia são disponibilizados sob a forma de aparelhos eletroencefalográficos processados. Por exemplo, o índice bispectral é comprovadamente útil em prevenir consciência durante cirurgia cardíaca. Com o início da CEC e a hemodiluição, os níveis sanguíneos dos anestésicos e dos relaxantes musculares diminuem agudamente. No entanto, as concentrações de proteínas plasmáticas também diminuem, o que aumenta as concentrações de fármacos em fração livre e ativos. Cada fármaco tem um perfil cinético específico durante a CEC e a cinética e a farmacodinâmica durante a CEC variam grandemente entre os pacientes. Muitos clínicos administram relaxantes musculares e opioides adicionais no início da CEC. Pode-se incluir no circuito de circulação extracorpórea um vaporizador para fármacos inalatórios potentes. Uma inspeção final da cabeça e do pescoço para avaliação de cor, simetria, adequação da drenagem venosa (congestão de veias do pescoço e da conjuntiva) e simetria das pupilas é algo razoável e serve como linha de base para o estado anestésico. Um resumo das etapas preparatórias a efetuar durante a fase pré-CEC é dado no Quadro 25.7.

INÍCIO E DESCONTINUAÇÃO DO SUPORTE POR CEC: VISÃO GERAL

Início da Circulação Extracorpórea

Início Não Complicado

Uma vez tomadas todas as providências preparatórias, o perfusionista aumenta progressivamente a oferta de sangue oxigenado ao sistema arterial do paciente, enquanto o sangue venoso sistêmico é desviado do lado direito do coração do paciente, mantendo o volume do reservatório venoso da bomba. Depois de obtido fluxo completo, todo o sangue venoso sistêmico está (idealmente) drenando do paciente para o reservatório da bomba. Durante o funcionamento da circulação extracorpórea, um *checklist* dos itens a abordar logo depois de seu início pode servir como ferramenta de segurança valiosa (Quadro 25.8). A PVC e a

QUADRO 25.7 Checklist *para Preparação da Circulação Extracorpórea*

1. Anticoagulação
   a. Administração de heparina
   b. Obtenção de nível desejado de anticoagulação
2. Canulação arterial
   a. Ausência de bolhas no acesso arterial
   b. Evidência de dissecção ou mau posicionamento?
3. Canulação venosa
   a. Evidência de obstrução da veia cava superior?
   b. Evidência de obstrução da veia cava inferior?
4. Cateter na artéria pulmonar (se usado) puxado de volta
5. Todos os cateteres de monitorização e/ou acesso estão funcionando?
6. Ecocardiografia transesofágica (se usada)
   a. No modo "congelamento"
   b. Endoscópio na posição neutra ou destravada
7. Medicamentos suplementares
   a. Bloqueadores neuromusculares
   b. Anestésicos, analgésicos, amnésticos
8. Inspeção da cabeça e do pescoço
   a. Cor
   b. Simetria
   c. Drenagem venosa
   d. Pupilas

pressão na artéria pulmonar devem diminuir até quase zero (2-5 mmHg), enquanto o fluxo sistêmico, a pressão arterial e a oxigenação são mantidos nos valores desejados.

Hipotensão com o Início da CEC

A hipotensão arterial sistêmica (PAM de 30-40 mmHg) é relativamente comum ao início da CEC. Grande parte disso pode ser explicada pela redução aguda da viscosidade do sangue, que resulta da hemodiluição com soluções de preparação sem sangue. A PAM aumenta com o início da vasoconstrição induzida pela hipotermia, junto com os níveis de catecolaminas endógenas e angiotensina. A hemodiluição também resulta na perda de ligação ao óxido nítrico pela hemoglobina; o excesso de óxido nítrico livre pode levar a maior vasodilatação. *Geralmente*, não é necessário tratamento com α-agonistas se a hipotensão for breve (< 60 s). É preocupante o potencial para isquemia do miocárdio e isquemia cerebral porque a hipotermia ainda não foi obtida.

Até que se aplique o pinçamento aórtico, as artérias coronárias são perfundidas com sangue diluído e não pulsátil. Se houver demora na colocação do pinçamento aórtico, a PAM deverá ser mantida na faixa de 60 a 80 mmHg para dar suporte à perfusão do miocárdio, especialmente na presença de estenose coronária ou hipertrofia ventricular conhecida. Essa pressão arterial provavelmente é adequada para manter o FSC até que se induza hipotermia.

A menos que se use perfusão pulsátil, uma vez com fluxo completo, a onda da pressão arterial deve ser não pulsátil, exceto por pequenas deflexões sinusoidais (5-10 mmHg) criadas pelas cabeças da bomba com roletes. Pressão arterial pulsátil contínua indica que o ventrículo esquerdo está recebendo sangue de alguma fonte.

> **QUADRO 25.8** **Checklist *de Procedimento da Circulação Extracorpórea***
>
> 1. Avalie a entrada arterial
>   a. O perfusato arterial está oxigenado?
>   b. A direção da entrada arterial é apropriada?
>   c. Evidência de dissecção arterial?
>   d. A pressão arterial do paciente está persistentemente baixa?
>   e. A pressão no acesso de entrada está alta?
>   f. O nível do reservatório da bomba/do oxigenador está caindo?
>   g. Evidência de mau posicionamento da cânula atrial?
>   h. A pressão arterial do paciente está persistentemente alta ou baixa?
>   i. Edema facial unilateral, alteração da cor da pele?
>   j. Oximetria cerebral simétrica?
> 2. Avalie a saída venosa
>   a. O sangue está drenando para o reservatório venoso da bomba/do oxigenador?
>   b. Evidência de obstrução da VCS?
>   c. Congestão venosa facial, PVC elevada?
> 3. A derivação está completa?
>   a. PVC alta/pressão na AP baixa?
>   b. Comprometimento da drenagem venosa?
>   c. PVC baixa/pressão na AP alta?
>   d. Grande fluxo sanguíneo venoso brônquico?
>   e. Insuficiência aórtica?
>   f. Pressão arterial e na AP não pulsátil?
>   g. Estabelecido o fluxo desejado na bomba?
> 4. Descontinue a administração de fármacos e líquidos
> 5. Descontinue a ventilação e os fármacos inalatórios para os pulmões do paciente
>
> AP, artéria pulmonar; PVC, pressão venosa central; VCS, veia cava superior.

Fluxo e Pressão na Bomba durante a CEC

O fluxo na bomba durante a CEC representa um balanço cuidadoso entre demandas conflitantes de visualização cirúrgica e oferta adequada de oxigênio. Existem duas abordagens teóricas. A primeira é manter a oferta de oxigênio durante a CEC em níveis normais para uma temperatura central. Embora isso possa limitar a hipoperfusão, aumenta a oferta de carga embólica. A segunda abordagem é usar os fluxos mais baixos que não resultem em lesão de órgãos finais. Essa abordagem oferece a vantagem em potencial de menos oferta embólica, bem como melhora da proteção ao miocárdio e da visualização cirúrgica. No entanto, algumas dessas vantagens não são vistas quando o ventrículo esquerdo é drenado durante a CEC.

Durante a CEC, o fluxo e a pressão na bomba estão relacionados por meio da impedância arterial global, um produto de hemodiluição, temperatura e área transversal arterial. Isso é importante porque os primeiros dois fatores, hemodiluição e temperatura, são determinantes críticos dos requisitos de fluxo na bomba. Fluxos na bomba de 1,2 L/min/m^2 perfundem a maior parte da microcirculação quando o hematócrito está próximo de 22% e está sendo empregada CEC hipotérmica. No entanto, em hematócritos mais baixos ou em períodos de consumo mais alto de oxigênio, esses fluxos se tornam inadequados. Em razão das alterações na demanda de oxigênio com a temperatura e do platô de consumo de oxigênio com o aumento do fluxo, foi desenvolvida uma série de nomogramas para seleção do fluxo na bomba (Fig. 25.8).

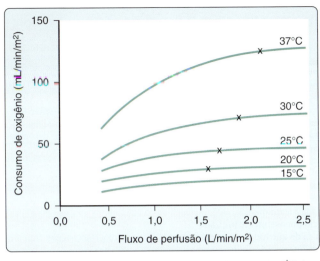

Fig. 25.8 Nomograma retratando a relação de consumo de oxigênio ($\dot{V}O_2$) para o fluxo de perfusão e temperatura. O x nas curvas representa fluxos comuns clinicamente usados em várias temperaturas. (De Kirklin JW, Barratt-Boyes BG. *Cardiac Surgery*. New York: Wiley; 1986:35.)

Além do uso desses nomogramas, a maioria das equipes de perfusão também monitoriza a saturação de oxigênio venoso misto, visando a um nível de 70% ou mais. Infelizmente, esse nível não garante a perfusão adequada de todos os leitos teciduais porque alguns (músculo, gordura subcutânea) podem ser funcionalmente removidos da circulação durante a CEC. A saturação venosa hipotérmica pode superestimar as reservas dos órgãos finais.

Preparação para Separação

Antes de descontinuar a CEC, precisam ser restauradas as condições que otimizem as funções cardíaca e pulmonar. Em grande escala, isso é obtido revertendo-se os processos e as técnicas usados para iniciar e manter a CEC (Quadro 25.9).

Potencial para Consciência do Paciente

Não é incomum que pacientes transpirem durante o reaquecimento. Isso é quase certamente causado por perfusão do hipotálamo (o centro termorregulador) com sangue que está mais quente do que o ponto de ajuste anterior do órgão (37°C). O cérebro é um órgão de alto fluxo e é possível admitir que se equilibre de maneira razoavelmente rápida (10 a 15 minutos) com a temperatura do perfusato cerebral (i. e., temperatura nasofaríngea). Uma possibilidade menos provável, porém mais perturbadora, é que a restauração da normotermia cerebral com a diminuição da concentração de anestésicos resulte em uma profundidade inadequada da anestesia e do potencial para consciência. Estima-se que ocorra consciência durante cirurgia cardíaca em até 0,1% dos pacientes.

O movimento do paciente antes da descontinuação da CEC é, no mínimo, extremamente desestabilizador e pode ter um potencial genuinamente fatal se resultar em desalojamento da cânula ou ruptura do procedimento. Deve-se administrar relaxante muscular adicional. Se houver suspeita de que o paciente está consciente, devem-se administrar amnésticos ou anestésicos suplementares durante o reaquecimento. Como a sudorese para quase imediatamente com a descontinuação da CEC, sudorese contínua depois da emergência da CEC pode ser sinal de consciência. Os monitores neurológicos, como o índice bispectral, podem ser usados para ajudar a julgar a profundidade da anestesia durante e após o desmame da CEC.

> **QUADRO 25.9** **Checklist *de Preparação para a Separação da Circulação Extracorpórea***
>
> 1. Finalizadas as manobras de remoção do ar
> 2. Finalizado o reaquecimento
>   a. Temperatura nasofaríngea de 36-37°C
>   b. Temperatura retal/vesical ≥ 35°C, porém ≤ 37°C
> 3. Aborde a questão da adequação da anestesia e do relaxamento muscular
> 4. Obtenha frequência cardíaca e ritmo estáveis (use estimulação, se necessário)
> 5. Fluxo na bomba e pressão arterial sistêmica
>   a. Fluxo na bomba para manter a saturação venosa mista ≥ 70%
>   b. Pressão sistêmica restaurada aos níveis normotérmicos
> 6. Parâmetros metabólicos
>   a. pH arterial, Po_2, Pco_2 dentro dos limites da normalidade
>   b. Htc: 20-25%
>   c. K^+: 4,0-5,0 mEq/L
>   d. Cálcio possivelmente ionizado
> 7. Segurança de que todos os cateteres de monitorização/acesso estejam funcionando
>   a. Transdutores zerados novamente
>   b. ETE (se usada) fora do modo congelamento
> 8. Manejo respiratório
>   a. Atelectasia removida/pulmões reexpandidos
>   b. Evidência de pneumotórax?
>   c. Líquido residual nas cavidades torácicas drenado
>   d. Ventilação reinstituída
> 9. Líquidos intravenosos reiniciados
> 10. Inotrópicos/vasopressores/vasodilatadores preparados
>
> *ETE*, ecocardiografia transesofágica; *Htc*, hematócrito.

Reaquecimento

Quando se usa hipotermia sistêmica, a temperatura corporal é restaurada à normotermia por aumento gradual da temperatura do perfusato com o trocador de calor. O tempo necessário para o reaquecimento (i. e., transferência de calor) varia com a temperatura do perfusato arterial, a temperatura do paciente e o fluxo sistêmico. Não é aconselhável aquecer excessivamente o perfusato pelo menos por três razões: possível desnaturação das proteínas plasmáticas, possível hipertermia cerebral e gás dissolvido podendo sair da solução e coalescer em bolhas se o gradiente de temperatura for grande demais. Como pequenos aumentos (0,5°C) da temperatura cerebral exacerbam lesão isquêmica no cérebro, é crítico perfundir o paciente com temperaturas sanguíneas de 37°C ou menos. Embora isso aumente a duração do reaquecimento, o risco de lesão cerebral hipertérmica aumenta grandemente com temperaturas sanguíneas hipertérmicas. A maioria dos centros agora emprega hipotermia leve (i. e., temperatura sistêmica de 32°C a 35°C), em lugar de hipotermia moderada (26-28°C), reduzindo a quantidade de transferência de calor necessária para obter normotermia durante o reaquecimento.

O reaquecimento pode ser intensificado pelo aumento do fluxo na bomba, o que aumenta a entrada de calor. Em níveis de hipotermia usados de rotina (25-30°C), o paciente se comporta como se estivesse em vasoconstrição (RVS calculada relativamente alta). O aumento do fluxo na bomba, nessa situação, pode resultar em hipertensão inaceitável. Há duas abordagens para esse problema: espere passar a vasoconstrição ou induza farmacologicamente vasodilatação no paciente. Quando a temperatura retal ou vesical se aproxima de 30-32°C, os pacientes parecem vasodilatar rapidamente. Isso provavelmente é resultado da diminuição da viscosidade do sangue ou do relaxamento da vasoconstrição induzida pelo frio com o aquecimento.

Aumentar o fluxo na bomba nesse ponto serve a várias finalidades: aumento da transferência de calor, suporte da pressão arterial sistêmica e aumento da oferta de oxigênio em face do aumento do consumo de oxigênio. Muitas vezes, é suficiente esperar que o paciente vasodilate espontaneamente e, com subsequentes aumentos dos fluxos na bomba, o reaquecimento será adequado na separação do suporte da CEC. As circunstâncias em que pode ser necessário um reaquecimento mais agressivo incluem hipotermia profunda com grande "pia de calor" hipoperfundida e início tardio do aquecimento por acidente ou projeto.

O músculo esquelético e a gordura subcutânea são relativamente hipoperfundidos durante a CEC. Esses tecidos resfriam lentamente e também são lentos para reaquecer. As temperaturas nas regiões de alto fluxo (p. ex., esôfago, nasofaringe) não refletem a temperatura desses tecidos. A vasodilatação farmacológica permite um aumento mais precoce do fluxo na bomba e uma oferta de sangue arterial aquecido a leitos com baixo fluxo, tornando o processo de reaquecimento mais uniforme. Os vasodilatadores arteriolares (p. ex., nicardipina, nitroprussiato de sódio) têm muito mais probabilidade de serem efetivos nesse processo do que os venodilatadores (p. ex., nitroglicerina). Outros auxiliares no aquecimento durante ou após a CEC são os aparelhos de reaquecimento estéreis com ar forçado e sistemas servorregulados, bem como cobertores de aquecimento, líquidos aquecidos, gases umidificados aquecidos e aumento da temperatura ambiente. A questão do depois da queda é menos preocupante durante a cirurgia cardíaca de rotina, mas se manifesta frequentemente nos pacientes após a parada circulatória hipotérmica profunda (PCHP).

Restauração da Pressão Arterial Sistêmica ao Valor Normotérmico

Após a liberação do pinçamento aórtico, o coração novamente é perfundido através das artérias coronárias nativas. Até que sejam feitas as anastomoses proximais, a perfusão do miocárdio pode ficar comprometida na presença de uma PAM baixa. Consequentemente, é aconselhável aumentar a PAM de modo gradual durante o reaquecimento até níveis de aproximadamente 70 a 80 mmHg.

Com a descontinuação da CEC, frequentemente existe acentuada discrepância entre as leituras de pressão arterial medida da artéria radial e a aorta central. Os cateteres na artéria radial podem subestimar as pressões sistólicas aórticas centrais em 10 a 40 mmHg. As discrepâncias de PAM tendem a ter menor magnitude (5-15 mmHg). Essa discrepância não está presente antes da CEC, nem está presente depois da CEC em todos os pacientes. Os mecanismos são indefinidos, mas há evidências que dão suporte a fenômenos vasodilatadores e shunts arteriovenosos no antebraço e na mão. Não se sabe em que ponto durante a CEC se desenvolvem as discrepâncias da pressão sanguínea na aorta central-artéria radial, porém a maioria dos investigadores relata sua resolução 20 a 90 minutos depois da descontinuação da CEC. Se, ao medir a pressão na artéria radial, há suspeita de que esteja baixa em relação à pressão aórtica central, podem ser tomadas várias providências. O cirurgião pode fazer uma estimativa da pressão aórtica central por palpação da aorta ascendente, colocar uma pequena agulha na luz aórtica, usar uma cânula aórtica para permitir a monitorização temporária da pressão aórtica ou colocar um cateter na artéria femoral.

Remoção do Ar Intracardíaco

Ao final do procedimento, está presente ar intracardíaco virtualmente em todos os casos que exigem abertura do coração (i. e., reparo ou troca de valva, aneurismectomia, reparo de comunicação septal, reparo de lesões congênitas). Nesses casos, é importante remover tanto ar quanto possível antes de retomada a ejeção. As técnicas cirúrgicas diferem. Com o pinçamento aórtico ainda aplicado, o cirurgião ou o perfusionista pode limitar parcialmente o retorno venoso e o fluxo de saída de ar do VE, fazendo com que o átrio esquerdo e o ventrículo esquerdo se encham de sangue. Por uma abordagem transventricular, o ventrículo esquerdo pode ser aspirado. O átrio esquerdo e o ventrículo esquerdo são balanceados para desalojamento das bolhas e o ciclo é repetido. A mesa cirúrgica pode ser rodada de lado a lado e os pulmões, ventilados para promover remoção do ar das veias pulmonares. Em vez de usar aspiração transventricular, alguns cirurgiões promovem a saída de ar pela cânula de cardioplegia ou uma saída por agulha na aorta ascendente. Antes da remoção do pinçamento aórtico, o paciente é colocado com a cabeça mais baixa para que as bolhas flutuem para longe das artérias carótidas dependentes. Alguns cirurgiões são a favor da oclusão manual temporária das carótidas antes da remoção do pinçamento, mas não estão documentadas a segurança nem a eficácia dessa manobra potencialmente perigosa. Habitualmente, deixa-se uma cânula para saída de ar na aorta em uma localização que deva permitir captação do ar depois de retomada a ejeção.

A ETE tem mostrado que as técnicas de rotina para remoção do ar não são completamente efetivas. Estudos por Doppler transcraniano documentam alta incidência de embolias gasosas intracranianas com a liberação do pinçamento aórtico e a retomada da ejeção. Três elementos essenciais da remoção do ar são: mobilização do ar por enchimento positivo das câmaras, distensão da parede atrial e repetição da movimentação das câmaras; remoção do ar mobilizado por drenagem contínua da aorta ascendente; e prova da eliminação pela ETE. O gás dióxido de carbono insuflado por gravidade nas câmaras cardíacas abertas durante a CEC ajuda a substituir o nitrogênio nas bolhas por um gás mais solúvel. Consequentemente, a persistência de bolhas de ar observada por ETE depois de liberado o pinçamento aórtico foi mais baixa em pacientes expostos ao CO_2 no tórax. No entanto, a insuflação de CO_2 deve ser usada em adição a outras manobras de retirada do ar, não em seu lugar.

Pode estar presente ar intracardíaco em 10% a 30% dos casos cardíacos fechados também (p. ex., CABG). Durante o pinçamento aórtico, o ar pode entrar na aorta e no ventrículo esquerdo retrogradamente através das artérias coronárias nativas abertas no transcorrer da CABG, em particular quando se aplica aspiração para a saída de ar do lado esquerdo do coração ou da raiz da aorta. Os esforços para expelir o ar do ventrículo esquerdo e da raiz da aorta devem ser rotina antes de soltar o pinçamento da aorta. Não está claro em que grau êmbolos gasosos originados no coração e na aorta contribuem para lesão neurológica. No entanto, a carga microembólica se correlaciona à magnitude da disfunção cognitiva. Outros estudos relatam que o ar ejetado do ventrículo esquerdo também pode se dirigir às artérias coronárias, resultando em súbita e, algumas vezes, extrema isquemia e em insuficiência do miocárdio depois da separação da CEC.

Desfibrilação

Antes da descontinuação da CEC, o coração precisa ter um ritmo organizado espontâneo ou induzido por estimulador. A fibrilação ventricular, comum depois de liberado o pinçamento e do aquecimento, frequentemente se converterá de maneira espontânea em algum outro ritmo. A fibrilação ventricular prolongada é indesejável durante o reaquecimento por pelo menos três razões: a perfusão subendocárdica é comprometida na presença de fibrilação ventricular normotérmica; o consumo de oxigênio pelo miocárdio é maior com fibrilação ventricular, em comparação com o coração batendo em normotermia; e, se o ventrículo esquerdo receber grande quantidade de sangue (insuficiência aórtica ou retorno brônquico) na ausência de contração mecânica, o ventrículo esquerdo poderá se distender. A distensão do VE aumenta a tensão da parede e compromete ainda mais a perfusão subendocárdica. Em contrapartida, a retomada precoce da contração mecânica pode tornar alguns procedimentos cirúrgicos difíceis (modificação das anastomoses distais).

A desfibrilação, quando necessária, é efetuada com as pás internas em energias muito mais baixas do que se usaria para a cardioversão externa. No adulto, a rotina é iniciar com energias de 5 a 10 J. A desfibrilação é menos efetiva quando o coração não está inteiramente reaquecido e raramente tem sucesso se a temperatura do miocárdio (perfusato) estiver abaixo de 30°C. Tentativas repetidas de desfibrilação, particularmente com níveis crescentes de energia, podem levar à lesão do miocárdio. Se a desfibrilação não tiver sucesso depois de duas a quatro tentativas, as opções incluem continuar o aquecimento, corrigir as anormalidades dos gases sanguíneos e dos eletrólitos se presentes (Po_2 alta e $[K^+]$

normal-alta no soro parecem ser favoráveis), aumentar a PAM e realizar terapia anti-arrítmica. A administração em bolus de 100 mg de lidocaína antes de liberar o pinçamento diminui significativamente a incidência de fibrilação ventricular da reperfusão. Acredita-se que o aumento da perfusão coronária pelo aumento da PAM resulte em reperfusão do miocárdio e recuperação do estado de energia.

Restauração da Ventilação

Antes da descontinuação da CEC, os pulmões precisam ser reinsuflados. Aplica-se repetidamente pressão positiva (20-40 cm H_2O) até que todas as áreas de atelectasia estejam visualmente reinsufladas. A atenção é dirigida especificamente ao lobo inferior esquerdo, que parece ter mais dificuldade de reexpansão. O líquido coletado nas cavidades torácicas durante a CEC é removido pelo cirurgião e, se a cavidade pleural não estiver aberta, também são procuradas evidências de pneumotórax. A taxa ventilatória pode ser aumentada 10% a 20% acima dos valores pré-CEC até compensar o aumento de V_d/V_t se presente. A ventilação é retomada com oxigênio a 100% e são feitos subsequentes ajustes de FiO_2 com base na análise das gasometrias e da oximetria de pulso.

Correção das Anormalidades Metabólicas e da Saturação Arterial de Oxigênio

Quando o reaquecimento estiver quase completo e se antecipar a ocorrência da separação da CEC em 10 a 15 minutos, coleta-se uma amostra de sangue arterial, sendo feita a análise do estado acidobásico, da Po_2, da pressão parcial de dióxido de carbono (Pco_2), da hemoglobina ou do hematócrito, e do potássio e do cálcio ionizados.

CAPACIDADE DE TRANSPORTE DE OXIGÊNIO

Em geral, busca-se um hematócrito de aproximadamente 25% antes de descontinuar a CEC. O mecanismo compensatório primário para garantir oferta sistêmica adequada de oxigênio na presença de anemia normovolêmica é aumentar o DC. O aumento do DC resulta em aumento da necessidade de oxigênio do miocárdio, que é atendida pelo aumento da oferta de oxigênio coronário por vasodilatação coronária. Relata-se que o limite inferior do hematócrito, abaixo do qual o aumento do DC já não dá suporte às necessidades sistêmicas de oxigênio, seja de 17% a 20% em cães com coração completamente saudável. Com os aumentos do Vo_2, como ocorre em exercício, febre ou tremores, são necessários valores mais altos do hematócrito. Espera-se que os pacientes com boa função ventricular e boa reserva coronária (ou boa revascularização) tolerem valores de hematócrito na casa dos 20%. Quando a função ventricular está comprometida ou a revascularização é incompleta, o hematócrito acima de 25% pode ajudar no suporte da circulação sistêmica e concomitantemente baixar a necessidade de oxigênio do miocárdio com a descontinuação da derivação. Quando o volume da bomba ou do reservatório do oxigenador é excessivo, o hematócrito pode ser aumentado pelo uso de hemofiltração.

pH ARTERIAL

Debate considerável tem seu centro no grau em que a acidemia afeta o desempenho do miocárdio e se a correção do pH arterial com bicarbonato de sódio é vantajosa ou prejudicial ao coração. Estudos têm desafiado crenças antigas de que a acidemia comprometa o desempenho do miocárdio. Todavia, a maioria dos estudos *in vivo* e dos estudos clínicos têm verificado que a acidose metabólica compromete a contratilidade e altera as respostas às catecolaminas exógenas. A deterioração hemodinâmica geralmente é leve, acima do pH 7,2, em razão dos aumentos compensatórios da atividade da parte simpática do sistema nervoso. A atenuação dos órgãos da parte simpática do sistema nervoso por β-bloqueio ou bloqueio ganglionar aumenta o efeito prejudicial da acidose. Verifica-se que o miocárdio isquêmico é particularmente vulnerável aos efeitos prejudiciais da acidose. Os pacientes com má função contrátil ou redução da responsividade simpática do miocárdio (insuficiência crônica do VE), aqueles tratados com β-bloqueadores ou os com isquemia do miocárdio são especialmente sensíveis aos efeitos adversos da acidose. Por essas razões, o pH arterial é corrigido a níveis quase normais antes da descontinuação da CEC, usando-se bicarbonato de sódio. Preocupações referentes à geração de dióxido de carbono e à acidificação do espaço intracelular se tornam desnecessárias com a administração lenta e o ajuste apropriado da ventilação, o que é facilmente alcançado durante a CEC.

ELETRÓLITOS

Os eletrólitos mais comumente preocupantes antes da descontinuação da CEC são o potássio e o cálcio. A concentração sérica de potássio pode ficar agudamente baixa em razão da hemodiluição com soluções preparatórias sem potássio, diurese de grandes volumes durante a CEC ou uso de insulina para tratar hiperglicemia. Mais comumente, a concentração de potássio se eleva em decorrência da captação sistêmica da solução cardioplégica contendo potássio; não são incomuns os valores que passam de 6 mEq/L. Outras causas em potencial de hipercalemia que precisam ser consideradas são hemólise, isquemia ou necrose de tecidos e acidemia. A hipocalemia pode ser rapidamente corrigida durante a CEC com segurança relativa porque o coração e a circulação sistêmica têm suporte. Incrementos de 5 a 10 mEq de KCl durante intervalos de 1 a 2 minutos podem ser dados diretamente no oxigenador pelo perfusionista e após isso o potássio é verificado novamente. Dependendo da gravidade e da urgência de correção, o potássio elevado pode ser tratado ou reduzido por qualquer dos vários meios tradicionais: terapia com álcali, diurese, administração de cálcio ou insulina e glicose. Alternativamente, pode-se usar hemofiltração para reduzir o potássio sérico. Enquanto o paciente ainda está em CEC, remove-se o líquido extracelular contendo potássio, o qual é substituído por líquido não contendo potássio.

O cálcio ionizado está envolvido na manutenção da acoplagem normal excitação-contração e, portanto, em manter a contratilidade cardíaca e o tônus vascular periférico. Baixas concentrações de cálcio ionizado levam ao comprometimento da contratilidade cardíaca e à redução do tônus vascular. Surgiram preocupações sobre a contribuição da administração de cálcio para a lesão por reperfusão no miocárdio e para a ação de vários inotrópicos. Alguns investigadores argumentam a favor de dosar o cálcio ionizado antes da descontinuação da CEC e de administrar cálcio em pacientes com baixas concentrações para otimizar o desempenho cardíaco. Embora eles dosem o cálcio ionizado de rotina antes da descontinuação da CEC, não se administram sais de cálcio. Quando diante de má responsividade do miocárdio ou vascular periférica aos inotrópicos ou aos vasopressores depois da CEC na presença de baixo nível de cálcio ionizado, devem-se administrar sais de cálcio para restaurar o cálcio ionizado aos níveis normais (não elevados) na esperança de restaurar a responsividade. A mesma estratégia pode ser usada para dosar e administrar magnésio.

Outras Preparações Finais

Antes que o paciente seja liberado da CEC, todos os cateteres de monitorização e de acesso devem ser verificados e calibrados. Os pontos de calibração pressão zero dos transdutores de pressão são verificados de rotina. Não é incomum que as sondas do oxímetro de pulso digital não tenham bom sinal depois da CEC. Nesses casos, coloca-se uma sonda nasal ou na orelha para obter oximetria confiável. As infusões intravenosas são reiniciadas depois da liberação da CEC e suas características de fluxo são avaliadas, com atenção a evidências de obstrução ou desconexão.

Durante o aquecimento e a preparação para a liberação, deve-se fazer uma avaliação do estado funcional do coração e da vasculatura periférica com base em inspeção visual, índices de hemodinâmica e parâmetros metabólicos. Com base nessa avaliação, devem-se preparar inotrópicos, vasodilatadores e vasopressores que se acredita serem necessários para a liberação bem-sucedida da CEC e deixá-los prontos para a administração.

Separação da CEC

Após todas as etapas preparatórias serem percorridas, a CEC pode ser descontinuada. O fluxo de saída venoso para a bomba ou o oxigenador é impedido por pinçamento lento do acesso venoso e o volume intravascular do paciente e as condições de carga ventricular são restaurados por transfusão ou perfusato através do acesso de entrada aórtico. Quando as condições de carga estiverem ótimas, pinça-se o acesso de entrada aórtico e o paciente é separado da CEC.

Nessa conjuntura, é preciso determinar se a oxigenação, a ventilação e, mais comumente, o desempenho do miocárdio (perfusão sistêmica) estão adequados. Caso a separação falhe por qualquer razão, a CEC pode simplesmente ser reinstituída por retirada do pinçamento dos acessos de saída venosa e entrada arterial e por restauração do fluxo da bomba. Isso permite um suporte de oxigenação e perfusão sistêmicas enquanto se tomam providências para diagnosticar e tratar aqueles problemas que impossibilitem a separação bem-sucedida.

■ EMERGÊNCIAS DE PERFUSÃO

Acidentes ou contratempos ocorridos durante a CEC podem evoluir rapidamente para emergências potencialmente letais (Quadro 25.10). Muitas das condições necessárias para CEC (parada cardíaca, hipotermia, depleção de volume) impossibilitam a retomada da função cardiorrespiratória normal se um acidente ameaçar a integridade do circuito extracorpóreo. Felizmente, é infrequente a ocorrência de grandes acidentes de perfusão e eles raramente se associam a lesão permanente ou óbito. No entanto, todos os membros da equipe de cirurgia cardíaca precisam ser capazes de reagir a emergências de perfusão para limitar a probabilidade de desastres relacionados à perfusão. Algumas das emergências mais comuns são discutidas nas seções a seguir.

Mau Posicionamento da Cânula Arterial

As cânulas na aorta ascendente podem estar mal posicionadas, de tal modo que o jato de saída esteja direcionado primariamente para a artéria inominada, a artéria carótida comum esquerda (raro) ou a artéria subclávia esquerda (raro). As duas últimas podem ocorrer com o uso de cânulas longas tipo arco. Nas primeiras duas circunstâncias, ocorre *hiperperfusão* cerebral unilateral, geralmente com hipoperfusão sistêmica, enquanto o fluxo direcionado para a artéria subclávia esquerda resulta em *hipoperfusão* cerebral global. Apesar do fato de que nem todas as combinações de local de monitorização da pressão arterial e mau posicionamento da cânula produzem hipotensão, essa última é comumente vista como sinal primordial de mau posicionamento de cânula. Por exemplo, a monitorização da pressão arterial no braço direito e a canulação da artéria inominada, ou a monitorização no braço esquerdo e a canulação da artéria subclávia esquerda, podem resultar em pressão arterial *alta* no início da derivação. Com outras combinações de posicionamento e monitorização, os investigadores relatam pressão arterial sistêmica persistentemente baixa (PAM de

QUADRO 25.10 *Emergências de Perfusão*

Mau posicionamento da cânula arterial
Dissecção aórtica
Embolia gasosa maciça
Trava de ar venosa
Canulação invertida

25-35 mmHg), que responde mal a aumento do fluxo na bomba ou a vasoconstritores. Com o passar do tempo (minutos), desenvolvem-se sinais de hipoperfusão sistêmica (acidemia, oligúria). Como um período variável de hipotensão sistêmica com o início da CEC quase sempre é visto com hemodiluição, a hipotensão isoladamente não é evidência significativa para se estabelecer um diagnóstico de mau posicionamento de cânula arterial. No início da CEC e periodicamente daí em diante, é aconselhável inspecionar alterações de cor e edema na face, rinorreia ou otorreia e palpar o pescoço com o início do resfriamento para pesquisar assimetria de temperatura. A monitorização eletroencefalográfica era anteriormente preconizada como método para detectar mau posicionamento da cânula. No entanto, o Doppler transcraniano e a mais comumente disponibilizada oximetria cerebral são os monitores de escolha para detectar má perfusão secundária a complicações da cânula.

São possíveis dois maus posicionamentos da cânula arterial: ponto de contato da ponta da cânula contra a íntima da aorta, o que resulta em alta pressão no acesso, má perfusão ou até dissecção aguda quando a CEC é iniciada, e ponta da cânula direcionada caudalmente para a valva aórtica. Isso pode resultar em insuficiência aórtica aguda, com súbita distensão do VE e hipoperfusão sistêmica na derivação. Se a cânula de entrada aórtica for mole, o pinçamento aórtico ocluirá o acesso de perfusão arterial, o que pode romper o acesso de entrada aórtico. A suspeita de qualquer mau posicionamento da cânula precisa ser levada imediatamente à atenção do cirurgião.

Dissecção Aórtica ou Arterial

Sinais de dissecção arterial, muitas vezes semelhantes aos do mau posicionamento da cânula, também precisam ser procurados continuamente, em especial no início da CEC. A dissecção pode se originar no local da canulação, no local do pinçamento aórtico, no local anastomótico proximal do enxerto com veia ou no local do pinçamento com oclusão parcial (clampeamento lateral). As dissecções se devem ao rompimento da íntima ou, mais distalmente, à fratura da placa aterosclerótica. Em qualquer dos casos, uma parte do fluxo sanguíneo arterial sistêmico se torna extraluminal, sendo forçada para o interior da parede arterial. A dissecção se propaga principalmente, mas não de maneira exclusiva, na direção do fluxo sistêmico. O sangue extraluminal comprime as origens luminais (saídas) dos grandes ramos arteriais, de tal modo que órgãos vitais (coração, cérebro, rim, trato intestinal e medula espinal) podem ficar isquêmicos. Como a perfusão sistêmica pode ser baixa e as origens das artérias inominada e subclávia podem estar comprimidas, provavelmente o melhor sinal de dissecção arterial é a pressão arterial sistêmica persistentemente baixa. A drenagem venosa para a bomba diminui (o sangue é sequestrado) e a "pressão no acesso" da entrada arterial em geral está inadequadamente alta. O cirurgião pode ver a dissecção se envolver a aorta ascendente anterior, a aorta ascendente lateral (alteração de cor azulada) ou ambas. É possível que o cirurgião *não* veja qualquer sinal de dissecção por ela estar fora de visualização (p. ex., aorta ascendente posterior, arco aórtico, aorta descendente). Um exame cuidadoso por ETE nesse momento pode mostrar a dissecção e sua extensão. A dissecção pode ocorrer em qualquer momento antes, durante ou depois da CEC. Com o mau posicionamento da cânula, uma suspeita de dissecção arterial precisa ser levada à atenção do cirurgião. O anestesiologista não pode supor que algo esteja errado de repente com o transdutor de pressão arterial, mas deve "pensar em dissecção".

Após ser diagnosticada uma dissecção da aorta ascendente, é necessário tomar providências imediatas para minimizar a propagação. Se tiver ocorrido antes da CEC, o anestesiologista deve tomar medidas para reduzir a PAM e a taxa de elevação da pressão aórtica (dP/dt). Se ocorrer durante a CEC, reduzem-se o fluxo da bomba e a PAM aos níveis mais baixos aceitáveis. O perfusato arterial é resfriado a níveis profundos (14-19°C) o mais rapidamente possível para diminuir a demanda metabólica e proteger os órgãos vitais. Prepara-se um local diferente para canulação arterial (p. ex., a artéria femoral é canulada ou a luz aórtica verdadeira é canulada em um ponto mais distal no arco aórtico). A entrada arterial é mudada para aquele novo local com a intenção de que perfundir a luz aórtica verdadeira reperfundirá os órgãos vitais. A aorta ascendente é pinçada imediatamente abaixo da artéria inominada e se administra a cardioplegia (nos óstios coronários ou no seio coronário). A aorta é aberta para expor o local da ruptura, que é então ressecado e substituído. Pode ser necessário reimplantar as artérias coronárias, trocar a valva aórtica ou realizar ambos os procedimentos. Os falsos lúmens em ambas as extremidades da aorta são obliterados com suportes de Teflon® e o enxerto é inserido por sutura terminoterminal. Com pequenas dissecções, algumas vezes é possível evitar um reparo aberto pela aplicação de uma pinça de oclusão parcial com plicação da dissecção e exclusão do rompimento da íntima.

As dissecções arteriais originadas da canulação femoral também necessitam de reduções da pressão arterial, do fluxo sistêmico e da temperatura. Se a operação estiver quase finalizada, o coração pode ser transfundido e a CEC, descontinuada; de outra maneira, o arco aórtico precisa ser canulado e precisa ser restaurada a perfusão sistêmica adequada para permitir a finalização da cirurgia.

Embolia Gasosa Arterial Maciça

A embolia gasosa macroscópica é uma complicação rara, mas desastrosa, da CEC. Dois estudos independentes em 1980 publicaram incidências de embolia gasosa arterial maciça reconhecida de 0,1% a 0,2%. A atual incidência provavelmente é mais baixa devido ao uso generalizado de alarmes do nível do reservatório e de outros dispositivos de detecção de bolhas. Entre 20% e 30% dos pacientes afetados morreram imediatamente, com outros 30% tendo déficits neurológicos transitórios e/ou não debilitantes. As circunstâncias que mais comumente contribuíram para esses eventos foram falta de atenção ao nível de sangue no oxigenador, inversão da saída de ar para o VE ou retomada inesperada da ejeção cardíaca em um coração previamente aberto. O rompimento de dispositivo de assistência pulsátil ou IABP também pode introduzir grandes volumes de ar na circulação arterial.

A fisiopatologia da embolia gasosa cerebral (macroscópica e microscópica) ainda não está bem clara. O dano tecidual depois de embolização gasosa é iniciado pelo simples bloqueio mecânico dos vasos sanguíneos por bolhas. Embora a embolia gasosa seja absorvida ou atravesse a circulação em 1 a 5 minutos, acredita-se que a reação local das plaquetas e das proteínas à interface sangue-ar ou o dano endotelial potencialize a estase microvascular, prolongando a isquemia cerebral até o ponto de infarto. Áreas de perfusão mínima, como as zonas de fronteira arterial, não eliminam os êmbolos gasosos tão rapidamente quanto as zonas bem perfundidas, produzindo padrões de isquemia ou infarto difíceis de distinguir daqueles causados por hipotensão ou êmbolos particulados.

O tratamento recomendado para embolia gasosa arterial maciça inclui suspensão imediata da CEC com aspiração da maior quantidade possível de ar da aorta e do coração, adoção da posição em Trendelenburg bem inclinada e remoção do ar do acesso de perfusão arterial. Depois da retomada da CEC, o tratamento continua com implementação ou aprofundamento da hipotermia (18-27°C) durante a finalização da cirurgia e remoção do ar da circulação coronária antes da emergência da CEC. Em muitos relatos de pacientes que sofreram embolia gasosa arterial maciça, ocorreram crises convulsivas no pós-operatório e elas foram tratadas com anticonvulsivantes. Como as crises convulsivas depois de agressões isquêmicas se associam a um mau prognóstico, talvez em função dos efeitos hipermetabólicos, a fenitoína profilática parece razoável. Demonstra-se que a hipotensão alonga o tempo de residência de êmbolos gasosos cerebrais e piora a gravidade da isquemia resultante. A manutenção de hipertensão moderada, portanto, é razoável e clinicamente possível para agilizar a eliminação dos êmbolos da circulação e, esperançosamente, melhorar os resultados neurológicos.

Muitos clínicos têm relatado recuperação neurológica dramática com o uso de terapia hiperbárica para embolia gasosa arterial, mesmo que demore até 26 horas depois do evento. Também há relatos de recuperação espontânea da embolia gasosa e nenhum estudo prospectivo de terapia hiperbárica foi realizado no contexto de cirurgia cardíaca.

Poucas instituições que realizam cirurgia cardíaca têm uma câmara hiperbárica apropriadamente equipada e pessoal adequado que permitam um início rápido e seguro da terapia hiperbárica. Não obstante, a transferência imediata pelo ar costuma ser possível e deve ser seriamente considerada. Parece razoável esperar que instituições que realizam cirurgia cardíaca devam ter políticas referentes à embolia gasosa catastrófica.

Também se sugere a perfusão venoarterial como alternativa à terapia hiperbárica, tendo por objetivo fazer afluir ar da circulação arterial cerebral. Nenhum dos pacientes assim tratados teve evidências de lesão neurológica. Outras publicações usando essa técnica vieram depois. O momento de ocorrência da embolia também é algo importante a considerar. Por exemplo, se ocorrer embolia gasosa maciça durante a conexão, deve-se considerar seriamente abandonar o procedimento, permitir terapia imediata e acordar o paciente para avaliar o estado neurológico. A embolia gasosa e sua isquemia cerebral subsequente provavelmente pioram com a natureza não fisiológica da CEC, bem como por seus processos inflamatórios inerentes.

Trava do Ar Venoso

O ar que entra no acesso de saída venosa pode resultar em suspensão completa do fluxo para o reservatório venoso, o que é chamado *trava de ar*. A perda da saída venosa necessita de que o fluxo da bomba fique imediatamente mais lento ou até cesse para prevenir o esvaziamento do reservatório e a subsequente oferta de ar à circulação arterial do paciente. Depois de reconhecida uma trava de ar, é necessário realizar uma busca da fonte do ar no acesso de saída venosa (p. ex., sutura em bolsa de tabaco atrial solta, laceração atrial, acesso intravenoso aberto) e fazer o reparo antes de restabelecer a derivação completa.

Canulação Invertida

Na canulação invertida, a alça de saída venosa do circuito da CEC é conectada incorretamente com a cânula de entrada arterial e a alça de perfusão arterial do circuito é presa à cânula venosa. Ao iniciar a CEC, o sangue é removido da circulação arterial e retorna à circulação venosa em alta pressão. Por palpação e monitorização da pressão arterial, verifica-se que a pressão arterial é extremamente baixa. Pressões arteriais muito baixas também podem (mais comumente) ser causadas por dissecção na árvore arterial. No segundo caso, o perfusionista rapidamente perderá volume, enquanto com a canulação invertida o perfusionista terá um excesso bruto imediato do volume. Se for estabelecido alto fluxo da bomba, pode ocorrer ruptura venosa ou atrial. A PVC estará dramaticamente elevada, com evidência de congestão venosa facial.

A *pressão no acesso* é a pressão na alça arterial do circuito da CEC. Como as cânulas arteriais são muito menores do que a aorta, sempre há uma queda da pressão através da cânula aórtica. A pressão no acesso de entrada arterial sempre será consideravelmente mais alta do que a pressão arterial sistêmica (paciente). A magnitude da queda da pressão depende do tamanho da cânula e do fluxo sistêmico; cânulas pequenas e fluxos mais altos resultam em gradientes maiores. A bomba da CEC precisa gerar uma pressão que supere esse gradiente para fornecer uma pressão arterial sistêmica adequada. Para um adulto típico (i. e., PAM de aproximadamente 60 mmHg, fluxo sistêmico de aproximadamente 2,4 L/min/m^2 e cânula aórtica de 24 Fr), a pressão no acesso em um caso não complicado geralmente varia de 150 a 250 mmHg. Os equipamentos no acesso de entrada arterial são plásticos; os equipamentos no próprio acesso podem se romper. Os perfusionistas tipicamente não querem uma pressão no acesso acima de 300 mmHg.

A CEC precisa ser descontinuada e a cânula, desconectada e inspecionada para verificar se há ar. Se for encontrado ar na circulação arterial, inicia-se um protocolo de embolia gasosa. Uma vez eliminado o ar arterial, o circuito é corretamente reconectado e a CEC é reiniciada. Nos adultos, a alça de saída venosa do circuito de CEC é composta por tubos de maior diâmetro do que os tubos de entrada arterial, precisamente para eliminar a canulação invertida. É por isso que a canulação invertida é rara em adultos, mas acontece. Em casos pediátricos, as alças de entrada arterial e saída venosa do circuito da CEC têm tamanho próximo ou igual.

POPULAÇÕES ESPECIAIS DE PACIENTES

Cuidados à Paciente Grávida durante a CEC

Faltam estudos que avaliem os efeitos de cirurgia cardíaca e da CEC sobre a fisiologia obstétrica e o bem-estar fetal. No entanto, várias revisões e muitos relatos de casos descrevem a experiência individual de atender à paciente grávida e ao feto durante cirurgia cardíaca e circulação extracorpórea. Esses levantamentos e relatos anedóticos, junto com os conhecimentos da fisiologia bem documentada da gravidez e dos efeitos de terapêuticas cardíacas sobre a fisiologia fetal, podem servir de base para uma abordagem racional da atenção à paciente grávida e ao feto durante cirurgia cardíaca (Quadro 25.11). A experiência relatada sobre os desfechos materno e fetal depois de procedimentos cardíacos com CEC sugere que a cirurgia cardíaca é bem tolerada pela mãe, mas traz um risco significativo para o feto.

Considerações antes da CEC
PRÉ-MEDICAÇÃO E POSICIONAMENTO DA PACIENTE

A pré-medicação deve ser apropriada para a lesão cardíaca específica e o estado físico da paciente. Fármacos teratogênicos devem ser evitados, especialmente no primeiro trimestre da gravidez. Depois da 34ª semana de gestação, o esvaziamento gástrico é demorado e as pacientes têm aumento do risco de aspiração pulmonar. Embora não seja possível garantir o esvaziamento gástrico antes da indução da anestesia, citrato de sódio e um antagonista do receptor H_2 podem fornecer certa proteção contra pneumonia aspirativa. O útero gravídico obstrui o fluxo aórtico e o retorno do sangue pela VCI ao coração. As pacientes grávidas jamais devem ficar em decúbito dorsal; precisam ser posicionadas com deslocamento uterino para a esquerda durante todo o período perioperatório.

INFORMAÇÕES DOS MONITORES MATERNOS E FETAIS

A paciente grávida submetida a uma cirurgia cardíaca exige o emprego dos monitores habituais durante a cirurgia, bem como de monitores que avaliem o bem-estar fetal. Os monitores que ajudam a avaliar a adequação do desempenho cardiovascular materno e a oferta de oxigênio ao feto são de suma importância. Sabe-se pouco sobre os efeitos de fármacos cardiovasculares e outras medidas terapêuticas sobre a paciente cardiopata grávida submetida à CEC. Monitores apropriados permitem a avaliação de uma terapia individual nas ofertas de oxigênio materna e fetal.

QUADRO 25.11 *Pacientes Especiais que Podem Necessitar de Circulação Extracorpórea*

Grávidas
Vítimas de hipotermia por acidente
Paciente neurocirúrgico com aneurisma intracraniano

A atividade uterina deve ser monitorizada com um tocodinamômetro aplicado ao abdome materno. Esse monitor transduz o retesamento do abdome durante as contrações uterinas. Como é o caso com outros tipos de cirurgias de grande porte, o tocodinamômetro pode ser deslocado intermitentemente pelo cirurgião. O uso de um cateter intra-amniótico para monitorizar a atividade e a pressão uterinas pode não ser aconselhável em uma paciente inteiramente heparinizada. As contrações uterinas intraoperatórias podem ter efeito prejudicial sobre a oferta de oxigênio ao feto (causando aumento da pressão venosa uterina e diminuição do fluxo sanguíneo uterino) e sinalizar o início de trabalho de parto pré-termo. O uso do tocodinamômetro é obrigatório, pois fornece informações importantes sobre o estado do útero e permite intervenção, se necessário. Várias publicações têm documentado a ocorrência comum de contrações uterinas durante cirurgia cardíaca e CEC. As contrações uterinas aparecem em qualquer momento durante o período perioperatório, mas ocorrem mais frequentemente logo depois da descontinuação da CEC e no período inicial na UTI. Portanto, é importante deixar o tocodinamômetro colocado depois de encerrada a cirurgia. Embora ocorram contrações uterinas frequentemente na evolução perioperatória, em geral elas são tratadas efetivamente com sulfato de magnésio ritodrina ou infusões de etanol e não resultam em trabalho de parto pré-termo ou perda fetal.

Os monitores da frequência cardíaca fetal (FCF) devem ser usados em todas as grávidas depois de 20 semanas de gestação porque um dos objetivos perioperatórios primários é evitar a perda fetal. O uso de um monitor de FCF permite o reconhecimento de sofrimento fetal e possibilita ao clínico instituir medidas para melhorar a oferta de oxigênio ao feto. O monitor de FCF reconhece e registra a FCF, a variabilidade da FCF e as contrações uterinas. Um eletrodo espinal colocado no couro cabeludo fetal fornece o eletrocardiograma (ECG) fetal mais confiável e, portanto, as melhores informações da FCF. No entanto, esse método pode ser indesejável na presença de anticoagulação materna. A monitorização da FCF externa – usando ultrassom, fonocardiografia ou ECG abdominal externo – é menos exata, porém preferível nesse contexto clínico.

O cirurgião cardíaco, o perfusionista e o anestesiologista cardíaco podem não estar familiarizados com os monitores uterino e de FCF. Assim sendo, é desejável ter um perinatologista ou um obstetra presente durante a cirurgia cardíaca para avaliar sofrimento fetal pré-operatório e necessidade antecipada de parto cesáreo de emergência durante cirurgia cardíaca.

A FCF geralmente é normal no período pré-CEC, mas diminui subitamente com o início da CEC, permanecendo abaixo do normal durante o período inteiro de derivação. Há muitas causas em potencial dessa diminuição de FCF observada. Bradicardia fetal persistente é um sinal clássico de hipoxia fetal aguda. No entanto, no contexto de CEC, especialmente quando se emprega hipotermia, é difícil atribuir a bradicardia fetal à hipoxia ou à diminuição da demanda fetal de oxigênio. Taquicardia fetal tipicamente ocorre depois da descontinuação da CEC. Essa taquicardia pode representar um mecanismo compensatório para o débito de oxigênio incorrido durante a CEC. A FCF geralmente retorna ao normal ao final do período operatório.

Intervenções que otimizam o conteúdo materno de oxigênio, corrigindo qualquer desequilíbrio acidobásico e reabastecendo os depósitos de glicogênio fetal, podem amenizar os sinais de hipoxia fetal. Alguns clínicos recomendam um aumento no fluxo da bomba da CEC para melhorar a oferta de oxigênio ao feto.

Conduzindo o Procedimento da CEC

As condições de circulação extracorpórea – fluxo sanguíneo não pulsátil, hipotermia, anemia e anticoagulação – provavelmente terão impacto negativo sobre o bem-estar fetal durante a CEC. Não há estudos que recomendem uma estratégia particular de

Tabela 25.5 Recomendações para a Condução de Circulação Extracorpórea na Paciente Grávida

Variável	Valor/Característica Recomendada	Fundamento
Fluxo sanguíneo	3,0 L/min/m^2	Índice cardíaco normalmente aumenta durante a gravidez
Pressão arterial (PAM)	60-70 mmHg	Fluxo sanguíneo uterino depende da PAM materna
Temperatura	32-34°C	Hipotermia leve diminui as demandas fetais de oxigênio e tem menos probabilidade de causar arritmia fetal
Tipo de oxigenador	Membrana	Oxigenadores de membrana se associam a menos fenômenos embólicos do que os borbulhadores
Hematócrito	25-27%	A quantidade de oxigênio transportada no sangue materno (e, portanto, o oxigênio disponível para o feto) depende grandemente da concentração de hemoglobina
Duração da perfusão	Minimizada	A duração da derivação é ditada pela complexidade do procedimento cirúrgico
Cardioplegia	?	Não há dados
Perfusão pulsátil	?	Não há dados

PAM, pressão arterial média.

manejo da CEC em pacientes grávidas. As recomendações para o manejo da CEC em pacientes grávidas estão resumidas (Tabela 25.5) vidas, tendo por base um levantamento de relatos anedóticos na literatura.

FLUXO SANGUÍNEO

Não se sabe qual é o fluxo sanguíneo ótimo na CEC de paciente grávida. No entanto, o aumento do DC associado à gravidez está bem definido e se pode argumentar que altos fluxos sanguíneos durante a CEC sejam mais fisiológicos na grávida. Sugere-se que o fluxo durante a CEC na grávida seja mantido em um mínimo de 3,0 L/min/m^2. Algumas publicações demonstram que aumentar o fluxo sanguíneo no circuito da CEC melhora a FCF, sugerindo melhora da oferta de oxigênio ao feto.

PRESSÃO ARTERIAL

Sob condições normais, o fluxo sanguíneo uterino é determinado unicamente pela pressão arterial materna, pois a vasculatura da placenta é dilatada ao máximo. No entanto, não se sabe quais fatores determinam o fluxo sanguíneo uterino durante a condição muito anormal da CEC. Por exemplo, os níveis de catecolaminas aumentam várias vezes durante a CEC; portanto, a resistência vascular uterina pode aumentar durante a circulação extracorpórea em resposta ao aumento dos níveis de norepinefrina e epinefrina. No entanto, independentemente do estado da resistência vascular uterina durante a CEC, a pressão arterial materna será determinante importante do fluxo sanguíneo uterino e da oferta de oxigênio ao feto. Deve-se empregar pressão moderadamente alta (PAM $\geq$ 65 mmHg) durante a perfusão na paciente grávida.

Na teoria, o uso de vasodilatadores de curta ação, como a nitroglicerina ou o nitroprussiato de sódio, pode opor-se aos efeitos da CEC e aos aumentos induzidos pela norepinefrina ou pela epinefrina na resistência vascular uterina. Se pressão arterial materna for mantida pelo aumento do fluxo na bomba do circuito extracorpóreo, o fluxo sanguíneo uterino e a oferta de oxigênio ao feto podem aumentar com os vasodilatadores. Deve-se conduzir monitorização para avaliar o efeito de dada terapêutica sobre a oferta de oxigênio ao feto durante a CEC.

TEMPERATURA

Existe controvérsia com referência ao manejo da temperatura durante a CEC na paciente não grávida, embora a maioria das perfusões seja conduzida sob condições hipotérmicas. De modo semelhante, há alguns dados e nenhum consenso referentes ao manejo da temperatura na paciente grávida submetida a uma CEC.

Há vantagens e desvantagens teóricas das CEC normotérmica e hipotérmica na paciente grávida. A hipotermia pode causar bradicardia fetal e levar a arritmias ventriculares no feto, resultando em sua perda. O reaquecimento depois de CEC hipotérmica pode precipitar as contrações uterinas e o trabalho de parto pré-termo. No entanto, também se relata o início de contrações uterinas na ocasião da descontinuação da CEC apesar de perfusão normotérmica, além de também ocorrerem contrações uterinas em vários momentos pós-CEC e em períodos pós-operatórios. Não está clara qual é a associação entre contrações uterinas e reaquecimento depois de CEC hipotérmica.

A hipotermia pode proteger o feto durante circulação extracorpórea por diminuir as demandas fetais de oxigênio. Temperaturas de perfusão de 25°C a 37°C têm sido usadas em grávidas submetidas à CEC. No entanto, não se estabeleceu a temperatura ideal para grávidas durante a CEC. Não há dados sugerindo que a hipotermia seja prejudicial à mãe ou ao feto durante a CEC.

Hipotermia por Acidente

Seleção de Pacientes

Os clínicos não possuem um consenso referente às indicações ou às contraindicações absolutas para o uso da CEC no tratamento de hipotermia profunda por acidente. No entanto, há considerações teóricas e alguns dados para ajudar a guiar o processo de tomada de decisão com referência ao reaquecimento de pacientes com hipotermia por acidente. Fenômenos que limitam grandemente a probabilidade de ressuscitação bem-sucedida incluem a presença de asfixia antes do início da hipotermia, como ocorre comumente em vítimas de avalanches e afogamento. De modo semelhante, pacientes com lesão traumática grave ou com níveis extremamente elevados de potássio ($\geq$ 10 mmol/L) têm pouca probabilidade de se beneficiarem dos esforços de ressuscitação.

Atenção à Vítima de Hipotermia por Acidente

Depois de se tomar a decisão de ressuscitar uma vítima de hipotermia por acidente, o paciente deve ser mantido em temperatura hipotérmica e ser rapidamente transferido para um estabelecimento que forneça reaquecimento extracorpóreo. Na sala de cirurgia, vários pontos vasculares podem ser canulados para início do reaquecimento. Os vasos femorais ou a vasculatura do mediastino podem servir de condutos para o reaquecimento. Como o ventrículo não é complacente em temperaturas abaixo de 32°C, esternotomia ou toracotomia pode ser preferível para facilitar a massagem cardíaca direta e a desfibrilação. Embora a hipotermia reduza as necessidades de anestésicos, recomenda-se o uso prudente de anestésicos, analgésicos, sedativo-hipnóticos e fármacos voláteis. Esses agentes devem ser administrados através do circuito extracorpóreo.

Para tratar um paciente assistólico, o circuito extracorpóreo precisa incluir uma bomba, um oxigenador e um banho de água para troca de calor. Em fluxos de 2 a 3 L/min, com o banho de água a 37°C, a temperatura central do paciente pode aumentar até 1°C a 2°C a cada 3 a 5 minutos. Lentamente, o fluxo pode ser aumentado conforme determinado pelo retorno venoso. Dadas as informações referentes aos efeitos adversos do sangue levemente hipertérmico sobre dano cerebral isquêmico, o paciente com hipotermia por acidente não deve ser perfundido com sangue aquecido a temperaturas acima de 37°C. Se a vítima tiver um ritmo cardíaco de perfusão, pode-se usar reaquecimento venovenoso. Na verdade, podem-se apresentar fortes argumentos para limitar o reaquecimento a apenas 32°C a 33°C e depois aderir aos protocolos de parada cardíaca que usam leve hipotermia prolongada para otimizar os resultados cerebrais.

Cirurgia de Aneurisma Intracraniano

A cirurgia para aneurisma intracraniano representa um grande desafio para o cirurgião e o anestesiologista. Para um pequeno número de casos, aplica-se PCHP para melhorar o acesso cirúrgico e a proteção cerebral. Como em muitas áreas, tem ocorrido evolução significativa da técnica e da aplicação com o passar do tempo. O entusiasmo inicial pela PCHP na cirurgia de aneurismas intracranianos foi arrefecido pela ocorrência desafortunada de coagulopatias. Seu uso ainda ficou mais restrito pelos avanços nas técnicas microscópicas neurocirúrgicas (*wrapping* do aneurisma, ligadura do vaso de origem e uso de clipagem temporária). Avanços na monitorização perioperatória e na neuroanestesia têm reservado um uso para a PCHP no acesso a aneurismas gigantes que, de outro modo, seriam inoperáveis.

Dado que o número total de envolvidos é pequeno, torna-se muito difícil desenvolver estimativas precisas das taxas de morbidade e mortalidade. No entanto, uma vez que a PCHP na cirurgia de aneurismas intracranianos tem sido reservada apenas para os casos mais difíceis, os resultados vistos são animadores. Como na maioria das áreas de cirurgia cardíaca, desenvolvimentos contínuos têm levado a uma evolução na neurocirurgia, bem como no modo em que os aneurismas intracranianos estão sendo abordados. Por exemplo, muitos mais agora estão sendo abordados com colocação radiológica de molas neurovasculares do que tratados de maneira aberta sob PCHP. É provável que essa venha a ser uma tendência contínua de uso declinante de PCHP para tratar aneurismas intracranianos.

CIRURGIA MINIMAMENTE INVASIVA E CIRCULAÇÃO EXTRACORPÓREA

Circuito de CEC com Acesso à Porta

O sistema com acesso à porta consiste em uma série de cateteres introduzida por vários pontos de punção, incluindo artéria e veia femorais, e passada pela aorta e pelo sistema venoso ao coração. A perfusão geralmente é configurada da veia femoral ao oxigenador e depois retorna pela artéria femoral. Um balão inflável na extremidade de um cateter com pinça endoaórtica (EAC – endoaortic clamp) pode ser usado para interromper o fluxo sanguíneo na aorta e outros cateteres ajudam a drenar e redirecionar o fluxo sanguíneo para a máquina coração-pulmão. Por meio de dois dos cateteres, pode-se administrar a solução de cardioplegia ao coração (Fig. 25.9).

A EAC é um balão de oclusão que funciona como pinçamento aórtico e permite a infusão de cardioplegia anterógrada na raiz da aorta e nas artérias coronárias. A luz usada para administrar cardioplegia também pode funcionar como cateter de saída de ar da raiz da aorta. Alguns cirurgiões preferem usar uma pinça transversal aórtica, modificada e direta, inserida por uma porta no lado direito do tórax, em lugar de usar EAC; eles dependem da administração de cardioplegia de maneira retrógrada através do seio coronário. Pode-se oferecer cardioplegia retrógrada através do cateter do seio endocoronário (ECSC – endocoronary sinus catheter), que é colocado com um acesso percutâneo.

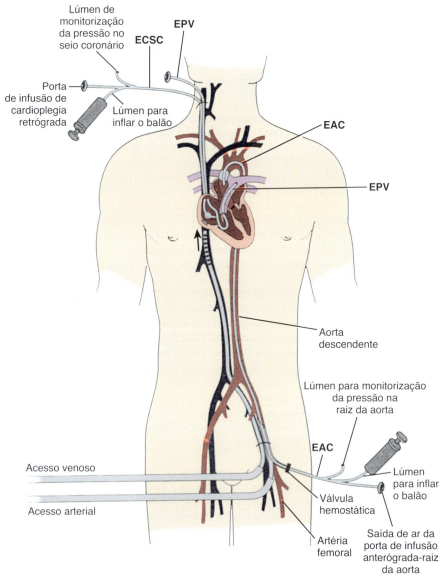

Fig. 25.9 Posicionamento dos cateteres endovasculares. A ponta do cateter de drenagem venosa femoral está posicionada na junção átrio direito-veia cava superior por fluoroscopia e ecocardiografia transesofágica. *EAC*, pinça endoaórtica; *ECSC*, cateter no seio endocoronário; *EPV*, saída de ar endopulmonar. (De Toomasian JM, Peters SP, Siegel LC, Stevens JH. Extracorporeal circulation for port-access cardiac surgery. *Perfusion*. 1997;12:83-91.)

O sangue retorna à CEC por meio do cateter venoso femoral, avançado até o nível da junção VCI-átrio direito. Como a drenagem por gravidade extratorácica geralmente é insuficiente para fornecer fluxo sanguíneo adequado para o suporte completo da CEC, usa-se drenagem venosa cineticamente assistida, com aspiração controlada, para ampliar a drenagem de sangue para a máquina coração-pulmão.

A CEC com acesso à porta exige um papel expandido do anestesiologista durante a CEC. O anestesiologista é responsável por introduzir o ECSC (e mesmo a ventilação endopulmonar [VEP]) por meio de bainhas de introdutores colocadas na veia jugular interna direita. O ECSC deve ser colocado primeiramente com a assistência de fluoroscopia e ETE. Usa-se a orientação da ETE para envolver o seio coronário e a fluoroscopia para avançar o cateter no seio coronário. A colocação apropriada é verificada atingindo-se uma pressão no seio coronário acima de 30 mmHg durante a administração da cardioplegia em uma taxa de 150 a 200 mL/min. Pode ocorrer falha por algumas razões, mas a razão mais comum é o deslocamento do cateter do seio coronário durante manipulações cirúrgicas. Há relatos de complicações, incluindo perfuração e dissecções, em pequena porcentagem de pacientes.

Monitorização para CEC com Pinça Endovascular

O cateter na aorta com a EAC deve ser posicionado na aorta ascendente 2 a 4 cm distalmente à valva aórtica. Como a migração cranial da pinça endovascular na raiz da aorta pode comprometer a CEC, é obrigatório monitorizar continuamente a posição da pinça endovascular. Há vários métodos propostos para alcançar esse objetivo essencial (Tabela 25.6). ETE e Doppler com fluxo colorido auxiliam a visualizar a colocação do balão na aorta ascendente e a detectar qualquer vazamento de sangue em torno do balão. A pressão na artéria radial direita diminuirá agudamente se a EAC migrar e obstruir a artéria braquiocefálica. Alguns clínicos escolhem aferir a pressão arterial nas artérias radiais esquerda e direita. A ocorrência de diferença aguda nas pressões da artéria radial pode indicar migração cranial da EAC. O Doppler com onda pulsada da artéria carótida direita pode verificar a perfusão cerebral, mas frequentemente é difícil avaliar sob as condições de fluxo sanguíneo não pulsátil. A capacidade do Doppler transcraniano de monitorizar a artéria cerebral média e as técnicas de oximetria cerebral para determinar a adequação do FSC requerem melhor avaliação. O transdutor da ETE pode ser útil para visualizar a aorta ascendente e a localização do balão; entretanto, muitos clínicos relatam a inadequação dessa técnica.

Dados de Resultados de Cirurgia Cardíaca com Acesso à Porta

Os primeiros defensores da cirurgia cardíaca com acesso à porta (PACS – port-access cardiac surgery) tinham esperança de que essa nova abordagem fornecesse os bens da cirurgia minimamente invasiva com a vantagem do suporte extracorpóreo e da preservação do miocárdio durante procedimentos no coração. Existe uma curva de aprendizagem relativamente lenta e foram relatadas múltiplas complicações inesperadas (p. ex., retirada inadequada do ar do ventrículo antes da descontinuação do suporte por CEC, dissecção da aorta ou da artéria femoral, mau posicionamento da pinça endovascular). A cirurgia das artérias coronárias pode ser feita usando PACS, mas não se tornou uma técnica popular, em comparação com OPCAB e outros procedimentos de revascularização minimamente invasivos. O uso de assistência robótica para reparos na valva mitral realizados por meio de uma toracotomia usando PACS tem ganhado popularidade em alguns centros; os resultados têm mostrado boas taxas de sucesso, menor necessidade de transfusões e tempos de permanência hospitalar mais curtos.

Tabela 25.6 Estratégias em Potencial para Monitorizar o Fluxo Sanguíneo Cerebral durante Circulação Extracorpórea com Acesso à Porta

Monitor	Limitações	Observação com Migração Cranial da Pinça Endoaórtica[a]
Fluoroscopia	É preciso interromper a cirurgia para monitorizar	EAC ocluindo grandes vasos
Ecocardiografia transesofágica	Pode ser difícil visualizar a posição da EAC durante circulação extracorpórea	EAC na área dos grandes vasos
Ultrassonografia das carótidas	Difícil monitorizar o sinal continuamente – depende do índice de suspeita Difícil obter sinal com fluxo sanguíneo não pulsátil	Súbita perda do sinal do fluxo sanguíneo
Doppler transcraniano	Difícil monitorizar o fluxo sanguíneo na ACM continuamente – depende do índice de suspeita Difícil insonar a ACM durante fluxo sanguíneo não pulsátil Pouca sensibilidade/ especificidade	Perda do sinal de velocidade do fluxo sanguíneo na ACM Alteração da razão da velocidade do fluxo sanguíneo na ACMD vs. ACME Alteração na direção do fluxo sanguíneo da ACMD ou ACME
Oximetria cerebral (sinal D vs. E)	Sensibilidade/especificidade?	Diminuição da saturação de oxigênio do sangue venoso cerebral; alteração do sinal D vs. E[b]
Eletroencefalografia	Artefatos pela hipotermia, pela anestesia e pela bomba de roletes limitam a interpretação dos sinais do EEG	Lentidão/alteração do EEG no sinal de EEG D vs. E
Pressões nas artérias radiais direita e esquerda	Exige canulação de ambas as artérias radiais: aumento do risco de isquemia da mão Não é possível conduto com enxerto livre da artéria radial esquerda	Alteração na razão da PAM aferida nas artérias radiais direita e esquerda

ACM, artéria cerebral média; *D*, direita; *E*, esquerda; *EAC*, pinça endoaórtica; *EEG*, eletroencefalográficos; *PAM*, pressão arterial média.
[a]Observação hipotética; não foram avaliadas a sensibilidade e a especificidade desses monitores no contexto clínico.
[b]A taxa e a magnitude da alteração dependem de muitos fatores, inclusive da temperatura cerebral do paciente, da magnitude da obstrução e do fluxo sanguíneo colateral.

LEITURAS SUGERIDAS

Arrowsmith JE, Grocott HP, Reves JG, et al. Central nervous system complications of cardiac surgery. *Br J Anaesth*. 2000;84:378-393.

Bainbridge D, Martin J, Cheng D. Off pump coronary artery bypass graft surgery versus conventional coronary artery bypass graft surgery: a systematic review of the literature. *Semin Cardiothorac Vasc Anesth*. 2005;9:105-111.

Duebener LF, Hagino I, Sakamoto T, et al. Effects of pH management during deep hypothermic bypass on cerebral microcirculation: alpha-stat versus pH-stat. *Circulation*. 2002;106:I103-I108.

Duncan AE, Abd-Elsayed A, Maheshwari A, et al. Role of intraoperative and postoperative blood glucose concentrations in predicting outcomes after cardiac surgery. *Anesthesiology*. 2010;112:860-871.

Engelman R, Baker RA, Likosky DS, et al. The society of thoracic surgeons, the society of cardiovascular anesthesiologists, and the American society of ExtraCorporeal technology: clinical practice guidelines for cardiopulmonary bypass-temperature management during cardiopulmonary bypass. *Ann Thorac Surg*. 2015;100:748-757.

Gandhi GY, Nuttall GA, Abel MD, et al. Intraoperative hyperglycemia and perioperative outcomes in cardiac surgery patients. *Mayo Clin Proc*. 2005;80:862-866.

Grigore AM, Grocott HP, Mathew JP, et al. The rewarming rate and increased peak temperature alter neurocognitive outcome after cardiac surgery. *Anesth Analg*. 2002;94:4-10.

Grigore AM, Mathew J, Grocott HP, et al. Prospective randomized trial of normothermic versus hypothermic cardiopulmonary bypass on cognitive function after coronary artery bypass graft surgery. *Anesthesiology*. 2001;95:1110-1119.

Hudetz JA, Pagel PS. Neuroprotection by ketamine: a review of the experimental and clinical evidence. *J Cardiothorac Vasc Anesth*. 2010;24:131-142.

Laffey JG, Boylan JF, Cheng DC. The systemic inflammatory response to cardiac surgery: implications for the anesthesiologist. *Anesthesiology*. 2002;97:215-252.

Lebon JS, Couture P, Rochon AG, et al. The endovascular coronary sinus catheter in minimally invasive mitral and tricuspid valve surgery: a case series. *J Cardiothorac Vasc Anesth*. 2010;24:746-751.

Lennon MJ, Gibbs NM, Weightman WM, et al. Transesophageal echocardiography-related gastrointestinal complications in cardiac surgical patients. *J Cardiothorac Vasc Anesth*. 2005;19:141-145.

Mangano DT, Tudor IC, Dietzel C. The risk associated with aprotinin in cardiac surgery. *N Engl J Med*. 2006;354:353-365.

Mathew JP, Grocott HP, Podgoreanu MV, et al. Inflammatory and prothrombotic genetic polymorphisms are associated with cognitive decline after CABG surgery. *Anesthesiology*. 2004;101:A274.

McSweeney ME, Garwood S, Levin J, et al. Adverse gastrointestinal complications after cardiopulmonary bypass: can outcome be predicted from preoperative risk factors?. *Anesth Analg*. 2004;98:1610-1617.

Mehta RL, Kellum JA, Shah SV, et al. Acute Kidney Injury Network: report of an initiative to improve outcomes in acute kidney injury. *Crit Care*. 2007;11:R31.

Newman MF, Kirchner JL, Phillips-Bute B, et al. Longitudinal assessment of neurocognitive function after coronary-artery bypass surgery. *N Engl J Med*. 2001;344:395-402.

Ono M, Brady K, Easley RB, et al. Duration and magnitude of blood pressure below cerebral autoregulation threshold during cardiopulmonary bypass is associated with major morbidity and operative mortality. *J Thorac Cardiovasc Surg*. 2014;147:483-489.

Rubens FD, Boodhwani M, Mesana T, et al. The cardiotomy trial: a randomized, double-blind study to assess the effect of processing of shed blood during cardiopulmonary bypass on transfusion and neurocognitive function. *Circulation*. 2007;116:I89-I97

Swaminathan M, Grocott HP, Mackensen GB, et al. The "sandblasting" effect of aortic cannula on arch atheroma during cardiopulmonary bypass. *Anesth Analg*. 2007;104:1350-1351.

van den Berghe G, Wouters P, Weekers F, et al. Intensive insulin therapy in critically ill patients. *N Engl J Med*. 2001;345:1359-1367.

Zacharias M, Conlon NP, Herbison GP, et al. Interventions for protecting renal function in the perioperative period. *Cochrane Database Syst Rev*. 2008;(9):CD003590.

Zarychanski R, Abou-Setta AM, Turgeon AF, et al. Association of hydroxyethyl starch administration with mortality and acute kidney injury in critically ill patients requiring volume resuscitation: a systematic review and meta-analysis. *JAMA*. 2013;309:678-688.

Capítulo 26

Dispositivos Extracorpóreos, Incluindo Oxigenação por Membrana Extracorpórea

Robert C. Groom, MS, CCP, FPP •
David Fitzgerald, MPH, CCP • Jacob T. Gutsche, MD •
Harish Ramakrishna, MD, FASE, FACC

Pontos-chave

1. Usam-se dois métodos predominantes de propulsão do sangue: bombas de roletes com deslocamento positivo e bombas tipo centrífugas com vórtice restringido.
2. As modernas máquinas coração-pulmão são equipadas com alguns sistemas de alarme e sistemas de *backup* redundante para superar falhas primárias do sistema.
3. Os dispositivos de trocas gasosas têm sido aprimorados com o passar do tempo em termos de redução da interface sangue-superfície, melhora da eficiência e melhora da resposta à infecção relacionada ao dispositivo sanguíneo.
4. Microêmbolos gasosos e particulados entram no circuito da circulação extracorpórea (CEC) a partir de deslocamento na entrada venosa ao circuito e também pelo sistema de aspiração da cardiotomia. Nenhum dos sistemas de CEC atualmente disponíveis remove todos os êmbolos.
5. A cardioplegia precisa ser oferecida de maneira precisa para prevenir dano ao miocárdio e os sistemas de oferta das novas bombas fornecem melhor interface-operador para uma distribuição efetiva.
6. A conservação do sangue é fundamental e um sistema efetivo envolve escolha apropriada do equipamento para o tamanho do paciente, manejo cuidadoso da coagulação e uso de técnicas avançadas, como hemodiluição normovolêmica, *priming* retrógrado e anterógrado, ultrafiltração e autotransfusão.
7. A oxigenação por membrana extracorpórea (ECMO) tem tido um ressurgimento profundo como terapia para falência cardiopulmonar aguda.
8. Os avanços no equipamento e as melhorias nas técnicas e no manejo têm levado a melhores resultados para pacientes submetidos à ECMO.
9. A ECMO venoarterial (VA) deve ser considerada para pacientes com insuficiência cardíaca aguda ou insuficiências cardíaca e respiratória combinadas.
10. A ECMO venovenosa (VV) é indicada para pacientes com função cardíaca adequada no contexto de insuficiência respiratória aguda grave refratária ao manejo-padrão.

Desde a década de 1950, a circulação extracorpórea (CEC) sofreu uma metamorfose dramática, de uma técnica que salva vidas, embora também traga riscos à vida, para um procedimento praticado quase um milhão de vezes por ano em todo o mundo. É incomum, no ambiente médico de hoje, encontrar procedimento tão invasivo, com risco e morbidade inerentes tão significativos, sendo praticado rotineiramente. O objetivo de todas as técnicas de CEC sempre é elaborar um sistema integrado que poderia fornecer soluções nutritivas com força propulsora hemodinâmica apropriada para manter a homeostase do corpo todo sem causar dano inerente.

■ DISPOSITIVOS MECÂNICOS

Bombas de Sangue

Todo o fluxo extracorpóreo ocorre por meio de processos que incorporam uma transferência de energia de forças mecânicas a um perfusato e, em última análise, ao tecido. A maioria das bombas extracorpóreas cai em uma das seguintes categorias: bombas de roletes com deslocamento positivo (DP) ou vórtice constrito (centrífugas).

Bombas com Deslocamento Positivo

A bomba com DP opera ocluindo tubos entre uma pista estacionária e bombas de roletes rotativas (Fig. 26.1). O mecanismo de bombeamento também é denominado *cabeça de*

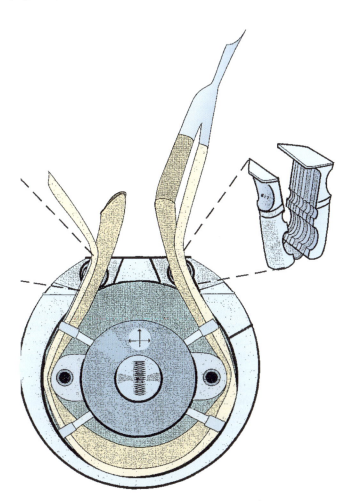

Fig. 26.1 Diagrama da bomba de roletes gêmeos Stockert S-3. É uma bomba de deslocamento positivo com pista estacionária e bombas de roletes gêmeos rotatórios. (Cortesia de Sorin Group, Arvada, CO.)

> **QUADRO 26.1** *Bombas de Roletes*
>
> Composta de roletes gêmeos
> Transmite fluxo usando deslocamento positivo do líquido nos tubos
> O fluxo sanguíneo é calculado usando volume sistólico nos tubos e revoluções por minuto na bomba
> Uma bomba de roletes suboclusiva ou um shunt aberto no circuito pode resultar em fluxo retrógrado no paciente e no circuito da circulação extracorpórea
> Uma bomba de roletes superoclusiva pode aumentar a hemólise e produzir espalação dos tubos de perfusão

bomba e os tubos que atravessam a pista são denominados *viga da bomba*. Em uma bomba com DP, o líquido é deslocado de maneira progressiva da aspiração para a descarga, sendo a capacidade de deslocamento dependente do volume dos tubos ocluídos pelos roletes e do número de revoluções por minuto (rpm) do rolete. Todas as bombas de roletes (BR) DP usam o volume na viga da bomba, que é denominado *constante de fluxo* e é específico para cada tamanho de tubo com referência ao diâmetro interno do tubo para cálculo do fluxo da bomba. Isso é exibido em uma leitura digital e denominado *saída* (fluxo) da bomba. É medida em litros por minuto (Quadro 26.1).

Uma máquina coração-pulmão moderna tem entre quatro e cinco BR posicionadas em um console de base (Fig. 26.2 e 26.3). A maioria das máquinas tem desenho modular, permitindo rápida troca de uma unidade com defeito no caso de falha de bomba única. Cada bomba é controlada independentemente de acordo com constantes de fluxo específicas calculadas a partir do diâmetro interno dos tubos, bem como do comprimento dos tubos, colocados na pista da bomba. Periodicamente, as bombas DP são calibradas realizando-se coleta cronometrada do líquido da bomba para verificar se, depois de calibração adequada, a bomba transmite o volume indicado no visor de fluxo. A maior parte da hemólise gerada durante um procedimento de CEC de rotina não está relacionada à capacidade de oclusão da cabeça de bomba arterial, mas com a interação da interface ar-superfície ocorrida com o uso dos componentes aspiração e acesso de "saída de ar" do circuito.

Bombas Centrífugas

O segundo tipo de bomba extracorpórea é uma bomba dependente de resistência denominada bomba centrífuga (BC) ou bomba de vórtice constrito. A BC conduz o movimento do líquido por acréscimo de energia cinética a um líquido por meio da rotação centrífuga forçada de um propulsor ou cone em um habitáculo restringido (Quadro 26.2). A maior força, a energia mais alta, é encontrada em um ponto mais distal ao eixo central de rotação. As BC operam como bombas sensíveis à pressão, estando o fluxo sanguíneo relacionado diretamente à resistência da corrente a jusante. O fluxo sanguíneo, portanto, está relacionado às rpm dos cones ou dos propulsores e à resistência total.

A aceitação desses dispositivos na CEC de rotina tem aumentado tremendamente desde a primeira vez em que foram introduzidos na prática clínica em 1969, sendo a bomba de escolha durante procedimentos de emergência. A BC também tem sido usada como dispositivo de assistência ventricular (DAV) temporário em razão das suas características de segurança inerentes e da sensibilidade à pressão, bem como pelo custo relativamente baixo.

Fluxômetros eletromagnéticos e ultrassônicos Doppler são os dois métodos de medir o fluxo da BC, em comparação com a exibição de fluxo calculado das bombas DP, que é o produto de uma constante de fluxo pelas rpm. Alguns têm argumentado que devam ser usados fluxômetros separados com bombas DP para medir o fluxo diretamente e evitar

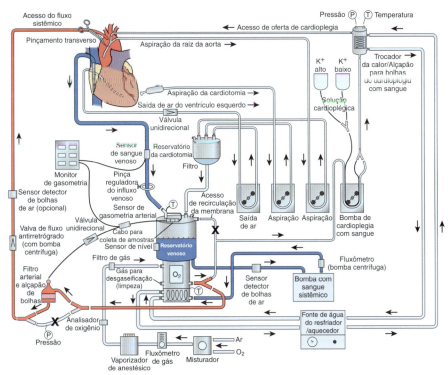

Fig. 26.2 Diagrama esquemático de circuito de circulação extracorpórea, incluindo quatro bombas e roletes (uma bomba de saída de ar, duas bombas de aspiração e uma bomba de transmissão da cardioplegia). No lado inferior à direita, mostra-se uma bomba de sangue centrífuga para propulsão sistêmica de sangue. (De Hensley FA, Martin DE, Gravlee GP. *A Practical Approach to Cardiac Anesthesia*, 4th ed. Philadelphia: Lippincott Williams & Wilkins; 2008: Fig. 18.1.)

QUADRO 26.2 *Bombas Centrífugas*
Operam sob o princípio do vórtice restringido
O fluxo sanguíneo é inversamente proporcional à resistência a jusante
O fluxo é determinado usando um fluxômetro ultrassônico
O aumento das revoluções por minuto na bomba centrífuga pode resultar em geração de calor e hemólise
Se a bomba centrífuga for parada, o acesso pode ser pinçado para impedir fluxo retrógrado

erros que possam ocorrer em relação a uma cabeça de rolete não oclusiva, shunts abertos no circuito ou escolha da constante de fluxo errada.

Mecanismos de Segurança para o Fluxo Extracorpóreo

Alguns dos mais recentes avanços no desenho das bombas é resultado de uma conscientização elevada do aumento de segurança associado aos sistemas de operação complexa. As bombas DP são independentes da pressão, o que significa que continuarão a

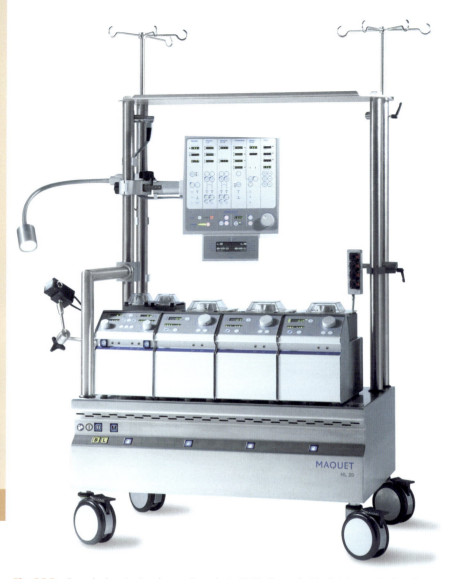

Fig. 26.3 Console da máquina de coração-pulmão HL20. (Reproduzida de Maquet Cardiopulmonary GmBH, com permissão.)

bombear independentemente da resistência a jusante. Em um circuito de CEC, a somação das resistências contra as quais uma bomba precisa funcionar inclui o comprimento total dos tubos, o oxigenador, o trocador de calor, o filtro do acesso arterial, a cânula e a resistência vascular sistêmica (RVS) do paciente. Fatores adicionais que influenciam a RVS incluem a viscosidade do perfusato, relacionada à concentração total de elementos formados, dependente primariamente dos elementos formados do sangue e da temperatura da solução. Os perfusionistas monitorizam rotineiramente a somação de todas as resistências e registram esse valor como pressão no acesso arterial ou no sistema. Qualquer alteração aguda da resistência, como o pinçamento inesperado ou a dobra do acesso arterial, resulta em aumento abrupto da pressão no acesso arterial, o que pode levar à separação catastrófica do acesso ou à fratura do circuito em qualquer ponto no lado de alta pressão do circuito. Poderia ocorrer um evento potencialmente fatal no início da CEC se a ponta da cânula arterial se alojasse contra a parede da aorta, escavando a íntima do vaso. Sob essas condições, pode ocorrer dissecção da aorta, pois a íntima do vaso se separa da média, direcionando o fluxo sanguíneo para uma falsa luz recém-criada. Essa dissecção pode estender-se por todo o comprimento da aorta. Por essa razão, os perfusionistas verificam rotineiramente a pressão no acesso depois da canulação antes do início da CEC para garantir a presença de uma onda pulsátil, indicando colocação adequada da cânula na luz central da aorta. A ausência de pressão pulsátil na parte de saída do circuito de perfusão ou uma pressão extremamente alta no acesso (> 400 mmHg quando se inicia a CEC) deve ser imediatamente investigada.

Todas as máquinas coração-pulmão incluem uma interface de segurança controlada por um microprocessador com seus consoles na bomba. Esses sistemas monitorizam e controlam a função da bomba e servem como sistema de controle de segurança mecânico primário para regular o fluxo extracorpóreo. Os limites da pressão são estabelecidos pelo perfusionista e determinados pelas características do paciente e pelo tipo de intervenção realizada. Essas unidades consistem em alarmes de aviso precoce que alertam o usuário para alterações abruptas na pressão e desligam automaticamente a bomba quando os limites preestabelecidos são excedidos. Esses dispositivos de segurança têm sido usados na bomba arterial principal e na bomba de cardioplegia; a última se torna mais importante com a administração de cardioplegia retrógrada para o seio coronário.

A falta de energia elétrica na sala de cirurgia (SC) pode ser especialmente catastrófica na condução da circulação extracorpórea (CEC) quando o coração nativo e os pulmões estiverem incapazes de funcionar. Quando esse evento ocorre durante a CEC, é obrigatório que sejam instituídas providências instantâneas para minimizar o risco de hipoperfusão do corpo todo. O perfusionista deve ter em mente limitações de potência da saída elétrica usada na SC cardíaca e estar ciente da localização do painel de disjuntores para a sala e do número específico do disjuntor no painel para a saída usada para a máquina coração-pulmão e para outros equipamentos de suporte. Os métodos para garantir a condução segura da CEC envolvem a incorporação de uma fonte de energia de emergência no circuito extracorpóreo que forneça uma fonte de energia secundária no evento de interrupção da energia elétrica. Falha elétrica durante a CEC foi relatada por 42,3% dos pesquisados em um levantamento sobre acidentes na perfusão. Embora os hospitais estejam equipados com geradores de emergência para esses eventos, sua disponibilidade pode ser limitada a certos circuitos elétricos no centro cirúrgico. Além disso, esses sistemas de energia de emergência exigem uma breve interrupção na energia antes que um gerador ou uma fonte de energia de retaguarda sejam iniciados. A maioria das máquinas coração-pulmão é equipada com uma fonte de energia de retaguarda ininterrupta, algumas vezes denominada *fonte de energia ininterrupta* (UPS – uninterrupted power source), pela qual há uma transferência ininterrupta da fonte de energia na parede para uma bateria interna na bomba caso falhe a energia da parede. Com esse sistema, portanto, não há perda de fluxo das bombas, o que poderia resultar em fluxo retrógrado e arrastamento de ar ou ruptura de funcionamento das configurações e dos temporizadores.

CONJUNTO DE CIRCUITOS EXTRACORPÓREOS

Dispositivos para Trocas de Gases Sanguíneos

A CEC de sangue incorporando derivação total do coração-pulmão não poderia ser efetuada não fosse pelo desenvolvimento de dispositivos que pudessem substituir a função dos pulmões nas trocas gasosas pulmonares. A tecnologia das bombas para substituir a ação mecânica do coração foi desenvolvida bem antes de sua incorporação à CEC. Portanto, o fator limitante que obstrui a progressão da CEC foi o desenvolvimento de um pulmão artificial ou de um dispositivo

> **QUADRO 26.3** *Oxigenadores de Membrana*
>
> Os oxigenadores de membrana com fibra oca são comumente usados para circulação extracorpórea
> Uma mistura de gás oxigênio passa por fibras ocas microporosas de polipropileno
> O fluxo sanguíneo é direcionado sobre as fibras ocas microporosas
> Recentemente, foram desenvolvidas fibras ocas não porosas de polimetilpenteno (PMP)
> As fibras de PMP ofereceram uma superfície mais durável para oxigenação prolongada, como a oxigenação por membrana extracorpórea
> As fibras de PMP não permitem a passagem de anestésicos voláteis, como o isoflurano

de trocas gasosas do sangue (BGED – blood gas exchange device), comumente denominado *oxigenador de membrana* (Quadro 26.3). O termo *membrana* denota a separação de sangue e fases de ar por uma barreira semipermeável, enquanto *oxigenador* se refere à alteração da pressão parcial de oxigênio que ocorre pela arterialização do sangue venoso. No entanto, "oxigenador" é uma representação errada da capacidade funcional desses sistemas de realizarem controle ventilatório do dióxido de carbono. Numerosos desafios de engenharia atrapalharam o desenvolvimento de BGED, mas dois dos que fizeram maior pressão foram o desenho de unidades de alta capacidade para trocas gasosas com baixas taxas de bioreatividade. Esse último requisito, também denominado *biocompatibilidade*, foi obrigatório para reduzir o trauma das hemácias e a ativação dos elementos formados do sangue.

Os oxigenadores de membrana são compostos por três compartimentos distintos: ar, sangue e água. A última fase também é denominada *compartimento de troca de calor* e é usada para controlar a temperatura. Ar e sangue são divididos em compartimentos separados com uma interface ar-sangue limitada ou ausente. Os oxigenadores de membrana microporosos têm uma interface sangue-ar formada quando a superfície de contato interna do sangue é exposta ao plasma e uma camada de proteínas se deposita, atuando como barreira difusível às trocas gasosas. O material mais comumente usado hoje nos oxigenadores de membrana é o polipropileno microporoso, que tem excelente capacidade para trocas gasosas e boa biocompatibilidade. Apesar dos avanços feitos em dispositivos extracorpóreos nas últimas décadas, a exposição do sangue a superfícies sintéticas resulta em alterações hematológicas. Inicialmente, o complemento é ativado por vias alternativas, resultando na liberação de mediadores tóxicos, como C3a e C5a. São ativados plaquetas e leucócitos, que desencadeiam uma série complexa de reações inflamatórias e hemostáticas que, ao final, aumenta o risco de complicações pós-operatórias.

A transferência de gases nos oxigenadores de membrana é função de vários fatores, incluindo a área, as pressões parciais de oxigênio venoso e de dióxido de carbono, o fluxo sanguíneo, o fluxo de ventilação (chamado *taxa de varredura*) e a composição do fluxo de gases. Os dispositivos de membrana controlam independentemente o oxigênio arterial e as tensões de dióxido de carbono (PaO_2 e $PaCO_2$). A PaO_2 é função da FiO_2, enquanto a $PaCO_2$ é determinada pela taxa de varredura dos gases de ventilação. Esse controle independente do ar de ventilação resulta em valores da gasometria arterial que se assemelham mais ao estado fisiológico normal dos gases sanguíneos. No entanto, é comum que os perfusionistas mantenham os níveis de PaO_2 na faixa de 150 a 250 mmHg durante CEC em razão da capacidade de reserva limitada dos oxigenadores de membrana.

Reservatórios Venosos e de Cardiotomia

Existem duas categorias gerais de reservatórios venosos: os sistemas abertos e os fechados (Quadro 26.4). Os sistemas abertos têm um reservatório venoso de policarbonato

QUADRO 26.4 *Reservatórios Venosos*

Sistemas Abertos

- Os sistemas abertos têm reservatórios em policarbonato com cápsula dura e geralmente são equipados com um reservatório de cardiotomia integrado
- Com os sistemas abertos, o retorno venoso pode ser melhorado aplicando-se aspiração regulada ao reservatório (drenagem venosa assistida por vácuo)
- Com os sistemas abertos, bolhas de ar boiando escapam para a atmosfera no topo do reservatório

Sistemas Fechados

- Os sistemas fechados consistem em bolsas colapsáveis de polivinilcloreto
- Os sistemas fechados exigem um reservatório de cardiotomia separado
- O ar flutuante do acesso venoso se acumula na bolsa e necessita ser ativamente aspirado
- Os sistemas fechados têm redução da superfície de contato do sangue com o ar ou o plástico
- Uma bomba centrífuga separada pode ser usada para aumentar o retorno venoso (drenagem venosa cinético-assistida)

duro e geralmente incorporam um reservatório de cardiotomia e um compartimento antiespuma (Fig. 26.2). Os sistemas fechados são bolsas colapsáveis em polivinilcloreto com área mínima, que costumam ter um filtro de tela em camada única e precisam de um reservatório de cardiotomia externo e separado para aspiração da cardiotomia. O uso de um sistema aberto oferece muitas vantagens distintas. Diferentemente dos reservatórios colapsáveis, não é necessário aspirar o ar ativamente e este pode ser arrastado no acesso venoso durante a CEC. O grande ar flutuante migra para o topo do reservatório e escapa por saídas de ar estrategicamente colocadas na tampa do reservatório.

Trocadores de Calor

Os pacientes expostos à CEC se tornarão hipotérmicos na ausência de uma superfície externa de calor para regular a temperatura corporal. A maioria dos sistemas de CEC usa algum tipo de trocador de calor no circuito para aquecer e/ou resfriar o sangue do paciente. Todos os oxigenadores contêm trocadores de calor integrados, por meio dos quais o sangue passa antes de sofrer trocas gasosas.

Os trocadores de calor podem ser colocados no conjunto de circuitos em várias localizações, embora a mais comum seja no lado proximal do oxigenador. Levanta-se a hipótese de que, com troca de calor proximal ou no lado venoso, existe menos chance de "desgaseificação da solução" causada pelo reaquecimento rápido do sangue depois de CEC hipotérmica, o que poderia gerar grandes bolhas de ar.

Filtros no Acesso Arterial

Os filtros no acesso arterial reduzem significativamente a carga de êmbolos gasosos e particulados e devem ser uados nos circuitos de CEC. Alguns estudos sugerem que a filtração em tela de 20 µm seja superior à filtração em 40 µm na redução das contagens embólicas cerebrais. Alguns estudos têm demonstrado um efeito protetor da filtração no acesso arterial sobre os desfechos neurológicos.

> **QUADRO 26.5** *Filtros no Acesso Arterial*
>
> Demonstram redução da taxa de disfunção neurocognitiva
> Reduzem a carga de microêmbolos gasosos e particulados para o paciente
> O tamanho típico dos poros varia entre 20 e 40 µm
> Existe uma tendência para integração do filtro arterial ao oxigenador

Os filtros de tela são o tipo predominante no uso atual. Eles prendem êmbolos particulados e gasosos com diâmetro maior do que o tamanho efetivo de seus poros. O material do filtro é plissado como em um acordeão para oferecer uma área maior em um habitáculo primário mais baixo (Quadro 26.5).

Cânulas e Tubos

Os principais dispositivos da CEC são aqueles que substituem os sistemas dos quais a máquina coração-pulmão deriva seu nome. No entanto, como com a maioria dos avanços tecnológicos, é a combinação de todas as partes que funciona para garantir o sucesso. Além da bomba e do oxigenador, é necessário um conjunto ininterrupto de tubos para conectar o paciente à máquina coração-pulmão.

A maioria dos procedimentos cardíacos que usam CEC por meio de uma esternotomia mediana é realizada com canulação venosa do átrio direito (AD) e do retorno venoso para a aorta ascendente.

Embora a canulação da aorta ascendente seja preferível para a maioria dos procedimentos, a canulação da artéria femoral costuma ser selecionada para reoperações ou procedimentos cirúrgicos minimamente invasivos. A artéria axilar ou subclávia costuma ser selecionada para o retorno arterial para pacientes com aterosclerose grave da aorta ascendente. Esse local oferece a vantagem de fornecer fluxo anterógrado aos vasos do arco aórtico, proteção do braço e da mão, evitando a canulação inadvertida da luz falsa em casos nos quais ocorra dissecção da aorta tipo A. A artéria axilar é acessada por meio de uma incisão subclavicular.

O fluxo de sangue sai da cânula do AD e entra no reservatório venoso quando se inicia a CEC. O acesso venoso conecta a cânula ao reservatório venoso. A saturação do oxigênio venoso misto é medida por fluorescência óptica ou química pelo fluxo que atravessa as células colocadas no acesso venoso. Uma torneira com válvula reguladora é colocada no acesso venoso para facilitar a administração de medicamentos e para coleta de amostras de sangue venoso. O sangue então entra no reservatório venoso, que serve como câmara de volume para depósito e atua como característica de segurança, fornecendo um tempo de resposta adicional ao perfusionista.

Do reservatório venoso, o sangue é bombeado para o trocador de calor de um oxigenador de membrana por ação da bomba arterial. O trocador de calor é conectado a uma fonte de água externa que mantém a temperatura do perfusato de acordo com a temperatura da água bombeada do resfriador/aquecedor. O sangue então passa diretamente para o oxigenador, onde ocorrem as trocas gasosas de acordo com a operação de um misturador de gases que controla a FiO_2, misturando oxigênio com ar de graduação médica, junto com um fluxômetro que regula a taxa de ventilação. O misturador de gases é fixado à porta de entrada de gases do oxigenador por meio de um segmento de tubos de ¼ de polegada e um filtro bacteriostático (de 0,2 µm). As trocas gasosas por meio do sangue e das fases gasosas da fibra ocorrem por meio do processo de difusão simples. Níveis de alta concentração de moléculas de gás são deixados difundindo-se por minúsculos poros de fendas dos cordões de fibras do oxigenador para níveis mais baixos de concentração de gases. Durante o suporte da CEC, isso tipicamente resulta no acréscimo de O_2 à fase de sangue e captação de CO_2 para a fase gasosa. Muitos circuitos também têm um vaporizador para oferta de gases anestésicos voláteis e inalatórios colocados *in-line* entre o misturador de gases e o oxigenador.

OFERTA DA CARDIOPLEGIA

Durante o pinçamento aórtico, o coração se torna globalmente isquêmico pelo cessar do fluxo sanguíneo coronário. Uma parte da perfusão miocárdica indubitavelmente ocorre pelo envolvimento de circulação colateral não coronária de fontes mediastinais e da circulação brônquica. Há numerosos métodos de obter uma parada mecânica e a combinação dessas técnicas é denominada *preservação do miocárdio*. A preservação do miocárdio engloba a manipulação farmacológica das soluções (cardioplegia) usadas para proteger o coração e métodos de oferta mecânica. As soluções contendo potássio param o músculo cardíaco em um estado despolarizado por rompimento do potencial de ação miocárdico.

Meios adjuntos de resfriamento e proteção do miocárdio durante pinçamento aórtico incluem o uso de aplicação tópica de soluções frias para prevenir reaquecimento transmural precoce do miocárdio. Um método comum para resfriamento do miocárdio é obtido pelo cirurgião, criando um "poço pericárdico" no tórax por suspensão do pericárdio com suturas de fixação ao afastador do tórax. Solução salina tópica fria (4°C) é então aplicada ao pericárdio, banhando o coração em solução fria enquanto um acesso do aspirador é colocado no poço para evacuar a solução salina. A salina tem demonstrado resfriar o epicárdio e diminuir os gradientes transmurais, mas também tem resultado em paresia do nervo frênico e dano ao miocárdio. Uma técnica alternativa envolve um dispositivo de resfriamento tópico, que consiste em uma almofada de fluxo de líquido refrigerante em que flui a salina fria (4°C), separado do corpo por um esqueleto de metal e isolante de poliuretano, que protege o mediastino posterior e o nervo frênico de lesão hipotérmica. Os benefícios de um dispositivo de resfriamento tópico sobre a salina fria tópica incluem redução da hemodiluição total, aquisição de um campo operatório mais seco, redução da perda de sangue em desperdício pela aspiração e distribuição mais uniforme do resfriamento. No entanto, esses dispositivos são caros, exigem uma BR separada para sua oferta e podem não ser aplicáveis a todos os procedimentos em que o coração será elevado e afastado do pericárdio posterior.

Há duas configurações principais do circuito descartável para oferta de cardioplegia: um sistema recirculante com um trocador de calor para oferta assanguínea e um sistema de cardioplegia com passagem única para oferta não recirculante. No sistema recirculante, a solução cardioplégica cristaloide é mantida constantemente recirculando pelo circuito de cardioplegia e é transferida ao paciente pelo movimento de uma pinça, direcionando o fluxo para longe do acesso de recirculação e em direção ao acesso de infusão. Outro tipo de sistema de oferta de cardioplegia é denominado *sistema de cardioplegia do sangue*, que envolve shunt de sangue arterializado do oxigenador para o circuito de cardioplegia, onde é misturado a uma solução-base cristaloide, geralmente com alta concentração de potássio, antes de ser oferecida à circulação coronária. A maioria dos sistemas de cardioplegia sanguínea não é recirculante e faz apenas uma passagem por um trocador de calor antes de passar ao coração. Por essa razão, esses sistemas precisam ter uma taxa de eficiência alta para trocas calóricas entre a solução cardioplégica e a fonte de resfriamento ou aquecimento. Esses dispositivos podem transmitir proporções variáveis de base sangue-cristaloide, indo de 1:1 a 1:20 de cristaloide para sangue. A maioria é equipada com portas de monitorização da temperatura e pontos de aferição da pressão para monitorizar as pressões oferecidas.

SOLUÇÕES DE PREPARAÇÃO DA MÁQUINA CORAÇÃO-PULMÃO

Antes de se tentar a CEC, o paciente precisa estar conectado à máquina, sendo necessária a criação de um circuito cheio de líquido para garantir a continuidade com o paciente. Não é apenas importante que o circuito seja "preparado", mas também esteja completamente desprovido de bolhas de ar ou material que potencialmente seria formador de êmbolos. Por essa razão, os perfusionistas muitas vezes realizam manobras esmeradas para livrar o circuito de bolhas antes da CEC.

Quando são usadas preparações não hêmicas durante a CEC, ocorre uma redução concomitante da RVS no início da CEC em decorrência da redução da viscosidade do sangue. Embora a capacidade de transportar oxigênio do perfusato da bomba seja reduzida por hemodiluição, a oferta total de oxigênio pode não ser significativamente afetada porque a redução da viscosidade potencializa a perfusão. Os níveis seguros de hemodiluição dependem de múltiplos fatores, que incluem a taxa metabólica do paciente, a função e reserva cardiovasculares, o grau de doença aterosclerótica e a perfusão tecidual resultante, bem como a temperatura central. Embora o valor absoluto para o grau de hemodiluição tolerada varie entre pacientes individuais, estudos deram suporte a um valor mínimo de hematócrito de 20% para assegurar a oferta de oxigênio e a extração tecidual. Mais recentemente, vários grandes estudos retrospectivos têm descrito uma tendência para aumento da morbidade e da mortalidade com hematócritos mínimos abaixo de 23%.

A preparação do circuito de CEC com soluções cristaloides exclusivamente reduz a pressão oncótica coloide, o que está diretamente relacionado ao volume total da solução de preparação e ao nível global de hemodiluição. As soluções de preparação hipo-oncóticas promovem edema tecidual por meio da expansão intersticial com água do plasma. Ocorre um declínio significativo na albumina do plasma depois de CEC em pacientes expostos a soluções de preparação apenas com cristaloide. A albumina e várias soluções coloidais com alto peso molecular são acrescentadas por alguns grupos à solução de preparação para compensar essas alterações, embora os benefícios associados a cada prática continuem controversos.

Outras considerações importantes ao escolher uma solução de preparação para os circuitos de CEC incluem alterações induzidas por mudanças na atividade dos eletrólitos. Soluções eletrolíticas balanceadas são as básicas de primeira escolha para os "coquetéis" da maioria das soluções de preparação usadas pelos perfusionistas. Solução de Ringer lactato, Normosol-A® e Plasmalyte® são usadas frequentemente em razão de suas composições eletrolíticas e de sua isotonicidade. A concentração de cálcio varia, dependendo do tipo de constituintes de preparação, bem como a presença de citrato em hemoderivados alogênicos.

Salvamento Perioperatório e Autotransfusão

Aspiração da Cardiotomia

O sangue aspirado do campo cirúrgico e o sangue drenado do átrio esquerdo, do ventrículo esquerdo e da artéria pulmonar ou da aorta são coletados e reinfundidos no circuito de CEC por meio do sistema de aspiração da cardiotomia. O sangue da aspiração da cardiotomia contém gordura, osso, lipídeos e outros resíduos do campo cirúrgico. Esse sangue também é exposto ao ar, a forças laterais e a superfícies artificiais que causam exacerbação da resposta inflamatória sistêmica e resultam em disfunção microcirculatória. Essas substâncias podem atravessar o circuito de CEC, entrar no acesso arterial e, finalmente, obstruir a circulação microcapilar do paciente. O sangue da aspiração da cardiotomia é identificado como fonte importante de embolia gordurosa em vários estudos. Por essa razão, alguns têm preconizado a eliminação do uso da aspiração da cardiotomia, que é devolvido diretamente à CEC.

Salvamento de Células por Centrifugação e Técnicas de Lavagem

Um dos modos mais simples de autotransfusão é o uso de um sistema de salvamento de células que usa aspiração e anticoagulação para coletar o sangue aspirado e devolvê-lo ao paciente. Outro tipo de autotransfusão usa máquinas específicas que salvam e processam o sangue aspirado e incluem uma etapa de lavagem celular. O termo *salvamento de células* vem a denotar o processo de autotransfusão que envolve centrifugação do sangue operatório coletado e processamento com uma solução de lavagem, NaCl a 0,9%, e reinfusão do produto ao paciente. Os princípios operatórios básicos encontrados na autotransfusão incluem aspiração, anticoagulação, centrifugação, lavagem e reinfusão.

Várias grandes revisões sistemáticas e metanálises têm demonstrado a eficácia do uso de rotina da autotransfusão em cirurgia com CEC. O custo-efetividade sempre se torna uma preocupação, sendo prevalente a crença de que a autotransfusão deva ser considerada somente quando se antecipar que a perda sanguínea resultaria em uma reinfusão de 1 a 2 unidades de hemácias processadas. No entanto, o interesse ativo em minimizar a exposição do paciente, junto com o uso de compartimentos de centrífuga com volumes menores, tem instigado o aumento do uso de autotransfusão durante cirurgia cardíaca. Além de aspirar o sangue expelido dos pacientes cardíacos, o dispositivo de autotransfusão pode ser usado para concentrar o perfusato da bomba no término da CEC. Embora se saiba que esse processo reduz a concentração de proteínas do perfusato, em comparação com a reinfusão do conteúdo da bomba não processado, esse método reduz significativamente a exposição a sangue estocado alogênico. Muitos centros infundirão o sangue contido no circuito de CEC ao término da derivação. O sangue no circuito é deslocado com uma solução eletrolítica balanceada para que a bomba permaneça preparada caso seja necessário retornar à derivação. Algumas vezes, administram-se vasodilatadores ao paciente para aumentar a capacitância e permitir que esse sangue seja reinfundido.

Monitorização durante Circulação Extracorpórea

Depois de assegurar um nível apropriado de anticoagulação, o perfusionista inicia a CEC. Indubitavelmente, a avaliação mais importante na CEC depois do início da perfusão é a função do oxigenador. Sem a oferta adequada de oxigênio ao sangue venoso e a remoção do dióxido de carbono, a bomba arterial não serve para coisa alguma. Tradicionalmente, era realizada uma análise isolada do sangue em um local distante da SC e se fornecia ao clínico um marcador histórico do desempenho do oxigenador e do paciente. Infelizmente, esse evento é apenas um "instantâneo" de um ponto durante a CEC. Por essa razão, é obrigatório o uso de monitorização in-line dos gases sanguíneos e isso não deve ser considerado "um luxo" em razão do acréscimo de custo. Na verdade, nessa sociedade litigiosa, é questionável não usar prontamente as tecnologias à disposição que possam reduzir risco desnecessário ao paciente.

A tecnologia de fluorescência óptica tornou realidade a monitorização confiável in-line de gases sanguíneos e eletrólitos, fornecendo levantamento preciso de minuto a minuto desses parâmetros durante a CEC. A monitorização in-line de gases sanguíneos permite a monitorização em tempo real da "adequação da perfusão" e um dispositivo atualmente disponível para uso na CEC é o CDI500 (Terumo Cardiovascular Group, Ann Arbor, MI; Fig. 26.4 e 26.5). O CDI500 fornece medidas contínuas e em tempo real de gases sanguíneos e eletrólitos para Po_2, Pco_2, pH, HCO_3^- e K^+. Tem-se documentado o avanço em segurança conferido pelo uso dessa tecnologia.

A saturação de oxigênio do sangue arterial sempre deve ser mantida acima de 99%, ficando as tensões de Po_2 entre 150 e 250 mmHg. Os níveis arteriais de Pco_2 variarão, dependendo de se usar o manejo alfa-stat ou pH-stat dos gases sanguíneos.

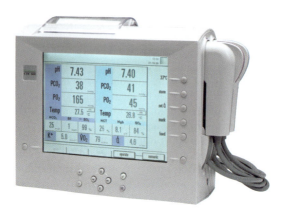

Fig. 26.4 Monitor CDI500 contínuo de gases sanguíneos e saturação. Mede pH, P_{CO_2}, P_{O_2}, potássio, saturação da hemoglobina, hematócrito e hemoglobina arteriais e venosos. (Cortesia de Terumo Cardiovascular Group, Ann Arbor, MI.)

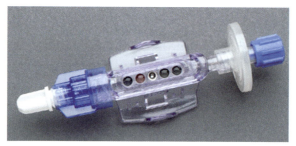

Fig. 26.5 Sensor CDI500. O sangue passa pelo sensor para que a monitorização contínua seja efetuada. (Cortesia de Terumo Cardiovascular Group, Ann Arbor, MI.)

Durante o manejo alfa-stat, a regra prática para controlar o dióxido de carbono é manter os níveis de P_{CO_2} iguais à temperatura do sangue arterial. Para manejo pH-stat, a P_{CO_2} é mantida constante em 40 mmHg e o pH, a 7,5, em todas as temperaturas. A saturação venosa de oxigênio (SvO_2) variará durante o procedimento operatório, dependendo do estado metabólico do paciente, mas, em geral, é mantida acima de 70%.

Os benefícios da monitorização dos gases sanguíneos venosos têm sido bem aceitos em medicina cardiovascular e as informações adquiridas dessa avaliação têm sido usadas para guiar as intervenções terapêuticas em numerosas situações clínicas. Alterações nos níveis venosos de P_{CO_2} e de P_{O_2} têm mostrado boa correlação com alterações na perfusão tecidual global. Durante a CEC, nunca é demais enfatizar a importância da saturação de oxigênio venoso misto. Esse parâmetro tem utilidade global e é o principal parâmetro universalmente monitorizado durante a maioria dos procedimentos extracorpóreos. A saturação de oxigênio venoso misto é usada para calcular o consumo de oxigênio pelo corpo todo quando, de acordo com a equação de Fick, o fluxo de perfusão e o conteúdo de oxigênio do sangue arterial também são conhecidos.

HISTÓRIA, EVOLUÇÃO E ESTADO ATUAL DA OXIGENAÇÃO POR MEMBRANA EXTRACORPÓREA

Há dois tipos básicos de ECMO moderna: ECMO venoarterial (VA), que dá suporte ao coração e aos pulmões, e ECMO venovenosa (VV), que dá suporte apenas aos pulmões. A ECMO VV pode ser facilmente convertida em ECMO venovenosarterial (VVA) se for subsequentemente necessário o suporte ao ventrículo esquerdo. A ECMO pode dar suporte temporariamente à função cardiopulmonar à medida que o paciente se recupera ou servir como ponte para uma solução permanente, como um dispositivo de suporte ventricular ou transplante. Embora a ECMO seja um desafio a manejar e se associe a taxas relativamente altas de morbidade e mortalidade, o aumento da experiência e da durabilidade dos circuitos de ECMO tem permitido que as equipes de atendimento deem suporte a pacientes por várias semanas.

O interesse na ECMO para suporte respiratório aumentou dramaticamente na década passada e tem sido estimulado pelos avanços na tecnologia extracorpórea, pela publicação de ensaios clínicos randomizados fundamentais e pelo ressurgimento das infecções virais causadoras de insuficiência respiratória (particularmente a pandemia de influenza H1N1 em 2009).

O aumento exorbitante no uso de ECMO no mundo todo nos últimos 5 anos (Fig. 26.6) pode ser atribuído a dois eventos importantes. O primeiro foi uma publicação dos resultados do ensaio clínico *Conventional Ventilatory Support Versus Extracorporeal Membrane Oxygenation for Severe Adult Respiratory Failure* (Suporte Ventilatório Convencional Versus Oxigenação por Membrana Extracorpórea para Insuficiência Respiratória do Adulto Grave) (CESAR) em 2009, que randomizou pacientes com insuficiência respiratória grave para terapia clínica convencional em hospitais gerais ou suporte com ECMO em centros médicos especializados.

O segundo evento que promoveu a ECMO foi a pandemia de influenza A (H1N1) de 2009, que aumentou dramaticamente o uso de ECMO VV no mundo todo como terapia de salvamento de emergência para pacientes com pneumonia viral grave ou síndrome do desconforto respiratório agudo (SDRA) não responsiva à ventilação mecânica.

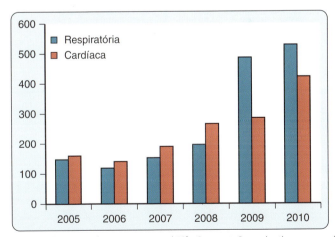

Fig. 26.6 Dados do registro da Extracorporeal Life Support Organization para oxigenação de membrana extracorpórea (ECMO) venoarterial (VA) e venovenosa (VV). A ECMO VA é indicada para pacientes com insuficiência cardíaca ou cardiopulmonar aguda. A ECMO VV é indicada para aqueles com função cardíaca adequada, mas insuficiência respiratória aguda refratária ao tratamento-padrão. (Dados da Extracorporeal Life Support Organization. ECLS registry report: international summary. July 2015. http:www.elso.org.)

A tendência tem continuado, conforme demonstrado em um estudo de 2014 que relatou um aumento significativo (433%) no uso de ECMO em adultos nos Estados Unidos de 2006 a 2011.

As taxas de sobrevida têm melhorado significativamente para ambos os tipos de ECMO, tendo os sobreviventes de ECMO respiratória uma clara vantagem em sobrevida sobre os pacientes cardíacos de ECMO. As taxas de sobrevida para adultos tratados com ECMO depois da parada cardíaca aumentaram de 30% em 1990 para 59% em 2007.

FISIOLOGIA E TROCAS GASOSAS DA OXIGENAÇÃO POR MEMBRANA EXTRACORPÓREA

Um circuito básico de ECMO consiste em cânulas de entrada e saída, tubos, uma bomba e um oxigenador de membrana com trocador de calor (Fig. 26.7). Os níveis de oxigênio e de CO_2 no sangue bombeado pelo circuito da ECMO são controlados por alteração do conteúdo de oxigênio e fluxo (varredura) de gás pelo oxigenador de membrana.

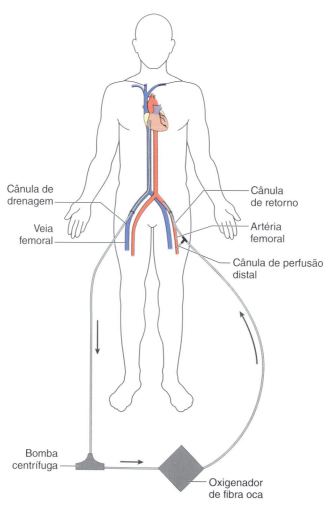

Fig. 26.7 Circuito-padrão de ECMO. (De Sidebotham D, McGeorge A, McGuinness S, et al. Extracorporeal membrane oxygenation for treating severe cardiac and respiratory failure in adults. Part 2: technical considerations. *J Cardiothorac Vasc Anesth*. 2010;24:164-172.)

MANEJO DA OXIGENAÇÃO POR MEMBRANA EXTRACORPÓREA VENOARTERIAL

Oxigenação por Membrana Extracorpórea para Suporte Hemodinâmico

A ECMO VA pode ser usada para fornecer suporte circulatório ou uma combinação de suporte pulmonar e circulatório. O circuito de ECMO VA consiste em drenagem venosa para uma BC em série com um oxigenador de membrana e retorno do sangue oxigenado à circulação arterial para manter a perfusão dos órgãos finais.

Há numerosas indicações agudas e subagudas para ECMO VA (Quadro 26.6), porém a maioria pode ser classificada como insuficiência cardíaca grave causando isquemia de órgãos finais. Os profissionais que determinam a necessidade de ECMO VA ou ECMO VV em casos de insuficiência pulmonar precisam avaliar a função ventricular direita e a função ventricular esquerda. Embora não existam padrões estabelecidos para a função ventricular mínima que deveria desencadear o uso de ECMO VA, os pacientes com disfunção ventricular grave não se beneficiam da ECMO VV. A ECMO VA pode ser usada como meio de suporte durante a recuperação da função cardíaca nativa ou em pacientes com pouca esperança de recuperação cardíaca como ponte para um dispositivo de acesso vascular (DAV) ou transplante cardíaco.

Início da Oxigenação por Membrana Extracorpórea Venoarterial

Depois da canulação, os fluxos do circuito de ECMO aumentam até a faixa-alvo, que deve se basear em parâmetros clínicos, incluindo pressão arterial, saturação de oxigênio do retorno venoso ao circuito e medidas de isquemia global, como o lactato sérico (Quadro 26.7). As configurações iniciais devem ser padronizadas com base no tamanho do paciente (estimam-se 50-60 mL/kg/min). Determinantes adicionais da pressão arterial incluem fluxo sanguíneo arterial e tônus vascular arterial.

O volume do fluxo sanguíneo arterial é fornecido pela combinação da função cardíaca nativa com o circuito de ECMO. Os pacientes com volume adequado de fluxo sanguíneo que têm hipotensão persistente precisam de vasopressores para manter a resistência

QUADRO 26.6	*Indicações para ECMO Venoarterial*

Embolia pulmonar
Infarto do miocárdio
Miocardite
Insuficiência cardíaca pós-cardiotomia
Transplante cardíaco
Insuficiência cardíaca aguda sobre crônica
Parada cardíaca
Síndrome do desconforto respiratório agudo com disfunção cardíaca grave
Arritmia ventricular refratária
Trauma cardíaco
Anafilaxia aguda
Suporte cardíaco para procedimentos cardíacos percutâneos

QUADRO 26.7 Configurações Iniciais e Metas após a Implementação da ECMO Venoarterial

Fluxo no circuito	≥ 2 L/min/m²
Fluxo de varredura de gás	Igual ao fluxo sanguíneo
Fração de oxigênio inspirado (varredura de gás)	100%
Pressão na entrada (bomba centrífuga)	≥ −100 mmHg
Saturação de oxigênio (cânula de saída)	100%
Saturação de oxigênio (cânula de entrada)	> 65%
Saturação arterial de oxigênio	> 95%
Saturação de oxigênio venoso misto	> 65%
Tensão arterial de dióxido de carbono	35-45 mmHg
Pressão arterial média	60-90 mmHg
Hematócrito	30-40%
Tempo de tromboplastina parcial ativada	1,5-2,0 vezes o normal
Contagem de plaquetas	> 100.000/mm³
Nível de lactato	< 2 mmol/L

Adaptado de Sidebotham D, McGeorge A, McGuinness S, et al. Extracorporeal membrane oxygenation for treating severe cardiac and respiratory failure in adults. Part 2: technical considerations. *J Cardiothorac Vasc Anesth*. 2010;24:164-172.

vascular suficiente e preservar a pressão arterial adequada. Os fluxos de varredura devem ser inicialmente configurados para corresponder ao fluxo arterial e depois ajustados com base na pressão parcial arterial sistêmica de dióxido de carbono ($PaCO_2$) e pH. Independentemente da indicação para ECMO, o ventilador mecânico deve ser manejado com estratégias de proteção ao pulmão.

Desmame da Oxigenação por Membrana Extracorpórea Venoarterial

A avaliação diária clínica, hemodinâmica e ecocardiográfica da função cardíaca deve orientar a estratégia e o momento do desmame da ECMO. O desmame não é começado até depois do repouso cardíaco por pelo menos 24 a 48 horas para facilitar a recuperação. Depois de repouso cardíaco bem-sucedido e da recuperação, o monitor arterial deve demonstrar pulsatilidade com baixas doses de um inotrópico e uma pressão arterial média de pelo menos 60 mmHg. Os desequilíbrios metabólicos devem ser corrigidos, e a função pulmonar deve ser adequada para aumentar a chance de desmame bem-sucedido. Se a função cardíaca estiver recuperada, mas a função pulmonar permanecer comprometida, deve-se considerar a conversão para ECMO VV.

Os fluxos da bomba são sistematicamente diminuídos ao longo de um período de horas sob guia ecocardiográfica e hemodinâmica. À medida que os fluxos do circuito diminuem em incrementos de 0,5 a 1 L/min, a pré-carga aumenta e a pós-carga diminui, facilitando a ejeção cardíaca. Se os parâmetros hemodinâmicos forem atendidos e a perfusão dos órgãos e das extremidades estiver satisfatória, o paciente é avaliado com fluxo de 1 L/min por até 1 hora antes da retirada da canulação. Avaliação ecocardiográfica sequencial, fração de ejeção do ventrículo esquerdo de pelo menos 20% a 25% e abordagem multidisciplinar são importantes para maximizar a liberação bem-sucedida do suporte por ECMO VA.

MANEJO DE OXIGENAÇÃO POR MEMBRANA EXTRACORPÓREA VENOVENOSA

Indicações para Oxigenação por Membrana Extracorpórea Venovenosa

O aspecto com crescimento mais rápido continua a ser a ECMO VV, alavancado pelos resultados do ensaio clínico CESAR e pela pandemia de H1N1 em 2009-2010. Nos dados-chave publicados, a duração da ECMO foi, em média, de 9 a 10 dias e foi iniciada nos primeiros 7 dias de ventilação mecânica; as taxas de mortalidade variaram de 21% a 37%. A ECMO VV é considerada em pacientes com insuficiência respiratória que coloque a vida em risco, mas que seja potencialmente reversível.

O escore de Murray teve papel fundamental em determinar a necessidade do suporte com ECMO no ensaio clínico CESAR. O escore se baseia na avaliação da gravidade da insuficiência respiratória. Usa quatro critérios (Tabela 26.1): razão PaO_2/FiO_2, pressão expiratória final positiva (PEEP – positive end-expiratory pressure), complacência pulmonar dinâmica e número de quadrantes infiltrados na radiografia do tórax. Nesse ensaio clínico, um escore de Murray acima de 3,0 foi o critério-chave para recrutamento do paciente, além de hipercapnia descompensada com pH inferior a 7,20.

Conforme descrito nas diretrizes de 2013 da Extracorporeal Life Support Organization (ELSO), as recomendações para ECMO VV se baseiam no risco iminente de mortalidade. Para pacientes com um risco de óbito de 50% ($PaO_2/FiO_2 < 150$ em $FiO_2 > 90\%$ e/ou escore de Murray de 2-3), deve-se considerar a ECMO. Quando o risco de óbito antecipado se aproxima de 80% ($PaO_2/FiO_2 < 100$ em $FiO_2 > 90\%$ e/ou escore de Murray de 3-4, apesar de atenção ideal por ≥ 6 horas), indica-se a ECMO VV.

Além da SDRA, as diretrizes da ELSO também recomendam ECMO VV para síndromes graves de vazamento de ar, para retenção de CO_2 em pacientes mecanicamente ventilados apesar de uma pressão de platô (Pplat) alta (> 30 cm H_2O) e para condições variadas de pacientes, como suporte das vias respiratórias em um paciente na fila para transplante de pulmão e em pacientes com insuficiência respiratória aguda não responsiva aos melhores cuidados.

Tabela 26.1	Escore de Murray de Lesão Pulmonar para Graduação da Gravidade da Síndrome do Desconforto Respiratório Agudo				
	Gravidade da SDRA				
Parâmetro	*0*	*1*	*2*	*3*	*4*
Consolidação na radiografia do tórax (número de quadrantes)	0	1	2	3	4
PEEP (cm H_2O)	≤ 5	6-8	9-11	12-14	≥ 15
PaO_2/FiO_2	≥ 300	225-299	175-224	100-174	≥ 15
Complacência (mL/cm H_2O)	≥ 80	60-79	40-59	20-39	≤ 19

FiO₂, fração de oxigênio inspirado; *PaO₂*, pressão parcial de oxigênio arterial; *PEEP*, pressão expiratória final positiva; *SDRA*, síndrome do desconforto respiratório agudo.
Modificada de Murray JF, Matthay MA, Luce JM, Flick MR. An expanded definition of the adult respiratory distress syndrome. *Am Rev Respir Dis*. 1988;138:720-723.

Cuidado de Pacientes em Oxigenação por Membrana Extracorpórea Venovenosa

O padrão de atenção exige administração intravenosa de 5.000 U de heparina quando os fios-guias são colocados durante inserção percutânea e a dose deve ser titulada até um tempo de coagulação ativado acima de 180 segundos. O tempo de tromboplastina parcial (TTP) ativado mostra correlação estreita com o nível sanguíneo de heparina e é comumente monitorizado a cada 6 horas durante a ECMO. A maioria dos pacientes que necessita de ECMO está intubada, profundamente sedada e mecanicamente ventilada nesse ponto, mas pode precisar de bloqueio neuromuscular e opiáceos adicionais.

Manejo Inicial da Oxigenação por Membrana Extracorpórea Venovenosa

Depois de realizada a canulação, a ECMO começa retirando-se a pinça do circuito e lentamente aumentando-se os fluxos até a faixa-alvo. Para ECMO VV, os parâmetros fundamentais usados para determinar os fluxos da bomba são SaO_2 e S_VO2 (i.e., saturação de oxigênio do sangue na cânula de drenagem da ECMO VV). Os dados da Conferência de Consenso Europeia sugerem que, para oxigenação ideal na ECMO VV, o fluxo sanguíneo na bomba deve ser 60% ou mais do débito cardíaco calculado, com uma meta de saturação arterial de 88% ou mais e uma taxa de varredura de gás que produza uma $PaCO_2$ entre 30 mmHg e 40 mmHg. As diretrizes de 2013 da ELSO para ECMO VV também recomendaram um fluxo de varredura de gás titulado para manter a $PaCO_2$ em 40 mmHg. Diferentemente da ECMO VA, a ECMO VV não oferece suporte hemodinâmico adicional. A necessidade de pressores, inotrópicos, vasodilatadores e reposição de volume não muda.

As configurações do ventilador para ECMO VV podem variar com base na fisiopatologia clínica. As atuais diretrizes da ELSO recomendam configurações de repouso, com FiO_2 o mais baixa possível (< 40%), e evitar pressões de platô acima de 25 mmHg. As típicas configurações de repouso consistem em ventilação controlada pela pressão com baixas frequências respiratórias, volumes correntes muito baixos, baixa FiO_2, pressão inspiratória máxima não acima de 25 cm H_2O e PEEP de 10 a 15 cm H_2O.

Deve-se instituir um plano de sedação progressivo gradual para todos os pacientes com ECMO VV, com sedação moderada a intensa nas primeiras 24 horas. O objetivo é sedação mínima ou ausente para acompanhar um plano de extubar ou realizar traqueotomia em 3 a 5 dias desde o começo da ECMO VV. A maioria dos centros de ECMO tem protocolos para manejo de temperatura, volume sanguíneo e nutrição; prevenção de infecção; posicionamento do paciente; e manejo de sangramento.

Analogamente à CEC, a ECMO cria alterações significativas da farmacocinética de medicamentos, o que exige ajustes de dose, particularmente no contexto de unidade de terapia intensiva. Com disfunção adicional de múltiplos órgãos e sistemas, resposta inflamatória sistêmica, hemodiluição do circuito e insuficiência renal aguda associada aos pacientes em estado crítico, as respostas aos medicamentos podem ser difíceis de prever, e as possibilidades variam de toxicidade medicamentosa a falta de efeito. O aumento dos volumes de distribuição, a diminuição da eliminação dos fármacos e o sequestro de fármacos no circuito da ECMO contribuem para alteração da farmacocinética.

Desmame da Oxigenação por Membrana Extracorpórea Venovenosa

O desmame da ECMO é um processo complexo. A questão de quando um paciente em ECMO VV deve ser desmamado deve ser trazida diariamente com cada avaliação clínica. Para a maioria dos pacientes, a recuperação pode levar 1 a 3 semanas. As possibilidades de

QUADRO 26.8 *Complicações da Oxigenação por Membrana Extracorpórea Venovenosa*

Falha do oxigenador	10,2%
Sangramento no local da cânula	13,9%
Hemorragia gastrointestinal	6,0%
Hemólise	5,6%
Coagulação intravascular disseminada	3,1%
Infarto no SNC	2,0%
Hemorragia no SNC	3,8%
Hemorragia pulmonar	6,5%
Insuficiência renal exigindo diálise	10,4%

SNC, sistema nervoso central.
Dados da Extracorporeal Life Support Organization. ECLS Registry Report: International summary. http://www.elso.org.

recuperação ou descontinuação devido à futilidade do procedimento devem ser explicadas à família antes da instituição da ECMO. Os pacientes devem ser cuidadosamente observados quanto a sinais de potencial irreversibilidade, como sobrecarga hídrica refratária à diurese agressiva e piora progressiva da hipertensão pulmonar. A insuficiência do ventrículo direito, junto com uma pressão média na artéria pulmonar mais de dois terços a pressão sistêmica, geralmente indica irreversibilidade.

Não foram estabelecidas as durações do desmame da ECMO VV. As tentativas de desmame podem ser de 1 a 6 horas ou mais. As questões básicas de monitorização incluem estabilidade hemodinâmica (parâmetros-padrão, incluindo ecocardiografia transesofágica para monitorizar a função cardíaca com ou sem inotrópicos e vasopressores), dosagens sequenciais da gasometria arterial e avaliação da mecânica respiratória, particularmente se o paciente estiver em ventilação assistida espontânea. Se o paciente preencher todos os critérios, os fluxos do circuito são reduzidos a zero, as cânulas são pinçadas e tem lugar a descanulação.

Complicações da Oxigenação por Membrana Extracorpórea Venovenosa

A ECMO é usada para tratar neonatos, lactentes e adultos em estado crítico no mundo todo, tendo uma tendência para o uso mais cedo em pacientes de alto risco. Apesar da população de alto risco, desfechos gerais sugerem que quase 50% dos pacientes que tenham recebido ECMO sobrevivem até a alta hospitalar. Avanços nos circuitos da bomba permitem períodos mais longos de suporte circulatório extracorpóreo.

As complicações da ECMO podem ser catastróficas e questões de encontrar os pontos problemáticos do circuito para corrigi-los e eliminá-los podem ser um desafio em um paciente instável. As complicações da ECMO se originam do circuito ou são relacionadas ao paciente (Quadro 26.8).

LEITURAS SUGERIDAS

Atallah S, Liebl M, Fitousis K, et al. Evaluation of the activated clotting time and activated partial thromboplastin time for the monitoring of heparin in adult extracorporeal membrane oxygenation patients. *Perfusion*. 2014;29:456-461.

Davies A, Jones D, Australia and New Zealand Extracorporeal Membrane Oxygenation (ANZ ECMO) Influenza Investigatorset al. Extracorporeal membrane oxygenation for 2009 influenza A(H1N1) acute respiratory distress syndrome. *JAMA*. 2009;302:1888-1895.

Barry AE, Chaney MA, London MJ. Anesthetic management during cardiopulmonary bypass: a systematic review. *Anesth Analg*. 2015;120:749-769.

Beck JR, Fung K, Lopez IIH, et al. Real-time data acquisition and alerts may reduce reaction time and improve perfusionist performance during cardiopulmonary bypass. *Perfusion*. 2015;30(1):41-44.

de Jong A, Popa BA, Stelian E, et al. Perfusion techniques for minimally invasive valve procedures. *Perfusion*. 2015;30(4):270-276.

de Somer F. Impact of oxygenator characteristics on its capability to remove gaseous microemboli. *J Extra Corpor Technol*. 2007;39:271-273.

Ferraris VA, Brown JR, Despotis GJ, et al. Perioperative blood transfusion and blood conservation in cardiac surgery: The Society of Thoracic Surgeons and The Society of Cardiovascular Anesthesiologists clinical practice guideline. *Ann Thorac Surg*. 2011;91:944-982.

Lazar HL, McDonnell M, Chipkin SR, et al. The Society of Thoracic Surgeons practice guideline series: blood glucose management during adult cardiac surgery. *Ann Thorac Surg*. 2009;87(2):663-669.

MacLaren G, Combes A, Bartlett RH. Contemporary extracorporeal membrane oxygenation for adult respiratory failure: life support in the new era. *Intensive Care Med*. 2012;38:210-220.

Mehta RH, Castelvecchio S, Ballotta A, et al. Association of gender and lowest hematocrit on cardiopulmonary bypass with acute kidney injury and operative mortality in patients undergoing cardiac surgery. *Ann Thorac Surg*. 2013;96(1):133-140.

Menkis AH, Martin J, Cheng DC, et al. Drug, devices, technologies, and techniques for blood management in minimally invasive and conventional cardiothoracic surgery: a consensus statement from the International Society for Minimally Invasive Cardiothoracic Surgery (ISMICS) 2011. *Innovations*. 2012;7(4):229-241.

Peek GJ, Mugford M, Tiruvoipati R, et al. Efficacy and economic assessment of conventional ventilatory support versus extracorporeal membrane oxygenation for severe adult respiratory failure (CESAR): a multicentre randomised controlled trial. *Lancet*. 2009;374:1351-1363.

Rex S, Brose S, Metzelder S, et al. Normothermic beating heart surgery with assistance of miniaturized bypass systems: the effects on intraoperative hemodynamics and inflammatory response. *Anesth Analg*. 2006;102:352-362.

Saczkowski R, Maklin M, Mesana T, et al. Centrifugal pump and roller pump in adult cardiac surgery: a meta-analysis of randomized controlled trials. *Artif Organs*. 2012;36(8):668-676.

Sauer CM, Yuh DD, Bonde P. Extracorporeal membrane oxygenation use has increased by 433% in adults in the United States from 2006 to 2011. *ASAIO J*. 2015;61:31-36.

Saur CM, Yuh DD, Bonde P. Extracorporeal membrane oxygenation use has increased by 433% in adults in the United States from 2006-2011. *ASAIO J*. 2015;61:31-36.

Scott DA, Silbert BS, Doyle TJ, et al. Centrifugal versus roller head pumps for cardiopulmonary bypass: effect on early neuropsychologic outcomes after coronary artery surgery. *J Cardiothorac Vasc Anesth*. 2002;16:715-722.

Shann KG, Likosky DS, Murkin JA, et al. An evidence-based review of the practice of cardiopulmonary bypass in adults: a focus on neurologic injury, glycemic control, hemodilution, and the inflammatory response. *J Thorac Cardiovasc Surg*. 2006;132:283-290.

Sidebotham D, McGeorge A, McGuinness S, et al. Extracorporeal membrane oxygenation for treating severe cardiac and respiratory failure in adults. Part 2: technical considerations. *J Cardiothorac Vasc Anesth*. 2010;24:164-172.

Soar J, Perkins GD, Abbas G, et al. European Resuscitation Council Guidelines for Resuscitation 2010. Section 8. Cardiac arrest in special circumstances: electrolyte abnormalities, poisoning, drowning, accidental hypothermia, hyperthermia, asthma, anaphylaxis, cardiac surgery, trauma, pregnancy, electrocution. *Resuscitation*. 2010;81:1400-1433.

Wiesenack C, Wiesner G, Keyl C, et al. In vivo uptake and elimination of isoflurane by different membrane oxygenators during cardiopulmonary bypass. Anesthesiology. 2002;97:133-138.

Capítulo 27

Medicina de Transfusão e Transtornos da Coagulação

Bruce D. Spiess, MD, FAHA • Sarah Armour, MD •
Jay Horrow, MD, FAHA • Joel A. Kaplan, MD, CPE, FACC •
Colleen G. Koch, MD, MS, MBA •
Keyvan Karkouti, MD, FRCPC, MSc • Simon C. Body, MD

Pontos-chave

1. É mais fácil pensar na coagulação como uma onda de atividade biológica ocorrendo no local de uma lesão tecidual, consistindo em início, aceleração, controle e lise.
2. A hemostasia faz parte de um sistema corporal maior: inflamação. As reações proteicas na coagulação têm importantes papéis na sinalização das inflamações.
3. A trombina é o modulador de coagulação mais importante, interagindo com múltiplos fatores de coagulação, plaquetas, ativador do plasminogênio tecidual, prostaciclina, óxido nítrico e vários leucócitos.
4. As proteases da serina que compõem a via da coagulação são balanceadas por inibidores das proteases da serina, as denominadas *serpinas*. A antitrombina é o inibidor da coagulação sanguínea mais importante, mas outros incluem o cofator II da heparina e a alfa-1-antitripsina.
5. As plaquetas são a parte mais complexa do processo da coagulação e os antiplaquetários são importantes agentes terapêuticos.
6. A heparina exige antitrombina para anticoagular o sangue e não é um anticoagulante ideal para circulação extracorpórea. Anticoagulantes mais modernos estão sendo ativamente procurados para substituir a heparina.
7. A protamina pode ter muitos efeitos adversos. De maneira ideal, um novo anticoagulante não precisará de reversão com uma substância tóxica como a protamina.
8. Antifibrinolíticos costumam ser dados durante cirurgia cardíaca; esses medicamentos incluem o ácido ε-aminocaproico e o ácido tranexâmico.
9. O fator VIIa recombinante é um "agente de resgate" *off-label* (cujo uso não foi indicado para essa ação), para fazer cessar sangramento durante cirurgia cardíaca, mas também pode ser protrombótico, que é um uso sem indicação na bula do agente.
10. Devem-se fazer todos os esforços para evitar transfusão de hemoderivados estocados durante cirurgia cardíaca de rotina. De fato, cirurgia sem sangue é uma realidade em muitos casos. O manejo do sangue do paciente, incluindo técnicas para reduzir os precursores da coagulação, mostra-se custo-efetivo e tem melhores desfechos do que a cirurgia de rotina.
11. Os riscos em evolução da transfusão têm mudado da transmissão viral para a lesão pulmonar aguda relacionada a transfusão e imunossupressão. Os pacientes que recebem sangue alogênico têm um aumento mensurável da taxa de infecção séria no perioperatório (aproximadamente 16% de aumento por unidade transfundida).
12. Os centros de cardiologia que adotaram estratégias de manejo multidisciplinar do sangue têm melhorado os resultados para os pacientes e diminuído os custos. A aplicação cuidadosa dessas estratégias no uso de medicamentos e produtos para a coagulação é muito benéfica.
13. Novos adjuntos proteicos humanos purificados estão substituindo o plasma fresco-congelado e o crioprecipitado pelo concentrado de complexo de protrombínico com quatro agentes e pelo fibrinogênio liofilizado humano.

Coagulação e sangramento assumem importância particular quando se realiza uma cirurgia no coração e nos grandes vasos usando circulação extracorpórea. Este capítulo oferece conhecimentos da profundidade e da amplitude da hemostasia com relação aos procedimentos cardíacos, começando com a fisiopatologia da coagulação. A farmacologia da heparina e da protamina vem a seguir. Esse pano de fundo é então aplicado ao tratamento do paciente com sangramento.

VISÃO GERAL DA HEMOSTASIA

A hemostasia apropriada exige a participação de incontáveis elementos biológicos (Quadro 27.1). Esta seção os agrupa em quatro tópicos para facilitar a compreensão: fatores de coagulação, função plaquetária, endotélio e fibrinólise. O leitor precisa perceber que isso se faz para simplificar a aprendizagem e que, em biologia, a ativação cria muitas reações (talvez mais de 800) e muitos mecanismos de controle, todos interagindo simultaneamente. A interação de plaquetas, células endoteliais e proteínas para ativar ou desativar a coagulação é um processo altamente tamponado e controlado. Talvez seja mais fácil pensar na coagulação como uma onda de atividade biológica ocorrendo no local da lesão tecidual (Fig. 27.1). Embora haja subcomponentes da própria coagulação, lesão/controle que leva à hemostasia é um evento em quatro partes: início, aceleração, controle e lise (recanalização/fibrinólise). A fase de início começa com o dano tecidual, que

QUADRO 27.1 *Componentes da Hemostasia*

Ativação dos fatores de coagulação
Função plaquetária
Endotélio vascular
Fibrinólise e moduladores da coagulação

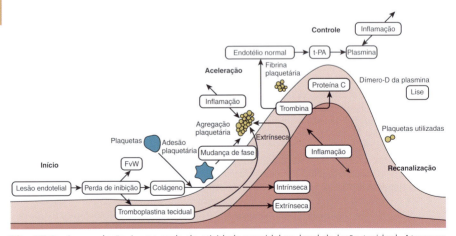

Fig. 27.1 A coagulação é uma onda de atividade senoidal no local de lesão tecidual. Atravessa quatro estágios: início, aceleração, controle e lise/recanalização. *FvW*, fator de von Willebrand; *t-PA*, Ativador do plasminogênio tecidual. (Redesenhada de Spiess BD. Coagulation function and monitoring. In: Lichtor JL, ed. *Atlas of Clinical Anesthesia*. Philadelphia: Current Medicine; 1996.)

realmente começa com destruição ou disfunção de células endoteliais. Essa fase de início leva à ligação de plaquetas, bem como a ativações de proteínas; ambas acontecem quase simultaneamente e cada uma tem *feedbacks* sobre a outra. As plaquetas aderem, criando uma fase de ativação ou aceleração que reúne muitas células no local da lesão. A partir da adesão, forma-se uma cascata com grande número de eventos de mensagens celulares/proteicas. À medida que a fase de ativação se alastra em um conjunto explosivo de reações, contrarreações são derivadas, levando a proteínas de controle que abafam as reações. É mais fácil, conceitualmente, pensar nesses mecanismos de controle como análogos a um reator nuclear. A fase de ativação continuaria a crescer e superaria o organismo inteiro, a menos que se inserissem barras de controle (trombomodulina, proteínas C e S e ativador do plasminogênio tecidual [t-PA]) a fim de parar a propagação da reação. O endotélio normal em volta age de modo bem diferente do endotélio alterado (isquêmico). Finalmente, as reações de controle dominam as reações de aceleração e entra em cena a lise. Um conceito básico é que a hemostasia faz parte de um sistema maior no corpo: a inflamação. A maior parte das reações proteicas de controle da coagulação, se não todas, tem importância na sinalização da inflamação, levando a outros mecanismos de cura. Não é de admirar que a circulação extracorpórea (CEC) tenha efeitos inflamatórios tão profundos quando se considera que cada uma das proteínas da coagulação ativada e das linhagens celulares então alimenta a suprarregulação da inflamação.

Ativações da Coagulação por Proteínas

Vias da Coagulação

Os fatores de coagulação participam de uma série de reações de ativação e de inibição do *feedback*, terminando com a formação de um coágulo insolúvel. Um *coágulo* é a soma total de interações entre as plaquetas, levando à formação de um tampão de plaquetas (parada inicial do sangramento). A ligação cruzada das plaquetas entre si por meio de fibrina insolúvel final leva a um coágulo estável. O coágulo não é simplesmente a ativação de proteínas que levam à deposição de mais proteínas.

Com poucas exceções, os fatores de coagulação são glicoproteínas (GP) sintetizadas no fígado, as quais circulam como moléculas inativas denominadas *zimogênios*. A ativação de fatores prossegue sequencialmente, servindo cada fator como substrato em uma reação enzimática catalisada pelo fator anterior na sequência. Por isso, essa sequência de reações classicamente tem sido denominada *cascata* ou *queda d'água*. A clivagem de um fragmento de polipeptídeo transforma um zimogênio inativo em uma enzima ativa, muitas vezes criando uma alteração de conformação da proteína, expondo um sítio ativo. A forma ativa é denominada *protease da serina* porque o sítio ativo para sua atividade de divisão das proteínas é um resíduo de aminoácido serina. Muitas reações exigem a presença do íon cálcio (Ca^{2+}) e de uma superfície fosfolipídica (fosfatidilserina das plaquetas). Os fosfolipídeos ocorrem mais frequentemente na superfície de uma plaqueta ou de uma célula endotelial ativada e ocasionalmente na superfície dos leucócitos. Assim ancorados, sua proximidade entre si permite taxas de reações profundamente aceleradas (até 300.000 vezes) com relação ao que se mede quando as enzimas permanecem em solução. Os fatores formam quatro grupos *arbitrários* inter-relacionados (Fig. 27.2): vias de ativação por contato, intrínseca, extrínseca e comum.

ATIVAÇÃO POR CONTATO

O fator XII, o cininogênio de alto peso molecular (HMWK – high-molecular-weight kininogen), a pré-calicreína (PK) e o fator XI formam o contato ou o grupo de ativação da superfície. Como o fator XII realiza autoativação submetendo-se a uma mudança de forma na presença de carga negativa, os testes de coagulação *in vitro* usam vidro, sílica, caolim e outros compostos com carga de superfície negativa. Um mecanismo em potencial

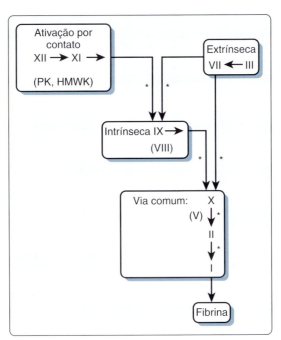

Fig. 27.2 Retrato da sequência de ativação das proteínas da coagulação. *Asteriscos* denotam participação do íon cálcio. *HMWK*, cininogênio com alto peso molecular; *PK*, pré-calicreína.

in vivo para ativação do fator XII é o rompimento da camada de células endoteliais, o que expõe a matriz de colágeno subjacente com carga negativa. As plaquetas ativadas também fornecem cargas negativas em suas superfícies da membrana. O HMWK ancora as outras moléculas de ativação da superfície, PK e fator XI, ao endotélio danificado ou a plaquetas ativadas. O fator XIIa cliva o fator XI para formar o fator XIa e a PK para formar calicreína.

SISTEMA INTRÍNSECO

A ativação intrínseca forma o fator XIa a partir dos produtos de ativação da superfície. O fator XIa degrada o fator IX para formar o fator IXa, sendo necessário Ca^{2+} para esse processo. Então, o fator IXa ativa o fator X com a ajuda do Ca^{2+}, uma superfície de fosfolipídeo (fosfatidilserina das plaquetas) e um cofator de GP, o fator VIIIa.

SISTEMA EXTRÍNSECO

A ativação do fator X pode prosseguir independentemente do fator XII por substâncias classicamente consideradas extrínsecas à vasculatura. Qualquer número de agressões às células endoteliais pode levar à produção de fator tecidual pelas células endoteliais. No entanto, com isquemia, reperfusão, sepse ou citocinas (particularmente a interleucina [IL]-6), a célula endotelial estimulará sua produção de fator nuclear intracelular-κB e enviará mensagens para a produção de RNA mensageiro para a produção de fator tecidual. Isso pode acontecer rapidamente e a célula endotelial em repouso pode produzir grandes quantidades de fator tecidual. É amplamente aceito hoje que a ativação de fator tecidual é o que impulsiona muitas das anormalidades de coagulação depois de cirurgia cardíaca, não a ativação pelo contato. A tromboplastina, também conhecida como fator tecidual, liberada de tecidos para a vasculatura, atua como cofator para a ativação inicial do fator X pelo fator VII. Os fatores VII e X então ativam um ao outro com a ajuda do fosfolipídeo das plaquetas e do Ca^{2+}, gerando fator Xa rapidamente. (O fator VIIa também ativa o fator IX, assim ligando as vias extrínseca e intrínseca.)

VIA COMUM

O fator Xa divide a protrombina (fator II), o que a transforma em trombina (fator IIa). A combinação dos fatores Xa, Va e Ca^{2+} é denominada *complexo da protrombinase* – uma etapa crítica. O fator Xa ancora-se à superfície da membrana (das plaquetas) via Ca^{2+}. O fator Va, agregando-se próximo a ele, inicia um rearranjo do complexo, acelerando grandemente a ligação do substrato, a protrombina. Mais provavelmente, o fator Xa formado a partir da reação anterior é canalizado ao longo da membrana para a etapa seguinte de reação sem se destacar da membrana.

A trombina cliva a molécula de fibrinogênio para formar um monômero solúvel de fibrina e fragmentos polipeptídicos denominados *fibrinopeptídeos A e B*. Os monômeros de fibrina se associam para formar matriz solúvel de fibrina. O fator XIII, ativado pela trombina, faz ligações cruzadas dos cordões de fibrina para formar um coágulo insolúvel. Verifica-se que os pacientes com níveis mais baixos de fator XIII têm mais sangramento depois de cirurgia cardíaca.

VITAMINA K

Aqueles fatores que exigem cálcio (II, VII, IX, X) dependem da vitamina K para acrescentar entre 9 e 12 grupos γ-carboxila aos resíduos de ácido glutâmico próximo da terminação amina. O cálcio acorrenta os grupos carboxila com cargas negativas à superfície do fosfolipídeo (plaquetas), assim facilitando as interações moleculares. Algumas proteínas inibitórias também dependem da vitamina K (proteínas C e S) para sua finalização funcional.

Moduladores da Via de Coagulação

A trombina, o mais importante modulador da coagulação, exerce influência penetrante em todas as vias de fatores de coagulação. Ativa os fatores V, VIII e XIII; cliva o fibrinogênio em fibrina; estimula o recrutamento de plaquetas, cria quimiotaxia de leucócitos e monócitos; libera t-PA, prostaciclina e óxido nítrico das células endoteliais; libera IL-1 dos macrófagos; e, com a trombomodulina, ativa a proteína C, substância que então inativa os fatores Va e VIIIa. Observe o aspecto de *feedback* negativo da última ação. A função da coagulação verdadeiramente está centrada nos efeitos da trombina como catalisador de longo alcance. As plaquetas, o fator tecidual e a ativação por contato são todos interativos e ativados por uma fenda na superfície do endotélio ou pela perda do controle de coagulação endotelial. As plaquetas aderem a um local de lesão e, por sua vez, são ativadas, levando ao sequestro de outras plaquetas. É a interação de todos esses fatores em conjunto que finalmente cria massa crítica de células e proteínas reagentes, o que então leva à formação do coágulo. Uma vez que plaquetas suficientes estejam interagindo, apresentando suas reações de proteases da serina concomitantes na superfície anexada, então se cria uma explosão da trombina. Somente quando ativação suficiente da trombina é encontrada em um ponto no tempo crítico, excede-se um limiar e as reações se tornam maciças – muito maiores do que a soma das partes. Acredita-se que a concentração e a capacidade das plaquetas de reagirem inteiramente afetem a capacidade de ter uma explosão crítica de trombina. A CEC pode afetar a capacidade de chegar à explosão completa da trombina, pois reduz o número de plaquetas, diminui as interações de plaqueta com plaqueta e diminui a concentração de substratos de proteínas.

As muitas proteases da serina que compõem as vias da coagulação são balanceadas por inibidores das proteases da serina, as denominadas *serpinas*. Desse modo, um *yin* e um *yang* biológicos levam a uma capacidade de tamponamento excelente. Somente quando a explosão de trombina impulsionada pelas plaquetas subjuga anticoagulação localizada ou os inibidores no corpo é que o coágulo segue em frente. As serpinas incluem a α_1-antitripsina, α_2-macroglobulina, cofator II da heparina, α_2-antiplasmina, antitrombina (AT; também denominada *antitrombina III* [AT III]) e outras.

A *AT III* constitui o mais potente e amplamente distribuído inibidor da coagulação do sangue. Liga-se ao sítio ativo (serina) da trombina, assim inibindo a ação da trombina.

Também inibe, em grau muito menor, a atividade dos fatores XIIa, XIa, IXa e Xa; a calicreína; e a molécula fibrinolítica, a plasmina. A trombina ligada à fibrina é protegida da ação da AT, o que explica em parte a pouca eficácia da heparina em tratar a trombose estabelecida. A AT III é um zimogênio relativamente inativo. Para ser mais efetiva, a AT precisa se ligar a uma sequência pentassacarídica em particular contida na parede das células endoteliais na superfície glicosaminoglicana conhecida como heparan; a mesma sequência ativa está presente no medicamento heparina.

Um ponto importante é que a AT III ativada é ativa somente contra trombina livre (trombina ligada à fibrina não pode ser vista pela AT III). A protrombina circula no plasma, porém não é afetada pelos complexos heparina-AT III; ela é somente trombina, a qual não circula livremente. A maior parte da trombina em sua forma ativa está ligada a sítios de ligação de GP das plaquetas ou nas matrizes de fibrina. Quando o sangue é colocado em um tubo de ensaio e começa a se formar o coágulo (como em um tempo de coagulação ativado [TCA]), 96% da produção de trombina ainda está para vir. A maior parte da geração de trombina está na superfície das plaquetas e no fibrinogênio mantido no coágulo. As plaquetas, através de seus sítios de ligação GP e das dobras de fosfolipídeos, protegem a trombina ativada do ataque pela AT III. Portanto, o papel biológico da AT III é criar uma superfície anticoagulante nas células endoteliais. Não está presente biologicamente para se sentar e esperar por uma dose de heparina antes da CEC.

Outra serpina, a *proteína C*, degrada os fatores Va e VIIIa. Como outros fatores dependentes da vitamina K, exige que o Ca^{2+} se ligue ao fosfolipídeo. Seu cofator, denominado *proteína S*, também exibe dependência da vitamina K. Variantes genéticas da proteína C são menos ativas e levam a aumento do risco de trombose venosa profunda e de embolia pulmonar. Quando as células endoteliais liberam trombomodulina, a trombina então acelera 20.000 vezes sua ativação da proteína C. A proteína C ativada também promove fibrinólise por meio de uma alça de *feedback* às células endoteliais para liberarem t-PA.

A regulação da alça extrínseca da via de coagulação ocorre por meio do inibidor da via do fator tecidual (TFPI – tissue fator pathway inhibitor), uma proteína glicosilada que se associa às lipoproteínas no plasma. O TFPI não é uma serpina. Ele enfraquece as propriedades catalíticas do complexo fator VIIa-fator tecidual na ativação do fator X. Endotélio vascular e plaquetas parecem produzir TFPI. A heparina libera TFPI do endotélio, aumentando as concentrações plasmáticas de TFPI até seis vezes. O *fator de von Willebrand* (FvW), molécula maciça composta por peptídeos glicosilados ligados a dissulfeto, associa-se ao fator VIII no plasma, protegendo-o das enzimas proteolíticas. Circula no plasma em sua forma inativa em espiral. A ruptura do endotélio permite a ligação do FvW do plasma ou permite a expressão do FvW do tecido e das células endoteliais. Uma vez ligado, o FvW se desenrola até seu comprimento total e expõe o domínio crítico até então na molécula. Esse domínio A-1 tem afinidade muito alta por GP das plaquetas. Inicialmente, o FvW se prende ao receptor das plaquetas na glicoproteína Iα (GPIα), o que torna mais lentos os movimentos para frente das plaquetas contra as forças tangenciais do fluxo sanguíneo. As forças tangenciais são ativadoras das plaquetas. À medida que o movimento para frente das plaquetas ao longo da borda em escova endotelial fica mais lento (em razão da vinculação com o FvW), as forças tangenciais realmente aumentam; desse modo, a ligação do FvW com GPI atua oferecendo uma alça de *feedback* para plaquetas individuais, ativando-as ainda mais. A ativação do FvW e sua vinculação com a plaqueta não são suficientes para ligar a plaqueta ao endotélio, mas criam um sinal de membrana que permite a alteração de forma precoce e a expressão de outras GP, GPIb e GPIIb/IIIa. Então, a ligação secundária à GPIb se conecta a outro FvW próximo, ligando a plaqueta e começando a sequência de ativação. Une as plaquetas normais ao subendotélio danificado, anexando-se ao receptor de plaquetas GPIb. Uma alteração da forma das plaquetas a seguir libera tromboxano, β-tromboglobulina e serotonina, expondo GPIIb/IIIa, que se liga ao fibrinogênio. A Tabela 27.1 resume os fatores de coagulação, suas sequências de ativação e os veículos para reposição de fatores quando deficientes.

Fator	Ativado por	Atua sobre	Quantidade Mínima Necessária	Fonte de Reposição	Nome Alternativo e Considerações
XIII	IIa	Fibrina	< 5%	PFC, CRIO	Fator estabilizador da fibrina; não é uma protease da serina, mas uma enzima
XII	Endotélio	XI	Nenhuma	Não necessária	Fator Hageman; ativação potencializada por XIIa
XI	XIIa	IX	15%-25%	PFC	Antecessor da tromboplastina plasmática
X	VIIa ou IXa	II	10%-20%	PFC, 9C	Fator Stuart-Prower; dependente da vitamina K
IX	VIIa ou XIa	X	25%-30%	PFC, 9C, CCP	Fator Christmas; dependente da vitamina K
VIII	IIa	X	> 30%	CRIO, 8C, PFC	Fator anti-hemofílico; cofator; síntese no SFM
VII	Xa	X	10%-20%	PFC, CCP	Acelerador da conversão de protrombina; dependente da vitamina K
V	IIa	II	< 25%	PFC	Proacelerina; cofator; síntese no SFM e no fígado
IV	—	—	—	—	Íon cálcio; liga II, VII, IX, X ao fosfolipídeo
III	—	X	—	—	Tromboplastina/fator tecidual; cofator
II	Xa	I	20-40%	PFC, CCP	Protrombina; dependente da vitamina K
I	IIa	—	1 g/L	CRIO, PFC, CF	Fibrinogênio; produto ativado é fibrina solúvel
FvW	—	VIII	Ver VIII	CRIO, PFC	Fator de von Willebrand; síntese nas células endoteliais

A menos que especificado de outro modo, todas as proteínas da coagulação são sintetizadas no fígado. Observe que não há fator VI. Para o fator de von Willebrand, administra-se crioprecipitado ou plasma fresco congelado (PFC) para obter uma atividade coagulante do fator VIII > 30%. *8C*, concentrado de fator VIII; *9C*, concentrado de complexo de fator IX purificado; *CF*, concentrado de fibrinogênio; *CCP*, concentrado de complexo protrombínico; *CRIO*, crioprecipitado; *SFM*, sistema fagocitário mononuclear.

Função Plaquetária

A maioria dos clínicos pensa primeiro nas proteínas de coagulação ao considerar a hemostasia. Embora nenhum elemento dos muitos que participam da hemostasia assuma a dominância, as plaquetas podem ser os mais complexos. Sem plaquetas, não há coagulação nem hemostasia. Sem as proteínas, há hemostasia, mas dura apenas cerca de 10 a 15 minutos porque o tampão de plaquetas é inerentemente instável e se parte sob a pressão de deslocamento da vasculatura. As plaquetas fornecem fosfolipídeo para as reações dos fatores de coagulação; contêm seu próprio sistema de microesqueleto e liberam fatores de coagulação; secretam substâncias ativas que afetam a elas mesmas, a outras plaquetas, ao endotélio e a outros fatores de coagulação; e alteram a forma (por meio da contração ativa da actina-miosina) para expor GP de membrana essenciais para a hemostasia. A resposta inicial à lesão vascular é a formação de um tampão de plaquetas. A boa resposta hemostática depende do funcionamento adequado da adesão, ativação da ativação e da agregação das plaquetas.

Adesão Plaquetária

O sangue capilar exibe fluxo laminar, que maximiza a probabilidade de interação das plaquetas com a parede do vaso. Hemácias e leucócitos correm perto do centro dos vasos e as plaquetas, à margem. No entanto, a turbulência causa reações no endotélio que levam à secreção do FvW, de moléculas adesivas e do fator tecidual. A pressão de deslocamento é alta, pois as plaquetas que se movimentam rapidamente interagem com o endotélio. Quando o endotélio vascular se desnuda ou fica lesado, a plaqueta tem a oportunidade de contato com o FvW, que se liga ao colágeno exposto do subendotélio. Um componente da membrana da plaqueta, o GPIb, liga-se ao FvW, assim ancorando a plaqueta à parede do vaso. Independentemente, a GPIa da membrana da plaqueta e a GPIIa e o fator IX podem se fixar diretamente ao colágeno exposto, favorecendo o estágio de adesão.

As GP integrinas formam diversos tipos de receptores de membrana a partir de combinações das subunidades 20 α e 8 β. Uma dessas combinações é GPIIb/IIIa, um componente da membrana das plaquetas que inicialmente participa da adesão plaquetária. A ativação das plaquetas causa uma alteração de conformação em GPIIb/IIIA, o que resulta em sua atividade agregadora.

A adesão plaquetária começa rapidamente – em 1 minuto da lesão endotelial – e cobre completamente o subendotélio exposto em 20 minutos. Começa com diminuição da velocidade das plaquetas quando GPIb/IX e FvW medeiam a adesão, seguida por ativação plaquetária, alteração de conformação de GPIIb/IIIa e então ligação do FvW e parada das plaquetas no endotélio nesses sítios de ligantes do FvW.

Ativação e Agregação Plaquetárias

A ativação plaquetária resulta depois do contato com o colágeno, quando o difosfato de adenosina (ADP), a trombina ou o tromboxano A_2 se ligam aos receptores da membrana ou resulta de certas interações de plaqueta com plaqueta. As plaquetas então liberam o conteúdo de seus grânulos densos (δ) e grânulos α. Os grânulos densos contêm serotonina, ADP e Ca^{2+}; os grânulos α contêm fator plaquetário V (antes denominado fator plaquetário 1), β-tromboglobulina, fator plaquetário 4 (PF4), P-selectina e várias proteína integrinas (FvW, fibrinogênio, vitronectina e fibronectina). Simultaneamente, as plaquetas usam seu sistema de microesqueleto para mudar a forma de disco para esfera, o que muda a exposição de GPIIb/IIIa à membrana plaquetária. O ADP liberado recruta plaquetas adicionais para o local da lesão e estimula a proteína G plaquetária, que, por sua vez, ativa a fosfolipase da membrana. Isso resulta na formação de araquidonato, que a cicloxigenase plaquetária converte em tromboxano A_2. Outros agonistas plaquetários além do ADP e do colágeno incluem serotonina, um agonista fraco, e trombina e tromboxano

A$_2$, ambos potentes agonistas. A trombina é, de longe, o mais potente agonista plaquetário e pode superar todos os outros antagonistas plaquetários, bem como os inibidores. No total, mais de 70 agonistas podem produzir ativação e agregação plaquetárias.

Os agonistas induzem uma alteração de forma graduada da plaqueta (a quantidade se baseia na quantidade relativa de estimulação), um aumento da concentração intracelular de Ca^{2+} na plaqueta e um estímulo da proteína G das plaquetas. Além disso, a serotonina e o tromboxano A$_2$ são potentes vasoconstritores (particularmente na vasculatura pulmonar). A presença de suficiente material agonista resulta em agregação plaquetária. A agregação ocorre quando as proteínas integrinas (principalmente o fibrinogênio) liberadas dos grânulos α formam pontes moleculares entre os receptores de GPIIB/IIIa das plaquetas adjacentes (a via final comum das plaquetas).

Prostaglandinas e Ácido Acetilsalicílico

A cicloxigenase das células endoteliais sintetiza prostaciclina, que inibe a agregação e dilata vasos. A cicloxigenase plaquetária forma tromboxano A$_2$, um potente agente de agregação e um vasoconstritor. O ácido acetilsalicílico acetila irreversivelmente a cicloxigenase, tornando-a inativa. Baixas doses de AAS de 80 a 100 mg facilmente superam a quantidade finita de cicloxigenase disponível nas plaquetas, que não possuem núcleos. No entanto, as células endoteliais podem sintetizar nova cicloxigenase. Desse modo, com baixas doses de ácido acetilsalicílico, continua a síntese de prostaciclina, enquanto a síntese de tromboxano cessa, diminuindo a ativação e a agregação plaquetárias. Altas doses de ácido acetilsalicílico inibem a enzima em ambos os sítios da cicloxigenase.

Em muitos centros, uma maioria de pacientes que se apresenta para revascularização cirúrgica do miocárdio (CABG – coronary artery bypass graft) terá recebido ácido acetilsalicílico nos 7 dias anteriores à cirurgia na esperança de prevenir trombose coronária. As plaquetas têm uma duração de vida de aproximadamente 9 dias, de modo que a ideia de deixar alguém sem ácido acetilsalicílico por 5 a 7 dias parece razoável, pois a maioria das plaquetas circulantes não terá a cicloxigenase intoxicada pelo ácido acetilsalicílico. Esse é um agente para o qual frequentemente se demonstra o risco aumentado de sangramento. Hoje, é mais provável que, em alguns pacientes, seja possível um aumento leve a moderado do risco de sangramento.

Anormalidades das Plaquetas Induzidas por Medicamentos

Muitos outros agentes inibem a função plaquetária. Os antibióticos β-lactâmicos revestem a membrana das plaquetas, enquanto as cefalosporinas são inibidores plaquetários ainda mais profundos, porém por curto prazo. Muitos cirurgiões cardíacos podem não perceber que seu esquema medicamentoso padrão para antibióticos pode trazer um risco de sangramento ainda maior do que o ácido acetilsalicílico. Centenas de fármacos podem inibir a função plaquetária. Os bloqueadores dos canais de cálcio, os nitratos e os β-bloqueadores são comumente usados em cirurgia cardíaca. Os nitratos são agentes antiplaquetários efetivos e talvez seja por isso, em parte, que têm tanto benefício na angina, não apenas por seu efeito vasorrelaxante sobre os grandes vasos. Os anti-inflamatórios não esteroides inibem reversivelmente a célula endotelial e a cicloxigenase das plaquetas.

Além dos efeitos inibitórios parciais do ácido acetilsalicílico e de outros fármacos já mencionados, têm sido desenvolvidas novas terapias que inibem a função plaquetária de maneira mais específica. Esses fármacos incluem os agentes inibidores da adesão plaquetária, os antagonistas do receptor de ADP da plaqueta e os inibidores do receptor GPIIb/IIIa (Tabela 27.2).

ANTAGONISTAS DO RECEPTOR DE DIFOSFATO DE ADENOSINA

O clopidogrel (Plavix®) e o prasugrel (Effient®) são derivados da tienopiridina que inibem a via de receptores de ADP para ativação das plaquetas. Têm início de ação lenta porque

Tabela 27.2	Terapia Antiplaquetária						
Tipo de Agente	**Composição**	**Mecanismo**	**Indicações**	**Via**	**Meia-vida**	**Metabolismo**	
Aspirina	Ácido acetilsalicílico	Inibição irreversível da COX	DAC, IAM, DVP, ICP, SCA	Oral	10 dias	Fígado, rim	
AINE	Múltipla	Inibição reversível da COX	Dor	Oral	2 dias	Fígado, rim	
Inibidores da adesividade (dipiridamol)	Múltipla	Bloqueio da adesividade aos vasos	DVC, DVP	Oral	12 horas	Fígado	
Antagonistas do Receptor de ADP							
– Clopidogrel (Plavix®), prasugrel (Effient®)	Tienopiridinas	Irreversível	IAM, DCV, DVP, SCA, ICP	Oral	5 dias	Fígado	
–Ticagrelor (Brilinta®)	Não tienopiridina	Reversível	IAM, DCV, DVP, SCA, ICP	Oral	3-5 dias	Fígado	
Cangrelor (Kengreal®)	Não tienopiridina	Reversível	IAM, DCV, DVP, SCA, ICP	IV	3-10 min	Sangue	
Inibidores do PAR-1							
– Vorapaxar (Zontivity®)	Antagonista do PAR-1	Irreversível – inibe a ativação plaquetária induzida pela trombina	IAM, DVP	Oral	20h-4 sem	Fígado	
Inibidores do Receptor da GPIIb/IIIa							
– Abciximabe (ReoPro®)	Anticorpo monoclonal	Inespecífico – liga-se a outros receptores	ICP, SCA	IV	12-18 h	Proteinase plasmática	
–Eptifibatida (Integrilin®)	Peptídeo	Reversível – específico para GPIIb/IIIa	ICP, SCA	IV	2-4 horas	Rim	
– Tirofibana (Aggrastat®)	Derivado não peptídico da tirosina	Reversível – específico para GPIIb/IIIa	ICP, SCA, IAM, DVP	IV	2-4 horas	Rim	

AINE, anti-inflamatório não esteroide; *COX*, cicloxigenase; *DAC*, doença das artérias coronárias; *DCV*, doença cerebrovascular; *DVC*, doença valvar cardíaca; *DVP*, doença vascular periférica; *IAM*, infarto agudo do miocárdio; *ICP*, intervenção coronária percutânea; *IV*, via intravenosa; *PAR-1*, receptor ativado por proteases; *SCA*, síndrome coronariana aguda.

precisam ser convertidos em fármacos ativos e seus potentes efeitos duram o tempo de vida das plaquetas afetadas (5-10 dias). O clopidogrel e o prasugrel são os medicamentos preferidos. São administrados por via oral uma vez ao dia para inibir a função plaquetária e são bem efetivos em diminuir os infartos do miocárdio (IM) depois de intervenções coronarianas percutâneas (ICP). A associação de ácido acetilsalicílico e clopidogrel tem levado a aumento dos sangramentos, mas é usada em um esforço para manter os vasos e os stents abertos. Recentemente, foram disponibilizados dois novos inibidores não tienopiridina do ADP P_2Y_{12}. O ticagrelor é um fármaco oral de ação direta e o cangrelor é um agente intravenoso de ação curta. O segundo fármaco pode ter muito valor como ponte medicamentosa para usar no laboratório de ICP e no período perioperatório.

INIBIDORES DO RECEPTOR DE GLICOPROTEÍNA GP IIB/IIIA

Estes são os mais potentes (> 90% de inibição plaquetária) porque agem na via final comum da agregação plaquetária com fibrinogênio, não importa qual agonista tenha começado o processo. Todos os fármacos mencionados antes funcionam nas fases iniciais da ativação da função plaquetária. Esses medicamentos são todos administrados por infusão intravenosa e não funcionam por via oral. Os inibidores de GPIIb/IIIa costumam ser usados em pacientes que tomam ácido acetilsalicílico porque não bloqueiam a produção de tromboxano A_2. A dose de heparina geralmente é reduzida quando usada com esses medicamentos (i. e., ICP para evitar sangramento nos pontos de punção vascular). A atividade plaquetária pode ser monitorizada para determinar o grau de bloqueio. Sangramento excessivo requer que fármacos de curta ação diminuam pouco a pouco, enquanto possivelmente se administram plaquetas aos pacientes que estejam recebendo abciximabe, um fármaco de longa ação. A maioria dos estudos encontrou aumento do sangramento em pacientes recebendo esses fármacos quando precisaram de CABG de emergência.

Fibrinólise

A degradação da fibrina, atividade hematológica normal, localiza-se nas vizinhanças de um coágulo. Ela remodela o coágulo formado e remove o trombo quando o endotélio se recupera. Como a formação do coágulo, sua degradação pode ocorrer pelas vias intrínseca e extrínseca. Como na formação do coágulo, a via extrínseca tem um papel dominante na degradação do coágulo. Cada via ativa plasminogênio, uma protease da serina sintetizada pelo fígado que circula sob a forma de zimogênio. A plasmina degrada o fibrinogênio ou a fibrina em locais específicos. A plasmina é a principal enzima da fibrinólise, assim como a trombina é a principal na formação do coágulo. O plasma normalmente não contém plasmina circulante porque uma proteína de limpeza, a α_2-antiplasmina, rapidamente consome qualquer plasmina formada a partir da fibrinólise localizada. Desse modo, a fibrinólise localizada, não a fibrinogenólise sistêmica, acompanha a hemostasia normal.

Fibrinólise Extrínseca

As células endoteliais sintetizam e liberam t-PA. Tanto o t-PA como uma substância relacionada, o ativador do plasminogênio tipo uroquinase, são proteases da serina que dividem o plasminogênio para a formação de plasmina. A atividade do t-PA é potencializada ao se ligar com a fibrina. Dessa maneira, também, a formação de plasmina fica localizada nos pontos de formação do coágulo. Epinefrina, bradicinina, trombina e fator Xa fazem com que o endotélio libere t-PA, assim como a oclusão venosa e a CEC.

Fibrinólise Intrínseca

O fator XIIa, formado durante a fase de contato da coagulação, cliva o plasminogênio em plasmina. A plasmina assim formada então facilita a clivagem adicional do plasminogênio pelo fator XIIa, formando uma alça de *feedback* positivo.

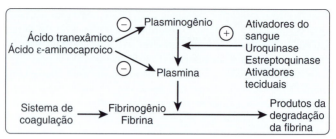

Fig. 27.3 A via fibrinolítica. Antifibrinolíticos inibem a fibrinólise ligando-se ao plasminogênio e à plasmina. Os ativadores intrínsecos do sangue (fator XIIa), os ativadores teciduais extrínsecos (ativador do plasminogênio tecidual, ativador do plasminogênio tipo uroquinase) e ativadores exógenos (estreptoquinase, complexo ativador do plasminogênio com estreptoquinase acetilada) degradam o plasminogênio para formar plasmina. (De Horrow JC, Hlavacek J, Strong MD, et al. Prophylactic tranexamic acid decreases bleeding after cardiac operations. *J Thorac Cardiovasc Surg.* 1990;99:70.)

Ativadores Exógenos

A estreptoquinase (produzida por bactérias) e a uroquinase (encontrada na urina humana) clivam o plasminogênio a plasmina, mas o fazem com baixa afinidade pela fibrina. Desse modo, seguem-se a plasminemia e a fibrinogenólise no plasma, bem como a fibrinólise. O complexo ativador do plasminogênio com estreptoquinase acetilada oferece um sítio ativo, que não está disponível até que ocorra a desacetilação no sangue. O t-PA recombinante (Alteplase) é um agente de segunda geração feito por tecnologia de DNA recombinante, sendo relativamente específico para a fibrina.

Aplicações Clínicas

A Figura 27.3 ilustra a via fibrinolítica com ativadores e inibidores. A estreptoquinase, o complexo ativador de plasminogênio e estreptoquinase acetilada e o t-PA encontram aplicação na lise de trombos associados ao IM. Esses agentes intravenosos "dissolvem" os coágulos que se formam na placa ateromatosa. Sangramento clinicamente significativo pode ser o resultado da administração de qualquer desses ativadores exógenos ou da estreptoquinase.

A fibrinólise também acompanha a CEC. Essa degradação indesejável do coágulo depois da cirurgia pode contribuir para hemorragia pós-operatória e para a necessidade de administrar hemoderivados alogênicos. Independentemente de como sejam formados, os produtos de degradação da fibrina se intercalam em camadas de monômeros de fibrina formados normalmente, impedindo ligações cruzadas. Desse modo, a fibrinólise extensa exerce uma ação anti-hemostática. O fator XIII é uma proteína de coagulação subapreciada. Ele circula e, quando ativado, forma ligações cruzadas com os cordões de fibrina e protege esta última das ações líticas da plasmina. Há algum tempo, sabe-se que baixos níveis de fator XIII se associam a aumento das hemorragias após CEC. Os níveis de fator XIII se reduzem pela hemodiluição, mas também parece que há destruição ativa em alguns pacientes na CEC.

HEPARINA

Os resíduos de D-glicosamina *N*-sulfatada e de ácido L-idurônico da heparina se alternam sob a forma de copolímero para formar cadeias com um comprimento variável. Como um polieletrólito aniônico linear, sendo as cargas negativas supridas pelos grupos sulfato, a heparina demonstra amplo espectro de atividade com enzimas, hormônios, aminas biogênicas e proteínas plasmáticas. Um segmento pentassacarídico se liga à AT. A heparina é um composto heterogêneo; os carboidratos variam em comprimento e na composição da cadeia lateral, produzindo uma variedade de pesos moleculares de 5.000 a 30.000, ficando a maioria das cadeias entre 12.000 e 19.000. Hoje, a heparina-padrão é chamada *heparina não fracionada* (HNF).

A maioria das preparações comerciais de heparina agora usa intestino de porco, do qual 20.000 quilogramas rendem 5 kg de heparina. A potência da heparina é determinada comparando-se o espécime em teste contra uma capacidade de padrão conhecida para prolongar a coagulação. Ensaios atuais da United States Pharmacopeia (USP) e da British Pharmacopoeia (BP) usam um método semelhante ao do plasma de carneiro em *pool* obtido dos matadouros.

A dose da HNF não deve ser especificada por peso (miligramas) em razão da diversidade da atividade anticoagulante esperada de composto tão heterogêneo. Uma unidade USP de atividade de heparina é a quantidade que impede que 1,0 mL de plasma de carneiro citratado coagule por 1 hora depois do acréscimo de cálcio. As unidades não podem ser comparadas de modo cruzado entre heparinas de diferentes fontes, como a heparina da mucosa *versus* pulmonar ou a heparina com baixo peso molecular (HBPM) *versus* HNF, ou até entre lotes, porque o ensaio usado pode ou não refletir diferenças reais da atividade biológica. Nenhuma dessas medidas tem a ver com o efeito de uma unidade sobre o efeito de anticoagulação para cirurgia cardíaca humana.

Farmacocinética e Farmacodinâmica

A heterogeneidade das moléculas de HNF produz variabilidade na relação da dose administrada para o nível plasmático do medicamento. Além disso, a relação do nível plasmático para o efeito biológico varia com o sistema de teste. Um modelo em três compartimentos descreve a cinética da heparina no ser humano saudável: desaparecimento inicial rápido, eliminação saturável observada na faixa de doses mais baixa e queda exponencial de primeira ordem em doses maiores. O desaparecimento rápido inicial pode se originar na captação pelas células endoteliais. O sistema fagocitário mononuclear, com suas endoglicosidases, suas endossulfatases e a captação para os monócitos, pode representar a fase saturável da cinética da heparina. Finalmente, a eliminação renal por meio de secreção tubular ativa da heparina, grande parte dela dessulfatada, explica a eliminação exponencial da heparina.

As doses de ataque para CEC (200-400 U/kg) são substancialmente maiores do que as usadas para tratar trombose venosa (70-150 U/kg). Os níveis plasmáticos de heparina, determinados por fluorometria, variam amplamente (2-4 unidades/mL) depois de doses de heparina administradas a pacientes prestes a passar por CEC. A resposta do TCA a essas doses de heparina exibe dispersão ainda maior. No entanto, a resposta clínica à heparina administrada a vários pacientes é mais consistente do que sugerem as determinações *in vitro*.

Ações e Interações

A heparina exerce sua atividade anticoagulante por meio da AT III, um dos muitos inibidores de proteínas da serina (serpinas) circulantes, que se opõem aos efeitos das proteases circulantes. O principal inibidor da trombina e dos fatores IXa e Xa é a AT III; o dos fatores de ativação por contato XIIa e XIa é o inibidor da α_1-proteinase; a inibição da calicreína surge principalmente do inibidor de C1. A atividade da AT diminui grandemente em um local de dano vascular, sublinhando seu papel primário como limpador para enzimas de coagulação que escapam para a circulação geral.

A AT inibe as proteases da serina até sem heparina. O grau em que a heparina acelera a inibição da AT depende da enzima de substrato; a HNF acelera a formação do complexo trombina-AT 2.000 vezes, mas acelera a formação do complexo fator Xa-AT apenas 1.200 vezes. Diferentemente, os fragmentos da HBPM inibem preferencialmente o fator Xa. A inibição enzimática prossegue por formação de um complexo ternário consistindo em heparina, AT e a proteinase a ser inibida (p. ex., trombina, fator Xa). Para a HNF, a inibição da trombina ocorre apenas com a ligação simultânea à AT e à trombina. Essa condição exige um fragmento de heparina de pelo menos 18 resíduos. Uma sequência de pentassacarídeo se liga à AT. As HBPM, consistindo em cadeias de 8 a 16 unidades de comprimento, inibem preferencialmente o fator Xa. Nesse caso, o fragmento de heparina ativa AT, que então sequencialmente inativa o fator Xa; a heparina e o fator Xa não interagem diretamente.

Vários investigadores têm demonstrado a formação contínua de fibrinopeptídeos A e B, bem como do fragmento de protrombina F1.2 e dos complexos trombina-AT, apesar da anticoagulação claramente aceitável para a CEC por muitos critérios. Essas substâncias indicam atividade da trombina. A significância clínica dessa atividade contínua da trombina tem recebido limitados estudos. O TCA necessita ser mais prolongado para impedir a formação de fibrina durante cirurgia cardíaca, em comparação com durante circulação extracorpórea sem cirurgia porque a própria cirurgia incita a coagulação. A HNF, junto com a AT, parece funcionar no plasma somente sobre a trombina livre. Ao considerar o que se sabe hoje sobre a explosão de trombina e a atividade da trombina, a heparina parece ser relativamente ineficiente porque não há muita trombina livre. A trombina é mantida na superfície das plaquetas ativadas em vários sítios de ligação de GP, excluindo o sítio da GPIIb/IIIa. A maior parte da trombina é ligada à fibrina e os complexos heparina-AT absolutamente não se ligam a essa trombina, a menos que o nível de heparina seja empurrado muito acima do que é usado de rotina para CEC.

Resistência à Heparina

Os pacientes que recebem infusões de HNF exibem uma resposta muito diminuída no TCA às doses anticoagulantes completas da HNF para CEC (200-400 U/kg). Com o uso generalizado de infusões de heparina para tratar isquemia do miocárdio e infarto, a resistência à heparina ou, mais apropriadamente, a "alteração da responsividade à heparina" se tornou mais problemática durante a cirurgia cardíaca (Quadro 27.2).

A hemodiluição que acompanha a CEC diminui os níveis de AT a aproximadamente 66% ou até metade dos níveis normais. Há, contudo, pacientes atípicos com extremo desvio da média que têm níveis profundamente baixos de AT. É possível ver níveis de AT III que não passem de 20% do normal e esses níveis correspondem aos níveis vistos no choque séptico e na coagulação intravascular disseminada. No entanto, AT suplementar pode não prolongar o TCA, o que significa que a heparina disponível se ligou à AT suficiente ou disponível. O único modo de prolongar o TCA é se houver excesso de heparina além da AT disponível. Trabalhos sobre resistência à heparina para CEC atribuem sua ocorrência variadamente ao uso de autotransfusão, terapia prévia com heparina, infecção e aneurisma ventricular com trombo. A resposta anticoagulante do indivíduo à heparina varia tremendamente. Alguns supostos casos de resistência à heparina podem representar nada mais do que essa variação normal. Independentemente da causa, justifica-se a determinação da resposta anticoagulante de cada indivíduo à terapia com heparina para CEC. A resistência à heparina ajuda a focar o debate referente a caso se monitorize a anticoagulação, devem-se medir as concentrações de heparina ou os efeitos da heparina; o objetivo da anticoagulação não é

QUADRO 27.2 *Problemas com a Heparina como Anticoagulante para Circulação Extracorpórea*

Resistência à heparina
Trombocitopenia induzida pela heparina
Rebote da heparina
Heterogeneidade e potência variável da heparina
Diminuição de AT III

AT III, antitrombina III.

obter a presença de heparina no plasma, mas inibir a ação da trombina sobre o fibrinogênio, as plaquetas e as células endoteliais. Portanto, geralmente se mede o efeito da heparina.

Mais comumente, a heparina adicional prolonga o TCA suficientemente para a condução da CEC. Quantidades até 800 U/kg podem ser necessárias para obter um TCA de 400 a 480 segundos ou mais. Embora a administração de plasma fresco congelado (PFC), que contém AT, deva corrigir a depleção de AT e prolongar adequadamente o TCA, essa exposição a doenças infecciosas hematogênicas deve ser evitada sempre que possível.

O concentrado de AT aborda especificamente a deficiência de AT. Existem dois produtos para utilização. Um é o produto por engenharia de DNA recombinante feito de leite de cabra, o outro é um derivado colhido do plasma humano purificado.

Rebote de Heparina

Várias horas depois da neutralização da protamina para cirurgia cardíaca, alguns pacientes apresentam o desenvolvimento de sangramento clínico associado ao prolongamento dos tempos de coagulação. Esse fenômeno costuma ser atribuído ao reaparecimento de heparina circulante. Teorias sobre o "rebote da heparina" incluem liberação tardia da heparina sequestrada em tecidos, retorno tardio da heparina à circulação, sendo proveniente do espaço extracelular via linfáticos, eliminação de um antagonista endógeno da heparina não reconhecido e eliminação mais rápida da protamina com relação à heparina. Estudos demonstrando a captação de heparina nas células endoteliais sugerem que essas células podem liberar lentamente o agente na circulação, uma vez que os níveis plasmáticos declinem com a neutralização pela protamina. É questionável quanto rebote da heparina contribui para o sangramento real.

Embora ainda controverso para alguns, a maioria dos clínicos aceita o rebote da heparina como fenômeno real. No entanto, o sangramento clínico nem sempre acompanha um rebote da heparina. Quando o faz, a administração de protamina suplementar neutralizará o restante da heparina (Quadro 27.3).

Trombocitopenia Induzida por Heparina

A heparina normalmente se liga às membranas das plaquetas na GPIb e em outros locais e agrega as plaquetas normais liberando ADP. Uma trombocitopenia moderada e reversível induzida pela heparina (HIT – heparin-induced thrombocytopenia), agora denominada *tipo I*, é conhecida há meio século. O fato de que a heparina realmente desencadeie um declínio agudo da contagem de plaquetas deve ser considerado evento biológico porque a heparina, até mesmo em traços, desencadeia a expressão de muitas GP plaquetárias diferentes. Isso tem sido denominado *ativação das plaquetas*, mas não é ativação total. O prolongamento do tempo de sangramento pela heparina provavelmente se relaciona à ativação das plaquetas, bem como à ligação da heparina à superfície da GPIb.

QUADRO 27.3 *Considerações para Determinar a Dose Apropriada de Protamina para Reverter a Heparina*

A dose apropriada é ampla e difícil de determinar exatamente
A dose deve ser determinada por uma medida da coagulação
A dose deve ser administrada ao longo de pelo menos 10 minutos
A protamina em excesso é um leve agente antitrombina; pode levar ao próprio sangramento

Em contraste com esses efeitos previsíveis da heparina, ocasionalmente pacientes apresentam o desenvolvimento de trombocitopenia progressiva e grave (< 100.000/mm^3), algumas vezes acompanhada por uma trombose debilitante ou fatal (HIT com trombose [HITT]). Essa síndrome é denominada *HIT tipo II* (HIT II). Uma contagem de plaquetas excedendo 100.000/mm^3 não significa que HIT II não esteja presente. Um declínio na contagem de plaquetas excedendo 30% a 50% ao longo de vários dias em um paciente que esteja recebendo ou que tenha terminado recentemente de receber heparina provavelmente é causado por HIT II.

Mecanismo

Esses pacientes com HIT demonstram um anticorpo dependente da heparina, geralmente IgG, embora sejam descritos outros, que agrega plaquetas na presença da heparina. Durante a terapia com heparina, os títulos de anticorpo medidos continuam baixos em razão da ligação do anticorpo às plaquetas. Esses títulos se elevam depois que cessa a terapia com heparina; paradoxalmente, porém, o anticorpo pode ficar indetectável alguns meses mais tarde. Duas outras características são inesperadas: primeiramente, o anticorpo não agrega plaquetas na presença de excesso de heparina; e em segundo lugar, nem todos os pacientes reexpostos apresentam desenvolvimento de trombocitopenia.

A superfície das plaquetas contém complexos de heparina e fator 4 plaquetário (PF4). Os pacientes afetados têm um anticorpo contra esse complexo. A ligação ao anticorpo ativa

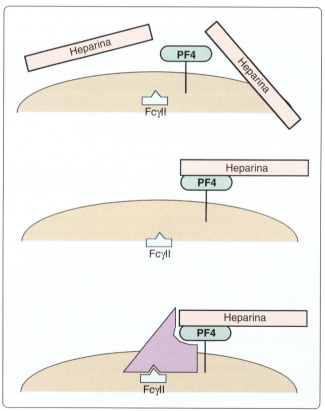

Fig. 27.4 Mecanismo presumido da interação entre heparina, plaquetas e anticorpo na trombocitopenia induzida pela heparina. *Parte superior*, Fator 4 plaquetário (*PF4*) liberado dos grânulos das plaquetas se liga à superfície plaquetária. *Meio*, Formam-se heparina e complexos PF4. *Parte inferior*, O anticorpo se liga ao complexo PF4-heparina e ativa os receptores FcγII.

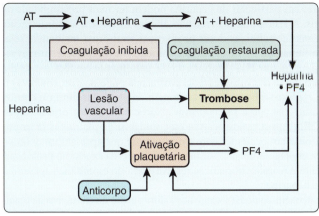

Fig. 27.5 Mecanismo de trombose acompanhando trombocitopenia induzida pela heparina. Normalmente, a heparina e a antitrombina (AT) formam um complexo que inibe a coagulação. O fator 4 plaquetário (PF4) liberado das plaquetas em ativação liga-se à heparina e desloca a reação de dissociação do completo AT-heparina para a direita, restaurando localmente a coagulação. Os mecanismos de coagulação restaurados e as plaquetas ativadas formam um trombo na presença de lesão vascular. (Adaptada de Parmet JL, Horrow JC. Hematologic diseases. In: Benumof J, ed. *Anesthesia and Uncommon Diseases*. 3rd ed. Philadelphia: WB Saunders Company; 1997.)

as plaquetas por meio de seus receptores FcγII e ativa o endotélio (Fig. 27.4). A ativação da superfície das plaquetas desencadeia uma liberação secundária de trombina. As plaquetas podem se unir, criando o que é conhecido como síndrome do coágulo branco, mas, se for criada a geração secundária de trombina por meio da ativação dos anticorpos das plaquetas, então pode resultar um coágulo de fibrina. Na ausência de heparina, não se forma o antígeno heparina-PF4.

Na ausência de um defeito endotelial, as únicas respostas à interação anticorpo-antígeno são o consumo de plaquetas e a trombocitopenia. Rompimento de ateroma, intervenções endovasculares, como angioplastia por balão, cirurgia vascular e outros procedimentos que rompem o endotélio podem fornecer um ninho para adesão plaquetária e subsequente ativação. PF4, liberado com a ativação plaquetária, liga-se localmente à heparina, assim não apenas removendo a inibição da coagulação, mas também gerando material antigênico adicional (Fig. 27.5). Grumos de plaquetas agregadas trombosam os vasos, resultando em infarto de órgãos e de extremidades. Ocorrem amputação, óbito ou ambos com a HITT estabelecida. A presença de anticorpos contra heparina-PF4 foi recentemente associada a outros efeitos adversos. Parece que, se um paciente for submetido a uma cirurgia cardíaca com anticorpos positivos, o risco de mortalidade ou IM, ou ambos, pode pelo menos dobrar.

Incidência e Diagnóstico

Estimativas sobre a verdadeira incidência de HIT são confundidas por diferentes limiares de diagnóstico para a contagem de plaquetas, por esforços variáveis para detectar outras causas e por relatórios incompletos. Depois de 7 dias de terapia com HNF, provavelmente 1% dos pacientes apresenta o desenvolvimento de HIT; depois de 14 dias de terapia, a taxa de prevalência é de 3%. Usando uma contagem de plaquetas de $100.000/mm^3$, múltiplos relatos, compreendendo mais de 1.200 pacientes, revelaram uma taxa de incidência global de HIT de 5,5% com heparina bovina e de 1,0% com heparina suína. Outra pesquisa recente verificou a taxa de incidência pré-operatória de pacientes positivos por ensaio imunoabsorvente ligado à enzima (ELISA) entre 6,5% e 10%. Isso significa que os anticorpos estão presentes e pode não significar que esteja ocorrendo trombocitopenia. É de grande interesse que muitos pacientes mais desenvolvam testes positivos para anticorpos ELISA por volta dos dias 7 a 30 depois da cirurgia cardíaca. Entre 25% e 50% dos pacientes desenvolvem esses anticorpos.

Alguns lotes em particular de heparina podem ter mais probabilidade de causar HIT do que outros. A HIT pode ocorrer não apenas durante a administração terapêutica de heparina, mas com baixas doses profiláticas, embora a incidência seja relacionada à dose. Até a heparina de lavagem em solução ou os cateteres intravasculares com heparina podem incitar HIT. Embora a HIT geralmente comece 3 a 15 dias (mediana, 10 dias) após o início das infusões de heparina, ela pode ocorrer em horas nos pacientes previamente expostos à heparina. A contagem de plaquetas diminui continuamente até um mínimo entre 20.000 e 150.000/mm^3. Não é necessária trombocitopenia absoluta; apenas uma diminuição significativa na contagem de plaquetas já importa, como se pode testemunhar em pacientes com trombocitose que apresentam desenvolvimento de trombose com contagens normais de plaquetas depois da exposição prolongada à heparina. Ocasionalmente, a trombocitopenia se resolve de modo espontâneo apesar da continuação da infusão de heparina.

O diagnóstico clínico de HIT exige nova diminuição da contagem de plaquetas durante a infusão de heparina. Obtém-se a confirmação laboratorial a partir de vários testes disponíveis. No ensaio de liberação de serotonina, plasma do paciente, plaquetas de um doador e heparina são combinados. As plaquetas do doador contêm serotonina marcada, que é liberada quando as plaquetas do doador são ativadas pelo complexo antígeno-anticorpo. A dosagem de liberação da serotonina durante a agregação plaquetária em concentrações baixas e altas de heparina oferece excelentes sensibilidade e especificidade.

Uma segunda prova mede marcadores mais tradicionais de desgranulação de plaquetas em uma mistura de heparina, plasma do paciente e plaquetas de um doador. O teste mais específico é um ELISA para anticorpos contra o complexo heparina-PF4.

A dosagem da IgG associada às plaquetas é pouco específica para HIT em razão de numerosas outras causas de IgG antiplaquetária. Esse teste não deve ser usado no diagnóstico de HIT.

Tratamento e Prevenção

Na ausência de cirurgia, é raro o sangramento por trombocitopenia na HIT. Diferentemente da trombocitopenia induzida por outros agentes, nos quais ocorre comumente trombocitopenia grave, contagens mínimas mais moderadas de plaquetas caracterizam a HIT. Transfusões de plaquetas não são indicadas e podem incitar ou piorar trombose. As infusões de heparina precisam ser descontinuadas e se deve instituir um anticoagulante alternativo. HBPM podem ser testadas no laboratório usando a liberação de serotonina antes da administração ao paciente. Embora a trombose possa ser tratada com terapia fibrinolítica, muitas vezes se indica cirurgia. Não se deve dar heparina para cirurgia vascular. Os cateteres de monitorização devem ser expurgados do jorro de heparina e não devem ser colocados cateteres conectados à heparina.

O paciente que se apresenta para cirurgia cardíaca e que sofreu HIT no passado traz um dilema terapêutico. Os anticorpos podem ter regredido; se assim for, um teste de liberação de serotonina usando a heparina planejada para cirurgia preverá se a exposição transitória durante a cirurgia será inofensiva. No entanto, não se deve dar heparina na cateterização ou em soluções de lavagem depois da cirurgia.

Os pacientes com HIT que necessitam de cirurgia de urgência podem receber heparina uma vez que tenha sido bloqueada a ativação das plaquetas com ácido acetilsalicílico e os agentes bloqueadores de plaquetas com ação ultracurta, como o cangrelor, podem ajudar a criar "anestesia plaquetária".

A alternativa de adiar a cirurgia para aguardar que os anticorpos regridam pode falhar em razão da equivalência variável da presença de anticorpos e da natureza imprevisível da resposta plaquetária ao novo estímulo com heparina. A plasmaférese pode ter sucesso em eliminar os anticorpos e permitir a administração benigna de heparina. Finalmente, podem-se escolher métodos de instituir a anticoagulação sem heparina.

QUADRO 27.4 *Opções Terapêuticas para Anticoagulação para Circulação Extracorpórea em Pacientes com Trombocitopenia Induzida pela Heparina*

1. Ancrod
2. Heparina com baixo peso molecular ou heparinoide (teste primeiro!)
3. Inibidor da trombina alternativo (hirudina, bivalirudina, argatrobana)
4. Use dose única de heparina, neutralize prontamente com protamina *e*
   a. Adie a cirurgia para que os anticorpos regridam; *ou*
   b. Use plasmaférese para diminuir os níveis de anticorpos; *ou*
   c. Iniba as plaquetas com iloprosta, ácido acetilsalicílico e Persantin, abciximabe ou bloqueadores de DGR

Em todos os casos:
1. Não use heparina nas soluções de enxágue
2. Não use cateteres conectados com heparina
3. Não use heparina nas portas intravenosas

Nenhum agente é atualmente indicado para anticoagulação na circulação extracorpórea. *DGR*, derivado de glicoproteínas do receptor.

QUADRO 27.5 *Substituições em Potencial como Anticoagulante para Circulação Extracorpórea*

Ancrod
Heparinas com baixo peso molecular
Inibidores do fator Xa
Bivalirudina ou outros inibidores diretos da trombina (hirudina, argatrobana)
Inibidores dos receptores plaquetários

O Quadro 27.4 resume as opções terapêuticas disponíveis para cirurgia cardíaca de urgência em pacientes com HIT.

MODOS ALTERNATIVOS DE ANTICOAGULAÇÃO

A meta hemostática durante a CEC é a inibição completa do sistema de coagulação. Infelizmente, até doses maiores de heparina não conseguem isso, o que é evidenciado pela formação de fibrinopeptídeos durante a cirurgia. Apesar de estar longe de ser o anticoagulante ideal, a heparina ainda se sai melhor do que suas alternativas. Os atuais substitutos da heparina incluem ancrod, uma proteinase obtida do veneno de cobra que destrói o fibrinogênio; fragmentos de heparina, que oferecem menos inibição da trombina do que o agente original, a molécula não fracionada; inibidores diretos do fator Xa; e inibidores diretos da trombina (Quadro 27.5).

Inibidores Diretos da Trombina

Agora estão disponíveis novos inibidores diretos da trombina (Fig. 27.6). Eles incluem argatrobana e bivalirudina. A argatrobana, um derivado da L-arginina, é molécula relativamente

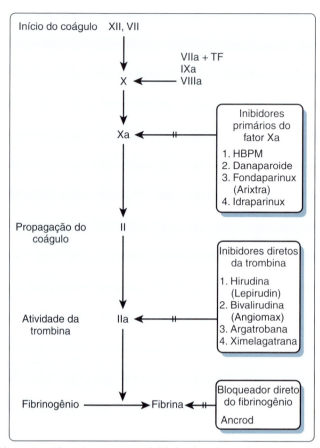

Fig. 27.6 Alternativas à heparina. Novas modalidades de anticoagulação são mostradas nos boxes no lado direito da figura, onde exigem o fator Xa, a trombina ou o fibrinogênio. *FT*, fator tecidual; *HBPM*, heparina com baixo peso molecular.

pequena e funciona como inibidor direto univalente da trombina. Liga-se no sítio de clivagem ativo da trombina e interrompe a ação da trombina sobre as proteases da serina. É completamente eliminada pela via hepática e se relata que tem meia-vida de 45 a 55 minutos, havendo um prolongamento quando a função hepática está deprimida ou quando diminui o fluxo sanguíneo hepático. Não há agente de reversão para a argatrobana, embora seja fornecido fator VIIa para aumentar a geração de trombina. Foi aprovada pela US Food and Drug Administration (FDA) para anticoagulação diante de HITT, mas não há, até o presente, um ensaio clínico randomizado, prospectivo, de larga escala para cirurgia cardíaca ou qualquer tipo de comparação com heparina/protamina. Na verdade, existem alguns relatos de casos de uso bem-sucedido da argatrobana em pacientes com HITT em cirurgia com e sem circulação extracorpórea com quantidades aceitáveis de sangramento pós-operatório.

A bivalirudina é um peptídeo sintético bivalente com 20 aminoácidos. Os farmacologistas utilizaram os aminoácidos ativos nas duas extremidades da molécula hirudina e os biossintetizaram. Um sítio ativo se liga de modo competitivo ao sítio de ligação do fibrinogênio da trombina; a outra extremidade da molécula, a sequência aminoterminal, liga-se ao sítio de clivagem ativo da serina da trombina. As duas sequências de aminoácidos são conectadas por um espaçador de tetraglicina. Essa molécula inteiramente fabricada é altamente específica para trombina e tem a propriedade singular de se ligar à trombina ligada a um coágulo e à trombina livre. A heparina se liga apenas à trombina plasmática livre. A bivalirudina tem meia-vida mais curta do que a argatrobana; o $t_{1/2}$ é de aproximadamente 20 a 25 minutos (com função renal normal e fora de CEC). Uma das características particulares da bivalirudina é o fato de sua ligação com a trombina ser reversível e de a própria molécula ser clivada pela trombina.

A bivalirudina também não tem agente de reversão análogo à protamina e, portanto, quando usada, é preciso esperar que desapareça gradualmente. A bivalirudina sofre destruição pela molécula à qual se liga e desativa, a trombina, sendo destruída pela trombina (clivagem proteolítica). Quanto mais ativação da trombina presente (i.e., quanto menos bivalirudina presente), mais curta a meia-vida. Apenas cerca de 20% da atividade molecular é eliminada por depuração renal.

Vários ensaios clínicos da bivalirudina para procedimentos em cardiologia ou cirurgia cardíaca foram completados e publicados. Dois ensaios clínicos principais visando à aprovação da bivalirudina pela FDA para cirurgia cardíaca com HIT conhecida/suspeita foram conduzidos há vários anos. Nesses ensaios clínicos comparando a bivalirudina com heparina/protamina unicamente ou heparina mais o uso de um inibidor da GPIIb/IIIa para intervenções percutâneas, verificou-se que a bivalirudina tem segurança pelo menos igual ou melhor e menor sangramento do que tratamento das outras duas terapias. Em um ensaio clínico de 100 pacientes de rotina operados em CABG sem circulação extracorpórea e sem suspeita de HIT, os pacientes foram randomizados para receber bivalirudina ou heparina/protamina e o sangramento e o desfecho foram iguais entre os grupos. Um ensaio clínico de segurança de fase I/II com a bivalirudina em 20 pacientes submetidos a CABG com circulação extracorpórea também mostrou boa segurança, mas não se conduziu uma comparação para ver as vantagens contra a heparina/protamina. Quando usadas, as doses para CEV têm sido um bolus de 0,50 a 0,75 mg/kg, seguido por uma infusão com 1,75 a 2,5 mg/kg/h, titulados até o TCA (alvo de 2,5 vezes o basal). O sistema de CEC também foi preparado com 50 mg e não se permitiu estase no circuito da CEC em razão do metabolismo da bivalirudina durante a CEC. A infusão é interrompida cerca de 15 a 30 minutos antes de ser descontinuada a CEC e os pacientes sangram por até 4 a 6 horas. Os casos de revascularização cirúrgica do miocárdio sem circulação extracorpórea (OPCAB) têm usado doses semelhantes até os alvos de TCA de 350 a 450 segundos. Certamente há alguns truques para usar a bivalirudina para casos cardíacos. O próprio fármaco é degradado pela trombina e a trombina é produzida pela CEC, bem como pela destruição tecidual. Qualquer sangue deixado sem infusão contínua de bivalirudina, em função de sua geração de trombina, superará a anticoagulação da bivalirudina com o passar do tempo. Portanto, espera-se que o sangue estagnado nas cavidades mediastinal ou torácica, ou em ambas, coagule. Isso é alarmante para o usuário de bivalirudina pela primeira vez e completamente diferente do que se vê em casos com anticoagulação por heparina. De igual modo, não se recomenda o uso de aspiração mediastinal durante a derivação porque o mediastino é fonte de grande parte da atividade da trombina. Aspirar isso de volta para o reservatório da CEC faz com que os coágulos sejam encontrados em um reservatório de envoltório duro, onde há estase ou mistura incompleta da bivalirudina. Uma vez que o paciente seja separado da CEC, é importante tomar a decisão referente à probabilidade de o paciente precisar retornar à derivação. O sistema de derivação, se deixado estagnado, continuará a produção de trombina. Com o passar do tempo, essa trombina superará a bivalirudina presente no plasma. Portanto, a 10 minutos da separação da CEC, é aconselhável decidir drenar o sangue da bomba, processá-lo por meio de uma máquina poupadora de células ou restabelecer o fluxo e fazer uma infusão lenta de bivalirudina para a bomba. O restabelecimento do fluxo pode ser facilmente efetuado reatando as extremidades das cânulas venosa e arterial. Se for necessário restabelecer a CEC, o sistema deve ser mantido quente e deve ser colocado na bomba um bolus (25 a 50 mg) de bivalirudina ou a infusão que esteve correndo para o paciente deve ser mudada para a bomba. Além disso, alguns cirurgiões têm sugerido que, em áreas de estase, como a artéria torácica interna, é importante fazer o jorro na artéria a cada

10 a 15 minutos para permitir que nova bivalirudina seja perfundida ou o coágulo poderia se acumular na "extremidade cega" se pinçado. A outra opção é não pinçar completamente a artéria torácica interna até pouco antes de ela ser anastomosada.

Tem havido certa confusão com referência a como monitorizar melhor a anticoagulação com bivalirudina para cirurgia cardíaca. A dose-responsividade da bivalirudina é altamente previsível. Não há necessidade de reação secundária, como com a AT III e a HNF. Portanto, quando a bivalirudina é dada, há uma quantidade absoluta de AT disponível. O consenso é que o TCA funcionará. A outra razão para usar um TCA é que, durante a CEC, se uma bomba com medicamento estiver funcionando mal ou se a infusão estiver um tanto desconectada, é importante saber disso previamente do que mais tarde. Se o TCA começar a se elevar a mais de 500 segundos, então a equipe realmente não sabe se deve proceder mais lentamente em relação à infusão de bivalirudina, se deve suspendê-la totalmente ou atribuir o efeito a alguma outra situação que prolongue o TCA, como hemodiluição ou hipotermia. Sabe-se que a hipotermia retarda a produção de trombina, mas não se fez um estudo sobre as meias-vidas da bivalirudina em face de hipotermia leve a moderada.

Os dois ensaios clínicos da bivalirudina diante de anticorpos de HIT conhecidos ou suspeitos mostraram efetividade e segurança. O estudo *CABF HIT On- and Off-Pump Safety and Efficacy* (CHOOSE) e o ensaio clínico *Evaluation of Patients During Coronary Artery Bypass Operation: Linking Utilization of Bivalirudin to Improved Outcomes and New Anticoagulant Strategies* (EVOLUTION) foram realizados como parte de um programa para aprovação da bivalirudina para pacientes submetidos a cirurgia cardíaca com HIT conhecida ou suspeita. Os ensaios clínicos EVOLUTION (ON e OFF) randomizaram pacientes para receber heparina-protamina ou bivalirudina como esquema primário de anticoagulante para CABG com ou sem circulação extracorpórea. Não houve diferenças em óbitos, IM ou necessidade de repetir a revascularização. No entanto, houve redução significativa dos acidentes vasculares cerebrais com o uso da bivalirudina. O sangramento foi mais ou menos o mesmo em ambos os grupos. Em face da síndrome HITT, relatos de casos continuam a mostrar efetividade e utilidade da bivalirudina. Esse é um uso que não consta da bula do agente porque não foi aprovado pela FDA.

Novos Anticoagulantes Orais

A introdução de novos anticoagulantes orais (NOAC – new oral anticoagulants) que tenham como alvo específico a trombina (fator IIa ou FIIa) ou o fator Xa tem aumentado a complexidade do manejo da coagulação em pacientes que se apresentam para cirurgia cardíaca e não cardíaca. Esses NOAC ou anticoagulantes orais específicos para o alvo (TSOAC – target-specific oral anticoagulants) incluem o inibidor de FIIa, dabigatrana (Pradaxa®) e três inibidores de Xa – rivaroxabana (Xarelto®), apixabana (Eliquis®) e edoxabana (Savaysa®) – encontrados cada vez mais na prática clínica. Esses fármacos são prescritos no lugar da varfarina ou de HBPM para a prevenção e o tratamento de tromboembolismo em vários contextos clínicos. As vantagens para os pacientes incluem meia-vida mais curta, perfil de

Tabela 27.3	Novos Anticoagulantes Orais			
	Dabigatrana	Rivaroxabana	Apixabana	Edoxabana
Ação	Inibidor de IIa	Inibidor de II	Inibidor de Xa	Inibidor de Xa
Administração	2 vezes ao dia	Diariamente	2 vezes ao dia	Diariamente
Nível máximo no plasma	2 h	2-4 h	1-4 h	1-2 h
Meia-vida	12-14 h	11-13 h	8-15 h	9-11 h
Excreção renal	80%	35%	25%	50%
Ligação proteica	35%	90%	87%	—

risco-benefício mais favorável e posologia diária fixa sem a necessidade de frequentes exames de laboratório em razão da farmacocinética mais previsível (Tabela 27.3). A dabigatrana se mostra inadequada para pacientes com valvas artificiais colocadas porque causou mais sangramento e episódios tromboembólicos do que a varfarina. A dabigatrana tem meia-vida de 12 a 14 horas, enquanto as meias-vidas dos inibidores de Xa variam de 5 a 15 horas. A dabigatrana é 80% excretada pelos rins, enquanto os inibidores do fator Xa são ligados a proteínas e metabolizados pelo citocromo P450 no fígado.

No caso de sangramento cirúrgico, os pacientes podem ser tratados com os hemoderivados habituais. Além disso, concentrados de complexos protrombínicos (CCP) podem ser usados com ou sem FVIIa para melhorar ainda mais a coagulação em situações com risco à vida. Os quatro CCP (p. ex., Kcentra®) foram aprovados pela FDA para reversão da varfarina e apresentaram alguns resultados positivos com os inibidores do fator Xa. Os melhores modos de tratar sangramento com dabigatrana são impedir sua absorção do estômago com carvão ou removê-la do sangue com hemodiálise. O idarucizumabe (Praxbind®) é um fragmento de anticorpo inteiramente humanizado que reverteu completamente a dabigatrana em ensaios clínicos. Foi estudado em mais de 100 pacientes que estavam sangrando ou tinham sido submetidos a uma cirurgia no ensaio clínico de fase III RE-VERSE AD. O tempo de trombina e o tempo de coagulação foram normalizados muito rapidamente e de maneira sustentada por 24 horas, enquanto os níveis plasmáticos de dabigatrana foram reduzidos significativamente. Estão sendo desenvolvidos também agentes de reversão para os inibidores do fator Xa (p. ex., andexanet alfa, PER977), mas ainda estão em estágios iniciais de desenvolvimento.

PROTAMINA

A neutralização da anticoagulação induzida pela heparina continua a ser o uso primário da protamina. A formação de complexos com os grupos sulfato da heparina forma a base para o efeito de "antídoto". A protamina neutraliza o efeito de AT da heparina muito melhor do que seu efeito antifator Xa. Essa distinção pode se originar da necessidade de a trombina, mas não de o fator Xa, permanecer em complexo com a heparina para a AT exercer seu efeito inibitório. Excesso de protamina cria complexos maiores. O sistema fagocitário mononuclear pode então dispor dessas partículas por endocitose. Os macrófagos do pulmão podem constituir o local para eliminação desses complexos porque a administração intravenosa de protamina permite a formação de complexos heparina-protamina primeiramente na circulação pulmonar.

A dose recomendada de protamina para neutralizar a heparina varia amplamente. O Quadro 27.6 relaciona os fatores responsáveis por essa variabilidade. O primeiro fator é a relação apropriada da protamina para a heparina. Relatos da proporção ótima em miligramas de protamina para unidades de heparina citam valores que não passam de zero (i.e., não neutralizam a heparina) até 4 mg/100 unidades. Essa variabilidade é responsável por diferenças em tempo, temperatura e outros fatores ambientais; escolhas para testes de coagulação e variáveis de desfechos; e especulação e pressupostos não comprovados. O

QUADRO 27.6 *Base para a Variabilidade da Dose de Protamina*

Razão de protamina para heparina
Quantidade de heparina a neutralizar
Rebote de heparina
Superdose de protamina

segundo fator, a base para cálculo da dose de protamina, a quantidade total de heparina dada ou a quantidade restante no paciente, precisa ser determinado. Os testes de titulação da protamina na conclusão da CEC podem determinar a quantidade de heparina restante no paciente. Com as versões automatizadas desse teste e pressupostos simples referentes ao volume de distribuição da heparina, pode-se calcular a quantidade necessária para neutralizar a heparina detectada na vasculatura do paciente.

Reações Adversas

O potencial para uma resposta prejudicial à administração da protamina levanta sérias dúvidas e escolhas difíceis no cuidado clínico antes, durante e depois de cirurgias cardíacas.

A administração lenta de uma dose neutralizante ao longo de 5 minutos ou mais raramente engendrará alterações cardiovasculares. Hipotensão sistêmica por injeção rápida em humanos tem sido atribuída ao deslocamento farmacológico da histamina dos mastócitos pela protamina altamente alcalina, semelhantemente ao mecanismo pelo qual curare, morfina e antibióticos alcalinos (p. ex., vancomicina e clindamicina) causam hipotensão.

Algumas respostas adversas à protamina são reações alérgicas. O termo *reações anafilactoides* inclui não apenas alergia imediata grave por hipersensibilidade, a denominada *anafilaxia*, mas também outras respostas idiossincráticas de origem não imunológica que colocam a vida em risco. A classificação inicial das reações à protamina repartem a categoria anafilactoide (tipo II) em três subconjuntos: anafilaxia (IIA), reação anafilactoide não imunológica (IIB) e edema pulmonar não cardiogênico tardio (IIC).

PACIENTE COM SANGRAMENTO

Depois de cirurgia cardíaca, alguns pacientes sangram excessivamente (cerca de aproximadamente 20%). A rapidez do diagnóstico e da ação terapêutica evitará comprometimento da hemodinâmica pela hemorragia, diminuição da capacidade de transporte de oxigênio pela anemia e comprometimento da hemostasia pela depleção dos recursos hemostáticos endógenos. Muitos fatores governam se um paciente em particular apresentará sangramento excessivo depois de cirurgia cardíaca. Embora muitos critérios diferentes possam definir sangramento excessivo, a drenagem do tubo torácico de mais de 10 mL/kg na primeira hora depois da operação ou um total de mais de 20 mL/kg ao longo das primeiras 3 horas depois da cirurgia para pacientes que pesem mais de 10 kg é considerado significativo. De igual modo, o aumento súbito de 300 mL/h ou mais depois de drenagem inicial mínima em um adulto geralmente indica ruptura anatômica que justifica intervenção cirúrgica.

Agressão da Circulação Extracorpórea

Mais do que os fatores do paciente, a CEC, em si, atua comprometendo a hemostasia. A derivação ativa a fibrinólise, compromete as plaquetas e afeta os fatores de coagulação. A hipotermia, usada na maioria dos centros durante CEC, também afeta adversamente a hemostasia.

Antifibrinolíticos Sintéticos

Os antifibrinolíticos sintéticos se ligam ao plasminogênio e à plasmina, assim inibindo a ligação do plasminogênio nos resíduos lisina do fibrinogênio. Os antifibrinolíticos podem ser administrados pela via intravenosa e sofrem concentração e excreção pelo rim, tendo uma meia-vida plasmática de cerca de 80 minutos. A inibição efetiva da fibrinólise exige uma dose de ataque intravenosa de 10 mg/kg para o ácido tranexâmico (TA), seguida por 1 mg/kg/h ou 50 mg/kg de ácido ε-aminocaproico (EACA), seguida pela infusão de

25 mg/kg/h. As taxas de infusão requerem ajuste para baixo quando a concentração de creatinina no sangue aumentar.

Várias investigações usando antifibrinolíticos profiláticos documentaram economia na perda de sangue, bem como no sangue transfundido, em uma população geral de pacientes para cirurgia cardíaca. Começando a administração de TA antes da CEC, a drenagem pelo tubo torácico nas primeiras 12 horas depois da cirurgia diminuiu 30% e a probabilidade de receber sangue estocado nos 5 dias depois da cirurgia diminuiu de 41% para 22%. Os antifibrinolíticos profiláticos podem poupar a função plaquetária inibindo os efeitos prejudiciais da plasmina, mas a administração de doses muito grandes parece não oferecer maior poupança. Os pacientes de cirurgia cardíaca submetidos à reoperação podem se beneficiar particularmente da administração profilática de antifibrinolíticos.

Manejo do Paciente com Sangramento

A abordagem inicial de sangramento perioperatório viola o paradigma médico de tratamento baseado no diagnóstico. O clínico precisa iniciar simultaneamente os testes diagnósticos, começar tratando uma causa presumida e substituir os recursos hemostáticos perdidos.

Produtos da Coagulação

Os produtos tradicionais de banco de sangue disponíveis para a equipe cardiovascular incluem PFC, crioprecipitado e concentrados de plaquetas (em pool ou plaquetas de doador único por aférese). Esses produtos devem ser usados somente se os dados de coagulação de um laboratório apontarem para o uso apropriado ou se um paciente tiver um sangramento intenso o suficiente para que a equipe sinta ser necessário tentar uma terapia empírica.

As transfusões de plaquetas e PFC trazem um risco mais alto de lesão pulmonar aguda relacionada à transfusão (TRALI – transfusion-related acute lung injury) do que hemácias do banco de sangue. Sabe-se que as causas da TRALI são muitas e não se limitam aos receptores de anticorpos contra o antígeno de leucócitos humanos (HLA) dirigidos ao seu endotélio pulmonar. Na verdade, tem-se mostrado que citocinas, micropartículas das hemácias e CD-40L (uma proteína proinflamatória plaquetária) contribuem para o vazamento dos capilares pulmonares. O uso de concentrados de plaquetas faz muito sentido quando um paciente está sangrando e existe comprovação ou suspeita de déficit da função ou do número das plaquetas. As transfusões profiláticas de plaquetas jamais demonstraram utilidade. As plaquetas são colhidas por ultracentrifugação e armazenadas no banco de sangue à temperatura ambiente em um oscilador que as mantém agregadas. Os concentrados de plaquetas são mantidos por apenas 5 dias; portanto, são o hemoderivado que mais falta. Como são mantidos à temperatura ambiente, têm o potencial de crescimento de contaminação bacteriana. O risco de contaminação bacteriana fica entre 1/5.000 e 20.000 unidades. O crioprecipitado é um produto que contém uma concentração muito alta de fibrinogênio e fator VIII. O produto é fabricado a partir de plasma colhido e representa o fibrinogênio solúvel total disponível em 1 unidade de sangue/plasma de banco. Esse precipitado é acondicionado em aproximadamente 15 mL de plasma. Diferentemente do PFC, o crioprecipitado tem um volume muito baixo para a concentração de proteína que carrega. Mais frequentemente quando usado em cirurgia cardíaca, uma dose de crio vem de 10 doadores, representando o fibrinogênio de 10 unidades de sangue total (aproximadamente um volume circulante). Portanto, se um paciente estiver sangrando em razão de baixa concentração de fibrinogênio ou de uma disfibrinogenemia, a infusão única de 10 unidades de crio deve restaurar os níveis acima de 2 g/L. O crio representa a exposição de 10 doadores e ainda pode carregar vírus não testados, como o vírus Epstein-Barr e vírus transmitidos por transfusão, ambos os quais podem causar insuficiência hepática em hospedeiros imunodeprimidos.

Tabela 27.4 Plano de Tratamento para Sangramento Excessivo após Cirurgia Cardíaca

Ação	Quantidade	Indicação
Descartar causa cirúrgica	—	Ausência de filetes de sangue nos locais de punção; radiografia do tórax
Mais protamina	0,5-1 mg/kg	TCA > 150 segundos ou TTPa > 1,5 vez o controle
Aquecer o paciente	—	Temperatura "central" < 35°C
Aplicar PEEP[a]	5-10 cm H_2O	—
Desmopressina	0,3 µg/kg IV	Tempo de sangramento prolongado
Ácido aminocaproico	50 mg/kg e depois 25 mg/kg/h	Aumento do dímero-D ou traçado do TEG em forma de lágrima
Transfusão de plaquetas	1 U/10 kg	Contagem de plaquetas < 100.000/mm³
Plasma fresco congelado	15 mL/kg	TP ou TTPa > 1,5 vez o controle
Crioprecipitado	1 U/4 kg	Fibrinogênio < 1 g/L ou 100 mg/dL
Fibrinogênio	2 g	Fibrinogênio < 100 mg/dL

IV, via intravenosa; *TCA*, tempo de coagulação ativado; *TEG*, tromboelastógrafo; *TTPa*, tempo de tromboplastina parcial ativado.
[a]Pressão expiratória final positiva (PEEP) é contraindicada na hipovolemia.

A Tabela 27.4 traz uma lista do plano de tratamento para sangramento excessivo após cirurgia cardíaca. As intervenções não aparecem em ordem de probabilidade, mas por prioridade de consideração. Desse modo, devem ser descartadas causas cirúrgicas antes de qualquer apego ao diagnóstico de uma coagulopatia de consumo. A prioridade variará entre as instituições, dependendo da disponibilidade e do custo dos recursos. Essa tabela oferece um algoritmo simples para tratar sangramento pós-operatório.

TERAPIA DE REPOSIÇÃO

Fator VIIa

O fator VIIa recombinante (rFVIIa, NovoSeven, Novo Nordisk, Bagsværd, Dinamarca) está aprovado para o tratamento de sangramento em pacientes com hemofilia A ou B com inibidores contra os fatores VIII e IX. O fator VII age localmente no ponto de lesão do vaso por ligar-se ao fator tecidual das células subendoteliais e facilita a transformação dos fatores IX e X em tipos ativos, finalmente resultando em explosão de trombina e formação do coágulo.

O uso fora da bula do rFVIIa tem sido relatado como terapia de resgate para pacientes com hemorragia refratária à terapia convencional. No entanto, ainda não se esclareceu a segurança do rFVIIa no contexto de cirurgia cardíaca. As preocupações de segurança estão relacionadas ao risco de trombose e relatos de eventos trombóticos têm arrefecido as considerações para uso em pacientes além da terapia de resgate, como o uso profilático em pacientes com alto risco de sangramento para evitar transfusão de sangue.

Desde o início da década de 2000, tem havido numerosos relatos de casos e séries de casos sobre o uso do rFVIIa em cirurgia cardíaca. A maioria sugere que o rFVIIa seja efetivo em reduzir o sangramento e diminuir a necessidade de terapia com hemácias e componentes no contexto de sangramento refratário. Vários, contudo, têm relatado aumento das taxas de complicações associadas ao uso de rFVIIa.

As evidências prevalentes sugerem que o rFVIIa seja efetivo no sangramento refratário depois de cirurgia cardíaca, mas de fato aumenta o risco de eventos tromboembólicos. Isso tem gerado uma dicotomia de abordagem. Embora alguns acreditem que seu uso deva ser limitado aos estudos clínicos, outros mantêm que seja apropriado considerar seu uso no contexto de sangramento refratário que ofereça risco à vida.

Concentrados de Fibrinogênio

Os concentrados de fibrinogênio humano têm sido usados como terapia de substituição em casos de hipofibrinogenemia, disfibrinogenemia e afibrinogenemia. Dados acumulados sugerem que o fibrinogênio, que é tanto precursor da fibrina como cofator na agregação plaquetária, tenha um papel crítico na hemostasia, especialmente nos pacientes com hemorragia e deficiência adquirida de fibrinogênio. O uso clínico de concentrados de fibrinogênio se baseia na suposição de que as concentrações plasmáticas de fibrinogênio possam ficar criticamente reduzidas um pouco antes em um paciente com hemorragia e que isso possa contribuir para a coagulopatia associada à hemorragia. Pode se desenvolver uma deficiência funcional de fibrinogênio com hemodiluição excessiva.

Os níveis normais de fibrinogênio plasmático variam de 1,5 a 4,5 g/L e não se sabe qual é o nível mínimo ou crítico de fibrinogênio necessário para a formação apropriada do coágulo em pacientes com hemorragia. O nível crítico tradicional para reposição de fibrinogênio é de 0,8 a 1,0 g/L, mas vários estudos têm verificado que a formação do coágulo e sua força são comprometidas e que a perda de sangue e as taxas de transfusão aumentam quando os níveis de fibrinogênio são substancialmente mais altos do que 1,0 g/L. Diretrizes mais recentes recomendam que o nível crítico deva ser mais alto, entre 1,5 e 2,0 g/L.

A correção de déficits de fibrinogênio pode ser efetuada com a administração de PFC, crioprecipitado e concentrados de fibrinogênio derivados do plasma. Os bens dos concentrados de fibrinogênio sobre o PFC e o crioprecipitado incluem inativação viral, reconstituição rápida, posologia precisa e um volume de administração mais baixo para suplementação equivalente de fibrinogênio.

Concentrados de Complexo Protrombínico

Os CCP são produtos viralmente inativados e liofilizados, preparados a partir de pools de plasma, e primariamente contêm fatores de coagulação dependentes da vitamina K, fatores II, VII, IX e X (Tabela 27.5). Outros componentes incluem as proteínas C e S inibidoras da coagulação, a heparina e a AT. Depois da reconstituição com pequenas quantidades de água, os CCP podem ser administrados rapidamente sem a necessidade de descongelamento ou de correspondência de grupo sanguíneo.

CCP de quatro fatores estão aprovados para reversão rápida dos antagonistas orais da vitamina K em pacientes que necessitem de cirurgia de emergência ou de procedimentos invasivos. A dose recomendada se baseia no conteúdo de fator IX, variando de 25 a 50 UI de fator IX por 1 kg de peso corporal, dependendo da relação normalizada internacional (INR – international normalized ratio) do paciente (p. ex., 25 UI/kg para INR de 2,0-3,9; 50 UI/kg para INR de 4,0-5,9; 50 UI/kg para INR > 5,9).

CCP com três fatores contêm baixos níveis de fator VII e os CCP ativados, como o FEIBA, um agente para derivações que é inibidor do fator VIII, contêm vestígios de fator VII ativado e X. Esses produtos são primariamente indicados para prevenção e tratamento de sangramento relacionado a hemofilia. Pode haver um papel para os CPP no manejo de coagulopatia cirúrgica, em lugar do PFC fora da reversão com antagonista da vitamina K; entretanto, são limitados os dados sobre segurança e eficácia.

| Tabela 27.5 | **Constituintes dos Concentrados do Complexo Protrombínico Comercializados[a]** |

Produto (Fabricante) Disponibilidade Internacional	Conteúdo de Fator[b]								Conteúdo Antitrombótico				
	II		VII		IX		X		Proteína C				
	Rótulo (U/mL)	Razão (%)	Rótulo (U/mL)	Razão (%)	Rótulo (U/mL)	Razão (%)	Rótulo (U/mL)	Razão (%)	Rótulo C (U/mL)	Rótulo S (U/mL)	Rótulo Z (U/mL)	Rótulo ATIII (U/mL)	Rótulo Heparina (U/mL)
Beriplex P/N (CSL Behring); principais países da Europa ocidental	20-48	133	10-25	69	20-31	100	22-60	161	15-45	13-26	Não no rótulo	0,2-1,5	0,4-2,0
Octaplex (Octapharma); principais países da Europa ocidental	11-38	98	9-24	66	25	100	18-30	96	7-31	7-32	Não no rótulo	Não no rótulo	Não no rótulo
Prothromplex Total/S-TIM 4 Immuno (Baxter); Suécia, Alemanha, Áustria	30	100	25	83	30	100	30	100	20	Não no rótulo	Não no rótulo	0,75-1,5	15
Prothromplex Tim 3 (Baxter); Itália, Áustria	25	100	Não no rótulo	—	25	100	25	100	Não no rótulo	Não no rótulo	Não no rótulo	Não no rótulo	3,75
Cofact/PPSB SD (Sanquin/ CAF); Holanda, Bélgica, Áustria, Alemanha	15	75	5	25	20	100	15	75	Não no rótulo	Não no rótulo	Não no rótulo	Presente, não quantificada	Não no rótulo

| Produto (Fabricante) Disponibilidade Internacional | Conteúdo de Fator[b] | | | | | | | | Conteúdo Antitrombótico | | | | |
| | II | | VII | | IX | | X | | Proteína C | | | | |
	Rótulo (U/mL)	Razão (%)	Rótulo (U/mL)	Razão (%)	Rótulo (U/mL)	Razão (%)	Rótulo (U/mL)	Razão (%)	Rótulo C (U/mL)	Rótulo S (U/mL)	Rótulo Z (U/mL)	Rótulo ATIII (U/mL)	Rótulo Heparina (U/mL)
Kaskadil (LFB); França	40	160	25	100	25	100	40	160	Não no rótulo	Não no rótulo	Não no rótulo	Não no rótulo	Presente, não quantificada
Uman Complex D.I. (Kedrion); Itália	25	100	Não no rótulo	0	25	100	20	80	Não no rótulo	Não no rótulo	Não no rótulo	Presente, não quantificada	Presente, não quantificada
PPSB-human SD/Nano (Octapharma); Alemanha	25-55	130	7,5-20	45	24-37,5	100	25-55	130	20-50	5-25	Não no rótulo	0,5-3	0,5-6
Profilnine (Grifols); Estados Unidos	Presente	150	Presente	35	Presente	100	Presente	100	Não no rótulo	Não no rótulo	Não no rótulo	Não no rótulo	Não presente
Bebulin (Baxter); Estados Unidos	Presente	—	Presente (baixo)	—	Presente	100	Presente	—	Não no rótulo	Não no rótulo	Não no rótulo	Não no rótulo	0,15 U por U de fator IX
FEIBA (Baxter); EUA	Presente, não quantificado (não ativado)	Presente, não quantificado (ativado)	500, 1.000 ou 2.500 U por frasco (não ativado)	Presente, não quantificado (não ativado)	—	Não no rótulo	Não no rótulo	Não no rótulo	Não no rótulo	Não presente	—	—	—

ATIII, antitrombina III.

[a]As informações se baseiam na bula do produto. Na Europa, as variações geralmente são dadas no rótulo do produto de acordo com a Farmacopeia Europeia; valores únicos geralmente são de registros nacionais mais antigos.

[b]As razões de conteúdo dos fatores se baseiam no conteúdo do fator IX.

De Levy JH, Tanaka KA, Dietrich W. Perioperative hemostatic management of patients treated with vitamin K antagonists. *Anesthesiology*. 2008;109:918-926.

LEITURAS SUGERIDAS

Bhatt DL, Stone GW, Mahaffey KW, et al. Effect of platelet inhibition with cangrelor during percutaneous coronary interventions on ischemic events. *N Engl J Med*. 2013;368:1303.

Clifford L, Qing J, Subramanien A, et al. Characterizing the epidemiology of post operative transfusion-related acute lung injury. *Anesthesiology*. 2015;122:12-20.

Fassl J, Lurati Buse G, Filipovic M, et al. Perioperative administration of fibrinogen does not increase adverse cardiac and thromboembolic events after cardiac surgery. *Br J Anaesth*. 2015;114:225-234.

Greinacher A. Heparin-induced thrombocytopenia. *N Engl J Med*. 2015;373:252.

Hastings S, Myles P, McIlroy D. Aspirin and coronary artery surgery: a systematic review and meta-analysis. *Br J Anaesth*. 2015;115:376-385.

Karkouti K, Callum J, Crowther MA, et al. The relationship between fibrinogen levels after cardiopulmonary bypass and large volume red cell transfusion in cardiac surgery: an observational study. *Anesth Analg*. 2013;117:14-22.

Karkouti K, McCluskey SA, Callum J, et al. Evaluation of a novel transfusion algorithm employing point-of-care coagulation assays in cardiac surgery: a retrospective cohort study with interrupted time-series analysis. *Anesthesiology*. 2015;122:560-570.

Koster A, Spiess BD, Chew DP, et al. Effectiveness of bivalirudin as a replacement for heparin during cardiopulmonary bypass in patients undergoing coronary artery bypass grafting. *Am J Cardiol*. 2004;93:356.

Levy JH. Heparin resistance and antithrombin: should it still be called heparin resistance?. *J Cardiothorac Vasc Anesth*. 2004;18:129.

Levy JH, Welsby I, Goodnough LT. Fibrinogen as a therapeutic target for bleeding: a review of critical levels and replacement therapy. *Transfusion*. 2014;54:1389-1405.

Mangano DT, Tudor JC, Dietzel C, Multicenter Study of Perioperative Research Group of the Ischemic Research Foundation. et al. The risk associated with aprotinin in cardiac surgery. *N Engl J Med*. 2006;254:353-365.

Meester ML, Vonk ABA, van der Weerdt EK, et al. Level of agreement between laboratory and point-of-care prothrombin time before and after cardiopulmonary bypass in cardiac surgery. *Thromb Res*. 2014;133:1141-1144.

Merry AF, Raudkivi P, White HD, et al. Anticoagulation with bivalirudin (a direct thrombin inhibitor) vs heparin. A randomized trial in OPCAB graft surgery. *Ann Thorac Surg*. 2004;77:925.

Murkin JM, Falter F, Granton J, et al. High dose tranexamic acid is associated with nonischemic clinical seizures in cardiac surgical patients. *Anesth Analg*. 2010;110:350-353.

Siegal DM. Managing target-specific oral anticoagulant-associated bleeding including an update on pharmacological reversal agents. *J Thromb Thrombolysis*. 2015;39:395-402.

Society of Thoracic Surgeons Guideline Task Force, Ferraris VA, Brown J, et al. 2011 update to the Society of Thoracic Surgeons and Society of Cardiovascular Anesthesiologists Blood Conservation Clinical Practice Guidelines. *Ann Thorac Surg*. 2011;91:944-982.

Tanaka KA, Mazzeffi M, Durila M. Role of prothrombin complex concentrate in perioperative coagulation therapy. *J Intensive Care*. 2014;2:60.

Welsby I, Newman M, Phillips-Bute B, et al. Hemodynamic changes after protamine administration. *Anesthesiology*. 2005;102:308.

Zatta A, Mcquilten Z, Kandane-Rathnayake R, et al. The Australian and New Zealand Haemostasis Registry: ten years of data on off-licence use of recombinant activated factor VII. *Blood Transfus*. 2015;13:86-99.

Capítulo 28

Descontinuação da Circulação Extracorpórea

Lyem Nguyen, MD • David M. Roth, MD, PhD • Jack S. Shanewise, MD • Joel A. Kaplan, MD, CPE, FACC

Pontos-chave

1. A chave para o desmame bem-sucedido da circulação extracorpórea (CEC) é a preparação adequada.
2. Depois de reaquecer o paciente, corrigir qualquer anormalidade na gasometria e inflar os pulmões, certifique-se de que o ventilador está ligado.
3. Para preparar o coração para descontinuar a CEC, otimize a frequência cardíaca, o ritmo, a pré-carga, a contratilidade do miocárdio e a pós-carga.
4. Quanto pior a condição do coração, mais gradualmente a CEC deve ser desmamada. Se os valores hemodinâmicos não forem adequados, retorne imediatamente à CEC. Avalie o problema e escolha uma intervenção farmacológica, cirúrgica ou mecânica antes de tentar encerrar a CEC novamente.
5. Disfunção ventricular perioperatória geralmente é causada por atordoamento do miocárdio e se trata de estado temporário de disfunção contrátil que deve responder aos inotrópicos positivos.
6. Além da disfunção do ventrículo esquerdo, insuficiência do ventrículo direito é uma fonte possível de morbidade e da mortalidade após procedimentos cirúrgicos cardíacos.
7. A presença de disfunção diastólica durante o período pós-derivação pode contribuir para o comprometimento do relaxamento da câmara e para pouca complacência, resultando em redução do enchimento ventricular durante a separação.
8. A epinefrina é frequentemente escolhida como inotrópico ao encerrar a CEC em razão de sua estimulação mista α e β-adrenérgica.
9. A milrinona é um excelente inodilatador que pode ser usado isoladamente ou em associação a outros fármacos, como a epinefrina, para descontinuar a CEC em pacientes com função ventricular insatisfatória e disfunção diastólica.
10. Nos pacientes com alta pré-carga e/ou elevada resistência vascular sistêmica, vasodilatadores como nitroglicerina, nicardipina, clevidipina ou nitroprussiato podem melhorar a função ventricular.
11. A contrapulsação com bomba com balão intra-aórtico aumenta o fluxo sanguíneo coronário durante a diástole e retira a sobrecarga do ventrículo esquerdo durante a sístole. Esses efeitos podem ajudar no desmame de pacientes com função do ventrículo esquerdo deficiente e isquemia grave no miocárdio.

A circulação extracorpórea (CEC) tem sido usada desde a década de 1950 para facilitar os procedimentos cirúrgicos do coração e dos grandes vasos e é parte crítica da maioria das cirurgias cardíacas. O manejo dos pacientes submetidos à CEC continua a ser uma das características da cirurgia cardíaca e da anestesiologia cardíaca. Descontinuar a CEC é uma parte necessária de todas as operações envolvendo circulação extracorpórea. Por meio desse processo, o suporte da circulação pela bomba de derivação e pelo oxigenador é transferido de volta ao coração e aos pulmões do paciente. Este capítulo faz considerações importantes para descontinuar a CEC e apresenta uma abordagem ao manejo desse 3 componente crítico de uma cirurgia cardíaca, o qual pode ser de rotina e fácil ou extremamente complexo e difícil. A chave para o sucesso na descontinuação da CEC geralmente é a preparação adequada. O período durante o desmame da CEC e imediatamente depois dele geralmente é corrido para o anestesiologista e não é útil ter tarefas que poderiam ter sido efetuadas anteriormente na cirurgia. As preparações para remover um paciente da CEC podem ser organizadas em várias partes: preparações gerais, preparação dos pulmões, preparação do coração e preparações finais.

PREPARAÇÕES GERAIS

Temperatura

Como se usa pelo menos hipotermia moderada durante a CEC na maioria dos casos cirúrgicos cardíacos, é importante que o paciente seja suficientemente reaquecido antes de serem realizadas tentativas de desmame da CEC (Tabela 28.1). O início do reaquecimento é um bom momento para considerar se é necessário fornecer fármacos adicionais para manter o paciente anestesiado e impedir os tremores. Monitorização da temperatura de um tecido altamente perfundido, como a nasofaringe, é útil para a prevenção do superaquecimento do cérebro durante o reaquecimento. Hipertermia cerebral pode levar à lesão neurológica e à disfunção cognitiva no pós-operatório. O sistema nervoso central recebe a maior proporção de sangue aquecido, o que resulta em um aumento mais rápido da temperatura, em comparação com outros locais, como a bexiga, o reto ou a axila. Essa situação pode levar ao reaquecimento inadequado e a uma queda da temperatura depois da CEC, pois o calor continua a se distribuir por todo o corpo. Diferentes instituições têm protocolos variados para reaquecimento, mas o ponto importante é aquecer gradualmente, evitando hipertermia do sistema nervoso central, ao mesmo tempo em que se fornece calor suficiente ao paciente para prevenir queda significativa depois da CEC. A tendência, após a CEC, é que o paciente perca calor e devem ser estabelecidas e postas em ação medidas para manter o paciente aquecido (p. ex., aquecedores dos líquidos, um aquecedor-umidificador do sistema e aquecedores com ar forçado) antes de começar o desmame da CEC. A temperatura na sala de cirurgia pode precisar ser aumentada também; essa provavelmente é uma medida efetiva para manter um paciente aquecido depois da CEC, mas pode trazer desconforto ao pessoal com vestimentas cirúrgicas.

Tabela 28.1	Preparações Gerais para Descontinuar a Circulação Extracorpórea
Temperatura	**Resultados Laboratoriais**
Reaqueça adequadamente antes do desmame da CEC	Corrija acidose metabólica
Evite o superaquecimento do cérebro	Otimize o hematócrito
Inicie medidas para manter o paciente aquecido depois da CEC	Normalize o potássio
Use aquecedor de líquidos, aquecedor com ar forçado	Pense em dar magnésio ou verifique o nível de magnésio
Aqueça a sala de cirurgia	Verifique o nível de cálcio e corrija deficiências

CEC, circulação extracorpórea.

Resultados Laboratoriais

A gasometria arterial deve ser analisada antes que o paciente seja desmamado da CEC e qualquer anormalidade deve ser corrigida. Acidose metabólica grave deprime o miocárdio e necessita de correção antes de descontinuar a derivação. O hematócrito ideal para o desmame da CEC é controverso e provavelmente varia de paciente a paciente. Faz sentido que pacientes mais doentes e com reserva cardiovascular mais baixa se beneficiem de um hematócrito mais alto (o ideal é 30%), mas os riscos e as consequências adversas da transfusão também precisam ser considerados. O hematócrito deve ser medido e otimizado antes de o paciente ser desmamado da CEC. O nível sérico de potássio (K^+) deve ser dosado antes do desmame da CEC e pode estar alto, em razão da cardioplegia, ou baixo, especialmente nos pacientes que recebem diuréticos de alça. A hipercalemia pode tornar difícil o estabelecimento de um ritmo cardíaco efetivo e pode ser tratada com bicarbonato de sódio ($NaHCO_3$), cloreto de cálcio ($CaCl_2$) ou insulina, mas os níveis em geral diminuem rapidamente após a cardioplegia ter sido interrompida. Níveis baixos de K^+ no sangue devem ser corrigidos antes de a CEC ser descontinuada, especialmente se estiverem presentes arritmias. A administração de magnésio (Mg^{2+}) a pacientes em CEC diminui as arritmias pós-operatórias e pode melhorar a função cardíaca e muitos centros, de rotina, fornecem sulfato de magnésio a todos os pacientes tratados com CEC. As desvantagens teóricas incluem agravamento da vasodilatação e inibição da função plaquetária. Se o Mg^{2+} não for dado de rotina, o nível deve ser verificado antes do desmame da CEC e as deficiências devem ser corrigidas. O nível de cálcio ionizado (Ca^{2+}) deve ser dosado e as deficiências significativas devem ser corrigidas antes da descontinuação da CEC. Muitos centros fornecem a todos os pacientes um bolus de $CaCl_2$ pouco antes de eles serem retirados da CEC porque isso aumenta transitoriamente a contratilidade e a resistência vascular sistêmica (RVS). No entanto, investigadores têm argumentado que essa prática deve ser evitada porque o Ca^{2+} pode interferir na ação das catecolaminas e agravar alguma lesão pela reperfusão.

PREPARAÇÃO DOS PULMÕES

À medida que o paciente é desmamado da CEC e o coração começa a dar suporte à circulação, os pulmões novamente se tornam o local das trocas gasosas, entregando oxigênio e eliminando o dióxido de carbono. Antes do desmame da CEC, é preciso restaurar a função pulmonar do paciente (Quadro 28.1). Os pulmões são reinsuflados delicada e gradualmente em um processo manual, com os suspiros usando até 30 cm H_2O de pressão, e depois são ventilados com oxigênio a 100%. É preciso cuidado para não permitir que os pulmões causem lesão

QUADRO 28.1 *Preparação dos Pulmões para Descontinuação da Circulação Extracorpórea*

Aspire a traqueia e a cânula endotraqueal
Infle os pulmões delicadamente de maneira manual
Ventile com oxigênio a 100%
Trate broncoespasmo com broncodilatadores
Pesquise pneumotórax e líquido pleural
Considere a necessidade de pressão expiratória final positiva, ventilador na unidade de terapia intensiva e óxido nítrico

a um enxerto de artéria torácica interna *in situ* quando reinsuflados. A complacência dos pulmões pode ser verificada sentindo-se a ventilação com a mão; pulmões rígidos sugerem mais dificuldade de oxigenação ou ventilação depois da CEC. Se visíveis, ambos os pulmões devem ser inspecionados à procura de atelectasia residual e devem se elevar e baixar a cada respiração. Os alarmes e os monitores de ventilação devem ser ativados. Se for detectada expiração prolongada ou sibilância, devem ser dados broncodilatadores. O cirurgião deve inspecionar ambos os espaços pleurais pesquisando pneumotórax, o qual deve ser tratado por abertura do espaço pleural. Examinar os campos pulmonares por ecocardiografia transesofágica (ETE) pode auxiliar na detecção de derrames pleurais. Qualquer líquido presente nos espaços pleurais deve ser removido antes de se tentar desmamar o paciente da CEC.

Tem sido sugerido que o período apneico durante a CEC contribui para a pneumonia associada à ventilação mecânica e para a disfunção pulmonar pós-operatória por meio de vários mecanismos. A ventilação mecânica contínua durante CEC tem sido proposta como outra opção para atenuar o comprometimento da função pulmonar pós-CEC. Os resultados de vários pequenos ensaios clínicos que usaram ventilação contínua durante a CEC foram mistos, com alguns ensaios clínicos mostrando um benefício e outros, nenhuma diferença de desfecho. No presente, faltam evidências para estratégias de proteção pulmonar no intraoperatório, como a ventilação contínua, e são aguardados ensaios clínicos randomizados maiores.

PREPARAÇÃO DO CORAÇÃO

Manejo do Ar Intracardíaco

Durante o período de CEC, o coração fica vazio, é resfriado e em geral fica eletricamente silencioso para minimizar o consumo de trifosfato de adenosina (ATP). O ar costuma ser introduzido no coração durante a cirurgia e pode finalmente causar efeitos deletérios durante a separação da CEC e no período pós-operatório. A ETE pode ser útil para identificar e localizar o ar no coração e auxiliar na sua retirada antes de se descontinuar a CEC. Na ETE, o ar frequentemente é visto como focos ecodensos ou brilhantes flutuando até o ponto mais alto na câmara.

O momento para começar a procurar o ar intracardíaco com a ETE durante a CEC geralmente é depois que todas as câmaras e a aorta estejam fechadas e que o pinçamento aórtico seja removido. É essencial identificar acúmulos macroscópicos de ar no lado esquerdo do coração para minimizar os êmbolos sistêmicos. Com o paciente na posição supina, o ar costuma ser visualizado no átrio esquerdo ao longo de septo interatrial, no apêndice atrial esquerdo (AE) e próximo dos pontos de entrada das veias pulmonares. No ventrículo esquerdo e na raiz da aorta, o ar costuma se acumular ao longo da parte apical do septo interventricular e no seio coronário direito. À medida que o coração ejeta, a inspeção de perto do trato de saída do ventrículo esquerdo (TSVE) e da raiz da aorta nesse plano de imagem pode facilitar a visualização de embolia gasosa, obrigando à aspiração agressiva da saída de ar da raiz da aorta.

Embora não se tenha mostrado uma correlação entre a quantidade de ar intracardíaco vista com ETE e o desfecho neurológico, uma das principais preocupações com embolia gasosa sistêmica após CEC é o potencial para lesão cerebral. É razoável proceder ao pressuposto de que quanto menos ar é bombeado para a circulação sistêmica durante a CEC e depois dela, melhor. Outra consequência adversa é a passagem de ar para a circulação coronária, que leva à isquemia do miocárdio. No paciente em supino, a artéria coronária direita sai do ponto mais alto da raiz aórtica e o ar intracoronário se manifesta mais comumente por dramática elevação do segmento ST inferior e por disfunção aguda do coração direito. Enxertos da veia safena são tipicamente anastomosados à face anterior da aorta ascendente e também suscetíveis a embolias gasosas. Se isso ocorrer enquanto o paciente está em CEC ou antes da descanulação, é simples voltar à CEC e aguardar alguns minutos até que o ar seja removido da circulação coronariana, que os segmentos ST se normalizem e que a função ventricular melhore antes de tentar desmamar o paciente da CEC novamente. Se, contudo, a embolização do ar coronário ocorre depois da descanulação, o estado hemodinâmico pode rapidamente deteriorar para uma parada cardíaca. Êmbolos gasosos menores podem ser movidos pelos vasos coronários por aumento agudo da pressão arterial com um vasopressor enquanto se dilatam as artérias coronárias com nitroglicerina (NTG). Talvez o pior cenário de caso seja quando uma bolha de ar macroscópica no lado esquerdo do coração se solta enquanto se remove o paciente da mesa cirúrgica ao final do caso; podem ocorrer insuficiência cardíaca (IC) direita aguda e colapso circulatório enquanto o paciente está sendo transportado para a unidade de terapia intensiva ou em seguida.

Podem-se usar numerosas manobras para retirar o ar das câmaras. Elas podem incluir sacudir o coração com saída de ar em CEC parcial para soltar qualquer bolsa de ar, elevar e aspirar o ar do VE diretamente do ápice, aplicar pressão positiva aos pulmões para comprimir o ar das veias pulmonares e inclinar a mesa de lado a lado para ajudar a fazer as bolhas atravessarem o coração e irem à aorta ascendente, onde são liberadas por uma saída de ar. Pode aparecer mais ar no lado esquerdo do coração durante o desmame da CEC à medida que o fluxo crescente pelas veias pulmonares faz jorrar ar dos pulmões para o átrio esquerdo. A passagem de ar do átrio esquerdo para o ventrículo esquerdo pode ser facilitada com o posicionamento da cabeça e do lado direito para baixo, bem como a do ventrículo esquerdo para a aorta ascendente com a cabeça e o lado direito para cima. Pode ser impossível evacuar cada último traço de ar do lado esquerdo do coração antes de descontinuar a CEC, especialmente bolhas minúsculas presas nas trabéculas do ventrículo esquerdo; portanto, torna-se questão de julgamento e experiência saber quando é o bastante. A persistência de um nível ar-líquido macroscópico visível à ETE no lado esquerdo do coração, contudo, sugere provavelmente ser necessário maior retirada de ar antes de se fechar a saída de ar na aorta ascendente e de se fazer o desmame da CEC. Depois de adequada remoção do ar, preparar o coração para retomar sua função de bombear sangue envolve otimizar os determinantes do débito cardíaco (DC). Os cinco parâmetros hemodinâmicos que podem ser controlados são a frequência, o ritmo, a pré-carga, a contratilidade e a pós-carga (Tabela 28.2).

Frequência Cardíaca

Estabelecer uma frequência cardíaca (FC) efetiva é pré-requisito crítico e determinante maior do DC. Na maioria das situações para pacientes adultos, a FC deve ficar entre 75 e 95 batimentos/minuto para o desmame da CEC. Pode ser prudente estabelecer a estimulação elétrica precocemente no processo de desmame para garantir um meio de controlar a FC de modo preciso. Frequências mais baixas teoricamente podem ser desejáveis para corações com limitado volume sistólico (VS), como depois de aneurismectomia ventricular. FC lentas são mais bem tratadas com estimulação elétrica, mas fármacos β-agonistas ou vagolíticos também podem ser usados para aumentar a FC. Taquicardia antes do desmame da CEC é mais preocupante e difícil de manejar, mas causas tratáveis, como anestesia inadequada, hipercarbia e isquemia, devem ser identificadas e corrigidas. A FC costuma diminuir à medida que o coração se enche no processo do desmame e a estimulação elétrica sempre deve estar imediatamente disponível durante cirurgias cardíacas para tratar bradicardias súbitas. Taquicardias supraventriculares devem ser eletricamente cardiovertidas se possível, mas fármacos como os β-antagonistas ou os antagonistas dos canais de Ca^{2+} podem ser necessários para controlar a frequência ventricular se essas arritmias persistirem, mais tipicamente em pacientes com fibrilação atrial crônica. Se o tratamento medicamentoso diminuir demais a FC, pode-se usar estimulação.

Tabela 28.2 Preparação do Coração para Descontinuar a Circulação Extracorpórea

Parâmetros Hemodinâmicos	Preparação
Frequência cardíaca	A frequência deve ficar entre 75 e 95 batimentos/min na maioria dos casos Trate frequências lentas com estimulação elétrica Trate causas subjacentes de frequências cardíacas rápidas A frequência cardíaca pode diminuir à medida que o coração se enche Controle frequências supraventriculares rápidas com medicamentos e depois estimule conforme a necessidade Sempre tenha a estimulação imediatamente à mão durante cirurgias cardíacas
Ritmo	O ritmo sinusal normal é o ideal Desfibrile se necessário quando temperatura > 30°C Considere antiarrítmicos se a fibrilação ventricular persistir mais do que alguns minutos Tente cardioversão sincronizada para fibrilação ou *flutter* atrial Olhe o coração para diagnosticar ritmo atrial Tente estimulação atrial se existir condução atrioventricular Tente estimulação atrioventricular para bloqueio cardíaco
Pré-carga	O volume diastólico final é a melhor medida da pré-carga e pode ser visto com ETE Pressões de enchimento fornecem uma medida menos direta da pré-carga Considere as pressões de enchimento basais Avalie o volume do VD com inspeção direta A distensão cardíaca pode causar RM e RT
Contratilidade	Pesquise cuidadosamente a presença de ar no coração e empregue manobras de retirada de ar Avalie e quantifique a função do VD com inspeção direta e ETE Avalie e quantifique a função do VE com ETE Inspecione pesquisando novas anormalidades de movimento ou piora das já existentes Inspecione pesquisando novas anormalidades valvares ou piora das já existentes Quantifique o débito cardíaco por ETE ou CAP Avalie a necessidade de agente inotrópico
Pós-carga	Resistência vascular sistêmica é um componente importante da pós-carga Mantenha a PAM entre 60 e 80 mmHg no fluxo total da CEC Considere um vasoconstritor se a PAM for baixa e um vasodilatador se ela for alta

CAP, cateter na artéria pulmonar; *CEC*, circulação extracorpórea; *ETE*, ecocardiografia transesofágica; *PAM*, pressão arterial média; *RM*, regurgitação mitral; *RT*, regurgitação tricúspide; *VD*, ventrículo direito; *VE*, ventrículo esquerdo.

Ritmo

O paciente precisa ter um ritmo cardíaco organizado, eficaz e estável antes de serem feitas tentativas para o desmame da CEC. Esse ritmo pode ocorrer espontaneamente depois da remoção do pinçamento aórtico, mas o coração pode retomar a atividade elétrica com fibrilação ventricular. Se a temperatura do sangue estiver acima de 30°C, o coração pode ser desfibrilado com pás internas aplicadas diretamente nele, usando 10 a 20 J. A desfibrilação em temperaturas mais baixas pode não ter sucesso porque a hipotermia extrema pode causar fibrilação ventricular. Se a fibrilação ventricular persistir ou recorrer repetidamente, podem-se administrar antiarrítmicos como lidocaína, amiodarona ou Mg^{2+} para ajudar a obter um ritmo estável. Não é incomum que o ritmo permaneça instável por vários minutos imediatamente depois da remoção do pinçamento, mas fibrilação ventricular persistente ou recorrente deve levar à preocupação com um comprometimento do fluxo sanguíneo coronário. Como oferece uma contribuição atrial ao enchimento ventricular e uma contração normal e sincronizada dos ventrículos, o ritmo sinusal normal é o ritmo cardíaco ideal para desmame da CEC. *Flutter* ou fibrilação atrial, mesmo que presentes antes da CEC, costumam ser convertidos em ritmo sinusal normal com cardioversão sincronizada, especialmente se forem administrados antiarrítmicos. Costuma ser útil ver diretamente o coração quando existir alguma dúvida sobre o ritmo cardíaco. A contração atrial, o *flutter* e a fibrilação são facilmente vistos na CEC quando o coração é visível. Arritmias ventriculares devem ser tratadas por correção das causas subjacentes, como déficits de K^+ ou Mg^{2+}, e, se necessário, pela administração de antiarrítmicos como a amiodarona. Se ocorrer assistolia ou bloqueio cardíaco total depois da remoção do pinçamento, pode ser necessário estimulação elétrica com fios de estimulação epicárdica temporários para obter um ritmo efetivo antes do desmame da CEC. Se estiver presente condução atrioventricular, deve-se tentar estimulação atrial porque, assim como com o ritmo sinusal normal, fornece ampliação atrial para o enchimento e a contração ventricular sincronizada. Usa-se a estimulação sequencial atrioventricular em pacientes com bloqueio cardíaco, o qual pode estar temporariamente presente por 30 a 60 minutos enquanto o miocárdio se recupera depois de cardioplegia e remoção do pinçamento. A estimulação ventricular continua a ser a única opção se não estiver presente um ritmo atrial organizado, mas isso sacrifica o "pontapé" atrial para o enchimento ventricular e a contração ventricular sincronizada mais eficiente do sistema de condução normal (Tabela 28.2).

Pré-carga

Uma vez estabelecido o controle da frequência, a preparação do coração com volume ou pré-carga é a etapa seguinte. A pré-carga é a quantidade de distensão nas fibras do músculo miocárdico imediatamente antes da contração. No coração intacto, a melhor medida da pré-carga é o volume diastólico final. Medidas clínicas menos diretas da pré-carga incluem a pressão do AE (PAE), a pressão de oclusão da artéria pulmonar e a pressão diastólica da artéria pulmonar, mas a relação entre a pressão diastólica final e o volume durante procedimentos de cirurgia cardíaca pode não ser boa. A ETE é útil para o desmame da CEC porque oferece visualização direta do volume diastólico final e da contratilidade do ventrículo esquerdo. A ETE também pode oferecer um meio de calcular medidas sequenciais do DC durante a carga de volume do coração. Além disso, os índices de enchimento diastólico (fluxo de entrada transmitral e fluxo venoso pulmonar) podem auxiliar na avaliação da responsividade a líquidos e de elevações das pressões de enchimento do AE e do VE. O processo de desmamar um paciente da CEC envolve aumento da pré-carga (i. e., enchimento do coração desde seu estado vazio na CEC) até ser alcançado um volume diastólico final apropriado. Na preparação para descontinuar a CEC, deve-se considerar a variação apropriada da pré-carga para o paciente individual. As pressões de enchimento antes da CEC podem indicar o que será necessário depois da CEC; um coração com pressões de enchimento altas antes da CEC pode exigir pressões de enchimento altas depois da CEC para alcançar uma pré-carga adequada.

Contratilidade

O estado contrátil dos lados direito e esquerdo do coração deve ser considerado individualmente antes de se tentar o desmame da CEC. A decisão de instituir suporte inotrópico depois da CEC é complexa e o uso intraoperatório de inotrópicos pode se associar a taxas de mortalidade mais altas. Alguns dos fatores associados à síndrome do baixo DC (SBDC) ou à necessidade de suporte inotrópico depois da CEC incluem disfunção preexistente

Tabela 28.3 — Resumo dos Fatores Associados ao Uso de Suporte com Agentes Inotrópicos ou Síndrome do Baixo Débito Cardíaco

Variável	Odds Ratio
Idade (> 60 anos)	4,3
Tempo de pinçamento aórtico > 90 min	2,32
Tempo de derivação (min)	3,40
CABG + RVM	3,607
Índice cardíaco < 2,5 L/m²/min	3,10
ICC (classe NYHA > II)	1,85
DRC (estágios 3-5; TFG < 60 mL/1,73 m²/min)	3,26
DPOC	1,85
Disfunção diastólica	4,31
Fração de ejeção (%) < 40	2,76
Cirurgia de emergência	9,15
Gênero feminino	2,0
PDFVE > 20 mmHg	3,58
Infarto do miocárdio	2,01
Regurgitação mitral moderada a grave	2,277
Anormalidade regional no movimento da parede	4,21
Reoperação	2,38

CABG, revascularização da artéria coronária; *DPOC*, doença pulmonar obstrutiva crônica; *DRC*, doença renal crônica; *ICC*, insuficiência cardíaca congestiva; *NYHA*, New York Heart Association; *PDFVE*, pressão diastólica final do ventrículo esquerdo; *RVM*, reparo ou troca da valva mitral; *TFG*, taxa de filtração glomerular.

do ventrículo direito (VD) ou do VE, disfunção diastólica, pressão diastólica final do VE (PDFVE) elevada, idade avançada, tempo de CEC prolongado e tempo longo de pinçamento aórtico (Tabela 28.3). A avaliação do ventrículo direito pode ser facilmente realizada porque as câmaras do lado direito são diretamente visíveis ao anestesiologista. A visualização direta do ventrículo esquerdo é difícil e a ETE pode ser a única modalidade pela qual se visualize diretamente a função do coração esquerdo. Tanto a função do lado direito como a do esquerdo e das correspondentes valvas atrioventriculares devem ser sistematicamente examinadas por ETE. O uso de ETE durante o desmame gradual da bomba pode fornecer informações essenciais sobre enchimento das câmaras e o estado contrátil.

Se a ETE evidenciar sinais de pouca contratilidade, o início da titulação dos inotrópicos pode então começar. À medida que o fluxo da bomba é gradualmente reduzido, a capacidade do coração de se encher e ejetar é continuamente avaliada e se titula a terapia medicamentosa conforme a necessidade. Uma vez que o coração tenha demonstrado a capacidade de manter um estado hemodinâmico adequado, começa a separação da CEC. Nesse ponto, transfusões sequenciais de volume do reservatório venoso podem ser cuidadosamente tituladas conforme a necessidade e a resposta do coração ao volume pode ser monitorizada por ETE. Depois de cada bolus de volume, avaliações da função biventricular e das áreas diastólica final e sistólica final dos ventrículos direito e esquerdo são críticas para prevenir distensão excessiva e tensão indesejável na parede. Justifica-se a reinstituição da CEC se o coração começar a se distender ou exibir função inadequada.

Como o suporte inotrópico intraoperatório e pós-operatório pode se associar a aumento das taxas de mortalidade, a decisão de iniciar a terapia farmacológica deve ser tomada com cautela. Uma abordagem prudente, usando um processo de desmame lento e gradual da bomba e avaliando o enchimento cardíaco e a contratilidade biventricular passo a passo, pode ajudar a reduzir o uso desnecessário de inotrópicos. Uma vez que é permitido que o coração se encha gradualmente, se for evidente uma distensão significativa da câmara ou uma depressão da contratilidade na ETE ou por inspeção visual direta, a abordagem mais segura é prevenir a distensão cardíaca, reassumindo a CEC. Nesse ponto, o coração pode se beneficiar de um período de repouso de 10 a 20 minutos em CEC e depois pode se justificar a decisão de iniciar os inotrópicos antes que o paciente seja desmamado da CEC.

Depressão extrema da função contrátil do miocárdio apesar de terapia farmacológica adequada pode exigir suporte mecânico por bomba com balão intra-aórtico (IABP – intraaortic balloon pump), dispositivo de assistência ventricular ou oxigenador por membrana extracorpórea.

Pós-carga

A pós-carga é a tensão desenvolvida no músculo ventricular durante a contração. Um componente importante da pós-carga nos pacientes é a RVS. Durante a CEC em fluxo pleno (geralmente $\sim$2,2 L/m^2/min), a pressão arterial média (PAM) é diretamente proporcional à RVS e indica se a RVS é apropriada, alta demais ou baixa demais. A RVS baixa depois de CEC pode causar pressão de perfusão arterial sistêmica inadequada e a RVS alta pode comprometer de maneira significativa o desempenho cardíaco, especialmente em pacientes com má função ventricular. Pode-se saber aproximadamente qual é a RVS durante a CEC usando a seguinte equação:

$$RVS\left(dinas \cdot s \cdot cm^{-5}\right) = PAM \times 80/fluxo\ da\ bomba$$

Se a RVS estiver abaixo do normal, poderá ser necessária a infusão de um vasopressor para aumentar a RVS antes de se tentar o desmame do paciente da CEC. Se a PAM estiver alta durante a CEC, poderá ser necessária terapia com vasodilatador.

CONSIDERAÇÕES E PREPARAÇÕES FINAIS

O estado de coagulação e a demanda em potencial de transfusão sanguínea ou de terapia com componentes precisam ser considerados antes da separação da CEC. A revisão dos dados de estudos pré-CEC, como hemoglobina, contagem de plaquetas, tromboelastografia e painéis de coagulação, pode ajudar a reconhecer coagulopatia preexistente e a predizer a necessidade de transfusão na presença de sangramento pós-CEC depois da administração de protamina. Os fatores de risco que podem se associar a taxas mais altas de transfusão incluem procedimentos cirúrgicos de emergência ou urgência, reoperação, choque cardiogênico, idade avançada, gênero feminino, baixo peso corporal e anemia pré-operatória. O uso pré-operatório de antiplaquetários, varfarina e novos anticoagulantes também pode prognosticar taxas mais altas de transfusão e justifica atenção especial. Avaliação do estado de coagulação e da necessidade de transfusão é consideração importante antes de se tentar desmamar o paciente da CEC.

As preparações finais antes de descontinuar a CEC incluem nivelar a mesa cirúrgica, reconfigurar a pressão nos transdutores para zero, garantir a função e a localização apropriadas de todos os dispositivos de monitorização, confirmar que o paciente esteja recebendo apenas as infusões medicamentosas pretendidas, garantir a disponibilidade imediata de fármacos para ressuscitação e volume de líquidos apropriados, verificar se os pulmões estão sendo ventilados com oxigênio a 100% (Tabela 28.4).

O cirurgião precisa confirmar se completou as preparações necessárias no campo cirúrgico antes de a CEC ser descontinuada. Coleções macroscópicas de ar no coração devem ser evacuadas, conforme a descrição anterior em detalhe, iniciando-se o desmame do paciente da CEC. Esse também é o momento apropriado para reavaliar os cinco principais determinantes de DC, usando todos os monitores disponíveis e a ETE. Os principais pontos de sangramento devem ser controlados, a aspiração da saída de ar cardíaca deve

Tabela 28.4 — Preparações Finais para Descontinuação da Circulação Extracorpórea

Preparações do Anestesiologista	Preparações do Cirurgião
Nivele a mesa de cirurgia	Remova coleções macroscópicas de ar do coração
Reajuste os transdutores para zero	Controle os principais locais de sangramento
Ative os monitores	Assegure-se de que a CABG está bem e não tem dobras
Verifique as infusões de medicamentos	Desligue ou remova as saídas de ar cardíacas
Tenha à mão fármacos e volume líquido para ressuscitação	Tire as pinças do coração e dos grandes vasos
Restabeleça a monitorização por ETE ou CAP	Afrouxe os torniquetes em torno das cânulas nas cavas

CABG, revascularização da artéria coronária; *CAP*, cateter na artéria pulmonar; *ETE*, ecocardiografia transesofágica.

estar desligada, todas as pinças no coração e nos grandes vasos devem ser removidas, também se deve verificar se os enxertos nas artérias coronárias (CABG – coronary artery bypass graft) têm dobras e sangramento e os torniquetes em torno das cânulas das cavas devem ser afrouxados ou removidos antes de se iniciar o desmame de um paciente da CEC.

DESMAME DE ROTINA DA CIRCULAÇÃO EXTRACORPÓREA

O perfusionista, o cirurgião e o anestesiologista devem se comunicar de maneira próxima e clara durante o desmame de um paciente da CEC,e o cirurgião e o anestesiologista devem ser os encarregados do processo. O anestesiologista deve estar posicionado à cabeceira da mesa, de modo a conseguir ver a bomba de CEC, e o perfusionista deve facilmente ver o coração, o cirurgião e o visor do monitor de anestesia. O monitor da ETE também deve ser facilmente visualizado. O desmame do paciente da CEC é efetuado desviando-se o sangue de volta para o coração do paciente por oclusão da drenagem venosa para a bomba de CEC. O fluxo da bomba arterial diminui simultaneamente à medida que o volume do reservatório da bomba se esvazia no paciente e aumenta a contribuição do coração para o fluxo sistêmico. Isso pode ser efetuado de maneira mais abrupta simplesmente pinçando a cânula do retorno venoso e transfundindo sangue da bomba até que o coração se encha e a pré-carga pareça adequada. Alguns pacientes toleram esse método de descontinuação da CEC, mas muitos não o fazem, sendo desejável uma transferência mais gradual da bomba para o coração. Quanto pior a função do coração, mais lenta precisará ser a transição da CEC total para o estado sem CEC.

Antes de começar o desmame do paciente da CEC, o perfusionista deve se comunicar com os médicos envolvidos nos seguintes três parâmetros importantes: (1) fluxo corrente da bomba; (2) volume no reservatório da bomba; (3) saturação e oxigênio do sangue venoso que retorna do paciente à bomba. O fluxo, junto com a PAM, pode ser usado para dimensionar a RVS do paciente antes do desmame da CEC. O fluxo corrente da bomba indica, ao diminuir, o estágio de desmame. O desmame está apenas começando no fluxo total, está bem adiantado quando cai a 2 ou 3 L/minuto em adultos e está quase terminado em menos de 2 L/minuto. O volume do reservatório indica quanto sangue está disponível para transferência ao paciente para encher coração e pulmões à medida que a CEC é descontinuada. Se o volume for baixo (< 400 a 500 mL em adultos), poderá ser necessário acrescentar mais líquido ao reservatório antes do desmame da CEC. A saturação de oxigênio do retorno venoso ($S\bar{v}O_2$) indica a adequação da perfusão periférica durante a CEC. Se a $S\bar{v}O_2$ estiver acima de 60%, a oferta de oxigênio durante a CEC é adequada; se estiver inferior a 50%, a oferta de oxigênio é inadequada e precisam ser tomadas medidas para melhorar a oferta (aumento do fluxo da bomba ou do hematócrito) ou diminuir o consumo (dar mais anestésicos ou bloqueadores neuromusculares) antes que a CEC seja descontinuada. Uma $S\bar{v}O_2$ entre 50% e 60% precisa ser acompanhada de perto. À medida que o paciente é desmamado da CEC, uma $S\bar{v}O_2$ crescente sugere que o fluxo resultante para o corpo está aumentando e que o coração e os pulmões darão suporte à circulação; uma $S\bar{v}O_2$ em declínio indica que a perfusão tecidual está diminuindo e que será necessária uma intervenção a mais para melhorar o desempenho cardíaco antes de a CEC ser descontinuada.

O processo real de desmame da CEC começa ocluindo-se parcialmente a cânula do retorno venoso com uma pinça. Isso pode ser feito no campo pelo cirurgião ou na bomba pelo perfusionista. Essa manobra faz o sangue fluir para o ventrículo direito. À medida que o ventrículo direito se enche e começa a bombear sangue através dos pulmões, o coração esquerdo começa a se encher. Quando isso ocorre, o ventrículo esquerdo começa a ejetar e a onda arterial se torna pulsátil. A seguir, o perfusionista gradualmente diminui o fluxo da bomba. À medida que mais do retorno venoso atravessa o coração e menos atravessa o reservatório da bomba, torna-se necessário diminuir o fluxo da bomba gradualmente para evitar o esvaziamento do reservatório da bomba.

Uma abordagem do desmame da CEC é levar a pressão de enchimento monitorizada (p. ex., pressão venosa central, pressão na artéria pulmonar, PAE) a um nível específico predeterminado um tanto mais baixo do que seja necessário e então avaliar o estado hemodinâmico. O volume (pré-carga) do coração também pode ser avaliado por observação direta de seu tamanho ou por ETE. O enchimento a seguir é feito em pequenos incrementos (50-100 mL) enquanto se monitoriza de perto a pré-carga até que o estado hemodinâmico pareça satisfatório, o que se julga pela pressão arterial, pelo aspecto do coração, pela tendência da $S\bar{v}O_2$ e pelas medidas do DC por ETE ou por cateter na artéria pulmonar. É fácil ver diretamente o volume e a função do coração direito no campo cirúrgico e do lado esquerdo com a ETE; combinar as duas observações é uma abordagem útil para o desmame da CEC. Devem-se evitar o enchimento excessivo e a distensão do coração, pois podem estirar as miofibrilas além do comprimento mais eficiente e dilatar os ânulos das valvas mitral e tricúspide, tornando-as incompetentes, o que pode ser detectado com ETE. Se o paciente tiver duas cânulas venosas, a menor das duas pode ser removida quando o fluxo da bomba for metade do fluxo completo para melhorar o movimento do sangue das grandes veias para o átrio direito. Quando o fluxo da bomba tiver diminuído para 1 L/minuto ou menos em um adulto e os achados hemodinâmicos forem satisfatórios, a cânula venosa poderá ser completamente pinçada e poderá ser desligado o fluxo da bomba. Nesse ponto, o paciente está "fora da derivação".

Essa é uma conjuntura crítica na cirurgia. O anestesiologista deve fazer uma pausa para um breve exame do paciente e dos monitores para confirmar que os pulmões estejam sendo ventilados com oxigênio, que o estado hemodinâmico seja aceitável e estável, que o eletrocardiograma não mostre novos sinais de isquemia, que o coração não pareça distendido e que as infusões de medicamentos estejam funcionando conforme desejado. Um aperfeiçoamento maior da pré-carga é efetuado pela transfusão de bolus de 50 a 100 mL do reservatório da bomba pela cânula arterial e observando-se o efeito sobre a hemodinâmica. Se ocorrer insuficiência circulatória aguda, evidenciada por um ritmo instável, com queda da pressão arterial e elevação da pressão de enchimento ou distensão visível do coração, o paciente é colocado de volta em CEC, sendo desfeito o pinçamento da cânula de retorno venoso e ligando-se o fluxo da bomba arterial. Uma vez retomada a CEC, faz-se uma avaliação da causa da falha do desmame e são adotadas intervenções apropriadas antes de se tentar desmamar o paciente da CEC novamente. Alternativamente, se o estado hemodinâmico parecer estável e adequado, o cirurgião pode remover a cânula venosa do coração.

A etapa a seguir na descontinuação da CEC é transfundir tanto quanto possível do sangue restante no reservatório da bomba para o paciente antes da remoção da cânula arterial. Essa técnica geralmente é mais fácil e mais rápida do que transfundir através de infusões intravenosas depois da descanulação. O sangue na cânula venosa e nos tubos (em geral ~500 mL) pode ser drenado para o reservatório para transfusão. A capacitância venosa do paciente pode ser aumentada elevando-se a cabeceira da maca (posição de Trendelenburg invertida) e/ou fornecendo NTG; é necessário mais cautela com essas manobras em pacientes com um comprometimento da função cardíaca. Encher o espaço vascular com a cabeça do paciente erguida e enquanto se infunde NTG aumenta a capacidade de lidar com a perda de volume depois da descanulação, permitindo a ampliação rápida do volume vascular central ao nivelar a maca e diminuir a taxa de infusão de NTG.

Depois de descontinuar a CEC, a anticoagulação por heparina é revertida com protamina. Dependendo da preferência da instituição, a protamina pode ser administrada antes ou depois da remoção da cânula arterial. Fornecer protamina antes da remoção permite transfusão contínua da bomba e retorno mais fácil à CEC se o paciente tiver uma reação grave à protamina. Dar protamina depois da remoção da cânula arterial pode diminuir o risco de formação de trombo e de embolização sistêmica. Após iniciada a infusão de protamina, o retorno da aspiração da bomba ao reservatório deve ser suspenso para manter a protamina fora do circuito da bomba no caso de um subsequente retorno à CEC se tornar necessário. Dose titulada de protamina pode ser mais efetiva em reduzir o sangramento pós-operatório, em comparação com um protocolo-padrão de administração de protamina. Doses tituladas envolvem ajuste da concentração de protamina para que ela reflita os níveis de heparina circulantes medidos. A protamina deve ser dada lentamente por um cateter intravenoso periférico ao longo de 5 a 15 minutos, enquanto o clínico observa se há hipotensão sistêmica e hipertensão pulmonar, o que pode indicar que está ocorrendo uma reação indesejável (alérgica). CABG com falha técnica podem trombosar depois da administração de protamina, causando isquemia aguda que simula uma reação à protamina.

Quando se completa a transfusão do sangue do reservatório da bomba, deve-se fazer uma avaliação minuciosa da condição do paciente antes da remoção da cânula arterial porque, depois que isso é feito, retornar à CEC se torna muito mais difícil. O ritmo cardíaco deve ficar estável. A função cardíaca e o status hemodinâmico, avaliados pelas pressões arterial e de enchimento venoso, por DC e por ETE, devem ficar satisfatórios e estáveis. Pode-se realizar um exame mais detalhado e abrangente por ETE quando o tempo permitir. Movimento da parede livre do VD para avaliar a função do VD qualitativamente pode ser obtido na projeção de quatro câmaras medioesofágica (0 grau) e na projeção influxo-efluxo medioesofágica do VD (45-60 graus). Na projeção de quatro-quatro câmaras medioesofágica, a função do VD pode ser quantificada medindo-se a excursão do plano sistólico anular da tricúspide (TAPSE – tricuspid annular systolic plane excursion) e comparando-o a avaliações pré-derivação.

Achados de formação de arco septal interatrial para o interior do átrio esquerdo podem indicar sobrecarga de volume ou de pressão do átrio direito. Movimento do septo interventricular depois da CEC deve ser interpretado com cautela porque o movimento septal anormal pode ser causado por vários fatores, incluindo estimulação epicárdica, atordoamento do miocárdio, sobrecarga de volume ou pressão e isquemia. A projeção de quatro câmaras a 0 grau e a projeção influxo-efluxo a 45 a 60 graus podem ser usadas para pesquisar nova regurgitação tricúspide ou piora da que já existia, indicando assim a possibilidade de disfunção do VD. Avançar o transdutor até o nível transgástrico permite maior avaliação da função do VD na projeção no menor eixo. Depois de examinar as câmaras no lado direito, todos os segmentos do lado esquerdo do coração devem ser analisados. Deve-se dar atenção especial às novas anormalidades do movimento da parede, ao espessamento sistólico e à excursão de todos os segmentos do ventrículo esquerdo, às evidências de obstrução do TSVE por movimento anterior sistólico da valva mitral, às novas anormalidades valvares e às dimensões diastólicas e sistólicas finais das câmaras. Novas anormalidades regionais do movimento da parede podem significar falha técnica da CABG ou ar intracoronário. Obstrução do TSVE por movimento anterior sistólico indica a presença de enchimento inadequado da câmara por hipovolemia e taquicardia ou um estado hiperdinâmico de contratilidade. Novas anormalidades valvares podem representar dano iatrogênico do aparato valvar, isquemia do miocárdio, sobrecarga de volume ou disfunção ventricular. Também é importante examinar a aorta para descartar uma nova dissecção aórtica depois da descanulação aórtica. Se o tempo permitir, também se pode usar a ETE para calcular o VS e o DC por interrogação Doppler do TSVE e e do trato de saída aórtico. Os perfis de enchimento diastólico do ventrículo esquerdo e do átrio esquerdo podem ser obtidos usando-se os influxos transmitral e venoso pulmonar, respectivamente. Medidas sequenciais da entrada do AE e do VE podem permitir a estimativa das pressões de enchimento e a complacência das câmaras.

Devem-se confirmar a oxigenação e a ventilação adequadas por gasometria arterial ou oximetria de pulso e capnografia. O sangramento do coração deve estar em um nível manejável antes da remoção da cânula arterial. Adicionalmente, o perfusionista não deve transfundir quantidades significativas de sangue pela cânula arterial antes de removê-la porque pode ser difícil compensar a perda de sangue exclusivamente por transfusões intravenosas. Pontos de sangramento atrás do coração podem precisar ser reparados na CEC se o paciente não tolerar a elevação do coração para expor a área problemática. Na ocasião da descanulação arterial, a pressão sistólica deve ser baixada para entre 85 e 100 mmHg a fim de minimizar o risco de dissecção ou laceração da aorta. A cabeceira da maca pode ser elevada ou podem ser dados pequenos bolus de um vasodilatador de curta ação para reduzir a pressão arterial sistêmica conforme a necessidade. Pode ser necessário controle rígido da pressão arterial por alguns minutos até que o local de canulação esteja protegido. O processo de rotina para descontinuar a derivação se completa quando a remoção de todas as cânulas é bem-sucedida e se obtém a reversão completa da anticoagulação.

MANEJO FARMACOLÓGICO DA DISFUNÇÃO VENTRICULAR

Disfunção ventricular perioperatória geralmente é um estado transitório de comprometimento contrátil que pode exigir suporte temporário com inotrópicos positivos. Em um subgrupo de pacientes, a contratilidade pode ficar significativamente deprimida, de tal modo que seja necessária a terapia combinada com inotrópicos positivos e vasodilatadores para melhorar o DC e a perfusão tecidual efetivamente. O uso de dispositivos de assistência mecânica fica reservado a condições de choque cardiogênico manifesto ou em evolução.

A disfunção ventricular grave, especificamente a SBDC, ocorrida depois da CEC e de cirurgias cardíacas difere da IC congestiva (ICC) crônica (Quadro 28.2). Pacientes que estão emergindo da CEC têm hemodiluição, hipocalcemia moderada, hipomagnesemia

QUADRO 28.2 *Fatores de Risco para a Síndrome do Baixo Débito Cardíaco após Circulação Extracorpórea*

Disfunção ventricular pré-operatória
Isquemia do miocárdio
Má preservação do miocárdio
Lesão da reperfusão
Reparo cirúrgico ou revascularização cardíaca inadequada

e alteração dos níveis de K⁺. Dependendo da temperatura e da profundidade da anestesia, esses pacientes podem demonstrar RVS baixa, normal ou alta. Idade mais alta, sexo feminino, diminuição da fração de ejeção do ventrículo esquerdo (FEVE), disfunção diastólica, tempo prolongado de pinçamento aórtico e aumento da duração da CEC se associam a uma probabilidade maior de que seja necessário suporte inotrópico depois de procedimentos de CABG (Tabela 28.3).

A disfunção contrátil durante cirurgias cardíacas ou depois delas pode decorrer de comprometimento de contratilidade preexistente ou ser uma condição nova. A contração anormal, especialmente no contexto de coronariopatia, em geral é causada por lesão do miocárdio, resultando em isquemia ou infarto. A magnitude da disfunção contrátil corresponde à extensão e à duração da lesão. Breves períodos de privação de oxigênio no miocárdio (< 10 minutos) produzem disfunção contrátil regional, que pode ser rapidamente revertida pela reperfusão. A extensão da isquemia a 15 a 20 minutos também se associa à restauração da função cardíaca com a reperfusão; entretanto, esse processo é muito lento e pode levar horas a dias. Essa condição de disfunção reversível do miocárdio pós-isquêmica na presença de fluxo normal é denominada *atordoamento do miocárdio*. Lesão celular irreversível ocorre com períodos mais longos de isquemia e produz infarto do miocárdio, caracterizado por liberação de enzimas intracelulares, rompimento das membranas celulares, entrada de Ca^{2+}, disfunção contrátil persistente e finalmente edema e necrose celulares.

Além dos fatores previamente descritos, a disfunção do VD e a falência do VD são fontes em potencial de morbidade e óbito depois de cirurgias cardíacas. Numerosos fatores podem predispor ao desenvolvimento de disfunção perioperatória do VD, incluindo coronariopatia, hipertrofia do VD, cirurgia cardíaca prévia e considerações operatórias, como revascularização inadequada ou proteção hipotérmica. As dificuldades técnicas e operatórias se associam a vários procedimentos cirúrgicos cardíacos (p. ex., ventriculotomia direita), trauma no VD, anormalidades de ritmo e condução, lesão do ventrículo direito durante a suspensão da CEC ou reação à protamina.

A discussão a seguir fornece um panorama da abordagem farmacológica do manejo da disfunção ventricular perioperatória no contexto de cirurgia cardíaca. As metas do manejo são descritas na Tabela 28.5. Essas são extensões das preparações de rotina para descontinuar a CEC mostradas na Tabela 28.2

Aminas Simpatomiméticas

Os fármacos simpatomiméticos (i.e., catecolaminas) são agentes farmacológicos capazes de oferecer efeitos inotrópicos e vasoativos (Quadro 28.3). As catecolaminas exercem ação inotrópica positiva por estimulação dos receptores β_1 e β_2. O efeito hemodinâmico predominante de uma catecolamina específica depende do grau em que os vários receptores α, β e dopaminérgicos são estimulados (Tabelas 28.6 e 28.7).

QUADRO 28.3 *Abordagens Farmacológicas da Disfunção Ventricular*

Agentes inotrópicos
Inibidores da fosfodiesterase
Sensibilizador de cálcio
Vasodilatadores
Vasopressores
Suplementos metabólicos

Tabela 28.5 — Metas e Manejo de Disfunção Cardíaca

Variável	Manejo Fisiológico
Frequência cardíaca e ritmo	Mantenha o ritmo sinural normal, evite taquicardia; para taquicardia ou bradicardia, considere estimulação ou agentes cronotrópicos (atropina, isoproterenol, epinefrina), corrija o equilíbrio acidobásico, os eletrólitos e analise as medicações em uso
Contratilidade	Avalie a hemodinâmica, realize ETE para avaliar a função cardíaca, inspecione para pesquisar ARMP, descarte isquemia ou infarto, inspecione para pesquisar obstrução dinâmica da saída, considere inotrópicos; considere terapia combinada com inotrópicos e/ou vasodilatadores e avalie a necessidade de dispositivos de assistência (IABP/DAVE/DAVD)
Pré-carga	Avalie os volumes diastólicos finais e as dimensões das câmaras na ETE, descarte isquemia, lesões valvares significativas, tamponamento e shunts intracardíacos; reduza o aumento da pré-carga com diuréticos ou venodilatadores (nitroglicerina); monitorize PVC, PCWP e VS; considere o uso de inotrópicos, IABP ou ambos
Pós-carga	Evite aumento da pós-carga (aumento da tensão da parede), usando vasodilatadores; evite hipotensão; mantenha a pressão de perfusão coronária; considere IABP, inotrópicos desprovidos de efeitos α_1-adrenérgicos (dobutamina ou milrinona) ou IABP e inotrópicos
Oferta de oxigênio	Aumente a FiO_2 e o DC; verifique as gasometrias arteriais e a radiografia do tórax; confirme ventilação e oxigenação adequadas; corrija os desequilíbrios acidobásicos

ARMP, anormalidade regional do movimento da parede; DAVD, dispositivo de assistência do ventrículo direito; DAVE, dispositivo de assistência do ventrículo esquerdo; DC, débito cardíaco; ETE, ecocardiografia transesofágica; FiO_2, fração da concentração de oxigênio inspirado; IABP, bomba com balão intra-aórtico; PCWP, pressão de encunhamento capilar pulmonar; PVC, pressão venosa central; VS, volume sistólico.

Tabela 28.6 — Agentes Simpatomiméticos

Agente	Dose Bolus intravenoso	Dose Infusão	Local de Ação α	Local de Ação β	Mecanismo de Ação
Dobutamina	—	2-20 µg/kg/min	+	++++	Direto
Dopamina	—	1-10 µg/kg/min	++	+++	Direto e indireto
Epinefrina	2-16 µg	2 10 µg/min Ou 0,01-0,4 µg/kg/min	+++	+++	Direto
Efedrina	5-25 mg	—	+	++	Direto e indireto
Isoproterenol	1-4 µg	0,5-10 µg/min Ou 0,01-0,10 µg/kg/min		++++	Direto
Norepinefrina	—	2-16 µg/min Ou 0,01-0,3 µg/kg/min	++++	+++	Direto

Tabela 28.7 — Efeitos Hemodinâmicos dos Inotrópicos

Agente	DC	dP/dt	FC	RVS	RVPu	PCWP	MvO$_2$
Dobutamina							
2-20 µg/kg/min[a]	↑↑↑	↑	↑	↓	↓	↓ ou ↔	↑
Dopamina							
0-3 µg/kg/min	↑	↑	↑	↓	↓	↑	↑
3-10 µg/kg/min	↑↑	↑	↑	↓	↓	↑	↑
> 10 µg/kg/min	↑↑	↑	↑↑	↑	(↑)	↑ ou ↔	↑↑
Isoprotereno							
0,5-10 µg/min	↑↑	↑↑	↑↑	↓↓	↓	↓	↑↑
Epinefrina							
0,01-0,4 µg/kg/min	↑↑	↑	↑	↑ (↓)	↑	↑ ou ↔	↑↑
Norepinefrina							
0,01-0,3 µg/kg/min	↑	↑	↔ (↑↓)	↑↑	↔	↔	↑
Inibidores da fosfodiesterase[b]	↑↑	↑	↑	↓↓	↓↓	↓↓	↓
Levosimendana[b]	↑↑↑	↑↑	↑	↓↓	↓↓	↓↓	↓ ou ↔

DC, débito cardíaco; *dP/dt*, contratilidade do miocárdio; *FC*, frequência cardíaca; *MvO$_2$*, consumo de oxigênio pelo miocárdio; *PCWP*, pressão de encunhamento capilar pulmonar; *RVPu*, resistência vascular pulmonar; *RVS*, resistência vascular sistêmica; ↑, aumento leve; ↑↑, aumento moderado; ↑↑↑, grande aumento; ↔, nenhuma alteração; ↓, diminuição leve; ↓↓, diminuição moderada.

[a]As doses indicadas representam as faixas de doses mais comuns. Para o paciente individual, pode-se indicar um desvio dessas doses recomendadas.

[b]Os inibidores da fosfodiesterase geralmente são dados em dose de ataque, seguida por uma infusão contínua: anrinona: 0,5 a 1,5 mg/kg na dose de ataque, 5 a 10 µg/kg/min em infusão contínua

[c]A levosimendana geralmente é administrada em dose de ataque, seguida por infusão por 24 horas: 8 a 24 µg/kg em dose de ataque, 0,1 a 0,2 µg/kg/min.

Modificada de Lehmann A, Boldt J. New pharmacologic approaches for the perioperative treatment of ischemic cardiogenic shock. *J Cardiothorac Vasc Anesth*. 2005;19:97-108.

O efeito fisiológico de um agonista adrenérgico é determinado pela soma de suas ações sobre os receptores α, β e dopaminérgicos. A efetividade de qualquer agente adrenérgico é influenciada pela disponibilidade e pela responsividade dos receptores adrenérgicos. Níveis cronicamente aumentados das catecolaminas plasmáticas (p. ex., ICC crônica e tempo longo da CEC) causam sub-regulação do número e sensibilidade dos receptores β. A depressão aguda da sinalização dos receptores β-adrenérgicos tem sido relatada após a CEC. A manutenção do equilíbrio acidobásico normal, da normotermia e dos eletrólitos também melhora a responsividade à estimulação dos receptores adrenérgicos.

A seleção de um fármaco para tratar a disfunção ventricular é influenciada por anormalidades fisiopatológicas, bem como pela experiência e pela preferência do médico. Se o desempenho do VE está diminuído primariamente como resultado da diminuição da contratilidade, o fármaco escolhido deve aumentar a contratilidade. Embora os β-agonistas melhorem a contratilidade e a perfusão tecidual, seus efeitos podem aumentar o consumo de oxigênio pelo miocárdio (MvO$_2$) e reduzir a pressão de perfusão coronária (PPC). No entanto, se o fator mais responsável pela diminuição da função cardíaca for hipotensão com uma concomitante redução da PPC, a infusão de agonistas α-adrenérgicos pode aumentar a pressão arterial e melhorar a perfusão coronária diastólica.

As catecolaminas também são efetivas para tratar disfunção contrátil primária do VD e todos os agonistas β$_1$-adrenérgicos aumentam a contratilidade do VD. Estudos têm documentado a eficácia da epinefrina, norepinefrina, dobutamina, isoproterenol, dopamina, levosimendana e inibidores da fração III da fosfodiesterase (FDE III) no tratamento da disfunção contrátil do VD. Quando a diminuição da contratilidade do VD se combina a aumento da pós-carga, podem-se usar agentes que exerçam efeitos vasodilatadores e inotrópicos positivos, incluindo a epinefrina, o isoproterenol, a dobutamina, a levosimendana, os inibidores da FDE III e o óxido nítrico ou as prostaglandinas por via inalatória.

Epinefrina

A epinefrina é uma catecolamina endógena que estimula os receptores α e β-adrenérgicos de maneira dependente da dose. A farmacologia β-seletiva da epinefrina se caracteriza por uma afinidade de ligação mais alta para o receptor β em doses mais baixas e uma preferência mais forte pelo receptor α em doses mais altas. Isso fornece a base clínica para a resposta bifásica observada para a epinefrina, na qual, em doses mais baixas, se observam os efeitos hemodinâmicos predominando com um aumento da inotropia e da cronotropia do coração (efeito β), e, em doses mais altas, um efeito vasopressor (efeito α).

A epinefrina costuma ser usada para facilitar a separação da CEC (Quadro 28.4). Nos primeiros estudos, a infusão de epinefrina em dose de 0,03 µg/kg/minuto após CEC resultou em aumento do índice cardíaco (IC), da PAM e da FC em 30%, 27% e 11%, respectivamente, em comparação com a linha de base.

Mostrou-se que a infusão de epinefrina em doses de 0,01, 0,02 e 0,04 µg/kg/min aumenta o VS em 2%, 12% e 22%, respectivamente, correspondendo a um aumento do IC de 0,1, 0,7 e 1,2 L/m^2/min. Na faixa de doses baixas (0,01-0,04 µg/kg/min), o efeito sobre a FC foi menos pronunciado, tendo um aumento máximo de 10 batimentos/minuto. Elevações da FC podem ser um efeito observado nas doses mais altas. Além disso, a epinefrina também é usada frequentemente depois de operações cardíacas para dar suporte à função do coração reperfundido "atordoado" após CEC. Em resumo, a epinefrina (0,01-0,04 µg/kg/min), em certas doses, efetivamente aumenta o DC com aumentos mínimos da FC após CEC (Tabela 28.7).

Dobutamina

A dobutamina é uma catecolamina sintética que exibe forte afinidade pelo receptor β e resulta em aumentos dose-dependentes do DC e da FC, bem como em reduções das pressões de enchimento diastólicas. A administração de dobutamina em pacientes cirúrgicos cardíacos produziu acentuado aumento do IC e da FC em vários estudos. Em pacientes com a SBDC, a dobutamina resultou em aumento da FC além de 25% e em uma diminuição concomitante significativa da RVS. Os efeitos da epinefrina (0,03 µg/kg/min) foram comparados com os da dobutamina (5 µg/kg/min) em 52 pacientes em recuperação de procedimentos de CABG. Ambos os agentes aumentaram significativa e semelhantemente o índice do VS (IVS), mas a epinefrina aumentou a FC em apenas 2 batimentos/minuto, enquanto a dobutamina aumentou a FC em 16 batimentos/minuto.

Além de aumentar a contratilidade, a dobutamina pode ter efeitos metabólicos favoráveis sobre o miocárdio isquêmico. As injeções intravenosas e intracoronarianas de dobutamina aumentaram o fluxo sanguíneo coronário em estudos com animais. Em pacientes cirúrgicos cardíacos submetidos à estimulação, a dopamina aumentou a demanda de oxigênio sem

QUADRO 28.4 *Agentes Inotrópicos*

Epinefrina
Norepinefrina
Dopamina
Dobutamina
Isoproterenol

aumentar a oferta de oxigênio, enquanto a dobutamina aumentou a captação de oxigênio pelo miocárdio e o fluxo sanguíneo coronariano. No entanto, como os aumentos de FC são um importante determinante do MvO_2, esses efeitos favoráveis da dobutamina poderiam ser perdidos se ela induzisse taquicardia. Durante a ecocardiografia sob estresse com dobutamina, anormalidades segmentares do movimento da parede sugestivas de isquemia do miocárdio podem ser decorrentes da taquicardia e de aumentos do MvO_2.

Dopamina

A dopamina é uma catecolamina endógena e um precursor imediato da norepinefrina e da epinefrina. Suas ações são mediadas pela estimulação de receptores adrenérgicos e de receptores dopaminérgicos pós-juncionais específicos (receptores D_1) nos leitos arteriais renal, mesentérico e coronário. A dopamina é singular, em comparação com outras catecolaminas endógenas, por seus efeitos sobre os rins. Tem sido demonstrado que ela aumenta o fluxo sanguíneo nas artérias renais em 20% a 40%, causando vasodilatação direta das artérias aferentes e vasoconstrição indireta das artérias eferentes. Essa ação resulta em aumentos da taxa de filtração glomerular e da oferta de oxigênio aos néfrons justamedulares. Em baixas doses (0,5-3,0 µg/kg/min), a dopamina estimula predominantemente os receptores dopaminérgicos; em doses que variam de 3 a 10 µg/kg/min, ativa a maioria dos receptores adrenérgicos de maneira não seletiva; em doses mais altas (> 10 µg/kg/min), a dopamina se comporta como um vasoconstritor. Os efeitos dose-dependentes da dopamina não são muito específicos e podem ser influenciados por múltiplos fatores, como a regulação do receptor, o uso de fármacos concomitantes e a variabilidade interindividual e intraindividual.

Nos pacientes submetidos a procedimentos cirúrgicos cardíacos, observou-se que a dopamina, na faixa de doses de 2,5 a 5,0 µg/kg/min, produz aumentos significativos do IC e da FC. Doses acima de 5 µg/kg/min podem resultar em aumentos significativos da PAM e da resistência vascular pulmonar (RVPu) sem aumento do DC. A dopamina causou graus mais frequentes e menos previsíveis de taquicardia do que a dobutamina ou a epinefrina em doses que produziram melhora comparável da função contrátil. Os efeitos hemodinâmicos da dopamina em doses mais baixas se caracterizam predominantemente por elevações acentuadas da FC e aumentos moderados do IC. Em doses mais altas, aumentos da PAM e da RVPu predominam sem aumento do DC. A propensão da dopamina de aumentar a FC e induzir taquiarritmias pode limitar sua utilidade no paciente cirúrgico cardíaco emergindo da CEC.

Norepinefrina

A norepinefrina é uma catecolamina endógena que exibe potente atividade α-adrenérgica com efeito leve a modesto sobre o receptor β-adrenérgico. A afinidade mais alta da norepinefrina pelo receptor α-adrenérgico oferece a base para seu efeito vasoconstritor potente e para propriedades inotrópicas e cronotrópicas menos proeminentes. Os efeitos hemodinâmicos globais da norepinefrina se caracterizam por aumento da pressão sistólica, diastólica e diferencial, tendo impacto resultante mínimo sobre o DC e a FC. Com respeito a isso, a norepinefrina é usada primariamente para o manejo de RVS baixa secundária à vasodilatação depois da CEC. A norepinefrina tem sido usada com a milrinona, a dobutamina ou a levosimendana para se contrapor à vasodilatação sistêmica e à hipotensão em pacientes após CEC.

Isoproterenol

O isoproterenol é potente agonista não seletivo β-adrenérgico, desprovido de atividade agonista α-adrenérgica. O isoproterenol dilata leitos vasculares esqueléticos, renais e mesentéricos e diminui a pressão arterial diastólica. A potente ação cronotrópica do isoproterenol, associada à sua propensão para diminuir a PPC, limita sua utilidade em pacientes com coronariopatia. As aplicações incluem tratamento de bradicardia (especialmente depois de transplante cardíaco ortotópico), hipertensão pulmonar e insuficiência cardíaca depois de tratamento cirúrgico de cardiopatia congênita. O isoproterenol continua a ser o inotrópico de escolha para estimulação de células do marca-passo cardíaco no manejo de bradiarritmias agudas ou de bloqueio cardíaco atrioventricular. Seu uso com essa finalidade durante cirurgia cardíaca é limitado porque a estimulação artificial é efetuada mais facilmente nesse contexto. A taquicardia vista com o isoproterenol é resultado dos efeitos diretos do fármaco sobre os nós sinoatrial e atrioventricular e dos efeitos reflexos causados pela vasodilatação periférica.

Inibidores da Fosfodiesterase

Os inibidores da FDE III milrinona e anrinona (inanrinona) aumentam o monofosfato cíclico de adenosina (cAMP), o fluxo de Ca^{2+} e a sensibilidade ao Ca^{2+} das proteínas contráteis. Os inibidores da FDE III aumentam o nível do cAMP, inibindo sua degradação na célula; essa ação leva a aumento da contratilidade do miocárdio. Seus efeitos positivos sobre o inotropismo são mediados primariamente por uma inibição da enzima FDE, não pela estimulação do receptor β. Assim sendo, a efetividade dos inibidores da FDE III não é alterada por bloqueio β prévio nem é reduzida em pacientes que apresentem regulação para menos dos receptores β. Além de seus efeitos inotrópicos positivos, esses agentes produzem vasodilatação sistêmica e pulmonar e melhoram o relaxamento diastólico (lusitropismo). Por essas razões, o termo *inodilatador* tem sido usado para descrever essa classe de fármacos (Quadro 28.5).

Demonstra-se que a milrinona aumenta o DC sem aumentar o MvO^2 global. Vários estudos também sugeriram que a milrinona possa melhorar o relaxamento e a complacência diastólicos do miocárdio (i. e., efeito "lusitrópico" positivo), enquanto amplia a perfusão coronária. O mecanismo proposto para esse efeito sobre o desempenho diastólico é que, por diminuir a tensão da parede do VE, o enchimento ventricular é aumentado e o fluxo sanguíneo do miocárdio e a oferta de oxigênio são otimizados (Tabela 28.7). A anrinona representa o inibidor da FDE III de primeira geração usado para desmamar da CEC. Em comparação com a dobutamina, verificou-se que a anrinona é mais efetiva para a separação da CEC, com aumentos observados no VS e no DC e diminuições na RVS e na RVPu. A trombocitopenia tem sido uma preocupação clínica em potencial com a administração dos inibidores da FDE III. Atualmente, a anrinona tem sido implicada como causadora de trombocitopenia dose-dependente, assim limitando sua utilidade em procedimentos cirúrgicos cardíacos. Ao contrário, os efeitos negativos em potencial dos inibidores da FDE III sobre as plaquetas não foram demonstrados com a milrinona. Em resumo, a classe FDE III dos inodilatadores tem um mecanismo de ação peculiar independente do receptor β. Esses agentes combinam aumentos de contratilidade com reduções da RVS e da RVPu. Além disso, as propriedades que governam o relaxamento e a complacência do coração são amplificadas com os inibidores da FDE III e permitem que esses fármacos melhorem o enchimento diastólico. Essas propriedades únicas tornam os inibidores da FDE III particularmente úteis em pacientes com subregulação dos receptores β, disfunção do coração direito, hipertensão pulmonar, disfunção diastólica e SBDC.

Sensibilizadores de Cálcio

A levosimendana é um inotrópico positivo que pertence à classe única dos sensibilizadores de cálcio. A levosimendana se liga a três sítios de ação distintos e essa propriedade caracteriza seu mecanismo tripartite único e seus efeitos farmacológicos. No miocárdio, a levosimendana se liga seletivamente à troponina C por um sítio de ligação dependente de Ca^{2+}, estabilizando o mecanismo de ligação cruzada e resultando em inotropismo positivo. A levosimendana também se liga especificamente ao canal de K^+ dependente de ATP (K^+/ATP) nas mitocôndrias cardíacas, governando seus efeitos protetores contra isquemia e lesão da reperfusão. Regulando o influxo de Ca^{2+} nas mitocôndrias, a abertura do canal de

K$^+$/ATP atenua o tamanho do infarto em decorrência de lesão por isquemia-reperfusão. O terceiro sítio de ação fica no nível do músculo liso na vasculatura. Nesse local, a levosimendana se liga aos canais de K$^+$/ATP e os abre, assim levando a diminuições da RVS, da pré-carga e da pós-carga cardíacas. Mostra-se que o efeito vasodilatador sobre a vasculatura aumenta o fluxo sanguíneo coronário e o fluxo sanguínero renal. Os efeitos salutares sobre o miocárdio são obtidos por meio de uma diminuição observada da carga de trabalho cardíaco total, efeitos cardioprotetores, lusitropismo e um aumento resultante da oferta de oxigênio ao miocárdio. Como o mecanismo de ação é independente do receptor β, a administração concomitante de terapia com β-bloqueador e levosimendana não é antagonista. Essa propriedade permite reinstituir precocemente a terapia com β-bloqueador para prevenção ou manejo de taquiarritmias pós-operatórias.

O uso perioperatório efetivo da levosimendana tem sido descrito em pacientes cirúrgicos cardíacos com baixa FEVE. Em resumo, a levosimendana melhorou o desempenho do miocárdio com um aumento observado do IVS e do fluxo sanguíneo coronário, bem como uma diminuição da RVS, ao mesmo tempo minimizando o consumo de oxigênio. Atualmente, a levosimendana é recomendada pela European Society of Cardiology para tratamento de piora aguda da insuficiência cardíaca e para insuficiência cardíaca aguda depois de infarto do miocárdio. Também se verifica que ela aumenta a função contrátil do miocárdio atordoado em pacientes com síndromes coronarianas agudas. Está disponível clinicamente na Europa e agora está sendo submetida a ensaios clínicos de fase III nos Estados Unidos. O uso da levosimendana tem sido relatado em pacientes cirúrgicos cardíacos com alto risco perioperatório, comprometimento da função do VE, dificuldades para desmame da CEC e insuficiência grave do VD depois de troca da valva mitral. O fármaco tem sido usado no pré-operatório, durante a saída da CEC e no período pós-operatório por até 28 dias. O potencial da levosimendana de produzir aumento da contratilidade, diminuição da resistência, custo metabólico mínimo e mínimas arritmias a torna um acréscimo potencialmente útil aos tratamentos para pacientes com SBDC ou insuficiência do VD.

Vasodilatadores

As indicações para uso de vasodilatadores, como a NTG, o nitroprussiato de sódio (NPS), a nicardipina e a clevidipina, em cirurgia cardíaca incluem manejo de hipertensão sistêmica ou pulmonar perioperatória, isquemia do miocárdio e disfunção ventricular complicada por sobrecarga de volume ou pressão excessiva (Quadro 28.6). Na maioria das condições, a NTG, o NPS ou a clevidipina podem ser usados em razão de suas características compartilhadas, tais como início de ação rápido, meias-vidas ultracurtas e fácil titulagem. Todavia, existem diferenças farmacológicas importantes entre esses vasodilatadores. No contexto de coronariopatia ou isquemia, a NTG é preferida porque vasodilata seletivamente as artérias coronárias sem produzir "roubo" coronário. De modo semelhante, no manejo da sobrecarga de volume ventricular ou sobrecarga de pressão no VD, a NTG pode oferecer certa vantagem sobre o NPS. A NTG tem uma influência predominante sobre o leito venoso, de tal modo que a pré-carga pode ser reduzida sem comprometer significativamente a pressão arterial sistêmica. Os benefícios da NTG são melhora do VS, redução da tensão de parede e da MvO$_2$, aumento da perfusão para o subendocárdio em decorrência de uma PDFVE mais baixa e manutenção da PPC. O NPS é um vasodilatador arterial mais potente e pode potencializar isquemia do miocárdio em razão do fenômeno do roubo coronariano ou de uma redução da PPC. Sua maior potência, entretanto, torna o NPS uma escolha mais racional para o manejo de transtornos hipertensivos perioperatórios e para a redução da pós-carga durante ou após cirurgias para lesões valvares regurgitantes.

Embora a NTG e o NPS sejam usados para o manejo de hipertensão durante procedimentos cirúrgicos cardíacos, os dois têm notáveis limitações. O uso da NTG como anti-hipertensivo primário é limitado por seu efeito fraco na vasodilatação arterial. O NPS é um potente dilatador arterial, mas seu uso se associa a taquicardia reflexa, taquifilaxia, inibição da vasoconstrição pulmonar hipóxica, aumento da pressão intracraniana e redução do fluxo sanguíneo renal. O potencial para toxicidade pelo cianeto também é importante consideração ao administrar NPS. Esse fármaco também pode ser difícil de titular e costuma causar hipotensão relacionada à ultrapassagem do limite na dose. À luz dessas limitações, a classe de bloqueadores dos canais de Ca^{2+} entre os anti-hipertensivos, como a clevidipina e a nicardipina, pode comprovar ser uma alternativa valiosa.

A clevidipina é um bloqueador dos canais de Ca^{2+} di-hidropiridina tipo L com ação ultrarrápida e direta sobre os vasos de resistência arteriolar e efeitos limitados sobre os vasos de capacitância venosos. O início e o término rápidos da ação, de aproximadamente 1 minuto, tornam a clevidipina especialmente adequada ao manejo intraoperatório de hipertensão aguda. A nicardipina também é um bloqueador dos canais de Ca^{2+} di-hidropiridina com modo de ação seletivo como vasodilatador arterial. A nicardipina tem um perfil hemodinâmico benéfico, pois reduz a resistência arterial sistêmica e coronária, ao mesmo tempo que aumenta o fluxo sanguíneo coronário. No entanto, seu uso pode ficar limitado ao contexto pós-operatório em razão de sua meia-vida mais longa e do término de ação mais lento, em comparação com a clevidipina. Apesar dos benefícios da terapia com vasodilatador no manejo da ICC, esses medicamentos podem ser difíceis de usar no tratamento da disfunção ventricular perioperatória. Isso é mais evidente nos casos da SBDC, quando o comprometimento da função de bomba é complicado por pressão de perfusão inadequada. Nessas situações, justifica-se a terapia com múltiplos agentes vasoativos e cardioativos (i. e., NTG ou NPS associado a epinefrina ou milrinona e norepinefrina). A terapia combinada possibilita maior seletividade de efeito. Os efeitos colaterais indesejáveis de um agente podem ser evitados enquanto se suplementam os efeitos desejados com outro agente. Para maximizar os efeitos desejados de qualquer combinação de agentes em particular, é necessária a avaliação frequente do desempenho cardíaco com um cateter na artéria pulmonar e com ETE. Essa abordagem permite que se visualize a curva de Starling e as alças de pressão-volume à medida que elas são deslocadas para cima e para a esquerda com a terapia.

Síndrome Vasoplégica e Circulação Extracorpórea

O conceito de síndrome vasoplégica, caracterizada por hipotensão associada a profunda vasodilatação não responsiva a catecolaminas ou vasopressores, foi introduzido em associação com CEC no final da década de 1990. Está associado ao uso pré-operatório de vasodilatadores e mostrou ser um fator de risco para aumento da morbidade e da mortalidade depois de procedimentos cirúrgicos cardíacos. Dois agentes farmacológicos têm sido usados para tratar a síndrome vasoplégica depois de CEC: vasopressina e azul de metileno (AM).

QUADRO 28.5 *Inodilatadores e Outros Agentes*

Inanrinona
Milrinona
Dobutamina
Epinefrina mais nitroprussiato ("epiprida")
Levosimendana
Nesiritida

Vasopressina

A arginina vasopressina (hormônio antidiurético) é um hormônio peptídico normalmente produzido na hipófise posterior e tem um papel crucial na homeostase da água, controlando a reabsorção de água nos ductos coletores renais. Administrada em infusão intravenosa, a vasopressina foi inicialmente usada como potente vasoconstritor para o choque vasodilatador associado à sepse e à implantação de dispositivo de assistência ventricular. Como seu efeito vasopressor é mediado por um mecanismo diferente (receptores VP1) daquele das catecolaminas, a vasopressina pode ser infundida em taxa constante como estratégia para diminuir as altas doses de catecolaminas, como a norepinefrina, e tem sido usada desse modo para tratar vasodilatação ocorrida depois da CEC. Os efeitos vasoconstritores da vasopressina podem poupar a vasculatura pulmonar, tornando-a uma escolha atraente para tratar a hipotensão associada à disfunção do VD, mas esse efeito não foi claramente demonstrado em humanos intactos. As doses de infusão relatadas variam amplamente de 0,01 a 0,6 UI/minuto. O uso da vasopressina se associa a lesões necróticas da pele e esse agente deve ser usado com cautela e na dose efetiva mais baixa possível.

Azul de Metileno

O AM, substância comumente usada pela via intravenosa durante procedimentos cirúrgicos por sua capacidade de tingir certos tecidos, inibe a guanilato ciclase e, assim sendo, a produção de monofosfato cíclico de adenosina, que se sabe aumentar o relaxamento do músculo liso vascular. Mostrou-se que o AM aumenta a RVS e a PAM sem efeitos adversos em um ensaio clínico randomizado de paciente tomando inibidores da enzima conversora de angiotensina, bem como diminui as necessidades de pressores e os níveis de lactato sérico depois de CEC. O AM causa alteração de cor transitória da urina e da pele e interfere com as medidas de saturação de oxigênio arterial por oximetria de pulso. Em uma análise retrospectiva de 57 pacientes com vasoplegia durante procedimentos cirúrgicos cardíacos e CEC, o uso de AM como tratamento para vasoplegia se associou independentemente a maus resultados. O uso de AM também tem sido implicado como causa da síndrome serotonínica por meio de inibição da enzima monoamina oxidase-A. Em outro relato de caso, o AM foi associado causalmente ao desenvolvimento de metemoglobinemia durante CEC. Esses relatos destacam a necessidade de mais estudos sobre a segurança e sobre possíveis maus resultados associados ao AM. Embora se justifiquem mais estudos, pode ser prudente reservar o AM para terapia de resgate, opostamente ao seu uso como agente preventivo.

CONTRAPULSAÇÃO POR BOMBA COM BALÃO INTRA-AÓRTICO

A IABP é um dispositivo desenvolvido para aumentar a perfusão do miocárdio por aumento do fluxo sanguíneo coronário durante a diástole e a descarga do ventrículo esquerdo durante a sístole. Isso é efetuado por deslocamento em massa de um volume de sangue (geralmente 30 a 50 mL), alternadamente insuflando e desinsuflando um balão posicionado no segmento proximal da aorta descendente. O gás usado com essa finalidade é o dióxido de carbono (em razão de sua grande solubilidade no sangue) ou o hélio (por suas propriedades inerciais e seus rápidos coeficientes de difusão). A insuflação e a desinsuflação são sincronizadas ao ciclo cardíaco pela eletrônica do console do balão, que produz contrapulsações. Os resultados do uso efetivo da IABP costumam ser bem dramáticos. Veem-se melhoras do DC, da FEVE, do fluxo sanguíneo coronário e da PAM, bem como diminuições das pressões aórtica e sistólica ventricular, da PDFVE, da pressão de oclusão do capilar pulmonar, da PAE, da FC, da frequência de extrassístoles ventriculares e da supressão de arritmias atriais.

> **QUADRO 28.6** *Mecanismos Vasodilatadores Úteis ao Descontinuar a Circulação Extracorpórea*
>
> Diminuição da tensão da parede dos ventrículos direito e esquerdo (pós-carga)
> Diminuição do retorno venoso (pré-carga)
> Melhora da lusitropia
> Melhora do fluxo sanguíneo coronariano

Indicações e Contraindicações

Desde a introdução da IABP, as indicações para seu uso cresceram (Tabela 28.8). O uso mais comum da IABP é para tratamento de choque cardiogênico. Isso pode ocorrer depois de CEC ou de cirurgias cardíacas em pacientes com choque pré-operatório, pacientes com comunicações interventriculares agudas pós-infarto ou regurgitação mitral, naqueles que precisam de estabilização pré-operatória ou em pacientes que descompensam hemodinamicamente durante a cateterização cardíaca. Pacientes com isquemia do miocárdio refratária à vasodilatação coronariana e redução da pós-carga são estabilizados com uma IABP antes da cateterização cardíaca e alguns pacientes com coronariopatia grave profilaticamente recebem uma IABP antes de se submeterem a CABG ou a procedimentos de CABG sem circulação extracorpórea.

As contraindicações ao uso da IABP são relativamente poucas. A presença de regurgitação aórtica grave ou dissecção aórtica é contraindicação absoluta à IABP, embora tenham aparecido relatos de sucesso em seu uso em pacientes com insuficiência aórtica ou trauma agudo da aorta torácica descendente. Outras contraindicações relativas são listadas; o uso da IABP nessas circunstâncias fica a critério do médico. Como as alterações hemodinâmicas causadas pela IABP tenderiam a piorar obstrução dinâmica do trato de saída causada por movimento anterior sistólico da valva mitral, o dispositivo deve ser usado com cautela ou não deve ser usado nesses pacientes.

Tabela 28.8 Indicações e Contraindicações de Contrapulsação por Bomba com Balão Intra-aórtico

Indicações	Contraindicações

1. Choque cardiogênico
   a. Infarto do miocárdio
   b. Miocardite
   c. Cardiomiopatia
2. Falha na separação da CEC
3. Estabilização do paciente no pré-operatório
   a. Comunicação interventricular
   b. Regurgitação mitral
4. Estabilização de paciente cirúrgico não cardíaco
5. Suporte de procedimento durante angiografia coronariana
6. Ponte para transplante
	1. Insuficiência valvar aórtica
	2. Doença aórtica
	   a. Dissecção aórtica
	   b. Aneurisma da aorta
	3. Doença vascular periférica grave
	4. Doença sistêmica não cardíaca grave
	5. Trauma maciço
	6. Pacientes com instruções "não reanimar"
	7. MAS mitral com obstrução dinâmica do trato de saída

CEC, circulação extracorpórea; *MAS*, movimento anterior sistólico.

Programação e Desmame

Os sistemas de IABP são comercializados por vários fabricantes diferentes. O desenho do console básico inclui monitorização e impressão eletrocardiográfica e das ondas de pressão arterial, monitorização do volume do balão, interruptores de seleção de disparos, ajustes para os tempos de insuflação e desinsuflação, fontes de energia de apoio com bateria e reservatório para gases. Alguns desses sistemas se tornaram muito sofisticados, com circuitos de microprocessadores computadorizados que permitem os disparos com base em sinais do marca-passo ou em detecção de ritmos aberrantes, como a fibrilação atrial, e em sua compensação. Existem modelos portáteis para transporte de pacientes por terra, helicóptero ou ambulâncias aéreas.

Para o efeito ótimo da IABP, a insuflação e a desinsuflação devem ser corretamente programadas para o ciclo cardíaco. Embora certas variáveis, incluindo o posicionamento do balão na aorta, o volume do balão e o ritmo cardíaco do paciente, possam afetar o desempenho da IABP, é preciso seguir os princípios básicos referentes à função do balão. A insuflação do balão deve ser programada para coincidir com o fechamento da valva aórtica ou resultará em insuficiência aórtica e tensão no VE. De modo semelhante, a insuflação tardia resulta em uma diminuição da pressão de perfusão para as artérias coronárias. A desinsuflação precoce causa perda inadequada da redução da pós-carga e a desinsuflação tardia aumenta o trabalho do VE, causando aumento da pós-carga mesmo que apenas temporariamente. Esses erros e os diagramas de programação correta são mostrados na Figura 28.1.

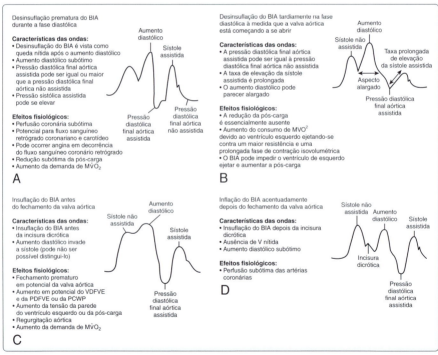

Fig. 28.1 Alterações dos traçados das ondas arteriais causadas por erros na programação da bomba com balão intra-aórtico *(BIA)*. (A) O balão foi desinsuflado cedo demais. (B) O balão foi desinsuflado tarde demais. (C) O balão foi insuflado cedo demais. (D) O balão foi insuflado tarde demais. *M$\dot{V}O_2$*, consumo de oxigênio pelo miocárdio; *PCWP*, pressão de encunhamento capilar pulmonar; *PDFVE*, pressão diastólica final do ventrículo esquerdo; *VDFVE*, volume diastólico final do ventrículo esquerdo. (Cortesia de Datascope Corporation, Fairfield, NJ.)

Tabela 28.9	Complicações da Contrapulsação por Bomba com Balão Intra-aórtico	
Vasculares	**Variadas**	**Balão**
Lesão arterial (perfuração, dissecção)	Hemólise	Perfuração (pré-inserção)
Perfuração aórtica	Trombocitopenia	Laceração (durante inserção)
Dissecção aórtica	Infecção	Posicionamento incorreto
Trombose da artéria femoral	Claudicação (pós-remoção)	Embolização gasosa
Embolização periférica	Hemorragia	—
Canulação da veia femoral	Paraplegia	—
Pseudoaneurisma de vasos femorais	Encarceramento	—
Isquemia de extremidade inferior	Necrose medular	—
Síndrome de compartimento	Oclusão da artéria torácica interna esquerda	—
Isquemia visceral	Agravamento de obstrução dinâmica do trato de saída	—

À medida que melhora o desempenho cardíaco do paciente, o suporte da IABP precisa ser removido em estágios, não abruptamente. A aplicação criteriosa e a dose de medicações vasodilatadoras e inotrópicas podem auxiliar nesse procedimento. O aumento do balão pode ser reduzido em etapas, de contrapulsação 1:1 para 1:2 e depois 1:4, havendo intervalos apropriados em cada estágio para avaliar a estabilidade hemodinâmica e neurológica, o DC e as alterações da $S\bar{v}O_2$. Depois da observação apropriada em contrapulsação 1:4 ou 1:8, a assistência do balão pode ser descontinuada seguramente e o dispositivo pode ser removido por um dos métodos discutidos. Se for escolhida a remoção percutânea, deve-se dar um intervalo apropriado para a reversão da anticoagulação (se usada) antes da remoção do balão.

Complicações

Várias complicações se associam ao uso da IABP (Tabela 28.9). As complicações mais frequentemente vistas são lesões vasculares, mau funcionamento do balão e infecção.

LEITURAS SUGERIDAS

Abraham WT, Fisher WG, Smith AL, et al. Cardiac resynchronization in chronic heart failure. *N Engl J Med.* 2002;346(24):1845-1853.

Apostolakis EE, Koletsis EN, Baikoussis NG, et al. Strategies to prevent intraoperative lung injury during cardiopulmonary bypass. *J Cardiothorac Surg.* 2010;5:1.

Aronson S, Dyke CM, Stierer KA, et al. The ECLIPSE trials: comparative studies of clevidipine to nitroglycerin, sodium nitroprusside, and nicardipine for acute hypertension treatment in cardiac surgery patients. *Anesth Analg.* 2008;107(4):1110-1121.

Bechtel A, Huffmyer J. Anesthetic management for cardiopulmonary bypass: update for 2014. *Semin Cardiothorac Vasc Anesth.* 2014;18:101-116.

De Hert SG, Lorsomradee S, Cromheecke S, et al. The effects of levosimendan in cardiac surgery patients with poor left ventricular function. *Anesth Analg.* 2007;104(4):766-773.

Felker GM, O'Connor CM. Inotropic therapy for heart failure: an evidence-based approach. *Am Heart J.* 2001;142(3):393-401.

George M, Rajaram M, Shanmugam E, et al. Novel drug targets in clinical development for heart failure. *Eur J Clin Pharmacol.* 2014;70(7):765-774.

Goldstein DJ, Oz MC. Mechanical support for postcardiotomy cardiogenic shock. *Semin Thorac Cardiovasc Surg.* 2000;12(3):220-228.

Greco T, Calabro MG, Covello RD, et al. Baysian Network meta-analysis on the effects of inodilatory agents on mortality. *Br J Anaesth.* 2015;114:746-756.

Haddad F, Couture P, Tousignant C, et al. The right ventricle in cardiac surgery, a perioperative perspective: II. Pathophysiology, clinical importance, and management. *Anesth Analg.* 2009;108(2):422-433.

Howell NJ, Ashrafian H, Drury NE, et al. Glucose-insulin-potassium reduces the incidence of low cardiac output episodes after aortic valve replacement for aortic stenosis in patients with left ventricular hypertrophy: results from the Hypertrophy, Insulin, Glucose, and Electrolytes (HINGE) trial. *Circulation.* 2011;123(2):170-177.

Kimmel SE, Sekeres M, Berlin JA, et al. Mortality and adverse events after protamine administration in patients undergoing cardiopulmonary bypass. *Anesth Analg.* 2002;94(6):1402-1408.

Levin R, Degrange M, Del Mazo C, et al. Preoperative levosimendan decreases mortality and the development of low cardiac output in high-risk patients with severe left ventricular dysfunction undergoing coronary artery bypass grafting with cardiopulmonary bypass. *Exp Clin Cardiol.* 2012;17(3):125-130.

Levy JH, Mancao MY, Gitter R, et al. Clevidipine effectively and rapidly controls blood pressure preoperatively in cardiac surgery patients: the results of the randomized, placebo-controlled efficacy study of clevidipine assessing its preoperative antihypertensive effect in cardiac surgery-1. *Anesth Analg.* 2007;105(4):918-925.

Moskowitz DM, Klein JJ, Shander A, et al. Predictors of transfusion requirements for cardiac surgical procedures at a blood conservation center. *Ann Thorac Surg.* 2004;77(2):626-634.

Nielsen DV, Algotsson L. Outcome of inotropic therapy: is less always more?. *Curr Opin Anaesthesiol.* 2015;28(2):159-164.

Pathak A, Lebrin M, Vaccaro A, et al. Pharmacology of levosimendan: inotropic, vasodilatory and cardioprotective effects. *J Clin Pharm Ther.* 2013;38(5):341-349.

Porter TR, Shillcutt SK, Adams MS, et al. Guidelines for the use of echocardiography as a monitor for therapeutic intervention in adults: a report from the American Society of Echocardiography. *J Am Soc Echocardiogr.* 2015;28(1):40-56.

Treschan TA, Peters J. The vasopressin system: physiology and clinical strategies. *Anesthesiology.* 2006;105(3):599-612:quiz 639-640.

Weiner MM, Lin HM, Danforth D, et al. Methylene blue is associated with poor outcomes in vasoplegic shock. *J Cardiothorac Vasc Anesth.* 2013;27(6):1233-1238.

Seção VI

Cuidados Pós-operatórios

Capítulo 29

Cuidados Respiratórios Pós-operatórios

Daniel Bainbridge, MD • Davy C.H. Cheng, MD, MSC • Thomas L. Higgins, MD, MBA • Daniel T. Engelman, MD

Pontos-chave

1. A anestesia cardíaca mudou fundamentalmente de uma técnica narcótica de dosagem elevada para uma abordagem mais equilibrada com o uso de narcóticos de dosagem moderada, relaxantes musculares de ação mais curta e agentes anestésicos voláteis.
2. Esse novo paradigma também levou ao interesse renovado no tratamento da dor perioperatória envolvendo técnicas multimodais que facilitam a extubação traqueal rápida, tais como bloqueios regionais, morfina intratecal e fármacos anti-inflamatórios não esteroides complementares.
3. Essa abordagem levou a uma alteração do modelo clássico de recuperar pacientes na maneira tradicional da unidade de terapia intensiva, com protocolos de desmame e observação intensiva, para o tratamento mais em linha com a prática de recuperação com extubação precoce e liberação rápida.
4. A anestesia cardíaca *fast-track* parece ser segura em comparação com a anestesia narcótica convencional com dosagem alta, mas, se ocorrerem complicações que possam impedir a extubação traqueal precoce, a estratégia de tratamento deverá ser modificada de acordo.
5. O tratamento inicial nos cuidados pós-operatórios de pacientes cirúrgicos cardíacos *fast-track* consiste em assegurar uma transferência eficiente de cuidados do pessoal da sala de operação para o pessoal da área de recuperação, enquanto são mantidos, ao mesmo tempo, os sinais vitais do paciente estáveis.
6. Complicações pulmonares após uma circulação extracorpórea são relativamente comuns, com até 12% dos pacientes sofrendo algum grau de lesão pulmonar aguda e cerca de 1% precisando de traqueostomia para ventilação no longo prazo.
7. Os fatores de risco para insuficiência respiratória incluem: idade avançada, presença de diabetes ou insuficiência renal, tabagismo, doença pulmonar obstrutiva crônica, doença vascular periférica, operações cardíacas anteriores e situação de emergência ou instabilidade.
8. Pacientes com doença pulmonar obstrutiva crônica preexistente apresentam índices mais altos de complicações pulmonares, fibrilação atrial e óbito.
9. Os episódios na sala de operações que aumentam o risco incluem: reoperação, transfusão de sangue, tempo prolongado de circulação extracorpórea e estados de débito cardíaco baixo, particularmente se for necessário um dispositivo de suporte mecânico.
10. Infecções hospitalares são causas importantes de morbidade pós-operatória. As estratégias para reduzir a incidência de pneumonia associada à ventilação incluem: remoção precoce de tubos gástricos e traqueais, programas formais de controle de infecções, lavagem das mãos, posicionamento semirreclinado do paciente, uso de trocadores descartáveis quentes e úmidos, drenagem programada de condensado de circuitos de ventiladores.
11. Pacientes em risco de lesão pulmonar aguda e aqueles que desenvolvem síndrome do desconforto respiratório agudo deverão ser transferidos para uma estratégia de ventilação

que proteja o pulmão, a qual envolve manter a pressão pulmonar inspiratória de pico inferior a 35 cm H_2O e restringir volumes correntes a 6 mL/kg de peso corporal ideal.

12. A hipercapnia permissiva pode ser necessária para introduzir uma estratégia de ventilação que proteja o pulmão. Ela deverá ser usada cuidadosamente em pacientes com hipertensão pulmonar, pois a acidose pode exacerbar a vasoconstrição pulmonar e prejudicar ainda mais a função ventricular direita e o débito cardíaco.

13. Os impedimentos ao desmame da ventilação mecânica e da extubação incluem: delírio, estado hemodinâmico instável, disfunção dos músculos respiratórios, insuficiência renal com sobrecarga de fluidos e sepse.

14. O sucesso do desmame no curto prazo pode ser conseguido com qualquer variedade de modos de ventilação. O paciente que recebe suporte ventilatório em longo prazo exige uma abordagem individualizada que pode abranger: ventilação com suporte de pressão, desmame obrigatório intermitente e sincronizado da ventilação ou testes com peça-T. A ventilação não invasiva pode ajudar na transição de suporte total para liberação da ventilação mecânica.

15. Poucos pacientes não são capazes de desmame do suporte de ventilação. As características desses pacientes incluem estado persistente de débito baixo com insuficiência orgânica de multissistemas. O desmame no longo prazo pode ser mais bem atingido em uma unidade especializada, em vez de em uma área de recuperação cardiovascular aguda.

A anestesia cardíaca, por si só, mudou fundamentalmente de uma técnica narcótica de alta dose para uma abordagem mais equilibrada com o uso de narcóticos de dosagem moderada, relaxantes musculares de ação mais curta e agentes anestésicos voláteis. Essa mudança foi orientada, primariamente, pela constatação de que narcóticos de dosagem alta atrasam a extubação e a recuperação após procedimentos cirúrgicos. Esse novo paradigma também levou ao interesse renovado no tratamento da dor perioperatória. Além das alterações na prática anestésica, o tipo de paciente que se apresenta para operações cardíacas está mudando. Os pacientes agora são mais idosos e apresentam mais comorbidades associadas (acidente vascular cerebral, infarto do miocárdio [IM], insuficiência renal). Alterações também ocorreram na recuperação de pacientes que se submetem a procedimentos cardíacos. Embora os procedimentos cirúrgicos cardíacos estivessem quase sempre associados a um índice elevado de mortalidade e a longa permanência em unidades de terapia intensiva (UTI), o uso de doses moderadas de narcóticos permitiu o desmame rápido do ventilador e a alta da UTI dentro de 24 horas. Essa mudança levou à alteração do modelo clássico de recuperação de pacientes na maneira tradicional da UTI, com protocolos de desmame e observação intensiva, para o tratamento mais na prática de recuperação ambiental de extubação precoce e liberação rápida.

CUIDADOS CIRÚRGICOS CARDÍACOS *FAST-TRACK*

Técnicas Anestésicas

Poucos estudos clínicos compararam agentes de inalação para anestesia cardíaca *fast-track* (FTCA – fast-track cardiac anesthesia). Vários estudos examinaram a eficácia de propofol *versus* um agente de inalação; esses estudos demonstraram reduções em liberação de enzimas do miocárdio (faixa de creatina quinase do miocárdio [CK-MB], troponina I) e preservação da função miocárdica em pacientes recebendo agentes de inalação.

A escolha de relaxante muscular em FTCA é importante para reduzir a incidência de fraqueza muscular na área de recuperação cardíaca (ARC), que pode atrasar a extubação traqueal. Vários estudos clínicos randomizados compararam o rocurônio (0,5-1 mg/kg) com pancurônio (0,1 mg/kg) e descobriram diferenças significativas em paralisia residual na UTI, com atrasos no tempo para a extubação no grupo tratado com pancurônio.

Vários estudos clínicos examinaram o uso de diferentes agentes narcóticos de curta ação durante FTCA. Nesses estudos, fentanil, remifentanil e sufentanil mostraram eficácia

QUADRO 29.1 Dosagens Sugeridas para Anestesia Cardíaca Fast-track

Indução

Narcóticos
 Fentanil 5-10 μg/kg
 Sufentanil 1-3 μg/kg
 Remifentanil – infusões de 0,5-1,0 μg/kg/min
Relaxantes Musculares
 Rocurônio 0,5-1 mg/kg
 Vecurônio 1-1,5 mg/kg
Hipnóticos
 Midazolam 0,05-0,1 mg/kg
 Propofol 0,5-1,5 mg/kg

Manutenção

Narcóticos
 Fentanil 1-5 μg/kg
 Sufentanil 1-1,5 μg/kg
 Remifentanil – infusões de 0,5-1,0 μg/kg/min
Hipnóticos
 De inalação 0,5-1 CAM
 Propofol 50-100 μg/kg por min

Transferência para Área de Recuperação Cardíaca

Narcótico
 Morfina 0,1- 0,2 mg/kg
Hipnótico
 Propofol 25-75 μg/kg/min

CAM, concentração alveolar mínima.
Dados de Mollhoff T, Herregods L, Moerman A, et al. Comparative efficacy and safety of remifentanil and fentanyl in "fast track" coronary artery bypass graft surgery: a randomized, double-blind study. *Br J Anaesth*. 2001;87:710; Engoren M, Luther G, Fenn-Buderer N. A comparison of fentanyl, sufentanil and remifentanil for fast-track cardiac anesthesia. *Anesth Analg*. 2001;93:859; and Cheng DC, Newman MF, Duke P, et al. The efficacy and resource utilization of remifentanil and fentanyl in fast-track coronary artery bypass graft surgery: a prospective randomized, double-blinded controlled, multi-center trial. *Anesth Analg*. 2001;92:1094.

para extubação traqueal precoce. Os fármacos anestésicos e suas dosagens sugeridas são apresentados no Quadro 29.1.

Evidência de Suporte à Recuperação Cardíaca *Fast-track*

Vários estudos clínicos randomizados e uma metanálise de estudos clínicos randomizados trataram a questão da segurança de FTCA. Nenhum dos estudos conseguiu demonstrar as diferenças em resultados entre o grupo de anestesia *fast-track* e o grupo de anestesia convencional. A metanálise de estudos clínicos randomizados demonstrou redução na intubação por 8 horas (Fig. 29.1) e na duração de permanência na UTI em 5 horas a favor do grupo *fast-track*. Entretanto, a duração de permanência hospitalar não foi estatisticamente diferente.

A FTCA parece segura em comparação com a anestesia narcótica convencional com dosagem alta. Ela reduz a duração da ventilação e a duração de permanência na UTI consideravelmente, sem aumentar a incidência de consciência ou outros eventos adversos. A FTCA parece eficaz em reduzir custos e uso de recursos. Como tal, essa modalidade está se tornando o padrão de

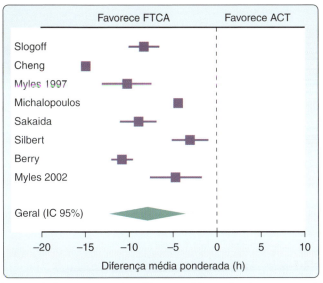

Fig. 29.1 Plotagem de Forrest mostrando a diferença média ponderada em tempos de extubação. O efeito geral foi a redução de 8,1 horas nos tempos de extubação. *ACT*, anestesia cardíaca tradicional; *IC*, intervalo de confiança; *FTCA*, anestesia cardíaca *fast-track*. (Dados de Myles OS, Daly DJ, Djaiani G, et al. A systematic review of the safety and effectiveness of fast-track cardiac anesthesia. *Anesthesiology*. 2003;99[4]:982-987.).

cuidados em muitos centros cardíacos. Em muitas instituições, a prática usual é tratar todos os pacientes como candidatos para FTCA com o objetivo de permitir extubação traqueal precoce para todos eles. Entretanto, se ocorrerem complicações que impeçam essa extubação, a estratégia de administração é modificada de modo adequado. Os investigadores demonstraram que os fatores de risco para a extubação traqueal atrasada (mais de 10 horas) são: idade avançada, sexo feminino, uso pós-operatório de bomba de balão intra-aórtico (IABP – intraaortic balloon pump), inotrópicos, sangramento e arritmia atrial. Os fatores de risco para duração de permanência na UTI (mais de 48 horas) são aqueles de extubação traqueal atrasada, além do IM pré-operatório e da insuficiência renal pós-operatória. Todo cuidado deverá ser tomado para evitar sangramento excessivo (agentes antifibrinolíticos) e tratar as arritmias ou profilaticamente ou quando elas ocorrerem (β-bloqueadores, amiodarona).

TRATAMENTO INICIAL DE PACIENTES EM ANESTESIA CARDÍACA *FAST-TRACK:* AS PRIMEIRAS 24 HORAS

Ao chegar à ARC, o tratamento inicial de pacientes cardíacos consiste em garantir uma transferência eficiente de cuidados do pessoal da sala de operações para o pessoal da ARC, mantendo, ao mesmo tempo, os sinais vitais do paciente estáveis. O anestesiologista deverá transmitir parâmetros clínicos importantes à equipe da ARC. Para atingir esse objetivo, muitos centros planejaram planilhas manuais para ajudar na transferência de cuidados. A temperatura do paciente deverá ser registrada e, se estiver baixa, medidas ativas de reaquecimento deverão ser iniciadas com o objetivo de reaquecer o paciente para 36°C. Tremores deverão ser tratados com doses baixas de meperidina (12,5-25 mg, via intravenosa). A hipertermia, entretanto, é comum mais nas primeiras 24 horas após cirurgias cardíacas e pode estar associada ao aumento na disfunção neurocognitiva, possivelmente resultado da lesão neurológica induzida pela circulação extracorpórea (CEC) exacerbando a hipertermia (Quadro 29.2).

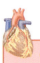

QUADRO 29.2 Tratamento Inicial do Paciente com Anestesia Cardíaca Fast-track

Normotermia
Hemoglobina > 7 g/dL
$PaCO_2$ 35-45 mmHg
SaO_2 > 95%
Pressão arterial média > 50-70 mmHg
Potássio: 3,5-5,0 mEq/L
Glicose no sangue < 10,0 mmol/L (< 200 mg/dL)

$PaCO_2$, pressão parcial de dióxido de carbono arterial; SaO_2, saturação de oxigênio arterial.

QUADRO 29.3 Metas de Tratamento de Ventilação Durante o Teste Inicial de Desmame da Extubação

Parâmetros Iniciais de Ventilação

A/C a 10-12 batimentos/min
Volume corrente 8-10 mL/kg
PEEP 5 cm H_2O

Manutenção e Gases do Sangue Arterial

pH 7,35-7,45
$PaCO_2$ 35-45 mmHg
PaO_2 > 90 mmHg
Saturações > 95%

Critérios de Extubação

Gases do sangue arterial, conforme acima
Acordado e alerta
Hemodinamicamente estável
Sem sangramento ativo (< 400 mL/2h)
Temperatura > 36°C
Retorno da força muscular (> 5 s, erguer a cabeça, aperto forte com a mão)

A/C, ventilação assistida; $PaCO_2$, pressão parcial de dióxido de carbono arterial; PaO_2, pressão parcial de oxigênio arterial; PEEP, pressão expiratória final positiva.

Tratamento da Ventilação: Internação para Extubação da Traqueia

As exigências de ventilação deverão ser tratadas com o objetivo de extubação traqueal precoce nos pacientes (Quadro 29.3). Os gases do sangue arterial (GSA) são inicialmente colhidos em meia hora após a internação e o procedimento será repetido, se necessário. Os pacientes deverão estar acordados e cooperativos, hemodinamicamente estáveis e sem sangramento ativo com coagulopatia. A força respiratória deverá ser avaliada pelo aperto manual ou pelo levantamento da cabeça para assegurar a reversão completa do bloqueio neuromuscular. A temperatura do paciente deverá ser superior a 36°C, de preferência normotérmica. Os GSA deverão ser colhidos cerca de 30 minutos após a extubação traqueal para assegurar a ventilação adequada com a manutenção da pressão parcial de oxigênio arterial (PaO_2) e da pressão parcial de dióxido de carbono arterial ($PaCO_2$). A impossibilidade de extubar os pacientes em razão de insuficiência respiratória, instabilidade hemodinâmica ou grandes quantidades de drenagem mediastinal necessitará de estratégias de desmame mais complexas.

Alguns pacientes podem chegar à sala de operações após a extubação. Todo cuidado deverá ser dedicado a esses pacientes, pois eles poderão desenvolver, em sequência, uma insuficiência respiratória. A frequência respiratória do paciente deverá ser monitorizada a cada 5 minutos durante as primeiras várias horas. Os GSA deverão ser colhidos na internação e 30 minutos depois para assegurar que o paciente não esteja retendo dióxido de carbono. Se as respirações do paciente se tornarem comprometidas, o suporte ventilatório deverá ser providenciado. Medidas simples como lembretes para respirar podem ser eficazes no paciente narcotizado ou anestesiado. Doses baixas de naloxona (0,04 mg, via intravenosa) também podem ser benéficas. Estudos clínicos de pressão de via aérea positiva contínua (CPAP – continuous positive airway pressure), pressão de via aérea positiva de dois níveis (BiPAP – bilevel positive airway pressure) ou ventilação não invasiva (VNI) podem fornecer suporte suficiente para permitir a ventilação adequada. A reintubação deverá ser evitada, pois poderá retardar a recuperação; entretanto, ela pode se tornar necessária se as medidas anteriormente citadas falharem, dando margem a hipoxemia, hipercarbia e declínio do nível de consciência.

Tratamento do Sangramento

A drenagem torácica por tubo deverá ser verificada a cada 15 minutos após admissão na UTI para avaliar o estado de coagulação do paciente. Embora a perda de sangue seja usualmente dividida em dois tipos, cirúrgica ou clínica, a determinação da causa da hemorragia geralmente é difícil. Quando o sangramento exceder 400 mL/hora durante a primeira hora, 200 mL/hora para cada uma das primeiras duas hora ou 100 mL/hora durante as primeiras 4 horas, deve-se considerar o retorno do paciente à sala de operações para a reexploração do tórax. A situação clínica, porém, deve ser individualizada para cada paciente e naqueles com coagulopatia conhecida pode ser aceitável uma perda de sangue mais liberal antes dessa reexploração torácica (Quadro 29.4).

Tratamento com Eletrólitos

A hipocalemia é comum após procedimentos cirúrgicos cardíacos, especialmente se agentes diuréticos foram administrados durante a cirurgia. A hipocalemia contribui para o aumento da automaticidade e pode levar a arritmias ventriculares, taquicardia

QUADRO 29.4 *Tratamento do Paciente com Hemorragia*

Revisar tempo de coagulação ativado, tempo de protrombina, relação normalizada internacional e contagem de plaquetas
Administrar protamina se o sangramento for causado por excesso de heparina (reinfusão de sangue bombeado)
Tratar a causa clínica com plaquetas, plasma fresco congelado e crioprecipitados se o sangramento for secundário à redução de fibrinogênio
O fator VIIa deverá ser considerado se o sangramento continuar, apesar de um perfil normal de coagulação
Tratar a causa cirúrgica com reexploração

> **QUADRO 29.5** *Anormalidades Comuns de Eletrólitos e Opções Possíveis de Tratamento*
>
> **Hipocalemia (Potássio < 3,5 mmol/L)**
>
> SSx: fraqueza muscular, depressão do segmento ST, onda "u", nivelamento da onda T, pré-estimulação ventricular
> Rx: KCl IV em 10-20 mEq/h por cateter central
>
> **Hipercalemia (Potássio > 5,2 mmol/L)**
>
> SSx: fraqueza muscular, onda T no máximo, perda de onda P, PR/QRS prolongados
> Rx: $CaCl_2$ 1 g, insulina/glicose, HCO_3^-, diuréticos, hiperventilação, diálise
>
> **Hipocalcemia (Cálcio Ionizado < 1,1 mmol/L)**
>
> SSx: hipotensão, insuficiência cardíaca, intervalo QT prolongado
> Rx: $CaCl_2$ ou gluconato de cálcio
>
> **Hipercalcemia (Cálcio Ionizado > 1,3 mmol/L)**
>
> SSx: estado mental alterado, coma, íleo
> Rx: diálise, diuréticos, mitramicina, calcitonina
>
> **Hipermagnesemia (Magnésio > 0,7 mmol/L)**
>
> SSx: fraqueza, reflexos ausentes
> Rx: suspender infusão de magnésio, diurese
>
> **Hipomagnesemia (Magnésio < 0,5 mmol/L)**
>
> SSx: arritmia, intervalos PR e QT prolongados
> Rx: infusão de magnésio 1 a 2 g
>
> *$CaCl_2$*, cloreto de cálcio; *HCO_3^-*, bicarbonato; *KCl IV*, cloreto de potássio intravenoso; *Rx*, tratamento; *SSx*, sinais e sintomas.

ventricular ou fibrilação ventricular. O tratamento consiste em infusões de potássio (20 mEq de potássio em 50 mL de dextrose a 5% (D_5W) administrados por infusão durante 1 hora) até que o nível de potássio exceda 3,5 mEq/mL. Em pacientes com contrações ventriculares prematuras frequentes causadas por automaticidade aumentada, pode ser desejável um nível de potássio sérico de 5,0 mEq/mL. A hipomagnesemia contribui para a pré-estimulação ventricular e pode contribuir para a fibrilação atrial (FA). Esse transtorno é comum em pacientes desnutridos e com doenças crônicas, uma ocorrência frequente no cenário cirúrgico cardíaco. O tratamento consiste em bolus intermitentes de magnésio: 1 a 2 g durante 15 minutos. A hipocalcemia também é frequente durante operações cardíacas e pode reduzir a contratilidade cardíaca. Bolus intermitentes de cloreto de cálcio ou de gluconato de cálcio (1 g) podem ser necessários (Quadro 29.5).

Controle da Dor

O controle da dor após procedimentos cirúrgicos cardíacos tornou-se uma preocupação, pois as doses narcóticas foram reduzidas para facilitar os protocolos *fast-track*. A morfina ou a hidromorfona intravenosa ainda constituem o esteio do tratamento em pacientes após operações cardíacas. A abordagem mais comum é aquela orientada pelo paciente, a morfina intravenosa aplicada pela enfermagem, e esse tratamento permanece popular em razão da aplicação 1:1 a 1:2 durante a recuperação cardíaca. Entretanto, com uma alteração para

> **QUADRO 29.6** *Opções de Tratamento da Dor após Procedimentos Cirúrgicos Cardíacos*
>
> **Analgesia Controlada pelo Paciente**
> Benefício possível em uma unidade decrescente
> Consumo de morfina reduzido em 24 horas em dois de sete estudos clínicos randomizados
>
> **Morfina Intratecal**
> Doses estudadas: 500 µg a 4 mg
> Possível benefício em reduzir uso de morfina intravenosa
> Possível benefício em reduzir escores de dor VAS
> Potencial para depressão respiratória
> Dosagem ideal não apurada; margem: 250-400 µg
>
> **Regimes Epidurais Torácicos**
> Dosagens comuns da literatura:
> Ropivacaína a 1% com 5 µg/mL de fentanil a 3-5 mL/h
> Bupivacaína a 0,5% com 25 µg/mL de morfina a 3-10 mL/h
> Bupivacaína a 0,5-0,75% a 2-5 mL/h
> Escores de dor reduzidos
> Duração mais curta da intubação
> Risco de hematoma epidural difícil de quantificar
>
> **Medicamentos Anti-inflamatórios Não Esteroides**
> Dosagens comuns da literatura:
>   Indometacina 50-100 mg PR bid
>   Diclofenaco 50-75 mg VO/PR q8h
>   Cetorolaco 10-30 mg IM/IV a cada 8h
> Reduz utilização de narcóticos
> Muitos medicamentos diferentes estudados; difícil determinar superioridade de determinado agente
> Possível aumento em reações adversas graves (estudo clínico usando inibidores específicos da cicloxigenase-2)
>
> *Bid*, duas vezes ao dia; *EVA*, escala visual analógica; *IM*, intramuscular; *IV*, intravenoso; *PR, per rectum*; *VO*, via oral.

uma cobertura de enfermagem mais flexível e, portanto, proporções enfermeira:paciente mais elevadas, o uso de morfina na analgesia controlada pelo paciente (ACP) se tornou cada vez mais popular. Entretanto, pacientes jovens, aqueles que receberam opioides antes da operação ou aqueles transferidos para uma enfermaria regular no dia da operação podem se beneficiar da ACP para tratamento da dor (Quadro 29.6).

TRATAMENTO DE COMPLICAÇÕES PÓS-OPERATÓRIAS

As complicações são frequentes após procedimentos cirúrgicos cardíacos. Embora muitas sejam de curta duração, outras complicações (p. ex., acidente vascular cerebral) são episódios catastróficos e duradouros que afetam gravemente o status funcional de um paciente. A incidência e os fatores de risco predisponentes já estão bem estudados para muitas dessas complicações e muitas delas têm questões de tratamento específico que podem melhorar a recuperação pós-operatória (Quadro 29.7).

QUADRO 29.7 *Tratamento para Complicações após Procedimentos Cirúrgicos Cardíacos*

Acidente Vascular Cerebral
- Tratamento de suporte
- Evitar fatores com potencial agravante (p. ex., hiperglicemia, hipertermia, anemia intensa)

Delírio
- Geralmente autolimitado
- Exigida a observação de perto
- Sedativos (midazolam, lorazepam) possivelmente necessários

Fibrilação Atrial
- Controle de frequência: bloqueadores do canal de cálcio, β-bloqueadores, digoxina
- Controle de ritmo: amiodarona, sotalol, procainamida
- Profilaxia tromboembólica: para fibrilação atrial > 48h

Disfunção Ventricular Esquerda
- Volume
- Inotrópicos: epinefrina, milrinona, norepinefrina
- Suporte mecânico: bomba de balão intra-aórtico

Insuficiência Renal
- Remoção do agente causador (medicamentos anti-inflamatórios não esteroides, antibióticos)
- Suporte hemodinâmico, se necessário
- Cuidados de suporte

FATORES DE RISCO PARA INSUFICIÊNCIA RESPIRATÓRIA

É esperado que alguns pacientes de cirurgia cardíaca tenham complicações respiratórias. A lesão pulmonar aguda (LPA), às vezes progredindo para a síndrome do desconforto respiratório agudo (SDRA), pode ocorrer em até 12% dos pacientes cardíacos pós-operatórios. Cerca de 6% dos pacientes cirúrgicos cardiovasculares exigem mais de 72 horas sob ventilação e cerca de 1% deles precisa de traqueostomia para facilitar a recuperação e o desmame do suporte prolongado com ventilação mecânica.

O pulmão é especialmente vulnerável porque os transtornos podem afetá-lo direta (atelectasia, efusões, pneumonia) ou indiretamente (pela sobrecarga de fluido na insuficiência cardíaca; como resultado da liberação do mediador de CEC, de estados de choque ou de infecção; por alterações na função da bomba respiratória, como com a lesão do nevo frênico). O status pós-operatório é determinado em parte pela reserva pulmonar pré-operatória do paciente, assim como pelo nível de estresse imposto pelo procedimento. Por isso, um paciente com capacidade vital reduzida em razão da doença pulmonar restritiva e que esteja se submetendo a um procedimento cirúrgico minimamente invasivo poderá apresentar menos questões pulmonares pós-operatórias que um paciente relativamente sadio que esteja passando simultaneamente por um procedimento de enxertia de revascularização da artéria coronária (CABG – coronary artery bypass graft) e substituição de válvula com seus tempos mais longos de operação, anestesia e CEC. A fraqueza dos músculos respiratórios contribui para a disfunção pulmonar pós-operatória e o treinamento profilático dos músculos inspiratórios demonstrou melhorar a função dos músculos respiratórios, os resultados dos testes de função pulmonar e a troca gasosa, assim como reduzir a incidência da extubação retardada.

Avaliação de Risco com Base no Status Pré-operatório

O banco de dados da Society of Thoracic Surgeons National Adult Cardiac Surgery é amplamente usado nos Estados Unidos e oferece, além de um prognóstico de mortalidade, um modelo customizado para prognosticar a ventilação prolongada. O European System for Cardiac Operative Risk Evaluation (EuroSCORE) é geralmente usado na Europa. Fatores comuns aos modelos de ajuste de risco resultantes incluem: idade, gênero, área de superfície corporal, presença de diabetes ou de insuficiência renal, doença pulmonar crônica, doença vascular periférica, doença cerebrovascular, operação cardíaca anterior e status de emergência ou de instabilidade. Pacientes com doença pulmonar obstrutiva crônica possuem índices mais altos de complicações pulmonares (12%), fibrilação atrial (27%) e óbito (7%).

Eventos na Sala de Operações

A identificação do paciente difícil de intubar é importante para planejar a extubação para um momento quando houver pessoal e equipamento disponíveis para realizar uma reintubação potencialmente difícil. Os pacientes a serem submetidos a uma reoperação estão parcialmente em risco em razão de tempos de CEC mais longos com a reoperação, aumento no uso de transfusão de sangue e probabilidade adicional de sangramento nessa população. A duração do tempo em CEC é repetidamente identificada como fator de risco e a correlação entre o tempo em CEC e a liberação de citocina inflamatória já foi demonstrada.

Eventos Pós-operatórios

O curso esperado na UTI, se o paciente não foi extubado "na mesa", será um curto período de suporte de ventilação enquanto o paciente estiver aquecido, com tempo suficiente para acordar e sendo observado quanto a sangramento ou instabilidade hemodinâmica. Em pacientes de baixo risco, protocolos de curta permanência (8 horas) podem fornecer resultados clínicos a custos mais baixos, se comparados a uma permanência-padrão de uma noite na UTI. Riscos pré-operatórios, questões de intubação difícil e episódios na sala de operações deverão ser comunicados pela equipe da sala à equipe da UTI no momento da admissão na UTI. O Quadro 29.8 delineia os critérios a serem cumpridos antes da extubação de rotina.

As infecções adquiridas nos cuidados de saúde são causas importantes da morbidade pós-operatória e dos custos aumentados e incluem: pneumonia, sepse e colite por *Clostridium difficile*. A pneumonia nosocomial e especificamente a pneumonia adquirida da ventilação (PAV) podem ocorrer em qualquer paciente recebendo ventilação mecânica contínua. Estudos estabelecem índices de pneumonia nosocomial de 3% a 8% para pacientes de cirurgia cardíaca, quando avaliados pelos critérios usados pelos Centers for Disease Control and Prevention (CDC), mas esses índices são mais baixos quando avaliados por médicos que consideram explicações alternativas para novos infiltrados, taquipneia ou hipoxemia. O risco histórico de PAV em pacientes de UTI foi de aproximadamente 1%/dia de ventilação quando PAV foi diagnosticado usanda escova de amostra protegida e técnicas de cultura quantitativas. As estratégias consideradas efetivas em reduzir a incidência de PAV incluem remoção precoce de tubos nasogástricos ou endotraqueais, programas formais de controle de infecção, lavagem das mãos, posicionamento semirreclinado do paciente, "férias" de sedação diária, evitar reintubação desnecessária, suporte nutricional adequado, evitar superdistensão gástrica, uso de via de intubação oral em vez de nasal, drenagem programada de condensado dos circuitos do ventilador e manutenção de pressão adequada do manguito do tubo endotraqueal.

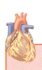

> **QUADRO 29.8** *Critérios a Serem Cumpridos Antes da Extubação Precoce Pós-operatória*
>
> *Neurológicos:* Acordado, bloqueio neuromuscular totalmente dissipado (cabeça erguida ≥ 5 s): obedece instruções, é capaz de tossir e proteger a via aérea
> *Cardíacos:* Estável sem suporte mecânico; índice cardíaco ≥ 2,2 L/m² por min; APAM ≥ 70 mmHg; sem arritmias graves
> *Respiratórios:* RXT e GSA aceitáveis (pH ≥ 7,35); secreções mínimas, confortável em CPAP ou peça-T com frequência respiratória espontânea de ≤ 20 respirações/min PIM ≥ 25 cm H₂O; alternativamente, uma SBT bem-sucedida, definida como RSBI < 100 e PaO₂/FIO₂ ≥ 200
> *Renais:* Diurese satisfatória; débito urinário > 0,8 mL/kg por h; sobrecarga de fluido não acentuada da administração de fluido operatório ou de CEC ou SRIS
> *Hematológicos:* Drenagem mínima por tubo torácico
> *Temperatura:* Totalmente reaquecido; sem tremores ativos
>
> *CEC*, circulação extracorpórea; *CPAP*, pressão contínua positiva da via aérea; *GSA*, gases do sangue arterial; *PAM*, pressão arterial média; *PIM*, pressão inspiratória máxima; *PaO₂/FIO₂*, proporção de pressão parcial arterial de oxigênio e fração de oxigênio inspirado; *RSBI*, índice de respiração rasa rápida; *RXT*, radiografia do tórax; *SBT*, prova de respiração espontânea; *SRIS*, síndrome da resposta imune sistêmica.

Diagnóstico de Lesão Pulmonar Aguda e de Síndrome do Desconforto Respiratório Agudo

A SDRA pode se desenvolver como sequela de transfusão de sangue ou de CE ou, mais usualmente no paciente pós-operatório, estar associada a choque cardiogênico, sepse ou insuficiência orgânica de multissistemas. Os componentes da SDRA incluem dano alveolar difuso resultando da necrose endotelial e das células epiteliais tipo I e do edema pulmonar não cardiogênico causado pela quebra da barreira endotelial com a permeabilidade vascular subsequente. A fase exsudativa da SDRA ocorre nos 3 primeiros dias após o episódio precipitante e acredita-se que seja mediada pela ativação e pelo sequestro de neutrófilos. Por fim, os espaços alveolares se preenchem com fluido como resultado da permeabilidade endotelial aumentada.

Tipicamente, a apresentação clínica é a de um início agudo de hipoxemia arterial intensa refratária à terapia com oxigênio, com uma proporção de pressão parcial de oxigênio arterial para a fração de oxigênio inspirado (PaO₂/FIO₂ ou proporção P/F) inferior a 200 mmHg. A SDRA é classicamente diagnosticada somente na ausência de insuficiência ventricular esquerda, um fator que complica o diagnóstico no paciente cardíaco pós-operatório, que também pode estar em insuficiência cardíaca. Outros achados em SDRA incluem conformidade pulmonar reduzida (< 80 mL/cm H₂O) e infiltrados bilaterais em radiografias do tórax.

A fase proliferativa da SDRA ocorre nos dias 3 a 7 quando células inflamatórias se acumulam em resposta a quimioatrativos liberados pelos neutrófilos. Nesse estágio, o processo de reparo normal remove os resíduos e inicia o reparo, mas um processo de reparo desordenado pode resultar em fibrose exuberante e troca gasosa ineficiente. A eficiência sugere que o manejo cuidadoso de fluido e ventilador pode afetar esse processo. A prática clínica atual em pacientes com lesão pulmonar conhecida ou suspeita é limitar as pressões de insuflação. A pressão de insuflação máxima "segura" não é conhecida, mas a evidência favorece manter pressões inspiratórias de pico inferiores a 35 cm H₂O e restringir volumes de corrente final para menos de 6 mL/kg do peso corporal ideal em pacientes em risco de LPA.

TERAPIA ADICIONAL EM PACIENTES COM LESÃO PULMONAR AGUDA OU COM SÍNDROME DO DESCONFORTO RESPIRATÓRIO AGUDO

Manter uma estratégia de ventilação que proteja o pulmão envolve a hipercapnia permissiva se a pressão parcial normal dos níveis de dióxido de carbono (Pco_2) não puder ser atingida com volumes baixos de corrente final. As alterações acidobásicas devem ser monitorizadas com cuidado, especialmente em pacientes com vasculatura pulmonar reativa. Volumes correntes baixos com quantidades crescentes de pressão expiratória final positiva (PEEP – positive end-expiratory pressure) podem promover recrutamento alveolar e, por isso, melhorar a oxigenação. Levado ao extremo, os pacientes com LPA podem ser ventilados com oscilação de alta frequência, o que é essencialmente PEEP alta com volumes correntes baixos (menores que o espaço morto) frequentemente enviados. Outras técnicas para pacientes nos quais a terapia convencional esteja falhando incluem remoção extracorpórea de CO_2, oxigenação por membrana extracorpórea (ECMO – extracorporeal membrane oxygenation), inalação de óxido nítrico e inalação de prostaciclina. O óxido nítrico inalado tem papel estabelecido na redução da disfunção ventricular direita quando a hipertensão pulmonar comprometer o transplante cardíaco.

Pacientes cirúrgicos cardíacos saudáveis geralmente não exigem muita PEEP. Níveis mais altos de PEEP podem reduzir o débito cardíaco, a menos que a carga de volume seja usada para estabilizar a pré-carga ao manter as pressões de preenchimento transmural. Os efeitos da PEEP são mais acentuados na presença de função ventricular direita anormal, particularmente se a artéria coronária direita estiver comprometida. A PEEP nunca protege contra o desenvolvimento de SDRA nem reduz o volume de sangramento mediastinal após procedimentos cirúrgicos cardíacos envolvendo CEC. A maioria dos médicos usa, rotineiramente, 5 cm H_2O de PEEP em pacientes ventilados. Entretanto, níveis mais altos de PEEP (geralmente 8-15+ cm H_2O) podem ser necessários para manter a oxigenação adequada com LPA ou SDRA em desenvolvimento; a aplicação de PEEP no paciente pós-cirúrgico geralmente envolve equilibrar as metas cardíaca e pulmonar.

IMPEDIMENTOS AO DESMAME E À EXTUBAÇÃO

Os fatores que limitam a remoção do suporte ventilatório incluem *delirium*, disfunção neurológica, status hemodinâmico instável, disfunção muscular respiratória, insuficiência renal com sobrecarga de fluido e sepse. A Figura 29.2 delineia uma abordagem para identificar a prontidão para o desmame da ventilação e possíveis abordagens alternativas a esse desmame. A mobilização precoce, incluindo programas formais de exercício, pode reforçar a recuperação da perda muscular catabólica com a doença crítica.

MODOS DE SUPORTE COM VENTILADOR

Ventiladores de pressão positiva usados fora da sala de operações possuem circuito de não reinalação, podem ser limitados em volume ou pressão e desencadeados por alterações em fluxo ou alterações em pressão. Todos os ventiladores modernos contêm múltiplos modos de suporte de ventilação que acomodam tanto as respirações obrigatórias quanto as desencadeadas pelos pacientes. Os modos mais comuns de ventilação de pressão positiva são: controle assistido (A/C), ventilação obrigatória intermitente sincronizada (SIMV – synchronized intermittent mandatory ventilation) e ventilação com suporte de pressão (PSV – pressure-support ventilation). Com os modos de volume, a frequência de fluxo inspiratório, o volume visado e o tempo de inspiração são definidos pelo médico e a

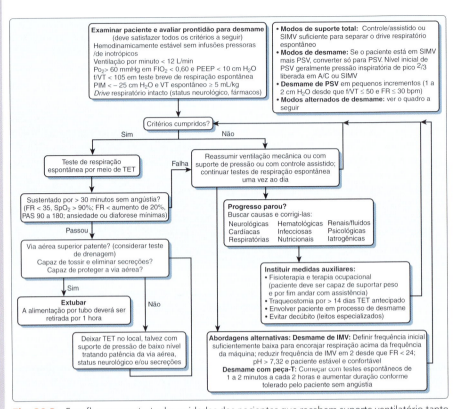

Fig. 29.2 Esse fluxograma trata dos cuidados dos pacientes que recebem suporte ventilatório tanto de curto prazo quanto de longo prazo na unidade de cuidados intensivos cardiotorácicos. Todos os pacientes exigem avaliação periódica quanto à prontidão para desmame e se cumprirem com os critérios serão elegíveis aos testes espontâneos que levam à extubação. Os pacientes que não cumprirem com os critérios deverão ter a ventilação mecânica mantida até que os critérios sejam cumpridos. O desmame da ventilação com suporte de pressão (PSV) pode ser possível; caso contrário, abordagens alternativas incluem desmame com ventilação obrigatória intermitente (IMV) e desmame com peça-T. Pacientes que param em seu progresso de desmame deverão ser submetidos a um exame abrangente e à avaliação de sistemas orgânicos para buscar as causas passíveis de correção. A/C, modo de controle assistido; bpm, batimentos por minuto; FC, frequência cardíaca; FIO_2, proporção de pressão de oxigênio parcial arterial para fração de oxigênio inspirado; FR, frequência respiratória; f/VT, proporção de frequência-para-volume corrente; PAS, pressão arterial sistólica; PEEP, pressão expiratória final positiva; PIM, pressão inspiratória máxima; PO_2, pressão parcial de oxigênio; SIMV, ventilação obrigatória intermitente sincronizada; SpO_2, saturação de oxigênio medida com oximetria de pulso; TET, tubo endotraqueal.

pressão inspiratória de pico varia dependendo da conformidade do pulmão do paciente e da sincronia com o ventilador. A ciclagem de volume garante envio consistente de um volume corrente definido, desde que o limite de pressão não seja excedido. Entretanto, com transtornos pulmonares não homogêneos, o volume enviado tende a fluir para áreas de baixa resistência; isso pode resultar em distensão exagerada de segmentos sadios do pulmão e subinflação de segmentos ateletáticos com a incompatibilidade consequente entre ventilação e perfusão (V̇/Q̇).

A ventilação obrigatória intermitente (IMV – intermittent mandatory ventilation) e, mais tarde, a SIMV foram desenvolvidas para facilitar o desmame do suporte mecânico ventilatório. Com qualquer modalidade de IMV, a frequência respiratória basal é definida pelo médico e pode ser suplementada pelas respirações iniciadas pelo paciente. Em contraste com a ventilação A/C, porém, o volume corrente das respirações espontâneas do paciente é determinado pela própria força respiratória e pela conformidade pulmonar do paciente, em vez daquela enviada como um volume pré-definido. O modo SIMV é apropriado para pacientes com pulmões normais que estejam se recuperando da anestesia com opioides. O desmame é obtido reduzindo-se a frequência da IMV obrigatória e permitindo ao paciente assumir mais e mais o esforço respiratório com o tempo. O modo SIMV tem sido usado para desmame em pacientes com casos complexos, mas o esforço de desmame pode parar em frequências de IMV muito baixas se o paciente não puder atingir volumes espontâneos suficientes para ativar os receptores de estiramento pulmonar. Nessas circunstâncias, o paciente tem a probabilidade de se tornar taquipneico e as tentativas de desmame falharão.

Ventilação com Suporte de Pressão

A PSV, que é primariamente uma ferramenta de desmame, deve ser diferenciada da ventilação com controle de pressão, a qual é geralmente usada durante a fase de manutenção da ventilação. Essa ferramenta pode ser usada em conjunto com os modos CPAP ou SIMV. O suporte de pressão aumenta o esforço inspiratório espontâneo do paciente com um nível de pressão selecionado pelo médico. As vantagens putativas incluem melhor conforto para o paciente, trabalho de ventilação reduzido e desmame mais rápido. O volume enviado com cada respiração com PSV depende da pressão definida para assistência inspiratória, assim como da conformidade pulmonar do paciente. No desmame de um suporte de ventilação de longo prazo, a PSV é útil porque permite que os músculos ventilatórios do paciente assumam parte da carga de trabalho enquanto aumenta o volume corrente, prevenindo a atelectasia, estirando suficientemente os receptores pulmonares e mantendo a frequência respiratória espontânea do paciente dentro de uma margem fisiológica razoável.

▦ LIBERAÇÃO DO SUPORTE MECÂNICO (DESMAME)

Ao terminar a ventilação mecânica, duas fases de tomada de decisão são envolvidas. Primeiro, a resolução do processo inicial para o qual a ventilação mecânica começou deverá ocorrer. O paciente não pode ter sepse, não pode estar hemodinamicamente instável ou ser sobrecarregado com secreções respiratórias excessivas. Se esses critérios gerais forem cumpridos, então os critérios específicos de desmame poderão ser examinados. Estes incluem: oxigenação (tipicamente $PaO_2 > 60$ mmHg em oxigênio inspirado a 35% e baixos níveis de PEEP), transporte adequado de oxigênio (mensurável pela proporção de extração de oxigênio ou assumindo-se que o índice cardíaco é adequado e a acidose lática não está presente), mecânica respiratória adequada (volume corrente, pressão inspiratória máxima), reserva respiratória adequada (ventilação por minuto em repouso de < 10 L/min) e proporção de frequência-para-volume corrente (f/Vt < 100; ver próxima seção) indicando volume adequado a uma frequência respiratória sustentável.

Desmame: o Processo

O processo real de desmame do suporte mecânico de ventilação deve ser individualizado. Não existe método "tamanho único". Embora diminuir gradualmente a frequência da SIMV em aumentos de duas respirações/minuto geralmente funcione para suporte ventilatório de curto prazo, os pacientes que recebem suporte ventilatório de longo prazo geralmente têm dificuldade de fazer a transição das frequências de SIMV de duas respirações/minuto para CPAP. O método consagrado de desmame de manter um paciente em suporte ventilatório total e alternar com períodos cada vez mais longos de ventilação espontânea em uma peça-T é eficaz, mas é demorado, pois exige definir equipamento adicional e também enfermeira ou terapeuta respiratório que esteja imediatamente disponível ao lado do leito durante cada tentativa de desmame. O esforço do diafragma é significativamente mais baixo durante um teste com a peça-T com um manguito de tubo de traqueostomia desinsuflado do que com o manguito inflado. Os testes de desmame com o manguito desinsuflado podem ser mais fisiológicos quando se tenta desmame do ventilador em paciente para o qual esse processo é difícil. A monitorização de respiração-a-respiração, a exibição de volumes correntes e os alarmes de ventilador não estão disponíveis durante um teste com peça-T. Mais usualmente, o suporte de pressão é usado como adjunto ao desmame ou com IMV ou com CPAP enquanto o paciente ainda está conectado ao ventilador e a seu sistema de alarme.

Nossa preferência é conduzir desmame com CPAP só com suporte de pressão (i.e., sem frequência de IMV adicional) porque a ventilação mecânica introduz mais uma variável na avaliação do progresso de um paciente. CPAP suficiente é aplicada para manter os alvéolos abertos (geralmente 5-8 cm H_2O, mas com frequência mais alta quando se recuperando de LPA ou de SDRA) e então o nível de pressão-suporte é titulado para fornecer ao paciente o volume corrente suficiente para atingir frequência respiratória inferior a 24 respirações/minuto. Frequências rápidas são prejudiciais ao desmame porque o fluxo de sangue diafragmático é limitado durante a contração. À medida que a tolerância do paciente ao exercício melhora, o nível de pressão-suporte pode ser baixado em incrementos de 2 a 3 cm H_2O. Usualmente, é necessário tratar sobrecarga de fluido, suporte nutricional e outros fatores não pulmonares para se chegar à redução do suporte de pressão.

Impedimentos Específicos ao Desmame

O desmame do suporte do ventilador afeta o débito cardíaco em resposta a alterações na resistência vascular pulmonar. O aumento nessa resistência pode levar a desvios septais e alterações consequentes na eficiência da função ventricular esquerda e da função ventricular direita. Por isso, não há muito sentido em se tentar desmame no paciente hemodinamicamente instável. Nossa abordagem tem sido manter esses pacientes em suporte total de ventilador com sedação e bloqueio neuromuscular, se necessário, até que o problema cardíaco agudo esteja resolvido.

Traqueostomia

A intubação endotraqueal prolongada resulta em dano ao epitélio e aos cílios respiratórios e pode levar a prejuízo das cordas vocais e estenose da via aérea. Se a ventilação mecânica for prevista para mais de 14 dias, deve-se considerar a traqueostomia precoce. Outras indicações para traqueostomia incluem secreções copiosas ou persistentes em pacientes debilitados que estejam incapacitados de eliminá-las espontaneamente. A traqueostomia está relativamente contraindicada em pacientes com mediastinite em andamento ou infecção local no sítio do procedimento em razão do potencial de contaminação do mediastino com as secreções respiratórias.

Incapacidade de Desmame

Para alguns pacientes, é impossível realizar o desmame do suporte do ventilador apesar de todos os esforços. Modelos prognósticos, porém, são raramente úteis para decidir quais pacientes não se beneficiarão de cuidados intensivos adicionais.

Raramente o problema é único e existem interações entre múltiplas morbidades que criam uma situação na qual o paciente poderá nunca ser capaz de atingir a "velocidade de escape" necessária para se separar do ventilador. Nesse ponto, uma discussão com o paciente (se ele tiver capacidade de decisão) ou com o responsável pelos cuidados de saúde poderá ser valiosa na definição dos benefícios e dos encargos dessa terapia adicional e dos desejos do paciente. A consulta à equipe de ética do hospital pode ajudar muito. Uma avaliação franca de quais problemas podem ser "fixos" *versus* aqueles que são irreversíveis definirá as opções de cuidados. Os pacientes que permanecem com status de débito cardíaco baixo não podem resolver suas falhas de múltiplos órgãos e, portanto, sua dependência de suporte de alta tecnologia continua, incluindo ventilação e hemodiálise. A menos que os pacientes sejam candidatos a dispositivos de assistência ventricular de longo prazo ou a transplante cardíaco, eles então enfrentando um declínio lento de tecnologia assistida que levará a uma infecção intratável. Por outro lado, a desnutrição e o descondicionamento, na falta de sepse em andamento, e a falha do sistema orgânico às vezes respondem à reabilitação prolongada, que pode ser mais bem tratada em instalações de ventilação em longo prazo do que em um hospital de cuidados intensivos. A questão crítica é a reserva do paciente, porque, a menos que ele tenha reservas cardíaca e pulmonar adequadas para tolerar o estresse, uma vez tratados todos os problemas remediáveis, o suporte tecnológico indefinido (ventilação, diálise) será necessário.

LEITURAS SUGERIDAS

Badhwar V, Esper S, Brooks M, et al. Extubating in the operating room after adult cardiac surgery safely improves outcomes and lowers costs. *J Thorac Cardiovasc Surg.* 2014;148:3101-3109.

Baghban M, Paknejad O, Yousefshahi F, et al. Hospital-acquired pneumonia in patients undergoing coronary artery bypass graft: comparison of the center for disease control clinical criteria with physicians' judgment. *Anesth Pain Med.* 2014;17:e20733.

Bainbridge D, Martin JE, Cheng DC. Patient-controlled versus nurse-controlled analgesia after cardiac surgery: a meta-analysis. *Can J Anaesth.* 2006;53(5):492-499.

Branca P, McGaw P, Light R. Factors associated with prolonged mechanical ventilation following coronary artery bypass surgery. *Chest.* 2001;119:537-546.

Bucerius J, Gummert JF, Borger MA, et al. Predictors of delirium after cardiac surgery delirium: effect of beating-heart (off-pump) surgery. *J Thorac Cardiovasc Surg.* 2004;127(1):57-64.

Canver CC, Chanda J. Intraoperative and postoperative risk factors for respiratory failure after coronary bypass. *Ann Thorac Surg.* 2003;75:853-857.

Chacko B, Peter JV, Tharyan P, et al. Pressure-controlled versus volume-controlled ventilation for acute respiratory failure due to acute lung injury (ALI) or acute respiratory distress syndrome (ARDS). *Cochrane Database Syst Rev.* 2015;(1):CD008807.

Cheng DC, Newman MF, Duke P, et al. The efficacy and resource utilization of remifentanil and fentanyl in fast-track coronary artery bypass graft surgery: a prospective randomized, double-blinded controlled, multi-center trial. *Anesth Analg.* 2001;92(5):1094-1102.

Engelman D, Higgins TL, Talati R, et al. Maintaining situational awareness in a cardiac intensive care unit. *J Thorac Cardiovasc Surg.* 2014;147:1105-1106.

Gerstein NS, Gerstein WH, Carey MC, et al. The thrombotic and arrhythmogenic risks of perioperative NSAIDs. *J Cardiothorac Vasc Anesth.* 2014;28:369-374.

Gilstrap D, MacIntyre N. Patient-ventilator interactions: implications for clinical management. *Am J Respir Crit Care Med.* 2013;188:1058-1068.

Haddad F, Couture P, Tousignant C, et al. The right ventricle in cardiac surgery, a perioperative perspective: II. Pathophysiology, clinical importance, and management. *Anesth Analg.* 2009;108(2):422-433.

Kuiper AN, Trof RJ, Groeneveld AB. Mixed venous O_2 saturation and fluid responsiveness after cardiac or major vascular surgery. *J Cardiothorac Surg.* 2013;22(8):189.

Lopes CR, Brandao CM, Nozawa E, et al. Benefits of non-invasive ventilation after extubation in the postoperative period of heart surgery. *Rev Bras Cir Cardiovasc.* 2008;23:344-350.

Myles PS, Daly DJ, Djaiani G, et al. A systematic review of the safety and effectiveness of fast-track cardiac anesthesia. *Anesthesiology.* 2003;99(4):982-987.

Probst S, Cech C, Haentschel D, et al. A specialized post anaesthetic care unit improves fast-track management in cardiac surgery: a prospective randomized trial. *Crit Care.* 2014;18(4):468.

Pronovost P, Berenholtz S, Dorman T, et al. Improving communication in the ICU using daily goals. *J Crit Care.* 2003;18:71-75.

Raghunathan K, Murray PT, Beattie WS, et al. Choice of fluid in acute illness: what should be given? An international consensus. *Br J Anaesth.* 2014;113(5):772-783.

Schweickert WD, Gehlbach BK, Pohlman AS, et al. Daily interruption of sedative infusions and complications of critical illness in mechanically ventilated patients. *Crit Care Med.* 2004;32(6):1272-1276.

Zhu F, Gomersall CD, Ng SK, et al. A randomized controlled trial of adaptive support ventilation mode to wean patients after fast-track cardiac valvular surgery. *Anesthesiology.* 2015;122:832-840.

Capítulo 30

Tratamento Cardiovascular Pós-operatório

Jerrold H. Levy, MD, FAHA, FCCM •
Kamrouz Ghadimi, MD • James M. Bailey, MD •
James G. Ramsay, MD, PhD

Pontos-chave

1. Manter apropriadamente o transporte e o envio de oxigênio para cumprir com as necessidades metabólicas dos tecidos é o objetivo do controle circulatório pós-operatório.
2. A função cardíaca piora após procedimentos cirúrgicos cardíacos. As abordagens terapêuticas para reverter essa disfunção são importantes e, geralmente, podem ser descontinuadas nos primeiros dias após a operação.
3. A isquemia do miocárdio ocorre com frequência após a operação e está associada a resultados cardíacos adversos. Múltiplas estratégias têm sido estudadas para reduzir essa complicação.
4. A disfunção biventricular pós-operatória é comum e exige intervenções para otimizar a frequência e o ritmo cardíacos, fornecer pré-carga aceitável e ajustar a pós-carga e a contratilidade. Na maioria dos pacientes, as intervenções farmacológicas podem ser rapidamente desmamadas ou interrompidas nas primeiras 24 horas após a cirurgia.
5. As taquiarritmias supraventriculares são comuns nos primeiros dias após a operação, com predominância da fibrilação atrial. A farmacoterapia pré-operatória e pós-operatória imediata pode reduzir a incidência e retardar a resposta ventricular.
6. A hipertensão pós-operatória tem sido uma complicação comum de procedimentos cirúrgicos cardíacos; medicamentos vasodilatadores mais recentes são mais seletivos em termos arteriais e permitem maior estabilidade circulatória que os medicamentos mais antigos e não seletivos.
7. As catecolaminas, os inibidores da fosfodiesterase e o levosimendan sensibilizador de cálcio têm sido estudados para tratar a disfunção biventricular.
8. Os inibidores da fosfodiesterase e o levosimendan são inodilatadores clinicamente eficazes, com papéis importantes em pacientes com débito cardíaco baixo e disfunção biventricular.
9. Os tempos longos de circulação extracorpórea podem causar um estado vasodilatador refratário ("vasoplegia"), exigindo combinações de pressores como norepinefrina e vasopressina.
10. A ventilação com pressão positiva exerce múltiplos efeitos sobre o sistema cardiovascular, com interações complexas que deverão ser consideradas em pacientes após procedimentos cirúrgicos cardíacos.
11. A administração de cuidados críticos nos pacientes submetidos à substituição de válvula aórtica transcateter que passaram por complicações intraoperatórias inclui a compreensão e o tratamento das consequências pós-operatórias de lesões vasculares iatrogênicas, acidente vascular cerebral, vazamentos paravalvulares significativos e/ou anormalidades de condução cardíaca.

12. O tratamento hemodinâmico após operações cardiotorácicas pode se beneficiar do uso da ecocardiografia transesofágica para determinar a função do miocárdio e avaliar as estruturas cardiovasculares. A ecocardiografia é particularmente útil no diagnóstico de causas de choque obstrutivo, incluindo efusões pericárdicas que levam à fisiologia de tamponamento.
13. Durante o tratamento diário da oxigenação por membrana extracorpórea tanto venovenosa quanto venoarterial (ECMO), a ecocardiografia pode melhorar o diagnóstico de instabilidade hemodinâmica, resolver problemas comuns encontrados durante a administração da ECMO e ajudar no desmame do paciente do suporte mecânico.

A disfunção cardiovascular pós-operatória está se tornando mais comum à medida que pacientes mais velhos e cada vez mais criticamente doentes se submetem a procedimentos cirúrgicos cardíacos. A disfunção biventricular e as alterações circulatórias ocorrem após a circulação extracorpórea (CEC), mas também podem ocorrer em pacientes submetidos a procedimentos sem circulação extracorpórea. A terapia farmacológica com monitorização e suporte mecânico pode ser necessária para pacientes no período pós-cirúrgico até que a disfunção ventricular ou circulatória melhore.

TRANSPORTE DE OXIGÊNIO

Manter o transporte de oxigênio (i.e., a oferta de oxigênio [Do_2]) satisfatório para atender as necessidades metabólicas dos tecidos é o objetivo do controle circulatório pós-operatório. O transporte de oxigênio é o produto do débito cardíaco (DC) vezes o teor de oxigênio arterial (Cao_2) (i.e., concentração de hemoglobina $\times$ 1,34 mL de oxigênio por 1 g de hemoglobina $\times$ saturação de oxigênio [Sao_2]) e esse produto pode ser afetado de várias formas pelos sistemas cardiovascular e respiratório, como mostrado na Figura 30.1. Débito cardíaco baixo, anemia decorrente de perda sanguínea e doença pulmonar podem reduzir a Do_2. Antes de alterar os determinantes do DC, incluindo o estado inotrópico dos ventrículos, uma concentração aceitável de hemoglobina e uma Sao_2 adequada deverão ser providenciadas, permitindo assim aumentos no DC para suprir a Do_2 máxima disponível.

A hipoxemia de qualquer causa reduz a Do_2 e a oxigenação arterial aceitável (pressão parcial arterial de oxigênio [PaO_2]) pode ser atingida com o uso de uma fração elevada de oxigênio inspirado (FiO_2) ou pressão expiratória final positiva (PEEP – positive end--expirative pressure) no paciente ventilado. O uso da PEEP ou da pressão positiva contínua nas vias aéreas (CPAP – continuous positive airway pressure) no paciente que respira espontaneamente pode melhorar PaO_2 ao reduzir o shunt intrapulmonar; entretanto, o retorno venoso pode ficar reduzido, causando redução no DC, com DO_2 reduzida, apesar

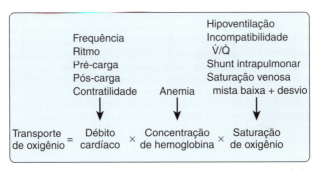

Fig. 30.1 Fatores importantes que contribuem para o transporte anormal de oxigênio. $\dot{V}/\dot{Q}$, Ventilação/perfusão.

da PaO$_2$ aumentada. É importante medir o DC quando a PEEP for aplicada. A expansão do volume intravascular pode ser usada para compensar esse efeito danificador da PEEP.

Um quadro inexplicado de hipoxemia pode ser causado por shunt intracardíaco de direita-esquerda, mais usualmente por um forame oval patente. Essa situação tem mais probabilidade de ocorrer quando pressões do lado direito estão com aumento anormal; um exemplo é o uso de altos níveis de PEEP. Se houver suspeita desse quadro, a ecocardiografia deverá ser realizada, iniciando-se a terapia para reduzir essas pressões.

Pacientes com doença pulmonar podem sofrer piora dramática de oxigenação quando se inicia a terapia vasodilatadora, em razão da liberação de vasoconstrição hipóxica em áreas do pulmão doente. Embora o DC possa estar aumentado, a piora em CaO$_2$ resulta em redução de Do$_2$. Doses reduzidas de vasodilatadores de ação direta ou testes de agentes diferentes podem ser indicados.

Quando DO$_2$ não puder ser aumentado para um nível aceitável, conforme julgamento pela função reduzida do órgão ou pelo desenvolvimento de acidemia lática, as medidas para reduzir o consumo de oxigênio ($\dot{V}O_2$) poderão ser tomadas enquanto se espera pela melhora na função cardíaca ou pulmonar. Por exemplo, a sedação e a paralisia podem levar tempo para permitir a melhora da disfunção reversível pós-operatória do miocárdio.

TEMPERATURA

Com frequência, os pacientes são admitidos na unidade de terapia intensiva (UTI) após cirurgias cardíacas com temperaturas centrais inferiores a 35°C, especialmente após procedimentos cirúrgicos cardíacos sem CEC. O padrão típico de alteração de temperatura durante e após operações cardíacas e resultados hemodinâmicos é ilustrado na Figura 30.2. As reduções na temperatura após CEC ocorrem em parte em razão da redistribuição de calor no corpo e, em parte, em razão da perda de calor. A monitorização de outros sítios corporais além do sangue

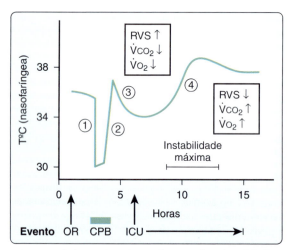

Fig. 30.2 Temperatura nasofaríngea durante e após procedimentos cirúrgicos cardíacos. *(1)* Resfriamento do núcleo (i.e., sangue) em circulação extracorpórea (CEC). *(2)* Aquecimento do núcleo em CEC. *(3)* "Afterdrop" em temperatura *(T)* após separação da CEC. *(4)* Reaquecimento após admissão à unidade de terapia intensiva *(UTI)*. Resistência vascular sistêmica *(RVS)* e produção de dióxido de carbono *(VCO$_2$)* e consumo de oxigênio *(VO$_2$)* são reduzidos na admissão à UTI em função da hipotermia residual. Durante o reaquecimento rápido, RVS diminui e VCO$_2$ e VO$_2$ aumentam; essas alterações podem causar instabilidades cardíaca e ventilatória acentuadas. *SO*, sala de operações. (De Sladen RN. Management of the adult cardiac patient in the intensive care unit. In: Ream AK, Fogdall RP, eds. *Acute cardiovascular management: anesthesia and intensive care*. Philadelphia Lippincott; 1982:495.)

e do cérebro (p. ex., bexiga urinária, temperaturas da membrana timpânica) pode ajudar a fornecer o reaquecimento mais completo, mas a temperatura do corpo usualmente cai após CEC, em especial quando se encontram dificuldades e o tórax permanece aberto por um período estendido; nesses casos, certo grau de hipotermia é, quase sempre, um resultado inevitável. O uso intraoperatório de cobertores de aquecimento de ar forçado ou coxins cutâneos de gel pode ajudar a reduzir a perda de temperatura durante e após procedimentos cirúrgicos.

As respostas metabólicas e termorreguladoras normais à hipotermia permanecem intactas após operações cardíacas e resultam em vasoconstrição periférica que contribui para a hipertensão vista precocemente na UTI. À medida que a temperatura diminui, o DC é reduzido em razão da bradicardia, embora o oxigênio consumido por batimento seja, na verdade, aumentado. Outra consequência adversa da hipotermia pós-operatória é um grande aumento em $\dot{V}O_2$ e na produção de dióxido de carbono durante o reaquecimento. Quando os pacientes não podem aumentar o DC (i.e., DO_2), os efeitos desse grande aumento em $\dot{V}O_2$ incluem dessaturação venosa mista e acidose metabólica. A menos que o dióxido de carbono de corrente final seja monitorizado ou os gases do sangue arterial sejam analisados com frequência para mostrar a produção aumentada e orientar aumentos em ventilação, a hipercarbia ocorrerá, causando liberação de catecolamina, taquicardia e hipertensão pulmonar. Os efeitos do reaquecimento são mais intensos quando os pacientes sentem tremores. Os calafrios podem ser tratados efetivamente com meperidina, que reduz o limiar para esse transtorno. O relaxamento muscular pode fornecer condições hemodinâmicas mais estáveis que a meperidina, mas a sedação acompanhante deve ser administrada para evitar o resultado de um paciente acordado e paralisado.

À medida que a temperatura aumenta, geralmente para próximo a 36°C, a vasocons-trição e a hipertensão são substituídas por vasodilatação, taquicardia e hipotensão, mesmo sem hipercarbia. Com frequência, em alguns minutos, um paciente que necessita de vasodilatadores para hipertensão logo precisa de vasopressores ou de grandes volumes de fluido para hipotensão. A carga de volume durante o período de reaquecimento pode ajudar a reduzir as rápidas oscilações que podem ocorrer na pressão arterial (PA). É importante reconhecer quando essas alterações resultam de mudança na temperatura corporal, para evitar atribuí-las a outros processos que possam precisar de terapia diferente.

AVALIAÇÃO DA CIRCULAÇÃO

Curativos cirúrgicos, tubos torácicos anexados à sucção, fluido no mediastino e espaços pleurais, edema periférico e gradientes de temperatura podem distorcer ou mascarar informações obtidas pelas técnicas clássicas de inspeção, palpação e auscultação no período pós-operatório. Entretanto, o médico não deverá ser dissuadido de aplicar essas técnicas básicas, em vista de seu benefício em potencial. O exame físico pode ser muito valioso no diagnóstico de doença grave ou aguda, como pneumotórax, hemotórax ou insuficiência valvular aguda, mas tem valor limitado no diagnóstico e no tratamento de uma insuficiência ventricular. Por exemplo, no cenário de cuidados críticos, médicos experientes (p. ex., internistas) usando somente achados físicos geralmente erram no julgamento de pressões de preenchimento cardíaco por larga margem. O DC baixo em especial não é coerentemente reconhecido por sinais clínicos e a PA sistêmica não se correlaciona ao DC após procedi-mentos cirúrgicos cardíacos. Oligúria e acidose metabólica, indicadores clássicos de DC baixo, não são sempre confiáveis em razão da poliúria induzida por hipotermia, dos débitos de oxigênio induzidos durante CEC que causam acidose e de medicamentos ou fluidos administrados durante ou imediatamente após a derivação.

Embora os médicos sejam ensinados que a adequação do DC possa ser avaliada por qualidade dos pulsos, reenchimento capilar e temperatura periférica, não existe relação entre esses indicadores de perfusão periférica e DC ou resistência vascular sistêmica

(RVS) calculada no período pós-operatório. Muitos pacientes chegam à UTI em estado hipotérmico e agentes anestésicos residuais podem diminuir o limiar para vasoconstrição periférica em resposta a essa condição. As extremidades do paciente podem, portanto, permanecer aquecidas apesar de um núcleo hipotérmico ou um DC decrescente. Mesmo após a estabilização da temperatura no primeiro dia após a operação, a relação entre a perfusão periférica e o DC é muito imprecisa para ser usada para tratamento hemodinâmico.

Apesar da falta de um benefício comprovado com o uso do cateter de artéria pulmonar (CAP), muitos pacientes continuam a ter esse monitor instalado para procedimentos cirúrgicos cardíacos. Os anestesiologistas cardíacos acreditam que a falta de evidência sobre o CAP pode refletir a ausência de um estudo clínico randomizado moderno e bem desenhado. O fato de que esses estudos clínicos não tenham sido conduzidos em pacientes cardíacos cirúrgicos provavelmente confirma a relutância de cirurgiões e anestesiologistas cardíacos em tratar seus pacientes sem o que eles consideram informações importantes. Após a operação, muitos centros cirúrgicos cardíacos não possuem médicos internos e os cirurgiões acreditam que os dados "objetivos" do CAP obtidos pelo telefone sejam valiosos. À medida que ferramentas menos invasivas, tais como a ecocardiografia ou os dispositivos de análise arterial por formato de ondas, se tornam mais bem conhecidas e mais prontamente disponíveis, parece provável que o uso do CAP diminuirá ainda mais em pacientes cirúrgicos cardíacos.

A ecocardiografia é a técnica de escolha para a avaliação aguda da função cardíaca. Assim como a ecocardiografia transesofágica (ETE) se tornou essencial para o tratamento intraoperatório em várias condições, diversos estudos documentam sua utilidade no período pós-operatório com e sem a presença de CAP. Ela fornece informações que podem levar à cirurgia urgente ou evitar a cirurgia desnecessária, dá informações importantes sobre a pré-carga cardíaca e pode detectar anormalidades estruturais e funcionais agudas. Embora a ecocardiografia transtorácica (ETE) possa ser realizada mais rapidamente nesse cenário, imagens satisfatórias podem ser obtidas em somente 50% dos pacientes na UTI. Um dispositivo de ecocardiografia descartável de plano único e lúmen pequeno, ImaCor, foi desenvolvido para uso em até 72 horas para tratamento na UTI.

DISFUNÇÃO MIOCÁRDICA PÓS-OPERATÓRIA

Estudos usando hemodinâmica, varredura nuclear e técnicas metabólicas documentaram a piora na função cardíaca após procedimentos de revascularização da artéria coronária (CABG – coronary artery bypass graft). Todos esses estudos mostraram declínios significativos em função ventricular esquerda (VE) ou biventricular (quando medida) nas primeiras horas pós-cirurgia, com retorno gradual aos valores pré-operatórios dentro de 8 a 24 horas. A diminuição do desempenho ventricular com pressões de enchimento normais ou elevadas ocorre, sugerindo contratilidade reduzida. Da mesma forma, o "nivelamento" das curvas da função ventricular é geralmente óbvio; esse achado sugere que a expansão de pré-carga superior a 10 mmHg para pressão venosa central (PVC) ou a 12 mmHg para pressão de encunhamento capilar pulmonar (PCWP – pulmonar capillary wedge pressure) representa pouco benefício.

A proteção satisfatória do miocárdio é importante para prevenir a disfunção pós-operatória. Em procedimentos cirúrgicos sem CEC, a ideia é preservar a perfusão coronariana, mas durante a manipulação mecânica podem ocorrer alterações em DC e PA. Para CABG com CEC, a maioria dos cirurgiões usa uma combinação de hipotermia e cardioplegia cristaloide ou sanguínea para parar o coração e reduzir seu metabolismo. Embora exista pouco consenso de que uma técnica seja preferível em todas as circunstâncias, a cardioplegia cristaloide intermitente fria com hipotermia sistêmica é a técnica mais amplamente usada em termos clínicos. Outros fatores propostos que contribuem para a disfunção ventricular pós-operatória incluem isquemia do miocárdio, hipotermia residual, medicamentos pré-operatórios como antagonistas β-adrenérgicos e lesão por isquemia-reperfusão (Quadro 30.1).

QUADRO 30.1   *Fatores de Risco para Síndrome do Débito Cardíaco Baixo após Circulação Extracorpórea*

Disfunção pré-operatória ventricular esquerda
Doença cardíaca valvular exigindo reparo ou substituição
Tempo longo de pinçamento aórtico e tempo total de circulação extracorpórea
Reparo cirúrgico cardíaco inadequado
Isquemia e reperfusão do miocárdio
Efeitos residuais de solução de cardioplegia
Preservação miocárdica insatisfatória
Lesão por reperfusão e alterações inflamatórias

ISQUEMIA MIOCÁRDICA PÓS-OPERATÓRIA

Embora a isquemia miocárdica intraoperatória tenha sido sempre o foco, estudos mostraram que a isquemia ocorre, com frequência, após a cirurgia e está associada a resultados cardíacos adversos. A evidência de isquemia eletrocardiográfica (ECG) e por anormalidade de movimento da parede segmentar (SWMA – segmental wall motion abnormality) ocorre logo após a operação em até 40% dos pacientes submetidos a procedimentos de CABG. SWMA após derivações foram significativamente associadas a resultados adversos (p. ex., infarto do miocárdio [IM], óbito). Surpreendentemente, essas anormalidades apareceram com mais frequência nas regiões do coração que foram revascularizadas. Raramente, as alterações hemodinâmicas precederam a isquemia; entretanto, as frequências cardíacas (FC) pós-operatórias foram significativamente mais altas que os valores intraoperatórios ou pós-operatórios. Não se sabe se essas' alterações ocorrem em razão da operação e da perfusão ou como resultado de eventos após a CEC. Esses achados sugerem que a monitorização por isquemia deve continuar após a revascularização. Pode ser que o reconhecimento precoce e o tratamento da isquemia ou a medicação profilática possam ajudar a prevenir ou reduzir a isquemia miocárdica e a disfunção após procedimentos de CABG.

INTERVENÇÕES TERAPÊUTICAS

As intervenções terapêuticas para disfunção biventricular pós-operatória incluem as preocupações padronizadas de tratamento dos estados de baixo DC controlando-se FC e o ritmo, fornecendo pré-carga aceitável e ajustando pós-carga e contratilidade. Na maioria dos pacientes, as intervenções farmacológicas podem ser rapidamente desmamadas ou suspensas dentro das primeiras 24 horas após a operação.

Arritmias Pós-operatórias

Os pacientes com ventrículos não complacentes pré-operatórios ou recém-adquiridos precisam da contração atrial corretamente sincronizada para fornecer enchimento ventricular satisfatório, especialmente quando estão em ritmo sinusal antes da operação. Embora a contração atrial forneça aproximadamente 20% do enchimento ventricular, isso pode ser mais importante em pacientes pós-cirúrgicos, quando a disfunção ventricular e a complacência reduzida podem estar presentes. Por exemplo, em pacientes clínicos com IM agudo, a sístole atrial contribuiu com 35% do volume sistólico (VS). Com frequência, o VS é relativamente fixo em pacientes com disfunção ventricular e a FC é uma determinante importante do DC. Transtornos de frequência e de ritmo devem ser corrigidos quando possível, usando fios de estimulação (*pacing*) epicárdica. Abordagens a transtornos de frequência e ritmo são mostradas na Tabela 30.1.

Tabela 30.1 Frequência Pós-operatória e Transtornos de Ritmo

Transtorno	Causas Usuais	Tratamentos
Bradicardia sinusal	β-bloqueio pré-operatório ou intraoperatório	*Pacing* atrial, β-agonista, anticolinérgico
Bloqueio cardíaco (primeiro, segundo e terceiro graus)	Isquemia Trauma cirúrgico	*Pacing* sequencial atrioventricular Catecolaminas
Taquicardia sinusal	Agitação ou dor Hipovolemia Catecolaminas	Sedação ou analgesia Administração de volume Alteração ou suspensão do medicamento
Taquiarritmias atriais	Catecolaminas Distensão de câmara Transtorno de eletrólitos (hipocalemia, hipomagnesemia)	Tratamento de causa subjacente (i.e., vasodilatador, diurese, administração de potássio ou magnésio) Pode exigir cardioversão sincronizada ou farmacoterapia
Taquicardia ou fibrilação ventricular	Isquemia Catecolaminas	Cardioversão Tratar isquemia, pode exigir farmacoterapia Alteração ou suspensão do fármaco

Mais tarde no período pós-operatório (dias 1 a 3), as taquiarritmias supraventriculares se tornam um problema maior, com o predomínio da fibrilação atrial (FA). A incidência geral fica entre 30% e 40%, mas, com o aumento da idade e os procedimentos cirúrgicos valvulares, a incidência pode superar os 60%. Muitas razões são reconhecidas para esse desenvolvimento, incluindo proteção atrial intraoperatória inadequada, anormalidades de eletrólitos, alteração no tamanho atrial com desvios de fluidos, inflamação epicárdica, estresse, irritação e fatores genéticos. Na presença de FA ou de outras arritmias supraventriculares, geralmente o tratamento é urgente para alívio sintomático ou benefício hemodinâmico. Quanto mais tempo um paciente ficar em FA, mais difícil será converter o ritmo e maior será o risco de formação de trombo e de embolização. As condições tratáveis subjacentes como transtornos de eletrólitos ou dor deverão ser corrigidas enquanto se institui a terapia farmacológica específica. A taquicardia supraventricular paroxística (incomum nesse cenário) pode ser abolida ou convertida em ritmo sinusal por adenosina intravenosa e o *flutter* atrial pode, às vezes, ser convertido por estimulação (*pacing*) atrial de *overdrive* com fios temporários instalados à época da operação. A cardioversão elétrica pode ser necessária se a hipotensão for causada pela FC rápida; entretanto, arritmias atriais tendem a recorrer nesse cenário. O controle de frequência para FA ou *flutter* atrial pode ser obtido com vários fármacos que bloqueiam o nodo atrioventricular (AV) e a conversão é facilitada também por muitos desses fármacos. A Tabela 30.2 resume as várias modalidades de tratamento para arritmias supraventriculares. Se a conversão para ritmo sinusal não ocorrer, a cardioversão elétrica na presença de terapia medicamentosa antiarrítmica deverá ser tentada ou a anticoagulação deverá ser iniciada.

Pré-carga

A avaliação da pré-carga é, provavelmente, a habilidade clínica mais importante para administrar a instabilidade hemodinâmica. A pré-carga se altera rapidamente no período pós-operatório em função de sangramento, diurese espontânea, vasodilatação durante o aquecimento, efeitos da ventilação com pressão positiva e da PEEP no retorno venoso, vazamento capilar e outras causas.

A avaliação direta da pré-carga é clinicamente viável por ecocardiografia. Existe uma correlação de boa a ótima entre medidas ecocardiográficas e de radionuclídeos de volume diastólico final e uma boa correlação entre a área diastólica final medida por ETE e VS. Embora

Tabela 30.2 — Modalidades de Tratamento para Arritmias Supraventriculares

Tratamento	Especificidades[a]	Indicações
Pacing de *overdrive* por fios atriais[b]	Exige marca-passo rápido ($\leq$ 800/min); começa acima da frequência da arritmia e diminui lentamente	TAP, *flutter* atrial
Adenosina	Dose em bolus de 6-12 mg; pode causar 10 s de bloqueio cardíaco completo	Taquicardia nodal AV, arritmia de trato de derivação, diagnóstico de arritmia atrial
Amiodarona	150 mg IV durante 10 min, seguidos de infusão	Controle de frequência ou conversão para RSN em fibrilação ou *flutter* atrial
β-Bloqueio	Esmolol, dose de até 0,5 mg/kg durante 1 min, seguido de infusão, se tolerada	Controle de frequência ou conversão para RSN em fibrilação ou *flutter* atrial
	Metoprolol, 0,5-5 mg, repetir dose efetiva a cada 4-6h	Controle de frequência ou conversão para RSN em fibrilação ou *flutter* atrial
	Propranolol, 0,25-1 mg; repetir dose efetiva a cada 4h[c]	Conversão de fibrilação ou *flutter* atrial para RSN
	Labetalol, 2,5-10 mg; repetir dose efetiva a cada 4h[c]	Conversão de TAP para RSN
	Sotalol, 40-80 mg VO a cada 12h	
Ibutilide	1 mg durante 10 min; pode repetir após 10 min	Controle de frequência ou conversão para RSN em fibrilação ou *flutter* atrial
Verapamil	2,5-5 mg IV, PRN[c] repetido	
Diltiazem	0,2 mg/kg durante 2 min, seguido por 10-15 mg/h[d]	Controle de frequência ou conversão para RSN em fibrilação ou *flutter* atrial
Procainamida	50 mg/min até 1 g, seguidos de 1-4 mg/min	Controle de frequência ou conversão para RSN em fibrilação ou *flutter* atrial, prevenção de recorrência de arritmias, tratamento de taquicardias de complexo amplo[e]
Digoxina[f]	Carga de 1 mg em doses divididas durante 4-24 h[g]; é possível administrar doses de 0,125 mg com intervalo de 2h (3-4 doses)	Controle de frequência ou conversão para RSN em fibrilação ou *flutter* atrial
Cardioversão sincronizada	50-300 J (externa); mais efetiva com emplastos anteroposteriores	Taquiarritmia aguda com compromisso hemodinâmico (geralmente fibrilação ou *flutter* atrial)

[a]Consultar monografias específicas para o fármaco para descrições completas de indicações, contraindicações e dosagens. As doses são para administração intravenosa: usar a dose mais baixa e administrar lentamente em pacientes com compromisso hemodinâmico.

[b]Verificar se o marca-passo não está capturando o ventrículo.

[c]A infusão pode fornecer controle melhor. Esse fármaco é menos útil que o diltiazem em razão da depressão miocárdica.

[d]Experiência limitada; pode causar menos hipotensão que verapamil.

[e]Quando o diagnóstico é obscuro (ventricular *versus* supraventricular) e não há comprometimento hemodinâmico agudo (i.e., sem indicação de cardioversão).

[f]Menos útil que outros fármacos em razão de seu início lento e de seu efeito modesto.

[g]Frequência de administração depende da urgência do controle de frequência.

AV, atrioventricular; *IV*, intravenoso; *PRN*, conforme o necessário; *RSN*, ritmo sinusal normal; *TAP*, taquicardia atrial paroxística; *VO*, via oral.

o uso da ecocardiografia para avaliar a pré-carga deva sempre ser moderado pela percepção de que o médico está vendo uma imagem bidimensional de um objeto tridimensional, essa é a técnica mais direta clinicamente disponível. A maior conscientização do valor da ETE na UTI e o aumento na disponibilidade da ecocardiografia em geral tornaram essa modalidade a primeira escolha para a avaliação da pré-carga no cenário da hipotensão aguda não explicada ou refratária. Sem a ecocardiografia, as medições de pressão são usadas como substitutos para medições de volume. Por exemplo, na ausência de doença da válvula atrioventricular esquerda (mitral), a pressão atrial esquerda (PAE) é quase igual à pressão diastólica final VE (PDFVE) e a pressão de oclusão da artéria pulmonar (POAP) é quase equivalente a essas duas pressões. Em pacientes sem cateteres PAE, usa-se a POAP ou a pressão diastólica da artéria pulmonar.

Quando a complacência ventricular for normal e o ventrículo não estiver distendido, pequenas alterações no volume diastólico final são geralmente acompanhadas por pequenas alterações na pressão diastólica final. Em pacientes com ventrículos não complacentes por insuficiência cardíaca congestiva (ICC) preexistente, hipertrofia crônica resultante de hipertensão ou de doença valvular, IM pós-operatório ou disfunção ventricular, pequenos aumentos no volume ventricular podem produzir aumentos rápidos na pressão diastólica final que exigem intervenção terapêutica. A pressão intraventricular aumentada aumenta o consumo de oxigênio pelo miocárdio (MO_2) e reduz o fluxo sanguíneo da artéria coronária subendocárdica, podendo resultar em isquemia do miocárdio. Elevações em PDFVE são transmitidas para a circulação pulmonar, causando congestão e, possivelmente, edema pulmonar hidrostático.

Contratilidade

Quantificar a contratilidade do coração intacto tem sido complicado pela dificuldade de se encontrar uma variável para medir a contratilidade que também seja independente da pré-carga e da pós-carga. A terapia para contratilidade reduzida deverá ser direcionada para corrigir quaisquer causas reversíveis, tais como depressores do miocárdio, anormalidades metabólicas ou isquemia miocárdica. Se a causa da contratilidade miocárdica deprimida for irreversível, agentes inotrópicos positivos podem ser necessários para manter o DC satisfatório para suporte da função orgânica.

Pós-carga

A RVS calculada continua a ser usada para guiar a terapia ou desenhar as conclusões sobre o estado da circulação. Isso deverá ser feito cuidadosamente, se possível. A RVS não é um indicador completo de pós-carga. Mesmo se a RVS fosse uma medida precisa de impedância, a resposta aos agentes vasoativos dependeria do acoplamento da função ventricular-vascular, não só da impedância. A terapia hemodinâmica deverá ser orientada com base nas variáveis primárias, BPA e DC. Se a pré-carga for apropriada, tanto as condições da PA baixa quanto as de DC baixo deverão ser tratadas com um medicamento inotrópico. Se a PA for aceitável (e a pré-carga, apropriada), mas o DC for baixo, será usado um vasodilatador isolado ou em combinação com um medicamento inotrópico. Se o paciente for hipertenso (com DC baixo), vasodilatadores serão indicados; se o paciente for vasodilatado (PA baixa e DC alto), serão usados vasoconstritores (Tabela 30.3).

HIPERTENSÃO PÓS-OPERATÓRIA

A hipertensão tem sido uma complicação comum de procedimentos cirúrgicos cardíacos e ocorre em 30% a 80% dos pacientes. A população de idosos mais doentes parece ter menos problemas com hipertensão do que com síndromes de débito baixo ou vasodilatação.

Tabela 30.3 Diretrizes de Terapia Hemodinâmica

Pressão Arterial	Débito Cardíaco	Tratamento
Baixa	Baixo	Inotrópicos
Normal	Baixo	Vasodilatador com ou sem inotrópicos
Alta	Baixo	Vasodilatador
Baixa	Alto	Vasopressor

Tabela 30.4 Novos Vasodilatadores

Medicamento	Mecanismo de Ação	Meia-vida
Nicardipina	Bloqueador de canal de cálcio	Intermediária
Clevidipina	Bloqueador de canal de cálcio	Ultracurta
Fenoldopam	Agonista de dopamina$_1$	Ultracurta
Levosimendan	Modulador do canal K^+_{ATP}	Intermediária

K^+_{ATP}, canal de potássio sensível à adenosina trifosfato.

Embora a hipertensão ocorra mais usualmente em pacientes com função ventricular pré-operatória normal, após substituição de válvula aórtica ou com história anterior de PA aumentada, qualquer paciente pode desenvolver hipertensão. Várias razões contribuem para a hipertensão pós-operatória, incluindo hipertensão pré-operatória, doença vascular aterosclerótica preexistente, o despertar de anestesia geral, aumentos nas catecolaminas endógenas, ativação do sistema de renina-angiotensina do plasma, reflexos neurais (p. ex., coração, artérias coronárias, grandes vasos) e hipotermia. A vasoconstrição arterial com vários graus de hipovolemia intravascular é a marca registrada da hipertensão perioperatória.

Os perigos da hipertensão pós-operatória não tratada incluem desempenho deprimido de VE, MO_2 aumentado, acidentes cerebrovasculares, ruptura da linha de sutura, IM, transtornos de ritmo e aumento de sangramento. Historicamente, a terapia para hipertensão em cirurgia cardíaca era com o nitroprussiato de sódio em razão de seu início rápido e de sua curta duração de ação. Com os vários vasodilatadores disponíveis atualmente, o nitroprussiato de sódio não é mais o fármaco de preferência. Muitas alternativas farmacêuticas ao nitroprussiato estão disponíveis para tratamento de hipertensão após procedimentos cirúrgicos cardíacos, incluindo nitroglicerina, bloqueadores β-adrenérgicos e bloqueador α e β-adrenérgico misto, labetalol. Vasodilatadores de ação direta, bloqueadores do canal de cálcio di-hidropiridínicos (p. ex., nicardipina, isradipina, clevidipina), inibidores da enzima conversora de angiotensina e fenoldopam (um agonista receptor da dopamina$_1$ [D_1]) também foram usados. Novas abordagens terapêuticas estão relacionadas na Tabela 30.4.

Os bloqueadores do canal de cálcio di-hidropiridínicos são particularmente eficazes em pacientes cirúrgicos cardíacos porque relaxam os vasos de resistência arterial sem ações inotrópicas negativas ou efeitos na condução nodal AV e fornecem opções terapêuticas importantes. As di-hidropiridinas são vasodilatadores específicos de artérias de resistência periférica que causam vasodilatação generalizada, incluindo os leitos vasculares renal, cerebral, intestinal e coronário. Em doses que reduzem efetivamente a PA, as di-hidropiridinas exercem pouco ou nenhum efeito negativo direto sobre a contratilidade ou a condução cardíaca. A nicardipina é um agente terapêutico importante em razão de sua falta de efeitos sobre vasos de capacitância vascular e pré-carga em pacientes após operações cardíacas. O perfil farmacocinético da nicardipina sugere que a administração efetiva exige infusões de frequência variável quando se tenta tratar hipertensão, em função da meia-vida de 40

767

minutos. Se for necessário um controle até mais rápido da PA, uma estratégia de dosagem consistindo em bolus inicial ou dose de infusão rápida com taxa de infusão constante pode ser mais eficiente. O efeito da nicardipina pode persistir mesmo se a infusão for suspensa. A clevidipina, uma di-hidropiridina de ação ultracurta aprovada em 2008 nos Estados Unidos para uso clínico, tem meia-vida de alguns minutos; esse fármaco representa uma importante alternativa ao nitroprussiato.

VASODILATAÇÃO PÓS-OPERATÓRIA

A vasodilatação e a necessidade de suporte vasoconstritor são complicações relativamente frequentes de procedimentos cirúrgicos cardíacos, com ou sem CEC. A vasodilatação isoladamente deverá estar associada ao estado circulatório hiperdinâmico que se manifesta como hipotensão sistêmica em associação a um DC aumentado (e uma baixa RVS calculada). Mais usualmente, após operações cardíacas ocorre uma combinação de vasodilatação e disfunção miocárdica que exige terapia vasoconstritora e inotrópica. A *síndrome vasoplégica* exige altas doses de vasoconstritores e ocorre após procedimentos cirúrgicos sem e com CEC.

Embora causas subjacentes estejam sendo buscadas e tratadas, a abordagem terapêutica à vasodilatação sistêmica inclui expansão de volume, agentes α-adrenérgicos e vasopressina. A administração de vasoconstritores por mais do que um curto período deve ser guiada por medidas de desempenho cardíaco, porque a restauração da PA pode camuflar um estado de DC baixo.

ESPASMO DE ARTÉRIA CORONÁRIA

O vasoespasmo de artéria coronária ou de artéria mamária interna pode ocorrer após uma cirurgia. A manipulação mecânica e a aterosclerose subjacente da circulação coronariana nativa e da artéria mamária interna têm o potencial de produzir disfunção endotelial transitória. O endotélio é responsável pela liberação do fator relaxante derivado do endotélio (EDRF – endothelium-derived relaxing factor), que é o óxido nítrico (NO – nitric oxide), uma substância vasodilatadora endógena potente que preserva a vasodilatação endógena normal. O tromboxano pode ser liberado por interações de heparina-protamina, CEC, ativação de plaquetas ou reações anafiláticas para produzir vasoconstrição coronariana. Administração de cálcio, tônus α-adrenérgico aumentado por administração de vasoconstritor (especialmente doses em bolus), liberação de tromboxano de plaquetas e retirada de bloqueadores de canais de cálcio representam razões adicionais que podem colocar o paciente cirúrgico cardíaco em risco de espasmo de vasos coronarianos nativos e enxertos arteriais. A terapia de escolha permanece empírica. A nitroglicerina é um fármaco de primeira linha, mas a tolerância a nitrato pode ocorrer. Os inibidores da fosfodiesterase (PDE) representam abordagens mais recentes a este problema e têm sido considerados efetivos. Os bloqueadores de canais de cálcio di-hidropiridínicos intravenosos também são considerações terapêuticas importantes.

A artéria radial ainda é usada por alguns cirurgiões como conduíte de derivação para revascularização. Esse conduíte foi abandonado por alguns grupos em função de sua propensão ao espasmo. Entretanto, técnicas desenvolvidas no uso da artéria mamária interna têm sido aplicadas à artéria radial, assim como o uso profilático de infusões de bloqueadores de canais de cálcio. Não se sabe quais componentes dessa abordagem são responsáveis pelo sucesso informado, mas o uso de um fármaco de bloqueio de canal de cálcio é recomendado por muitos cirurgiões. A seletividade arterial de fármacos di--hidropiridínicos (p. ex., nicardipina) deve ser uma vantagem nesse quadro.

CONTRATILIDADE REDUZIDA

Todos os fármacos que aumentam a contratilidade aumentam a mobilização de cálcio de sítios intracelulares para e das proteínas contráteis ou sensibilizam essas proteínas para cálcio. As catecolaminas, por meio da estimulação de receptores β_1 no miocárdio, aumentam o monofosfato cíclico de adenosina (cAMP) intracelular. Este segundo mensageiro aumenta o cálcio intracelular e, por isso, melhora a contração miocárdica. A inibição da fragmentação de cAMP por inibidores de PDE aumenta o cAMP intracelular independentemente do receptor β. Os "sensibilizadores de cálcio" constituem uma classe mais recente de agentes inotrópicos. Um medicamento dessa classe, o levosimendan, já está disponível em certos países e está sendo atualmente avaliado no Estados Unidos (Quadro 30.2).

Catecolaminas

As catecolaminas usadas após a cirurgia incluem dopamina, dobutamina, epinefrina, norepinefrina e isoproterenol (Quadro 30.3). Esses fármacos exercem vários efeitos em receptores α e β e, portanto, vários efeitos em FC, ritmo e metabolismo do miocárdio. As recomendações de dosagem para as catecolaminas são apresentadas na Tabela 30.5.

Isoproterenol

O isoproterenol é um potente β_1-agonista no coração e β_2-agonista na periferia. Seu efeito inotrópico positivo é acompanhado por um aumento na FC e uma propensão para arritmias. Em pacientes com doença de artéria coronária, a taquicardia e a vasodilatação

QUADRO 30.2 *Abordagens Farmacológicas para Disfunção Ventricular Perioperatória*

Agentes Inotrópicos

- Catecolaminas
- Inibidores da fosfodiesterase
- Levosimendan

Terapia com Vasodilatadores

- Vasodilatadores pulmonares
- Inibidores da fosfodiesterase (milrinona, sildenafil)
- Óxido nítrico inalado
- Prostaglandinas (PGI_2, PGE_1, iloprost e derivados)

QUADRO 30.3 *Desvantagens das Catecolaminas*

Consumo aumentado de oxigênio pelo miocárdio
Taquicardia
Arritmias
Vasoconstrição periférica excessiva
Vasoconstrição coronariana
Regulação descendente de receptor β e eficácia reduzida do fármaco

Tabela 30.5 Catecolaminas Usadas Após a Operação

Medicamento	Dose de Infusão (μg/kg por min.)
Dopamina[a,b]	2-10
Dobutamina[b]	2-10
Epinefrina[c]	0,03-0,20
Norepinefrina[c]	0,03-0,20
Isoproterenol[c]	0,02-0,10

[a]Menos de 2 μg/kg por minuto predominantemente "dopaminérgico" (dilatação das artérias renal e mesentérica).
[b]Se 10 μg/kg por minuto forem ineficazes, mudar para epinefrina ou norepinefrina.
[c]Dose de efeito; pode exigir dose mais alta que a indicada.

periférica associada aumentam o MO_2 e reduzem a pressão de perfusão coronariana. Em pacientes com bradicardias nos quais a estimulação (*pacing*) não é uma opção imediata ou prática ou nos quais se deseja aumento da FC (p. ex., receptores de transplante cardíaco, pacientes com lesões valvulares regurgitantes), o isoproterenol tem sido muito usado para essa finalidade, mas vem sendo cada vez mais substituído por dobutamina.

Epinefrina

A epinefrina é um agonista adrenérgico potente com o aspecto desejável de que, em doses baixas (< 3 μg/min), os efeitos β_1 e β_2 predominam. À medida que a dose aumenta, ocorrem efeitos α (p. ex., vasoconstrição) e taquicardia. Entretanto, no coração com insuficiência aguda após a cirurgia, somente fármacos como epinefrina ou norepinefrina fornecem efeito inotrópico positivo e pressão de perfusão. Esses aspectos e seu baixo custo tornam a epinefrina um medicamento de primeira linha comum no cenário pós-operatório. Apesar do que é frequentemente declarado na literatura mais antiga, a epinefrina causa menos taquicardia que a dopamina ou a dobutamina em doses inotrópicas equivalentes. Em razão das ações metabólicas da estimulação α_2, a infusão de epinefrina pode causar hiperglicemia e aumento nos níveis de lactato sérico.

Norepinefrina

A norepinefrina, que exerce efeitos potentes de receptores α e β_1, preserva a pressão de perfusão coronariana e não aumenta a FC, ações que são favoráveis ao coração isquêmico e reperfusado. Quando a norepinefrina é usada isoladamente sem um vasodilatador ou inibidor de PDE, os efeitos potentes de α_1 podem exercer efeitos variáveis sobre o DC. As pressões de enchimento ventricular geralmente aumentam quando esse fármaco é administrado em razão da constrição dos vasos de capacitância. A administração de um vasodilatador, incluindo os inibidores de PDE, com norepinefrina pode se opor parcialmente à vasoconstrição. A isquemia orgânica terminal parecerá pouco provável se o DC puder ser preservado em níveis normais quando a norepinefrina for administrada. Os inibidores de PDE em combinação com norepinefrina atenuam os efeitos de vasoconstrição arterial.

Dopamina

Precursora da norepinefrina, a dopamina provavelmente atinge seus efeitos terapêuticos ao liberar a norepinefrina miocárdica ou prevenir sua reabsorção, especialmente em altas doses. Essa ação indireta pode resultar em eficácia reduzida quando a dopamina for administrada a pacientes com ICC crônica ou em estados de choque, pois o miocárdio se torna reduzido de estoques de norepinefrina. Ao contrário da dobutamina, as propriedades do α-agonista da dopamina causam aumentos na pressão da artéria pulmonar (PAP), na resistência vascular pulmonar (RVP) e na pressão de enchimento VE. Em doses superiores a 10 µg/kg por minuto, taquicardia e vasoconstrição se tornam as ações predominantes desse fármaco. Taquicardia é um efeito colateral consistente e, em pacientes com choque cardiogênico, a dopamina tem demonstrado aumentar os índices de mortalidade.

Dobutamina

Ao contrário da dopamina, a dobutamina mostra principalmente propriedades de β_1-agonista, com reduções na PA diastólica e, às vezes, na PA sistêmica observada. A dobutamina é, funcionalmente, semelhante ao isoproterenol, com menos tendência a induzir taquicardia no ambiente pós-operatório, embora seja sempre infundida em doses de até 40 µg/kg por minuto para aumentar a FC como parte de uma avaliação ecocardiográfica de esforço com dobutamina. As ações favoráveis de dobutamina podem ser limitadas se houver taquicardia e, assim como com a dopamina, se a potência inotrópica de dobutamina for modesta em comparação com aquela da epinefrina ou norepinefrina.

Inibidores da Fosfodiesterase

Os inibidores de PDE são fármacos não glicosídicos e não simpatomiméticos que possuem efeitos inotrópicos positivos independentes do receptor β_1-adrenérgico e ações vasodilatadoras peculiares independentes da função endotelial ou de nitrovasodilatadores. Pacientes com ICC apresentam regulação decrescente do receptor-β_1, com redução na densidade do receptor e respostas alteradas à administração de catecolamina. Milrinona, anrinona e enoximona desviam o receptor-β_1 e aumentam o cAMP intracelular por inibição seletiva da fração III de PDE (i.e., fração IV), uma enzima de PDE específica de cAMP. Em músculos lisos vasculares, esses agentes causam vasodilatação nos leitos arterial e de capacitância. Os inibidores de PDE aumentam o DC, reduzem a POAP e diminuem a RVS e a RVP em pacientes com disfunção biventricular, constituindo agentes terapêuticos importantes em pacientes cirúrgicos cardíacos pós-operatórios. Sildenafil e outros cinco inibidores de PDE também estão sendo cada vez mais usados para hipertensão pulmonar.

Inibidores da PDE III exercem efeito clínico como inodilatadores; eles produzem dilatação de leitos arteriais e venosos e reduzem a pressão arterial média (PAM) e pressões de preenchimento central. Aumentos no DC são induzidos por múltiplos mecanismos, incluindo redução pós-carga e inotropismo positivo, mas não por aumento da FC. O efeito líquido é a redução na tensão da parede miocárdica, representando um contraste importante para a maioria dos agentes simpatomiméticos. A administração de catecolamina geralmente necessita da utilização simultânea de vasodilatadores para reduzir a tensão da parede ventricular. Milrinona e outros inibidores da PDE também possuem mecanismos peculiares de vasodilatação que podem ser favoráveis ao fluxo da artéria coronária e da artéria mamária interna (Quadro 30.4).

QUADRO 30.4 *Vantagens da Administração de Inibidor Preventivo de Fosfodiesterase*

Contratilidade miocárdica aumentada (ventrículos esquerdo e direito)
Vasodilatação pulmonar
Resolução e prevenção de isquemia
Efeitos colaterais medicamentosos mínimos durante circulação extracorpórea
Dilatação da artéria mamária interna
Escape de intervenção mecânica
Prevenção de "desmame malsucedido"

Milrinona é um derivado da bipiridina com atividade inotrópica que é quase 20 vezes mais potente que aquela da anrinona e com meia-vida mais curta. A milrinona é um ino-dilatador efetivo para pacientes com ICC descompensada e DC baixo após procedimentos cirúrgicos cardíacos. A administração sugerida de milrinona é uma dose inicial de 50 µg/kg durante 10 minutos, seguida por infusão de 0,5 µg/kg por minuto (0,375-0,75 µg/kg por min). Usando-se doses iniciais mais lentas, é possível prevenir concentrações de alto pico e a vasodilatação observada com o início rápido pode ser atenuada.

Levosimendan

Levosimendan é um fármaco sensibilizador de cálcio que exerce efeitos inotrópicos positivos pela sensibilização de miofilamentos ao cálcio e pela vasodilatação por meio da abertura de canais de potássio dependentes de ATP nos músculos lisos vasculares. Esses efeitos ocorrem sem aumentar o cAMP intracelular ou o cálcio e sem aumento no MO_2 em doses terapêuticas. Como seria esperado com um inodilatador, os efeitos hemodinâmicos incluem redução na POAP em associação a aumento no DC. O β-bloqueio não bloqueia os efeitos hemodinâmicos desse medicamento. Levosimendan por si só tem meia-vida de eliminação curta, mas tem metabólitos ativos com meias-vidas de eliminação de até 80 horas. Um estudo em pacientes com ICC descompensada descobriu que melhoras hemodinâmicas em 48 horas foram similares independentemente de os pacientes receberem o medicamento por 24 ou 48 horas. Níveis crescentes de plasma do metabólito ativo foram descobertos por 24 horas após interromper a infusão do medicamento. Levosimendan foi aprovado em muitos países da Europa e atualmente está sendo objeto de um estudo clínico cirúrgico cardíaco nos Estados Unidos.

■ INSUFICIÊNCIA CARDÍACA DIREITA

A ICC após procedimentos cirúrgicos cardíacos geralmente resulta da disfunção VE. Embora um IM isolado do lado direito possa ocorrer durante a cirurgia, a maioria dos IM inferiores perioperatórios mostra envolvimento variável do ventrículo direito. As técnicas de preservação do miocárdio que são melhores para o ventrículo esquerdo podem não oferecer a proteção ideal para o ventrículo direito (VD), pois esse ventrículo tem parede mais fina e está mais exposto às temperaturas corporal e atmosférica. A solução cardioplégica dada por meio do seio coronariano (retrógrado) pode não atingir partes do ventrículo direito em razão do posicionamento da cânula de cardioplegia em relação ao fluxo venoso de saída dessa câmara e porque as veias cardíacas mínimas (de Thebesius) não drenam para o seio coronariano. O prejuízo da função do VD após a cirurgia é mais grave e persistente quando há estenose da artéria coronária direita antes da operação. Embora a depressão da fração de ejeção (FE) seja compensada pelo aumento da pré-carga, a fração de ejeção ventricular direita (FEVE) não pode ser preservada se a pressão de perfusão coronária for reduzida ou se a impedância à ejeção for aumentada.

Certos aspectos da fisiologia do ventrículo direito o tornam diferente do ventrículo esquerdo. Normalmente, a parede livre do VD recebe seu fluxo de sangue durante a sís-tole e a diástole; entretanto, a hipotensão sistêmica ou as pressões sistólica e diastólica aumentadas do VD podem causar depressão de contratilidade dependente do suprimento quando o MO_2 é aumentado, enquanto a pressão de perfusão coronariana é reduzida. O ventrículo direito normal de parede fina é pelo menos duas vezes mais sensível a aumentos em pós-carga que o ventrículo esquerdo. Aumentos relativamente modestos em impedância de fluxo de saída de múltiplas causas no período pós-operatório podem exaurir a reserva de pré-carga e causar redução na FEVE com dilatação ventricular. A carga de pressão do VD pode ser complicada por sobrecarga de volume causada por regurgitação funcional

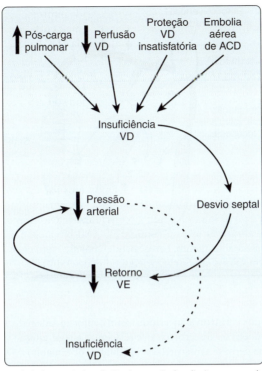

Fig. 30.3 Sequência de indução de insuficiência ventricular direita e causa de espiral descendente de eventos. *ACD,* artéria coronária direita; *VD,* ventricular direita; *VE,* ventricular esquerda.

da válvula tricúspide. Reduções na VS do VD reduzem o enchimento do VE e a dilatação do ventrículo direito pode causar um desvio para a esquerda do septo interventricular que interfere com o enchimento do ventrículo esquerdo (i.e., interação ventricular) (Fig. 30.3). Um ventrículo direito distendido limitado pela cavidade pericárdica reduz ainda mais o enchimento do VE. A insuficiência do VD tem o potencial de afetar o desempenho do VD ao reduzir o fluxo de sangue venoso pulmonar, diminuindo a pressão de distensão diastólica e reduzindo a complacência diastólica do VE. A redução resultante no débito do VE prejudica ainda mais a função da bomba do VD. Os resultados mecânicos da insuficiência do VD em pacientes cirúrgicos cardíacos pós-operatórios são demonstrados na Figura 30.4. Portanto, pode-se apreciar como, uma vez estabelecida, a insuficiência do VD é autopropagadora e como intervenções de tratamento agressivo podem ser necessárias para interromper o círculo vicioso.

Diagnóstico

No paciente cirúrgico cardíaco pós-operatório, um índice cardíaco baixo com pressão atrial direita (PAD) aumentada desproporcionalmente, quando comparada a alterações nas pressões de enchimento do lado esquerdo, é altamente sugestivo de insuficiência do VD. A POAP também pode aumentar em razão da interação ventricular, mas a relação de PAD com POAP fica próxima de ou superior a 1,0. A ausência de um passo acima em pressão do átrio direito para a artéria pulmonar (média), uma vez que a RVP é baixa, sugere que a insuficiência do VD é séria e que o lado direito do coração está atuando somente como conduíte. Essa apresentação hemodinâmica é típica de choque cardiogênico associado a infarto do VD. As formas de onda venosas são acentuadas com Y descendente proeminente, semelhante a

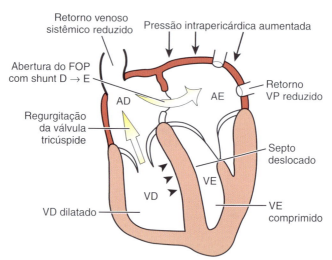

Fig. 30.4 Alterações mecânicas produzidas por insuficiência ventricular direita aguda. *AD*, átrio direito; *AE*, átrio esquerdo; *D → E*, direita-esquerda; *FOP*, forame oval patente; *VD*, ventrículo direito; *VE*, ventrículo esquerdo; *VP*, venoso pulmonar.

achados em pericardite constritiva, sugerindo assim conformidade reduzida do VD. Grandes ondas V também podem ser discerníveis e se relacionar a regurgitação tricúspide.

A ecocardiografia permite a interpretação qualitativa de tamanho do VD, contratilidade e configuração do septo interventricular, podendo capacitar o médico a fornecer um diagnóstico definitivo da disfunção do VD ou da insuficiência do VD. Em razão da forma crescente do ventrículo direito, a determinação de volume não é fácil, mas o exame qualitativo e a avaliação para regurgitação da tricúspide são muito valiosos. A ETE também é muito útil para determinar se a PAD aumentada abre um forame oval patente, produzindo assim um shunt de direita-esquerda. Isso é importante porque os métodos tradicionais de se tratar a hipoxemia, tais como PEEP e volumes de corrente maiores, nesse cenário só aumentarão a pós-carga do ventrículo direito e aumentarão potencialmente o shunt e a hipoxemia.

Tratamento

As abordagens de tratamento na insuficiência do VD pós-operatória podem diferir daquelas usadas em insuficiência do VE e são afetadas pela presença de hipertensão pulmonar (Quadro 30.5). Em todos os casos, a pré-carga deverá ser aumentada até a faixa mais alta do normal; entretanto, a relação de Frank-Starling é nivelada na insuficiência do VD e, para evitar dilatação ventricular, a resposta do DC a uma PVC crescente deverá ser determinada. O carregamento de volume deverá ser suspenso quando a PVC exceder 10 mmHg e o DC não aumentar, apesar dos aumentos nessa pressão. A PVC não poderá exceder a POAP porque, se essas pressões ficarem iguais, qualquer aumento obtido no fluxo sanguíneo pulmonar será compensado por enchimento diastólico reduzido do ventrículo esquerdo por interdependência ventricular. A contribuição atrial ao preenchimento do VD é importante quando o ventrículo é dilatado e não complacente. A manutenção do ritmo sinusal e o uso da estimulação (*pacing*) atrial são componentes importantes do tratamento de insuficiência pós-operatória VD.

Embora os vasodilatadores possam levar ao colapso cardiovascular em pacientes com infarto do VD (como resultado de reduções em enchimento do VD e perfusão coronariana), a insuficiência pós-operatória do VD está, com frequência, associada à RVP aumentada e à hipertensão pulmonar. Nesse contexto, tentativas para reduzir a impedância de fluxo de saída do VD podem valer a pena. Vasodilatadores intravenosos invariavelmente reduzem a

> **QUADRO 30.5** *Abordagens de Tratamento em Insuficiência Cardíaca do Lado Direito*
>
> **Aumento da Pré-carga**
> - Volume, vasopressores ou elevação da perna (PVC/PCWP < 1)
> - Reduzir pressões justocardíacas (pericárdio e/ou tórax aberto)
> - Estabelecimento de *kick* atrial e tratamento de arritmias atriais (ritmo sinusal, *pacing* atrial)
>
> **Redução da Pós-carga (Vasodilatação Pulmonar)**
> - Nitroglicerina, dinitrato de isossorbida, nessiritida
> - Inibidores da fosfodiesterase específicos para cAMP, agonistas de α_2-adrenérgicos
> - Óxido nítrico inalado
> - PGI_2 nebulizada
> - PGE_1 intravenosa (e norepinefrina atrial esquerda)
>
> **Suporte Inotrópico**
> - Inibidores de fosfodiesterase específicos para cAMP, isoproterenol, dobutamina
> - Norepinefrina
> - Levosimendan
>
> **Tratamento Ventilatório**
> - Pressões intratorácicas mais baixas (volume corrente < 7 mL/kg, PEEP baixa)
> - Atenuação de vasoconstrição hipóxica (FiO_2 alta)
> - Escape de acidose respiratória ($PaCO_2$ 30-35 mmHg, controle metabólico com meperidina ou relaxantes)
>
> **Suporte Mecânico**
> - Contrapulsação intra-aórtica
> - Contrapulsação de artéria pulmonar
> - Dispositivos de ajuda ventricular direita
>
> *cAMP*, monofosfato cíclico de adenosina; FiO_2, fração de oxigênio inspirado; $PaCO_2$, pressão parcial de dióxido de carbono arterial; *PEEP*, pressão expiratória final positiva; PGI_2, prostaglandina I_2; PGE_1, prostaglandina E_1; *PVC/PCWP*, pressão venosa central/pressão de encunhamento capilar pulmonar.

PA sistêmica e demandam a administração simultânea de um vasoconstritor. Uma forma de reduzir os efeitos pulmonares do vasoconstritor necessário é administrá-lo por meio de um cateter atrial esquerdo (ΛE) e tratar a disfunção do VD com prostaglandinas intravenosas e norepinefrina. Os inibidores da PDE são comumente usados por seu efeito sobre a vasculatura pulmonar e a função VD. O interesse nos vasodilatadores pulmonares aerossolizados e a disponibilidade desses medicamentos aumentaram. Essa via de administração reduz ou até elimina a vasodilatação sistêmica indesejável. O envio do medicamento diretamente aos alvéolos melhora o fluxo sanguíneo pulmonar para esses alvéolos e melhora potencialmente a oxigenação pela melhor compatibilidade desse fluxo à ventilação. Três medicamentos foram usados: NO, PGI_2 (epoprostenol ou prostaciclina) e milrinona.

NO é uma molécula de sinalização importante em todo o corpo. No pulmão, ela se difunde rapidamente pela membrana alveolar-capilar e ativa a guanilato-ciclase solúvel, levando ao relaxamento da musculatura lisa por vários mecanismos. O NO inalado é administrado por meio de um sistema de entrega especializado na concentração de 5 a 80 partes/milhão e está comercialmente disponível nos Estados Unidos, mas é muito dispendioso. O NO tem sido usado com sucesso para tratar a disfunção do VD associada à hipertensão pulmonar após operações do coração, substituição da válvula mitral, transplante cardíaco e colocação de dispositivos de assistência do VE (DAVE). Uma bomba de balão intra-aórtico pode ser muito benéfica, mesmo em pacientes com um ventrículo direito que seja principalmente responsável pela descompensação circulatória. Esse efeito benéfico é mediado por aumento na perfusão coronariana. Dispositivos de assistência cardíaca do lado direito funcionam como medidas de temporização em ICC do lado direito, grave e intratável. A contrapulsação da artéria pulmonar é experimental e seu papel clínico ainda é incerto. Em casos de insuficiência do VD grave, pode ser necessário deixar o esterno aberto ou reabrir o tórax, caso ele tenha sido fechado. Essa abordagem reduz a compressão semelhante a um tamponamento do ventrículo esquerdo pelo ventrículo direito distendido, pelo átrio direito e por tecidos edematosos do mediastino.

Efeitos da Ventilação Mecânica sobre a Insuficiência Cardíaca

Em um procedimento cirúrgico, a ICC tem sido identificada como um preditor significativo de complicações respiratórias pós-operatórias. A manutenção da troca gasosa nessas situações geralmente demanda suporte ventilatório prolongado. Além de melhorar a Pao_2, a ventilação mecânica pode influenciar Do_2 por meio de seus efeitos sobre o DC. A supressão de esforços respiratórios espontâneos pode diminuir substancialmente o trabalho de respirar e melhorar a relação de suprimento-demanda de oxigênio. Tradicionalmente, a influência da ventilação mecânica sobre a hemodinâmica tem sido vista como negativa. O aumento inevitável na pressão intratorácica causado por ventilação de pressão positiva ou PEEP está associado ao DC reduzido. Entretanto, na presença de ICC ou isquemia do miocárdio, a pressão intratorácica elevada tem o potencial de afetar favoravelmente as determinantes do desempenho cardíaco global. A compreensão dessas interações coração-pulmão é essencial para o tratamento integrado do paciente ventilado com ICC após operações cardíacas. Os efeitos da ventilação sobre o VD e a insuficiência do VE devem receber considerações independentes.

A pressão intratorácica elevada pode melhorar significativamente o desempenho do VE como resultado da pressão transmural reduzida necessária para fornecer PA sistêmica aceitável. Essa pressão pode ser vista como redução pós-carga, um efeito favorável separado da resistência ao retorno venoso que também pode ajudar esses pacientes. Melhorias clinicamente significativas na função cardíaca foram documentadas em pacientes ventilados para insuficiência respiratória cardiogênica produzida por isquemia do miocárdio e após operações de CABG. Pressões de enchimento do VE elevadas podem ajudar a identificar um subgrupo que esteja se beneficiando da pós-carga reduzida com pressão intratorácica aumentada.

As respostas circulatórias a alterações na ventilação deverão sempre ser avaliadas em pacientes com doença cardíaca; o objetivo de melhorar ou manter Do_2 deve ser fixado em mente. Isso geralmente requer medição da oxigenação arterial e do DC. Em insuficiência do VD e biventricular, o aumento na pressão da via aérea causado por suporte ventilatório deverá ser mantido em um mínimo compatível com a troca gasosa aceitável. Isso significa evitar altos níveis de PEEP e testes de tempos de inspiração, índices de fluxo e volumes correntes reduzidos. Modos de respiração que enfatizam esforços espontâneos, tais como ventilação mandatória intermitente, suporte de pressão ou CPAP, deverão ser considerados. Como alternativa, se a insuficiência do VE isolada é a razão para a terapia ventilatória, as melhorias no desempenho cardíaco podem ser obtidas por ventilação de pressão positiva com PEEP. Em particular, pacientes com pressões de enchimento do VE aumentadas, regurgitação mitral e disfunção isquêmica reversível podem melhorar com a redução pós-carga relacionada às pressões de via aérea e intratorácica aumentadas.

Efeitos do Desmame Ventilatório sobre a Insuficiência Cardíaca

Os critérios tradicionais para desmame do suporte ventilatório avaliam a adequação da troca gasosa e da força máxima do músculo respiratório. No paciente com ICC, a resposta da hemodinâmica global a respirações espontâneas também deve ser considerada. As alterações das condições de carga do coração trazidas pela retomada da ventilação espontânea podem induzir um círculo vicioso, resultando em hipoxemia e edema pulmonar.

A congestão pulmonar, geralmente presente em pacientes com disfunção do VE, diminui a complacência pulmonar. Por isso, grandes reduções em pressão intratorácica de inspiração são necessárias para causar a insuflação satisfatória do pulmão. Essas oscilações negativas de pressão intratorácica aumentam o retorno venoso. Movimentos diafragmáticos aumentados podem elevar a pressão intra-abdominal e aumentar ainda mais o gradiente de pressão para retorno venoso. A pressão intratorácica reduzida também eleva as pressões transmurais ventriculares e a impedância ao esvaziamento ventricular. A pós-carga aumentada causa mais aumentos na pré-carga e essas alterações colocam em perigo o equilíbrio de oxigênio do miocárdio. De acordo com isso, a piora da isquemia miocárdica, como mostrada por desvios do segmento ST, foi demonstrada quando o suporte ventilatório foi removido em pacientes ventilados após IM.

▦ TAMPONAMENTO CARDÍACO

O tamponamento cardíaco é causa importante do estado de baixo DC após operações cardíacas e ocorre quando o coração está comprimido por um agente externo, mais usualmente pelo sangue acumulado no mediastino. O comprometimento hemodinâmico, atribuível, até certo ponto, ao efeito de confinamento do sangue se acumulando no tórax, é observado com frequência em 3% a 6% dos pacientes que necessitam de várias transfusões de sangue para hemorragia após procedimentos cirúrgicos cardíacos. O tamponamento cardíaco pós-operatório geralmente se manifesta de maneira aguda durante as primeiras 24 horas após a cirurgia, mas o tamponamento tardio pode se desenvolver entre 10 e 14 dias após a operação e já foi associado à síndrome pós-pericardiotomia ou à anticoagulação pós-operatória.

O mecanismo de deterioração hemodinâmica durante o tamponamento cardíaco é o resultado do enchimento prejudicado de uma ou mais das câmaras cardíacas. À medida que a pressão externa sobre o coração aumenta, a pressão de distensão ou transmural (pressão intracavitária externa) diminui. A pressão intracavitária aumenta em compensação, cursando com prejuízo ao retorno venoso e elevação da pressão venosa. Se a pressão externa for suficientemente alta para exceder a pressão ventricular durante a diástole, ocorrerá o colapso ventricular diastólico. Essas alterações foram documentadas nos lados direito e esquerdo do coração após procedimentos cirúrgicos cardíacos. À medida que o volume diastólico final e o volume sistólico final diminuem, uma redução concomitante no VS também ocorre. Na forma mais grave de tamponamento cardíaco, o enchimento ventricular ocorre somente durante a sístole atrial. Mecanismos adrenérgicos e endócrinos são ativados em um esforço para manter o retorno venoso e a pressão de perfusão. A ativação simpatoadrenérgica intensa aumenta o retorno venoso ao contrair vasos de capacitância venosa. A taquicardia ajuda a manter o DC na presença de VS reduzido. Mecanismos adrenérgicos podem explicar o débito urinário reduzido e a excreção de sódio, mas esses fenômenos também podem ser causados por DC reduzido ou por uma redução no fator natriurético atrial da pressão de distensão reduzida dos átrios.

O diagnóstico de tamponamento cardíaco depende de alto grau de suspeita. O tamponamento após procedimentos cirúrgicos cardíacos é uma entidade clínica distinta do tamponamento tipicamente observado em pacientes clínicos nos quais o pericárdio está intacto e o coração está cercado por fluido de compressão. No quadro de cirurgia cardíaca, o espaço pericárdico geralmente é deixado aberto e em comunicação com um ou com ambos os espaços pleurais e o sangue de compressão fica, pelo menos em parte, em um estado coagulado, não fluido e capaz de causar compressão localizada do coração. A possibilidade de tamponamento após procedimentos cirúrgicos cardíacos deverá ser seriamente considerada em todo paciente com estado hemodinâmico inadequado ou piorando, como evidenciado por hipotensão, taquicardia, pressões de preenchimento aumentadas ou DC baixo, especialmente quando a drenagem por tubo torácico tenha sido excessiva. Uma apresentação mais sutil de tamponamento pós-operatório se caracteriza por necessidades gradualmente crescentes de suporte pressor ou inotrópico. Muitos sinais clássicos de tamponamento cardíaco podem não estar presentes nesses pacientes, em parte porque os pacientes estão geralmente sedados e ventilados, mas também porque o pericárdio está aberto, resultando em aumento gradual nos efeitos de restrição de acúmulo de sangue. Os pacientes podem ter acúmulos localizados que afetam uma câmara mais que a outra. Os achados clássicos de PVC elevada ou de equalização da PVC, de pressão diastólica da artéria pulmonar e da POAP podem não ocorrer. Pode, portanto, ser difícil, na presença de DC em declínio e pressões de enchimento elevadas, diferenciar entre tamponamento e insuficiência biventricular. Uma dica útil pode ser a variação respiratória pronunciada em PA com ventilação mecânica em associação com altas pressões de enchimento e DC baixo, porque a pressão externa adicional aplicada ao coração por ventilação de pressão positiva pode prejudicar ainda mais o enchimento ventricular já comprometido na presença de tamponamento.

A ecocardiografia pode fornecer forte evidência para o diagnóstico de tamponamento cardíaco. Crescentes ecotransparentes entre a parede do VD e o pericárdio ou a parede posterior do VE e o pericárdio são visíveis com ETT ou ETE. A ecogenicidade de efusões pericárdicas grosseiramente sanguinolentas, especialmente quando houve formação de coágulos, pode às vezes dificultar o delineamento das bordas do pericárdio e da parede ventricular, comprometendo assim a sensibilidade dessa técnica. Um sinal ecocardiográfico clássico de tamponamento é o colapso diastólico do átrio direito ou do ventrículo direito, com a duração do colapso suportando a relação com a intensidade da alteração hemodinâmica, mas esses achados estão quase sempre ausentes em pacientes após procedimentos cirúrgicos cardíacos. Com frequência, a ETT é difícil em função da ventilação mecânica e a ETE é exigida para a investigação satisfatória por imagens.

O tratamento definitivo de tamponamento cardíaco é a exploração cirúrgica com evacuação do hematoma. Pode ser necessário abrir o tórax na UTI se o tamponamento progredir para colapso hemodinâmico. Para tamponamento tardio, a pericardiocentese pode ser aceitável. A paliação clínica em antecipação à reexploração consiste em reforçar as respostas fisiológicas que já estão ocorrendo enquanto se prepara o tratamento definitivo. O retorno venoso pode ser aumentado por administração de volume e elevação da perna. O volume corrente mais baixo e a PEEP compatível com troca gasosa adequada deverão ser usados. A epinefrina em doses altas fornece os reforços cronotrópico e inotrópico necessários ao ventrículo e aumenta as pressões venosas sistêmicas. Sedativos e opioides deverão ser administrados com cuidado porque podem interferir na descarga adrenérgica e precipitar colapso hemodinâmico abrupto. Ocasionalmente, os pacientes desenvolvem tamponamento cardíaco significativo sem acúmulo de sangue no tórax. O edema do coração, dos pulmões e de outros tecidos no tórax após CEC pode não permitir o fechamento do tórax na primeira operação e o fechamento estadiado do tórax pode ser necessário após o edema diminuir. Da mesma forma, alguns pacientes com status hemodinâmico inadequado após procedimentos cirúrgicos cardíacos, apesar do máximo suporte na UTI, melhoram com a abertura do tórax porque esse efeito de tamponamento é aliviado. O novo fechamento do tórax na sala de cirurgia sempre é possível após alguns dias de suporte cardiovascular continuado e diurese.

CORAÇÃO TRANSPLANTADO

O controle circulatório pós-operatório no receptor de transplante cardíaco difere em três aspectos principais daquele paciente que não recebeu um transplante de coração: (1) o coração transplantado não é complacente, com VS relativamente fixo; (2) a rejeição aguda deve ser considerada quando o desempenho cardíaco é insatisfatório ou deteriora subitamente; e (3) esses pacientes estão em risco de insuficiência aguda do VD se houver hipertensão pulmonar.

O VS fixo combinado a desnervação do coração do doador significa que a manutenção do DC depende, com frequência, da terapia para manter a FC elevada (110-120 batimentos/min). O medicamento mais usado é o isoproterenol porque se trata de um agente inotrópico potente e que causa aumento da FC relacionado à dose. Seu efeito β_2-adrenérgico vasodilatador sobre a vasculatura pulmonar pode ser benéfico se a RVP for superior ao normal. Como alternativa, o *pacing* atrial pode ser usado para manter a FC se a contratilidade se mostrar normal. O recurso de *pacing* é usado com frequência para permitir a retirada do isoproterenol nos primeiros dias após a operação. Medicamentos parassimpatolíticos, como a atropina, não exercem qualquer efeito sobre o coração transplantado.

As principais preocupações na monitorização e na terapia para o receptor de transplante são o potencial para infecção e rejeição. Os regimes de terapia imunossupressora incluem ciclosporina e geralmente esteroides e azatioprina ou ambos. Esses medicamentos também suprimem a resposta do paciente à infecção e a terapia com esteroides pode induzir elevações na contagem de leucócitos, confundindo mais ainda a questão. Os protocolos para cuidados pós-operatórios reforçam a técnica asséptica estrita e as avaliações clínicas cuidadosas e frequentes quanto à infecção.

A avaliação pré-operatória ajuda na triagem de pacientes com hipertensão pulmonar fixa porque o ventrículo direito do doador normal falha de forma aguda se for apresentado com PAP elevada no receptor. Entretanto, os pacientes podem ter progressão da doença entre o momento da avaliação e a operação ou o ventrículo direito pode ser inadequadamente protegido durante a coleta ou o transporte. Quando a separação da CEC é tentada, ocorrem a dilatação aguda e a insuficiência do VD e esses pacientes podem sair da sala de operações recebendo terapia medicamentosa múltipla, incluindo os agentes inalados NO e prostaciclina, como descrito anteriormente, para se concentrar no tratamento da disfunção do VD e/ou da hipertensão pulmonar. A retirada gradual desses medicamentos ocorre nos primeiros dias após a operação, com monitorização próxima de PAP e oxigenação.

AVANÇOS EM CIRURGIA CARDIOVASCULAR E TRATAMENTO PÓS-OPERATÓRIO

Os avanços na cirurgia cardiotorácica incluem substituição da válvula aórtica transcateter (TAVR – transcatheter aortic valve replacement) minimamente invasiva, incorporação da ecocardiografia na UTI cardiotorácica e biotecnologia e durabilidade melhoradas em relação ao suporte cardiopulmonar por oxigenação de membrana extracorpórea (ECMO – extracorporeal membrane oxygenation). A seção a seguir explora esses avanços e destaca as principais considerações pós-operatórias para pacientes em UTI cardiotorácica.

Tratamento Pós-operatório de Complicações após Substituição da Válvula Aórtica Transcateter

A TAVR está sendo usada cada vez mais na prática clínica e também se encontra descrita em outro local. Embora os benefícios e as indicações para TAVR estejam bem estabelecidos, quatro desafios clínicos de grande porte surgiram: complicações vasculares, acidente vascular cerebral, vazamento paravalvular (VPV) e anormalidades de condução cardíaca. Os mecanismos dessas complicações intraoperatórias apresentam consequências pós-operatórias imediatas e exigem tratamento apropriado na UTI.

Complicações Vasculares

As principais complicações vasculares são preditores independentes de sangramento de grande porte, transfusão, insuficiência de órgão terminal e óbito. A doença aterosclerótica das artérias femorais e a experiência do operador são outros preditores notáveis de resultados clínicos. As estratégias para minimizar a lesão vascular envolvem projeção de sistemas de liberação menores e mais suaves. As complicações vasculares de grande porte são definidas como dissecção aórtica torácica, embolização de extremidade distal ou vascular não cerebral, exigindo intervenção cirúrgica e amputação. Além disso, a lesão irreversível de órgão terminal e as lesões vasculares iatrogênicas relacionadas ao acesso resultando em óbito, intervenção não planejada, transfusão de quatro unidades ou mais ou lesão permanente de órgão terminal são consideradas complicações vasculares de grande porte relacionadas a TAVR. As lesões vasculares relacionadas ao acesso incluíram dissecção, estenose, perfuração, formação de pseudoaneurisma, fístula arteriovenosa, hematoma, síndrome de compartimento e lesão irreversível de nervo.

As complicações vasculares de menor porte incluem embolização distal não exigindo intervenção cirúrgica ou levando a dano irreversível de órgão terminal. A incidência de complicações vasculares de grande e pequeno portes é de 15,3% e 11,9%, respectivamente, dentro de 30 dias da TAVR. Além disso, as complicações vasculares de grande porte mais comuns foram dissecção, hematoma do sítio de acesso e arteriotomia da parede arterial femoral posterior. E mais, as complicações vasculares de grande porte aumentaram significativamente os riscos de sangramento maiores (e, portanto, de transfusões sanguíneas), de insuficiência renal exigindo terapia de reposição renal contínua e de óbito aos 30 dias e, novamente, em 1 ano. O tratamento cardiovascular pós-operatório do paciente submetido a TAVR complicada por lesão vascular intraoperatória inclui avaliação do grau de lesão vascular, assim como monitorização contínua de pulsos arteriais periféricos (foco em sítio de acesso), perfusão adequada, desenvolvimento e tratamento de disfunção de órgão terminal e reanimação hemodinâmica e hemostática.

Acidente Vascular Cerebral (Derrame)

A embolia cerebral assintomática é comum durante a TAVR. A embolia cerebral clinicamente silenciosa ocorre em até 70% desses pacientes. O acidente vascular cerebral de grande porte, porém, prediz, de modo independente, recuperação prolongada e índices de mortalidade aumentados. Os preditores de acidente vascular cerebral identificados incluem história de acidente vascular cerebral anterior, incapacidade funcional, abordagem transapical e FA. Os efeitos no longo prazo de embolia cerebral assintomática associada a TAVR são desconhecidos. Os preditores de acidente vascular cerebral logo após TAVR incluem acidente vascular cerebral anterior, ateroma arterial severo e área menor de válvula aórtica. Os pacientes deverão ser internados na UTI após serem submetidos a TAVR e monitorizados após a cirurgia para evidência imediata de declínio neurocognitivo ou déficit neurológico focal anunciando um derrame de grandes proporções. A consulta de neurologia e a ativação de um protocolo de exame minucioso para acidente vascular cerebral nativo à instituição doméstica deverão ocorrer e os exames por neuroimagem deverão ser solicitados para orientar o tratamento clínico complementar. No caso de um acidente vascular cerebral na UTI, uma tomada de decisão multidisciplinar entre os médicos e as equipes de cuidados do paciente deverá ser instituída quanto ao início da hipertensão permissiva e da intervenção procedural.

Vazamento Paravalvular

O VPV é comum e reduz significativamente a sobrevida. Esse subdimensionamento é equilibrado contra sobredimensionamento e trauma ou ruptura da raiz aórtica, o que justifica tipicamente a CEC de emergência e o reparo imediato. A graduação formal da gravidade de VPV em TAVR se baseia em sua porcentagem da extensão circunferencial do ânulo da válvula aórtica. Outras estratégias de tratamento para VPV incluem uma prótese de válvula reposicionável e um plugue transcateter. A importância pós-operatória imediata da VPV após TAVR se relaciona à presença de regurgitação aórtica em um ventrículo esquerdo não complacente sob os demais aspectos com disfunção diastólica, como usualmente visto com a estenose aórtica intensa. O médico da UTI cardiotorácica deverá ser informado se um paciente pós-TAVR tem grau moderado ou mais alto de VPV, pois esse achado pode ter consequências para o tratamento clínico.

Anormalidades de Condução Cardíaca

Os transtornos de condução cardíaca após TAVR são comuns e importantes. A FA nova é definida como uma arritmia durante a permanência no hospital, que tem as características de FA e dura mais de 30 segundos. Os tipos de bloqueio associados a TAVR podem ocorrer em qualquer local ao longo da via de condução cardíaca, incluindo bloqueio AV de primeiro grau, bloqueio AV de segundo grau (Mobitz I ou Mobitz II), bloqueio AV de terceiro grau, bloqueio de ramo de feixe e bloqueio AV exigindo inserção de marca-passo.

A válvula aórtica nativa fica próxima ao sistema de condução AV, um local que coloca o sistema condutor septal ventricular em risco durante procedimentos de válvula aórtica. Os anexos basais dos três folhetos aórticos formam um ânulo que separa a raiz aórtica da via de saída do VE (LVOT – LV outflow tract). A cúspide não coronária fica adjacente à porção membranosa do septo interventricular. A continuação superior do septo membranoso é um triângulo interfolhetos que separa a cúspide não coronária da cúspide coronária direita. Ambas as estruturas, o septo membranoso e o triângulo interfolheto, estão em continuidade fibrosa e recobrem o feixe de His à medida que ele se estende para a esquerda a partir do nodo AV. O ramo do feixe esquerdo atravessa o septo membranoso para baixo e penetra superficialmente para atravessar ao longo do lado VE do septo interventricular. Acredita-se que as forças circunferenciais da válvula bioprotética em TAVR nos sistemas de condução cardíaca subjacente e adjacente sejam a causa dos transtornos de condução cardíaca após TAVR.

O reconhecimento imediato e o tratamento apropriado do bloqueio AV continuam essenciais no tratamento de pacientes submetidos a TAVR, porque o bloqueio cardíaco hemodinamicamente significativo após TAVR pode ser comum em pacientes selecionados e exige implante de marca-passo permanente (MPP). Certamente, no ambiente da UTI pós-operatória no paciente que não tem um marca-passo pré-operatório, um novo bloqueio cardíaco e a instabilidade hemodinâmica resultante podem exigir intervenção rápida com *pacing* transvenoso. Essa medida temporária pode ser introduzida como ponte para o MPP.

Ecocardiografia na Unidade de Terapia Intensiva Cardiotorácica

As diretrizes delineando os exames básicos de ETE facilitaram a adaptação da ecocardiografia na UTI por intensivistas sem treinamento prévio nessa modalidade. Podem-se destacar 11 projeções de ETE que, juntas, compreendem o exame perioperatório básico completo por ETE: projeção medioesofágica de quatro câmaras; projeção medioesofágica de duas câmaras; projeção medioesofágica de eixo longo; projeção medioesofágica de eixo longo da aorta ascendente; projeção medioesofágica de eixo curto da aorta ascendente; projeção medioesofágica de eixo curto de válvula aórtica; projeção medioesofágica de fluxo de entrada-fluxo de saída; projeção medioesofágica bicaval; projeção transgástrica mediopapilar de eixo curto e projeções de eixo curto e de eixo longo de aorta descendente. Além disso, a ETE pode ser particularmente útil na UTI para determinar as causas da instabilidade hemodinâmica após operações cardiotorácicas. No período pós-operatório imediato, a ETE pode levar à má visualização como resultado da alteração pós-operatória e do posicionamento de dispositivos de suporte. Por essa razão, a ETE é defendida durante esse cenário para diagnósticos definitivos e precisos de aberrações hemodinâmicas.

Sonda de Ecocardiografia Transesofágica Miniaturizada

O uso de uma sonda de ETE miniaturizada de plano único (ClariTEE; ImaCor, Uniondale, NY) pode fornecer benefício na avaliação de pacientes hemodinamicamente instáveis na UTI cardiotorácica. Essa sonda é capaz de realizar projeções medioesofágicas em plano único de quatro câmaras, medioesofágicas em eixo curto de aorta ascendente e transgástricas de eixo curto. A sonda tem 5,5 mm de diâmetro e é aprovada pela Food and Drug Administration (FDA) para permanecer como sonda de demora por até 72 horas; ela pode se conectar ao console de ultrassom portátil. Ela também pode ser desconectada dessa máquina de ultrassom portátil quando necessário para facilitar a avaliação de outros pacientes com sondas de demora. A máquina de ultrassom (computador e monitor com tela) é pequena e pode ser transportada para os quartos dos pacientes. A sonda ClariTEE usa frequência relativamente alta (7 MHz) combinada com software de processamento de sinal especializado para realçar a penetração e a resolução de contraste. Entretanto, a inabilidade de rodar o setor de varredura do ultrassom dificulta a obtenção de uma varredura ultras-sonográfica diagnóstica completa das estruturas cardiovasculares.

Ecocardiografia durante Manejo Pós-operatório dos Dispositivos de Assistência Ventricular Esquerda na Unidade de Terapia Intensiva

A ecocardiografia é especialmente útil para o manejo pós-operatório de pacientes após a introdução de DAVE. A avaliação da função do VD é central ao tratamento hemodinâmico desses pacientes no período imediatamente pós-operatório e a ecocardiografia pode ajudar a visualizar a posição septal interventricular, a função sistólica do VD, o grau de regurgitação da válvula AV direita (tricúspide) e o tamanho da câmara VE. Tipicamente, a visualização das câmaras cardíacas fornecida pela ETT é insatisfatória após a cirurgia em razão de inflamação, toracotomia e tubos mediastinais, além da sombra ecogênica do hardware do DAVE.

DISFUNÇÃO VENTRICULAR DIREITA APÓS IMPLANTE DE DISPOSITIVO DE ASSISTÊNCIA VENTRICULAR ESQUERDA

Classicamente, o paciente pode se apresentar à UTI com acesso venoso central, CAP e monitorização arterial invasiva. Esses dados hemodinâmicos alertam o médico da UTI para aberrações que podem sugerir disfunção do VD, hipertensão venosa e enchimento e ejeção inadequados do DAVE. O uso da ecocardiografia junto a essas variáveis hemodinâmicas permite a titulação imediata do suporte farmacológico e a velocidade do DAVE para otimizar DC, pressões de enchimento do lado direito, oxigenação venosa mista, função sistólica do VD e enchimento do VE.

Semelhantemente ao exame de ETE na separação da CEC na sala de cirurgia, o exame de ETE na UTI se concentra, da mesma forma, na posição do septo interventricular. O enchimento e o esvaziamento iguais de ambos os ventrículos, direito e esquerdo, resultam em uma posição do septo na linha média. Quando os fluxos do DAVE se mostram relativamente mais altos que a habilidade do ventrículo direito em enviar o DC ao ventrículo esquerdo, o septo interventricular tende a arquear em direção ao ventrículo esquerdo, resultando assim em um efeito "*suckdown*" do VE, insuficiência do VD e aumento da regurgitação tricúspide (Fig. 30.5A). Essa regurgitação ocorre como resultado da distorção anular da válvula tricúspide (Fig. 30.5B). Esse efeito pode ser relativamente compensado por aumento na RVS, aumento no tamanho da câmara VE e ajuste do desvio septal interventricular para a esquerda. Ocasionalmente, a titulação de suporte farmacológico e de suporte mecânico (cenários de DAVE) é ineficaz e o retorno à sala de cirurgia pode ser justificado para colocação de dispositivo de assistência ao VD (DAVD).

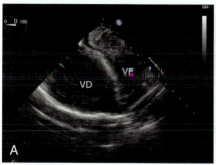 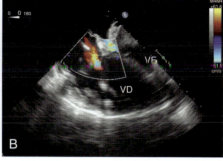

Fig. 30.5 Efeito "*suckdown*" de dispositivo de assistência ventricular esquerda (DAVE) observado por ecocardiografia transesofágica (ETE) na unidade de terapia intensiva cardiotorácica. (A) Projeção medioesofágica de quatro câmaras usando ETE para ilustrar o efeito "*suckdown*" de DAVE como resultado de insuficiência ventricular direita e fluxos de DAVE relativamente aumentados e não compatibilizados. (B) Projeção medioesofágica de quatro câmaras com fluxo Doppler colorido ilustrando regurgitação severa da válvula tricúspide durante esse evento de "*suckdown*". *VD*, ventrículo direito; *VE*, ventrículo esquerdo. (Cortesia de K. Ghadimi, MD.)

ECOCARDIOGRAFIA PARA DESCARTAR CHOQUE OBSTRUTIVO APÓS COLOCAÇÃO DE DISPOSITIVO DE ASSISTÊNCIA VENTRICULAR ESQUERDA

Aumentando as pressões de enchimento do lado direito, o índice cardíaco reduzido e a saturação baixa de oxigênio venoso misto podem alertar o intensivista sobre problemas com a função intrínseca do VD, mas as causas de choque obstrutivo deverão ser excluídas. A monitorização hemodinâmica invasiva não pode sempre discernir entre diferentes causas de disfunção do VD. Entretanto, a ETE habilita o médico a diagnosticar definitivamente novas efusões pericárdicas, grandes efusões pleurais do lado direito ou sangramento resultando em compressão de massa dos átrios e/ou dos ventrículos. No cenário da fisiologia de tamponamento cardíaco, o retorno imediato à sala de cirurgia é justificado para aliviar a compressão de massa das câmaras cardíacas envolvidas.

Ecocardiografia em Pacientes Necessitando de Oxigenação por Membrana Extracorpórea

A ECMO é o suporte mecânico dos pulmões e/ou do coração por um período de dias a semanas por uma máquina pulmonar ou por CEC modificada; a ECMO venovenosa (VV) é usada primariamente para tratar insuficiência respiratória grave, porém potencialmente reversível, e a ECMO venoarterial (VA) é usada principalmente para tratar insuficiência cardíaca ou cardiorrespiratória grave.

Com a ECMO VV, o sangue desoxigenado é drenado da cânula de influxo colocada em uma grande veia central, tipicamente a veia cava inferior (VCI), e o sangue oxigenado retorna por uma cânula cuja ponta repousa no ou próximo ao átrio direito. O ideal é que a maior parte do ou todo o sangue da cânula de saída de fluxo passe pela válvula AV direita (tricúspide) para a circulação pulmonar. Uma técnica de cânula única usa uma cânula única de duplo-lúmen (Avalon Elite Bicaval Dual-Lumen Catheter and Vascular Access Kit, Maquet Cardiopulmonary, Rastatt, Germany) desenhada para colocação na veia jugular interna direita. A ponta do lúmen de fluxo de entrada (o maior) está situada dentro da VCI, com cuidado para evitar a inserção na veia hepática. O lúmen de fluxo de entrada tem um orifício de saída e fenestrações laterais na ponta, assim como orifícios laterais proximais ao sítio de saída do lúmen de fluxo de saída que permitem a drenagem tanto da veia cava superior (VCS) quanto da VCI. O lúmen do fluxo de saída da cânula única se abre 10 cm acima da ponta da cânula de fluxo de entrada e é desenhado para retornar sangue para o átrio direito. Uma vez inserido, o lúmen da cânula de fluxo de saída deverá ser posicionado para dentro e para fora da válvula tricúspide para direcionar o fluxo através da válvula. A ETE pode ser usada para ilustrar o fluxo dentro dos lúmens de fluxo de entrada e de saída e para ilustrar a posição de cada membro dentro da VCI e do átrio direito, respectivamente.

Durante a ECMO VA, o sangue venoso sistêmico drena para o circuito através de uma cânula colocada no átrio direito por meio da VCI (abordagem femoral) ou da VCS (abordagem da veia jugular interna). Isso pode ser visualizado pela ETE para estabelecer o fluxo através da cânula e corrigir o posicionamento. Se a ETE for contraindicada, a ETT pode ser útil em pacientes selecionados que permitam visualização ecocardiográfica adequada através da parede torácica. De modo semelhante à ECMO VV, o sangue passa através da cânula de fluxo de entrada do circuito da ECMO VA para a bomba e do oxigenador/trocador de calor antes de retornar ao paciente através de uma cânula colocada ou enxertada em uma grande artéria (geralmente femoral, axilar ou aorta). O fluxo de sangue arterial sistêmico é a soma entre fluxo do circuito da ECMO VA e qualquer ejeção do ventrículo esquerdo. A PA sistêmica é determinada por fluxo e tônus vascular.

Usando a Ecocardiografia para Resolver Complicações Comuns de Oxigenação por Membrana Extracorpórea Venoarterial

- **Síndrome norte-sul:** Essa síndrome ocorre na circunstância específica de função pulmonar severamente prejudicada em conjunto com a colocação femoral da cânula de fluxo de saída da ECMO VA. Nessa situação, existe o potencial para hipoxemia de corpo superior (artérias coronárias, vasos sanguíneos cerebrais e membros superiores) porque os ramos proximais da aorta recebem, predominantemente, sangue desoxigenado ejetado do coração esquerdo. Esse fenômeno de síndrome norte-sul pode ser observado na ecocardiografia como fluxo "rodopiante" e estagnante na aorta torácica descendente, resultado da interface criada por sangue ejetado do ventrículo esquerdo e sangue retornando ao paciente do membro de fluxo de saída. Mesmo na presença de ejeção do VE significativa, essa situação não aparecerá se a função pulmonar for adequada ou se a cânula de fluxo de saída for transicionada para a colocação central (aorta proximal ou artéria axilar). Por essa razão, a prática institucional pode ditar a transição da canulação periférica (através da artéria femoral) para a central (através da artéria aórtica ou axilar) assim que o paciente estiver suficientemente estável para lidar com essa transição. Como alternativa, após a recuperação da função do VE ser confirmada por ecocardiografia, embora a função pulmonar continue a sofrer, a transição para ECMO VV poderá ser iniciada.

- **Instabilidade hemodinâmica:** A hipotensão durante ECMO VA de "fluxo total" e suporte circulatório completo na ausência de função cardíaca nativa sugere vasodilatação ou distensão do VE. Essa distensão pode se tornar particularmente problemática em pacientes com regurgitação aórtica e mitral. Clinicamente, o paciente pode se apresentar com edema pulmonar espumando do tubo endotraqueal logo após a instituição da ECMO VA e/ou arritmia ventricular exigindo desfibrilação. O diagnóstico pode ser confirmado pela identificação com ETE de um ventrículo esquerdo significativamente dilatado. Fluxos de bomba crescentes reduzem o fluxo de sangue pulmonar e podem melhorar a questão. Se isso falhar, o lado esquerdo do coração precisará ser ventilado. A confirmação ecocardiográfica da colocação do ventilador de VE é importante para assegurar que o ventrículo esquerdo esteja descomprimido e que o risco de desenvolvimento de trombo do VE tenha sido significativamente reduzido.

Desmame e Descontinuidade de Oxigenação por Membrana Extracorpórea Venoarterial

Um sinal precoce de recuperação da função miocárdica é a presença de pulsatilidade na forma de onda arterial. Em geral, os pacientes são desmamados da ECMO VA em doses moderadas de suporte inotrópico (p. ex., epinefrina 0,04-0,1 μg/kg por min). O regime inotrópico planejado deverá ser iniciado várias horas antes do desmame. Os fluxos do circuito são lentamente reduzidos para 1 a 2 L/minuto e a função cardíaca é avaliada com ETE durante a monitorização hemodinâmica. Se o paciente estiver hemodinamicamente estável e a investigação por imagens de ETE demonstrar função cardíaca preservada no suporte farmacológico, a retirada da canulação e a suspensão da ECMO VA serão planejadas.

Em resumo, a compreensão do processo de iniciação, tratamento, desmame e suspensão da ECMO tanto VV como VA representa uma habilidade importante para o intensivista cardiotorácico atual. Em especial, a utilidade da ETE nos cuidados desses pacientes com condições complexas fornece ao médico de cuidados intensivos uma ferramenta que confirma o diagnóstico de complicações comuns ou mesmo de tratamento de rotina durante ECMO VV e VA.

LEITURAS SUGERIDAS

Aronson S, Dyke CM, Stierer KA, et al. The ECLIPSE Trials: comparative studies of clevidipine to nitroglycerin, sodium nitroprusside, and nicardipine for acute hypertension treatment in cardiac surgery patients. *Anesth Analg*. 2008;107(4):1110-1121.

Bellomo R, Chapman M, Finfer S, et al. Low-dose dopamine in patients with early renal dysfunction: a placebo-controlled randomized trial: Australian and New Zealand Intensive Care Society (ANZICS) Clinical Trials Group. *Lancet*. 2000;356:2139.

Esper SA, Levy JH, Waters JH, et al. Extracorporeal membrane oxygenation in the adult. *Anesth Analg*. 2014;118(4):731.

Feinman J, Weiss SJ. Hemodynamic transesophageal echocardiography in left ventricular assist device care: a complementary technology. *J Cardiothorac Vasc Anesth*. 2014;28:1181.

Fischer GW, Levin MA. Vasoplegia during cardiac surgery: current concepts and management. *Semin Thorac Cardiovasc Surg*. 2010;22:140.

Follath F, Cleland JG, Just H, et al. Efficacy and safety of intravenous levosimendan compared with dobutamine in severe low-output heart failure (the LIDO study): a randomized double-blind trial. *Lancet*. 2002;360:196.

Genereux P, Webb JG, Svensson LG, et al. Vascular complications after transcatheter aortic valve replacement: insights from the PARTNER (Placement of AoRTic TraNscathetER Valve) trial. *J Am Coll Cardiol*. 2012;60:1043-1052.

George I, Xydas S, Topkara VK, et al. Clinical indication for use and outcomes after inhaled nitric oxide therapy. *Ann Thorac Surg*. 2006;82(6):2161-2169.

Gomez WJ, Erlichman MR, Batista-Filho ML, et al. Vasoplegic syndrome after off-pump coronary artery bypass surgery. *Eur J Cardiothorac Surg*. 2003;23:165.

Hill LL, Kattapuram M, Hogue CW. Management of atrial fibrillation after cardiac surgery. Part 1. Pathophysiology and risks. *J Cardiothorac Vasc Anesth*. 2002;16:483.

Ichinose F, Roberts JD, Zapol WM. Inhaled nitric oxide: a selective pulmonary vasodilator; current uses and therapeutic potential. *Circulation*. 2004;109:3106.

Kodali SK, Williams MR, Smith CR, et al. Two-year outcomes after transcatheter or surgical aortic-valve replacement. *N Engl J Med*. 2012;366:1686-1695.

Lehmann A, Boldt J. New pharmacologic approaches for the perioperative treatment of ischemic cardiogenic shock. *J Cardiothorac Vasc Anesth*. 2005;19:97.

Levy JH. Treating shock: old drugs, new ideas. *N Engl J Med*. 2010;362:841.

Levy JH, Bailey JM, Deeb M. Intravenous milrinone in cardiac surgery. *Ann Thorac Surg*. 2002;73:325.

Lovich MA, Pezone MJ, Wakim MG, et al. Inhaled nitric oxide augments left ventricular assist device capacity by ameliorating secondary right ventricular failure. *ASAIO J*. 2015;61:379-385.

Nardi P, Pelligrino A, Scaferi A, et al. Long term outcome of CABG in patients with left ventricular dysfunction. *Ann Thorac Surg*. 2009;87:1401.

Puskas JD, Williams WH, Mahoney EM, et al. Off-pump versus conventional coronary artery bypass grafting: early and 1-year graft patency, cost, and quality of life outcomes. *JAMA*. 2004;291:1841.

Vincent JL, Rhodes A, Perel A, et al. Clinical review: update on hemodynamic monitoring: a consensus of 16. *Crit Care*. 2011;15:229.

Webb JG, Binder RK. Transcatheter aortic valve implantation: the evolution of prostheses, delivery systems and approaches. *Arch Cardiovasc Dis*. 2012;105:153-159.

Wiener RS, Welch HG. Trends in the use of pulmonary artery catheters in the United States, 1993-2004. *JAMA*. 2007;298:423.

Capítulo 31

Disfunção do Sistema Nervoso Central após Circulação Extracorpórea

Suzanne Flier, MD, MSc • John M. Murkin, MD, FRCPC

Pontos-chave

1. Apesar da redução progressiva em mortalidade cirúrgica cardíaca, a incidência de complicações neurológicas pós-operatórias tem permanecido relativamente inalterada por décadas.
2. O risco de acidente vascular cerebral (derrame) em pacientes submetidos à cirurgia de artéria coronária aumenta progressivamente com a idade, variando de 0,5%, para pacientes até 55 anos, a 2,3%, para aqueles com mais de 75 anos.
3. Os eventos neurológicos em pacientes cirúrgicos cardíacos estão associados a mortalidade pós-operatória aumentada, permanência prolongada na unidade de terapia intensiva, hospitalização prolongada, pior qualidade de vida e sobrevida em longo prazo diminuída.
4. O mecanismo para lesão neurológica em cirurgia cardíaca inclui alguma combinação de embolia cerebral, hipoperfusão e inflamação, doença vascular associada e autorregulação cerebral alterada, tornando o cérebro mais suscetível à lesão.
5. Embora a doença oclusiva da carótida esteja associada a maior risco de acidente vascular cerebral durante a cirurgia, esse derrame é com frequência contralateral e a endarterectomia concomitante perioperatória da carótida pode aumentar o risco de derrame e de outros eventos adversos de maior porte.
6. Fatores de risco perioperatório para complicações neurológicas incluem: disfunção renal; diabetes melito; hipertensão; doença cerebrovascular anterior; ateromatose aórtica; manipulação de aorta ascendente; procedimentos cirúrgicos complexos; tempo de circulação extracorpórea (CEC) superior a 2 horas; parada circulatória hipotérmica; instabilidade hemodinâmica durante e após circulação extracorpórea; fibrilação atrial de novo começo; hiperglicemia; hipertermia e hipoxemia.
7. A varredura epiaórtica de rotina antes da instrumentação da aorta ascendente é uma técnica sensível e específica usada para detectar ateromatose aórtica não palpável.
8. Em pacientes com ateromatose significativa da aorta ascendente, o escape da manipulação aórtica (técnica de "no-touch") está associado à redução do derrame perioperatório.
9. As estratégias para reduzir o impacto da CEC na embolização, na inflamação e na coagulação reduzirão as complicações neurológicas.
10. A doença cerebrovascular coloca em risco muito maior de derrame perioperatório os pacientes que sofrem perturbações hemodinâmicas significativas durante a CEC.
11. A espectroscopia cerebral próximo do infravermelho (oximetria cerebral) pode detectar a isquemia cerebral e está associada à incidência reduzida de derrame e a resultados melhorados após a cirurgia cardíaca.
12. Existe maior incidência de disfunção cognitiva pós-operatória precoce em pacientes expostos à CEC convencional, comparados com pacientes cirúrgicos sem circulação extracorpórea e não cardíacos.

13. A incidência de disfunção cognitiva tardia e do derrame parece ser similar entre grupos submetidos a CEC convencional, intervenção coronária percutânea ou tratamento clínico, implicando progressão de doença subjacente e arritmias atriais como mecanismos de derrame tardio.

De 2001 a 2011 os procedimentos de revascularização da artéria coronária (CABG – coronary artery bypass graft) diminuíram em quase 50% para 213.700 procedimentos, enquanto as intervenções coronarianas percutâneas (ICP) diminuíram em mais de 25% para 560.500 procedimentos em 2011. Embora essas tendências possam refletir uma variedade de fatores ambientais, de estilos de vida e terapêuticos, a lesão cerebral perioperatória evidente e subclínica permanece como um problema constrangedor e continua a influenciar o debate sobre a melhor estratégia para a revascularização coronariana. De acordo com isso, os fatores de risco, as causas e o potencial para atenuação do derrame perioperatório e dos resultados neurocomportamentais associados à cirurgia cardíaca e à circulação extracorpórea (CEC) são o tópico deste capítulo.

CLASSIFICAÇÃO DE LESÃO DO SISTEMA NERVOSO CENTRAL

Em um estudo original, a lesão do sistema nervoso central (SNC) foi classificada em duas categorias amplas: tipo I (lesão focalizada, estupor ou coma na alta hospitalar) e tipo II (deterioração na função intelectual, déficit de memória ou convulsões). A lesão cerebral também pode ser amplamente classificada como acidente vascular cerebral (derrame), delírio (encefalopatia) ou disfunção cognitiva pós-operatória. *Derrame* é definido clinicamente como qualquer novo déficit sensitivo-motor focalizado que persiste por mais de 24 horas, identificado ou somente em bases clínicas ou, de modo ideal, confirmado por investigação por ressonância magnética (RM) ou por outra forma de investigação cerebral por imagens.

Ataque isquêmico transitório (AIT) é definido como uma breve disfunção neurológica persistindo por menos de 24 horas. A disfunção neurológica persistindo por mais de 24 horas, mas menos de 72 horas, é chamada *déficit neurológico isquêmico reversível.*
Delírio é descrito como prejuízo global transitório da função cognitiva, nível reduzido de consciência, alterações profundas no padrão de sono e transtornos de atenção.
Disfunção cognitiva é definida como uma redução no escore abaixo de algum limiar predeterminado, tal como uma redução em escore pós-operatório de desvio-padrão de magnitude 1 ou mais derivada do desempenho pré-operatório.
Convulsão é categorizada como convulsiva ou não convulsiva e pode estar relacionada a uma lesão evidente do SNC ou, como alternativa, pode refletir neuroestimulação temporária mediada por bioquímica ou farmacologia.

A incidência de derrame ou lesão tipo I após procedimentos cardíacos de câmara fechada é em geral considerada aproximadamente 1%. Para reparo ou substituição cirúrgica isolada de válvula única, é informado um índice de derrame de 1,6%, que aumenta para 2,9% para CABG e cirurgia de válvula combinados. A incidência de disfunção cognitiva (tipo II) é informada como variando de 30% a 80% no período inicial pós-operatório. A diferença na incidência de lesão cerebral após cirurgia cardíaca está relacionada ao tipo e complexidade do procedimento, independentemente de ser revascularização de artéria coronária sem circulação extracorpórea (OPCAB), CABG, câmara aberta, CABG e cirurgia valvular combinadas ou procedimentos do arco aórtico e outros a ele relacionados. O uso cada vez maior de técnicas de revascularização valvular e coronariana minimamente invasivas, assim como o papel cada vez maior da substituição da válvula por meio de cateter, tem impactado independentemente o risco de lesão do SNC. De modo geral, a hospitalização mais demorada e as taxas de mortalidade aumentadas, associadas a qualquer forma de complicação cerebral em pacientes cirúrgicos cardíacos, são impressionantes. Os prognósticos de ambos os tipos de complicações cerebrais incluíram idade de mais de 70 anos e história da presença de hipertensão significativa. Os prognosticadores de déficits do tipo I incluem presença de aterosclerose aórtica proximal, história de doença neurológica anterior, uso de bomba de balão intra-aórtico, diabetes, história de hipertensão, história de angina instável e idade avançada. A hipotensão perioperatória e o uso de drenagem ventricular também foram levemente associados a esse tipo de resultado.

Derrame Precoce, Retardado e Tardio

Ao considerarmos a incidência de derrame perioperatório, é evidente que distinguir o derrame como precoce (i.e., déficit neurológico aparente na emergência da anestesia), retardado (i.e., déficit neurológico desenvolvendo-se mais de 24 horas após a cirurgia) ou tardio (i.e., derrame que se desenvolve mais de 30 dias após a cirurgia) é importante para discriminar melhor as causas e as estratégias de redução dos riscos em potencial. Essa análise facilita a identificação de eventos intraoperatórios potencialmente causais (p. ex., hipotensão, aorta aterosclerótica), de ocorrências perioperatórias (p. ex., fibrilação atrial) e de progressão de doença subjacente (p. ex., aterosclerose cerebrovascular).

Os estudos indicam fortemente que as comorbidades do paciente, especialmente a aterosclerose aórtica, juntamente a fatores intraoperatórios, associadas a CABG, OPCAB ou ICP, impactam fundamentalmente a incidência de derrame precoce e são, portanto, potencialmente modificáveis, enquanto o derrame tardio reflete a progressão de doença comórbida e arritmias atriais.

Risco Associado à Idade para Lesão do Sistema Nervoso Central

Em uma revisão de 67.764 pacientes cirúrgicos cardíacos, dos quais 4.743 eram octogenários, que se submeteram à cirurgia cardíaca em 22 centros na National Cardiovascular Network, a incidência de lesão cerebral tipo I foi de 10,2% em pacientes com mais de 80 anos *versus* 4,2% naqueles com menos de 80 anos. Embora a mortalidade global para cirurgia cardíaca em octogenários tenha sido maior que em pacientes mais jovens, os pesquisadores informaram que, quando octogenários sem comorbidades significativas eram considerados, seus índices de mortalidade foram semelhantes àqueles dos pacientes mais jovens.

Além do fator relacionado à idade, relatórios da Europa e da América do Norte descrevem, de maneira coerente, doença cerebrovascular anterior, diabetes melito, hipertensão, doença vascular periférica (incluindo doença da carótida), aterosclerose aórtica, disfunção renal, infarto ou angina instável dentro de 24 horas antes da cirurgia e complicações intraoperatórias e pós-operatórias como fatores adicionais que aumentam a incidência de lesão cerebral em pacientes de cirurgia cardíaca (Quadro 31.1). Determinar o impacto da lesão cerebral associada à idade em cirurgia cardíaca está se tornando mais relevante em razão do aumento progressivo na idade média da população geral e, em particular, da população cirúrgica cardíaca. A presença de comorbidades pré-operatórias é cada vez mais reconhecida como a determinante primária do risco de complicações do SNC associadas à idade. Como a sobrevida geral e a qualidade de vida após a cirurgia cardíaca continuam a melhorar em pacientes mais idosos, a idade avançada sozinha não é mais considerada hoje um impedimento ao se avaliar um paciente para cirurgia cardíaca. A presença e a extensão de comorbidades deveriam ser consideradas de igual ou maior importância que a idade como fator de risco para lesão cerebral em pacientes cirúrgicos cardíacos.

QUADRO 31.1	Fatores Relacionados a Lesão Cerebral em Cirurgia Cardíaca

Idade
Ateromatose da aorta
Doença da carótida
Diabetes melito
Hipertensão
Doença vascular periférica
Disfunção renal
Derrame ou doença cerebrovascular
Angina instável recente ou infarto agudo do miocárdio
Débito pré-operatório baixo/fração de ejeção baixa
Procedimentos combinados/complexos
Reoperação
Tempo prolongado de circulação extracorpórea
Instabilidade hemodinâmica intraoperatória
Fibrilação atrial pós-operatória

Fatores de risco coerentemente informados para lesão cerebral perioperatória em pacientes de cirurgia cardíaca; ver discussão no texto.

Avaliação Neurológica Retrospectiva *versus* Prospectiva

A detecção de lesão do SNC depende criticamente da metodologia usada e vários estudos retrospectivos demonstraram essa detecção como insensível. Uma revisão em gráfico retrospectivo é inadequada como avaliação de toda a incidência da disfunção neurológica pós-operatória. As razões para a inabilidade de uma auditoria de um gráfico retrospectivo para a detecção da maioria dos pacientes com disfunção neurológica estão imediatamente aparentes e incluem registros incompletos, relutância em documentar complicações aparentemente menores e, o mais importante, uma insensibilidade à disfunção neurológica sutil. O momento, a meticulosidade e a reprodutibilidade (examinador único) dos exames neurológicos, assim como a incorporação de uma avaliação pré-operatória para comparação, determinam a sensibilidade e a precisão com as quais a lesão do SNC pode ser detectada. Muitos tipos de prejuízo neurológico hoje sendo documentados são subclínicos e não prontamente detectáveis por uma avaliação padrão tipo "foot-of-the-bed" e possuem atualmente implicações desconhecidas para resultados ao paciente em prazo mais longo.

DISFUNÇÃO NEUROPSICOLÓGICA

Comparada com o derrame, a disfunção cognitiva (disfunção neurocognitiva) é uma sequela consideravelmente mais frequente da cirurgia cardíaca e tem sido demonstrada em até 80% dos pacientes logo após a cirurgia. A patogênese da disfunção cognitiva após a cirurgia cognitiva ainda é incerta. Variáveis que têm sido postuladas para explicar o desenvolvimento do declínio neurocognitivo pós-operatório incluem idade avançada, doença cerebrovascular concomitante e gravidade da doença cardiovascular, assim como progressão da doença subjacente. Vários fatores intraoperatórios, tais como êmbolos cerebrais, hipoperfusão ou hipoxia, ativação de processos inflamatórios, pinçamento aórtico ou tempo de CEC, pressão arterial média (PAM) baixa e hipertensão venosa cerebral, têm sido implicados. Em muitas situações, sinais sutis de disfunção neuropsicológica são detectáveis somente com estratégias de verificação cognitiva sofisticada, embora a depressão e as alterações de personalidade possam ser notadas pelos membros da família. Deve ser reconhecido que a verificação cognitiva formalizada é reprodutível e quantificável e representa uma medida de resultado objetiva; como tal, ela pode atuar como referência para avaliar várias intervenções terapêuticas (p. ex., a eficácia de cerebroprotetores putativos, modificações de equipamento, estratégias de tratamento do pH). Além disso, vários estudos fizeram correlações entre disfunção cognitiva pós-operatória precoce e dessaturação intraoperatória de oxigênio cerebral, assim como novas lesões isquêmicas na RM. A avaliação de disfunção cognitiva precoce pode ser usada para discriminar entre várias modalidades de tratamento intraoperatório (p. ex., tratamento do pH, uso de protetor celular, varredura epiaórtica [EAS – epiaortic scanning]). Entretanto, ainda há controvérsia sobre se a disfunção cognitiva pós-operatória precoce representa dano neurológico permanente.

Vários estudos mais recentes demonstraram incidências similares de disfunção cognitiva mais tardia, independentemente de os pacientes terem se submetido a CABG, cirurgia sem circulação extracorpórea, ICP ou terem sido tratados clinicamente. Esses resultados implicam fortemente que as comorbidades subjacentes e a progressão da doença cerebrovascular são os fatores mais relevantes em disfunção cognitiva pós-operatória tardia que em cirurgia cardíaca *per se*.

MECANISMOS DE LESÃO CEREBRAL

É problemático determinar qual fator ou, mais provavelmente, qual combinação de fatores é responsável pela disfunção neurológica ou comportamental pós-operatória em pacientes submetidos à cirurgia cardíaca usando CEC (Quadro 31.2). Dos poucos estudos nos quais foi usado um grupo de controle cirúrgico, parece que os elementos inerentes à CEC são causadores, especialmente na disfunção ocorrendo no período imediatamente pós-operatório. Quanto dessa disfunção é resultado direto da exposição a CABG e CEC ou ocorre como resultado de doença comórbida subjacente é uma área de investigação ativa em andamento. Com base em estudos *post-mortem*, assim como em análises correlativas de episódios intraoperatórios com consequências neurológicas, dois mecanismos primários parecem ser responsáveis por lesão cerebral em operações cardíacas não complicadas sob os demais aspectos: hipoperfusão cerebral e êmbolos cerebrais.

A embolização cerebral intraoperatória de elementos particulados e microgasosos tem papel significativo na gênese de eventos cerebrais em pacientes cirúrgicos cardíacos após a operação. Atenção crescente também está sendo dedicada ao papel da hipoperfusão perioperatória, especialmente em pacientes com aterosclerose intracraniana e extracraniana, e ao efeito de processos inflamatórios desencadeados durante a exposição à cirurgia e à CEC.

QUADRO 31.2 *Fatores de Risco para Complicações Neurológicas em Cirurgia Cardíaca*

Instabilidade hemodinâmica
Diabetes melito
Idade avançada
Procedimentos combinados/complexos
Tempo prolongado de circulação extracorpórea
Derrame anterior/doença cerebrovascular
Ateromatose aórtica
Disfunção renal
Doença vascular periférica

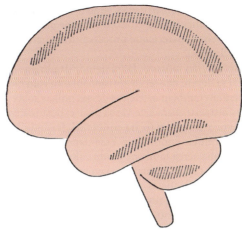

Fig. 31.1 Áreas sombreadas mostrando os locais mais frequentes de área de fronteira, ou infartos de zona de linha divisória no cérebro, situados entre territórios de grandes artérias cerebrais ou cerebelares. (De Torvik A. The pathogenesis of watershed infarcts in the brain. *Stroke.* 1984;2:221-223.)

Evidências mais recentes vêm se concentrando em nova fibrilação atrial pós-operatória (FAPO) como estando associada a mortalidade e derrame aumentados em longo prazo. Antigamente, acreditava-se que FAPO fosse relativamente benigna e autolimitada, enquanto uma metanálise atual identificou FAPO recente após CABG como associada a um risco significativamente mais alto de mortalidade em acompanhamento de curto e longo prazos e a índices mais altos de derrame e de outras complicações.

Infartos "Divisores de Águas"

Infartos "divisores de águas", ou de zona limítrofe, são lesões isquêmicas situadas ao longo de zonas de fronteira entre territórios de duas artérias cerebrais principais (p. ex., artérias cerebrais média e posterior ou anterior e média) nas quais existem anastomoses arteriolares terminais (Fig. 31.1).

Pela mesma base racional, entretanto, essas áreas também são altamente suscetíveis à isquemia, em razão da embolização de artéria final, sendo também reconhecido que, embora a hipotensão grave seja a causa mais comum, chuveiros de microêmbolos podem se alojar preferencialmente nessas áreas e causar infartos no cérebro subjacente. Como tal, embora surjam usualmente de episódios profundamente hipotensivos, as lesões divisoras de águas não são patognomônicas de um episódio hipotensivo e podem ser o resultado de êmbolos cerebrais. A embolização e a hipoperfusão atuando juntas desempenham papel sinérgico e causam ou ampliam o dano cerebral de pacientes cirúrgicos cardíacos.

Êmbolos Cerebrais e Resultados

Durante a CEC, os êmbolos cerebrais podem se diferenciar arbitrariamente em macroêmbolos (p. ex., desbridamentos calcificados ou ateroscleróticos) e microêmbolos (p. ex., bolhas microgasosas, matéria microparticulada). O dano neurológico evidente e focalizado provavelmente reflete a ocorrência de macroêmbolos cerebrais (p. ex., desbridamentos calcificados e ateromatosos gerados durante a remoção de tecido valvular ou instrumentação de uma aorta ateromatosa), enquanto a disfunção neurológica menos focalizada tem sido atribuída a microêmbolos cerebrais. Os microêmbolos parecem ter algum papel em transtornos neurológicos e cognitivos difusos e sutis, enquanto os macroêmbolos provavelmente produzem derrames clinicamente catastróficos em aparência. Entretanto, seja qual for a natureza do insulto cerebral, parece que processos inflamatórios coexistentes podem exacerbar a magnitude da lesão.

Os êmbolos gasosos não são inócuos. Já foi demonstrado que os efeitos dos êmbolos na vasculatura cerebral se devem não só ao aprisionamento com bloqueio direto de vasos cerebrais, mas representam também os efeitos dessas bolhas sobre as células endoteliais vasculares. Os exames ultraestruturais de vasos piais expostos a êmbolos de ar cerebral demonstraram lesão grave ao plasmalema endotelial, levando à perda de integridade celular e ao inchaço de células endoteliais. Esse dano endotelial produz rupturas de vasorreatividade. A embolia aérea também produz alterações em elementos do sangue, levando a formação de uma cápsula proteinácea ao redor das bolhas, dilatação acentuada dos vasos da pia, sequestro de plaquetas e dano às células endoteliais. O trauma mecânico ao endotélio induzido pelo ar causa ruptura da membrana basal, produção de trombina, liberação de P-seletina de vesículas intracelulares, síntese de fator de ativação de plaquetas e lesão semelhante à reperfusão com perturbações em processos inflamatórios e trombóticos. Esses fenômenos provavelmente prejudicam a produção de óxido nítrico, causando alterações em regulação microvascular cerebral. Ainda existe especulação quanto ao fato de a anticoagulação com heparina durante CEC mitigar o impacto de embolização de gás cerebral, como demonstrado durante angiografia cerebral.

Pressão de Perfusão Cerebral

A hipotensão intraoperatória durante a cirurgia cardíaca tem sido relacionada à disfunção neurológica pós-operatória. Padrões eletroencefalográficos (EEG) coerentes com isquemia – a ocorrência de aumento na atividade de ondas lentas e de atividade difusa de lentidão de EEG – foram informados durante episódios de CEC e acredita-se que sejam associados à hipoperfusão cerebral. Episódios de redução de fluxo durante a normotermia produziram, com frequência, alterações isquêmicas, enquanto reduções similares durante a hipotermia estável não foram associadas a alterações de EEG. Na verdade, alterações de EEG isquêmicas são observadas com frequência em associação com reduções em índice de fluxo de perfusão durante a iniciação de CEC.

Durante a transição para CEC, o cérebro fica particularmente vulnerável à isquemia; na medida em que o índice metabólico cerebral para oxigênio ($CMRO_2$) fica aparentemente inalterado, o cérebro é inicialmente perfundido com um *prime* assanguíneo e, mesmo após o equilíbrio durante a CEC estabelecida, o hematócrito geralmente é mantido em uma faixa entre 20% e 30%. Como resultado, quaisquer reduções adicionais em perfusão cerebral, na falta de reduções concomitantes em $CMRO_2$, são mal toleradas. Durante condições hipotérmicas, ocorre redução profunda em $CMRO_2$, excedendo 50% para uma redução de 10°C na temperatura. É claro que, sob anestesia, especialmente durante CEC hipotérmica, o fluxo de sangue cerebral (FSC) é mantido a níveis muito baixos de pressão de perfusão cerebral. Usando técnicas de radioisótopos para medição do FSC e incorporando um cateter venoso jugular para cálculo do $CMRO_2$, foi determinado que existe uma redução profunda no $CMRO_2$ durante CEC hipotérmica e que o FSC é reduzido proporcionalmente e se autorregulará em sentido decrescente para uma pressão de perfusão cerebral de 20 mmHg, na presença de tratamento de pH alfa-stat. A pressão arterial baixa durante a fase hipotérmica da CEC é, por isso, improvável de resultar em isquemia cerebral na ausência de doença cerebrovascular. Como a idade média e a extensão da doença em pacientes que se apresentam para CABG continuam a aumentar, o número de pacientes com doença cerebrovascular concomitante, por isso potencialmente com autorregulação cerebral desarranjada, representa um grupo cada vez mais importante.

792

Obstrução Venosa Cerebral

Deve-se notar também que, durante a CEC, a hipertensão venosa cerebral pode resultar da obstrução parcial da veia cava superior, particularmente na presença de uma única cânula venosa de dois estágios, e pode causar edema cerebral e produzir um declínio desproporcional na pressão de perfusão cerebral relativa à pressão arterial. A hipertensao venosa cerebral, como pode ocorrer durante a CEC com deslocamento miocárdico e drenagem prejudicada da veia cava superior, pode resultar em isquemia cerebral se não reconhecida e não tratada. É viável que essa hipertensão venosa cerebral não reconhecida tenha resultado em algumas das síndromes neurológicas pós-operatórias informadas.

Embora a associação entre hipotensão arterial durante a CEC e disfunção cerebral permaneça controversa, existe alguma evidência de que certos subconjuntos de pacientes podem estar em risco especial. A PAM e o reaquecimento não são determinantes primárias de declínio cognitivo, mas hipotensão e reaquecimento rápido contribuem significativamente para a disfunção cognitiva em pacientes idosos. Outra vez, porque pacientes idosos formam um segmento crescente da população submetido a procedimentos cirúrgicos cardíacos, esses aspectos estão se tornando questões de manejo clínico cada vez mais importantes.

Instabilidade Hemodinâmica durante Circulação Extracorpórea

Verificou-se que as complicações hemodinâmicas, antes, durante ou após a cirurgia, aumentam a lesão cerebral em pacientes cirúrgicos cardíacos. Os estudos indicam suscetibilidade aumentada do cérebro nesses pacientes a alterações hemodinâmicas aparentemente "benignas" que ou produzem ou reforçam a lesão cerebral, provavelmente por meio de hipoperfusão do tecido cerebral. Isso é particularmente importante, uma vez que já foi estimado que mais de 50% dos pacientes submetidos a CABG apresentam doença cerebrovascular coexistente. A interação de êmbolos, pressão de perfusão e condições particulares da circulação cerebral regional (p. ex., lesões intravasculares cerebrais preexistentes) determina a expressão final do dano cerebral no paciente cirúrgico cardíaco. Pacientes com doença cerebrovascular que se submetem a procedimentos de CEC com grandes flutuações em parâmetros hemodinâmicos estão em risco especialmente aumentado para o desenvolvimento de complicações neurológicas pós-operatórias.

Aterosclerose Aórtica

Ateroembolismo de uma aorta ou de um arco aórtico ascendente ateromatoso é reconhecido como um fator de risco significativo no paciente submetido a procedimentos cirúrgicos cardíacos e como um problema disseminado. O índice de prevalência de ateroma do arco aórtico aumenta com a idade, de modo que o ateroma grave é observado em mais de 20% dos pacientes com mais de 74 anos – um fator primário no aumento associado à idade no risco de derrame perioperatório.

Na cirurgia cardíaca, a ateroembolia tem um amplo espectro de apresentações clínicas, incluindo lesões devastadoras e óbito, e sua incidência verdadeira provavelmente é subestimada. A ateromatose da aorta torácica está associada à doença da artéria coronária e ao derrame na população geral. Os investigadores concluíram que o risco de derrame é quatro vezes maior em pacientes com ateroma grave do arco. Yahia et al. estudaram prospectivamente pacientes com diagnósticos de AIT ou de derrame usando ecocardiografia transesofágica (ETE) para avaliar ateromatose aórtica. Ateromas aórticos do tórax estavam presentes em 141 de 237 pacientes (59%); placa leve (< 2 mm) foi encontrada em 5%, placa moderada (2-4 mm) em 21%, placa espessa (≥ 4 mm) em 33% e placa complexa em 27%. As placas estavam presentes com mais frequência na aorta descendente e no arco da aorta do que na aorta ascendente. A aterosclerose significativa da aorta ascendente está presente em 20% a 40% dos pacientes cirúrgicos cardíacos e essa porcentagem aumenta com a idade, sendo um fator de risco independente para o derrame (lesão cerebral tipo I).

Diabetes Melito e Hiperglicemia

A presença de diabetes é reconhecida como um fator relacionado a morbidade e mortalidade aumentadas em pacientes cirúrgicos cardíacos. A incidência de diabetes melito aumenta com a idade e sabe-se que sua presença acelera o dano causado pela aterosclerose; por isso, uma porcentagem cada vez maior de pacientes se apresentando para CABG exibe diabetes concomitante, estimada atualmente como uma comorbidade em cerca de 30% a 40% dos pacientes com CABG. Os investigadores associaram o diabetes a incidências aumentadas de derrame e mortalidade. Parte do risco pode envolver hipoperfusão cerebral, porque extensão e duração aumentadas da dessaturação do oxigênio cerebral durante a CEC foram documentadas em pacientes diabéticos, com aqueles dependentes de insulina demonstrando os valores mais baixos (conforme medidos via oximetria jugular) e as piores respostas a aumentos na PAM.

Estudos identificam a normoglicemia como meta perioperatória desejável em pacientes cirúrgicos cardíacos, independentemente de eles serem diabéticos ou não. A evidência experimental e clínica mostra que a hiperglicemia está associada à exacerbação da lesão neurológica. As abordagens para manter os valores de glicose sérica inferiores a 150 mg/dL mostraram resultados favoráveis. O valor ideal da glicose sérica em pacientes cirúrgicos cardíacos continua desconhecido, mas a evidência disponível sugere que a manutenção da euglicemia está relacionada a um prognóstico melhor.

De acordo com esses dados, as diretrizes da Society of Thoracic Surgeons (STS) para controle de glicose em pacientes submetidos à cirurgia cardíaca recomendam que, em pacientes diabéticos ou não, os níveis de glicose no sangue deverão ser mantidos em menos de ou iguais a 180 mg/dL, com insulina intravenosa, conforme necessário. Entretanto, há preocupações sobre as reações adversas potenciais associadas à hipoglicemia, incluindo o risco aumentado de mortalidade associado até a um único episódio de hipoglicemia grave, como observado em pacientes sob cuidados intensivos clínicos/cirúrgicos. Além disso, em um estudo prospectivo randomizado de 400 pacientes cirúrgicos cardíacos tratados ou com controle estrito de glicose (insulina intravenosa para manter a glicose intraoperatória entre 80 e 100 mg/dL) ou com tratamento convencional (nível de glicose < 200 mg/dL), uma incidência significativamente maior de derrame foi encontrada no grupo com tratamento. Assim, evitar a hipoglicemia deverá ser essencial. Dessa forma, uma ressalva importante recomendando a conservação de um limite inferior de nível de glicose maior do que 100 mg/dL deverá ser adicionada às diretrizes. Em resumo, parece ser desejável a manutenção do nível de glicose sérica entre 100 e 180 mg/dL tanto nos pacientes diabéticos quanto nos não diabéticos.

FLUXO DE SANGUE CEREBRAL

Tratamento do pH e do Fluxo de Sangue Cerebral

As poucas e relativamente novas informações sobre a circulação cerebral em seres humanos durante uma CEC apareceram até 1983, quando Henriksen et al. informaram evidência de hiperemia cerebral ocorrendo durante uma CEC. Esse relatório foi seguido, em 1984, por um documento original de Govier et al., que incitaram controvérsias com suas observações de níveis de limiar isquêmico de FSC durante CEC, em contraste direto com a hiperperfusão informada por Henriksen. Criou-se a hipótese de que diferenças no tratamento do pH foram responsáveis pelos valores divergentes anteriormente informados para FSC durante a CEC hipotérmica. De acordo com isso, os pacientes foram tratados ou com pH alfa-stat ou pH-stat durante CEC hipotérmica. Uma redução similar e pronunciada no $CMRO_2$ foi observada nos dois grupos durante a hipotermia e, no grupo alfa-stat, a acoplagem global de fluxo cerebral/metabolismo foi preservada, em comparação com o grupo tratado com pH-stat. O tratamento com alfa-stat preservou a autorregulação e a relação entre FSC e o metabolismo e se tornou o padrão de cuidados para pacientes adultos submetendo-se à CEC com hipotermia leve e moderada.

Hipertermia Cerebral

A hipertermia cerebral durante a fase de reaquecimento da CEC pode exacerbar uma lesão preexistente antes do reaquecimento e ser prejudicial para si mesma. A hipertermia pode exercer impacto significativo sobre a transferência de oxigênio cerebral e o resultado neurológico. Os níveis de glutamato podem aumentar durante a hipertermia cerebral, levando por fim à morte celular. O reaquecimento rápido reduz a saturação de hemoglobina venosa da jugular, criando um descompasso entre o consumo e a oferta de oxigênio cerebral. Um índice mais lento de reaquecimento com temperaturas de pico mais baixas durante a CEC pode ser um fator importante na prevenção do declínio neurocognitivo após CEC hipotérmica e as intervenções para evitar a hipertermia pós-operatória podem ser justificadas para melhorar o resultado cerebral após a cirurgia cardíaca.

EQUIPAMENTO PARA CIRCULAÇÃO EXTRACORPÓREA

Estudos anteriores demonstraram microêmbolos aumentados em pacientes submetidos à CEC usando oxigenadores de bolhas, com redução na embolização cerebral por meio do uso de oxigenadores de membrana e filtração de linha arterial (Quadro 31.3).

QUADRO 31.3 *Estratégias Clínicas que Podem Reduzir Complicações Neurológicas em Cirurgia Cardíaca*

Controle precoce e agressivo de instabilidade hemodinâmica
Euglicemia perioperatória entre 100 e 180 mg/dL
Varredura epiaórtica de rotina antes da manipulação da aorta ascendente
Evitar a manipulação da aorta ascendente em ateromatose severa
Manutenção de pressão adequada de perfusão cerebral (neuromonitorização/oximetria cerebral)
Monitorização de pressão venosa cerebral via cateter proximal de pressão venosa central ou bainha de introdução do cateter de artéria pulmonar
Tratamento de pH alfa-stat durante circulação extracorpórea (CEC) hipotérmica moderada
Evitar temperatura de fluxo de entrada arterial superior a 37°C
Uso de circuito de CEC incorporando oxigenador de membrana e filtro de linha arterial de 40 μm
Uso de circuito de CEC de superfície modificada e área reduzida
Uso de oximetria cerebral

A modificação da resposta inflamatória à CEC usando circuitos de CEC de superfície modificados e filtros de depleção de leucócitos também foi explorada.

Além disso, várias manipulações intraoperatórias, especialmente a instrumentação da aorta aterosclerótica, são riscos independentes para a geração de êmbolos cerebrais e provavelmente produzem êmbolos particulados e microparticulados, em vez de êmbolos microgasosos e microagregados gerados pelo oxigenador. Evitar a manipulação de uma aorta doente parece reduzir a embolização e a lesão cerebral. Uma abordagem alternativa, a redução dos êmbolos por captura usando um filtro intra-aórtico inserido por meio de uma câmara lateral de uma cânula aórtica modificada, também já foi avaliada.

Circulação Extracorpórea Minimamente Invasiva

Um desenvolvimento recente na orientação por uma CEC mais fisiológica foi o advento da circulação extracorpórea minimamente invasiva (CECMi). Esse sistema consiste em um circuito fechado modular biocompatível de volume de preparação mínimo que incorpora uma bomba centrífuga e um oxigenador de membrana e demonstrou resultar em marcadores inflamatórios significativamente reduzidos. A CECMi também foi associada a resposta inflamatória sistêmica reduzida, conforme medida por elastase polimorfonuclear, hemodiluição, conforme calculada por queda de hematócrito após o procedimento, necessidade de transfusão de hemácias, níveis reduzidos de liberação de troponina de pico, nível máximo de creatinina, ocorrência de FAPO, duração de ventilação mecânica e permanência em UTI.

Uma vez que a técnica de CECMi modular foi empregada para CABG e cirurgia de válvula combinadas, assim como para pacientes de alto risco, e mostrou resultar em menos microembolização cerebral e em oxigenação melhorada do tecido cerebral, assim como em resultados neurocognitivos melhorados, existe potencial significativo de que essa abordagem à CEC possa se tornar o padrão de cuidados em um futuro próximo.

ESTRATÉGIAS CEREBROPROTETORAS

Avaliação de Risco

Os preditores-chave dos principais eventos neurológicos perioperatórios são idade, história de doença neurológica, diabetes, CABG anterior, angina instável e história de doença pulmonar. O Índice de Risco de Derrame (Stroke Risk Index) permite que o risco neurológico seja estimado para cada paciente, permitindo que a terapia perioperatória mais apropriada seja usada, a qual pode ser uma modificação cirúrgica, uma mudança no tratamento da perfusão, neuromonitorização aplicada ou administração de protetores cerebrais farmacológicos putativos. Ela também é útil como escala para comparar índices de risco e, assim, a eficácia de diferentes intervenções pelos estudos de resultados clínicos.

Endarterectomia da Carótida

Na população cirúrgica cardíaca atual, 17% a 22% dos pacientes apresentam estenose moderada de artéria carótida de 50% ou mais e 6% a 12% apresentam estenose severa de 80% ou mais. O risco de derrame após a cirurgia é de 10% em pacientes com estenose moderada e de 11% a 19% em pacientes com estenose intensa, enquanto permanece em 2% ou menos em pacientes com estenose inferior a 50%. Embora pacientes que se apresentem para cirurgia cardíaca com doença de artéria carótida bilateral severa sejam raros, o risco de derrame perioperatório é de até 20%. Entretanto, ainda não está claro se a endarterectomia da carótida reduz esse índice, pois, em uma metanálise, dados compilados para derrame e óbito não deram suporte à endarterectomia para redução de risco de estenose assintomática da carótida durante CABG (risco relativo: 0,9; $P = 0,5$). Em uma revisão, foi estimado que somente cerca de 40% dos derrames perioperatórios (no máximo) poderiam ser diretamente atribuíveis à doença ipsolateral da artéria carótida. Portanto, em um paciente com estenose assintomática da carótida, a cirurgia combinada não deverá ser realizada a menos que a equipe cirúrgica seja muito experiente em endarterectomia combinada da carótida/procedimentos de CABG. A endarterectomia concomitante da carótida provavelmente não reduz o risco de derrame de um paciente. Em vez disso, a estenose da carótida deveria ser considerada indicadora de alta probabilidade de doença aórtica e/ou intracerebral concomitante e o uso de EAS com a modificação apropriada de abordagem cirúrgica e neuromonitorização aplicada pode ser de especial benefício nesse grupo de alto risco.

Ecocardiografia Transesofágica *versus* Varredura Epiaórtica

A detecção da ateromatose da aorta ascendente é o pilar das estratégias para reduzir a incidência de derrame durante e após procedimentos cirúrgicos cardíacos. A palpação manual da aorta, apesar de sua utilização amplamente disseminada, tem sensibilidade muito baixa para essa finalidade. A associação entre placas aórticas torácicas graves (definidas como zonas hiperecogênicas focais com espessura de 5 mm da íntima da aorta e/ou irregularidades do lúmen com estruturas móveis ou ulcerações) e doença de artéria coronária está bem estabelecida. A identificação de doença séria da aorta tem implicações clínicas, pois a técnica cirúrgica, incluindo o procedimento cirúrgico, o sítio da canulação e os sítios anastomóticos para enxertos proximais, podem ser alterados para evitar a produção de êmbolos e derrame.

Vários estudos documentaram que a maioria das lesões ateroscleróticas significativas na aorta ascendente é perdida pela palpação intraoperatória feita pelo cirurgião e estudos ecocardiográficos intraoperatórios da aorta têm sido recomendados (Fig. 31.2). Entretanto, a habilidade da ETE de detectar confiavelmente aorta ascendente e lesões do arco aórtico é limitada. A alta reflectância acústica atribuível à interface ar-tecido resultante do brônquio principal direito sobrejacente e da traqueia limita a avaliação da ETE da aorta ascendente

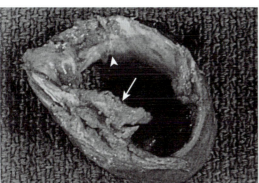 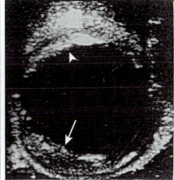

Fig. 31.2 Imagem ultrassônica transversa da aorta ascendente e do segmento correspondente da aorta em paciente com aterosclerose grave. Observe a calcificação (*cabeça de seta*) e a projeção de ateroma *(seta)* para o interior do lúmen. (De Wareing TH, Davila-Roman VG, Barzilai B, et al., Management of the severely atherosclerotic ascending aorta during cardiac operations. A strategy for detection and treatment. *J Thorac Cardiovasc Surg.* 1992; 103:453-462.)

superior, onde a canulação é geralmente obtida. Se o exame da ETE biplana completo for negativo para a placa, será altamente improvável que haja placa significativa na aorta ascendente. Se o exame por ETE for positivo para a placa, haverá 34% de chance de que exista doença significativa da aorta ascendente e a EAS deverá ser considerada. A ETE é um método sensível, mas só pouco específico para determinar se existe aterosclerose na aorta ascendente.

O padrão para avaliação aórtica antes da instrumentação continua a ser a inspeção visual e a palpação pelo cirurgião, apesar do fato de que isso mostrou identificar a doença ateromatosa em apenas 25% a 50% dos pacientes e, mesmo quando identificada, subestima significativamente sua gravidade. As estratégias de tratamento para a aorta ascendente doente variam de técnicas "no-touch" aórticas minimamente invasivas (NTT – "no-touch" techniques) a procedimentos maximamente invasivos, incluindo substituição da aorta ascendente ou desbridamento aórtico extenso sob parada circulatória hipotérmica (HCA – hypothermic circulatory arrest) profunda. As modificações operatórias em CABG incluem evitar o pinçamento aórtico, procurar sítios alternativos de pinçamento aórtico e evitar anastomoses proximais pelo uso de todos os conduítes arteriais ou de enxertos em Y.

Técnica "No-touch"

Evitar a instrumentação da aorta ascendente em pacientes com ateromatose aórtica intensa tem sido defendido.

Nesses pacientes, a revascularização é realizada com artérias torácicas internas únicas ou bilaterais e pela conexão de enxertos coronários adicionais (veia safena, artéria radial) em configuração T ou Y.

A poderosa evidência implicando a instrumentação da aorta vem de um estudo com 12.079 pacientes de revascularização da artéria coronária isolada na qual a manipulação aórtica foi completamente evitada usando-se artérias torácicas internas *in situ* para fluxo de entrada em 1.552 pacientes (*no-touch*), um dispositivo de facilitação sem pinças para anastomoses proximais em 1.548 pacientes e pinçamento aórtico em 8.979 pacientes. O estudo demonstrou uma incidência geral de derrame pós-operatório de 1,4% ($n = 165$), com incidência não ajustada de 0,6% ($n = 10$) no grupo *no-touch*, 1,2% ($n = 18$) no grupo com dispositivo de facilitação sem pinça e 1,5% ($n = 137$) no grupo com pinça ($P < 0,01$ para *no-touch vs.* pinça). A proporção de derrame observado para esperado aumentou conforme o grau de manipulação aórtica aumentou de 0,48, no grupo *no-touch*, para 0,61, no grupo com dispositivo de facilitação sem pinça, e para 0,95, no grupo com pinça, demonstrando que o pinçamento aórtico ficou independentemente associado a um aumento no derrame pós-operatório, comparado com *no-touch*.

Insuflação de Dióxido de Carbono durante Procedimentos de Câmara Aberta

Uma determinante primária do número e da duração de êmbolos microgasosos durante procedimentos de câmara aberta diz respeito a metodologias para remoção de ar intracavitário. Embora a aspiração por agulha e/ou a ventilação da raiz aórtica sejam técnicas-padrão para remoção do ar, o uso de insuflação de CO_2, contínua ou imediatamente antes do fechamento da ventriculotomia, demonstrou aumentar significativamente a eficácia da desaeração, resultando em êmbolos gasosos sistêmicos reduzidos. Entretanto, embora tenha havido expectativa geral de melhorias em resultados neurológicos e cognitivos resultando dessa insuflação de CO_2, ela tem sido surpreendentemente difícil de demonstrar.

Temperatura e Revascularização da Artéria Coronária

É sabido que a vulnerabilidade do cérebro normotérmico ao insulto isquêmico focalizado demonstra variabilidade surpreendente na presença de graduações pequenas em temperatura. Pequenos aumentos em temperatura cerebral, tais como para 39°C, como podem ocorrer durante a CABG, demonstraram reforçar profundamente a suscetibilidade do cérebro ao insulto isquêmico focal e resultar em lesões isquêmicas de extensões muito maiores em comparação com controles em 37°C.

Neuromonitorização Aplicada

A monitorização neurofisiológica intraoperatória pode ser benéfica para reduzir a lesão do SNC. O Doppler transcraniano (DTC) intraoperatório demonstrou detectar episódios embólicos em tempo real e permite modificação de perfusão e de técnicas cirúrgicas. Como alternativa, estudos de oximetria do cérebro usando espectroscopia próxima do infravermelho (NIRS – near-infrared spectroscopy) não invasiva mostraram resultados promissores. A eletroencefalografia e a oximetria cerebral combinadas identificaram episódios de isquemia cerebral em 15% de uma série de 550 pacientes submetidos à cirurgia com batimentos cardíacos; todos foram tratados com sucesso por uma combinação de débito cardíaco farmacologicamente melhorado, pressão de perfusão aumentada e reposicionamento cardíaco.

Um algoritmo de tratamento fisiologicamente derivado para tratamento de dessaturação de oxigênio cerebral perioperatório foi proposto e é mostrado na Figura 31.3.

Algumas das preocupações associadas à oximetria cerebral, incluindo a contaminação de sinal extracerebral e a alteração em divisão arterial/venoso, têm sido tratadas em um dispositivo de nova geração. A incorporação de um ultrassom Doppler para focar fótons de NIRS permitiu a medição direta de alterações no FSC microcirculatório usando fótons etiquetados de ultrassom e uma série de estudos preliminares demonstrou a utilidade dessa abordagem para avaliar a integridade e o limite inferior da autorregulação cerebral.

Neuromonitorização durante Parada Circulatória Hipotérmica Profunda

A hipotermia moderada (25-30°C) e profunda (< 25°C) continua como o esteio para a proteção cerebral e sistêmica durante reparo complexo do arco aórtico, porque o acesso cirúrgico pode exigir interrupção da perfusão sistêmica por períodos relativamente prolongados. Como a habilidade de monitorizar o bem-estar cerebral durante esses períodos é relativamente pequena porque a eletroencefalografia se torna progressivamente atenuada a menos de 25°C, a NIRS cerebral tem sido defendida como meio de monitorizar e detectar o início de isquemia cerebral durante HCA profunda. Embora alguns grupos monitorizem a saturação de oxigênio venoso jugular (SjO$_2$) usando canulação retrógrada da veia jugular interna como índice de supressão metabólica cerebral durante o resfriamento, a correlação não foi demonstrada entre SjO$_2$ e NIRS cerebral durante HCA profunda. Uma possível explicação poderia ser que NIRS é uma medida altamente regional de saturação de tecido de oxigênio cortical cerebral, enquanto SjO$_2$ é uma medida de saturação de oxigênio venoso cerebral misturado, refletindo, assim, alterações globais em oxigenação venosa e, como tal, potencialmente menos sensível a inomogeneidades de perfusão regional.

Além da HCA profunda, alguns centros usam perfusão cerebral retrógrada (PCR) via veia cava superior ou, cada vez mais, perfusão cerebral anterógrada seletiva (PCAS) via artéria inominada ou subclávia. Há vários relatórios de caso sobre a habilidade da NIRS de detectar o início de isquemia cerebral durante cirurgias do arco aórtico e o interesse é cada vez maior no papel da NIRS cerebral como medida de adequação de perfusão nesse ambiente. É cada vez mais reconhecido que a PCR não fornece fluxo nutritivo suficiente

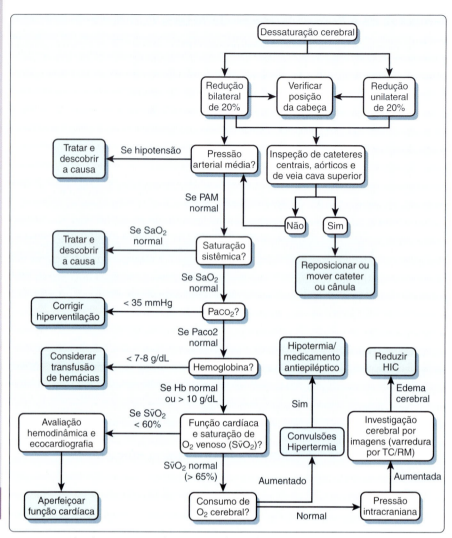

Fig. 31.3 Algoritmo para uso de oximetria de cérebro. *Hb*, hemoglobina; *HIC*, hipertensão intracraniana; *PaCO₂*, pressão parcial arterial de dióxido de carbono; *PAM*, pressão arterial média; *RM*, ressonância magnética; *SaO₂*, saturação de oxigênio arterial; *SṼO₂*, saturação de oxigênio venoso misto; *TC*, tomografia computadorizada. (Reimpresso de Denault A, Deschamps A, Murkin JM. A proposed algorithm for the intraoperative use of cerebral near-infrared spectroscopy. *Semin Cardiothorac Vasc Anesth.* 2007;11:274-281.)

para sustentar a integridade cerebral para um intervalo estendido, como foi refletido nos valores inferiores de saturação de oxigênio de hemoglobina regional (rSO₂) observados durante monitorização da NIRS em PCR *vs.* PCAS.

Em pacientes adultos, a má perfusão cerebral pode ocorrer como consequência de dissecção da aorta ascendente com oclusão do lúmen da carótida, torcedura ou obstrução da cânula de perfusão durante perfusão cerebral seletiva para procedimentos de parada circulatória ou migração de cânula aórtica de endopinçamento durante cirurgia cardíaca de acesso mínimo com comprometimento potencial de perfusão cerebral. Os relatórios estão informando que a monitorização bilateral de rSO₂ pode detectar dessaturação contralateral durante perfusão cerebral seletiva unilateral. Isso pode resultar de um círculo de Willis incompleto, o qual, em algumas séries, tem índice de prevalência de até 50% e foi estimado como um fator em má perfusão em aproximadamente 15% dos pacientes.

Proteção Cerebral Farmacológica

Embora múltiplos avanços no sentido de compreender os mecanismos básicos da lesão cerebral tenham levado ao desenvolvimento de várias estratégias farmacológicas para neuroproteção, em geral, a proteção farmacológica da isquemia cerebral permanece como meta elusiva. Com base em evidência experimental sólida, incluindo dados de estudos com cobaias animais, vários agentes neuroprotetores putativos foram examinados em pacientes cirúrgicos cardíacos, mas os resultados foram, em sua maioria, negativos. Os agentes testados incluíram aqueles que reduzem o consumo de oxigênio pelo cérebro para aumentar a tolerância à isquemia (tiopental e propofol) e aqueles que visam às vias neuroprotetoras estabelecidas, incluindo receptor de N-metil-D-aspartato (NMDA), canais de cálcio, estresse oxidante, receptor do ácido gama-aminobutírico (GABA) e outros. Análises *post hoc* de vários estudos clínicos sugeriram efeitos neuroprotetores encorajadores de remacemida e de agentes inibidores do complemento. Entretanto, para a maioria, não há agentes farmacológicos amplamente aceitos com eficácia comprovada para reduzir a extensão da lesão cerebral associada à cirurgia cardíaca.

Como agente anti-inflamatório de amplo espectro, a aprotinina inibidora de seri-na-protease demonstrou impactar positivamente a coagulação e as alterações inflamatórias desencadeadas pela CEC e também foi associada a incidências reduzidas de derrame e lesão de grande porte do SNC em pacientes cirúrgicos cardíacos. Entretanto, porque o uso clínico de aprotinina foi suspenso indefinidamente devido aos vários relatórios de mortalidade aumentada e às reações adversas associadas à terapia com aprotinina em pacientes cirúrgicos cardíacos, o futuro desse fármaco continua controverso.

Existem algumas outras associações interessantes de certas terapias medicamentosas com propriedades anti-inflamatórias e antiplaquetárias com incidências reduzidas de derrame e eventos adversos de SNC. Os achados dão forte suporte à terapia perioperatória com aspirina e sugerem que as plaquetas exercem papel fundamental em orquestrar a resposta isquêmica à lesão de reperfusão de sistemas de múltiplos órgãos em pacientes submetidos à cirurgia cardíaca.

Outra linha promissora de investigação para proteção cerebral é o papel para os inibidores da 3-hidroxi-3-metil-glutaril coenzima-A (HMG CoA) redutase (p. ex., estatinas). Com o acúmulo de evidência de que as estatinas não só têm efeito decrescente sobre o colesterol de lipoproteína de baixa densidade, mas também apresenta efeitos pleiotrópicos e neuroprotetores, também está aumentando a evidência para redução de derrame. Atual-mente, acredita-se que as estatinas possuam propriedades antiateroscleróticas, aumentem a estabilidade da placa e exerçam efeitos favoráveis sobre inflamação, função vasomotora, fibrinólise local e atividade de plaquetas. Outro mecanismo plausível para neuroproteção induzida por estatina poderia ser a prevenção de FAPO, possivelmente induzida por inflamação, levando a menos derrame pós-operatório. Entretanto, a inibição sistêmica cega de inflamação (p. ex., dexametasona) não parece fornecer proteção ao cérebro em cirurgia cardíaca.

Teoricamente, os anestésicos voláteis e o xenônio não volátil possuem efeitos neuro-protetores também. Existe evidência experimental para aumento de perfusão de áreas isquêmicas, metabolismo cerebral reduzido, inibição da atividade de receptor do gluta-mato e da atividade de neurotransmissor, inibição dos canais de íons, evitando o influxo patológico de cálcio ou sódio, redução de desgaste oxidativo prejudicial, manutenção de função mitocondrial e inibição de apoptose. Entretanto, além da abundância de dados animais, a evidência clínica ainda é escassa. Embora ainda não exista a bala farmacológica mágica que possa ser usada para reduzir a lesão neurológica em pacientes submetidos à cirurgia cardíaca, uma combinação de medidas técnicas e farmacológicas está disponível atualmente e poderá afetar positivamente os resultados para o SNC desses pacientes. Em pacientes identificados como em risco de lesão cerebral perioperatória, medidas preventivas deverão ser instituídas com tratamento focado no órgão para orientar completamente os períodos intraoperatório e pós-operatório.

Essas estratégias neuroprotetoras incluem:

- o uso de tratamento de pH alfa-stat durante CEC hipotérmica moderada;
- evitar a hipertermia cerebral limitando a temperatura da linha arterial em 37°C;
- evitar a reinfusão direta de sangue de sucção de cardiotomia não processado por uso de processamento de células sanguíneas e filtração secundária;
- ETE intraoperatória ou EAS ultrassonográfica epiaórtica em todos os pacientes;
- uso de filtros de linha arterial para minimizar carga embólica;
- manutenção de euglicemia;
- redução de circuito de CEC e uso de circuitos biocompatíveis modificados de superfície;
- hemodiluição reduzida para evitar transfusão subsequente de sangue alogênico.

Recomendações adicionais incluiriam monitorizar pressão cerebral de fluxo de saída venoso via pressão venosa jugular proximal, evitar hipotensão e usar perfusão tépida em vez de normotérmica durante a CEC. À medida que a idade e a incidência de doença comórbida na população cirúrgica cardíaca continuam a aumentar, a importância dessas questões se torna cada vez mais aguda. Em resumo, a prevenção primária continua a ser a única medida efetiva para reduzir a incidência de lesão cerebral em pacientes submetidos a procedimentos cirúrgicos cardíacos.

LEITURAS SUGERIDAS

Alexander KP, Anstrom KJ, Muhlbaier LH, et al. Outcomes of cardiac surgery in patients > or = 80 years: results from the National Cardiovascular Network. *J Am Coll Cardiol.* 2000;35(3):731-738.

Anastasiadis K, Bauer A, Antonitsis P, et al. Minimal invasive extra-corporeal circulation (MiECC): a revolutionary evolution in perfusion. *Interact Cardiovasc Thorac Surg.* 2014;19(4):541-542.

Doty JR, Wilentz RE, Salazar JD, et al. Atheroembolism in cardiac surgery. *Ann Thorac Surg.* 2003;75(4):1221-1226.

Ebert AD, Walzer TA, Huth C, et al. Early neurobehavioral disorders after cardiac surgery: a comparative analysis of coronary artery bypass graft surgery and valve replacement. *J Cardiothorac Vasc Anesth.* 2001;15(1):15-19.

Eckmann DM, Armstead SC, Mardini F. Surfactants reduce platelet-bubble and platelet-platelet binding induced by in vitro air embolism. *Anesthesiology.* 2005;103(6):1204-1210.

Gandhi GY, Nuttall GA, Abel MD, et al. Intensive intraoperative insulin therapy versus conventional glucose management during cardiac surgery: a randomized trial. *Ann Intern Med.* 2007;146(4):233-243.

Grigore AM, Grocott HP, Mathew JP, et al. The rewarming rate and increased peak temperature alter neurocognitive outcome after cardiac surgery. *Anesth Analg.* 2002;94(1):4-10:table.

Hillis LD, Smith PK, Anderson JL, et al. 2011 ACCF/AHA Guideline for Coronary Artery Bypass Graft Surgery: a report of the American College of Cardiology Foundation/American Heart Association Task Force on Practice Guidelines. *Circulation.* 2011;124(23):e652-e735.

Knipp SC, Matatko N, Wilhelm H, et al. Evaluation of brain injury after coronary artery bypass grafting. A prospective study using neuropsychological assessment and diffusion-weighted magnetic resonance imaging. *Eur J Cardiothorac Surg.* 2004;25(5):791-800.

Koster S, Hensens AG, van der Palen J. The long-term cognitive and functional outcomes of postoperative delirium after cardiac surgery. *Ann Thorac Surg.* 2009;87(5):1469-1474.

Lazar HL, McDonnell M, Chipkin SR, et al. The Society of Thoracic Surgeons practice guideline series: blood glucose management during adult cardiac surgery. *Ann Thorac Surg.* 2009;87(2):663-669.

Maruff P, Silbert B, Evered L. Cognitive decline following cardiac surgery. *Br J Anaesth.* 2001;87(3):518-519.

Millar K, Asbury AJ, Murray GD. Pre-existing cognitive impairment as a factor influencing outcome after cardiac surgery. *Br J Anaesth.* 2001;86(1):63-67.

Murkin JM. Perioperative multimodality neuromonitoring: an overview. *Semin Cardiothorac Vasc Anesth.* 2004;8(2):167-171.

Murkin JM, Falter F, Granton J, et al. High-dose tranexamic acid is associated with nonischemic clinical seizures in cardiac surgical patients. *Anesth Analg.* 2010;110(2):350-353.

Okita Y, Minatoya K, Tagusari O, et al. Prospective comparative study of brain protection in total aortic arch replacement: deep hypothermic circulatory arrest with retrograde cerebral perfusion or selective antegrade cerebral perfusion. *Ann Thorac Surg.* 2001;72(1):72-79.

Palerme LP, Hill AB, Obrand D, et al. Is Canadian cardiac surgeons' management of asymptomatic carotid artery stenosis at coronary artery bypass supported by the literature? A survey and a critical appraisal of the literature. *Can J Surg.* 2000;43(2):93-103.

Selnes OA, Gottesman RF. Neuropsychological outcomes after coronary artery bypass grafting. *J Int Neuropsychol Soc.* 2010;16(2):221-226.

Slater JP, Guarino T, Stack J, et al. Cerebral oxygen desaturation predicts cognitive decline and longer hospital stay after cardiac surgery. *Ann Thorac Surg.* 2009;87(1):36-44.

Wang D, Wu X, Li J, et al. The effect of lidocaine on early postoperative cognitive dysfunction after coronary artery bypass surgery. *Anesth Analg.* 2002;95(5):1134-1141:table.

Yahia AM, Kirmani JF, Xavier AR, et al. Characteristics and predictors of aortic plaques in patients with transient ischemic attacks and strokes. *J Neuroimaging.* 2004;14(1):16-22.

Capítulo 32

Complicações e Tratamento de Longo Prazo

Martin Birch, MD • Monica I. Lupei, MD •
Michael Wall, MD, FCCM • Julia Weinkauf, MD

Pontos-chave

1. Os pacientes cirúrgicos cardíacos estão em risco significativo de reações adversas passíveis de prevenção. Esses eventos ocorrem por erro humano, ou por falha de tomada de decisão (diagnóstico, decisão para o tratamento) ou por ações faltosas (falha na introdução correta do plano).
2. O erro humano é onipresente e não pode ser prevenido ou eliminado tentando-se mais ou eliminando-se aquele que erra. A redução no erro humano exige alterações de sistema que evitem a ocorrência de erros (forçando funções) ou evitem que os erros atinjam o paciente.
3. A privação do sono e a fadiga podem tornar uma pessoa mais propícia a cometer um erro. Embora as horas dos residentes sejam limitadas, as dos outros médicos nos Estados Unidos não o são, diferentemente de outros países.
4. Habilidades não técnicas como liderança, comunicação, cooperação e conscientização situacional são críticas à segurança do paciente, mas raramente são ensinadas. Distrações, interrupções, barulho e alarmes contribuem para erros técnicos e aumentam os índices de mortalidade em cirurgias cardíacas.
5. A comunicação é a principal causa raiz dos eventos sentinelas, seja por meio da perda de informações, seja pelo mal-entendido. O uso de protocolos de comunicação estruturados reduz os erros. Transferências de tarefas executadas sem um protocolo envolvem números significativos de itens omitidos.
6. O treinamento da equipe reduz os índices de mortalidade cirúrgica, mas deve ser feito com a preparação cuidadosa e com repetição regular.
7. Instruções cirúrgicas que usem lista de verificação reduzem significativamente os índices de mortalidade cirúrgica (World Health Organization Safe Surgery Saves Lives). Sessões de esclarecimento permitem que as equipes identifiquem perigos e formulem aperfeiçoamentos.
8. A simulação é um meio efetivo de ensinar habilidades técnicas e não técnicas e permitir que as equipes treinem para eventos raros, porém perigosos.
9. Recursos cognitivos deverão estar disponíveis em todas as salas de cirurgia para fornecer orientação durante raros eventos de crise (p. ex., hipertermia maligna, atividade elétrica sem pulso).
10. Erros médicos ocorrem aproximadamente em 1 de cada 150 a 200 casos anestésicos. A Anesthesia Patient Safety Foundation publicou um conjunto de recomendações para reduzir erros de medicação, incluindo padronização, uso de tecnologia como códigos de barra e bombas de infusão inteligentes e envolvimento da farmácia em cada passo do processo da medicação e na construção de uma cultura de segurança.
11. A consciência durante a anestesia ocorre aproximadamente 1 a 2 vezes em cada 1.000 casos anestésicos e mais frequentemente em procedimentos cirúrgicos cardíacos. O uso de um eletroencefalograma processado ou a conquista de uma concentração de corrente final de concentração alveolar mínima de 0,7 é eficaz em reduzir a incidência de consciência.

804

12. A cultura de uma organização ou de uma unidade contribui significativamente para a segurança ou o risco de um paciente. Culturas estritamente hierárquicas cultivam, tipicamente, um conceito de culpa e vergonha, o qual inibe a identificação e a correção de perigos. A "Just Culture" reconhece que o erro humano acontece e busca redesenhar o sistema para evitar erros futuros, mas também mantém as pessoas individualmente responsáveis por violações intencionais.

Este capítulo se concentra nas complicações em longo prazo e no tratamento de pacientes após cirurgia cardíaca na unidade de terapia intensiva (UTI) e inclui uma discussão sobre infecções específicas observadas em pacientes após a cirurgia, sobre o tratamento da insuficiência renal aguda e sobre o o papel do suporte nutricional no paciente criticamente doente. O capítulo também cobre as complicações após procedimentos cirúrgicos mais recentes como a substituição da válvula aórtica transcateter (TAVR – transcatheter aortic valve replacement), outros procedimentos híbridos minimamente invasivos e complicações em longo prazo de dispositivos de assistência ventricular (DAV) e oxigenação por membrana extracorpórea (ECMO – extracorporeal membrane oxygenation). Por fim, este capítulo conclui com uma visão geral dos numerosos dilemas éticos que essa tecnologia criou para pacientes, famílias e médicos.

INFECÇÕES APÓS CIRURGIA CARDÍACA

Infecções Relacionadas com Dispositivos

Dispositivos Eletrônicos Cardíacos Implantados

À medida que o número de dispositivos eletrônicos cardíacos implantados (DEIC; p. ex., marca-passos, cardioversores-desfibriladores, terapia de ressincronização cardíaca) vai aumentando gradativamente, suas complicações, como as infecções, também vão aumentando. As infecções relacionadas aos DEIC podem ser difíceis de diagnosticar, pois a ecocardiografia é menos precisa e as culturas de sangue são menos sensíveis que na endocardite. A maioria dos pacientes exibe sintomas não específicos e menos de 10% dos pacientes desenvolvem choque séptico. A incidência de infecções relacionadas aos DEIC varia entre os estudos de 0,5% a 2,2%, com um aumento de duas a cinco vezes em incidência após uma revisão. Os patógenos mais comuns identificados nos diferentes estudos foram os estafilococos e outras bactérias Gram-positivas. A mortalidade por todas as causas associada a infecções relacionadas aos DEIC variou entre 0% e 35%.

O tratamento de infecções suspeitas relacionadas aos DEIC deverá ser orientado pela gravidade clínica. As recomendações de tratamento para infecções definidas como relacionadas aos DEIC incluem remoção precoce de todo o sistema (todas as derivações e o gerador) junto com terapia antibiótica apropriada.

Dispositivos de Assistência Ventricular

As infecções associadas à linha de direção do dispositivo de assistência ventricular esquerdo (DAVE) ocorrem com incidência de até 20% e se desenvolvem usualmente mais de 30 dias após o implante. As infecções em pacientes com DAVE estão associadas a hospitalização mais demorada, necessidade frequente de reoperação, maior risco de acidente vascular cerebral (derrame) e atraso no transplante de coração. Alguns autores informam tendência no sentido de sobrevida diminuída em pacientes com DAVE que desenvolvem infecções.

Pacientes com infecções por DAVE tendem a apresentar índice de massa corporal maior e, com frequência, história de diabetes melito. O *Staphylococcus aureus* foi o organismo mais comumente identificado em pacientes com DAVE e complicações de sepse. O tratamento de infecções relacionadas à linha de direção de DAVE exige, potencialmente, o reposicionamento dessa linha ou a troca de DAVE por implante de pérolas antibióticas e tratamento antibiótico sistêmico.

Dispositivos Intravasculares

Dispositivos intravasculares como cateteres arteriais, venosos centrais ou de artéria pulmonar são usados universalmente em pacientes após cirurgia cardíaca. Pacientes com cateteres intravasculares geralmente adquirem infecções da corrente sanguínea (BSI – bloodstream infections), as quais estão associadas à hospitalização prolongada e ao risco aumentado de mortalidade. A BSI associada à linha central (CLABSI – central line-associated BSI) é definida pelos Centers for Disease Control and Prevention (CDC) como bacteriemia não relacionada a uma infecção em outro sítio ou duas ou mais culturas sanguíneas positivas com um contaminante cutâneo comum associado a sinais e sintomas de infecção. As CLABSI são prevalentes no mundo todo e a incidência é quase quatro vezes mais alta internacionalmente (7,6 por 1.000 dias de linha central) que o índice nacional nos Estados Unidos (2 por 1.000 dias de linha central). O CDC informou redução significativa da incidência de CLABSI nas UTI americanas nos anos mais recentes: redução de 58% de 2001 a 2009. O risco de uma BSI para cateteres arteriais é menor que o risco associado a cateteres vasculares centrais de curta duração, não revestidos, sem bainha, não tunelados (1,7 vs. 2,7 por 1.000 dias de cateter). Se os cateteres arteriais forem inseridos usando as precauções máximas de barreira, poderemos atingir um risco muito baixo de BSI (0,41 por 1.000 dias de cateter).

Os fatores de risco reconhecidos para o desenvolvimento de CLABSI foram: hospitalização prolongada antes da inserção de cateter; cateterização de jugular interna e femoral; cateterização mais prolongada; neutropenia; uso de nutrição parenteral total; manipulação extensiva de cateter e proporção reduzida de enfermagem:paciente. A maioria dos casos de CLABSI é causada por organismos Gram-positivos (60%), incluindo estafilococos coagulase-negativos (34%), espécies de *Enterococcus* (16%) e *Staphylococcus aureus* (10%); cerca de 18% dos casos informados de CLABSI foram atribuíveis a organismos Gram-negativos (18%) e às espécies de *Candida* (12%).

A redução proeminente do índice de CLABSI com a introdução das várias iniciativas de prevenção induziu o desenvolvimento de muitas iniciativas de aperfeiçoamento de qualidade com o objetivo de atingir uma incidência de CLABSI de mínimo a zero. O CDC publicou diretrizes para a prevenção de infecções relacionadas a cateteres (IRC) em 2011, cujo sumário é apresentado no Quadro 32.1.

Infecções do Ferimento do Esterno

O CDC classifica essa infecção de sítio cirúrgico como superficial ou profunda. Com base na definição de uma infecção profunda do esterno (DSWI – deep sternal wound infection), essa infecção de sítio cirúrgico ocorre dentro de 30 a 90 dias após um procedimento cirúrgico. A incisão é deiscente ou deliberadamente aberta, existe associação com febre ou dor localizada e sensibilidade ou houve formação de abscesso. A DSWI é uma complicação incomum, porém grave, após cirurgia cardíaca e está associada a morbidade desfavorável e mortalidade aumentada.

Idade avançada, diabetes, derrame anterior e ataques isquêmicos transitórios, insuficiência cardíaca congestiva (ICC) e enxertos bilaterais de artéria mamária interna para procedimento de enxerto de revascularização da artéria coronária (CABG – coronary artery bypass graft) são fatores de risco para DSWI após cirurgia cardíaca. A duração da ventilação mecânica e da permanência na UTI e no hospital foi mais prolongada em pacientes diagnosticados com DSWI do que naqueles sem DSWI. *Staphylococcus aureus* e bactérias Gram-positivas foram os patógenos mais comuns. O tratamento recomendado para DSWI é a terapia antibiótica sistêmica adequada junto com desbridamento cirúrgico com irrigação de antibióticos e fechamento primário ou esternotomia com reconstrução com retalho.

> **QUADRO 32.1** *Prevenção de Infecções Relacionadas a Cateter Intravascular*
>
> **Prevenção de Infecção por Cateter Venoso Central**
> - Usar, se possível, o sítio da subclávia e evitar usar o sítio femoral
> - Usar ultrassom, se disponível, para reduzir o número de tentativas de investigação por imagens
> - Usar o cateter com o número mínimo de lúmens necessário
> - Usar higiene estrita das mãos, preparo da pele com antisséptico e precaução de barreira total para inserção
> - Manter técnica asséptica durante toda a inserção e durante os cuidados do cateter
> - Monitorizar regularmente o sítio de inserção do cateter quanto a sinais de infecção
> - Usar clorexidina a 2% para lavagem diária da pele
> - Não substituir rotineiramente o cateter para prevenir infecção
> - Não usar fio-guia para trocar o cateter em caso de infecção suspeita
> - Remover o cateter quando ele não for mais necessário
>
> **Prevenção de Infecção por Cateter Arterial**
> - Em adultos, os sítios radial, braquial e dorsal do pé são preferíveis sobre o axilar e o femoral
> - Usar um mínimo de avental, máscara e luvas esterilizadas para inserção de cateter arterial e precaução de barreira total para o sítio femoral
> - Substituir o cateter arterial apenas quando clinicamente indicado
> - Remover o cateter arterial quando não for mais necessário
>
> Adaptado de O'Grady NP, Alexander M, Burns LA, et al. Gluidelines for the prevention of intravascular cateter-related infections. *Am J Infect Control*, 2011:39(4 Suppl 1):S1-S34.

Endocardite de Válvula Protética

O diagnóstico de endocardite exige alto nível de suspeita clínica, considerando-se que a apresentação clínica frequentemente é não específica, com febre, calafrios, fadiga ou perda de peso. Os critérios de Duke modificados são o padrão-ouro para o diagnóstico de endocardite infecciosa (EI): são exigidos dois principais, um principal e três secundários ou cinco critérios clínicos secundários (Tabela 32.1). EI de válvula protética pode ocorrer precocemente (menos de 1 ano após a substituição da válvula) ou mais tarde (mais de 1 ano após a cirurgia). Esse risco de EI foi estimado em 1% a 4% precocemente após a cirurgia e em 0,5% a 1% dos pacientes/ano de prótese mais tarde após a cirurgia. A incidência entre prótese e EI associada ao DEIC aumentou nos últimos anos. O risco informado foi semelhante para a substituição de válvula mitral ou aórtica, independentemente do tipo de prótese; entretanto, foi mais alto se mais de uma válvula foi substituída. O *Staphylococcus aureus* foi informado como o patógeno mais comum em EI de prótese (34%), seguido por espécies de *Streptococcus* (23%), espécies de *Enterococcus* (19%) e por *Staphylococcus* coagulase-negativo (18%).

Apesar do baixo nível de evidência sobre o benefício da profilaxia antibiótica na prevenção de EI, a recomendação atual permanece sendo a de que todos os pacientes com próteses recebam profilaxia antibiótica antes de procedimentos dentais ou cirúrgicos. A evidência também sugere que o tratamento antibiótico reduz o risco de derrame após uma EI. Com base nas diretrizes em vigor do American College of Cardiology e da American Heart Association (ACC/AHA), a cirurgia é indicada em EI relacionada à prótese resultando em instabilidade hemodinâmica, insuficiência cardíaca ou complicações valvulares como

Tabela 32.1	Critérios de Duke Modificados para Diagnóstico de Endocardite Infecciosa	
Critérios Principais		**Critérios Secundários**
1. Duas culturas de sangue positivas com microrganismos típicos colhidos com pelo menos 12 horas de diferença (ou uma cultura de sangue positiva para *Coxiella burnetii*) 2. Evidência de envolvimento endocárdico (novo sopro, evidência ecocardiográfica de massa cardíaca, abscesso, deiscência de válvula)		1. Febre > 38°C 2. Fenômenos vasculares (êmbolos sistêmicos, lesões de Janeway) 3. Fenômenos imunológicos (nodos de Osler, manchas de Roth) 4. Predisposição à endocardite infecciosa (endocardite infecciosa anterior ou abuso de fármaco/droga intravenosos) 5. Evidência microbiológica que não cumpre com os critérios principais

Adaptada de Tanavaro KL, Nixon JV. Endocarditis 2014; an update. *Heart Lung.* 2014;43(4):334-337.

disfunção ou deiscência, obstrução ou regurgitação e formação de abscesso ou fístula, mas não é indicada em casos não complicados.

Síndrome de Resposta Inflamatória Sistêmica e Sepse

A síndrome de resposta inflamatória sistêmica (SIRS – systemic inflammatory response syndrome) e a sepse são entidades clínicas que resultam de uma infecção com uma resposta inflamatória. O Quadro 32.2 resume os critérios diagnósticos para sepse. O número de casos de sepse informados nos Estados Unidos supera os 750.000 por ano, dos quais 50% foram tratados em UTI. Entre 15 e 19 milhões de novos casos de sepse são estimados por ano no mundo a cada ano. A maioria dos estudos informou que a mortalidade por sepse permaneceu alta com o tempo e que o choque séptico respondeu pela mais alta mortalidade, chegando a 50%.

Alguns autores informam que as infecções são a complicação não cardíaca mais comum após a cirurgia cardíaca. Os custos hospitalares, a duração da hospitalização e as readmissões estiveram significativamente associados a infecções nosocomiais após cirurgias cardíacas. Outro grande estudo prospectivo revelou que quase 50% dos pacientes foram diagnosticados com infecções de grande porte (p. ex., DSWI, mediastinite, miocardite ou pericardite, endocardite, infecção por dispositivo cardíaco, pneumonia, empiema, colite por *Clostridium difficile*, BSI) após cirurgia cardíaca. Os fatores de risco associados ao aumento de infecções foram doença pulmonar crônica, insuficiência cardíaca, cirurgia prolongada, cirurgia de emergência, ventilação mecânica prolongada e administração de antibióticos pós-operatórios por mais de 48 horas. As infecções de grande porte aumentaram substancialmente o índice de mortalidade após a cirurgia cardíaca.

Considerando o alto risco de mortalidade e morbidade da sepse, um grupo de especialistas representando várias organizações internacionais patrocinou a Surviving Sepsis Campaign (SSC) e publicou diretrizes em 2003, que foram atualizadas em 2012. Essas diretrizes são apresentadas no Quadro 32.3.

Pneumonia

O diagnóstico de pneumonia é difícil de fazer em pacientes após uma cirurgia cardíaca porque os sinais radiográficos típicos podem ser confundidos com alterações pós-

QUADRO 32.2 Critérios Diagnósticos para Sepse

Infecção Documentada ou Suspeita com Alguns dos Critérios a seguir:

Variáveis Gerais

- Febre
- Hipotermia
- Taquicardia
- Taquipneia
- Estado mental alterado
- Balanço positivo de fluido
- Hiperglicemia na ausência de diabetes

Variáveis Inflamatórias

- Leucocitose
- Leucopenia
- Leucócitos imaturos superiores a 10%
- Proteína C-reativa do plasma aumentada
- Aumento na pró-calcitonina do plasma

Variáveis Hemodinâmicas

- Hipotensão arterial

Variáveis de Disfunção Orgânica

- Hipoxemia
- Oligúria
- Aumento da creatinina
- Anormalidades de coagulação
- Íleo
- Hiperbilirrubinemia

Variáveis de Perfusão de Tecidos

- Ácido lático aumentado
- Enchimento capilar reduzido

Adaptado de Dellinger RP, Levy MM, Rhodes A, et al. Surviving Sepsis Campaign Guidelines Committee including the Pediatric Subgroup. *Cirt Care Med.* 2013;41(2):580-637.

---

cirúrgicas. A pneumonia é uma complicação importante após esse tipo de cirurgia. Um estudo multicêntrico revelou que a pneumonia representou 48% das infecções nosocomiais em pacientes submetidos a cirurgias cardíacas. Uma história de doença pulmonar obstrutiva crônica está significativamente associada à infecção respiratória após a cirurgia cardíaca.

Cerca de 5,5% dos pacientes exigem ventilação mecânica prolongada após cirurgia cardíaca. Considerando-se a mortalidade aumentada e os custos dos cuidados de saúde relacionados à pneumonia assistida por ventilação (PAV), o Institute for Healthcare Improvement (IHI) recomenda o uso de um *bundle* relacionado à ventilação de cinco componentes, o qual foi associado a uma incidência menor de PAV: (1) elevação da cabeceira do leito; (2) interrupção da sedação diária e testes de respiração espontânea; (3) profilaxia para a doença de úlcera péptica; (4) profilaxia para doença de trombose venosa profunda (TVP); e (5) cuidados orais diários com clorexidina.

> **QUADRO 32.3** *Resumo das Diretrizes da Campanha Sobrevivendo à Sepse*
>
> Triagem de rotina de pacientes que estejam potencialmente infectados e gravemente doentes é recomendada para sepse grave.
> A reanimação protocolizada de pacientes com hipoperfusão deverá ser iniciada durante as primeiras 6 horas de identificação do choque séptico.
> Os antimicrobianos intravenosos efetivos deverão ser administrados na primeira hora da sepse grave reconhecida ou do choque séptico, idealmente após a coleta para cultura.
> Os cristaloides deverão ser o fluido inicial escolhido para a reanimação de sepse severa e do choque séptico. A albumina poderá ser adicionada quando volumes substanciais de cristaloides são necessários.
> A norepinefrina deverá ser o primeiro vasopressor de escolha. A epinefrina poderá ser adicionada quando for necessário um agente adicional.
> A hidrocortisona não é indicada se a terapia com fluido e o vasopressor restaurarem a estabilidade dinâmica. Se essa estabilidade hemodinâmica não for conquistada, então 200 mg diários de hidrocortisona poderão ser benéficos.
> A terapia de combinação empírica com antibióticos não deverá ser administrada por mais de 3 a 5 dias. A desescalada para a terapia única apropriada deverá ser realizada quando disponível.
> A duração típica da terapia antibiótica deverá ser de 7 a 10 dias.
> O tratamento com glicose na unidade de terapia intensiva para manter a glicemia < 180 mg/dL é indicado.
> A transfusão é indicada somente para níveis de hemoglobina < 7 g/dL (com faixa de objetivo de 7-9 g/dL), a menos na presença de hipoxemia grave, isquemia do miocárdio, doença de artéria coronária ou hemorragia aguda.
>
> Adaptado de Dellinger RP, Levy MM, Rhodes A, et al. Surviving Sepsis Campaign Guidelines Committee including the Pediatric Subgroup. *Crit Care Med.* 2013;41(2):580-637.

Infecção do Trato Urinário

A infecção do trato urinário (ITU) é uma das infecções nosocomiais mais comuns e responde por 4,4% das infecções após cirurgia cardíaca. O diabetes melito e a idade avançada estão associados a incidências aumentadas de ITU em pacientes após esse tipo de cirurgia. A bacteriúria se desenvolve rapidamente em pacientes com cateter urinário, com a média de 3% a 10% por dia de cateterização, sendo frequentemente assintomática (cerca de 90% dos casos) e, portanto, de diagnóstico basicamente clínico. Os critérios diagnósticos tradicionais para ITU incluem a presença de piúria e unidades formadoras de colônias (UFC) superiores a 10^5/mL de urina. O tratamento da ITU não é indicado a menos que os dados de laboratório estejam associados a sinais e sintomas clínicos de infecção (p. ex., temperatura > 38°C, urgência, frequência, disúria, sensibilidade suprapúbica). Uma vez que 80% das ITU são atribuíveis à presença de cateter de demora, recomenda-se a remoção de cateteres desnecessários.

LESÃO RENAL AGUDA

A lesão renal aguda (LRA) é uma complicação frequente e potencialmente devastadora após cirurgia cardíaca. Quando grave, a diálise poderá ser necessária. Os fatores de risco são múltiplos e a etiologia e a patogênese são complexas e só parcialmente compreendidas. Várias estratégias de prevenção já foram tentadas, mas infelizmente o benefício ainda é obscuro, em especial a prevenção farmacológica. Uma vez desencadeada a LRA, várias intervenções terapêuticas também têm sido tentadas, as quais também têm sido, na maioria, malsucedidas. As consequências da LRA associada ao coração (LRAAC) são graves. A mortalidade após cirurgia para CAGB de rotina pode aumentar de menos de 1% para 20% quando houver desenvolvimento moderado de LRA. Se a diálise for necessária, então a mortalidade poderá superar os 50%. Além disso, os custos aumentam dramaticamente. A incidência de LRAAC pode variar de aproximadamente 9% a 40%, dependendo da definição usada e do procedimento executado. Os fatores de risco do paciente estão bem estudados e incluem idade avançada, sexo feminino, doença pulmonar obstrutiva crônica (DPOC), diabetes, doença vascular periférica, ICC, insuficiência renal da linha de base, choque cardiogênico, necessidade de cirurgia de emergência e doença da artéria coronária principal esquerda. Os fatores de risco procedural incluem tempo de circulação extracorpórea (CEC), tempo de pinçamento aórtico, exigências de transfusão, cirurgia valvular, procedimentos combinados e procedimentos com circulação extracorpórea *versus* sem circulação extracorpórea.

Múltiplos insultos perioperatórios levam ao desenvolvimento de LRAAC e é pouco provável que um insulto em particular seja o principal fator causal. A instabilidade hemodinâmica pré-operatória em conjunto com a administração de nefrotoxinas, tais como o corante de contraste intravenoso, é um insulto precoce. Durante a CEC, a perda e a transfusão de sangue, a ateroembolia e a instabilidade hemodinâmica adicional contribuem para mais lesão. Após a CEC, a instabilidade hemodinâmica é comum e os insultos podem continuar se complicações como infecções e sepse ocorrerem. A medula renal está excepcionalmente propensa à hipoxemia e, mesmo em condições normais, tem tensão de oxigênio tecidual muito baixa. Essa tensão de oxigênio se torna virtualmente indetectável durante a CEC.

Infelizmente, muitos entre os fatores de risco para LRAAC e entre as lesões que causam LRAAC não são modificáveis. Embora alguns o sejam, eles geralmente são de natureza cirúrgica. A cirurgia cuidadosa e oportuna, com CEC e tempos de pinçamento mais curtos, levará a índices menores de lesão renal. Menos sangramento com menos transfusões também protegerão os rins. As Diretrizes da ACC/AHA recomendam retardar potencialmente a cirurgia em pacientes com disfunção renal preexistente até que os efeitos do contraste possam ser avaliados.

Tratamento

Infelizmente, não há tratamentos para LRAAC, uma vez instalada a doença. A melhor prática é aperfeiçoar a hemodinâmica, evitar nefrotoxinas e esperar que a função renal se recupere. Se essa recuperação não ocorrer ou se piorar, então o paciente poderá precisar de diálise. As indicações padronizadas para o início da diálise são apresentadas no Quadro 32.4.

QUADRO 32.4 *Indicações para Terapia de Reposição Renal*

Uremia
Hipercalemia que não pode ser clinicamente tratada
Sobrecarga de volume significativa não responsiva a diuréticos
Acidose metabólica intensa
Remoção de toxinas passíveis de diálise

Adaptado de Liu Y, Davari-Farid S, Arora P. et al. Early versus late initiation of renal replacement therapy in critically ill patients with acute kidney injury after cardiac surgery: a systematic review and meta-analysis. *J Cardiothorac Vasc Anesth.* 2014;28(3):557-563.

A determinação de quando a reposição renal deverá ser iniciada nem sempre é clara. Embora essa continue a ser uma área de grande controvérsia e de pesquisa contínua, parece que iniciar a terapia de reposição renal (TRR) *precocemente* no curso da LRA oligúrica não respondedora aos medicamentos diuréticos melhora os resultados.

A TRR pode ser prescrita em duas formas básicas, contínua ou intermitente, cada uma com suas vantagens e desvantagens. A terapia contínua fornece mais estabilidade hemodinâmica e habilidade para remoção de fluido mais controlada e mais bem tolerada, enquanto a forma intermitente tem a habilidade de limpar mais rapidamente o sangue de eletrólitos ou toxinas perigosos. Não há dados disponíveis que demonstrem claramente a superioridade de uma técnica sobre a outra. A TRR contínua pode usualmente ser trocada para a intermitente após um período de estabilidade hemodinâmica relativa e quando a habilidade de administrar o status de volume melhora.

Não existem critérios baseados em evidência para a cessação da TRR. Essa cessação depende de vários critérios, como o retorno da função renal e o aumento do débito urinário, da habilidade de administrar o status de volume sem TRR, de o risco superar o benefício ou da futilidade clínica potencial no paciente moribundo.

COMPLICAÇÕES DA SUBSTITUIÇÃO DA VÁLVULA AÓRTICA TRANSCATETER

A TAVR tem sido usada em muitos pacientes de alto risco e, até certo ponto, em pacientes de risco intermediário com estenose grave da aorta (EA) desde sua introdução na Europa em 2001. Esse procedimento foi desenvolvido para oferecer uma alternativa de tratamento para pacientes com EA grave classificada como de alto risco para substituição cirúrgica de válvula aórtica (SAVR – surgical aortic valve replacement). Em 2011, a Food and Drug Administration (FDA) aprovou esse procedimento para a substituição de válvulas aórticas com estenose grave.

O primeiro estudo clínico de grande porte, multicêntrico e prospectivamente rando-mizado, denominado "Placement of Aortic Transcatheter Valve Trial" (PARTNER), foi conduzido em 25 centros nos Estados Unidos e compreendeu duas coortes: PARTNER A comparou os resultados dos pacientes de alto risco tratados com TAVR *versus* SAVR e PARTNER B comparou os resultados dos pacientes não operáveis tratados com TAVR *versus* terapia-padrão. A coorte A inscreveu 699 pacientes de alto risco e revelou que o índice de mortalidade aos 30 dias foi de 3,4% para TAVR e de 6,5% para SAVR, que o índice de mortalidade em 1 ano foi de 24,2% e de 26,8%, respectivamente, e que o índice de mortalidade em 2 anos permaneceu semelhante entre TAVR e SAVR. Na coorte B, 358 pacientes não operáveis foram inscritos. O índice de mortalidade de 30 dias foi de 5% para terapia transfemoral (TF)-TAVR e de 2,8% para terapia-padrão; o índice de mortalidade em 1 ano foi de 30,7% e de 50,7%, respectivamente; e o índice de mortalidade em 2 anos foi de 43,3% e de 68%, respectivamente.

Aos 30 dias, a incidência de derrame na coorte A do estudo PARTNER foi significativa-mente elevada após TAVR (4,6%) *versus* SAVR (2,4%) e o derrame aumentou o perigo de óbito. Esse perigo de derrame chegou ao máximo logo após TAVR e permaneceu constante daí em diante em relação à SAVR. O índice geral de derrame se mostrou significativamente mais alto após TAVR (13,8%), em comparação com o tratamento clínico (5,5%) em pacientes não operáveis.

Um vazamento paravalvular após-TAVR poderia ser o resultado da aposição incompleta da prótese ao ânulo, da excentricidade anular, de prótese de tamanho menor ou da má posição do dispositivo implantado. A regurgitação aórtica (RA) paravalvular moderada a intensa foi mais frequente após TAVR em 1 e 2 anos (7% e 6,9%), em comparação com SAVR (1,9% e 0,9%) na coorte A do estudo PARTNER e foi associada ao aumento da mortalidade tardia.

Complicações vasculares de maior porte foram mais frequentes 1 ano após TAVR (11,3%), em comparação com SAVR (3,8%), enquanto sangramentos mais intensos foram menos frequentes 1 ano após TAVR (15,7%) que após SAVR (26,7%) na coorte A do estudo PARTNER, com as diferenças mantidas aos 2 anos. As complicações comuns de sangramentos de porte após TAVR foram gastrointestinais (40,8%), neurológicas (15,5%), por trauma ou queda (7,8%) e geniturinárias (6,3%). A ocorrência de uma complicação de sangramento tardio de grande porte foi um forte sinal independente de mortalidade e foi associado a um aumento de quatro vezes na mortalidade tardia.

COMPLICAÇÕES DE DISPOSITIVOS DE ASSISTÊNCIA MECÂNICA

Complicações no Longo Prazo do Implante de Dispositivo de Assistência Ventricular

O estudo clínico e ponto de referência de 2001, *Randomized Evaluation of Mechanical Assistance for the Treatment of Congestive Heart Failure* (REMATCH), demonstrou que o implante de DAVE melhorou a sobrevida e a qualidade de vida para pacientes com insuficiência cardíaca sobre o tratamento clínico. Esse estudo pavimentou o caminho para um novo paradigma no tratamento da insuficiência cardíaca, durante o qual DAV são não só aplicados unicamente em pacientes que estejam falhando no tratamento clínico como uma ponte para o transplante, mas também usados como terapia de destino (TD) para pacientes em insuficiência cardíaca em estágio terminal que não são candidatos ao transplante cardíaco. Além disso, à medida que os dispositivos se aperfeiçoaram, os índices de sobrevida em pacientes com implante de DAV não emergencial começaram a se aproximar daqueles dos pacientes de transplante cardíaco, com sobrevida de 2 anos para transplante cardíaco inalterada em cerca de 80% nos últimos 10 anos. Por isso, os DAV estão sendo cada vez mais escolhidos como TD em vez do transplante, mesmo nos pacientes elegíveis ao transplante. Esse desenvolvimento poderá levar a um futuro no qual um coração para transplante poderá não estar em uma oferta tão restrita quando comparada à demanda.

A carga de eventos adversos que os pacientes com implante de DAV sofrem é essencial ao sucesso no longo prazo de seus implantes e se torna cada vez mais crítica nessa nova era de TD de DAV. Os DAV originais de fluxo pulsátil (p. ex., HeartMate XVE) foram substituídos por dispositivos de fluxo contínuo (p. ex., HeartMate II, HeartWare HVAD, DuraHeart II) para TD, pois eles geralmente mostram melhores desfechos. Muitas complicações do uso de DAV em longo prazo ainda permanecem, as quais são discutidas no texto a seguir.

Infecção por Dispositivo

Índices recentemente informados de todas as infecções em pacientes com DAV variam até 49%, com uma faixa de infecções graves, tais como infecções no interior da bomba ocorrendo em menos de 1%, até infecções menos graves, como infecções de sítios percutâneos, variando de 12% a 32%. Os índices gerais de sepse são relativamente altos, de 11% a 36%. A única característica independente prognóstica de infecção foi a duração aumentada do suporte. As espécies de *Staphylococcus* e *Pseudomonas* foram os organismos mais usualmente cultivados, provavelmente atribuíveis à habilidade desses organismos de criar um biofilme.

Embora a maioria das infecções relacionadas ao DAV seja superficial e possa ser tratada com antibióticos e desbridamento local, complicações infecciosas graves levam a 11% de falhas de dispositivo. Estratégias mais agressivas de tratamento que tenham sido informadas incluem fechamento de ferida a vácuo e colares impregnados de antibiótico. A contenção da infecção assim que possível é particularmente importante para evitar a necessidade de troca do dispositivo, o que representa índices de sobrevida significativamente menores em cada troca.

Trombose por Dispositivo

A propulsão mecânica do sangue no DAV tem várias consequências, incluindo a estase e o contato com material não biológico, o que pode levar à trombose. Os efeitos hematológicos diferem, dependendo do tipo de dispositivo. As bombas de fluxo axial contínuo, como a HeartMate II, giram a revoluções mais altas por minuto e têm mais contato por área de superfície com o sangue, enquanto bombas de fluxo centrífugo como a HeartWare possuem menos partes móveis e mais lentas que entram em contato com o sangue, resultando em menos tensão de cisalhamento, menos hemostasia e menos ativação do componente de sangue. Em função disso, as bombas de fluxo axial apresentam índices mais altos de hemólise que os modelos de fluxo centrífugo. As bombas de fluxo centrífugo podem, por fim, provar que possuem menos questões de hemocompatibilidade, como trombose também.

A trombose associada ao dispositivo é uma complicação temida do uso de DAV no longo prazo, pois exige troca ou transplante. Além disso, esse quadro é a causa mais comum de falha do dispositivo, em 50%. Os índices de trombose associada ao dispositivo nos estudos originais do HeartMate II foram de 2% a 4% dos pacientes. A trombose é diagnosticada pelos níveis elevados de lactato desidrogenase, que refletem hemólise associada atribuível a turbulência aumentada próxima ao trombo, achados ecocardiográgicos, angiografia por tomografia computadorizada (TC) e uso cada vez maior de energia da bomba. As estratégias de tratamento conservador informadas com sucesso incluem inibidores da glicoproteína IIb/IIIa e a terapia trombolítica. Se essas providências falharem ou se houver comprometimento hemodinâmico, então o dispositivo deverá ser trocado.

Sangramento Gastrointestinal

Muitos fatores predispõem o paciente com DAV a episódios de sangramento. Primeiro, os pacientes precisam de terapia crônica de anticoagulação para evitar complicações trombóticas. Os regimes típicos incluem dose total de aspirina e varfarina com relação normalizada internacional (INR) de 2 a 2,5. Outro fator que predispõe os pacientes a episódios de sangramento é uma consequência da propulsão mecânica do sangue, que causa tensão de cisalhamento nos componentes do sangue. Isso leva à doença de von Willebrand (vWB) atribuível à clivagem dos multímeros do fator cWB, conduzindo a índices aumentados de episódios hemorrágicos.

O sangramento gastrointestinal (SGI) é o episódio hemorrágico mais frequentemente observado em pacientes com DAV, com índices informados variando de 10% a 40%. Aqueles com DAV de fluxo contínuo tendem a formar malformações arteriovenosas (MAV) nos intestinos, que se acredita serem o resultado do estado de baixa pressão de pulso e que aumentam ainda mais o risco de SGI. O tratamento do paciente com DAV e SGI é semelhante ao do paciente sem DAV, consistindo primariamente em transfusão, cessação da anticoagulação e avaliação endoscópica. O sangramento de um grande número de MAV no intestino delgado pode resultar em mais estudos endoscópicos da cápsula. A aspirina deverá ser reiniciada após a cessação do sangramento e a varfarina, após a consideração do paciente individual.

Eventos Neurovasculares

Entre 2% e 14% dos pacientes com DAV sofrerão um derrame e entre 4% e 11% sofrerão um derrame levando a incapacidade ou óbito. O derrame incapacitante é um episódio temido com, possivelmente, maior impacto na qualidade de vida e potencial para complicar o curso de um paciente com um DAV que esteja em perfeito funcionamento sob os demais aspectos. Índices de episódios neurológicos são menores em dispositivos de fluxo contínuo, em comparação com aqueles de fluxo pulsátil. Os índices de episódios neurológicos também declinaram com o tempo em dispositivos de fluxo contínuo, mas a explicação continua obscura.

Um fator importante do paciente em caso de derrame é o status de anticoagulação. Vários estudos descobriram que pacientes com valores laboratoriais favorecendo a coagulação (contagem alta de plaquetas, INR e tempo de protrombina [TP] baixos) se correlacionam a derrame isquêmico e pacientes com valores refletindo anticoagulação (INR e TP altos) se correlacionam a derrame hemorrágico. A monitorização cuidadosa da terapia crônica de anticoagulação é, sem dúvida, crítica para equilibrar o risco de eventos trombóticos com hemorragia.

Falha do Dispositivo

A sobrevida de 1 ano após o implante não emergencial de um dispositivo de fluxo contínuo é hoje de 80%; essa sobrevida cai para 65% após um segundo implante e para 50% após um terceiro. Se essa queda se deve às condições subjacentes que podem ter predisposto a um problema com a bomba ou com a própria troca do dispositivo ainda não está esclarecido, mas a troca ainda é evitada até que seja considerada absolutamente necessária. A falha de dispositivo ocorre em aproximadamente 4%, com duração média de suporte de cerca de 500 dias. A trombose da bomba foi a causa mais comum de falha em 50%. O dano de cabo ou de condução foi a causa em 22%, seguido de falha mecânica em 12% e de infecção em 11%.

Complicações no Longo Prazo de Oxigenação por Membrana Extracorpórea

O suporte de vida extracorpóreo (ECLS – extracorporeal life support) tem sido usado em centenas de pacientes com insuficiência respiratória ou cardiovascular que não responderam ao tratamento médico. Entretanto, indicações e diretrizes para o uso de ECLS/ECMO permanecem controversas. A taxa de mortalidade varia de 21% a 50% em pacientes submetidos a ECMO para insuficiência respiratória, enquanto em pacientes com insuficiência cardíaca o índice de mortalidade está na faixa de 40%.

As complicações são extremamente comuns em pacientes submetidos a ECMO: cerca de 57% de todos os pacientes submetidos a ECMO para insuficiência cardíaca tiveram pelo menos uma complicação de grande porte. As complicações são divididas em duas categorias gerais: relacionadas ao dispositivo e relacionadas ao paciente. O circuito ECMO por si só é complexo e falhas de cada componente (p. ex., cânula, tubulação, bomba, oxigenador, trocador de calor, tubagem e cânula de retorno [arterial ou venosa]) já foram informadas. Felizmente, com as cânulas modernas, bombas centrífugas, circuitos revestidos de heparina e oxigenadores com filtros ocos, a incidência de falhas relacionadas ao circuito parece estar diminuindo. Problemas com cânulas de drenagem venosa podem incluir obstrução parcial, que aumentará a pressão venosa no paciente (um aumento na pressão venosa também pode diminuir a pressão de perfusão do órgão), e redução dos índices de fluxo que afetarão oxigenação, ventilação e pressão arterial se for usada a ECMO venoarterial (VA). A drenagem venosa também pode ser reduzida se os fluxos da bomba forem demasiadamente altos, o que resultará em "*suckdown*" onde a cânula estiver ocluída, pois a veia entrará em colapso ao redor, impedindo a drenagem venosa. Quando ocorre o colapso da veia, a tubulação do circuito geralmente "balança" ou "trepida". O colapso pode geralmente ser tratado por fluxos temporariamente decrescentes, por um bolus de fluido ou por ambos. A ecocardiografia é útil para confirmar a posição da cânula. Outro problema da cânula com a ECMO venovenosa (VV) pode ocorrer quando a cânula de drenagem venosa fica muito próxima à cânula de retorno venoso do oxigenador e o sangue oxigenado é drenado de volta para o circuito da ECMO, o que resulta em oxigenação inadequada de tecido. Esse problema geralmente é tratado ajustando-se a posição das cânulas.

Uma cânula bicaval mais recente de duplo-lúmen chamada Avalon Elite (Avalon Laboratories, Rancho Dominguez, CA) está agora sendo usada para ECMO-VV que drena o sangue das veias cavas superior e inferior e o retorna para o átrio direito. Quando apropriadamente posicionada por ecocardiografia ou fluoroscopia, a canulação femoral é evitada. Entretanto, um alto índice (até 80%) de TVP da extremidade superior está associado ao uso dessa cânula. A hemólise é também uma complicação comum que tem sido informada e que pode levar a anemia, hiperbilirrubinemia, LRA e complicações neurológicas. Os fatores de risco para hemólise incluem o tipo de oxigenador usado, a pressão média do folheto venoso e a velocidade média da bomba. A hemólise pode ser limitada usando-se a cânula mais larga e as velocidades de bomba mais baixas possíveis.

A trombose da bomba e/ou do oxigenador é outra complicação temida da ECMO que precisa ser equilibrada contra a anticoagulação exagerada e o sangramento. Infelizmente, não há diretrizes padronizadas e universalmente aceitas para anticoagulação ou para a monitorização de anticoagulação adequada em pacientes em ECMO.

A ECMO também é incrivelmente dispendiosa, custando cerca de US$65.519 mais em pacientes randomizados a ventilação convencional ou ECMO para o estudo de falha chamado Severe Adult Respiratory (CESAR). Nesse estudo, a ECMO mostrou utilidade de custo prognosticada de tempo de vida favorável de US$131.000 por ano de vida.

Por fim, a ECMO criou numerosos problemas éticos para pacientes, famílias e médicos. O mais desgastante para todos é o chamado "ponte para lugar nenhum", no qual os pacientes em ECMO não têm alternativa em longo prazo para suporte de vida. Concluindo, a ECMO é uma intervenção dispendiosa com índice de mortalidade de 20% a 50% e índice de morbidade de aproximadamente 50%. Estudos complementares estão em andamento para continuar a definir as indicações e o tratamento de ECMO a fim de melhorar os resultados.

SUPORTE AO PACIENTE E À FAMÍLIA, CUIDADOS PALIATIVOS E QUESTÕES SOBRE FIM DA VIDA

Dos americanos que vão a óbito por ano, 20% o fazem durante ou logo após uma permanência na UTI. Esse fato coloca os provedores de UTI em uma posição-chave de ajudar as famílias e os pacientes a começarem a navegação por um processo difícil, que tem o potencial de terminar de maneira não prevista e indesejável. Certamente, ajudar pacientes a viver com boa qualidade de vida pelo período mais longo possível é preferível, mas, quando o fim se torna inevitável, ajudar os pacientes e suas famílias a experimentarem uma "boa morte" também pode ser muito valioso.

Os cuidados com o paciente na UTI cardiotorácica são extremamente pesados em termos tecnológicos e estão se tornando cada vez mais pesados com o tempo. Dar suporte às funções orgânicas vitais é quase indefinidamente possível, movendo as intervenções e os cuidados do que costumavam ser perguntas "nós podemos" para perguntas "nós devemos", o que resulta em decisões cada vez mais difíceis para médicos, pacientes e famílias.

Uma complexidade particular às UTI cirúrgicas é que as metas de cuidados em andamento podem diferir entre os médicos. Um pacto de cuidados sempre existe entre cirurgiões e seus pacientes. Esse pacto é descrito pelo antropologista médico Joan Cassell, no qual o compromisso do cirurgião com o paciente é caracterizado como "não desistir" e derrotar a morte a todo custo. Esse compromisso pode levar a conflitos com intensivistas, os quais enfatizam, mais frequentemente, a qualidade de vida, podendo criar confusão para o paciente e para suas famílias, que podem estar ouvindo mensagens misturadas.

Na UTI de cirúrgica cardíaca os pacientes tendem a ser mais idosos e estar em condições clínicas crônicas. Esses pacientes têm sido, com frequência, solicitados a criar uma diretriz avançada ou um testamento vital. Os pacientes e suas famílias podem se sentir precavidos quando isso já foi discutido e está em vigor. Infelizmente, quando circunstâncias não previstas e questões surgirem sobre se o tratamento curativo deve continuar, o fraseado geralmente não ajuda quando se trata de tomar decisões práticas na UTI. Documentos típicos padronizados dizem alguma coisa no sentido de que o paciente não queira continuar a receber intervenção médica ou "procedimentos heroicos" se não existe esperança "realística" de recuperação. Infelizmente, não haver esperança ou chance é extremamente raro e os médicos não sabem como prognosticar se ou quando o paciente irá a óbito.

Prognóstico

Os pacientes que chegam à UTI passaram por cirurgia de porte e apresentam comorbidades médicas subjacentes; sua chance de um resultado insatisfatório é significativa. Um paciente submetido à cirurgia de CABG tem chance total de 3,2% de óbito em 30 dias. Se um paciente tem fração de ejeção do ventrículo esquerdo inferior a 20%, então o risco aumenta para 8% em 30 dias. Em pacientes com 80 anos ou mais de idade, o índice de mortalidade de 30 dias para uma AVR é de 6,6%. Com frequência, esses pacientes também estão se aproximando do fim de suas vidas, com um índice de mortalidade em 2 anos de 35%. No final extremo do espectro de morbidade está o paciente que recebe ECMO-VA para parada cardíaca, choque cardiogênico grave ou falha de desmame de CEC; a sobrevida hospitalar é meramente de 35% a 43%. Esse cenário é comum na UTI cirúrgica cardíaca.

Sistemas de classificação podem ser úteis para se obter uma sensação de probabilidade do paciente em reagir mal. Vários sistemas de classificação para pacientes submetidos à cirurgia cardíaca foram validados. Outro sistema que prognostica morbidade e mortalidade é o escore de avaliação de risco de anestesia cardíaca (CARE – cardiac anesthesia risk evaluation) (Quadro 32.5). O modelo CARE incorpora gravidade da doença cardíaca, comorbidades, natureza da cirurgia e urgência em uma escala de 1 a 5 com um "E" que designa Emergência. Por exemplo, um paciente 4E seria um paciente com um problema médico não controlado tendo uma cirurgia complexa que também é uma emergência; o risco de mortalidade hospitalar é de 17% (Tabela 32.2).

QUADRO 32.5 *Escore de Avaliação de Risco de Anestesia Cardíaca*

1. Paciente com doença cardíaca estável e sem outro problema clínico: uma cirurgia não complexa é realizada.
2. Paciente com doença cardíaca estável e um ou mais problemas clínicos controlados[a]: uma cirurgia não complexa é realizada.
3. Paciente com problema clínico[b] não controlado *ou* paciente no qual uma cirurgia complexa é realizada.[c]
4. Paciente com qualquer problema clínico não controlado *e* no qual uma cirurgia complexa é realizada.
5. Paciente com doença cardíaca crônica ou avançada para quem a cirurgia cardíaca é realizada como última esperança para salvar ou melhorar a vida.
6. Emergência: a cirurgia é realizada assim que o diagnóstico é feito e a unidade cirúrgica está disponível.

[a]Exemplos: Hipertensão controlada, diabetes melito, doença vascular periférica, doença pulmonar obstrutiva crônica, doenças sistêmicas controladas e outras conforme julgadas pelos médicos.
[b]Exemplos: Angina instável tratada com heparina ou nitroglicerina intravenosa, bomba de balão intra-aórtico pré-operatório, insuficiência cardíaca com edema pulmonar ou periférico, hipertensão não controlada, insuficiência renal (nível de creatinina > 140 μmol/L), doenças sistêmicas debilitantes e outras conforme julgadas pelos médicos.
[c]Exemplos: Reoperação, cirurgia combinada de válvula e artéria coronária, cirurgia de múltiplas válvulas, aneurismectomia ventricular esquerda, reparo de defeito septal ventricular após infarto do miocárdio, derivação de artéria coronária de vasos difusos ou pesadamente calcificados e outras conforme julgadas pelos médicos.
Adaptado de Dupuis JY, Wang F, Nathan H, et al. The cardiac anesthesia risk evaluation score: a clinically useful predictor of mortality and morbidity after cardiac surgery. *Anesthesiology*. 2001; 94(2):194-204.

Tabela 32.2	Probabilidades de Mortalidade, Morbidade e Hospitalização Pós-operatória Prolongada (conforme Prognosticadas pelo Escore CARE		
Escore CARE	Mortalidade (%)	Morbidade (%)	Hosp. Prolongada (dias)
1	0,5 (0,3-0,9)	5,4 (4,3-6,8)	2,9 (2,2-3,9)
2	1,1 (0,7-1,7)	10,3 (8,9-12,1)	5,1 (4,2-6,3)
3	2,2 (1,6-3,1)	19,0 (17,2-20,9)	8,8 (7,6-10,2)
3E	4,5 (3,5-5,7)	32,1 (29,3-35,0)	14,7 (12,8-16,8)
4	8,8 (6,9-11,3)	48,8 (44,1-53,6)	23,5 (20,1-27,3)
4E	16,7 (12,4-22,1)	65,8 (59,5-71,6)	35,4 (29,3-42,0)
5	29,3 (20,8-39,6)	79,6 (73,2-84,7)	49,4 (40,4-58,5)
5E	46,2 (32,4-60,5)	88,7 (83,5-92,5)	63,6 (52,5-73,4)

Valores obtidos da análise de regressão logística realizada na população de referência (*n* = 2.000). Números entre parênteses são intervalos de confiança de 95%.
CARE, avaliação de risco de anestesia cardíaca
Adaptada de Dupuis JY, Wang F, Nathan H, et al. The cardiac anesthesia risk evaluation score: a clinically useful predictor of mortality and morbidity after cardiac surgery. *Anesthesiology.* 2001;94(2): 194-204.

Cuidados Paliativos

Reconhecer que os cuidados paliativos não excluem o tratamento curativo é importante. Cuidado paliativo é um conceito que incorpora o tratamento de sintomas na terapia da doença cirúrgica e clínica. Ele reconhece que o paciente tem uma doença crônica que deve ser tratada e é desenhado para aliviar o sofrimento e melhorar a qualidade de vida, que pode reforçar terapias específicas para a doença, mas que não precisa substituí-las. Quase sem exceção, o paciente de cirurgia cardíaca tem uma doença crônica que precisa ser tratada indefinidamente. Por isso, é, com frequência, apropriado incorporar os cuidados paliativos, com os objetivos de tratar sintomas e melhorar a qualidade de vida, ao plano de cuidados, mesmo se a suspensão da terapia não é esperada em um futuro próximo.

Consultas de cuidados paliativos demonstraram aumentar o tempo de vida, reduzir custos e melhorar a satisfação do paciente. Por isso, a integração precoce de uma abordagem desses cuidados ao plano de cuidados de um paciente não tem desvantagens aparentes. Se as terapias específicas para a doença se tornarem ineficazes ou exauridas ou se as metas de cuidados se alterarem para somente a paliação, então as terapias paliativas poderão ser aumentadas de acordo.

Recomendações para Suporte ao Paciente e à Família

Algumas UTI instituíram um horário definido para as reuniões de família começando desde a admissão ou um tempo definido para "turnos da família" quando familiares poderão estar ao lado do paciente e esperar a visita dos provedores de cuidados. Essa prática tem muitos benefícios em potencial. Ela permite que os membros da família e os pacientes fiquem familiarizados com os provedores de cuidados antes que uma complicação em potencial ou situação urgente aconteça e pode melhorar a satisfação do paciente e da família, pois eles acreditam que estão sendo informados mais regularmente. As reuniões de família também fornecem a oportunidade de discutir as metas de cuidados de um paciente de maneira não urgente, enquanto eliminam um pouco da ansiedade que pode ser provocada por uma reunião marcada precipitadamente, caso o status do paciente decline inesperadamente.

Facilitar uma reunião de família é uma habilidade que exige prática. As reuniões deverão incluir membros de todas as disciplinas conforme apropriado e as apresentações de todos os participantes deverão ser feitas. A compreensão da família sobre a condição do paciente deverá ser avaliada. Uma mensagem clara e coerente deverá ser apresentada à família sobre o quadro do paciente, incluindo um prognóstico o mais claro possível.

Se for necessária a tomada de decisão sobre tratamentos complementares, o objetivo será descobrir quais serão as metas de cuidados do paciente nessa situação. É papel dos substitutos ajudar a interpretar esses desejos, com base em seu conhecimento do paciente, não de expressarem os próprios desejos quanto a planos de cuidados. Pode então ser apropriado aos provedores fazer recomendações ao tomador de decisão sobre cuidados adicionais, levando em consideração os desejos percebidos do paciente e a situação clínica. Por isso, decisões para limitar ou alterar as metas de cuidados são uma decisão conjunta entre médicos e membros da família, com base nos desejos percebidos do paciente dentro do contexto clínico.

Retirada dos Tratamentos de Sustentação da Vida e Sedação Paliativa

Se for tomada a decisão de que o tratamento curativo foi exaurido e de que as metas de cuidados foram alteradas para somente paliativos, então o tratamento específico para a doença e as terapias de sustentação da vida poderão ser suspensas ou não escaladas, de acordo com o julgamento dos substitutos e dos provedores. Existem recursos excelentes que podem guiar a mecânica desse processo.

LEITURAS SUGERIDAS

Athappan G, Gajulapalli RD, Sengodan P, et al. Influence of transcatheter aortic valve replacement strategy and valve design on stroke after transcatheter aortic valve replacement: a meta-analysis and systematic review of literature. *J Am Coll Cardiol.* 2014;63(20):2101-2110.

Cheng R, Hachamovitch R, Kittleson M, et al. Complications of extracorporeal membrane oxygenation for treatment of cardiogenic shock and cardiac arrest: a meta-analysis of 1,866 adult patients. *Ann Thorac Surg.* 2014;97(2):610-616.

Dellinger RP, Levy MM, Rhodes A, et al. Surviving Sepsis Campaign Guidelines Committee including the Pediatric, S. Surviving sepsis campaign: international guidelines for management of severe sepsis and septic shock: 2012. *Crit Care Med.* 2013;41(2):580-637.

Gaffney AM, Sladen RN. Acute kidney injury in cardiac surgery. *Curr Opin Anaesthesiol.* 2015;28(1):50-59.

Genereux P, Head SJ, Hahn R, et al. Paravalvular leak after transcatheter aortic valve replacement: the new Achilles' heel? A comprehensive review of the literature. *J Am Coll Cardiol.* 2013;61(11):1125-1136.

Greco G, Shi W, Michler RE, et al. Costs associated with health care-associated infections in cardiac surgery. *J Am Coll Cardiol.* 2015;65(1):15-23.

Klein AA, Skubas NJ, Ender J. Controversies and complications in the perioperative management of transcatheter aortic valve replacement. *Anesth Analg.* 2014;119(4):784-798.

Lund LH, Edwards LB, Kucheryavaya AY, et al. The registry of the International Society for Heart and Lung Transplantation: thirty-first official adult heart transplant report–2014; focus theme: retransplantation. *J Heart Lung Transplant.* 2014;33(10):996-1008.

Maki DG, Kluger DM, Crnich CJ. The risk of bloodstream infection in adults with different intravascular devices: a systematic review of 200 published prospective studies. *Mayo Clin Proc.* 2006;81(9):1159-1171.

Mandal K, Alwair H, Nifong WL, et al. Robotically assisted minimally invasive mitral valve surgery. *J Thorac Dis.* 2013;5(suppl 6):S694-S703.

Nicolle LE. The prevention of hospital-acquired urinary tract infection. *Clin Infect Dis.* 2008;46(2):251-253.

Rose EA, Gelijns AC, Moskowitz AJ, et al. Randomized evaluation of mechanical assistance for the treatment of congestive heart failure study, G. Long-term use of a left ventricular assist device for end-stage heart failure. *N Engl J Med.* 2001;345(20):1435-1443.

Salehi Omran A, Karimi A, Ahmadi SH, et al. Superficial and deep sternal wound infection after more than 9000 coronary artery bypass grafts (CABG): incidence, risk factors and mortality. *BMC Infect Dis.* 2007;7:112.

Sandoe JA, Barlow G, Chambers JB, et al. Guidelines for the diagnosis, prevention and management of implantable cardiac electronic device infection. Report of a joint Working Party project on behalf of the British Society for Antimicrobial Chemotherapy (BSAC, host organization), British Heart Rhythm Society (BHRS), British Cardiovascular Society (BCS), British Heart Valve Society (BHVS) and British Society for Echocardiography (BSE). *J Antimicrob Chemother*. 2015;70(2):325-359.

Slaughter MS, Rogers JG, Milano CA, et al. Advanced heart failure treated with continuous-flow left ventricular assist device. *N Engl J Med*. 2009;361(23):2241-2251.

Strueber M, Larbalestier R, Jansz P, et al. Results of the post-market Registry to Evaluate the HeartWare Left Ventricular Assist System (ReVOLVE). *J Heart Lung Transplant*. 2014;33(5):486-491.

Thuny F, Grisoli D, Cautela J, et al. Infective endocarditis: prevention, diagnosis, and management. *Can J Cardiol*. 2014;30(9):1046-1057.

Topkara VK, Kondareddy S, Malik F, et al. Infectious complications in patients with left ventricular assist device: etiology and outcomes in the continuous-flow era. *Ann Thorac Surg*. 2010;90(4):1270-1277.

Turner KR, Fisher EC, Hade EM, et al. The role of perioperative sodium bicarbonate infusion affecting renal function after cardiothoracic surgery. *Front Pharmacol*. 2014;5:127.

Ventetuolo CE, Muratore CS. Extracorporeal life support in critically ill adults. *Am J Respir Crit Care Med*. 2014;190(5):497-508.

Capítulo 33

Tratamento da Dor Pós-operatória para o Paciente Cardíaco

Mark A. Chaney, MD

Pontos-chave

1. A analgesia pós-operatória inadequada e/ou a resposta não inibida ao estresse cirúrgico perioperatório têm o potencial de iniciar alterações fisiopatológicas em todos os principais sistemas orgânicos, o que pode levar à morbidade pós-operatória substancial. A analgesia pós-operatória adequada previne o desconforto desnecessário do paciente, pode reduzir a morbidade, a permanência no hospital e, com isso, reduzir custos.

2. Após uma cirurgia cardíaca, a dor pode ser intensa e se origina de muitas fontes, incluindo incisão (esternotomia ou toracotomia), retração e dissecção intraoperatória de tecido, sítios de canulação vascular, sítios de coleta de veias e tubos torácicos. Com frequência, é difícil conseguir o alívio máximo da dor após cirurgia cardíaca, embora isso possa ser atingido por uma ampla variedade de técnicas, incluindo infiltração de anestésico local, bloqueios neurais, agentes intravenosos, técnicas intratecais e técnicas epidurais.

3. Tradicionalmente, a analgesia após cirurgia cardíaca tem sido obtida com opioides intravenosos (especificamente morfina). Entretanto, o uso desses opioides está associado a efeitos colaterais prejudiciais e definitivos e opioides de ação prolongada, como morfina, podem retardar a extubação traqueal durante o período imediatamente pós-operatório via sedação excessiva e/ou depressão respiratória. Por isso, na era atual da extubação precoce (p. ex., *fast-tracking*), os anestesiologistas estão explorando opções peculiares para o controle de dor pós-operatória em pacientes após cirurgia cardíaca.

4. Embora a analgesia controlada pelo paciente seja uma técnica bem estabelecida que oferece benefícios peculiares em potencial, ainda falta determinar se ela oferece verdadeiramente vantagens clínicas significativas (comparada com as técnicas analgésicas tradicionais administradas por enfermeiras) aos pacientes imediatamente após a cirurgia cardíaca.

5. A administração de morfina intratecal aos pacientes inicia a analgesia pós-operatória confiável após cirurgia cardíaca. Os opioides intratecais ou os anestésicos locais não podem atenuar confiavelmente a resposta ao estresse perioperatório associado à cirurgia cardíaca que persiste durante o período pós-operatório imediato. Embora os anestésicos locais intratecais (não opioides) possam induzir simpatectomia cardíaca torácica perioperatória, as alterações hemodinâmicas associadas à anestesia espinal total tornam a técnica intragável em pacientes com doença cardíaca.

6. A administração de opioides epidurais torácicos ou de anestésicos locais aos pacientes inicia analgesia pós-operatória confiável após a cirurgia cardíaca. A qualidade da analgesia obtida com técnicas anestésicas epidurais torácicas é suficiente para permitir que a cirurgia cardíaca seja realizada em pacientes "acordados".

7. O uso de técnicas intratecais e epidurais em pacientes submetidos à cirurgia cardíaca permanece extremamente controverso. As preocupações dizem respeito ao risco da formação de hematomas.

8. A última década testemunhou o reaparecimento dos bloqueios neurais (incluindo as técnicas baseadas em cateteres) em pacientes submetidos à cirurgia cardíaca. Estudos clínicos recentes usando bloqueios intercostais, intrapleurais e paravertebrais indicam que essas técnicas podem ter vantagens clínicas únicas, mesmo quando comparadas com técnicas intratecais e epidurais tradicionais. O aparecimento da bupivacaína lipossomal, que tem o potencial de fornecer analgesia por 96 horas após uma única injeção, pode revolucionar o uso dos bloqueios neurais de aplicação única para pacientes submetidos à cirurgia cardíaca.
9. Como regra geral, é melhor evitar a terapia intensa, de modalidade única, para o tratamento de dor aguda pós-operatória. A administração de dois agentes analgésicos que atuem por mecanismos diferentes (analgesia multimodal ou balanceada) fornece eficácia analgésica superior e com efeitos adversos equivalentes ou reduzidos.

A analgesia pós-operatória adequada evita o desconforto desnecessário do paciente, pode reduzir a morbidade, a hospitalização pós-operatória e, por isso, reduzir custos. Uma vez que o tratamento da dor pós-operatória tem sido considerado importante, a American Society of Anesthesiologists publicou diretrizes de prática sobre esse tópico. Além disso, reconhecendo a necessidade de um tratamento melhorado da dor, a Joint Commission desenvolveu padrões para a avaliação e o tratamento da dor em hospitais credenciados e em outros locais de cuidados de saúde. A satisfação do paciente (sem dúvida associada à adequação da analgesia pós-operatória) tornou-se elemento essencial que influencia a atividade clínica não só de anestesiologistas, mas de todos os profissionais de cuidados de saúde.

Atingir o alívio máximo para a dor após uma cirurgia cardíaca geralmente é difícil. A dor pode estar associada a muitas intervenções, incluindo esternotomia, toracotomia, colheita de veia da perna, pericardiotomia e/ou inserção de tubo torácico, entre outras intervenções. A analgesia inadequada e/ou a resposta não inibida ao estresse durante o período pós-operatório pode aumentar a morbidade por causar alterações hemodinâmicas, metabólicas, imunológicas e hemostáticas adversas. O controle agressivo da dor pós-operatória, associado a uma resposta atenuada ao estresse, pode reduzir a morbidade e a mortalidade em pacientes de alto risco após cirurgia não cardíaca e também reduzir a morbidade e a mortalidade em pacientes após a cirurgia cardíaca. A analgesia pós-operatória adequada pode ser obtida via uma ampla variedade de técnicas (Quadro 33.1). Tradicionalmente, a analgesia após cirurgia cardíaca tem sido obtida com opioides intravenosos (especificamente morfina). Entretanto, o uso de opioides intravenosos está associado a efeitos colaterais prejudiciais definidos (p. ex., náusea e vômito, prurido, retenção urinária, depressão respiratória) e opioides de ação mais prolongada, como a morfina, podem retardar a extubação traqueal durante o

QUADRO 33.1   *Técnicas Disponíveis para Analgesia Pós-operatória*

Infiltração de anestésico local
Bloqueios de nervos
Opioides
Agentes anti-inflamatórios não esteroides
Agentes α-adrenérgicos
Técnicas intratecais
Técnicas epidurais
Analgesia multimodal

período pós-operatório imediato via sedação excessiva e/ou depressão respiratória. Por isso, na era atual de extubação precoce (*fast-tracking*) os anestesiologistas cardíacos estão explorando opções peculiares diferentes dos opioides intravenosos tradicionais para o controle da dor pós-operatória em pacientes após cirurgia cardíaca. A última década testemunhou o uso aumentado de incisões menores por cirurgiões cardíacos, instigando investigações clínicas no uso de bloqueios intercostais, intrapleurais e paravertebrais (com e sem cateteres) e o aparecimento da bupivacaína lipossomal de ação prolongada pode revolucionar o uso dessas técnicas. Nenhuma técnica é claramente superior; cada uma apresenta vantagens e desvantagens distintas. Está se tornando cada vez mais claro que uma abordagem multimodal e/ou um regime analgésico combinado (usando várias técnicas) são o melhor caminho para se abordar a dor pós-operatória em todos os pacientes após uma cirurgia para maximizar a analgesia e minimizar os efeitos colaterais. Quando se tratar a analgesia pós-operatória em pacientes cirúrgicos cardíacos, a escolha da técnica (ou técnicas) deverá ser feita somente após análise completa da proporção risco:benefício de cada técnica no paciente específico no qual se deseja obter a anestesia.

DOR E CIRURGIA CARDÍACA

A lesão cirúrgica ou traumática inicia alterações nos sistemas nervosos central e periférico que precisam ser tratadas terapeuticamente para promover analgesia pós-operatória e, espera-se, influenciar positivamente os resultados clínicos (Quadro 33.2). Os processos físicos de incisão, tração e corte de tecidos estimulam as terminações nervosas livres e uma ampla variedade de nociceptores específicos. A ativação e a atividade de receptores são modificadas mais ainda pela liberação local de mediadores químicos de inflamação e de aminas simpáticas liberadas via resposta ao estresse cirúrgico perioperatório. Essa resposta tem seu pico durante o período pós-operatório imediato e exerce seus principais efeitos sobre muitos processos fisiológicos. Os benefícios clínicos em potencial de atenuar essa resposta (acima e além de simplesmente obter analgesia clínica adequada) receberam atenção significativa durante os anos 2000 e permanecem muito controversos. Entretanto, a analgesia pós-operatória inadequada e/ou uma resposta ao estresse cirúrgico perioperatório não inibida têm, claramente, o potencial de iniciar alterações fisiopatológicas em todos os principais sistemas orgânicos, incluindo os sistemas cardiovascular, pulmonar, gastrointestinal, renal, endócrino, imunológico e/ou nervoso central, todos eles podendo levar a morbidade pós-operatória substancial.

A dor após a cirurgia cardíaca pode ser intensa e se origina de várias fontes, incluindo incisão (p. ex., esternotomia, toracotomia), retração e dissecção intraoperatória de tecido, sítios de canulação vascular, sítios de coleta de veias e tubos torácicos, entre outras fontes. Pacientes nos quais uma artéria mamária interna esteja cirurgicamente exposta e tenha sido usada como enxerto de derivação podem apresentar dor pós-operatória substancialmente mais intensa.

QUADRO 33.2   *Dor e Cirurgia Cardíaca*

A dor se origina de muitas fontes
O sítio mais comum de origem é a parede torácica
As expectativas pré-operatórias influenciam a satisfação pós-operatória
A qualidade da analgesia pós-operatória pode influenciar a morbidade

A dor persistente após a cirurgia cardíaca, embora rara, pode ser problemática. A causa da dor persistente após uma esternotomia é multifatorial, mas destruição de tecidos, trauma do nervo intercostal, formação de escaras, fraturas de costelas, infecção do esterno, suturas com fios de aço inoxidável e/ou separação costocondral podem atuar no processo. Essa dor crônica está geralmente localizada nos braços, nos ombros ou nas pernas. As neuropatias pós-operatórias do plexo braquial também podem ocorrer e têm sido atribuídas a fragmentos de fraturas de costelas, dissecção de artéria mamária interna, posicionamento subótimo do paciente durante a cirurgia e/ou colocação de cateter venoso central. A neuralgia pós-operatória do nervo safeno também foi reportada após retirada de veias safenas para revascularização da artéria coronária (CABG – coronary artery bypass graft). Pacientes mais novos parecem estar em risco maior de desenvolvimento de dor crônica, de longa duração. A correlação de intensidade de dor pós-operatória aguda e desenvolvimento de síndromes de dor crônica também foi sugerida (pacientes exigindo mais analgésicos pós-operatórios podem ter mais probabilidade de desenvolver dor crônica), mas essa ligação ainda é vaga.

A satisfação do paciente com a qualidade da analgesia pós-operatória está tão relacionada à comparação entre dor antecipada e sentida como ao nível real da dor sentida. A satisfação está relacionada à situação que é melhor que a prognosticada; a não satisfação, àquela que é pior que a esperada. Pacientes submetidos à cirurgia cardíaca permanecem preocupados sobre a adequação do alívio pós-operatório da dor e tendem a esperar, antes da operação, um volume maior de dor pós-operatória que aquele que é realmente sentido. Em razão dessas expectativas pré-operatórias peculiares, os pacientes após cirurgia cardíaca que recebem, após a cirurgia, analgesia somente moderada, provavelmente estarão ainda satisfeitos com seu controle de dor. Assim, os pacientes podem sentir dor de intensidade moderada após cirurgia cardíaca e ainda expressar níveis muito altos de satisfação.

BENEFÍCIOS CLINICOS EM POTENCIAL DA ANALGESIA PÓS-OPERATÓRIA ADEQUADA

A analgesia inadequada (em conjunto com uma resposta de estresse não inibida) durante o período pós-operatório pode levar a muitas alterações adversas hemodinâmicas (taquicardia, hipertensão, vasoconstrição), metabólicas (catabolismo aumentado), imunológicas (resposta imune prejudicada) e hemostáticas (ativação de plaquetas). Em pacientes submetidos à cirurgia cardíaca, a isquemia miocárdica perioperatória é mais usualmente observada durante o período pós-operatório imediato e parece estar relacionada ao resultado. Durante a operação, a iniciação da circulação extracorpórea (CEC) causa aumentos substanciais em hormônios de resposta ao estresse (p. ex., norepinefrina, epinefrina) que persistem no período imediato pós-operatório e podem contribuir para a isquemia do miocárdio observada nesse período. Além disso, a isquemia do miocárdio pós-operatória pode ser agravada por ativação do nervo simpático cardíaco, que rompe o equilíbrio entre o fluxo de sangue da coronária e a demanda de oxigênio do miocárdio. Por isso, durante o período pós-operatório crítico imediato após a cirurgia cardíaca, a analgesia cardíaca em conjunto com a atenuação da resposta ao estresse pode reduzir a morbidade e reforçar a qualidade de vida relacionada á saúde.

INFILTRAÇÃO DE ANESTÉSICO LOCAL

A dor após a cirurgia cardíaca está geralmente relacionada à esternotomia mediana, chegando ao máximo durante os 2 primeiros dias após a operação. Em função de problemas associados à analgesia tradicional com opioides intravenosos e com os fármacos anti-inflamatórios não esteroides (AINE) e os inibidores da cicloxigenase (COX), foram pesquisados métodos alternativos de se atingir a analgesia pós-operatória em pacientes cirúrgicos cardíacos. Um desses métodos alternativos promissores é a infusão contínua de um anestésico local.

Investigações clínicas revelaram os benefícios potenciais do uso de infusão contínua de um anestésico local em pacientes após cirurgia cardíaca. Os pacientes submetidos à CABG eletiva via esternotomia mediana foram randomizados ou para o grupo de ropivacaína ou para o grupo de placebo. Ao final da cirurgia, mas antes do fechamento da ferida, injeções nos nervos intercostais bilaterais de T1 a T12 foram feitas usando 20 mL ou de ropivacaína a 0,2% ou de soro fisiológico normal. Após a reaproximação do esterno com fios, dois cateteres com múltiplas aberturas laterais foram colocados anteriormente ao esterno (Fig. 33.1). Esses cateteres foram conectados a uma bomba elastomérica pressurizada contendo um regulador de fluxo, o qual permitia a oferta de ropivacaína a 0,2% ou soro fisiológico normal a 4 mL/h. O tratamento da dor pós-operatória foi feito com morfina via anestesia controlada pelo paciente (ACP) intravenosa (por 72 horas). Os cateteres do esterno foram removidos após 48 horas. O consumo total médio de ACP com morfina durante o período imediato após a cirurgia (72 horas) diminuiu significativamente no grupo com ropivacaína (47,3 vs. 78,7 mg, respectivamente; $P = 0,038$). Os escores totais médios de dor (escala variando de 0 para sem dor a 10 para dor máxima imaginável) também diminuíram significativamente no grupo com ropivacaína (1,6 vs. 2,6, respectivamente; $P = 0,005$). O mais interessante é que os pacientes recebendo ropivacaína apresentaram hospitalização média de $5,2 \pm 1,3$ dias, comparados com $8,2 \pm 7,9$ dias para pacientes recebendo soro fisiológico normal, uma diferença estatisticamente significativa ($P = 0,001$). Nenhuma diferença foi observada em infecções de ferimento ou cicatrização de ferimento entre os dois grupos

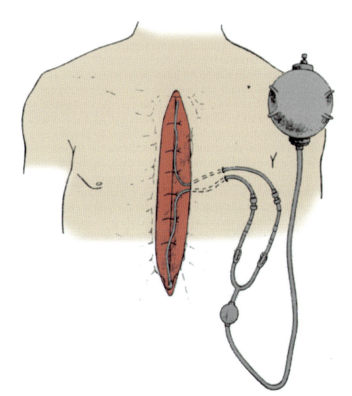

Fig. 33.1 Inserção intraoperatória da bomba e cateteres elastoméricos pressurizados. (De Dowling R. Thielmeier K, Ghaly A, et al. Improved pain control after cardiac surgery: results of a randomized, double-blind, clinical trial. *J Thorac Cardiovasc Surg.* 2003;126:1271-1278.)

durante a hospitalização ou após a alta hospitalar. Não foram encontradas complicações relacionadas à inserção dos cateteres do ferimento do esterno ou ao desempenho dos bloqueios do nervo intercostal. Os autores concluíram que sua técnica analgésica melhora significativamente o controle da dor pós-operatória enquanto diminui a quantidade de analgesia opioide exigida em pacientes submetidos à esternotomia média padrão.

BLOQUEIOS NEURAIS

Com a popularidade crescente da cirurgia cardíaca minimamente invasiva, que usa incisões não de esternotomia (minitoracotomia), o uso de bloqueios neurais para o tratamento de dor pós-operatória tem aumentado. As incisões de toracotomia (minitoracotomia anterolateral transversa, minitoracotomia anterolateral vertical), em razão do trauma aos tecidos da cartilagem costal, aos músculos ou aos nervos periféricos, podem induzir mais dor pós-operatória intensa que aquela resultante da esternotomia média. A analgesia adequada após incisões de toracotomia é importante, porque a dor é um componente-chave na alteração da função pulmonar após esse tipo de incisão. A dor não controlada causa redução na mecânica respiratória e aumentos nas atividades hormonal e metabólica. A deterioração perioperatória na mecânica respiratória pode levar a complicações pulmonares e hipoxemia, o que, por sua vez, pode levar a isquemia ou infarto do miocárdio, acidentes cerebrovasculares, tromboembolia, cicatrização retardada de ferimento, morbidade aumentada e hospitalização prolongada. Várias técnicas analgésicas foram desenvolvidas para tratar a dor pós-operatória da toracotomia. As técnicas mais usadas incluem o bloqueio do nervo intercostal, a administração intrapleural de um anestésico local e o bloqueio torácico paravertebral. As técnicas intratecais e as técnicas epidurais também são efetivas no controle da dor após uma toracotomia.

O bloqueio do nervo intercostal tem sido extensivamente usado para analgesia após cirurgia torácica e pode ser realizado ou no intraoperatório ou após a cirurgia. Em geral, esse bloqueio fornece analgesia suficiente de aproximadamente 6 a 12 horas (dependendo da quantidade e do tipo de anestésico local usado) e pode precisar ser repetido se for necessária analgesia adicional. Anestésicos locais podem ser administrados como uma injeção única sob visão direta antes do fechamento do tórax, como injeção percutânea pré-operatória única, como múltiplas injeções percutâneas seriadas, ou via cateter intercostal de demora. O bloqueio dos nervos intercostais interrompe a transmissão aferente de impulsos das fibras C para a medula espinal. Um cateter intercostal contínuo permite dosagem frequente ou infusões de agentes anestésicos locais e evita múltiplas injeções com agulhas. Vários estudos clínicos confirmaram a eficácia analgésica dessa técnica, a qual se compara favoravelmente às técnicas analgésicas epidurais torácicas. Um conceito principal associado ao bloqueio do nervo intercostal é a quantidade potencialmente alta de absorção sistêmica de anestésico local. Entretanto, vários estudos clínicos envolvendo pacientes submetidos à cirurgia torácica documentaram níveis sanguíneos seguros com técnicas-padrão. Investigações clínicas envolvendo pacientes submetidos à cirurgia torácica indicam que o bloqueio do nervo intercostal por infusão intermitente ou contínua de bupivacaína (0,25% a 0,5%) ou ropivacaína (0,5% a 0,75%) por meio de cateteres intercostais de demora é um método efetivo para suplementar a analgesia opioide intravenosa sistêmica para dor pós-toracotomia. A administração intrapleural de anestésicos locais inicia a analgesia via mecanismos que permanecem não completamente compreendidos. Entretanto, o mecanismo de ação de analgesia extrapleural parece depender primariamente da difusão do anestésico local na região paravertebral. Os anestésicos locais afetam, a seguir, não só a raiz do nervo ventral, mas também fibras aferentes do ramo primário posterior. Ligamentos posteriores do ramo primário posterior inervam os músculos espinais posteriores e a pele e são traumatizados durante a toracotomia posterolateral. A administração intrapleural de um anestésico local

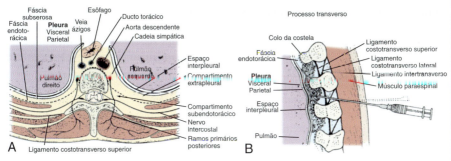

Fig. 33.2 Anatomia do espaço paravertebral torácico (A) e corte sagital por esse espaço mostrando uma agulha avançada acima do processo transverso (B). (De Karmakar MK. Thoracic paravertebral block. *Anesthesiology.* 2001;95:771-780.)

nessa região por meio de um cateter inserido no espaço extrapleural cria uma região analgésica na pele. A profundidade e a largura dessa região dependem da difusão do anestésico local no espaço extrapleural. O bloqueio torácico paravertebral envolve a injeção de um anestésico local adjacente às vértebras torácicas, próximo ao sítio onde os nervos espinais emergem dos forames intervertebrais (Fig. 33.2). O bloqueio torácico paravertebral, comparado às técnicas analgésicas torácicas epidurais, parece fornecer analgesia equivalente, é tecnicamente mais fácil e pode abrigar menos risco. Existem várias técnicas diferentes para bloqueio torácico paravertebral bem-sucedido. A técnica clássica, mais usada, envolve provocar a perda de resistência. A injeção de um anestésico local resulta em bloqueio ipsolateral dos nervos somático e simpático em múltiplos dermátomos torácicos contíguos acima e abaixo do sítio da injeção, junto com a possível supressão da resposta ao estresse neuroendócrino à cirurgia. Esses bloqueios podem ser efetivos em aliviar as dores aguda e crônica de origem unilateral do tórax. A infusão paravertebral torácica contínua de anestésico local via cateter inserido mediante visão direta na toracotomia é também um método seguro, simples e efetivo de fornecer analgesia após a toracotomia. Ele é geralmente usado em conjunto com opioide intravenoso adjunto ou outros analgésicos para fornecer alívio máximo após a toracotomia. Por uma ampla variedade de razões, incluindo o uso aumentado de pequenas incisões torácicas por cirurgiões cardíacos, a última década tem testemunhado o reaparecimento de bloqueios neurais (técnicas geralmente baseadas em cateteres) em pacientes submetidos à cirurgia cardíaca. Especificamente, estudos clínicos recentes usando cateteres intercostais, cateteres intrapleurais e bloqueio paravertebral indicam que essas técnicas podem ter vantagens peculiares, mesmo quando comparadas às técnicas tradicionais intratecais e epidurais. Por fim, o aparecimento da bupivacaína lipossomal, que tem o potencial de fornecer analgesia clínica por 96 horas após uma única injeção, pode revolucionar o uso de bloqueios de nervo de dose única para cirurgias torácicas e cardíacas.

OPIOIDES

O efeito farmacológico clássico dos opioides é a analgesia e esses fármacos têm sido tradicionalmente a escolha inicial quando se exige um analgésico pós-operatório potente. Dois sítios anatomicamente distintos existem para analgesia mediada por receptor de opioide: supraespinal e espinal. Os opioides sistemicamente administrados produzem analgesia em ambos os sítios. No sítio supraespinal, o receptor de μ_1 é primariamente envolvido em analgesia, enquanto o receptor μ_2 é o receptor predominantemente envolvido na modulação espinal de processamento nociceptivo. Receptores κ são importantes na mediação da analgesia espinal e da supraespinal também. Ligandos δ podem ter um papel mais modulador que analgésico primário. Todos os três tipos de receptores de opioides (μ, κ e δ) foram demonstrados em terminais periféricos de nervos sensoriais. A ativação desses receptores parece exigir uma reação inflamatória, porque opioides localmente aplicados não produzem analgesia em tecido sadio. O processo inflamatório também pode ativar receptores de opioides anteriormente inativos.

A morfina é o agonista protótipo de opioide com o qual todos os opioides são comparados e é, talvez, o analgésico mais popularmente usado em pacientes após uma cirurgia cardíaca. Muitos derivados semissintéticos são feitos por simples modificações da molécula de morfina. A morfina não é satisfatoriamente solúvel em gordura e adere cerca de 35% às proteínas do plasma, particularmente à albumina, e é metabolizada primariamente no fígado, principalmente pela conjugação de glicuronídeos solúveis em água. O fígado é o sítio predominante para a biotransformação da morfina, embora o metabolismo extra-hepático também ocorra no rim, no cérebro e, possivelmente, no intestino. A depuração (*clearance*) extra-hepática responde por aproximadamente 30% da depuração total do corpo. A meia-vida de eliminação terminal da morfina é de 2 a 3 horas. Em pacientes com cirrose hepática, as ações farmacocinéticas da morfina são variáveis, provavelmente refletindo a variabilidade da doença hepática nos pacientes. A meia-vida de eliminação terminal da morfina em pacientes com doença renal é comparável àquela de pacientes sem doença renal. Embora a morfina seja, talvez, o analgésico intravenoso mais popular usado em pacientes após cirurgia cardíaca, outros opioides sinteticamente derivados foram desenvolvidos e podem ser usados também. São eles: fentanil, alfentanil, sufentanil e remifentanil.

A liberação transdérmica de fentanil também foi extensivamente investigada. Essa modalidade é simples, não invasiva e permite a liberação contínua desse fármaco na circulação sistêmica. Entretanto, a liberação uniforme do fármaco dessa maneira não permite a flexibilidade no ajuste da dose, o que pode resultar em tratamento inadequado de dor pós-operatória durante intensidade de alteração rápida. Por isso, opioides intravenosos são geralmente necessários para complementar a analgesia quando fentanil transdérmico é usado para tratar dor pós-operatória aguda.

Alfentanil é cerca de 5 a 10 vezes menos potente que fentanil. O fármaco atua rapidamente; o efeito de pico é atingido dentro de alguns minutos após administração intravenosa. Sua duração de ação após administração em bolus é também mais curta que a do fentanil. Alfentanil é altamente solúvel em gordura (cerca de 100 vezes mais que a morfina) e cruza rapidamente a barreira hematoencefálica. A farmacocinética de alfentanil é minimamente afetada por doença renal e a extração hepática resulta mais da capacidade intrínseca da enzima hepática e da ligação proteica que do fluxo de sangue do fígado.

O desempenho de um sistema de infusão de alfentanil com objetivo controlado e conforme demanda do paciente foi favoravelmente comparado com ACP tradicional de morfina em pacientes após cirurgia cardíaca. A comparação entre ACP com morfina *vs.* ACP com alfentanil para analgesia pós-operatória após cirurgia cardíaca eletiva foi avaliada de maneira não cega. Todos os pacientes receberam uma técnica intraoperatória padronizada similar e foram extubados durante o período imediatamente pós-operatório. Os escores gerais de dor análoga visual mediana foram significativamente inferiores em pacientes tratados com alfentanil, embora tanto alfentanil quanto morfina tenham resultado em analgesia pós-operatória de alta qualidade (Fig. 33.3). Embora a impressão clínica desses investigadores fosse a de que os pacientes com alfentanil estivessem menos sedados no período pós-operatório imediato, essa observação clínica não foi substanciada após análise estatística de escores de sedação. Os dois grupos não diferiram com respeito a escores gerais de sedação, frequência de náusea e vômitos, instabilidade hemodinâmica, isquemia do miocárdio ou hipoxemia durante o período pós-operatório imediato.

Sufentanil é cerca de 10 vezes mais potente que fentanil. O fármaco é extremamente solúvel em gordura e altamente ligado a proteínas do plasma. Em razão de sua alta potência, doses clínicas convencionais de sufentanil resultam em concentrações de plasma que

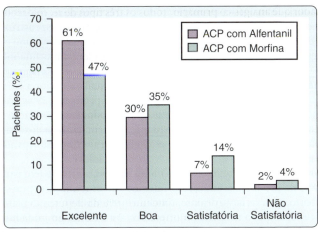

Fig. 33.3 Satisfação geral do paciente com analgesia pós-operatória. Noventa e um por cento dos pacientes usando alfentanil classificaram sua analgesia pós-operatória como excelente ou boa, enquanto 82% dos pacientes usando morfina classificaram sua analgesia pós-operatória da mesma forma (diferenças estatisticamente não significativas). ACP, analgesia controlada pelo paciente. (De Checketts MR, Gilhooly CJ, Kenny GN. Patient-maintained analgesia with target-controlled alfentanil infusion after cardiac surgery: a comparison with morphine PCA. Br J Anaesth. 1998;80:748-751.)

declinam rapidamente para menos que a sensibilidade da maioria dos métodos submetidos a ensaios, dificultando a determinação de parâmetros farmacocinéticos precisos. Entretanto, ações farmacocinéticas de sufentanil parecem não estar alteradas em pacientes com doença renal. Uma vez que a liberação hepática de sufentanil se aproxima do fluxo de sangue do fígado, espera-se que as propriedades farmacocinéticas do fármaco se alterem com a doença hepática, mas a relevância clínica permanece indeterminada. Sufentanil sofre absorção substancial (cerca de 60%) de primeira passagem nos pulmões.

Remifentanil tem início muito rápido e duração de ação ultracurta; esse fármaco é peculiar pelo fato de ser prontamente suscetível à hidrólise rápida por esterases não específicas no sangue e nos tecidos. Ele é moderadamente lipofílico e tem a metade da potência do fentanil quando concentrações de sangue causando analgesia equivalente são comparadas. Remifentanil tem meia-vida de eliminação de 10 a 20 minutos e o tempo necessário para redução de 50% na concentração de sangue após descontinuação de uma infusão que tenha alcançado um curso estável é de aproximadamente 3 minutos e não aumenta com a duração da infusão. A evidência disponível sugere que nem a farmacocinética nem a farmacodinâmica de remifentanil são significativamente alteradas em pacientes com doença hepática ou renal severa. Essas propriedades deverão conferir facilidade de titulação para condições analgésicas em mudança. Entretanto, o deslocamento rápido da ação, embora desejável, pode resultar em analgesia pós-operatória inadequada. Em função do deslocamento rápido do efeito analgésico do remifentanil, a exigência continuada de analgesia pós-operatória precisa ser considerada antes da interrupção do fármaco. É preciso realizar uma transição do remifentanil para algum outro agente analgésico de ação mais longa para início de analgesia pós-operatória substancial. Embora a transição para tratamento de dor pós-operatória possa ser feita usando-se somente uma infusão de remifentanil, isso parece estar associado a alta incidência de efeitos respiratórios adversos.

O uso de uma infusão de remifentanil para fornecer analgesia pós-operatória foi avaliado durante a recuperação de uma anestesia intravenosa total com remifentanil e propofol em uma ampla variedade de cirurgias não cardíacas (p. ex., abdominal, da coluna, reposição de articulação, torácica). Esse estudo multi-institucional tinha um protocolo detalhado que especificava doses e método de administração de todos os fármacos anestésicos. A anestesia intravenosa intraoperatória total consistiu em midazolam (somente pré-medicação), remifentanil, propofol e verucônio. Propofol foi suspenso imediatamente antes da extubação intraoperatória e a infusão com remifentanil continuou para analgesia pós-operatória. Durante o período pós-operatório imediato, a morfina intravenosa foi administrada durante o desmame da infusão de remifentanil. Eventos respiratórios adversos que incluíram saturação de oxigênio via oximetria de pulso inferior a 90%, índice respiratório inferior a 12 por minuto e apneia afetaram 45 pacientes (29%; dois precisaram de naloxona). A apneia ocorreu em 11 pacientes (7% tratados com ventilação com máscara e titulação descendente de infusão de remifentanil; um precisou de naloxona). A administração em bolus de remifentanil precedeu o início de eventos respiratórios adversos em 19 de 45 casos e em 9 de 11 casos de apneia.

Esses dados sugerem que bolus de remifentanil mais uma infusão têm particularmente a probabilidade de produzir eventos respiratórios adversos clinicamente significativos. Esse estudo aberto, com variação de dose, concluiu que, embora o remifentanil certamente inicie a analgesia, seu uso no período imediato pós-operatório pode impor perigos. Estudos complementares são necessários para investigar a transição de remifentanil para analgésicos de ação mais prolongada e para refinar estratégias que minimizem a depressão respiratória enquanto melhoram ao máximo o controle da dor. A administração de um opioide potente e de ação rápida, como o remifentanil, por infusão contínua para analgesia pós-operatória deve ser realizada com atenção meticulosa para os detalhes e com vigilância constante. Cuidado extremo deverá ser exercido na administração pós-operatória de doses em bolus de remifentanil, porque pode ocorrer depressão respiratória substancial (incluindo apneia). Além disso, a infusão de remifentanil deverá ser inserida na linha intravenosa, o mais próximo possível do paciente, para minimizar o espaço morto, e a taxa de infusão intravenosa principal deverá ser controlada na frequência suficientemente alta para fluir remifentanil continuamente pelo equipo. Uma solução de remifentanil mais diluída que corra em taxas de administração maiores (na base de um volume por vez) ajuda a minimizar o efeito de variações na taxa de fluxo da tubulação intravenosa principal para entrega do remifentanil ao paciente. Esse fármaco também possui efeitos cardiovasculares prejudiciais via bradicardia e reduções na resistência vascular sistêmica, levando ao débito cardíaco reduzido e à hipotensão. Essas alterações podem ocorrer durante doses clinicamente usadas para cirurgia cardíaca (0,1 a 1,0 µg/kg/min), induzindo transtornos cardiovasculares significativos que são potencialmente danosos aos pacientes com doença cardíaca.

ANALGESIA CONTROLADA PELO PACIENTE

Quando opioides intravenosos são usados para controlar a dor pós-operatória, usa-se geralmente a tecnologia de ACP. O essencial no uso bem-sucedido dessa tecnologia inclui carregar o paciente com opioides intravenosos até o ponto de conforto para ele antes de iniciar a ACP, assegurando que ele queira controlar o tratamento analgésico usando uma dose apropriada de ACP com intervalo de travamento e considerando o uso de uma infusão de índice basal. A orientação focada na dosagem de ACP por um serviço de dor aguda dedicado, comparado com a ACP guiada pelo cirurgião, pode resultar em analgesia mais efetiva com menos efeitos adversos.

AGENTES ANTI-INFLAMATÓRIOS NÃO ESTEROIDES

Os AINE, ao contrário do mecanismo de ação dos opioides no sistema nervoso central, exercem primariamente seus efeitos analgésicos, antipiréticos e anti-inflamatórios perifericamente interferindo com a síntese da prostaglandina após a lesão ao tecido. Os AINE inibem COX, a enzima responsável pela conversão do ácido araquidônico em

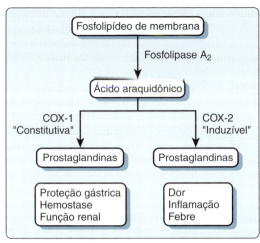

Fig. 33.4 Vias da cicloxigenase (COX). Estudos moleculares distinguindo entre enzimas COX-1 e COX-2 levaram à hipótese entusiasmante de que os efeitos terapêuticos e adversos dos inibidores não específicos (medicamentos anti-inflamatórios não esteroides) poderiam ser desacoplados. (De Gajraj NM. Cyclooxygenase-2 inhibitors. *Anesth Analg.* 2003;96:1720-1738.)

prostaglandina. Combinando-se AINE com opioides intravenosos tradicionais pode-se permitir ao paciente atingir um nível adequado de analgesia com menos efeitos colaterais do que se um nível similar de analgesia fosse obtido só com opioides intravenosos. Diferentemente dos opioides, que reduzem, preferencialmente, a dor pós-operatória espontânea, os AINE possuem eficácia comparável tanto para a dor espontânea quanto para a dor evocada pelo movimento, esta última podendo ser mais importante para causar prejuízo fisiológico pós-operatório. Preocupações sobre os efeitos colaterais dos AINE, incluindo alterações em barreira mucosa gástrica, função tubular renal e inibição da agregação de plaquetas, tornaram provavelmente os médicos relutantes em usar esses fármacos em pacientes submetidos à cirurgia cardíaca.

Os AINE não são um grupo homogêneo e variam consideravelmente em eficácia analgésica como resultado das diferenças em parâmetros farmacodinâmicos e farmacocinéticos. Esses fármacos são inibidores não específicos de COX, que é a enzima limitadora de frequência envolvida na síntese das prostaglandinas. COX-1 é expressa de modo onipresente e constitutivo e tem papel homeostático na agregação de plaquetas, na integridade da mucosa gastrointestinal e na função renal, enquanto COX-2 é induzível, primariamente expressa nos sítios de lesão (e no rim e no cérebro), e medeia dor e inflamação. Os AINE são inibidores não específicos de ambas as formas de COX, mas variam em sua proporção de inibição de COX-1 para COX-2. Estudos moleculares distinguindo entre enzimas COX-1 constitutivas e enzimas COX-2 induzíveis por inflamação levaram à hipótese entusiasmante de que efeitos terapêuticos e adversos dos AINE poderiam ser desacoplados (Fig. 33.4). Subsequentemente, os médicos testemunharam o uso crescente de inibidores de COX-2 no período perioperatório após cirurgia não cardíaca. A principal vantagem desses inibidores, comparados aos AINE, é sua falta de efeito sobre a função das plaquetas e o sangramento.

AGONISTAS ALFA$_2$-ADRENÉRGICOS

Os agonistas α_2-adrenérgicos fornecem analgesia, sedação e simpatólise.

Os benefícios analgésicos perioperatórios potenciais dos α_2-agonistas, quando administrados a pacientes submetidos à cirurgia cardíaca, foram demonstrados há 30 anos. A maioria dos investigadores clínicos do uso perioperatório dessa classe de fármacos permanece concentrada em explorar os efeitos sedativos e os efeitos cardiovasculares benéficos (redução da hipertensão e da taquicardia) associados ao uso desses medicamentos. Os agonistas α_2-adrenérgicos têm sido usados durante a operação em pacientes submetidos à cirurgia cardíaca. Entretanto, o foco dessas investigações clínicas tem sido o período intraoperatório e o potencial para a estabilidade hemodinâmica pós-operatória reforçada, levando potencialmente à isquemia miocárdica pós-operatória reduzida (mas não especificamente para reforçar a analgesia pós-operatória). Consideradas em conjunto, essas investigações clínicas indicam que a administração perioperatória de agonistas α_2-adrenérgicos a pacientes submetidos à cirurgia cardíaca reduz as exigências anestésicas intraoperatórias, podendo reforçar a estabilidade hemodinâmica perioperatória e diminuir a isquemia miocárdica perioperatória. A habilidade potencial dessa classe de medicamentos para iniciar analgesia pós-operatória confiável aguarda investigação definitiva.

TÉCNICAS INTRATECAIS E EPIDURAIS

Numerosas investigações clínicas indicam claramente que as técnicas intratecais e/ou epidurais (usando opioides e/ou anestésicos locais) iniciam analgesia pós-operatória confiável em pacientes após cirurgia cardíaca (Quadros 33.3 e 33.4). As vantagens potenciais complementares do uso dessas técnicas em pacientes de cirurgia cardíaca incluem atenuação da resposta ao estresse e simpatectomia cardíaca torácica.

QUADRO 33.3 *Técnicas Intratecais*

Vantagens
- Analgesia simples e confiável
- Atenuação da resposta ao estresse
- Menos risco de hematoma que o das técnicas epidurais

Desvantagens
- Sem simpatectomia cardíaca
- Aumento no risco de hematoma
- Efeitos colaterais de opioides intratecais

QUADRO 33.4 *Técnicas Epidurais*

Vantagens
- Analgesia confiável
- Atenuação da resposta ao estresse
- Simpatectomia cardíaca

Desvantagens
- Trabalhosa-intensiva
- Aumento do risco de formação de hematoma
- Efeitos colaterais de opioides epidurais

Técnicas Intratecais

A maioria dos investigadores clínicos usou a morfina intratecal na esperança de fornecer analgesia pós-operatória prolongada. Alguns investigadores clínicos usaram fentanil, sufentanil e/ou anestésicos locais para anestesia e analgesia intraoperatórias (com atenuação da resposta ao estresse) e/ou simpatectomia torácica e cardíaca.

Uma pesquisa anônima de membros da Society of Cardiovascular Anesthesiologists publicada em 2001 indicou que quase 8% dos anestesiologistas praticantes incorporam técnicas intratecais em seu tratamento anestésico de adultos de cirurgia cardíaca. Desses anestesiologistas, 75% trabalham nos Estados Unidos, 72% praticam a injeção intratecal antes da indução da anestesia, 97% usam morfina, 13% usam fentanil, 2% usam sufentanil, 10% usam lidocaína e 3% usam tetracaína.

Os meados da década de 1990 testemunharam o aparecimento da cirurgia cardíaca *fast-track*, cujo objetivo era efetuar a extubação traqueal no período pós-operatório imediato. Alguns investigadores clínicos revelaram que certas combinações de técnicas anestésicas intraoperatórias acopladas a doses apropriadas de morfina intratecal permitiriam a extubação após a cirurgia cardíaca dentro do período pós-operatório imediato para coexistir com a analgesia reforçada. Muitas investigações clínicas envolvendo o uso de técnicas analgésicas intratecais em pacientes submetidos à cirurgia cardíaca indicam que a administração de morfina intratecal aos pacientes antes da CEC inicia analgesia pós--operatória confiável após o procedimento cirúrgico. Os opioides intratecais ou os anestésicos locais não podem atenuar confiavelmente a resposta ao estresse perioperatório associado à CEC que persiste durante o período pós-operatório imediato. Uma metanálise recentemente publicada de estudos clínicos controlados e randomizados (25 estudos randomizados, 1.106 pacientes) concluiu que a analgesia espinal não melhora clinicamente resultados relevantes em pacientes submetidos à cirurgia cardíaca.

Técnicas Epidurais

Desde a exibição inicial impressionante de benefícios potenciais (p. ex., analgesia pós--operatória confiável, atenuação da resposta ao estresse, facilitação da extubação traqueal precoce), outros investigadores clínicos têm aplicado subsequentemente a anestesia epidural torácica (AET) aos pacientes submetidos à cirurgia cardíaca. A maioria desses investigadores têm usado anestésicos locais epidurais torácicos na esperança de fornecer atenuação da resposta ao estresse perioperatório e/ou simpatectomia cardíaca torácica perioperatória. Alguns deles têm usado opioides epidurais torácicos para fornecer analgesia intraoperatória e/ou pós-operatória. Uma pesquisa anônima de membros da Society of Cardiovascular Anesthesiologists publicada em 2001 indicou que 7% dos anestesiologistas praticantes incorporam técnicas epidurais torácicas em seu tratamento anestésico de adultos submetidos à cirurgia cardíaca. Desses profissionais, 58% exercem seu trabalho nos Estados Unidos.

Muitos investigadores clínicos provaram que a AET com anestésicos locais atenua significativamente a resposta ao estresse perioperatório em pacientes submetidos à cirurgia cardíaca. Pacientes randomizados para receber bolus intraoperatórios intermitentes de bupivacaína epidural torácica, seguidos de infusão contínua após a operação, exibiram níveis de sangue significativamente reduzidos de norepinefrina e epinefrina durante a operação quando comparados a pacientes tratados da mesma forma sem cateteres epidurais torácicos. A publicação de fevereiro de 2011 de *Anesthesiology* destaca a natureza controversa desse tópico, uma vez que dois estudos clínicos com conclusões opostas foram publicados. Esses autores concluíram que, "dadas as complicações potencialmente devastadoras de um hematoma epidural após a inserção de um cateter epidural, é questionável se esse procedimento deverá ser aplicado rotineiramente em pacientes cirúrgicos cardíacos que exigem heparinização plena". Esses dois estudos clínicos foram acompanhados por um editorial que afirmou que "continuamos tentando mostrar que a anestesia regional e a analgesia podem alterar substancialmente resultados cirúrgicos sem sucesso... talvez seja o momento de desistirmos de tentar provar que intervenções anestésicas reduzirão a morbidade ou a mortalidade e nos concentrarmos em benefícios tangíveis aos pacientes ou às suas famílias". Apesar da analgesia pós-operatória reforçada oferecida pelas técnicas de AET, essa analgesia não parece reduzir a incidência de dor persistente após a cirurgia cardíaca. A dor persistente, definida como dor ainda presente 2 ou mais meses após a cirurgia, foi similar nas duas coortes (informada em quase 30% dos pacientes).

A qualidade da analgesia obtida com as técnicas de AET é suficiente para permitir a realização da cirurgia cardíaca em pacientes acordados sem anestesia geral endotraqueal. O relatório inicial de cirurgia cardíaca com paciente acordado foi publicado nos *Annals of Thoracic Surgery* em 2000. Desde o aparecimento desses pequenos relatórios clínicos iniciais, séries maiores de pacientes têm sido publicadas, demonstrando que a cirurgia cardíaca com paciente acordado é viável e segura. Em 2003 foi publicado o primeiro relatório de caso desse procedimento exigindo CEC. Nesse surpreendente relato de caso da Áustria, um homem de 70 anos de idade com estenose aórtica foi submetido à reposição de válvula aórtica com a assistência de CEC normotérmica (tempo total: 123 minutos; tempo de pinçamento: 82 minutos) unicamente via AET. A comunicação verbal com o paciente foi possível mediante solicitação durante toda a cirurgia com CEC. O paciente passou bem e experimentou um curso pós-operatório sem complicações.

Risco de Formação de Hematoma

A instrumentação intratecal ou epidural implica risco, com a complicação mais temida sendo a formação de hematoma epidural. A incidência estimada de formação de hematoma é de aproximadamente 1:220.000 após instrumentação intratecal. A formação de hematoma é mais comum (aproximadamente 1:150.000) após instrumentação epidural porque são usadas agulhas mais largas, ocorre inserção de cateteres e o plexo venoso no espaço epidural é proeminente. Além disso, a formação de hematoma não ocorre exclusivamente durante a inserção de cateter epidural; quase metade de todos os casos se desenvolve após a remoção do cateter.

O risco aumenta quando a instrumentação intratecal ou epidural é conduzida antes da heparinização sistêmica e a formação do hematoma ocorre em pacientes quando a punção lombar diagnóstica ou terapêutica é seguida da heparinização sistêmica. Quando a punção lombar é seguida pela heparinização sistêmica, o uso concomitante de aspirina, de instrumentação difícil ou traumática e a aplicação de heparina intravenosa dentro de 1 hora após a instrumentação aumentam o risco para a formação de hematoma. Entretanto, observando-se certas precauções, a instrumentação intratecal ou epidural pode ser realizada com segurança em pacientes que posteriormente receberão heparina intravenosa. Ao retardar a cirurgia por 24 horas na ocorrência de uma punção traumática, retardar a heparinização por 60 minutos após a inserção do cateter e manter controle perioperatório estrito da anticoagulação, mais de 4.000 cateterizações intratecais ou epidurais foram realizadas com segurança em pacientes submetidos à cirurgia vascular periférica que receberam heparina intravenosa após inserção de cateter. Entretanto, a magnitude da anticoagulação nesses dois estudos (tempo de tromboplastina parcial ativado de aproximadamente 100 segundos e tempo de coagulação ativado de cerca de duas vezes o valor da linha de base) envolvendo pacientes submetidos à cirurgia vascular periférica foi substancialmente inferior ao grau de anticoagulação exigido em pacientes submetidos à CEC.

A maioria dos estudos clínicos que investigam o uso de anestesia intratecal ou epidural e técnicas de analgesia em pacientes submetidos à cirurgia cardíaca inclui precauções para reduzir o risco de formação de hematoma. Alguns usaram a técnica somente após a demonstração de evidência laboratorial de parâmetros normais de coagulação, retardaram a cirurgia por 24 horas na ocorrência de punção traumática ou exigiram que o tempo desde a instrumentação até a heparinização fosse superior a 60 minutos. Embora a maioria dos médicos investigando o uso de técnicas de anestesia e analgesia epidural em pacientes submetidos à cirurgia cardíaca insiram os cateteres 1 dia antes da cirurgia programada, os investigadores executaram a instrumentação no mesmo dia da cirurgia. A prática institucional (mesmo dia da cirurgia) pode eliminar a opção de inserção de cateter epidural no dia anterior ao da cirurgia programada. Uma alternativa é realizar a instrumentação epidural após a operação (antes ou depois da extubação traqueal) depois que a evidência de laboratório demonstrar parâmetros de coagulação normais.

O uso de técnicas anestésicas regionais em pacientes submetidos à cirurgia cardíaca permanece extremamente controverso, levando a numerosos editoriais de especialistas reconhecidos no campo da anestesia cardíaca. Uma das principais razões dessa controvérsia (e que provavelmente continuará por algum tempo) é que as numerosas investigações clínicas sobre esse tópico têm um desenho abaixo do ótimo e usam uma ampla série de técnicas desiguais, impedindo conclusões clinicamente úteis com as quais todos possam concordar.

ANALGESIA MULTIMODAL

A possibilidade de sinergia entre fármacos analgésicos é um conceito de quase um século. Embora pesquisa subsequente tenha demonstrado a diferença entre aditividade e sinergia, a estratégia fundamental por trás dessas combinações (analgesia multimodal ou equilibrada) permanece inalterada – analgesia reforçada com a minimização de efeitos fisiológicos adversos. O uso de combinações analgésicas durante o período pós-operatório, especificamente a combinação de opioides intravenosos tradicionais com outros analgésicos (p. ex., AINE, inibidores de COX-2, cetamina), já se comprovou clinicamente eficaz em pacientes não cardíacos há décadas.

LEITURAS SUGERIDAS

Allen MS, Halgren L, Nichols FC, et al. A randomized controlled trial of bupivacaine through intercostal catheters for pain management after thoracotomy. *Ann Thorac Surg*. 2009;88:903.

American Society of Anesthesiologists Task Force on Acute Pain Management. Practice guidelines for acute pain management in the perioperative setting: an updated report by the American Society of Anesthesiologists Task Force on Acute Pain Management. *Anesthesiology*. 2012;116:248.

Bettex DA, Schmidlin D, Chassot PG, et al. Intrathecal sufentanil-morphine shortens the duration of intubation and improves analgesia in fast-track cardiac surgery. *Can J Anaesth*. 2002;49:711.

Bignami E, Landoni G, Biondi-Zoccai GGL, et al. Epidural analgesia improves outcome in cardiac surgery: a meta-analysis of randomized controlled trials. *J Cardiothorac Vasc Anesth*. 2010;24:586.

Blaudszun G, Lysakowski C, Elia N, et al. Effect of perioperative systemic $\alpha 2$ agonists on postoperative morphine consumption and pain intensity; systematic review and meta-analysis of randomized controlled trials. *Anesthesiology*. 2012;116:1312.

Goldstein S, Dean D, Kim SJ, et al. A survey of spinal and epidural techniques in adult cardiac surgery. *J Cardiothorac Vasc Anesth*. 2001;15:158.

Hansdottir V, Philip J, Olsen MF, et al. Thoracic epidural versus intravenous patient-controlled analgesia after cardiac surgery. *Anesthesiology*. 2006;104:142.

Lena P, Balarac N, Lena D, et al. Fast-track anesthesia with remifentanil and spinal analgesia for cardiac surgery: the effect on pain control and quality of recovery. *J Cardiothorac Vasc Anesth*. 2008;22:536.

Lynch JJ, Mauermann WJ, Pulido JN, et al. Use of paravertebral blockade to facilitate early extubation after minimally invasive cardiac surgery. *Semin Cardiothorac Vasc Anesth*. 2010;14:47.

Mazzeffi M, Khelemsky Y. Poststernotomy pain: a clinical review. *J Cardiothorac Vasc Anesth*. 2011;25:1163.

Metz S, Schwann N, Hassanein W, et al. Intrathecal morphine for off-pump coronary artery bypass grafting. *J Cardiothorac Vasc Anesth*. 2004;18:451.

Monaco F, Biselli C, Landoni G, et al. Thoracic epidural anesthesia improves early outcome in patients undergoing cardiac surgery for mitral regurgitation: a propensity-matched study. *J Cardiothorac Vasc Anesth*. 2013;27:1301.

Myles PS, Bain C. Underutilization of paravertebral block in thoracic surgery. *J Cardiothorac Vasc Anesth*. 2006;20:635.

Ried M, Schilling C, Potzger T, et al. Prospective, comparative study of the On-Q painbuster postoperative pain relief system and thoracic epidural analgesia after thoracic surgery. *J Cardiothorac Vasc Anesth*. 2014;28:973.

Royse C. Epidurals for cardiac surgery; can we substantially reduce surgical morbidity or should we focus on quality of recovery?. *Anesthesiology*. 2011;114:232.

Royse C, Royse A, Soeding P, et al. Prospective randomized trial of high thoracic epidural analgesia for coronary artery bypass surgery. *Ann Thorac Surg*. 2003;75:93.

Viscusi ER, Candiotti KA, Onel E, et al. The pharmacokinetics and pharmacodynamics of liposome bupivacaine administered via a single epidural injection to healthy volunteers. *Reg Anesth Pain Med*. 2012;37:616.

White PF, Rawal S, Latham P, et al. Use of a continuous local anesthetic infusion for pain management after median sternotomy. *Anesthesiology*. 2003;99:918.

Zangrillo A, Bignami E, Biondi-Zuccai GGL, et al. Spinal analgesia in cardiac surgery: a meta-analysis of randomized controlled trials. *J Cardiothorac Vasc Anesth*. 2009;23:813.

Índice

A

AATA. *Veja* Aneurismas aórticos toracoabdominais
AbioCor coração de substituição implantável, 574-575, 574f
Ablação de via acessória, 44
abrangente, 232-250
  planos de investigação por imagens e análise
    estrutural de, 239-250
     aorta torácica, 241f-246f, 249-250
     apêndice atrial esquerdo, 241f-246f, 248
     artéria pulmonar, 241f-246f, 248
     átrio direito, 241f-246f, 248-249
     átrio esquerdo, 241f-246f, 248
     raiz aórtica, 241f-246f, 247
     seio coronário, 241f-246f, 248-249
     septo atrial, 241f-246f, 248
     válvula aórtica, 241f-246f, 247
     válvula mitral, 240-247, 241f-246f
     válvula pulmonar, 241f-246f, 248
     válvula tricúspide, 241f-246f, 247
     veias pulmonares, 241f-246f, 248
     ventrículos esquerdo e direito, 239-240, 241f-246f
  termos descritivos e técnica de, 232, 232f, 233t-239t
ACC. *Veja* American College of Cardiology
ACD. *Veja* Artéria coronária direita
Acebutolol, 137t
Acidente vascular cerebral (derrame), 788
  após cirurgia cardíaca, 614f, 750q
  após substituição de válvula aórtica transcater, 780
  lesão do sistema nervoso central e, 611-612
  substituição de válvula aórtica transcateter e, 546
Ácido ε-aminocaproico, 625
Ácido tranexâmico, 625
Acoplamento ventriculoarterial, 578-580
Actina, 66
ACTP. *Veja* Angioplastia coronariana transluminal
  percutânea
ACT Plus, dispositivo, 300
Adenosina, 160t, 164
  ações antiarrítmicas da, 102
  papel da, 101
  para arritmias supraventriculares, 765t
  sinalização, 102
AF. *Veja* Aglutininas frias
Agentes anestésicos intravenosos, 130
Agentes de indução intravenosa, 116-118
  efeitos cardíacos agudos de, 116-117
  vasculatura de, 117-118
Agentes de indução, intravenosos, 116-118
  efeitos cardíacos agudos de, 116-117
  vasculatura de, 117-118
Agentes voláteis, 113-116, 114q
  circulação extracorpórea e, 130
  efeitos agudos de, 113-114
  efeitos tardios de, 114-116

Agentes voláteis *(Cont.)*
  efeitos vasculares sistêmicos, 114
  eletrofisiologia cardíaca e, 113
  função miocárdica e, 113, 114q
  isquemia miocárdica reversível e, 114-115, 115q, 115f-116f
  pré-condicionamento anestésico e, 115-116, 117f
  vasorregulação coronária e, 113-114
Aglutininas frias (AF), 469-470, 471f
α-agonista, em transplante cardíaco, 481
β-agonista, em transplante cardíaco, 481
Agonistas adrenérgicos, 629
Agonistas de receptores α_2-adrenérgicos, 831-832
  em respostas sensoriais e motoras evocadas, 289t
  para sedação, 340-341, 340q
Agregometria por transmissão de luz (LTA), 316
AINE. *Veja* Anti-inflamatórios não esteroides
Akutsu III TAH, 573
Alarmes, em sala de cirurgia cardíaca, 598
Alça de pressão-volume
  em estenose aórtica, 355, 355f
  em estenose mitral, 370, 371f
  em regurgitação aórtica, 365, 365f
Alfentanil, 828
Aloenxerto pulmonar, dano endotelial em, transplante
  de pulmão e, 490-491
Aloenxerto, vasculopatia coronária, em transplante
  cardíaco, 480
Alterações acentuadas, em transplante de pulmão, 490
American College of Cardiology (ACC), 9, 807-808
  diretrizes, 134-135, 135q
American Heart Association (AHA), 807-808
  cardiomiopatias e, 435, 435f, 436q-437q
  diretrizes, 134-135, 135q
American Society of Anesthesiologists (ASA), 204, 218, 219q, 608-609
American Society of Ecocardiography (ASE), 11
Aminas simpatomiméticas, para disfunção ventricular, 728-733, 728q, 729t-730t
  dobutamina, 731-732
  dopamina, 732
  epinefrina, 731, 731q
  isoproterenol, 732-733
  norepinefrina, 732
Amiodarona, 46, 160t, 162-163
  para arritmias supraventriculares, 765t
Amnésia, pré-medicação para, em revascularização da
  artéria coronária, 328
Amplitude obtida em 10 minutos (A10), 314, 315f
AMPR. *Veja* Anormalidades de movimento de parede
  regional
AMPS. *Veja* Parede segmentar, anormalidades de
  movimento
Analgesia
  controlada pelo paciente, 830
  inadequada, 824
  mediada por receptor de opioide, 827-828
  multimodal, 835
  pós-operatória, 822q

Números de páginas seguidos de *t* indicam tabela, de *f*, figura e, de *q*, quadro.

Analgesia *(Cont.)*
  adequada, 822
  com total satisfação do paciente, 829*f*
  pré-medicação para, em revascularização da artéria
    coronária, 328
Analgesia controlada pelo paciente (ACP), 825-826, 830
Analgesia mediada por receptor de opioides, 827-828
Analgesia pós-operatória, 822*q*
  adequada, 822
    benefícios clínicos potenciais e, 824
    satisfação geral do paciente com, 829*f*
Analisador da Função de Plaquetas (AFP), 310*t*, 316, 318*b*
Análise de domínio de frequência, 282-285, 283*f*, 284*q*,
    284*t*, 286*q*
Análise de tempo-domínio, 280-282, 281*q*, 282*f*
Anastomose telescópica, em transplante de pulmão
    único, 487
Anestesia
  antes da circulação extracorpórea, 642
  cardíaca, 743
  considerações de, 45-46
  considerações perioperatórias para suporte de DAV,
    575-578
    durante período pré-operatório imediato, 576-577
    indução e manutenção, 577-578
    monitoramento, 578
    otimização nutricional pré-operatória, 576
    pacientes para implante de DAVE eletivo, 575
    período pós-implante e, 578
    questões relacionadas a medicamentos
      ambulatoriais, 576
  controlada pelo paciente, 825-826
  para cirurgia cardíaca de reoperação, 587
  para revascularização da artéria coronária (CABG),
    327-343
    indução e manutenção de, 333-336, 334*q*
    monitoramento de, 331-333, 331*q*
    pré-medicação em, 328-331, 329*q*
  para revascularização do miocárdio, 322-351
Anestesia cardíaca, 743
  escore de avaliação de risco, 817*q*
Anestesia narcótica, anestesia cardíaca *fast-track vs.*,
    744-745
Anestésicos de inalação
  para cardiomiopatia hipertrófica, 363-364
  para revascularização da artéria coronária, 335-336
Anestesiologista, 608-609
Anesthesia Patient Safety Foundation, erros de
    administração e, 363-364, 603*q*-604*q*
Aneurisma na aorta torácica, 407-421, 408*q*, 415*q*
  considerações cirúrgicas para, 408-409
  reparo de enxerto de *stent* endovascular para, 416
Aneurismas
  aorta ascendente, reparo cirúrgico de, 409-410, 409*f*
  aorta torácica, 407-421, 408*q*, 415*q*
    considerações cirúrgicas para, 408-409
    reparo com enxerto de stent endovascular para, 416
  aórtico toracoabdominal, 412-416, 413*f*, 415*q*
  arco, reparo cirúrgico do, 409-410, 409*f*
  em coarctação da aorta, 391-393
Aneurismas aórticos
  ascendente, reparo cirúrgico de, 409-410, 409*f*
  torácico, 407-421, 408*q*, 415*q*
    considerações cirúrgicas para, 408-409
    reparo de enxerto de stent endovascular para, 416
  toracoabdominal, 412-416, 413*f*, 415*q*
Aneurismas aórticos toracoabdominais (AATA),
    412-416, 413*f*, 415*q*
  analgesia pós-operatória após, 420-421
  paraplegia após, 417-420, 418*q*
  tratamento anestésico para, 416-417

Aneurismas da aorta ascendente, reparo cirúrgico de,
    409-410, 409*f*
Aneurismas do arco, reparo cirúrgico de, 409-410,
    409*f*
Angina
  em estenose aórtica, 354
  em regurgitação aórtica, 365
  estável, 89-90
  instável, 3
Angina instável, 3, 6*t*
Angiografia, 23-27, 25*q*
  arteriografia coronária e, 26-27
  ventriculografia e, 23-26
Angiografia com TC cardíaca por (ATCC), 15
Angiografia coronariana, 15, 19-21
Angiografia por subtração digital (ASD)
  em sala de cirurgia híbrida, 536
  para hipertensão pulmonar tromboembólica crônica,
    512
  substituição de válvula aórtica transcateter e,
    544
Angiografia pulmonar baseada em cateter, para
    hipertensão tromboembólica crônica, 510-511,
    511*f*
Angiografia pulmonar, por cateter, para hipertensão
    pulmonar tromboembólica crônica, 510-511,
    511*f*
Angioma, incidência de, 427*t*
Angioplastia, alto risco, dispositivos de suporte para,
    35
Angioplastia coronariana transluminal percutânea
    (ACTP), 19, 29*q*
Angioplastia pulmonar percutânea por balão, para
    hipertensão pulmonar tromboembólica crônica,
    527
Angioplastia pulmonar por balão, percutânea, para
    hipertensão pulmonar tromboembólica crônica,
    527
Ângulo alfa (α), 314, 315*f*
Anlodipina, 139*t*
Anrinona, 733-734
Antagonista de aldosterona, para insuficiência cardíaca
    crônica, 442*t*
Antagonistas de receptores de aldosterona, 147
Antagonistas de receptores β-adrenérgicos
  para arritmias cardíacas, 160*t*, 161-162
  para insuficiência cardíaca, 149
Antagonistas dos receptores do difosfato de adenosina,
    função plaquetária e, 693-695
Antibradicardia, marca-passo biventricular com sistema
    desfibrilador, 48*f*
Anticoagulação, 30-32, 31*t*, 150-151
  durante revascularização da artéria coronária sem
    circulação extra corpórea, 347
  em tromboendarterectomia pulmonar, 526
  modos alternativos de, 703-707, 703*q*
  para circulação extracorpórea, 641-642
Anticoagulantes, 82-83
  novos orais, 706-707, 706*t*
Anticoagulantes orais alvo-específicos (TSOAC),
    706-707
Antifibrinolíticos análogos da lisina, 625
Antifibrinolíticos sintéticos, para o paciente com
    sangramento, 708-709
Anti-inflamatórios não esteroides (AINE),
    830-831
Antitrombina (AT), 468-469, 469*t*
Antitrombina III, 690
Ânulo aórtico, 542-543, 542*f*
Anxiólise, pré-medicação para, em revascularização da,
    de artéria coronária, 328

838

Aorta
  cirurgia na, 294-296
    descendente, 296
    perfusão cerebral anterógrada para, 296
  coarctação da, 19*q*-20*q*, 391-393, 392*q*
  torácica, 241*f*-246*f* 249-250, 402-425, 403*q*
Aorta descendente, projeção em eixo curto, 233*t*-239*t*, 241*f*-246*f*, 249
Aorta descendente, projeção em eixo longo, 233*t*-239*t*, 241*f*-246*f*, 249
Aorta torácica, 241*f*-246*f*, 249-250, 402-425, 403*q*
  cirurgia na, 6*t*
Aortografia, 26
Aortografia por TC, 15
Aparelho contrátil, proteínas de, 66
APC. *Veja* Pré-condicionamento anestésico
Apêndice atrial esquerdo (AAE), 45, 241*f*-246*f*, 248
AP. *Veja* Artéria pulmonar
Apixaban, 706*t*
Aprotinina, 622
  para proteção cerebral, 801
  toxicidade renal e, 625
Arco aórtico, reconstrução, proteção do cérebro para, 411*q*
Área da válvula aórtica (AVA), 256-257, 256*f*
Ar intracardíaco
  circulação extracorpórea e, 647-648
  tratamento de, 718-719
ARM. *Veja* Angiografia por ressonância magnética
Arritmias, 218-219
  após substituição de válvula aórtica transcateter, 545-546
  farmacoterapia para, 156-165, 158*t*
  mecanismos de, 43, 43*q*
  opções atuais de tratamento para, 41
  pós-operatória, 763-764, 764*t*-765*t*
  tratamento para, 41
Arritmias cardíacas
  farmacoterapia para, 156-165, 158*t*
  mecanismos das, 43, 43*q*
  opções atuais de tratamento para, 41
  tratamento para, 41
Arritmia sinusal, eletrocardiograma para, 197-198, 198*f*
Arritmias pós-operatórias, 763-764, 764*t*-765*t*
Arritmias ventriculares, 45-46, 46*q*
Artefatos eletrocardiográficos, 170-171
  eletrocautério e, 170
  fontes clínicas de, 170-171, 171*f*
  interferência de linha elétrica como, 170
Artéria braquial, monitoramento da pressão arterial e, 205
Artéria circunflexa, 326
Artéria coronária
  anatomia da, 26-27, 27*f*
  e espasmo de conduíte arterial, 341, 342*f*
  estenoses, 89-90
  inervação de, 85
  ruptura de placa e, 89-90
Artéria coronária circunflexa esquerda (ACCE), 63-64
Artéria coronária direita (ACD), 63-64, 324
Artéria coronária, espasmo, 768-769
Artéria coronária esquerda, 326
Artéria descendente anterior esquerda (ADAE), 63-64, 326
Artéria descendente posterior (ADP), 324
Artéria femoral, monitoramento da pressão arterial e, 205-206
Artéria pulmonar (AP), 241*f*-246*f*, 248
Artéria pulmonar, cateter (ACP)
  aspectos técnicos de, 215-218, 216*f*, 216*t*-217*t*
  coração direito, incidência de, 215

Artéria pulmonar, cateter (ACP) *(Cont.)*
  de múltiplos fins, 221
  em transplante cardíaco, 481
  em transplante de pulmão, 492
  em tromboendarterectomia pulmonar, 581
  estimulação de, 221, 222*q*
  indicação para, 218
  monitoramento de formato de onda e, 216-217
  para cardiomiopatia hipertrófica, 363
  para estenose aórtica, 358
  para regurgitação aórtica, 367
  para regurgitação de válvula AV direita (tricúspide), 381
  para revascularização da artéria coronária, 332
  revestido de eletrodo, 221
  sítio de inserção de, 215-216
Artéria radial
  espasmo de artéria coronária e, 768-769
  monitoramento contínuo da PA e, 205
Artérias marginais obtusas (MO), 326
Artéria ulnar, monitoramento contínuo de PA e, 205
Arteriografia coronária, 26-27
Arteriografia coronariana, 26-27
Arteriopatia extracardíaca, 6*t*
Arteriopatia pulmonar, em hipertensão pulmonar
  tromboembólica crônica, 507
Arvik-7 TAH, 573
ASA. *Veja* American Society of Anesthesiologists
ASD. *Veja* Angiografia por subtração digital
Aspirina, 330, 693
Ataque isquêmico transitório (AIT), 787
Atelectasia, após cirurgia cardíaca, 637
Atenolol, 137*t*
Ateromatose, aorta, 797
Ateromatose da aorta, detecção de, 797
Aterosclerose, 87-89, 87*q*, 88*f*
  aórtica, 793-794
Aterosclerose aórtica
  lesão cerebral e, 793-794
  tratamento de, 618
Aterosclerose da coronária, em transplante cardíaco, 480
Ativação de contato, 108, 109*f*
  em ativação de coagulação de proteína, 687-688, 688*f*
Atividade uterina de paciente grávida, 656
Atordoamento miocárdico, 9, 728
Átrio direito (AD), 63, 241*f*-246*f*, 248-249
Átrio esquerdo (AE), 63, 241*f*-246*f*, 248
Autorregulação, 86
Autotransfusão, 674
Avaliação multidisciplinar
  em transplante cardíaco, 474-475
  em transplante pulmonar, 485
Avaliação septal intra-atrial, em tromboendarterectomia
  pulmonar, 519
Avaliação valvular e, 256-261
Azul de metileno (AM) em síndrome vasoplégica, 735-736

B

Barbituratos, 118
Benzodiazepinas, 130
  circulação extracorpórea e, 130
  em tromboendarterectomia pulmonar, 517
  para revascularização da artéria coronária, 335
Betaxolol, 137*t*
Bicarbonato de sódio, para lesão aguda do rim, 629
Bigeminismo ventriculoarterial, conceito de, 578-580
Biopotenciais cerebrais registrados do couro cabeludo, 284-285
Bivalirudina, 308, 308*q*, 704-705
Bloqueador de receptor de angiotensina (BRA), para
  insuficiência cardíaca crônica, 442*t*

ÍNDICE

Bloqueador de receptor de angiotensina II, para insuficiência cardíaca, 146-147
Bloqueador de receptor de angiotensina I, para lesão renal aguda, 629
Bloqueadores de canais de potássio, 160t, 162-163
Bloqueadores dos canais de sódio, 156-159, 159t
Bloqueadores neuromusculares
   circulação extracorpórea e, 130-131
   para revascularização da artéria coronária, 335
β-bloqueadores, 97, 623
   para arritmias supraventriculares, 765t
   para cardiomiopatia hipertrófica, 362
   para insuficiência cardíaca crônica, 442t
   para isquemia do miocárdio, 339-340
   para revascularização da artéria coronária, 328-330
Bloqueadores β-adrenérgicos, 135-138, 136q
   intravenosos, 136-138
   propriedades de, 137t
   sumário sobre, 138
Bloqueio atrioventricular, eletrocardiograma para, 181-183
   primeiro grau, 181, 181f
   segundo grau
      Bloqueio tipo II Mobitz, 182, 182f
      Bloqueio tipo I Mobitz/bloqueio de Wenckebach, 182, 182f
   terceiro grau, 182-183, 183f
Bloqueio cardíaco, 764t
   completo, 219-220
Bloqueio de ar, 654
   venoso, em circulação extracorpórea, 654
Bloqueio de ar venoso, em circulação extracorpórea, 654
Bloqueio de nervo intercostal, 826-827
Bloqueio de ramo, eletrocardiograma para, 183-185
   direito, 184-185, 185f
   esquerdo, 183-184, 184f
Bloqueio de Wenckebach, eletrocardiograma para, 182, 182f
Bloqueio neuroaxial central, papel do, em revascularização da artéria coronária, 336
Bloqueio paravertebral torácico, 826-827
Bloqueios de nervos, 826-827
Bomba de balão, intra-aórtica, 555-559
   contraindicações para, 556-557
   contrapulsação, 736-739
      complicações de, 739, 739t
      coordenação e desmame em, 738-739, 738f
      indicações e contraindicações para, 737, 737t
      para transplante cardíaco, 479
   diretrizes para uso de, 557-558, 559q
   indicações para, 557
   inserção de, 555, 556f
   ritmo de inflação e deflação de, 555-556, 557f-558f
Bomba de balão intra-aórtico (IABP), 555-559
   contraindicações à, 556-557
   contrapulsação, 736-739
      complicações de, 739, 739t
      coordenação e desmame em, 738-739, 738f
      indicações e contraindicações para, 737, 737t
      para transplante cardíaco, 479
   diretrizes para uso de, 557-558, 559q
   indicações para, 557
   inserção de, 555, 556f
   ritmo de inflação e deflação de, 555-556, 557f-558f
Bomba, desempenho de, determinantes de, 70-75, 70f
   contratilidade miocárdica como, 72-75, 72q, 73f, 75f-76f
   pós-carga como, 71-72, 71b
   pré-carga como, 70-71, 71f
Bomba, fluxo de, circulação extracorpórea, 644-647, 645f
Bombas de infusão, em erros de administração medicamentosa, 604-605

Bombas de infusão inteligentes, em erros de administração medicamentos, 604
Bombas de rolo, 665-666, 666q
Bombas de sangue, 665-667
   bombas centrífugas, 666-667, 667q
   bombas de deslocamento positivo, 665-666, 665f, 666q
Bomba, trombose, de suporte circulatório mecânico, 572
Bovie, unidade eletrocirúrgica monopolar de (SEU), 54
Bradicardia sinusal, 764t
   eletrocardiograma para, 197, 197f
Bretílio, 160t
Broncoscopia flexível, para hemorragia pulmonar, 457
Broncoscopia, para hemorragia pulmonar, 457
Broncoscópio de fibra ótica, em transplante de pulmão, 492
Bronquiolite obliterante (BO), 500
BSI. *Veja* Infecções da corrente sanguínea

C

CABG. *Veja* Revascularização da artéria coronária
Cálcio
   ionizado, circulação extracorpórea e, 650
   lesão isquêmica cerebral e, 622
   sensibilizadores, para disfunção ventricular, 733–734
   transtorno em, eletrocardiograma para, 192, 192f
Calor, compartimento de troca de, 670
Calor, trocadores de, 671
   sistema de recirculação com, 673
cAMP. *Veja* Monofosfato cíclico de adenosina
Canais de cálcio, 102
   antagonistas, 160t, 163-164
      para isquemia do miocárdio, 339
   bloqueadores, 138-140
      efeitos fisiológicos de, 138-139
      efeitos hemodinâmicos de, 138-139, 139t
      farmacologia de, 139-140
      fluxo sanguíneo coronariano e, 139
      para cardiomiopatia hipertrófica, 362
      para lesão renal aguda, 629
Canais de íons
   filtro de poro e seletividade, 97, 98f
   ritmo cardíaco e, 95-97
      biologia molecular de, 97, 98f
      correlatos clínicos de, 97
      fase, 0, 96, 96q
      fase, 1, 96
      fase, 2, 96
      fase, 3, 96
      fase, 4, 97
      medicamentos antiarrítmicos e, 97
      na doença, 97
      propriedades de, 95q
Cânula aórtica
   femoral, 625
   para redução de êmbolos, 617
Canulação
   arterial, 639, 640f
   da veia jugular interna, guiada por ultrassom, 212-214, 212q, 213f, 214q
   direta, 206-107
   em cirurgia cardíaca de reoperação, 588-590
   reversa, 654-655
   sítios para, 205-206
   vascular, 639-641
   venosa, 640-641, 641f
Canulação arterial, para circulação extracorpórea, 639, 640f
   má posição, 651-652
Canulação de artéria axilar, para cirurgia cardíaca de reoperação, 588-590
Canulação intravenosa periférica de grande calibre, para aorta torácica, 406

840

Canulação reversa, em circulação extracorpórea, 654-655
Canulação vascular, para circulação extracorpórea, 639-641
Canulação venosa
  para circulação extracorpórea, 640-641, 641f
  para cirurgia cardíaca de reoperação, 588
Canulação venosa central
  para aorta torácica, 406
  para revascularização da artéria coronária, 332
Canulação venosa periférica, para cirurgia cardíaca de reoperação, 590
Cânulas, tubulação e, 672-673
Carcinoma de células renais, com manifestações cardíacas sistêmicas, 433-434, 434f
Cardiac Arrhythmia Suppression Trial (CAST), 97
Cardiologia intervencionista, 27-38, 28q
  controvérsias em, 35-38
  dispositivos, 28-35
    anticoagulação e, 30-32, 31t
    equipamento/procedimentos para, 28-29
    backup de sala de cirurgia e, 32-35, 33q-34q
    indicações para, 28
    reestenose e, 30
Cardiomiopatia, 434-451
  arritmogênica ventricular direita, 449-451
  características de, 438t
  classificação de, 435, 435f, 436q-437q, 437f
  definição de, 434-435
  dilatada, 438-443, 439q-440q, 441f, 442t
  hipertrófica, 359-364, 443-448, 444f-447f
    aspectos clínicos de, 359-360
    considerações de anestesia para, 362-364, 362q
    fisiopatologia de, 360-362, 361f
    história natural de, 359-360
    obstrutiva, 359
  restritiva, 448-449, 449q, 450t
Cardiomiopatia arritmogênica ventricular direita (CAVD), 449-451
  característica de, 438t
  classificação de, 437f
  considerações anestésicas para, 451
  prevalência de, 449-451
Cardiomiopatia congestiva. Veja Cardiomiopatia dilatada (CMD)
Cardiomiopatia dilatada (CMD), 438-443, 441f
  características de, 438t
  causas de, 438, 439q-440q
  classificação de, 437f
  considerações anestésicas para, 443
Cardiomiopatia hipertrófica (CMH), 359-364, 443-448, 446f
  aspectos clínicos de, 359-360
  característica de, 438t
  classificação de, 437f
  considerações anestésicas para, 362-364, 362q, 448
  fisiopatologia de, 360-362, 361f
  história natural de, 359-360
  manifestação de, 444
  obstrução de trato de fluxo de saída ventricular esquerda (LVOT) em, 446, 446f-447f
  obstrutiva, 359
  variantes de, 444, 444f
  vias prognósticas e estratégias de tratamento para, 444, 445f
Cardiomiopatia idiopática. Veja Cardiomiopatia dilatada (CMD)
Cardiomiopatia restritiva (CMR), 448-449
  característica de, 438t
  classificação de, 437f, 449q
  considerações anestésicas em, 448-449
  pericardite constritiva e, 448, 450t

Cardiomiopatias primárias, 435, 435f
Cardiomiopatias secundárias, 435, 436q-437q
Cardiopatia congênita (CC), 385-401
  cirurgia cardíaca para, indicações para, 386q
  questões cardíacas com, 386-400, 388b
    coarctação da aorta em, 391-393, 392q
    defeito septal atrial em, 390-391, 390q, 392f
    estenose aórtica em, 388
    Fisiologia de Fontan em, 395-398, 395f
    retorno venoso pulmonar anômalo parcial em, 390-391
    shunts aortopulmonares em, 389-390, 389f, 390t
    Síndrome de Eisenmenger em, 393-394, 394q
    tetralogia de Fallot em, 398-399, 398q
    transposição das grandes artérias (transposição D), 399-400
  questões não cardíacas com, 386, 387q
Cardioplegia, 631-633, 632t
  aplicação, 633, 673
  composição de, 631-632
  para regurgitação mitral, 375
  retrógrada, para cirurgia cardíaca reoperatória, 591
  temperatura da, 632-633
Cardioplegia cristaloide, 631-632
Cardioplegia do sangue, 632
  sistema, 673
Cardioplegia retrógrada, 633, 633q
  para cirurgia cardíaca de reoperação, 591
Carillon Mitral Contour System, 375
Cascata, 687
Catecolaminas, 728, 730-731
  para contratilidade reduzida, 769-771, 769q, 770t
Cateter arterial, em transplante cardíaco, 481
Cateter Avalon Elite Bicaval Dual-Lumen, em tromboendarterectomia pulmonar, 522
Cateter(es)
  atamento e aprisionamento, 221
  de artéria pulmonar
    aspectos técnicos de, 215-218, 216f, 216t-217t
    coração direito, incidência de, 215
    estimulação de, 221, 222q
    indicações para, 218
    monitoramento de formato de ondas e, 216-217
    múltiplas finalidades, 221
    revestido de eletrodo, 221
    sítio de inserção de, 215-216
  do esterno, 825-826
  intercostal, 826-827
  saturação de oxigênio venoso misto, 222
  venoso central
    complicações de, 215q
    inserção de, 214q
Cateteres mistos de saturação de oxigênio venoso, 222
Cateter intercostal, 826-827
Cateter intravascular, infecções relacionadas a, prevenção de, 807q
Cateterização
  complicações de diagnóstico, 23, 24q
  coração
    para o lado direito, 22, 23q
    para o lado esquerdo, 22, 23q
  relatórios, interpretação de, 21
  seio coronário, 224
  sítio e anticoagulação, 22
Cateter venoso central
  complicações de, 215q
  inserção de, 214q
CC. Veja Cardiopatia congênita
CDI500, 675, 676f
CEC. Veja Circulação extracorpórea

841

INDICE

Centrifugação, salvamento de células via, 675
CentriMag, 563, 564*f*
Cetamina, 123, 623
    características da, 119*q*, 123
    efeitos cardiovasculares da, 120*t*, 123
    para insuficiência cardíaca, 577
    usos da, 123
cGMP. *Veja* Monofosfato cíclico de guanosina
Choque cardiogênico
    ciclos levando ao, 553-554, 554*f*
    definição de, 553
    suporte circulatório mecânico e, 568, 569*f*
Choque, cardiogênico
    ciclos levando ao, 553-554, 554*f*
    definição de, 553
    suporte circulatório mecânico e, 568, 569*f*
Ciba Corning Biotrack PTs, 307
Ciclo cardíaco, 67-70, 67*f*
    diagramas de pressão-volume em, 68-70, 68-69*f*
Ciência da segurança, em sala de cirurgia cardíaca, 595
Cininogênio de alto peso molecular (HMWK), 687-688
Cintilografia de ventilação/perfusão, para hipertensão
    pulmonar tromboembólica crônica, 509-510, 510*f*
Cintilografia nuclear do miocárdio, 14-15
Cintilografia, ventilação/perfusão, para hipertensão
    pulmonar tromboembólica crônica, 509-510, 510*f*
Circuito de derivação de acessos periféricos, 659-661,
    660*f*
Circuito extracorpóreo, componentes de, 610*f*
Circulação extracorpórea (CEC), 277, 608-663
    bloqueio de ar venoso em, 654
    canulação reversa em, 654-655
    circuito, diagrama esquemático de, 667*f*
    cirurgia minimamente invasiva e, 659-661
    com parada circulatória hipotérmica profunda,
        415-416
    complicações gastrointestinais em, 634-636
    desmame de rotina de, 724-727
    diálise e, 466
    dispositivos de assistência mecânica e, 564-565
    dispositivos extracorpóreos, 664-665
    dissecção aórtica ou arterial em, 652-653
    durante transplante de pulmão, 495-496, 495*q*
    ECG, interferência durante, 170-171, 171*f*
    efeitos de, 128-131
        em agentes anestésicos intravenosos, 130
        em agentes anestésicos voláteis, 130
        em benzodiazepinas, 130
        em bloqueadores neuromusculares, 131
        em fluxo sanguíneo, 129
        em hemodiluição, 128
        em hipotermia, 129
        em opioides, 130
        em sequestro, 129
    efeitos de órgãos terminais de, 610
    efeitos sistêmicos adversos de, 9
    êmbolo maciço de gás arterial e, 653-654
    em cirurgia cardíaca de reoperação, 590
    em fluxo de sangue esplâncnico, 635
    em tromboendarterectomia pulmonar, 515
    estratégias neuroprotetoras e, 617-623
        aterosclerose aórtica, 618
        neuroproteção farmacológica, 621-623, 621*t*
        redução de êmbolos, 617
        revascularização da artéria coronária sem
            circulação extracorpórea, 621
        tratamento acidobásico, 619
        tratamento com glicose, 620
        tratamento de pressão arterial média durante,
            619-620
    fator de risco para, 611-614

Circulação extracorpórea (CEC) *(Cont.)*
    fatores relacionados à temperatura, 616
    fluxo da bomba durante, 644-645, 645*f*
    gestação e, 463-464
    iniciação de, 642-643
        hipotensão com início de, 643
        não complicada, 642-643
    início, em tromboendarterectomia pulmonar, 520
    instabilidade hemodinâmica durante, 793
    lesão miocárdica e, 629-633
    lesão pulmonar durante, 636-638
        fatores causativos em, 637
        fisiopatologia de, 637
        incidência de, 636-637
        proteção pulmonar, 638, 638*q*
        significância de, 636-637
        tromboembolia pulmonar, 637-638
    lesão renal aguda e, 623-629, 626*q*
        curso clínico de, 624
        estratégias para proteção renal, 626-629
        fatores de risco para, 624-626
        fisiopatologia de, 624-626, 625*f*
        incidência de, 624
        significância de, 624
    lista de verificação do procedimento, 644*q*
    má posição de cânula arterial em, 651-652
    máquina coração-pulmão preparando soluções para,
        675-676
    monitoramento de saturação de oxigênio venoso em, 676
    objetivos e mecânica de, 609
    pacientes especiais e, 655-659, 655*q*
        paciente grávida, 655-658
        vítima de hipotermia acidental, 658-659
    parâmetros fisiológicos de, 609-610
    para paciente com sangramento, 708-709
    perfusão
        emergências em, 651-655, 651*q*
        não pulsátil, 609-610, 618
        pressão durante, 609
        pulsátil, 609-610, 618-619
    preparação de lista de verificação para, 643*q*
    preparação para separação em, 645-650, 646*q*
        anormalidades metabólicas, 649-650
        ar intracardíaco, 647-648
        conscientização do paciente durante, 645
        desfibrilação, 648-649
        pressão arterial sistêmica para valor normotérmico,
            647
        reaquecimento, 646-647
        saturação de oxigênio arterial, 649-650
        ventilação, 649
    pressão arterial baixa, 627
    pressão durante, 644-645
    revascularização da artéria coronária sem, 343-348
    revascularização da artéria coronária sem circulação
        extracorpórea e, 347
    rim e, 627
    sistema nervoso central
        disfunção após, 786-803
        lesão após, 611-623
    suspensão, 715-740
        considerações finais para, 723, 724*t*
        contrapulsação de bomba de balão intra-aórtico
            em, 736-739
        disfunção ventricular, tratamento farmacológico de,
            727-736, 727*q*
        preparações para, 716-723, 716*t*
    transplante cardíaco e, 481
    tratamento de, 638-642, 639*q*
        canulação vascular, 639-641
        período pré-derivação, 638-639

Circulação extracorpórea minimamente invasiva, 796
Cirurgia
  cardíaca, 105, 105f
    complicações de dispositivos de assistência
      mecânica, 813-816
    complicações de substituição de válvula aórtica
      transcateter, 812-813
    complicações no longo prazo e tratamento de,
      804-820
    cuidados paliativos de, 818
    dor e, 823-824, 823q
    infecções após, 805-810
    inflamação sistêmica e, 106-109, 107f
    lesão miocárdica perioperatória em, 9-10
    prognóstico de, 817, 818t
    riscos aumentados associados com, 7q
  emergência, 3
  para mixoma, 429
Cirurgia cardíaca
  acidente vascular cerebral após, 614f
  anterior, 6t
  complicações da substituição de válvula aórtica
    transcateter, 812-813
  complicações de dispositivos de assistência mecânica,
    813-816
    complicações de oxigenação por membrana
      extracorpórea no longo prazo, 815-816
    complicações do implante de dispositivo de
      assistência ventricular, 813
    eventos neurovasculares, 814-815
    falha do dispositivo, 815
    infecção do dispositivo, 813
    sangramento gastrointestinal, 814
    suporte ao paciente e à família, cuidados paliativos
      e questões sobre o fim da vida, 816-819
    trombose do dispositivo, 813
  complicações e tratamento de, no longo prazo,
    804-820
  complicações gastrointestinais após, 634
  complicações neurológicas em, 795q
  complicações, tratamento de, 749, 750q
  cuidados paliativos de, 818
  disfunção cognitiva após, 615q, 615t
  dor e, 823-824, 823q
  durante a gravidez, 463-464
  genômica perioperatória em, 105, 105f
  infecções após, 805-810
    endocardite de válvula protética, 807-808
    infecção do trato urinário, 810
    infecções da ferida do esterno, 806
    infecções relacionadas ao dispositivo, 805-806
    pneumonia, 808-809
    síndrome da resposta inflamatória sistêmica e
      sepse, 808
    tratamento para, 811-812
  inflamação sistêmica e, 106-109, 107f
  insuficiência renal e, 464-466
  lesão cerebral em, 788, 789q
  lesão do sistema nervoso central e, 612, 612t, 613f
  lesão miocárdica perioperatória em, 8q
  lesão pulmonar em, 636-638
  lesão renal aguda, 810-812
  problemas hematológicos em pacientes submetidos
    a, 466-470
  prognosticadora de, 817, 818t
  reoperatória, 584-593
    anestesia para, 587
    antes da incisão, 587, 589t
    antes da indução, 586-587
    avaliação pré-operatória de, 585-586
    canulação em, 588-590

Cirurgia cardíaca (Cont.)
    cenários de emergência intraoperatória em,
      591-592
    circulação extracorpórea em, 590
    exame clínico em, 585-586
    história em, 585
    incisão em, 587-588
    indicações para, 585
    investigação por imagens para, 586
    proteção miocárdica em, 590-591
    tratamento de coagulação em, 591
    riscos aumentados associados a, 7q
Cirurgia cardíaca de reoperação, 584-593
  anestesia para, 587
  antes da incisão, 587, 589t
  antes da indução, 586-587
  avaliação pré-operatória de, 585-586
  canulação em, 588-590
  cenários de emergência intraoperatória em, 591-592
  circulação extracorpórea em, 590
  exame clínico em, 585-586
  história em, 585
  incisão em, 587-588
  indicações para, 585
  investigação por imagens para, 586
  proteção miocárdica em, 590-591
  tratamento de coagulação em, 591
Cirurgia cardíaca por acessos periféricos, dados de
  resultados de, 661, 662t
Cirurgia de arritmia supraventricular, considerações de
  anestesia para, 44-45, 44q
Cirurgia de artéria coronária minimamente invasiva,
  348-350, 349q
Cirurgia de revascularização da artéria coronária sem
  circulação extracorpórea (OPCAB)
  circulação extracorpórea e, 621
  consequências para, 347-348
  considerações anestésicas específicas em, 344-347,
    346q
  efeitos cardiovasculares de, 343-344, 344f-346f
  proteção do trato gastrointestinal e, 636
Cirurgia de válvula AV esquerda (mitral) minimamente
  invasiva, 374-375
Cirurgia minimamente invasiva, circulação
  extracorpórea e, 659-661
  circuito de derivação por acessos periféricos
    (port-access), 659-661, 660f
  dados de resultados de cirurgia cardíaca por acessos
    periféricos (port-access), 661, 662t
  derivação com grampo endovascular, monitoramento
    de, 661
Cirurgia para aneurisma intracraniano, CEC e, 659
Citocinas, 107
CLABSI. Veja Infecções da corrente sanguínea associadas
  à linha central
Classificação de Crawford, de aneurisma aórtico
  toracoabdominal, 413, 413f
Clevidipina, 139-140, 142t, 339, 735
  para pacientes cirúrgicos cardíacos, 767-768
Clonidina, 629
Clopidogrel (Plavix®), 693-695
  para revascularização da artéria coronária, 330
  usos para, 30
Cloridrato de hidralazina, 142t
CMD. Veja Cardiomiopatia dilatada (CMD)
CMH. Veja cardiomiopatia hipertrófica
CMP. Veja Comissurotomia mitral percutânea
Coagulação
  cirurgia cardíaca de reoperação e, 591
  monitoramento de, 299-319
    efeito da heparina, 299-304

ÍNDICE

Coagulação (Cont.)
   efeitos da protamina sobre, 304
   função das plaquetas, 308-309
   inibidores da trombina, 307-308, 308q
   teste de, 306-307
      nível de fibrinogênio em, 307
      teste à beira do leito de, 307
Coágulo, 687
Coagulopatia, em transplante de pulmão, 497
Coarctação da aorta. Veja Aorta, coarctação da
Cobertor de resfriamento, na cabeça, em
   tromboendarterectomia pulmonar, 519-520
Colaboradores multicêntricos, em cirurgia
   cardíaca, 605
Colapso iminente, em tromboendarterectomia
   pulmonar, 518q
Colaterais coronarianos, vasos, 90-91
Comissuras, 256
   anterolateral e posteromedial, 259
Comissurotomia fechada, 371
Comissurotomia mitral percutânea (CMP), 371
Complicações gastrointestinais, 634-636
   fatores causativos em, 634-635
   fatores de risco para, 634
   fisiopatologia de, 634-635
   incidência de, 634
   proteção do trato gastrointestinal, durante cirurgia
      cardíaca, 635-636, 635q
   significância de, 634
Compressão miocárdica, 83-84
"Compressed spectral array" (CSA), 283f, 285
Comprimento de onda, 228
Compromisso hemodinâmico, durante revascularização
   da artéria coronária sem circulação extracorpórea,
   347
Comunicação, em sala de cirurgia cirúrgica, 599-600
Condução
   no coração, 64-65, 64t
   sistemas
      anatomia e fisiologia de, 41-43, 42b, 42f
      anormalidades de, após substituição de válvula
         aórtica transcateter, 545-546
Condução intermodal, 41-43
Conformidade do pulmão, disparidade em, em
   transplante de pulmão, 497
Consciência do paciente, durante circulação
   extracorpórea, 645
Consideração hemodinâmica, em
   tromboendarterectomia pulmonar, 517-520
Constrição coronariana, α-adrenérgicos, 86
Consulta de cardiologia, investigação por imagens e,
   2-17
Contração atrial prematura, eletrocardiograma para,
   196, 196f
Contração ventricular prematura, eletrocardiograma
   para, 196, 196f
Contratilidade, 766
   dispositivos de assistência ventricular esquerda e,
      581-582
   em descontinuidade de circulação extracorpórea, 720t,
      721-723, 722t
   em disfunção cardíaca, 729t
   miocárdica, 72-75
      índices de contratilidade isovolúmicos, 74
      índices de contratilidade na fase de ejeção, 74-75,
         75f-76f
      relações de volume-pressão final sistólica, 72-74,
         72q, 73f
      relações entre volume diastólico final-trabalho
         sistólico, 74
   reduzida, 769-772, 769q

Contratilidade miocárdica, 72-75, 116-117
   índices de contratilidade da fase de ejeção, 74-75,
      75f-76f
   índices de contratilidade isovolúmica, 74
   relações entre pressão sistólica final-volume, 72, 74,
      72q, 73f
   relações entre trabalho de bombeamento e volume
      diastólico final, 74
Controle humoral, 85-86
Controle neural, 85-86
Controle parassimpático, 85
Convulsão, 787
Coração, 62
   cateterização
      lado direito, 22, 23q
      lado esquerdo, 22, 23q
   condução em, 64-65, 64t
   direito, avaliação de, 13
   estrutura do, 63
   fisiologia de, 62-79
   miócito de, 65-66
   monitoramento de, 203-225
   monitoramento hemodinâmico de, 203-204, 204q
   preparação de, em suspensão de circulação
      extracorpórea, 718-723, 720t
      ar intracardíaco, tratamento de, 718-719
      contratilidade em, 721-723, 722t
      frequência cardíaca em, 719
      pós-carga em, 723
      pré-carga em, 721
      ritmo em, 720-721
   suprimento sanguíneo para, 63-64
   transplantado, 779
   válvulas do, 63
Corações artificiais, totais, 573-575
Corações artificiais totais (TAH), 573-575
Corrente de marca-passo, inibidores atuais da, 151
Corticosteroides, 623
Coxins adesivos de desfibrilador externo, para cirurgia
   cardíaca de reoperação, 586-587
Coxins adesivos transcutâneos de
   cardioversão-desfibrilação, 44
Creatinina sérica, 6t
Crioprecipitado, 709
Cristais piezoelétricos, 228
Cuidados paliativos, 816-819
Cuidados respiratórios pós-operatórios, 742-757
   anestesia cardíaca fast-track, 743
      dosagens sugeridas para, 744q
      segurança de, 744
      tempos de extubação para, 745f
      tratamento inicial de, 745-749, 746q
   desmame, 755-757
      impedimentos ao, 753, 756
      inabilidade para, 756-757
      processo de, 755-756
      traqueostomia, 756
   insuficiência respiratória, fatores de risco para,
      750-752
   lesão pulmonar aguda
      diagnóstico de, 752
      terapia adicional em, 753
   síndrome do desconforto respiratório agudo
      diagnóstico de, 752
      terapia adicional em, 753
   suporte mecânico, liberação do, 755-757
Cultura, erros de administração medicamentosa e,
   603q-604q
Curva de conformidade ventricular esquerda, 217-218,
   218f
Curva de temperatura-versus-tempo, 223

844

D

Dabigratana, 706-707, 706*t*
DAC. *Veja* Doença de artéria coronária
Dano valvular, 221
DCI. *Veja* Desfibrilador-cardioversor implantável
DCI-TV. *Veja* Desfibrilador-cardioversor implantável transvenoso
DC. *Veja* Débito cardíaco
DCV. *Veja* Doença cardíaca valvular
Débito cardíaco (DC), 255
    medições, 22
    monitoramento de, 222-224
    termodiluição em, 204, 222-224
        contínua, 223-224
        intermitente, 222-223, 223*q*
        interpretação de, 204
    de fármacos e, 603-605, 603*q*-604*q*
Defeito de septo atrial (DSA), 19, 19*q*-20*q*, 390-391, 390*q*, 392*f*
Defeito septal ventricular (DSV), 19, 19*q*-20*q*
Defeitos qualitativos de plaquetas, 309
Deficiência fibroelástica, 451
Déficit neurológico isquêmico reversível, 787
Delírio, 787
    após cirurgia cardíaca, 750*q*
Derivação cardíaca esquerda parcial, 414-415
Derivação de grampo endovascular, monitoramento de, 661
Derivação, separação de, em tromboendarterectomia pulmonar, 520-521, 521*f*
1-Desamino-8-D-arginina vasopressina (DDAVP), 468
Desarranjos hemodinâmicos, em transplante cardíaco, 475
Desarranjos metabólicos, em transplante cardíaco, 475
Descontinuidade de circulação extracorpórea, 715-740
    contrapulsação de bomba de balão intra-aórtico em, 736-739
    disfunção ventricular e, tratamento farmacológico de, 727-736, 727*q*
    preparações para
        considerações finais e, 723, 724*f*
        coração, 718-723
        gerais, 716-717
        pulmões, 717-718, 717*q*
        resultados de laboratório em, 717
        temperatura em, 716, 716*t*
    resultados de laboratório em, 716*t*, 717
Desfibrilação, circulação extracorpórea e, 648-649
Desfibrilador-cardioversor implantável (DCI), 57-59
    avaliação pós-anestesia, 59
    em cardiomiopatia hipertrófica, 444
    indicações para, 58, 58*q*
    magnetos e, 58
    para insuficiência cardíaca crônica, 442*t*
    reprogramação, avaliação pré-anestésica e, 59
    tratamento intraoperatório (procedimento) de, 59
Desfibrilador-cardioversor implantável subcutâneo (DCI-S), 47, 49*f*
Desfibrilador-cardioversor implantável transvenoso (DCI-TV), 47
Desfibrilador, código de, NASPE/BPEG genérico (NBG), 52*t*, 57*t*
Desfibrilador, coxins de, para cirurgia cardíaca de reoperação, 586-587
Desfibriladores, em cardiomiopatia hipertrófica, 444
Desflurano, 113
Desmame, 755-757
    em transplante cardíaco, 482
    em transplante de pulmão, 496-497
    impedimentos ao, 753, 756
    inabilidade de, 756-757
    processo de, 755-756
    traqueostomia, 756

Desmame de rotina, de circulação extracorpórea, 724-727
Desnervação cardíaca, em transplante cardíaco, 479-480
Desnervação, em transplante de pulmão, 490
Desvantagem de arquitetura do septo, 579
Desvio de Blalock-Taussig, 389-390, 389*f*, 390*t*
Dexmedetomidina, 124-125
    características da, 119*q*
    efeitos cardiovasculares da, 124-125
    para sedação, 340-341
    usos da, 125
Dextrano, 486
DHCA. *Veja* Parada circulatória hipotérmica profunda
Diabetes melito, lesão cerebral e, 794
Diálise
    circulação extracorpórea e, 466
    em insuficiência renal crônica, 465
Diálise crônica, em insuficiência renal crônica, 465
Diazepam, 121
Digitais, efeito de, eletrocardiograma e, 190-191, 191*f*
Digitalis Investigators Group, 150
Digoxina
    para arritmias cardíacas, 160*t*, 164
    para insuficiência cardíaca, 150
    para transplante cardíaco, 479
Di-hidropiridínicos, bloqueadores de canais de cálcio, para pacientes cirúrgicos cardíacos, 767-768
Dilatação coronariana, β-adrenérgicos, 86
Diltiazem, 629
    para arritmias cardíacas, 160*t*, 163-164
    para arritmias supraventriculares, 765*t*
    para isquemia, 139-140, 139*t*
Disfunção biventricular pós-operatória, intervenções terapêuticas para, 763
Disfunção biventricular pós-operatória, intervenções terapêuticas para, 763
Disfunção cognitiva, 787
    após cirurgia cardíaca, 615*q*, 615*t*
Disfunção contrátil, 728
Disfunção da barreira hematoencefálica
    disfunção cognitiva e, 615*q*, 615*t*
    lesão do sistema nervoso central da, 616-617
Disfunção diastólica, em transplante cardíaco, 479
Disfunção do sistema nervoso central
    após circulação extracorpórea, 786-803
        equipamento, 795-796
    categorização de, 787-789
    disfunção neuropsicológica, 789-790
    estratégias protetoras do cérebro, 796-802
        ecocardiografia transesofágica *vs.* varredura epiaórtica, 797-798, 797*f*
        endarterectomia da carótida, 796-797
        insuflação de dióxido de carbono durante procedimentos com câmara aberta, 798
        neuromonitoramento, 799-801, 800*f*
        proteção cerebral farmacológica, 801-802
        técnica "no-touch", 798
        temperatura e revascularização da artéria coronária, 799
    fluxo de sangue cerebral, 794-795
        em disfunção do sistema nervoso central, 794-795
        hipertermia, 795
        tratamento de pH e, 794-795
    lesão cerebral, mecanismos de, 790-794, 790*q*
    risco associado à idade para, 788
Disfunção miocárdica pós-operatória, 762, 763*q*
Disfunção neurológica, 6*t*
Disfunção neuropsicológica, 789-790
Disfunção pulmonar
    causa da, 637
    em CEC, 636

845

ÍNDICE

Disfunção renal, após substituição de válvula aórtica
transcateter, 547
Disfunção sistólica, em transplante cardíaco, 479
Disfunção ventricular esquerda, 6t
após cirurgia cardíaca, 750q
após inserção de dispositivo de assistência ventricular
esquerda, 783
Disfunção ventricular, tratamento farmacológico de,
727-736, 727q, 729t
aminas simpatomiméticas para, 728-733, 728q,
729t-730t
dobutamina, 731-732
dopamina, 732
epinefrina, 731, 731q
isoproterenol, 732-733
norepinefrina, 732
inibidores da fosfodiesterase para, 733, 735q
sensibilizadores de cálcio para, 733–734
vasodilatadores para, 734-735, 737q
Disopiramida, 97
para cardiomiopatia hipertrófica, 362
Dispneia de esforço, progressiva, em hipertensão
pulmonar tromboembólica crônica, 508
Dispositivo Coapsys, 383
Dispositivo eletrônico implantável cardíaco
perioperatório, avisos, comparações de, 50t
Dispositivos de assistência mecânica
complicações de, 813-816
eventos neurovasculares, 814-815
falha de dispositivo, 815
implante de dispositivo de assistência ventricular,
813
infecção por dispositivo, 813
oxigenação por membrana extracorpórea,
815-816
sangramento gastrointestinal, 814
suporte ao paciente e à família, cuidados paliativos
e questões sobre o fim da vida, 816-819
trombose por dispositivo
para insuficiência cardíaca, 551-583
Dispositivos de assistência ventricular (DAV), 805-806
considerações anestésicas perioperatórias para,
575-578
durante período pré-operatório imediato,
576-577
indução e manutenção, 577-578
monitoramento, 578
otimização nutricional pré-operatória, 576
pacientes para implantação de DAVE eletivo, 575
período pós-implante e, 578
questões relacionadas a medicações ambulatoriais,
576
considerações e contraindicações aos, 561, 562q
diretrizes para uso de, 559q
implantação, complicações no longo prazo de, 813
princípios fisiológicos em, 578-579, 579q
Dispositivos de assistência ventricular esquerda (DAVE)
disfunção ventricular direita após, 782, 783f
efeitos sobre a função ventricular direita, 578-583,
581f
status do volume intravascular, 581
pós-carga e contratilidade, 581-582
sangramento, 582
implante de, 575
Dispositivos de assistência ventricular mecânica, para
transplante cardíaco, 478
Dispositivos de leitura de códigos de barra, em erros de
administração de medicamentos, 603-605
Dispositivos de troca de gás do sangue, 669-670
Dispositivos elétricos cardíacos implantáveis, 47
infecção de, 805

Dispositivos extracorpóreos, 664-684
administração de cardioplegia, 673
circuito, 669-673
cânulas e tubulação, 672-673
dispositivos de troca de gás sanguíneo, 669-670
filtros de linha arterial, 671-672, 672q
reservatórios venosos e de cardiotomia, 670-671
trocadores de calor, 671
dispositivo mecânico
bombas de sangue, 665-667
dispositivos mecânicos, 665-669
oxigenação venoarterial por membrana extracorpórea,
679-680
oxigenação venovenosa por membrana extracorpórea,
681-683
soluções de preparação de máquina coração-pulmão,
674-676
monitoramento durante circulação extracorpórea,
675-676
salvamento de células por técnicas de centrifugação
e lavagem, 675
salvamento perioperatório e autotransfusão, 674
Dispositivos intravasculares, 806
Dissecção aórtica, 421-424, 422q
tipo A, 421-422
Stanford tipo A, 423-424
tipo B, 422
tratamento integrado de Stanford, 424
tratamento anestésico, 422-423
Dissecção, aórtica ou arterial, em circulação
extracorpórea, 652-653
Dissecção aórtica tipo A, 421-422
Stanford, 423-424
Dissecção aórtica tipo A de Stanford, 423-424
Dissecção aórtica tipo B, 422
Stanford, 424
Dissociação atrioventricular, eletrocardiograma para,
183, 183f
Distração, em sala de cirurgia cardíaca, 597-598
Diuréticos, 150, 628
para insuficiência cardíaca crônica, 442t
para transplante cardíaco, 479
Diuréticos de alça, 628
Doador, cardiectomia de, em transplante cardíaco,
475-476
Doador, seleção de
para transplante cardíaco, 475-476
para transplante de pulmão, 486
Dobutamina, 156, 771
para disfunção ventricular, 729t-730t, 731-732
para transplante cardíaco, 479
Doença cardíaca pericárdica, 459-462
considerações cirúrgicas para, 460-461
pericardite aguda em, 459-460, 459q
pericardite constritiva em, 460, 460t
tamponamento cardíaco em, 461-462, 461f
Doença cardíaca valvular, 13-14
Doença cardíaca valvular (DCV), 13-14, 19q-20q, 23,
352-384
cardiomiopatia hipertrófica em, 359-364
aspectos clínicos de, 359-360
considerações de anestesia para, 362-364, 362q
fisiopatologia de, 360-362, 361f
história natural de, 359-360
obstrutiva, 359
estenose aórtica em, 353-359
aspectos clínicos de, 353-354
calcificada, 353
considerações de anestesia para, 357-359, 358q
fisiopatologia de, 354-356, 355f
gradiente baixo, débito baixo, 356-357

846

Doença cardíaca valvular (DCV) *(Cont.)*
história natural de, 353-354
momento da intervenção para, 357, 357*t*
estenose mitral em, 368-371
aspectos clínicos de, 368-370, 369*f*
considerações de anestesia para, 378-379, 378*q*
fisiopatologia de, 370, 371*f*
história natural de, 368-370
tomada de decisão cirúrgica para, 370-371
inovações em, 382-383
regurgitação aórtica em, 364-368
aguda, 366-367
aspectos clínicos de, 364
considerações de anestesia para, 367-368, 367*q*
fisiopatologia de, 364-366, 365*f*
história natural de, 364
tomada de decisão cirúrgica para, 366
regurgitação mitral em, 372-379
alteração da anatomia ventricular para reduzir, 383
aspectos clínicos de, 372
cirurgia minimamente invasiva para, 374-375
considerações de anestesia para, 376-378, 376*q*
fisiopatologia de, 372-373
funcional, 372
história natural de, 372
isquêmica, 373-374
tomada de decisão cirúrgica para, 374
regurgitação tricúspide e, 379-381
aspectos clínicos de, 379-380
considerações de anestesia para, 381
história natural de, 379-380
tomada de decisão cirúrgica para, 380-381
reparo de válvula AV esquerda (mitral) em, 383
Doença combinada de artéria carótida e coronária, 462-463
Doença da válvula AV esquerda, na gravidez, 463-464
Doença de artéria coronária (DAC), 12, 19-21, 80
anatomia da, 324-327, 324*f*-326*f*
eletrocardiograma para, 185-190
epidemiologia da, 323, 323*f*
fisiopatologia da, 324-327
infartação miocárdica transmural como, eletrocardiograma para, 185, 185*t*, 186*f*-189*f*
infarto do miocárdio subendocárdico como, eletrocardiograma para, 189, 189*f*
isquemia e infarto do miocárdio e, 327, 327*f*
sintomas da, 19*q*-20*q*
Doença de Barlow, 451
Doença de Christmas. *Veja* Hemofilia B
Doença de pulmão em fase terminal, transplante de pulmão para, 484-485
Doença de von Willebrand (vWD), 467-468, 468*t*
de suporte circulatório mecânico, 572
Doença pulmonar crônica, 6*t*
Doenças cardíacas, incomuns
cardiomiopatia e, 434-451, 435*f*, 436*q*-437*q*, 437*f*, 438*t*
doença cardíaca pericárdica e, 459-462
doença combinada da artéria carótida e coronária, 462-463
forame oval patente e, 454-457, 455*f*
hemorragia pulmonar e, 457-458, 458*q*
prolapso da válvula AV esquerda (mitral) e, 451-454, 452*q*, 452*f*-453*f*
tumores cardíacos e, 427-434, 427*t*
Doenças cardíacas incomuns, 426-472
cirurgia cardíaca para
problemas hematológicos em pacientes submetidos a, 466-470
Doenças cardíacas incomuns, 426-472
cirurgia cardíaca para
problemas hematológicos em pacientes submetidos a, 466-470

Doença triarterial, 326-327
Dopamina, 155, 628, 770-771
para disfunção ventricular, 729*t*-730*t*, 732
para transplante cardíaco, 479
Doppler, análise de desvio de frequência, 226
Doppler de fluxo colorido, 229
em tromboendarterectomia pulmonar, 522
para regurgitação mitral, 260-261, 260*f*
Doppler de onda pulsada, Imagens de tecido, para hipertensão pulmonar tromboembólica crônica, 529
Doppler, medições, 255
Doppler, técnicas, 229
de fluxo colorido, 229
Dor
cirurgia cardíaca e, 823-824, 823*q*
não controlada, 826
tratamento
agonistas α_2-adrenérgicos, 831-832
AINE, 830-831
analgesia controlada pelo paciente, 830
analgesia multimodal, 835
analgesia pós-operatória adequada, 824
anestesia cardíaca *fast-track* e, 748-749, 749*q*
bloqueios de nervos, 826-827
infiltração anestésica local, 824-826, 825*f*
opioides, 827-830
para paciente cardíaco, 821-836
técnicas intratecal e epidural, 832-835
Dose incorreta, em erros medicamentosos, 602*t*
Drenagem lombar de líquido cefalorraquidiano, 418-419
Droperidol, 44-45
DSA. *Veja* Defeito de septo atrial
DSV. *Veja* Defeito septal ventricular
DSWI. *Veja* Infecção profunda da ferida do esterno
Duke, critérios modificados de, para diagnosticar endocardite infecciosa, 808*t*

E
ECA. *Veja* Inibidores da enzima conversora da angiotensina
ECG. *Veja* Eletrocardiografia
Ecocardiografia, 11-14
dispositivos de assistência ventricular esquerda e, 783
em pacientes exigindo oxigenação por membrana extracorpórea, 783-785
em unidade de cuidados intensivos cardiotorácicos, 781-785
estresse, 14
intraoperatória, para hipertensão pulmonar tromboembólica crônica, 527-531, 529*f*-530*f*
oxigenação por membrana extracorpórea e, 565
para avaliação de pré-carga, 766
para cardiomiopatia dilatada, 441
para cirurgia cardíaca de reoperação, 586
para hipertensão pulmonar, 506*t*-507*t*
para hipertensão pulmonar tromboembólica crônica, 509
transesofágica, 11, 404-405, 404*q*-405*q*, 797-798
antes e durante implante de DAVE, 578
aplicações clínicas de, 250-251
aplicações comuns de, 227*q*
aplicações de contraste de, 255-256
avaliação hemodinâmica e, 254-255
complicações associadas a, 230-231, 230*q*
conceitos básicos de, 227-228
contratilidade em, 722
débito cardíaco e, 255
de mixoma, 429, 429*f*
diretrizes de segurança e contraindicação para, 231
durante inserção de IABP, 556-557

847

ÍNDICE

Ecocardiografia *(Cont.)*
  em sala de cirurgia híbrida, 536
  equipamento para, 229-230
  exame, em transplante cardíaco, 481
  intraoperatório, 226-276, 262*q*-263*q*
  monitoramento hemodinâmico e, 204
  multiplano intraoperatório abrangente, 232-250
  papel pós-implante de, 582-583
  para ar intracardíaco, 718
  para circulação extracorpórea, 721, 725
  para cirurgia cardíaca de reoperação, 586
  para monitoramento de fluxo de sangue cerebral, 662*t*
  para regurgitação da aorta, 367
  para regurgitação de válvula AV esquerda (mitral), 376-377
  para revascularização da artéria coronária, 332
  remoção de ar intracardíaco, 647-648
  sonda, 782
  substituição de válvula aórtica transcateter e, 542-543, 542*f*
  técnicas de, 228-229
  varredura epiaórtica *vs.*, 797-798, 797*f*
Ecocardiografia de contraste, para hipertensão pulmonar tromboembólica crônica, 509
Ecocardiografia de esforço, 14
Ecocardiografia intraoperatória
  transesofágica, 261-262, 262*q*-263*q*
    estudos de caso de, 263, 263*q*-274*q*
Ecocardiografia intraoperatória para hipertensão pulmonar tromboembólica crônica, 527-531, 529*f*-530*f*
Ecocardiografia no modo M, 228
Ecocardiografia transesofágica (ETE), 11, 404-405, 404*q*-405*q*
  antes e durante implante de DAVE, 578
  aplicações clínicas de, 250-251
  aplicações comuns de, 227*q*
  aplicações de contraste de, 255-256
  avaliação hemodinâmica e, 254-255
  avaliação valvular e, 256-261
  complicações associadas a, 230-231, 230*q*
  conceitos básicos de, 227-228
    ultrassom, propriedades de, 227-228
  contratilidade sobre, 722
  débito cardíaco e, 255
  de mixoma, 429, 429*f*
  diretrizes de segurança e contraindicação para, 231
  durante inserção de IABP, 556-557
  equipamento para, 229-230
  exame, em transplante cardíaco, 481
  intraoperatória, 261-262, 262*q*-263*q*
    estudos de caso de, 263, 263*q*-274*q*
  intraoperatória básica, 226-276
  monitoramento hemodinâmico e, 204
  multiplano intraoperatório abrangente, 232-250
  papel pós-implante de, 582-583
  para ar intracardíaco, 718
  para circulação extracorpórea, 721, 725
  para cirurgia cardíaca de reoperação, 586
  para monitoramento de fluxo sanguíneo cerebral, 662*t*
  para regurgitação aórtica, 367
  para regurgitação mitral, 376-377
  para revascularização da artéria coronária, 332
  planos de imagens e análise estrutural de, 239-250
  remoção de ar intracardíaco, 647-648
  sonda, 782
  técnicas de, 228-229
    modo bidimensional, 228-229
    modo M, 228
    passagem da sonda, 231-232
    técnicas Doppler, 229

Ecocardiografia transesofágica (ETE) *(Cont.)*
  termos descritivos e técnica de, 232, 232*f*, 233*t*-239*t*
  varredura epiaórtica *vs.*, 797-798, 797*f*
Ecocardiografia transtorácica (ETT), 11
  de mixoma, 429
  em tromboendarterectomia pulmonar, 519
  para hipertensão pulmonar tromboembólica crônica, 509
Ectasia, 407-421
Edema
  cerebral, disfunção cognitiva e, 615*q*, 615*t*, 616
  pulmonar, em transplante de pulmão, 497-498
Edema cerebral
  CEC e, 615*q*, 615*t*, 616
  lesão ao sistema nervoso central por, 616
Edema pulmonar, em transplante de pulmão, 497-498
Edoxaban, 706*t*
EEG. *Veja* Eletroencefalografia
Efedrina, para disfunção ventricular, 729*t*
Efeito Brody, 175-176
Efeito piezoelétrico, 170
Efeitos circulatórios em série, conceito de, 578-579
Efeitos vasculares sistêmicos, de agentes voláteis, 114
Efusões pleurais, após cirurgia cardíaca, 637
Eletrocardiografia (ECG), 168
  alterações em, sumário de, 178-202, 178*t*, 179*f*
  derivações pré-cordiais em, 169-170
  efeito de digitais e, 190-191, 191*f*
  em arritmia do seio, 197-198, 198*f*
  em bloqueio atrioventricular, 181-183
    Bloqueio Mobitz tipo I/de Wenkebach, 182, 182*f*
    Bloqueio Mobitz tipo II, 182, 182*f*
    primeiro grau, 181, 181*f*
    terceiro grau, 182-183, 183*f*
  em bloqueio de ramo, 183-185
    direito, 184-185, 185*f*
    esquerdo, 183-184, 184*f*
  em bradicardia do seio, 197, 197*f*
  em contração atrial prematura, 196, 196*f*
  em contração ventricular prematura, 196, 196*f*
  em dissociação atrioventricular, 183, 183*f*
  em doença de artéria coronária, 185-190
    infarto do miocárdio subendocárdico como eletrocardiograma para, 189, 189*f*
    infarto transmural do miocárdio como, 185, 185*t*, 186*f*-189*f*
  em êmbolo pulmonar, 196-197, 197*f*
  em fibrilação atrial, 180-181, 181*f*
  em fibrilação ventricular, 200
    grosseira, 200, 200*f*
    refinada, 200, 200*f*
  em hemorragia subaracnoide, 199, 199*f*
  em hipotermia, 192-193, 193*f*
  em isquemia do miocárdio, 190, 190*f*
  em *flutter* atrial, 181, 181*f*
  em *torsades de pointes*, 199, 199*f*
  em parada do seio, 198, 198*f*
  em pericardite, 194, 194*f*
  em pneumotórax, 195, 195*f*
  em revascularização da artéria coronária, 331
  em síndrome de Wolff-Parkinson-White, 201, 201*f*
  em tamponamento pericárdico, 194-195, 195*f*
  em taquicardia atrial
    multifocal, 193, 193*f*
    paroxística, 193-194, 194*f*
  em taquicardia do seio, 198, 198*f*
  em taquicardia ventricular, 200, 200*f*
  em transtornos de eletrólitos, 191-192, 191*f*
  estimulado e, 201-202
    atrial, 201, 201*f*
    DDD, 202, 202*f*
    ventricular, 201, 201*f*

848

Eletrocardiografia (ECG) *(Cont.)*
  localização anatômica de isquemia com, 173-174
  normal, ciclo cardíaco em, 180, 180*f*
  referências em, membros como, 168-169
  registro de, sistemas computadorizados para, 168
  terminal central em, 169 170
Eletroeletis...
  artefatos eletrocardiográficos ej 176
  para cirurgia cardíaca de reoperação, 587-588
Eletrodos epicárdicos ventriculares, em
  tromboendarterectomia pulmonar, 520-521
Eletroencefalografia (EEG), 278-285
  base fisiológica de, 278-279, 279*f*-280*f*, 279*t*
  considerações práticas de, 279-280, 281*f*
  exibição de, 280-285
    análise de domínio de frequência, 282-285, 283*f*,
     284*q*, 284*t*, 286*q*
    análise de domínio de tempo, 280-282, 281*q*, 282*f*
  isquemia, 792
  para monitoramento de fluxo sanguíneo cerebral, 662*t*
Eletrofisiologia
  cardíaca, diagnóstico e tratamento para, 40-60
    arritmias ventriculares, 45-46
    desfibriladores-cardioversores implantáveis, 57-59
    dispositivos elétricos cardíacos implantáveis
     para, 47
    marca-passos, 47-57
    princípios eletrofisiológicos em, 41-45
  princípios de, 41-45
Eletrofisiologia cardíaca, 113
  diagnóstico e tratamento para, 40-60
    arritmias ventriculares, 45-46
    desfibriladores-cardioversores implantáveis, 57-59
    dispositivos elétricos cardíacos implantáveis para, 47
    marca-passos, 47-57
    princípios eletrofisiológicos em, 41-45
Eletrólitos
  alterações eletrocardiográficas com, 175-177
  de transtornos em, 176
  circulação extracorpórea e, 650
  em anestesia cardíaca *fast-track*, tratamento de,
    747-748, 748*q*
  transtornos em, eletrocardiograma para, 191-192,
    191*t*
Embolia
  cerebral, 791-792
  gasosa, 792
  pulmonar, em cirurgia cardíaca, 637
Embolia cerebral, após substituição de válvula aórtica
  transcateter, 780
Embolia gasosa, em circulação extracorpórea, arterial
  maciça, 653-654
Embolia pulmonar, em cirurgia cardíaca, 637
Embolização cerebral, lesão ao sistema nervoso central
  por, 614-617
Êmbolo, detecção de, 292, 292*q*
Êmbolo pulmonar
  eletrocardiograma para, 196-197, 197*f*
  em hipertensão pulmonar tromboembólica crônica,
    507
Êmbolo pulmonar agudo, em hipertensão pulmonar
  tromboembólica crônica, 507
Êmbolo pulmonar recorrente, em hipertensão pulmonar
  tromboembólica crônica, 507
Êmbolos cerebrais, durante CEC, 791-792
Emergência hipertensiva, 141
Enalaprilato, 142*t*
Encainida, 97
Endarterectomia
  carótida, 796-797
  em tromboendarterectomia pulmonar, 514-515

Endarterectomia da carótida, 796-797
Endocardite
  atrioventricular direita (tricúspide), 380
  válvula protética, 807-808
Endocardite ativa, 6*t*
Endocardite bacteriana, em prolapso de válvula mitral,
  454
Endocardite de válvula mitral (tricúspide), 380
Endocardite de válvula protética, 807-808
Endocardite infecciosa, critérios de Duke modificados
  para diagnóstico, 808*t*
Endotelina, 81-82
Endotélio, 81-83
  inibição de plaquetas, 83, 83*q*, 84*f*
Endotélio, fatores de contração derivados do, 81-82, 83*q*
Endotélio, fatores de relaxamento derivados do, 81, 82*f*,
  83*q*
Endotoxina, 108-109
Enfluran®, 113
Ensaio enzimático imunossorvente ligado à enzima, para
  HIT, 701-702
Entresto® (LCZ696), 149
Entropia de estado de frequência mais baixa, 285
Entropia de resposta de sinal (RE), 285
Enxerto, colheita de
  para transplante cardíaco, 475-476
  para transplante de pulmão, 486
Enxerto, disfunção de, em transplante de pulmão, 499
Epinefrina, 113, 155-156, 770
  para disfunção ventricular, 729*t*-730*t*, 731, 731*q*
  para tamponamento cardíaco, 778
  substituição de válvula aórtica transcateter e, 544-545
Eptifibatida, para cirurgia cardíaca de reoperação, 586
Equipamento, em sala de cirurgia cardíaca, 598
Erro humano, em sala de cirurgia cardíaca, 595-597
  ecocardiogramas transesofágicos e, 597
  prontidão pessoal e, 596-597
  teoria de, 595-596, 596*f*
Erros de administração, de medicamentos, prevenção de,
  603-605, 603*q*-604*q*
Erros de medicamento, em sala de cirurgia cardíaca,
  602-603, 602*t*
  administração, prevenção de, 603-605, 603*q*-604*q*
  preparação, 602
Esclerose, 87
Esmolol, 137, 137*t*, 142*t*, 160*t*, 161–162, 340
Espaço paravertebral torácico, anatomia de, 827*f*
Espectroscopia cerebral infravermelha, em
  tromboendarterectomia pulmonar, 518
Espectroscopia próxima do infravermelho (NIRS),
  neuromonitoramento, 799
Estado pré-operatório crítico, 6*t*
Estatinas, 88-89
Estenose
  aórtica, 226, 256-258, 256*f*, 353-359, 388
    aspectos clínicos de, 353-354
    calcificada, 353
    considerações de anestesia para, 357-359, 358*q*
    fisiopatologia de, 354-356, 355*f*
    gradiente baixo, débito baixo, 356-357
    história natural de, 353-354
    momento de intervenção para, 357, 357*t*
  artéria coronária, 89-90
  dinâmica, 92
  grau de avaliação de, 27
  mitral, 227, 259, 368-371
    aspectos clínicos de, 368-370, 369*f*
    considerações de anestesia para, 378-379, 378*q*
    fisiopatologia de, 370-371*f*
    história natural de, 368-370
    tomada de decisão cirúrgica para, 370-371

849

Estenose aórtica (EA), 226, 256-258, 256f, 353-359, 388
  aspectos clínicos de, 353-354
  calcificada, 353
  cardiomiopatia hipertrófica valvular vs., 361-362
  considerações de anestesia para, 357-359, 358q
  coordenação da intervenção para, 357, 357t
  fisiopatologia da, 354-356, 355f
  gradiente baixo, débito baixo, 356-357
  história natural da, 353-354
Estenose mitral (EM), 227, 259, 368-371
  aspectos clínicos da, 368-370, 369f
  considerações de anestesia para, 378-379, 378q
  fisiopatologia da, 370, 371f
  história natural da, 368-370
  tomada de decisão cirúrgica para, 370-371
Esterno, cateteres para, 825-826
Esterno, incisão da pele do, em cirurgia cardíaca de
    reoperação, 587
Esterno, infecções de ferida do, 806
Esternotomia mediana
  em transplante cardíaco heterotópico, 476-478
  em transplante cardíaco ortotópico, 476
Esteroides, 623
  lesão pulmonar, em cirurgia cardíaca, 638
Estimulação
  atrial, eletrocardiograma para, 201, 201f
  DDD, eletrocardiograma para, 202, 202f
  eletrocardiograma e, 201-202
  ventricular, eletrocardiograma para, 201, 201f
Estimulação, cateteres de artéria pulmonar, 56
Estimulação cardíaca artificial, 65
Estimulação temporária transvenosa, 55-56
Estimulação transcutânea, 56-57
Estimulação ventricular, 720-721
Estimulação ventricular rápida, substituição de válvula
    aórtica transcateter e, 542
Estratégias ventilatórias, lesão pulmonar, em cirurgia
    cardíaca, 638
Estreptoquinase em fibrinólise, 695-696
Estudos de função pulmonar, para hipertensão
    pulmonar tromboembólica crônica, 509
ETE. Veja Ecocardiografia transesofágica
Etomidato, 122
  características de, 119q, 122
  cardiomiopatia dilatada e, 443
  efeitos cardiovasculares de, 120t, 122
  em tromboendarterectomia pulmonar, 518
  para insuficiência cardíaca, 577
  para revascularização da artéria coronária, 334
  usos de, 122
ETT. Veja Ecocardiografia transtorácica
European Society of Cardiology (ESC), 9
European System for Cardiac Operative Risk Evaluation
    (EuroSCORE), 6-7, 6t-7t, 537, 751
EuroSCORE. Veja European System for Cardiac
    Operative Risk Evaluation
Eventos de grande porte, em sala de cirurgia cardíaca,
    597-598
Eventos menores, em sala de cirurgia cardíaca,
    597-598
Eventos neurovasculares, 814-815
Exame ecocardiográfico transesofágico, multiplanos,
    intraoperatório
Excentricidade, índice de (IE), 529f
Excursão sistólica plana anular da válvula AV direita
    (tricúspide), 528
Exibição espectral de onda pulsada, 290, 290f-291f
Extracorporeal Life Support Organization (ELSO)
    diretrizes, 681
Extubação pós-operatória, 752q
  impedimentos à, 753

Extubação precoce, para revascularização da artéria
    coronária, 342, 343q
Extubação traqueal, em anestesia cardíaca fast-track,
    tratamento de, 746-747, 746q

F

Falha de dispositivo, 815
Falha elétrica, em sala de cirurgia, 669
Farmácia, erros de administração de medicamentos e,
    603q-604q
Fármaco adjunto, 150-151
Farmacologia cardiovascular, 132-166
Fase de ejeção, índices de contratilidade, 74-75, 75f-76f
Fator de necrose tumoral (TNF), 107, 109
Fator de von Willebrand (vWF), 582, 690
Fatores de contração derivados do endotélio, 81-82, 83q
Fatores relaxantes, derivados do endotélio, 81, 82f, 83q
Fator tecidual, 688-689
Fator VIIa, 457, 710-711
FE. Veja Fração de ejeção
Feixe de His, 64-65
Fenilefrina, substituição de válvula aórtica transcateter
    e, 544-545
Fenoldopam, 628
Fenoldopam, mesilato de, 142t
Fenômeno de frente de onda, 9
Fentanil®, 828
  cardiomiopatia dilatada e, 443
  para revascularização da artéria coronária, 335
Fentolamina, 142t
Fibrilação atrial, 41
  após cirurgia cardíaca, 750q
  eletrocardiograma para, 180-181, 181f
Fibrilação atrial pós-operatória (FAPO), 791
Fibrilação ventricular (FV), 764t
  eletrocardiograma para, 200
  em suspensão de circulação extracorpórea, 720-721
  fina, eletrocardiograma para, 200, 200f
  grosseira, eletrocardiograma para, 200, 200f
  tratamento para, 45
Fibrinogênio, concentrados de, 711
Fibrinogênio, nível de, 307
Fibrinólise, 695-696
  aplicações clínicas de, 696, 696f
  ativadores exógenos de, 696
  extrínseca, 695
  intrínseca, 695
Fibrinólise extrínseca, 695
Fibrinólise intrínseca, 695
Fibrinopeptídeos, 689
Fibroelastoma papilar, 427t, 430, 430f
Fibroma, incidência de, 427t
Filtros de linha arterial, 671-672, 672q
Firmeza máxima de coágulo (MCF), 315, 315f
Fisiologia cardíaca, 62-79
Fisiologia coronariana, 80-93
Flecainida, 97
Fluoroscopia
  em sala de cirurgia híbrida, 536
  intraoperatória, substituição de válvula aórtica
      transcateter e, 544
  para monitoramento de fluxo sanguíneo cerebral,
      662t
  fluxo de saída ventricular esquerdo, 241f-246f, 247
Fluxo de sangue, 28-29
  cerebral
    em disfunção do sistema nervoso central, 794-795
    estratégias de neuroproteção para interrupção
        temporária, 410-411, 411q
    hipertermia e, 795
    tratamento de pH e, 794-795

Fluxo de sangue *(Cont.)*
  coronário
    determinantes de, 83-86, 84*q*
    fisiopatologia de, 89-91, 89*q*
  de paciente grávida, 657
  durante circulação extracorpórea, 129
  transmural, 86, 8/*f*
Fluxo de sangue esplâncnico, tratamento de circulação
    extracorpórea em, 635
Fluxo de sangue transmural, 86, 87*f*
Fluxo extracorpóreo, mecanismos de segurança para,
    667-669
Fluxo sanguíneo cerebral
  em disfunção do sistema nervoso central, 794-795
  estratégias de neuroproteção para interrupção,
    410-411, 411*q*
  hipertermia e, 795
  tratamento de pH e, 794-795
Fluxo sanguíneo coronariano
  determinantes de, 83-86, 84*q*
  fisiopatologia de, 89-91, 89*q*
Fontan, falha do procedimento, 396-397
Fontan, fisiologia de, 395-398, 395*f*
  avaliação pré-operatória em, 396-397
  operação moderna em, 395-396, 396*f*
  tratamento ventilatório de, 397-398, 397*q*
Fontan, operação de, moderna, 395-396, 396*f*
Fonte de potência não interrompida (UPS), 669
FOP. *Veja* Forame oval patente
Forame oval, 455-456
Forame oval patente (FOP), 19, 454-457, 455*f*
  considerações anestésicas para, 456-457
Fosfodiesterase (PDE), inibidores de, 155, 771, 771*q*
  para disfunção ventricular, 733-734, 735*q*
  para transplante cardíaco, 479
Fourier, espectros de, 282-283
Fração de ejeção (FE), determinação de, 23-25
Frequência cardíaca (FC)
  em disfunção cardíaca, 729*t*
  em suspensão de derivação cardiopulmonar, 719, 720*t*
Frequência cardíaca fetal, de paciente grávida, 656
Frequência de borda espectral (FBE), 284, 284*q*
Frequência de potência de pico (FPP), 283, 284*q*
Frequência dominante média (FDM), 283, 284*q*
Função cardíaca, 98-102
Função diastólica, avaliação de, 75-76, 77*q*
Função diastólica ventricular esquerda, avaliação de,
    12, 13*f*
Função sistólica ventricular esquerda
  avaliação de, 11-12, 12*f*
  regional, 12
Função ventricular direita, 253-254
  efeitos do suporte DAVE sobre, 578-583, 581*f*
    status de volume intravascular sobre, 581
    pós-carga e contratilidade sobre, 581-582
    sangramento como, 582
Função ventricular direita, 253-254
  efeitos do suporte DAVE sobre, 578-583, 581*f*
    status de volume intravascular sobre, 581
    pós-carga e contratilidade sobre, 581-582
    sangramento como, 582
Furosemida, 628
FV. *Veja* Fibrilação ventricular

G
GABA-agonista específico, em respostas evocadas
    sensitivas e motoras, 289*t*
Gânglio estrelado, 85
Gases do sangue arterial (GSA), em tratamento de
    ventilação, 746-747
Gênero, lesão do sistema nervoso central e, 612

Genes, disfunção cognitiva e, 615*q*, 615*t*
Gene, terapia de, 105-106
Gerador de pulso pré-anestésico (marca-passo,
    desfibrilador-cardioversor implantável), avaliação
    de, 53*q*
Glicemia, controle de, durante CEC, 627
Glicocorticoides, para transplante de coração-pulmão,
    502
Glicoproteína IIB/IIIA, inibidores do receptor de, função
    de plaquetas e, 695
Glicose
  controle de, 794
  tratamento de, durante circulação extracorpórea, 620
Glicosídeos cardíacos, para insuficiência cardíaca
    crônica, 442*t*
Gordura subcutânea, em circulação extracorpórea, 647
Gorlin, fórmula de, 370
Gott, shunt de, 414
GPCR. *Veja* receptores de acoplados de proteína G
Gradiente de dióxido de carbono arterial de corrente
    final, em tromboendarterectomia, 520-521
Gradiente de pressão, 354
Gradiente de pressão transvalvular, 370
Grandes artérias, transposição de (transposição-D),
    399-400
Gravidez
  cirurgia cardíaca durante, 463-464
    considerações anestésicas para, 464
    durante CEC, 655

H
Halotano, 113
HDR. *Veja* Heparina, dose-resposta
HeartMate II, 570-571, 570*f*
HeartWare HVAD, 570*f*, 571
Hélio, bomba de balão intra-aórtico e, 555-556
Hemangioma, incidência de, 427*t*
Hematoma, formação de, risco para, 834-835
Hemodiluição, 128, 292
  lesão renal e, 627
  normovolêmica aguda, em tromboendarterectomia
    pulmonar, 518-519
Hemodiluição normovolêmica aguda, em
    tromboendarterectomia, 518-519
Hemodiluição normovolêmica aguda, em
    tromboendarterectomia pulmonar, 518-519
Hemodinâmica, fluxo sanguíneo coronário e, 90
Hemofilia, 467
Hemofilia A, 467
Hemofilia B, 467
Hemofilia intensa, 467
Hemofilia leve, 467
Hemofilia moderada, 467
Hemoptise, 457, 458*q*
Hemorragia
  endobrônquica, 220-221
  pericárdica, após substituição de válvula aórtica
    transcateter, 545
  subaracnoide, eletrocardiograma para, 199, 199*f*
Hemorragia endobrônquica, 220-221
Hemorragia pulmonar, 457-458
Hemorragia subaracnoide, eletrocardiograma para, 199,
    199*f*
Hemostasia
  ativações da coagulação de proteína da, 687-690, 688*f*
  fibrinólise e, 695-696
  funções das plaquetas e, 692-695, 694*t*
  visão geral de, 686-696, 686*q*, 686*f*
Hemotórax com incompatibilidade completa de
    ventilação/perfusão, em transplante de pulmão,
    498-499

851

Heparina, 696-702
  concentração de, 304
  efeito, monitoramento de, 299-304
    protamina, 304
    tempo de coagulação ativada para, 300-302, 301f
  em antitrombina, 469
  farmacocinética e farmacodinâmica de, 697-699
  intravenosa, para cirurgia cardíaca de reoperação, 586
  neutralização de, 304-306
    monitores de, 305-306, 306q
  para CEC, 638-639
  reforço de, 304-305, 699, 699q
  resistência, 302, 302q, 698-699, 698q
  sensibilidade de, medição de, 302-304, 303f
Heparina não fracionada, 696-697
Heparinase-tempo de coagulação ativado (TCA),
  305-306, 306q
Heparinização sistêmica, 43-44
HFJV. *Veja* Ventilação a jato de alta frequência
3-hidroxi-3-metil-glutaril coenzima A (HMG CoA),
  para proteção cerebral, 801
Hidroxietilamidos, lesão renal aguda e, 625-626
Hipercalcemia, alterações eletrocardiográficas de, 176
Hipercalemia, 811q
  alterações eletrocardiográficas de, 176
  eletrocardiograma para, 192, 192f
Hipercapnia, estratégia ventilatória protetora do pulmão
  e, 753
Hiperemia reativa, 86
Hiperglicemia
  durante cirurgia cardíaca, 620
  lesão cerebral e, 623
  lesão do cérebro e, 794
Hiperinflação em transplante de pulmão, 488, 497
Hiper-responsividade, em transplante do pulmão, 490
Hipertensão
  pós-operatório, 761, 766-768, 767t
  severa, tratamento de, 141-144, 142t
  sistêmica
    em transplante cardíaco, 482-483
    terapia medicamentosa para, 140-144
  tratamento médico para, 141
  venosa cerebral, durante CEC, 793
Hipertensão maligna, 141
Hipertensão pulmonar, 6t
  classificação de, 505, 505q
  ecocardiografia em, 506t-507t
  história natural da, 507
  persistente, tratamento da, 524-525
  tromboembólica crônica
    abordagem não cirúrgica à, 526-527
    avaliação diagnóstica de, 509-514
    consequências e futuro da, 531, 532f
    ecocardiografia intraoperatória em pacientes com,
      527-531, 529f-530f
    fisiopatologia da, 507-508
    manifestações clínicas de, 508
    operação para, 514-517
    tromboendarterectomia pulmonar para, 504-533
Hipertensão pulmonar persistente, tratamento de, 524-525
Hipertensão pulmonar, terapia clínica voltada para, para
  hipertensão pulmonar tromboembólica crônica,
  526, 527q
Hipertensão pulmonar tromboembólica crônica (HPTE)
  abordagem não cirúrgica a, 526-527
    angioplastia pulmonar de balão percutâneo em, 527
    terapia clínica voltada para hipertensão pulmonar
      em, 526, 527q
  avaliação diagnóstica de, 509-514
    angiografia pulmonar baseada em cateter para,
      510-511, 511f

Hipertensão pulmonar tromboembólica crônica
    (HPTE) *(Cont.)*
    cintilografia de ventilação/perfusão para, 509-510, 510f
    ecocardiografia transtorácica (ETE) para, 509
    estudos de função pulmonar para, 509
    investigação por ressonância magnética para, 512
    radiografia do tórax para, 509
    tomografia computadorizada do tórax para, 511-512
  ecocardiografia intraoperatória em pacientes com,
    527-531, 529f-530f
  fisiopatologia de, 507-508
  manifestações clínicas de, 508
  operação para, 514-517
  resultado e futuro da, 531, 532f
  tromboendarterectomia pulmonar para, 504-533
    avaliação de paciente para, 512-514, 513q, 513f
    tratamento anestésico em, 517-522
    tratamento de paciente pós-operatório em, 523-526
Hipertensão sistêmica
  em transplante cardíaco, 482-483
  terapia medicamentosa para, 140-144
Hipertermia
  anestesia cardíaca *fast-track* e, 745
  cerebral, 795
  disfunção cognitiva e, 615q, 615t
Hipertrofia
  miocárdica, em cardiomiopatia hipertrófica, 360
  pressão-sobrecarga, 357t
  ventricular, 356
  ventricular direita, 528
Hipertrofia de sobrecarga de pressão, 357t
Hipertrofia ventricular, 356
Hipertrofia ventricular direita, 528
Hipocalcemia
  alterações eletrocardiográficas de, 176
  em anestesia cardíaca *fast-track*, 747-748, 748q
Hipocalemia
  alterações eletrocardiográficas de, 176
  durante CEC, 650
  eletrocardiograma para, 192, 192f
  em anestesia cardíaca *fast-track*, 747-748, 748q
Hipomagnesemia, em anestesia cardíaca *fast-track*,
  747-748, 748q
Hipoperfusão
  cerebral global, 615-616
  cirurgia cardíaca e, 625
Hipoperfusão cerebral global
  disfunção cognitiva e, 615q, 615t
  durante CEC, 615-616
Hipoperfusão cerebral, global, 615-616
Hipotensão
  com início de derivação, 643
  durante cirurgia cardíaca, 792
  intraoperatória, tratamento para, 359
Hipotermia
  acidental, 658-659
  durante circulação extracorpórea, 129, 619, 646
  durante revascularização da artéria coronária sem
    circulação extracorpórea, 347
  durante transplante renal, 627
  efeitos perigosos de, 633
  eletrocardiograma para, 192-193, 193f
  medula espinal, 420
Hipotermia pós-operatória, 760-761
Hipoxemia, 759
  tratamento de, 525-526
Hipoxia, em hipertensão pulmonar tromboembólica
    crônica, 508
HL20, console de máquina coração-pulmão, 668f
HMG CoA inibidores da redutase, para revascularização
    da artéria coronária, 330

HMG CoA. *Veja* 3-hidroxi-3-metil-glutaril coenzima-A
HPTC. *Veja* Hipertensão pulmonar tromboembólica crônica

I

IAM. *Veja* Infarto agudo do miocárdio
Ibutilida, 160*t*
  para arritmias supraventriculares, 765*t*
ICC. *Veja* Insuficiência cardíaca congestiva
ICP. *Veja* Intervenções coronárias percutâneas
Idade, 6*t*
Idarucizumabe (Praxbind®), 707
Fast-track, anestesia cardíaca (FTCA), 743
  dosagens sugeridas para, 744*q*
  segurança de, 744
  tempos de extubação para, 745*f*
  tratamento inicial de, 745-749, 746*q*
    controle da dor, 748-749, 749*q*
    eletrólito, 747-748, 748*q*
    extubação traqueal, internação para, 746-747, 746*q*
    sangramento, 747, 747*q*
Flutter atrial, eletrocardiograma para, 181, 181*f*
Impella®, 566*f*, 567-568
Murray Lung Injury Score, para classificar a gravidade da síndrome do desconforto respiratório agudo, 681, 681*t*
Índice de desempenho miocárdico ventricular direito (IDMVD), em hipertensão pulmonar tromboembólica crônica, 529
Índice % de lise aos 30 minutos (LI30), 315, 315*f*
Índice de Sensibilidade Internacional (ISI), 306-307
Índices de risco, coerência entre, 7-8, 8*q*
Índices isovolúmicos, de contratilidade, 74
Indução
  anestésica, em tromboendarterectomia pulmonar, 517-520
  em transplante cardíaco, 481
Indução anestésica, em tromboendarterectomia pulmonar, 517-520
Indução em, 481
  avaliação e preparação pré-operatória em, 480-481
  fisiopatologia antes, 479
  fisiopatologia após, 479-480
  ortotópico, 476, 477*f*
  procedimentos cirúrgicos em, 476-479
  pulmão e, 500-502
  seleção de receptor para, 474-475
  situações especiais em, 478-479
  tratamento intraoperatório de, 481-482
  tratamento pós-operatório e complicações de, 482-483
Infarto agudo do miocárdio (IAM), 3, 29*q*, 55*t*
Infarto pulmonar, 221
Infartos em zona de fronteira, 791, 791*f*
Infecção do trato urinário (ITU), 810
Infecção profunda da ferida do esterno (DSWI), 806
Infecções
  após cirurgia cardíaca, 805-810
    endocardite da válvula protética, 807-808
    infecção do trato urinário, 810
    infecções da ferida do esterno, 806
    infecções relacionadas ao dispositivo, 805-806
    pneumonia, 808-809
    síndrome da resposta inflamatória sistêmica e sepse, 808
    tratamento para, 811-812
  corrente sanguínea, 806
  dispositivo, 813
  em transplante cardíaco, 482-483
  em transplante do pulmão, 499
  ferida do esterno, 806
Infecções da corrente sanguínea associadas à linha central (CLABSI), 600-601, 806

Infecções da corrente sanguínea (BSI), 806
Infecções relacionadas ao dispositivo, 805-806
Infiltração anestésica local, 824-826, 825*f*
Inflamação
  complicações pós-operatórias atribuíveis à, 110
    terapias para, 110
    tipos de, 110
  de parede arterial, 88
  lesão do sistema nervoso central, 616
  sistêmica, 106
Inflamação sistêmica, 106
  citocinas e, 107
  mecanismos de, 106
  mediadores fisiológicos de, 107-109
  procedimentos cirúrgicos cardíacos e, 106-109, 107*f*
  sistema do complemento e, 108-109, 108*f*-109*f*
Influenza A (H1N1), ECMO e, 677
Infusão paravertebral torácica contínua, 826-827
N-acetilcisteína, 628-629
Inibidor da via do fator tecidual, 690
Inibidores adrenérgicos, 142*t*
Inibidores da enzima conversora de angiotensina (ECA), 145, 147*f*
  para insuficiência cardíaca crônica, 442*t*
  para lesão aguda do rim, 629
  para revascularização da artéria coronária, 331
Inibidores de neprilisina receptora de angiotensina (INRA), 147, 148*f*
Inibidores de trombina, monitoramento de, 307-308, 308*q*
  bivalirudina como, 308, 308*q*
Inibidores diretos de trombina, para anticoagulação, 703-707, 704*f*
Inibidor não específico, em respostas evocadas sensoriais e motoras, 280*t*
Inotrópicos, 153
  fatores associados com, 722*t*
  para disfunção ventricular perioperatória, 769*q*
  para insuficiência cardíaca do lado direito, 775*q*
  para transplante cardíaco, 479
Instabilidade hemodinâmica
  após oxigenação venoarterial por membrana extracorpórea, 784
  durante circulação extracorpórea, 793
Insuficiência cardíaca
  antagonistas do receptor β-adrenérgico para, 149-150
  ativação do sistema nervoso simpático e, 149
  classificação de, 144, 152*t*
  com fração de ejeção normal (HFnEF), 75-76, 77*q*
  com fração de ejeção preservada, tratamento farmacológico para, 151-152, 153, 157*t*
  crônica, 144
  diastólica, tratamento farmacológico para, 151-153, 157*t*
  dispositivos de assistência mecânica para, 551-583
  exacerbações agudas da, tratamento da, 153
  farmacoterapia para, 144-156
  lado direito, 772-777, 773*f*-774*f*
    diagnóstico de, 773-774
    efeitos de desmame ventilatório em, 777
    efeitos de ventilação mecânica em, 776-777
    tratamento para, 774-776, 775*q*
  síndrome do débito cardíaco baixo e, 154-156
  sistema de renina-angiotensina em, 145-149, 146*f*
Insuficiência cardíaca congestiva (ICC), 3
Insuficiência cardíaca diastólica, 75-76
Insuficiência cardíaca do lado direito, 772-777, 773*f*-774*f*
  diagnóstico de, 773-774
  efeitos da ventilação mecânica sobre, 776-777
  efeitos do desmame ventilatório sobre, 777
  tratamento para, 774-776, 775*q*

853

ÍNDICE

Insuficiência renal
aguda, 805
após cirurgia cardíaca, 750*q*
crônica, cirurgia cardíaca e, 464-465
Insuficiência renal aguda, 805
Insuficiência renal, cirurgia cardíaca e, 464-466
Insuficiência renal crônica (IRC), cirurgia cardíaca e, 464-465
Insuficiência renal crônica, tratamento de, 441, 442*t*
Insuficiência respiratória, fatores de risco para, 750-752
eventos na sala de operações, 751
eventos pós-operatórios, 751
status pré-operatório, 751
Insuficiência ventricular direita, intraoperatória, tratamento para, 489-490, 489*q*
Insuflação de dióxido de carbono, durante procedimentos de câmara aberta, 798
Interação cálcio-miofilamento, em miócito cardíaco, 66, 66*f*
Interagency Registry for Mechanically Assisted Circulatory Support (INTERMACS), 552
Interdependência ventricular, conceito de, 578-579
Interferência de linha elétrica, 170
Interrogações regulares da equipe, 601
Interrogatórios, em sala de cirurgia cardíaca, 601
Intervenções coronarianas percutâneas, 19, 27-38, 36*q*
anticoagulação e, 30-32, 31*t*
CABG *vs.*, 35-37, 37*f*
equipamento/procedimentos para, 28-29
back-up da sala de cirurgia e, 32-35, 33*q*-34*q*
indicações para, 28
recomendações para, 32*t*
reestenose e, 30
Intervenções coronárias percutâneas (ICP), 19, 27-38, 36*q*
anticoagulação e, 30-32, 31*t*
CABG *vs.*, 35-37, 37*f*
equipamento/procedimentos para, 28-29
backup da sala de operações e, 32-35, 33*q*-34*q*
indicações para, 28
recomendações para, 32*t*
restenose e, 30
Investigação cardiovascular por imagens, 11
Investigação cardiovascular por ressonância magnética, 16
Investigação por imagens ecocardiográficas agitadas com contraste, em tromboendarterectomia pulmonar, 519, 519*f*
Investigação por ressonância magnética (RM)
cardiovascular, 16
para hipertensão pulmonar tromboembólica crônica, 512
Placement of Aortic Transcatheter Valve Trial (PARTNER), 812
IRC. *Veja* Insuficiência renal crônica
Shunt de Waterston, 389-390, 389*f*, 390*t*
Isoforine®, 113
Isoproterenol, 156, 770
disfunção ventricular para, 729*t*-730*t*, 732-733
Isquemia
fria, transplante de pulmão e, 490-491
miocárdica, patogênese da, 91-93
padrões eletroencefalográficos, 792
Isquemia do cordão espinal de início tardio, 418, 419*q*
Isquemia fria, transplante de pulmão e, 490-491
Isquemia miocárdica pós-operatória, 763
Suckdown, 581
Torsades de pointes, 158*q*
eletrocardiograma para, 199, 199*f*
Vena contracta, em insuficiência ventricular direita, 530-531

J

JNC8. *Veja* Oitavo Relatório do Joint National Committee on Prevention, Detection, Evaluation and Treatment of High Blood Pressure
Junção atrioventricular, 43
Junção sinotubular, 256

L

Labetalol, 137-138, 137*t*, 142*t*
Laboratório de cateterização cardíaca, 18-39
procedimentos, 21-23
monitoramento e sedação do paciente para, 22
seleção de paciente para, 19-21
adulto, 19-21, 19*q*-20*q*
avaliação e, 21
LA. *Veja* Átrio esquerdo
Largura de faixa, 279-280
Lee-White WBCT, 300
Lei de Laplace, 355
Lei do eletroencefalograma, 281-282, 281*q*
Lesão aórtica traumática, 424
Lesão celular irreversível, 728
Lesão cerebral, mecanismos de, 790-794
aterosclerose aórtica em, 793-794
diabetes melito em, 794
êmbolos cerebrais em, 791-792
hiperglicemia em, 794
infartos divisores de águas em, 791, 791*f*
instabilidade hemodinâmica durante circulação extracorpórea, 793
obstrução venosa cerebral, 793
pressão de perfusão cerebral em, 792
Lesão, formação de, 88-89
Lesão pulmonar
aguda
diagnóstico de, 752
terapia adicional em, 753
associada à transfusão, 582
em cirurgia cardíaca, 636-638
fatores causativos em, 637
fisiopatologia de, 637
incidência de, 636-637
proteção pulmonar, 638, 638*q*
significância de, 636-637
tromboembolia pulmonar, 637-638
Lesão pulmonar aguda
diagnóstico de, 752
terapia adicional em, 753
Lesão renal aguda (LRA), 623-629, 626*q*, 810-812
curso clínico de, 624
estratégias para proteção renal, 626-629
biomarcadores para, 626-627
intervenção farmacológica, 627-629
fatores de risco para, 624-626
fisiopatologia de, 624-626, 625*f*
incidência de, 624
significância de, 624
Lesão vascular, após substituição de válvula aórtica transcateter, 545
Lesões valvulares, avaliação de, 13-14
Levosimendan, 155, 734, 772
Lidocaína, 159, 160*t*, 622
Liotironina (T$_3$), 155
Liotta TAH, 573
Lipoma, incidência de, 427*t*
Lipoproteínas, papel das, 88-89
Lise máxima (LM), 315, 315*f*
Listas de verificação, em sala de cirurgia cardíaca, 600-601
Lorazepam, 121

M

Macroêmbolos, 614-615
Magnésio (Mg^{2+}), 160*t*, 165
  em suspensão de circulação extracorpórea, 717
Magnetos, desfibriladores-conversores implantáveis e, 58
Malformações arteriovenosas, gastrointestinais, de
  suporte mecânico circulatório, 572
Manifestações cardíacas sistêmicas, tumores com,
  432-434
  carcinoma de células renais como, 433-434, 434*f*
  tumores carcinoides como, 432-433
Manitol, 628
  em tromboendarterectomia pulmonar, 516-517
Máquina coração-pulmão, soluções de preparação,
  674-676
  monitoramento durante circulação extracorpórea,
    675-676
  salvamento de células por técnicas de centrifugação e
    lavagem, 675
  salvamento perioperatório e autotransfusão, 674
Marca-passo, avaliação de, pós-anestesia, 57
Marca-passo biventricular (BiV) antibradicardia, sistema
  desfibrilador com, 48*f*
Marca-passo intracardíaco, 49*f*
  distribuído via transcateter, 47
Marca-passo intracardíaco inserido transcateter
  (MC-IC), 47
Marca-passo(s), 47-57
  alterações eletrocardiográficas com, 175-177
    de transtornos em, 176
  antibradicardia biventricular (BiV), sistema de
    desfibrilador com, 48*f*
  avaliação anestésica e, 52-54, 57
  cardíaco, anatomia e fisiologia de, 41-43, 42*q*, 42*f*
  indicações para, 48, 52*q*
  intracardíaco distribuído por transcateter, 47
  intraoperatório (procedimento), tratamento de, 54
  magnetos, 48-52, 53*q*
  reprogramação de, 52-54, 54*q*
  temporário, 54-56, 55*t*
    indicações para, 55
    transvenoso, 55-56
  transcutâneo, 56-57
Marca-passos temporários, 54-56, 55*t*
  indicações para, 55
  transvenosos, 55-56
Massa pedunculada, 428
Mecanismos básicos da arritmia, 43
Medicamentos
  alterações eletrocardiográficas com, 175-177
    de transtornos em, 176
  segurança, em sala de cirurgia cardíaca, 601-604
    erros de administração medicamentosa, prevenção
      de, 603-605, 603*q*-604*q*
    erros em medicamentos, 601-602, 602*t*
  suporte com DAV e, 576
Medicamento(s)
  adjuntos, 150-151
  analgésicos, 835
  anti-isquêmicos, 133-140
  para fluxo sanguíneo esplâncnico, 635-636
  para hipertensão sistêmica, 140-144
Medicamentos anestésicos, 112-131
  indução intravenosa, 116-118
    efeitos cardíacos agudos da, 116-117
    vasculatura da, 117-118
  opioides em, 125-128
    classificação de, 125
    efeitos cardíacos de, 126-127, 126*f*
    em anestesia cardíaca, 127-128
    exógenos, 127

Medicamentos anestésicos *(Cont.)*
  receptores de, 125-126, 126*q*
  terminologia de, 125
  para proteção cerebral, 801-802
  para revascularização da artéria coronária, 334-335
  voláteis, 113-116, 114*q*
    circulação extracorpórea e, 130
    efeitos agudos de, 113-114
    efeitos retardados de, 114-116
    efeitos vasculares sistêmicos, 114
    eletrofisiologia cardíaca e, 113
    função miocárdica e, 113, 114*q*
    isquemia miocárdica reversível e, 114-115, 115*q*,
      115*f*-116*f*
    pré-condicionamento anestésico e, 115-116, 117*f*
    vasorregulação coronária e, 113-114
Medicamentos antiarrítmicos, 156-165, 158*t*
  classe I, 156-159, 159*t*, 160*t*
  classe II, 160*t*, 161-162
  classe III, 160*t*, 162-163
  classe IV, 160*t*, 163
  supraventricular, 159*t*
  ventricular, 160*t*
Medicamentos antifibrinolíticos, em cirurgia cardíaca, 466
Medicamentos antiplaquetas, para revascularização da
  artéria coronária, 330
Medicamentos pré-operatórios anticolinérgicos, para
  prolapso de válvula AV esquerda (mitral), 454
Medicina genética cardiovascular, 102-106, 103*q*, 104*f*
Medula espinal
  hipotermia, 420
  monitoramento neurofisiológico intraoperatório, 420
  proteção farmacológica de, 420
Membrana, definição de, 669-670
Meperidina, para tremores, 761
Metabolismo miocárdico, 85, 85*q*
Metaraminol, substituição de válvula aórtica transcateter
  e, 544-545
Metilprednisolona em tromboendarterectomia
  pulmonar, 516-517
Metoprolol
  para arritmias cardíacas, 160*t*, 162
  para isquemia, 136, 137*t*
  para transplante cardíaco, 479
Microêmbolos, 614-615
Microêmbolos cerebrais, disfunção cognitiva e, 615*q*,
  615*t*
Midazolam, 121-122, 577
  características de, 119*q*, 121
  efeitos cardiovasculares de, 120*t*, 121-122
  usos de, 122
Milrinona, 733-734, 771
Miocárdio, disfunção do, pós-operatória, 762, 763*q*
Miocárdio, função do, 113, 114*q*
Miocárdio, hipertrofia do, em cardiomiopatia
  hipertrófica, 360
Miocárdio, infarto
  agudo do, 3, 29*q*, 55*t*
  doença de artéria coronária e, 327, 327*f*
  subendocárdico, eletrocardiograma para, 189, 189*f*
  transmural, eletrocardiograma para, 185, 185*t*,
    186*f*-189*f*
Miocárdio, isquemia do, 14
  alterações eletrocardiográficas com, 171-175
  critérios para, 173
  detecção de, 14-15, 171-173
    sistemas de derivação clínica para, 174
  doença de artéria coronária e, 327, 327*f*
  eletrocardiograma para, 190, 190*f*
  em pacientes submetidos à cirurgia de
    revascularização, 336-340, 337*t*

855

INDICE

Miocárdio, isquemia do *(Cont.)*
  localização anatômica de, com eletrocardiograma, 173-174
  monitoramento de, 251-254
    função ventricular direita e, 253-254
    movimento da parede regional e, 251-253
  patogênese de, 91-93
  pós-operatória, 762-763
  reversível, 114-115, 115*q*, 115*f*-116*f*
  sistemas de derivação intraoperatória e, 174-175, 175*f*
  tratamento intraoperatório para, 337-340
    antagonistas dos canais de cálcio em, 339
    nitroglicerina intravenosa em, 337-339, 338*q*-339*q*, 338*f*
    β-bloqueadores, 339-340
Miocárdio isquêmico, reperfusão de, 8-9
Miocárdio, lesão de reperfusão do, 8
Miocárdio, lesão do, 629-633
  cardioplegia, 631-633
  fatores de risco para, 630
  fisiopatologia para, 630-631
  incidência de, 630
  perioperatória
    avaliação de, 9-10, 10*q*, 10*f*
    fontes de, 8-9
  significância de, 630
Miocárdio, metabolismo do, 85, 85*q*
Miocárdio, necrose do, 8
Miocárdio, oxigênio para, proporção de demanda/suprimento de, 91-92, 91*q*
Miocárdio, preservação do, 673
Miócito cardíaco, 65-66
  interação cálcio-miofilamento em, 66, 66*f*
  proteínas de aparelho contrátil em, 66
  ultraestrutura de, 65-66, 65*f*
Miócito, cardíaco, 65-66
  interação de cálcio-miofilamento em, 66, 66*f*
  proteínas de aparato contrátil e, 66
  ultraestrutura de, 65-66, 65*f*
Miofilamentos, 65
Miosina, 66
MitraClip, 547-548, 547*f*
  complicações de, 548
  indicações para, 547
  seleção de pacientes de, 547
  sistema, 375
  técnicas de investigação por imagens e orientação em, 548, 549*f*
  tratamento anestésico de, 548
  vias de acesso para, 548
Mixoma, 428-430, 429*f*
  incidência de, 427*t*
Modo bidimensional, 228-229
Monitoramento aórtico central, 205
Monitoramento eletrocardiográfico, 168-202
  alterações em
    com isquemia do miocárdio, 171-175
    com marca-passos, respirações, eletrólitos e medicamentos, 175-177
  artefato eletrocardiográfico em, 170-171
    eletrocautério e, 170
    fontes clínicas de, 170-171, 171*f*
    interferência de linha elétrica como, 170
  sistema de 12 derivações para, 168-170, 169*f*
Monitoramento invasivo, em transplante cardíaco, 481
Monofosfato cíclico de adenosina (cAMP), 81, 100
Monofosfato cíclico de guanosina (cGMP), 81
Montreal Heart Institute, 3
Morbidade pós-operatória, prognosticadores de, 3-7, 4*t*
Morfina, 828
Mortalidade pós-operatória, prognosticadores de, 3-7, 4*t*

Movimento anterior sistólico (MAS), em cardiomiopatia hipertrófica, 360, 361*f*
Movimento, exibição de, 228
Movimento septal interventricular, 528
Músculo esquelético, em circulação extracorpórea, 647

N

Nadolol, 137*t*
Narcótico, definição de, 125
NASPE/BPEG, código de desfibrilador genérico (NBg0, 52*t*, 57*t*
National Adult Cardiac Surgery Database (NCD), 4
NCD. *Veja* National Adult Cardiac Surgery Database
Necrose, miocárdica, 8
Nervo safeno, neuralgia pós-operatória do, 824
Nesiritida, 153
Neuromonitoramento, 799-801, 800*f*
  multimodalidade, 294-297, 295*t*
    para cirurgia da aorta, 294-296
    para procedimentos de rotina de válvula e revascularização da artéria coronária, 296-297
    para revascularização da artéria coronária, 333
Neuromonitoramento por multimodalidades, 294-297, 295*t*
  para cirurgia da aorta, 294-296
    descendente, 296
    parada circulatória para, 287*f*, 294-296, 295*f*
    perfusão cerebral anterógrada para, 296
  para procedimentos de válvula e revascularização da artéria coronária de rotina, 296-297
    anestesia, profundidade da, 297
    oxigenação por membrana extracorpórea para, 297
Neutralização de heparina, 304-306
  monitores de, 305-306, 306*q*
Nicardipina, 139, 142*t*, 339, 735
  para pacientes cirúrgicos cardíacos, 767-768
Nifedipina, 138-139, 139*t*
Nimodipina, 622
Nitrogênio ureico do sangue, 21
Nitroglicerina (NTG), 133-135, 142*t*, 734-735
  efeitos fisiológicos de, 133-134m, 135*q*
  intravenosa, 134-135, 135*q*
    para isquemia miocárdica, 337-339, 338*q*-339*q*, 338*f*
  mecanismo de ação da, 133, 134*f*
  para estenose da aorta, 359
Nitroprussiato de sódio (NPS), 141-144, 142*t*, 734-735
NMDA, antagonista de, em respostas evocadas sensoriais e motoras, 289*t*
Nodo sinoatrial (SA), 41, 64
NO. *Veja* Óxido nítrico
Norepinefrina, 156, 581-582, 770
  para disfunção ventricular, 729*t*-730*t*, 732
  para insuficiência ventricular direita intraoperatória, 489-490
  substituição de válvula aórtica transcateter e, 544-545
NTG. *Veja* Nitroglicerina

O

OAD. *Veja* Oblíquo anterior direito
OAE. *Veja* Oblíquo anterior esquerdo
Obesidade grave, 3
Oblíquo anterior direito (OAD), 23
Oblíquo anterior esquerdo (OAE), 23
Obstrução cerebral venosa, 793
Obstrução de artéria coronária, após substituição de válvula aórtica transcateter, 545
Obstrução subaórtica, em cardiomiopatia hipertrófica, 360
Obstrução venosa cerebral, 793
Obstrução venosa pulmonar, em transplante de pulmão, 498

856

Oitavo Relatório do Joint National Committee (JNC8) sobre Prevenção, Detecção, Avaliação e Tratamento de Pressão Arterial Alta, 141
Omissão, em erros de medicamentos, 602t
Onda R, 175-176
Opacificação ventricular esquerda (OVE), 255-256
Opioides, 827-830
  cardiomiopatia dilatada e, 443
  circulação extracorpórea e, 130
  classificação de, 125
  efeitos cardíacos de, 126-127, 126f
  em anestesia cardíaca, 125-128
  exógenos, 127
  para revascularização da artéria coronária, 335
  para tamponamento cardíaco, 778
  receptores de, 125-126, 126q
  terminologia de, 125
Organização Mundial da Saúde (OMS), classificação de hipertensão pulmonar, 505, 505q
Otimização nutricional pré-operatória, dispositivos de assistência ventricular e, 576
Óxido nítrico (NO), 81
  em espasmo de artéria coronária, 768
  em insuficiência cardíaca do lado direito, 776
  inalado, 753
    em tromboendarterectomia pulmonar, 517
    para insuficiência ventricular direita intraoperatória, 489-490
    para regurgitação mitral, 378
Oxigenação por membrana extracorpórea (ECMO), 297, 565, 677-678
  aumento no uso de, 677, 677f
  circuito padrão, 678f
  complicações no longo prazo de, 815-816
  ecocardiografia em pacientes exigindo, 783-785
  em transplante de pulmão, 496
  fisiologia de, 678-679
  troca gasosa e, 678-679
  venoarterial, 679-680
    desmame de, 680
    implementação de, 680q
    iniciação de, 679-680, 679q
  venovenoso, 681-683
    complicações de, 683, 683q
    cuidado de pacientes em, 682
    desmame de, 682-683
    inicial, 682
Oxigenação por membrana extracorpórea venoarterial, 679-680
  desmame de, 680
  ecocardiografia e, 784
  implementação de, 680q
  iniciação de, 679-680, 679q
Oxigenação por membrana extracorpórea venovenosa, 681-683
  complicações de, 683, 683q
  cuidados de pacientes em, 682
  desmame de, 682-683
  inicial, 682
Oxigenador, 669-670
Oxigenadores de membrana, 669-670, 670q
Oxigênio
  miocárdico, proporção de demanda/suprimento de, 91-92, 91q
  transporte, em tratamento cardiovascular pós-operatório, 759-760
Oxigênio, capacidade de transportar, circulação extracorpórea e, 649
Oxigênio, oferta de, em disfunção cardíaca, 729t
Oxigênio, proporção de oferta-demanda, 222

Oxigênio, saturação
  arterial, circulação extracorpórea e, 649-650
  durante circulação extracorpórea, 724-725
Oximetria cerebral, 293-294
  para monitoramento de fluxo sanguíneo cerebral, 662t
  tecnologia infravermelha de, 293-294, 293f
  validação de, 294
Oximetria de bulbo jugular, 292-293
Oximetria do cérebro, algoritmo para, 800f
Oximetria venosa mista contínua, em transplante de pulmão, 492

P

Paciente
  cardíaco, tratamento de dor pós-operatória para, 821-836
    agonistas α_2-adrenérgicos, 831-832
    AINE, 830-831
    analgesia controlada pelo paciente, 830
    analgesia multimodal, 835
    benefícios clínicos em potencial de analgesia pós-operatória adequada, 824
    bloqueios de nervos, 826-827
    infiltração anestésica local, 824-826, 825f
    opioides, 827-830
    técnicas intratecal e epidural, 832-835
    suporte da família e, 816-819
    recomendações para, 818-819
Paciente cardíaco, tratamento de dor pós-operatória para, 821-836
  agonistas α_2-adrenérgicos, 831-832
  AINE, 830-831
  analgesia multimodal, 835
  anestesia controlada pelo paciente, 830
  benefícios clínicos potenciais de analgesia pós-operatória adequada, 824
  bloqueios de nervos, 826-827
  infiltração de anestésico local, 824-826, 825f
  opioides, 827-830
  técnicas intratecais e epidurais, 832-835
Paciente grávida, circulação extracorpórea para, 655-658
  circulação extracorpórea em, 657t
  fluxo sanguíneo de, 657
  informações de monitor materno e fetal, 655-656
  pré-medicação e posicionamento da paciente, 655
  pressão arterial de, 657-658
  procedimento de condução, 656-658
  temperatura, 658
Pacientes cirúrgicos aórticos, cuidados perioperatórios para, 404-407, 404q-405q
  avaliação pré-anestésica em, 404-405
  tratamento anestésico em, 405-407
Padrões pós-capilares, em hipertensão pulmonar, 505
Padrões pré-capilares, em hipertensão pulmonar, 505
Padronização, erros de administração medicamentosa e, 603-605, 603q-604q
PAM. Veja Pressão arterial média
Pancurônio, como anestesia cardíaca fast-track, 743
Papilomas. Veja Fibroelastoma papilar
PAP. Veja Pressão de artéria pulmonar
Parada circulatória, 287f, 294-296, 295f
Parada circulatória hipotérmica
  em tromboendarterectomia pulmonar, 520
  profunda, neuromonitoramento durante, 799-801
Parada circulatória hipotérmica profunda (DHCA), 411-412
  estratégias de neuroproteção farmacológica para, 412
  reaquecimento e, 647
Parada sinusal, eletrocardiograma para, 198, 198f
Paraplegia, 418
  após reparo de aneurisma aórtico toracoabdominal, 417-420, 418q

857

Parede arterial
inflamação de, 88
normal, 81
Parede regional, anormalidades de movimento (AMPR), 25, 251-253, 332-333
diagnóstico de, 251-252
função cardíaca e, 263q-265q, 265f, 266t
limitações de, 252-253
significância das consequências de, 253
Parede segmentar, anormalidades de movimento (AMPS), 25
Parsonnet, índice de, 3-4
Passagem da sonda, técnica de, 231-232
Patologia valvular, 23
PCI. *Veja* Pré-condicionamento isquêmico
PCR. *Veja* Perfusão cerebral retrógrada
PCWP. *Veja* Pressão de encunhamento capilar pulmonar
PEA de latência média (PEALM), 286
PEA. *Veja* Potenciais evocados auditivos
PediVAS, 563
Peptídeo agonista receptor de trombina (TRAP), 315
Perfusão cerebral anterógrada (ACP), 296, 405-406
Perfusão cerebral anterógrada seletiva, 412
Perfusão cerebral anterógrada seletiva (PCAS), parada circulatória hipotérmica, profunda, 799-800
Perfusão cerebral retrógrada (PCR), 411-412
parada circulatória hipotérmica profunda, 799-800
Perfusão, em circulação extracorpórea
emergências em, 651-655, 651q
canulação reversa, 654-655
dissecção aórtica ou arterial, 652-653
embolia aérea venosa, 654
embolia maciça de gás arterial, 653-654
má posição da cânula arterial, 651-652
não pulsátil, 609-610, 618
pressão durante, 609
pulsátil, 609-610, 618-619, 643
Perfusão não pulsátil, 129
Perfusão venoarterial para embolia gasosa, 654
Pericardiectomia, para doença cardíaca pericárdica, 460
Pericárdio, 77, 459
forças em, 77-78, 78f
Pericardiocentese, 462
Pericárdio parietal, 459
Pericardite
aguda, 459-460, 459q
constritiva, 460, 460t
cardiomiopatia restritiva e, 448, 450t
eletrocardiograma para, 194, 194f
Pericardite aguda, 459-460, 459q
Pericardite constritiva, 460, 460t
cardiomiopatia restritiva e, 448, 450t
PGI$_2$. *Veja* Prostaciclina
pH
arterial, 649-650
tratamento, fluxo sanguíneo cerebral e, 794-795
pH-stat, tratamento, tratamento alfa-stat *vs.*, 619
Pindolol, 137t
Plaquetas
anormalidades, induzidas por medicamento, 693-695
ativação de, 692-693, 699
contagem de, 308-309, 309q
função
hemostasia e, 692-695, 694t
monitoramento de, 308-309, 309q
verificação de, 309-316, 318b
inibição endotelial de, 83, 83q, 84f
Plaquetas, adesão de, 692
plaquetas e, 693-695
Plaquetas, mapeamento de, 313-314, 314f
Plaquetas, plugue de, 687

Plasmina, em fibrinólise, 695
Plexo capilar, 326-327
Pneumonia
adquirida do ventilador, 751
após cirurgia cardíaca, 637
nosocomial, 751
Pneumonia adquirida de ventilador (PAV), 751
Pneumonia bacteriana, em transplante cardíaco, 482-483
Pneumopericárdio de tensão, em transplante pulmonar, 498-499
Pneumotórax
eletrocardiograma para, 195, 195f
em transplante de pulmão, 498
POAP. *Veja* Pressão pulmonar de oclusão da artéria pulmonar
Ponto J, 171
elevações de, 173
Pós-carga, 766, 767t
como determinante de desempenho de bomba, 71-72, 71q
dispositivos de assistência ventricular esquerda e, 581-582
em disfunção cardíaca, 729t
em suspensão de circulação extracorpórea, 720t, 723
redução de, insuficiência cardíaca do lado direito, 775q
Potássio, 164–165
circulação extracorpórea e, 650
em suspensão de circulação extracorpórea, 717
transtorno em, eletrocardiograma para, 192
Potenciais evocados auditivos do tronco cerebral (PEATC), 286
Potenciais evocados auditivos (PEA), 286-288
latência média, 286
potenciais evocados motores e, 287-288, 288f-289f, 289t
potencial evocado somatossensorial e, 286-287, 287f
tronco cerebral, 286
Potenciais evocados motores (PEM), 287-288, 288f-289f, 289t
Potencial de ação cardíaco, 95, 96q
Potencial evocado somatossensorial (PESS), 286-287, 287f
Potência total (PT), 283, 284q
Potts, shunt de, 389-390, 389f, 390t
Power Doppler modo M (PMD), 290-292, 291f
Prasugrel (Effient®), 693-695
Pré-calicreína, 687-688
Pré-carga
avaliação de, 764-766
como determinante de desempenho de bomba, 70-71, 71f
em disfunção cardíaca, 729t
em suspensão de circulação extracorpórea, 720t, 721
Pré-carga, aumento de, insuficiência cardíaca direita, 775q
Pré-condicionamento anestésico (PCA), 115-116, 117f
Pré-condicionamento isquêmico (PCI), 114-115
Pressão arterial, aumento da, 419-420
Pressão arterial, de paciente grávida, 657-658
Pressão arterial média (PAM), 35, 205, 723
tratamento, durante circulação extracorpórea, 619-620
Pressão arterial, monitoramento de, 205-208
indicações para, 206q
sítios de canulação para, 205-206
técnicas em
para inserção, 206-208, 207f
ultrassom e com assistência Doppler, 207-208, 207f-209f, 209q
Pressão arterial, monitoramento, para revascularização da artéria coronária, 332

Pressão arterial sistêmica, circulação extracorpórea e, 647

Pressão da linha, 654

Pressão de artéria pulmonar (PAP), 33-34
  monitoramento de, 214-222
    complicações de, 218-221
    contraindicações para, 220q
    indicações para, 214, 216q
    uso de cateter em, aspectos técnicos de, 215-218, 216f, 216t-217t

Pressão de ecunhamento capilar pulmonar (PCWP), 216-217

Pressão de expiração final positiva (PEEP), volumes crescentes de, 753

Pressão de oclusão da artéria pulmonar (POAP), 216-217

Pressão de perfusão, 83-84
  cerebral
    em disfunção do sistema nervoso central, 794-795
    estratégias de neuroproteção para interrupção temporária, 410-411, 411q
    hipertermia e, 795
    tratamento de pH e, 794-795

Pressão de perfusão cerebral, 792

Pressão de via aérea positiva contínua (CPAP)
  desmame e, 755
  estudos clínicos em, 747

Pressão de via aérea positiva de dois níveis (BiPAP), estudos em, 747

Pressão diastólica final ventricular esquerda (PDFVE), 217-218, 218f, 250

Pressão venosa central (PVC), 33-34
  em cardiomiopatia hipertrófica, 363
  em estenose aórtica, 358
  monitoramento de, 208-214
    complicações de, 215q
    inserção de cateter em, 214q
    para veia jugular interna, 210-214, 210f-211f

Pressões intravasculares, 254
  determinação de, 254-255

Problemas hematológicos, em pacientes submetidos à cirurgia cardíaca, 466-470
  aglutininas frias em, 469-470, 471f
  antitrombina em, 468-469, 469t, 470q
  doença de von Willebrand como, 467-468, 468t
  hemofilia como, 467

Procainamida, 156, 160t
  para arritmias supraventriculares, 765t

Procedimentos de ablação, considerações para anestesia, 44-45, 44q

Procedimentos de câmara aberta, insuflação de dióxido de carbono durante, 798

Profilaxia, 55t

Profilaxia pós-operatória para trombose, em tromboendarterectomia pulmonar, 526

Programa "Pay for performance", 605

Projeção apical transgástrica em eixo curto, 233t-239t, 239-240, 241f-246f

Projeção basal transgástrica em eixo curto, 233t-239t, 239-247, 241f-246f

Projeção medioesofágica bicaval, 233t-239t, 241f-246f, 247-248

Projeção medioesofágica da aorta ascendente no eixo curto, 233t-239t, 241f-246f, 248-249
  em hipertensão pulmonar tromboembólica crônica, 531

Projeção medioesofágica da aorta ascendente no eixo longo, 233t-239t, 241f-246f, 249

Projeção medioesofágica da comissura mitral, 233t-239t, 240-247, 241f-246f

Projeção medioesofágica da veia pulmonar direita, 233t-239t, 241f-246f, 248

Projeção medioesofágica de cinco câmaras, 233t-239t, 240, 241f-246f, 247-248

Projeção medioesofágica de duas câmaras, 233t-239t, 239-249, 241f-246f

Projeção medioesofágica de quatro câmaras, 233t-239t, 239-240, 241f-246f, 247-249, 528

Projeção medioesofágica da válvula aórtica no eixo curto, 233t, 239t, 241f-246f, 247-249

Projeção medioesofágica da válvula aórtica no eixo longo, 233t-239t, 241f-246f, 247, 249

Projeção medioesofágica do apêndice atrial esquerdo, 233t-239t, 241f-246f

Projeção medioesofágica do fluxo de entrada e de saída ventricular direito, em hipertensão pulmonar tromboembólica crônica, 529-530

Projeção medioesofágica do fluxo de entrada e de saída ventricular direito ("envelopada"), 233t-239t, 240, 241f-246f, 247-248

Projeção medioesofágica modificada da válvula AV direita (tricúspide) bicaval, 233t-239t, 241f-246f, 249

Projeção medioesofágica no eixo longo, 233t-239t, 239-247, 241f-246f

Projeção mediopapilar no eixo curto, 528, 529f

Projeção superior da veia pulmonar esofágica direita, 233t-239t, 241f-246f, 248

Projeção superior do arco aórtico esofágico, 233t-239t, 248-249

Projeção TG profunda de cinco câmaras, 241f-246f, 247

Projeção transgástrica basal ventricular direita, 233t-239t, 241f-246f, 247

Projeção transgástrica de duas câmaras, 233t-239t, 239-247, 241f-246f

Projeção transgástrica de fluxo de entrada-saída ventricular direito, 233t-239t, 240, 241f-246f

Projeção transgástrica de fluxo de entrada ventricular direito, 233t-239t, 240, 241f-246f, 247

Projeção transgástrica em eixo longo, 233t-239t, 241f-246f, 247

Projeção transgástrica mediopapilar, 233t-239t, 239-240, 241f-246f

Projeção transgástrica profunda de eixo longo, 233t-239t, 241f-246f, 247

Prolapso de válvula AV esquerda (PVM), 451-454
  condições associadas ao, 452q
  considerações anestésicas para, 454
  degenerativo, espectro de, 451, 452f
  em hipertensão pulmonar tromboembólica crônica, 531
  reparo de válvula AV esquerda para, 453-454

Propafenona, 160-161

Propofol, 124, 622
  cardiomiopatia dilatada e, 443
  efeitos cardiovasculares de, 120t, 124
  para contratilidade miocárdica, 116
  para revascularização da artéria coronária, 335
  para sedação, 341
  usos de, 124

Propranolol[®]
  para arritmias cardíacas, 160t, 161
  para isquemia, 136, 137t

Prostaciclina aerossolizada, para insuficiência ventricular direita, intraoperatória, 489-490

Prostaciclina (PGI$_2$), 81
  inalada em aerossol, em transplante de pulmão, 491

Prostaglandina E$_1$ (PGE$_1$), para regurgitação mitral, 377-378

Prostaglandinas, 693

Protamina, 707-708, 707q
  efeitos, em monitoramento de coagulação, de heparina, 304
  em suspensão de circulação extracorpórea, 726
  em transplante cardíaco, 482

Protamina, teste de resposta a (TRP), 304

Proteção do miocárdio
em cirurgia cardíaca de reoperação, 590-591
para revascularização da artéria coronária, 335-336
Proteína, ativação de coagulação, de hemostasia,
687-690, 688f
Proteína C, 690
Proteína S, 690
Proteínas, de aparelho contrátil, 66
Protrombina, concentrados de complexo de (CCP), 582,
707, 711
Protrombinase, complexo de, 689
Protrombina, tempo de (TP), 21, 306-307
Pseudo-PVM, em hipertensão pulmonar
tromboembólica crônica, 531
Pulmão (pulmões)
preparação de, em suspensão de circulação
extracorpórea, 717-718, 717q
técnicas de isolamento, para reparo de aneurisma
aórtico toracoabdominal, 416-417
Pulmonar, 521-522, 523f
Pulmonoplegia aquecida, 487q
Pulso, frequência de repetição de (FRP), 228
Pulso paradoxo, 461, 461f
PVC. Veja Pressão venosa central
PVM. Veja Prolapso de válvula AV esquerda

Q
Questões sobre o fim da vida, 816-819
Quinidina, 97

R
Rabdomioma, incidência de, 427t
Radiação, segurança, em sala de cirurgia híbrida, 536
Radiografia, tórax, para hipertensão pulmonar
tromboembólica crônica, 509
Raiz aórtica, 241f -246f, 247
Razão Normalizada Internacional (INR), 306-307
Reaquecimento, 294, 295f
em circulação exxtracorpórea, 619
separação de, 646-647
em tromboendarterectomia pulmonar, 520-521
Reavaliação imediata pré-transplante, em transplante de
pulmão, 491-492
Receptor(es)
adrenérgicos, vias de sinalização e, 99-101
correlatos clínicos de, 101-102
função cardíaca e, 98-102
muscarínicos
acetilcolina, 101
vias de sinalização e, 101
Receptores acoplados à proteína G (GPCR), 99,
99q, 100f
Receptores adrenérgicos, 99-101
vias de sinalização e, 99-101
Receptores α-adrenérgicos, 100
constrição coronária, 86
Receptores β-adrenérgicos, 100
dilatação coronária, 86
funcionamento de, 101
Receptor, seleção de
para transplante cardíaco, 474-475
para transplante de pulmão, 484-485, 485q-486q
Redução de êmbolos
circulação extracorpórea e, 617
proteção do trato gastrointestinal e, 635
Redução do sistema de vulnerabilidade, em sala de
cirurgia cardíaca, 605
Reestenose, 30
Reesternotomia
em cirurgia cardíaca de reoperação, 587, 589t
em reexploração de emergência, 592

Reexploração de emergência, 592
Reflexo barorrecceptor, 114
Regurgitação
aórtica, 226, 258-259, 258f, 364-368
aguda, 366-367
aspectos clínicos de, 364
considerações de anestesia para, 367-368, 367
fisiopatologia de, 364-366, 365f
história natural de, 364
tomada de decisão cirúrgica para, 366
mitral, 227, 259-260, 372-379
alterando anatomia ventricular para reduzir,
383
aspectos clínicos de, 372
cirurgia minimamente invasiva para, 374-375
considerações de anestesia para, 376-378, 376q
Doppler de fluxo colorido para, 260f
fisiopatologia de, 372-373
funcional, 372
história natural de, 372
isquêmica, 266q-267q, 268f, 373-374
tomada de decisão cirúrgica para, 374
tricúspide, 379-381
aspectos clínicos de, 379-380
considerações de anestesia para, 381
história natural de, 379-380
tomada de decisão cirúrgica para, 380-381
Regurgitação aórtica (RA), 226, 258-259, 258f,
364-368
aguda, 366-367
aspectos clínicos de, 364
considerações de anestesia para, 367-368, 367q
fisiopatologia de, 364-366, 365f
história natural de, 364
tomada de decisão cirúrgica para, 366
Regurgitação da válvula AV direita (tricúspide), 379-381
aspectos clínicos de, 379-380
considerações de anestesia para, 381
história natural de, 379-380
tomada de decisão cirúrgica para, 380-381
Regurgitação mitral isquêmica, 373-374
Regurgitação mitral (RM), 23, 227, 259-260, 372-379
alterando a anatomia ventricular para reduzir, 383
aspectos clínicos de, 372
avaliação de, 25-26
cirurgia minimamente invasiva para, 374-375
considerações de anestesia para, 376-378, 376q
Doppler de fluxo colorido para, 260-261, 260
em prolapso de válvula mitral, 453
fisiopatologia da, 372-373
funcional, 372
história natural da, 372
isquêmica, 373-374
tratamento de, 266q-267q, 268f
na gravidez, 463-464
tomada de decisão cirúrgica para, 374
Rejeição aguda, em transplante cardíaco, 482-483
Rejeição hiperaguda, em transplante cardíaco, 482-483
Relação entre trabalho de bombeamento/volume
diastólico final, 74
Relações coronarianas de pressão-fluxo, 86
Relações entre pressão sistólica final e volume, 72-74,
72q, 73f
Relaxamento isovolúmico, 68
Remifentanil, 335, 829
Reoperação, 3
Reparo aórtico endovascular torácico, tratamento
anestésico, 421
Reparo de enxerto de stent endovascular, para aneurisma
aórtico torácico, 416
Reparo de válvula aórtica, 382

Reparo de válvula AV esquerda (mitral), 383
  para prolapso de válvula AV esquerda, 453-454
  transcateter, 547-548, 547f
    complicações de, 548
    indicações para, 547
    seleção de pacientes de, 547
    técnicas de imagem e orientação em, 548, 549f
    tratamento anestésico de, 548
    vias de acesso para, 548
Reparo transcateter de válvula AV esquerda (mitral)
    (MitraClip), 547-548, 547f
  complicações de, 548
  indicações para, 547
  seleção de paciente de, 547
  técnicas de imagem e orientação em, 548, 549f
  tratamento anestésico para, 548
  vias de acesso para, 548
Reperfusão, 115f
  em transplante de pulmão, 497
  miocárdica, 630
Reperfusão hipercalêmica de sangue aquecido (Hot
    shot), 632
Repetição, em erros de medicamento, 602t
Reserva coronária, 86
Reservatórios de cardiotomia, 670-671
Reservatórios venosos, 670-671, 671q
Resfriamento, 294, 295f
  em tromboendarterectomia pulmonar, 520
Resistência à heparina, 469, 470q
Resistência, de heparina, 302, 302q
Resistência vascular sistêmica (RVS), 205
Resolução axial, 226
Resolução completa, em hipertensão pulmonar
    tromboembólica crônica, 507
Resolução elevatória, 226
Resolução lateral, 226
Respirações, alterações eletrocardiográficas com,
    175-177
Resposta à dose de heparina (RDH), 302-303, 303f
Respostas bronquioconstritivas exageradas em
    transplante pulmonar, 490
Resumos, em sala de operação cardíaca, 600-601
Retículo sarcoplásmtico (RS), 65-66
Retorno venoso parcial pulmonar anômalo, 390-391
Retorno venoso pulmonar, anômalo parcial, 390-391
Revascularização coronária totalmente endoscópica
    (TECAB), 349
  coração com batimentos, 349
Revascularização da artéria coronária (CABG), 3, 323,
    323f, 824
  anestesia para, 327-343
    indução e manutenção de, 333-336, 334q
    monitoramento de, 331-333, 331q
    pré-medicação em, 328-331, 329q
  ICP. vs., 35-37, 37f
  lesão do sistema nervoso central e, 611
  risco de derrame pré-operatório em, 613f
  sem circulação extracorpórea
    considerações anestésicas específicas em, 344-347,
      346q
    efeitos cardiovasculares de, 343-344, 344f-346f
    resultados para, 347-348
  sem circulação extracorpórea, 343-348
  temperatura e, 799
  tratamento fast-track para, 341-343, 342q-343q
Revascularização da artéria coronária de rotina,
    procedimentos de válvula e, 296-297
  anestesia, profundidade de, 297
  oxigenação por membrana extracorpórea para, 297
Revascularização do miocárdio, anestesia para,
    322-351

Revascularização miocárdica
  anestesia para, 322-351
  isquemia miocárdica em pacientes submetidos a,
    336-340, 337f
  período pós-operatório imediato de, 340-343
Rim
  lesão aguda, 623-629, 626q, 810-812
    curto efeito da, 624
    estratégias para proteção renal, 626-629
    fatores de risco para, 624-626
    fisiopatologia de, 624-626, 625f
    incidência de, 624
    significância de, 624
    tratamento de circulação extracorpórea e, 627
Risco cardíaco, 2-17
  avaliação, 3-8, 7q
  modelos de estratificação, 3-8, 7q
  resultados do modelo, 5t
Ritmo cardíaco
  canais de íons e, 95-97
    biologia molecular de, 97, 98f
    correlatos clínicos de, 97
    fase, 0, 96, 96q
    fase, 1, 96
    fase, 2, 96
    fase, 3, 96
    fase, 4, 97
    medicamentos antiarrítmicos e, 97
    na doença, 97
    propriedades de, 95q
  em descontinuação de circulação extracorpórea,
    720-721, 720t
  em disfunção cardíaca, 729t
  transtornos, 41
Rivaroxabana, 706t
RMC por multicontraste, 16
RM. Veja Investigação por Ressonância Magnética
RM. Veja Regurgitação mitral
Rocurônio
  como anestesia cardíaca fast-track, 743
  em tromboendarterectomia pulmonar, 518
Roubo coronário, 92-93, 92f, 327
Roubo de perfusão, 525
Ruptura de placa, artéria coronária e, 89-90
Ruptura, em sala de cirurgia cardíaca, 597-598
Ruptura septal pós-infarto, 6t
RVS. Veja Resistência vascular sistêmica

S

SA. Veja Sala de operações
Sala de cirurgia cardíaca, segurança do paciente em, 594-606
  ciência da segurança em, 595
  comunicação em, 597-600
  erro humano em, 595-597
  intervenções para melhorar, 600-601
  redução de vulnerabilidade do sistema em, 605
  segurança de medicação e, 601-604
  trabalho em equipe em, 597-600
Sala de cirurgia híbrida
  definição de, 535
  equipamento e layout de, 535
  procedimentos em, 534-550
  reparo transcateter de válvula AV esquerda (mitral)
    em, 547-548, 547f, 549f
  segurança de radiação em, 536
  sistemas de investigação por imagens em, 536
    angiografia por subtração digital, 536
    ecocardiografia, 536
    fluoroscopia, 536
  substituição de válvula aórtica transcateter em, 536-547
  substituição de válvula pulmonar transcateter em, 549

861

Sala de Operações (SO), 19
Salvamento perioperatório, 674
Sangramento
de via aérea, tratamento de, 521-522, 523*f*
dispositivos de assistência ventricular esquerda e, 582
em anestesia cardíaca *fast-track*, 747, 747*q*
paciente, 708-710
tratamento do, 709-710, 710*t*
Sangramento de via aérea, tratamento de, em tromboendarterectomia
Sangramento gastrointestinal, 814
Sangue
suprimento, do coração, 63-64
vasos, anatomia e fisiologia dos, 80-83
Sarcômero, 65
Sedação
durante procedimentos de cateterização cardíaca, 22
em revascularização, 340-341
em tromboendarterectomia pulmonar, 517
Sedação paliativa, retirada do suporte de vida, 819
Sedativos, para tamponamento cardíaco, 778
SEDLine, monitoramento da função cerebral, em tromboendarterectomia pulmonar, 518
Segmento ST
depressão do, 173-174
detecção de isquemia miocárdica, 171
elevação de, 171-172, 172*f*-173*f*, 174
origem de, 171
repolarização de ventrículos e, 171-172
Segurança do paciente, em sala de cirurgia cardíaca, 594-606
ciência da segurança em, 605
comunicação em, 597-600
erro humano em, 595-597
intervenções para melhorar, 600-601
segurança de medicação e, 601-604
trabalho em equipe em, 597-600
vulnerabilidade de redução de sistema em, 605
Seio coronário, 241*f*-246*f*, 248-249
cateterização de, 224
Seio de Valsalva, 256
Sensibilidade, heparina, medição de, 302-304, 303*f*
Sepse, 808, 809*q*-810*q*
Septo atrial, 241*f*-246*f*, 248
Septo interatrial
desenvolvimento embriológico de, 455*f*
posição e movimento, em hipertensão pulmonar tromboembólica crônica, 529, 530*f*
Septo interventricular (SIV), 324
Sequência espectral modulada por diversidade (DAS), 283*f*, 285
Sequestro, 129
Serina-protease, 687
Serpinas, 689
Sevoflurano, 113
Sexo, 6*t*
Shunt central, 390*t*
Shunts aortopulmonares, 389-390, 389*f*, 390*t*
Shunts aortopulmonares, 389-390, 389*f*, 390*t*
Síndrome da resposta inflamatória sistêmica, 808, 809*q*-810*q*
Síndrome de Brugada, 97
Síndrome de débito baixo, 154-156
causas da, 154
circulação cardiopulmonar e, 154
fatores associados com, 722*t*
fatores de risco para, 727*q*
tratamento para, 154-156
Síndrome de Eisenmenger, 393-394, 394*q*
Síndrome de Wolff-Parkinson-White, 44-45
eletrocardiograma para, 201, 201*f*

Síndrome do desconforto respiratório agudo (SDRA)
causa de, 637
diagnóstico de, 752
fase proliferativa da, 752
intensidade, Escore de Lesão Pulmonar de Murray para classificação, 681, 681*t*
terapia adicional em, 753
Síndrome do QT longo (SQTL), 97
Síndrome norte-sul, ecocardiografia para, 784
Síndromes aórticas agudas, 272*q*-274*q*-275*f*
Síndrome vasoplégica, 768
circulação extracorpórea e, 735–736
Sistema aberto, reservatórios venosos, 670-671, 671*q*
Sistema da renina-angiotensina-aldosterona (SRAA), 148–149, 148*f*
Sistema da renina-angiotensina (SRA), 145-149, 146*f*
abordagens de combinação com, 148-149, 148*f*
antagonistas do receptor de aldosterona em, 147
bloqueadores dos receptores da angiotensina II em, 146–147
inibidores da enzima conversora da angiotensina em, 145, 147*f*
Sistema de 12 derivações, 168-170, 169*f*
Sistema de cardioplegia de passo único, 673
Sistema de condução intraventricular, 43
Sistema de infusão rápida, em transplante de pulmão, 492
Sistema de recirculação, com trocador de calor, 673
Sistema de salvamento de células, via técnicas de centrifugação e lavagem, 675
Sistema do complemento, cirurgia cardíaca e, 108-109, 108*f*-109*f*
Sistema extrínseco, em ativação de coagulação de proteína, 688-689
Sistema fechado, reservatórios venosos, 670-671, 671*q*
Sistema Hemochron RxDx, 304
Sistema intrínseco
ativação de contato, 688
em ativação de coagulação de proteína, 688
Sistema nervoso central
monitoramento de, 277-298, 278*q*
proteção de, 277
Sistema nervoso central, lesão após CEC, 611-623
causas de, 614-617
disfunção da barreira hematoencefálica, 616-617
edema cerebral, 616
embolização cerebral, 614-615
hipoperfusão cerebral global, 615-616
inflamação, 616
contribuintes para, 615*q*
incidência e significância de, 611
Sistema nervoso simpático, ativação de, insuficiência cardíaca e, 149
Sistema vascular
monitoramento de, 203-225
transplante de pulmão e, 490-491
Sobrecarga de volume ventricular esquerda, em regurgitação da aorta, 364
Society of Thoracic Surgeons National Adult Cardiac Surgery Database, 751
Society of Thoracic Surgeons (STS), 4, 330
diretrizes, 794
escore de risco, 537
Soluções coloides, lesão renal aguda e, 625-626
Sonda ClariTEE, 782
Sonda de Chandler, 56
Sopros de fluxo pulmonar, em hipertensão pulmonar tromboembólica crônica, 508
Sopros, em hipertensão pulmonar tromboembólica crônica, 508
Sotalol, 163

862

SRAA. *Veja* Sistema da renina-angiotensina-aldosterona
SRA. *Veja* Sistema de renina-angiotensina
Stent(s), 38*q*
   intracoronário, 38-39
STS. *Veja* Society of Thoracic Surgeons
Substituição de válvula aórtica transcateter, 536-547
   avaliação de risco de, 537
   complicações após, 779-781
   considerações logísticas para, 540
   contraindicações para, 537, 538*q*
   critérios de inclusão para, 537, 538*q*
   equipe multidisciplinar para, 541
   indicações para, 537
   perspectivas futuras para, 546-547
   tipo e tamanho específicos de válvula para, 539-540
   tratamento anestésico de, 541-544
   vias de acesso para, 539
Substituição de válvula aórtica transcateter (TAVR),
   536-547, 805
   avaliação de risco de, 537
   complicações após, 779-781
      anormalidades de condução cardíaca como, 781
      derrame como, 780
      vascular, 780
      vazamento paravalvular como, 780-781
   complicações de, 544-546, 812-813
   considerações logísticas para, 540
   contraindicações para, 537, 538*q*
   critérios de inclusão para, 537, 538*q*
   equipe multidisciplinar para, 541
   indicações para, 537
   perspectivas futuras para, 546-547
   tipo e tamanho de válvula específica para, 539-540
   tratamento anestésico de, 541-544
   vias de acesso para, 539
Substituição de válvula sem sutura, 382-383
Substituição, em erros medicamentosos, 602*t*
Succão de cardiotomia, 674
Succinilcolina, em tromboendarterectomia pulmonar,
   518
Sufentanil, 335, 828-829
Sulco atrioventricular direito, 324
Suporte circulatório mecânico (SCM)
   complicações de, 571-573
   curto prazo, 561-568, 562*q*
      CentriMag, 563, 564*f*
      Impella®, 566*f*, 567-568
      oxigenação por membrana extracorpórea, 565
      TandemHeart, 566*f*, 568
   era corrente de, 551-553
   instalação de, 560-561, 560*f*
   longo prazo, 569-571
      HeartMate II, 570-571, 570*f*
      HeartWare HVAD, 570*f*, 571
   teoria e prática de, 553-561, 556*f*
Suporte de ventilador, modos de, 753-755, 754*f*
Suporte extracorpóreo à vida (ECLS), 563, 815
Suporte hemodinâmico, oxigenação por membrana
   extracorpórea para, 679
Suporte mecânico
   liberação de, 755-757
   para insuficiência cardíaca direita, 775*q*
Supressão, proporção de (PS), 284, 284*q*
SURPASS, ferramenta, 600-601
SynCardia, coração artificial total temporário, 573-574

T

Tamponamento cardíaco, 461-462, 461*f*, 777-778
Tamponamento pericárdico, eletrocardiograma para,
   194-195, 195*f*
TandemHeart, 566*f*, 568

Taquiarritmias
   hemodinamicamente toleradas, tratamento para, 44
   periprocedural, desenvolvimento de, 44
Taquiarritmias atriais, 764*t*
   em transplante cardíaco, 482-483
Taquiarritmias periprocedurais, desenvolvimento de, 44
Taquiarritmias toleradas hemodinamicamente,
   tratamento para, 44
Taquiarritmias ventriculares, em transplante cardíaco,
   482-483
Taquicardia
   em estenose mitral, 378-379
   sinusal, 764*t*
      eletrocardiograma para, 198, 198*f*
   tratamento ou prevenção, 55*t*
   ventricular, 764*t*
      eletrocardiograma para, 200, 200*f*
      tratamento para, 45
Taquicardia atrial
   multifocal, eletrocardiograma para, 193, 193*f*
   paroxística, eletrocardiograma para, 193-194, 194*f*
Taquicardia atrial multifocal, eletrocardiograma para,
   193, 193*f*
Taquicardia atrial paroxística, eletrocardiograma para,
   193-194, 194*f*
Taquicardia sinusal, 764*t*
   eletrocardiograma para, 198, 198*f*
Taquicardia ventricular (TV), 764*t*
   eletrocardiograma para, 200, 200*f*
   tratamento para, 45
Taxa de varredura, 670
TCA. *Veja* Tempo de coagulação ativado
Técnica de pinçamento aórtico simples, 413-414, 414*q*
Técnica de Seldinger, 206-207
Técnica de "triangulação" para canulação arterial, 207,
   208*f*
Técnica "em bloc", para transplante duplo de pulmão,
   488
Técnica "No touch", 798
Técnicas de investigação por imagens, de ecocardiografia
   transesofágica, 228-229
   modo bidimensional, 228-229
   Modo M, 228
   passagem de sonda, 231-232
   Técnicas Doppler, 229
Técnicas de lavagem, salvamento celular por meio de,
   675
Técnicas epidurais para dor, 832*q*, 833-834
Técnicas intratecais, para dor, 832*q*, 833
Tecnologia de fluorescência óptica, 675
Tecnologia, erros de administração medicamentosa e,
   603*q*-604*q*
Tecnologia infravermelha, de oximetria cerebral,
   293-294, 293*f*
Telemanipuladores, 375
Temperatura
   cardioplegia, 632-633
   de paciente grávida, cardiopulmonar, 658
   durante tratamento cardiovascular pós-operatório,
      760-761, 760*f*
   em circulação extracorpórea, 619
   em suspensão de circulação extracorpórea, 716, 716*t*
   fatores relacionados, em circulação extracorpórea, 616
   monitoramento, em tromboendarterectomia
      pulmonar, 518
   revascularização da artéria coronária e, 799
Tempo de coagulação ativado (TCA), 300-302, 301*f*
Tempo de coagulação de sangue total (WBCT), 300
Tempo de coagulação (TC), 314, 315*f*
Tempo de formação de coagulação (TFC), 314, 315*f*
Tempo de recuperação ventricular, 176

ÍNDICE

Tempo de tromboplastina parcial ativado (TTPa), 306
Tempo de tromboplastina parcial (TTP), 682
Tensão de parede, miocárdica, estenose aórtica e, 355
Terapia antiplaquetária, 694t
Terapia com vasoconstritor, revascularização da artéria
   coronária sem respiração extracorpórea e, 347
Terapia de reposição, 710-711
   concentrados de fibrinogênio, 711
   concentrados do complexo de protrombinas como,
      711, 712t-713t
   fator VIIa como, 710-711
Terapia de ressincronização cardíaca (TRC), para
   insuficiência cardíaca crônica, 442t
Terapia de substituição renal, indicações para, 811q
Terapia hiperbárica, para embolia gasosa, 653-654
Terapia medicamentosa anti-isquêmica, 133-140
   bloqueadores dos canais de cálcio, 138-140
      efeitos fisiológicos dos, 138-139
      efeitos hemodinâmicos de, 138-139, 139t
      farmacologia dos, 139-140
      fluxo de sangue coronário e, 139
   Bloqueadores β-adrenérgicos, 135-138, 136q
      intravenosos, 136-138
      propriedades dos, 137t
      sumário dos, 138
   nitroglicerina, 133-135
      efeitos fisiológicos da, 133-134, 135q
      intravenosa, 134-135, 135q
      mecanismo de ação da, 133, 134f
Teratoma, incidência de, 427t
Termodiluição, débito cardíaco e, 222-224
   contínua, 223-224
   intermitente, 222-223, 223q
Teste à beira do leito, de coagulação, 307
   verificação da função de plaquetas e, 309-316
      testes à beira do leito, 310t, 316
      testes viscoelásticos, 309-315
Testes à beira do leito, de plaquetas, 299, 310t, 316
   Analisador da Função de Plaquetas para, 310ItI, 316,
      318q
   VerifyNow para, 310t, 316
Testes viscoelásticos, 309-315
   tromboelastografia para, 309-312, 310t, 311f-313f
      modificações de, 313-314, 314f
   tromboelastometria rotacional para, 310t, 314-315,
      315f, 316t, 317f
Tetralogia de Fallot, 398-399, 398q
TIH. Veja Trombocitopenia induzida por heparina
Timolol, 137t
Tiopental, 118-121, 621
   características de, 118, 119q
   efeitos cardiovasculares do, 118-121, 120t
   uso de, 121
Tireoide, hormônio, intravenoso, 155
Tirosina quinase, receptores de, 99
TNF. Veja Fator de necrose tumoral
Tocodinamômetro, 656
Tomografia computadorizada cardíaca, 15-16
Tomografia computadorizada de múltiplos detectores
   (TCMD), substituição de válvula aórtica
   transcateter e, 544
Tomografia computadorizada por emissão de fóton
   único (SPECT), 14
Tomografia computadorizada (TC)
   cardíaca, 15-16
   do tórax, para hipertensão pulmonar tromboembólica
      crônica, 511-512
   em transplante do pulmão, 485-486
   multidetector, substituição de válvula aórtica
      transcateter e, 544
   para cirurgia cardíaca de reoperação, 586

Toracoesternotomia "clamshell", em transplante
   pulmonar duplo, 488
Tórax, radiografia, para hipertensão pulmonar
   tromboembólica crônica, 509
Tórax, roentgenograma, de mixoma, 428-429
Tórax, tomografia computadorizada de, para
   hipertensão pulmonar tromboembólica crônica,
   511-512
TP. Veja Protrombina, tempo de
Trabalho em equipe, em sala de cirurgia cardíaca,
   598-599, 599f
   treinamento para, 600
Transferência de tarefas, 599
Transfusão, lesão pulmonar aguda relacionada à
   (TRALI), 709
   dispositivos de assistência ventricular esquerda e, 582
Transplante
   coração, 473-483, 474q
      avaliação pré-operatória e preparação em, 480-481
      colheita de enxerto para, 475-476
      fisiopatologia antes, 479
      fisiopatologia após, 479-480
      heterotópico, 476-478, 478f
      indução em, 481
      ortotópico, 476, 477f
      procedimentos cirúrgicos em, 476-479
      pulmão e, 500-502
      seleção de doador para, 475-476
      seleção de receptor para, 474-475
      situações especiais em, 478-479
      tratamento anestésico de, 480-483
      tratamento intraoperatório de, 481-482
      tratamento pós-operatório e complicações de,
         482-483
   para cardiomiopatia dilatada, 441-443
   pulmão, 483-500
      avaliação pré-operatória e preparação em, 491-492
      colheita de enxerto para, 486
      coração, 500-502
      duplo, 488
      fisiopatologia antes, 488-490, 489q
      fisiopatologia após, 490-491
      história e epidemiologia de, 483-484, 483q, 485q
      indução de anestesia em, 492-494
      procedimentos cirúrgicos em, 487-488
      relacionado à vida, 500
      seleção de doador para, 486
      seleção de receptor para, 484-485, 485q-486q
      tratamento anestésico de, 491-500, 493q, 495q
      tratamento intraoperatório de, 494-498
      tratamento pós-operatório e complicações de,
         498-500
      único, 487, 487q
Transplante cardíaco, 473-483, 474q
   colheita de enxerto para, 475-476
   heterotópico, 476-478, 478f
   seleção de doador para, 475-476
   tratamento anestésico de, 480-483
Transplante cardíaco heterotópico, 476-478, 478f
Transplante cardíaco heterotópico canino, 473
Transplante cardíaco ortotópico, 476, 477f
Transplante de pulmão, 483-500
   avaliação e preparação pré-operatória em, 491-492
   colheita de enxerto para, 486
   coração e, 500-502
   duplo, 488
   fisiopatologia antes, 488-490, 489q
   fisiopatologia após, 490-491
   história e epidemiologia de, 483-484, 483q, 485q
   indução de anestesia em, 492-494
   procedimentos cirúrgicos em, 487-488

864

Transplante de pulmão *(Cont.)*
  relacionado à vida, 500
  seleção de doador para, 486
  seleção de receptor para, 484-485, 485q-486q
  tratamento anestésico de, 491-500, 493q, 495q
  tratamento intraoperatório de, 494-498
  tratamento pós-operatório e complicações de, 498-500
  único, 487, 487q
Transplante de pulmão único, 487, 487q
Transplante duplo de pulmões, 488
Transposição de grandes artérias (Transposição D), 399-400
Transposição D. *Veja* Transposição de grandes artérias
Transtornos cardiovasculares multigênicos complexos comuns, 103-105
Transtornos monogênicos, 102-103
Traqueostomia, em desmame, 756
Tratamento acidobásico, durante circulação extracorpórea, 619
Tratamento alfa-stat, 676
  tratamento pH-stat *vs.*, 619
Tratamento cardiovascular pós-operatório, 758-785
  avanços em, 779-785
  circulação durante, 761-762
  temperatura durante, 760-761, 760f
  transporte de oxigênio e, 759-760, 759f
Tratamento de dor pós-operatória, para paciente cardíaco, 821-836
  agonista α_2-adrenérgicos, 831-832
  AINE, 830-831
  analgesia controlada pelo paciente, 830
  analgesia multimodal, 835
  benefícios clínicos em potencial de analgesia pós-operatória adequada, 824
  bloqueios de nervos, 826-827
  infiltração de anestésico local, 824-826, 825f
  opioides, 827-830
  técnicas intratecal e epidural, 832-835
Tratamento hemodinâmico, tromboendarterectomia pós-pulmonar, 524-525
Tratamento intraoperatório (procedimento), de marca-passo, 54
Tratamento ventilatório, para insuficiência cardíaca do lado direito, 775q
Trato de saída de fluxo ventricular esquerdo (LVOT), obstrução de, em cardiomiopatia hipertrófica, 446, 446f-447f
Trombina, 689
Trombocitopenia induzida por heparina, 699-702
  incidência e diagnóstico de, 701-702
  mecanismo de, 700-701, 700f-701f
  tratamento e prevenção de, 702, 703q
Trombocitopenia induzida por heparina (TIH), 699-702
  incidência e diagnóstico de, 701-702
  mecanismo de, 700-701, 700f-701f
  tratamento e prevenção de, 702, 703q
Tromboelastografia (TEG), 309-312, 310t, 311f-313f
  modificações de, 313-314, 314f
Tromboelastometria rotacional (ROTEM), 310t, 314-315, 315f, 316t, 317f
Tromboembolia pulmonar, 637-638
Tromboembolia pulmonar, 637-638
Tromboendarterectomia pós-pulmonar, tratamento hemodinâmico, 524-525
Tromboplastina, em ativação do fator X, 688-689
Tromboplastina parcial, definição de, 306
Trombose, 30
  de bomba/oxigenador, 816
  dispositivo, 814
  profilaxia pós-operatória, 526

Trombose devida ao dispositivo, 814
Trombose venosa profunda (TVP), em cirurgia cardíaca, 637-638
Tromboxano A_2, 693
Tropomiosina, 66
TTP. *Veja* Tempo de tromboplastina parcial
Tubo endobrônquico de duplo-lúmen esquerdo, em transplante de pulmão, 492
Tumores benignos primários cardíacos, 428-430
  fibroelastoma papilar e, 430, 430f
  mixoma e, 428-429, 429f
Tumores carcinoides, com manifestações cardíacas sistêmicas, 432-433
Tumores cardíacos, 427-434
  benignos
    incidência de, 427, 427t
    primários, 428-430
  com manifestações cardíacas sistêmicas, 432-434
  considerações anestésicas para, 431-432
  malignos primários, 430-431
  metastáticos, 431
Tumores cardíacos benignos
  incidência de, 427, 427t
  primários, 428-430
    fibroelastoma papilar e, 430, 430f
    mixoma e, 428-429, 429f
Tumores malignos, primários, cardíacos, 430-431
Tumores metastáticos cardíacos, 431
TV. *Veja* Taquicardia ventricular

U

Ultrafiltração, 466
Ultrassom
  de canulação da veia jugular interna, 212-214, 212q, 213f, 214q
  feixe de, 226-228
  para inserção de cateter arterial, 207-208, 207f-209f, 209q
Ultrassom da carótida, para monitoramento de fluxo de sangue cerebral, 662t
Ultrassom transcraniano com Doppler, 288-292
  limiar de intervenção de, 292
  neuromonitoramento, 799
  para detecção de êmbolo, 292, 292q
  para monitoramento de fluxo sanguíneo cerebral, 662t
  tecnologia de, 288-292
    exibição de Doppler de modo M de potência, 290-292, 291f
    exibição espectral de onda pulsada de, 290, 290f-291f
Unidade de terapia intensiva (UTI), 3
University of California San Diego Chronic Thromboemboli Classification, 516, 516q
Urgência hipertensiva, 141
Uroquinase em fibrinólise, 695-696

V

Válvula aórtica, 63, 241f-246f, 247
  avaliação de, 256-259
  doença não diagnosticada, 268q-271q, 271f-272f
Válvula AV direita (tricúspide), 241-246f, 247, 261
Válvula AV esquerda (mitral), 63, 240-247, 241f-246f
  avaliação de, 259-261
  mecanismo da, 451, 453f
Válvula Melody, 549
Válvula pulmonar, 63, 241f-246f, 248
Válvula(s)
  aórtica, 241f-246f, 247
    avaliação de, 256-259
    doença, não diagnosticada, 268q-271q, 271f-272f

Válvula(s) *(Cont.)*
 atrioventricular direita (tricúspide), 241*f*-246*f*, 247, 261
 atrioventricular esquerda (mitral), 240-247, 241*f*-246*f*
  avaliação de, 259-261
 do coração, 63
 mau posicionamento de, após substituição de válvula aórtica transcateter, 546
 pulmonar, 241*f*-246*f*, 248
Varfarina, 21
Varredura epiaórtica, ecocardiografia transesofágica *vs.*, 797-798, 797*f*
Vasculatura, agentes de indução intravenosa e, 117-118
Vasodilatação pós-operatória, 768
Vasodilatação pós-operatória, 768
Vasodilatadores, 153
 para disfunção ventricular, 734-735, 737*q*
 para disfunção ventricular perioperatória, 769*q*
 para hipertensão pós-operatória, 767*t*
 para insuficiência ventricular direita intraoperatória, 489-490
 para transplante cardíaco, 479
Vasopressina, 581-582
 em síndrome vasoplégica, 735–736
 para insuficiência ventricular direita intraoperatória, 489-490
Vasopressina arginina, em síndrome vasoplégica, 735–736
Vasorregulação coronária, 113-114
Vasos colaterais, doença de artéria coronária e, 327
VB. *Veja* Volume de bombeamento
VBR. *Veja* Volume de bombeamento regurgitante
VBT. *Veja* Volume de bombeamento total
Veia jugular interna, monitoramento de pressão venosa central para, 210-214, 210*f*-211*f*
 canulação em, guiada por ultrassom, 212-214, 212*q*, 213*f*, 214*q*
Veias pulmonares, 241*f*-246*f*, 248
VE. *Veja* Ventrículo esquerdo
Velocidade diastólica precoce anular mitral (ENTRA SÍMBOLO), 12
Velocidade sistólica de pico, em hipertensão pulmonar tromboembólica crônica, 529
Velocidade-tempo integral (VTI), 255
Ventilação a jato de alta frequência (HFJV), 45
Ventilação, circulação extracorpórea e, 649
Ventilação com controle assistido (A/C), 753-754
Ventilação de pulmão único, durante transplante de pulmão, 494, 495*q*
Ventilação de suporte de pressão (VSP), 755
Ventilação mecânica, continuação durante circulação extracorpórea, 718

Ventilação mecânica, continuidade, durante circulação extracorpórea, 718
Ventilação não invasiva (VNI), estudos em, 747
Ventilação obrigatória intermitente (IMV), 754-755
Ventilação obrigatória intermitente sincronizada (SIMV), 753-754
 em desmame, 755
Ventilador, em transplante de pulmão, 492
Ventrículo direito (VD), 63, 239-240, 241*f*-246*f*
 dilatado, 530-531, 530*f*
Ventrículo esquerdo (VE), 63, 239-240, 241*f*-246*f*
 avaliação de, 250-251
  tamanho, 250
 fluxo de saída, 241*f*-246*f*, 247
 função sistólica, 250-251
Ventriculografia, 23-26
Verapamil
 para arritmias cardíacas, 160*t*, 163-164
 para arritmias supraventriculares, 765*t*
 para isquemia, 139-140, 139*t*
Verificação de estresse farmacológico, 14
VerifyNow, 310*t*, 316
Vernakalant, 160*t*
Via incorreta, em erros medicamentosos, 602*t*
Vias da cicloxigenase (COX), 830-831, 831*f*
Vias de coagulação, 687-689, 691*t*
 moduladores de, 689-690
Visibilidade, em tromboendarterectomia pulmonar, 515
Vitamina K, em via de coagulação, 689
Volume de bombeamento regurgitante (RSV), 25-26
Volume de bombeamento total (VBT), 25-26
Volume de bombeamento (VB), 763
Volume diastólico final, 24
Volume diastólico final ventricular esquerdo (VDFVE), 217-218, 218*f*
Volume, *status*, intravascular, dispositivos de assistência ventricular esquerda e, 581
Volume sistólico avançado, 25-26
Volume sistólico final (VSF), 24
Volume, terapia de, revascularização da artéria coronária sem circulação extracorpórea e, 347
VSA. *Veja* Volume sistólico avançado
VSF. *Veja* Volume sistólico final
Vulnerabilidade do sistema, redução, em sala de cirurgia cardíaca, 605

X
Xenônio, para proteção cerebral, 801-802

Z
Zimogênios, 687